STRUCTURAL HEART DISEASE INTERVENTIONS

SHDインターベンション
コンプリートテキスト

John D. Carroll, John G. Webb

監訳
ストラクチャークラブ・ジャパン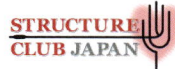

訳者代表
三宅省吾 大船中央病院循環器内科
榊原 守 北海道大学大学院循環病態内科学

原著者
John D. Carroll, John G. Webb

Original English edition published by Lippincott Williams & Wilkins/Wolters Kluwer Health.
Lippincott Williams & Wilkins/Wolters Kluwer Health did not participate in the translation of this title.
Authorized translation of the original English edition,
John D. Carroll, John G. Webb, "Structural Heart Disease Interventions"
Copyright © 2011 Lippincott Williams & Wilkins, a Wolters Kluwer business.
This edition is published by arrangement with Lippincott Williams & Wilkins/Wolters Kluwer Health Inc., USA.
Copyright © First Japanese edition 2013 by Igaku-Shoin Ltd., Tokyo

Printed and bound in Japan

本書では薬剤の正確な適応，副作用および投与スケジュールが提供されていますが，これらは変更される可能性があります．読者は記載の薬剤について医薬品添付文書を確認のうえ，注意を払われることを要望いたします．原著者，監訳者，訳者，出版社，または代理店は本書記載の情報の適用によって生じた過失や欠陥，およびいかなる結果に対しても責任を負うことはなく，本書の内容に関しては，明示あるいは暗示を問わず，一切の保証を致しません．原著者，監訳者，訳者，出版社，または代理店は本書に起因する対人または対物の障害および損害について，その責を負いかねます．

SHDインターベンション　コンプリートテキスト

発　行　2013年7月15日　第1版第1刷
編　集　ジョン D. キャロル・ジョン G. ウェブ
監　訳　ストラクチャークラブ・ジャパン
発行者　株式会社　医学書院
　　　　代表取締役　金原　優
　　　　〒113-8719　東京都文京区本郷 1-28-23
　　　　電話　03-3817-5600(社内案内)
印刷・製本　横山印刷

本書の複製権・翻訳権・上映権・譲渡権・公衆送信権(送信可能化権を含む)は(株)医学書院が保有します．

ISBN978-4-260-01789-3

本書を無断で複製する行為(複写，スキャン，デジタルデータ化など)は，「私的使用のための複製」など著作権法上の限られた例外を除き禁じられています．大学，病院，診療所，企業などにおいて，業務上使用する目的(診療，研究活動を含む)で上記の行為を行うことは，その使用範囲が内部的であっても，私的使用には該当せず，違法です．また私的使用に該当する場合であっても，代行業者等の第三者に依頼して上記の行為を行うことは違法となります．

JCOPY　〈(社)出版者著作権管理機構　委託出版物〉
本書の無断複写は著作権法上での例外を除き禁じられています．複写される場合は，そのつど事前に，(社)出版者著作権管理機構(電話 03-3513-6969，FAX 03-3513-6979，info@jcopy.or.jp)の許諾を得てください．

訳者一覧 (訳出順)

森野禎浩	岩手医科大学内科学講座循環器内科分野・教授
上田寛修	岩手医科大学内科学講座循環器内科分野
溝手　勇	大阪大学大学院先進心疾患治療学
山脇理弘	済生会横浜市東部病院循環器内科・医長
新家俊郎	神戸大学循環器内科・准教授
田邉健吾	三井記念病院循環器内科・部長
阿部彰子	三井記念病院放射線診断科
丸尾　健	倉敷中央病院循環器内科・部長
荒井隆秀	慶應義塾大学循環器内科
大野洋平	東海大学内科学系循環器内科
齋藤成達	京都大学医学部附属病院循環器内科
阪本亮平	岩手医科大学内科学講座循環器内科分野
河村朗夫	慶應義塾大学循環器内科・講師
白井伸一	小倉記念病院循環器内科・CCU担当部長
長井瑞祥	岩手医科大学内科学講座循環器内科分野
多田憲生	仙台厚生病院循環器内科・医長
加畑　充	仙台厚生病院循環器内科
出雲昌樹	聖マリアンナ医科大学循環器内科
原　英彦	東邦大学医療センター大橋病院循環器内科・講師
榊原　守	北海道大学大学院循環病態内科学
福　康志	倉敷中央病院循環器内科・部長
田中　穣	湘南鎌倉総合病院循環器内科・医長
髙木健督	新東京病院心臓内科・医長
渡邊雄介	Institut Cardiovasculaire Paris Sud
篠崎法彦	東海大学内科学系循環器内科・講師
大山　剛	大和成和病院循環器内科
七里　守	名古屋第二赤十字病院循環器内科・部長
桃原哲也	榊原記念病院循環器内科・部長
佐地真育	榊原記念病院循環器内科
土井尻達紀	大和成和病院循環器内科・副部長
三宅省吾	大船中央病院循環器内科

日本語版の序

　心臓カテーテル治療に携わる循環器医は，約30年もの間，冠動脈疾患に対する治療を中心に行ってきた．A. Grüntzigらが1977年に臨床応用したバルーン血管形成術に始まり，その合併症として問題になった急性冠閉塞を打破するために開発されたのが，ベアメタルステント(BMS)である．BMSは，簡便かつ安全に手技が行えることで，急速に世界中に広まった．しかし，内皮平滑筋細胞の増殖によるステント再狭窄という新たな問題が出現したため，それを解決すべく近年の薬剤溶出性ステント(DES)時代へと突入した．DESの開発により，安定した臨床成績が得られることで，冠動脈疾患に対するカテーテル治療は，まさに成熟期に入ったといえる．一方，心臓カテーテルの分野に限らず，重症心不全治療においても，現在，CRT(心臓再同期療法)や植え込み型VAD(心室補助装置)などのデバイス治療が盛んに行われている．冠動脈疾患以外の心疾患をいろいろな視点から観察・診断したうえで，的確な治療介入を行い，少しでも症状や長期予後の改善を目指そうとしたグローバルな循環器治療に目が向けられている．そのようなデバイス治療の進歩により，カテーテル治療も大きく時代が変遷しようとしている．

　今まで外科的治療が主にゴールドスタンダードであったstructural heart disease (SHD)に対して，手術が困難な高齢者や複数の臓器に合併疾患を多く有する症例においても，より侵襲が少なくかつ安全に治療効果が期待できるSHDインターベンションが注目されている．

　このような風潮の中，SHDインターベンションに特に興味をもち，同じ向上心をもった有志が集まってできた組織がStructure Club Japan(SCJ)である．岩手医科大学循環器内科・森野禎浩教授を代表世話人として，SHDインターベンションを今まさに学んでいる海外留学中の先生方，それらの知識を学んだ後に帰国されたスペシャリストの方々はもちろん，この治療の発展に強く期待し取り組んでいきたいという熱い思いをもつも今まで情報交換の場がなく困っていた有志が集まった組織である．SCJは会議室での情報交換だけでなく，便利なSNS(social networking service)を上手に活用し，より多くの先生方の意見交換を行っている．

　SNSによる情報交換を通じて，SHDインターベンションの適応，手技・方法，デバイスの特徴などに関して，多くの医師が知識の共有化を図るためには，テキストが必要であろうという声があがった．ならば，このSCJのメンバーを執筆者として作成しようということで推し進めてきた計画が，第1弾となる書籍『SHDインターベンションハンドブック』である．この書籍では，すでにSHDインターベンションに精通し，手技・技術を持ち合わせた経験豊かなSCJメンバー(古田晃先生，原英彦先生，有田武史先生ら)をはじめ，日本の高名な先生方に執筆をお願いしている．

　一方，諸外国において教育的かつ実用的であることが評価され，多くの術者に愛読されている成書『Structural Heart Disease Interventions』(Lippincott Williams & Wilkins刊)がある．わが国の循環器医の中にも，基礎知識の向上のために購入された

方も少なくないと思われる．しかし，約420頁のハードカバーからなる成書を原書で熟読するには，激務の日本の臨床医にとってハードルが高い．そこで，今回，第2弾として，SCJメンバー有志によってこの優れた成書の翻訳を進めることとなった．多くの循環器内科医，心臓外科医，治療に関わるスタッフに興味をもっていただきたい．そして，本書がわが国におけるこの分野の発展に大きく寄与することを心より期待している．

　最後に，今回の企画に賛同し，多忙な臨床業務の中，翻訳・執筆して下さった先生方に，この場をお借りして感謝を申し上げたい．また，歴史の浅いSCJのメンバーの意見を取り入れ，迅速に出版の協力をしてくださった大野智志さんをはじめとする医学書院の皆さんに感謝申し上げたい．

　本年（2013年）は，いよいよ大動脈弁狭窄症に対する経カテーテル大動脈弁置換術（transcatheter aortic valve implantation：TAVI）の臨床承認が見込まれ，革新的な幕開けが期待される年である．そのような緊張と期待が高まる中，本書の実用性や臨床的意義が一躍脚光を浴びることとなれば幸いである．

2013年6月

訳者代表　三宅省吾，榊原　守

目次

Section 1　SHDインターベンションの基礎知識　　1

1章　SHDインターベンション治療プログラムの導入に際して──（上田寛修・森野禎浩）　2
SHDプログラムの目的　2
質の監視　6
品質改善　7
結語　7

2章　SHDインターベンションに必要な施設（カテラボとハイブリッド手術室）──（溝手　勇）　9
取りかかる際に確認すべきこと　9
既存の設備を使用する際の問題点　10
SHDインターベンション施設には何が必要となるか？　10
治療室　10
SHDインターベンションのためのイメージング技術　16
イメージングディスプレイ　22
SHDラボ，ハイブリッド手術室における血行動態評価　24
その他の考慮すべき情報技術　25
放射線被曝に対するマネージメント　26
結語　26

3章　インターベンション治療医のための心臓弁の解剖学──（山脇理弘）　30
弁の一般的な位置関係　30
心臓の線維性骨格　31
大動脈弁　31
僧帽弁　38
三尖弁　44
肺動脈弁　47
結語　48

4章　インターベンション治療医のための心腔内の解剖学──（新家俊郎）　51
心臓構造の各名称と位置関係　51
左右の心房　52
心房中隔　58
右心室　59
左心室　61

ラピッドプロトタイピング　61
　　結語　63

5章　SHDにおける心臓CT/MRIによる術前評価と適応　　（田邉健吾・阿部彰子）　66
　　進歩した心臓イメージング法　66
　　患者選択における術前のイメージング　70
　　術中のガイダンス　83
　　結語　84

6章　心エコーによる患者評価と術中ガイド　　（丸尾　健）　87
　　心エコー手法　87
　　結果評価　89
　　SHDインターベンションにおける心エコーガイド　89
　　結語　103

Section 2　SHDインターベンションに必要なスキル　107

7章　心腔内心エコー　　（荒井隆秀）　108
　　心腔内エコーシステムの選択　108
　　ICEの概要とオリエンテーション　109
　　ASD閉鎖術における実践的使用法　110
　　その他のICEの適応　117
　　結語　118

8章　カテーテルによる血行動態の評価　　（大野洋平）　119
　　血行動態の基礎　119
　　弁狭窄および逆流の血行動態　120
　　血行動態の正確性　120
　　大動脈弁狭窄症と弁形成術の血行動態　122
　　肺動脈弁形成術　124
　　僧帽弁狭窄症と弁形成術　124
　　閉塞性肥大型心筋症とアルコール中隔アブレーション　129
　　心房中隔欠損と卵円孔開存閉鎖　134
　　シャント計算方法　136
　　左右心房の血行動態　138
　　結語　138

9章　経中隔カテーテル法　　（齋藤成達）　140
　　心房中隔の発生　140
　　心房中隔の解剖　140
　　経中隔カテーテル法の歴史　141

経中隔カテーテル法のための心房中隔イメージング　142
経中隔カテーテル法のテクニック　143
経中隔カテーテル法の適応　144
経中隔カテーテル法の合併症　146
結語　147

10 章　血管アクセスと止血法 ────────────────（阪本亮平）　148
動脈からのアクセス：総大腿動脈　148
動脈からのアクセス：上肢の血管　156
動脈アクセスの合併症　157
静脈からのアクセス　162
結語　164

Section 3　成人における先天性／後天性心疾患の閉鎖療法　　169

11 章　卵円孔開存のカテーテル閉鎖 ────────────（河村朗夫）　170
疫学　170
診断　170
病態と臨床的意義　171
薬物療法　172
閉鎖術の適応　172
カテーテル閉鎖術　173
合併症　179
結語　181

12 章　心房中隔欠損症の閉鎖療法 ────────────（白井伸一）　184
定義　184
発生学　184
解剖　184
頻度　185
遺伝的要因　185
病態生理　185
自然予後　186
診断　186
検査所見　188
二次孔欠損型 ASD 患者の管理　190
二次孔欠損型 ASD の経皮的閉鎖の適応　190
二次孔欠損型 ASD の経皮的閉鎖の禁忌　191
デバイス解説と留置テクニック　191

13章　成人における心室中隔欠損の閉鎖療法 ────────（長井瑞祥・森野禎浩）　210
　疫学　210
　心室中隔欠損の分類　211
　生理学的評価　212
　適応　212
　閉鎖術の禁忌　213
　解剖学的評価　213
　膜様部 VSD と筋性部 VSD　214
　手術合併症　214
　手技概論　215
　デバイス　216
　デバイス選択　217
　手術計画　217
　筋性部 VSD の手技の実際　218
　心筋梗塞後 VSD　221
　結語　224

14章　冠動脈瘻，肺動静脈奇形，動脈管開存症の閉鎖術 ────（多田憲生・加畑　充）　226
　経カテーテル冠動脈瘻閉鎖術　226
　経カテーテル肺動静脈奇形閉鎖術　231
　経カテーテル動脈管開存症閉鎖術　233

15章　パラバルブ・リーク（弁周囲逆流）閉鎖療法 ──────────────（出雲昌樹）　239
　臨床像　239
　理学所見　239
　血液検査所見　239
　画像診断　239
　鑑別診断　241
　弁周囲逆流の解剖学的位置体系　241
　治療計画　242
　使用可能デバイス　244
　手技計画　245
　合併症　245
　フォローアップ　246
　臨床経過　246

16章　左心耳閉鎖療法 ─────────────────────────（原　英彦）　250
　治療と予防　250
　今後の方向性　257
　結語　258

Section 4　弁疾患へのカテーテル治療　261

17章　バルーン大動脈弁形成術：基本テクニックと臨床的役割 （榊原　守）262
BAVのメカニズムに関して　262
BAVのテクニックに関して　263
バルーン大動脈弁形成術の技術を用いた成績　270
近年のバルーン大動脈弁形成術に対する見解　271
結語　272

18章　SAPIEN大動脈弁植込み術 （福　康志）274
人工弁　274
デリバリーシステム　275
患者評価　276
手技　279
合併症の回避と対応　284
結語　286

19章　CoreValve大動脈弁植込み術 （田中　穣）288
人工弁の理解　289
物品の選択とポイント　293
ネイティブ大動脈弁狭窄への留置テクニック：step by step　296
特別なケース　302
弁留置の評価　303
不十分な留置を修正する方法　304
術後管理　308

20章　経カテーテル大動脈弁植込み術の臨床成績 （髙木健督）311
初期の経験　313
レジストリー試験　314
無作為臨床試験　316
臨床成績の実際について　317
結語　323
付録：重要な臨床転帰を評価するための標準化された定義（VARC：Valve Academic Research Consortium）　327

21章　新しい経カテーテル大動脈弁植込み術 （渡邊雄介）330
Direct Frow Medical　330
JenaValve　332
Heart Leaflet Technologies　334
LOTUS valve system　336

22 章　経皮的僧帽弁交連切開術（PTMC）──────（篠崎法彦）338
　テクニック　338
　短期成績　341
　長期成績　343
　特別な患者群における PTMC　344
　患者選択　345
　結語　348

23 章　経皮的僧帽弁形成術：edge-to-edge アプローチ──────（大山　剛）350
　デバイスとシステムの説明　350
　手技のステップ　351
　患者選択　359
　MitraClip のトライアル結果　359
　結語　362

24 章　僧帽弁形成術／置換術の実験的なアプローチ──────（七里　守）363
　弁尖の形成術　363
　冠状静脈洞経由の僧帽弁輪形成術　364
　心房リモデリング　367
　直達的僧帽弁輪形成術　367
　加熱による僧帽弁輪のリモデリング　369
　心室リモデリング　369
　僧帽弁腱索修復術　370
　僧帽弁開口部面積の減少法　370
　経カテーテル僧帽弁置換術（mitral valve replacement：MVR）　371
　僧帽弁のバルブ・イン・バルブ置換術（valve-in-valve）　373
　結語　374

25 章　成人における肺動脈弁植込み術──────（桃原哲也・佐地真育）376
　PPVI の原理および臨床的役割　376
　The Melody Transcatheter Pulmonary Valve　377
　Edwards SAPIEN Transcatheter Heart Valve　385
　結語　387
　考察　387

Section 5　その他の治療　389

26 章　大動脈縮窄症の経皮的治療──────（土井尻達紀・三宅省吾）390
　臨床分類　390
　血管内治療の適応　391
　画像診断　391

大動脈縮窄症の経皮的治療　391
　　機器に関する解説　392
　　テクニック　394
　　治療結果　397
　　合併症　399
　　結語　401

27章　閉塞性肥大型心筋症に対する中隔アブレーション ────────（三宅省吾）　403
　　定義　403
　　疫学　403
　　HCMの自然歴　403
　　病態生理　404
　　臨床的な特徴　404
　　鑑別診断　405
　　検査　406
　　患者管理　409
　　結語　417

索引 ──────────────────────────── 421

To my wife, Eugenia; my children, Ian, Nick, Adam, and Grace; and my parents, Marjorie and James Carroll.
John Carroll

For my wife Jennifer, my sons Geoffrey and Rory, and my parents Don and Marilyn Webb.
John Webb

序

　structural heart disease：SHD（弁膜症・先天性心疾患などの心臓の構造に関連した疾患）に対するカテーテル治療は，従来，外科的治療，あるいは外科的治療が困難で姑息的に内科的治療を行っていた疾患に対して，当初は少数の介入的治療から始まった。しかし，この10年の間で多くの新しいアプローチが研究されたことにより，目覚ましい発展を遂げ，従来の冠動脈疾患へのアプローチとは異なる革新的な治療へと成長した。そのカテーテル治療の目的は，臨床的な症状の出現を予防するものでもあり，症状の軽減やQOLの向上のために施行するものでもある。

　この分野の歴史はまだ浅いが，高いレベルの研究活動が盛んに行われており，冠動脈疾患，非冠動脈疾患（末梢血管，腎動脈，頸動脈疾患など）に続く，循環器カテーテル治療における"第三のうねり"の到来といっても過言ではない。SHDに対するカテーテル治療は，他のカテーテル治療に比べ知識，技術，臨床結果，関連するテクニックの点で特殊な部分も多く存在するが，すでに多くの論文が発表され，すでに治療の有用性・実用性が確立しつつある。

　新しいカテーテル治療を首尾よく実施するためには，系統だった実用的な成書の準備が必要である。現在，実用性のある多くのデバイスがヨーロッパでは承認され，米国でもその多くが承認済または承認に近づいている。また，多くの臨床医がSHDカテーテル治療のプログラムを立ち上げており，世界中で活躍する彼らはタイムリーな論文をまとめ，最新の情報を提供している。本書は，成人におけるSHDのカテーテル治療に興味をもつ循環器内科医，心臓外科医，また治療に関わるスタッフのための成書であり，経皮的カテーテル治療を実用的かつわかりやすく紹介し，さらに臨床に直結した内容をコンパクトにまとめた1冊である。

　各章は，世界中のエキスパートの医師たちが多くの時間を執筆に費やし，この分野の発展のためにさまざまな責務を負いながら書き上げてくれている。編者として，皆の功績と尽力に，心より感謝する。

　本書は，下記5つのセクションで構成されている。

　Ⅰ：SHDインターベンションの基礎知識
　Ⅱ：SHDインターベンションに必要なスキル
　Ⅲ：成人における先天性／後天性心疾患の閉鎖療法
　Ⅳ：弁疾患へのカテーテル治療
　Ⅴ：その他の治療

　また，本書の特徴として，実際の臨床で必要な情報を取り上げ，教育的価値を高めるようグラフィックをうまく活用している。心臓解剖の3Dグラフィックスはコロラド大学の3D研究室のAdam Hansgen医師によって作り上げられた特殊なイメージである。さまざまなSHDの形態を3次元のイメージで理解するためには有用であろう。

謝　辞

　筆者らの大学における SHD プログラムに関与した多くの関係者の方々に，深く感謝申し上げる．また，心臓カテーテルに関与したスタッフだけでなく，患者さんのケアに深く関わったエコー研究室，手術室，ICU やその他のエリアの方々にも深く感謝申し上げる．

　さらに，心臓イメージグループ，外科医，麻酔科医，その他，この分野で重要な役割を果たしてくれた特別なスタッフの方々にも，御礼を申し上げる．

　最後に，多くの治療において，調査過程から参加，協力してくださった患者さんにもこの場をお借りして感謝申し上げる．そして，彼らの協力意欲を介して成立したこれらの治療が，今後，世界中の多くの患者さんに貢献できることを望む．

　高いグラフィック能力を生かし，本書のカバーイメージを作成してくれた Adam Hansgen 氏には敬意を表する．

原書執筆者一覧

Wail Alkashkari, MD
Congenital/Structural Heart Disease Intervention
Rush Center for Congenital & Structural Heart Disease
Rush University Medical Center
Chicago, Illinois

Anita W. Asgar, MD, FRCPC
Associate Professor
Department of Medicine
Université de Montréal
Director, Transcatheter Valve Therapy Clinic
Department of Cardiology
Institut de Cardiologie de Montréal
Montreal, Quebec, Canada

Lee N. Benson, MD, FRCP(C), FACC, FSCAI
Professor of Pediatrics (Cardiology)
Department of Pediatrics
University of Toronto School of Medicine
Director, The Cardiac Diagnostic and Interventional Unit
Department of Pediatrics
The Hospital for Sick Children
Toronto, Ontario, Canada

Stefan Bertog, MD, FACC, FSCAI
Codirector, Cardiac Catheterization Laboratory
Department of Cardiology
Minneapolis Veterans Affairs Medical Center
Minneapolis, Minnesota
CardioVascular Center
Frankfurt, Germany

Klaudija Bijuklic, MD
Fellow
Medical Care Center Prof. Mathey, Prof. Schofer
Hamburg University Cardiovascular Center
Hamburg, Germany

Raoul Bonan, MD
Associate Professor
Department of Medicine
University of Montreal
Interventional Cardiologist
Department of Medicine
Institut de Cardiologie de Montréal
Montreal, Quebec, Canada

Philipp Bonhoeffer, MD
Professor of Cardiology
London, England

Stephen J.D. Brecker, MD, FACC
Honorary Senior Lecturer
Cardiac and Vascular Sciences
St. George's, University of London
Consultant Cardiologist
Department of Cardiology
St. George's Hospital
London, England

Eric Brochet, MD
Department of Cardiology
Hôpital Bichat
Paris, France

Quang T. Bui, MD
Assistant Professor of Medicine
Department of Medicine
David Geffen School of Medicine at UCLA
Director, Structural Heart Disease Program
Department of Medicine
Division of Cardiology
Harbor-UCLA Medical Center
Torrance, California

Qi-Ling Cao, MD
Research Scientist
Department of Pediatrics
Rush University
Chicago, Illinois

John D. Carroll, MD, FACC, FSCAI
Professor of Medicine
University of Colorado Denver
Director, Interventional Cardiology
Medical Director, Cardiac and Vascular Center
University of Colorado Hospital
Aurora, Colorado

Ivan P. Casserly, MB, BCh
Assistant Professor
Division of Cardiology
University of Colorado School of Medicine
Interventional Cardiologist
Cardiac and Vascular Center
University of Colorado Hospital
Aurora, Colorado

Mehmet Cilingiroglu, MD, FESC, FACC, FSCAI
Director, Structural Heart Interventions
Division of Cardiovascular Diseases
Department of Medicine
University of Maryland Medical Center
Baltimore, Maryland

Alain Cribier, MD
Head, Department of Cardiology
Rouen University Hospital Charles Nicolle
Rouen, France

Yuriy Dudiy, MD
Research Associate
Department of Interventional Cardiology
Lenox Hill Hospital
New York, New York

Helene Eltchaninoff, MD
Professor
Department of Cardiology
Rouen University Hospital Charles Nicolle
Rouen, France

Ted Feldman, MD
Director, Cardiac Catheterization Laboratory
Evanston Hospital
Evanston, Illinois

Jennifer Franke, MD
CardioVascular Center Frankfurt
Frankfurt, Germany

Philippe Généreux, MD
Department of Interventional Cardiology
Columbia University Medical Center
Department of Medicine/Cardiology
The Presbyterian Hospital
New York, New York

Adam R. Hansgen, BS
Senior Professional Research Assistant
Medicine/Cardiology
University of Colorado Denver
Aurora, Colorado

William E. Hellenbrand, MD
Professor of Pediatrics
Department of Pediatric Cardiology
Columbia University
Chief of Pediatric Cardiology
Department of Pediatric Cardiology
Children's Hospital of New York-Presbyterian
New York, New York

Thomas J. Helton, DO
Chief Fellow, Interventional Cardiology
Department of Cardiovascular Medicine
Cleveland Clinic
Cleveland, Ohio

Howard C. Herrmann, MD
Professor of Medicine
University of Pennsylvania School of Medicine
Director, Interventional Cardiology and Cardiac Catheterization Labs
Hospital of the University of Pennsylvania
Philadelphia, Pennsylvania

Ziyad M. Hijazi, MD
Professor
Departments of Pediatrics & Internal Medicine
Director, Rush Center for Congenital & Structural Heart Disease
Rush University
Chicago, Illinois

Dominique Himbert, MD
Hospital Practitioner
Department of Cardiology
Hôpital Bichat
Paris, France

Eric M. Horlick, MDCM, FRCPC
Assistant Professor
Department of Medicine
University of Toronto
Director, Structural Heart Disease Intervention Service
Department of Medicine
Division of Cardiology
Toronto General Hospital
Toronto, Ontario, Canada

Bernard Iung, MD
Professor of Cardiology
Paris Diderot University
Cardiology Department
Hôpital Bichat
Paris, France

Vladimir Jelnin, MD
Director, 3D Cardiac CT Imaging Laboratory
Department of Interventional Cardiology
Lenox Hill Hospital
New York, New York

Thomas K. Jones, MD
Professor
Department of Pediatrics
University of Washington
Director, Cardiac Catheterization Laboratories
Seattle Children's Hospital
Seattle, Washington

Samir R. Kapadia, MD
Director, Sones Cardiac Catheterization Laboratories
Department of Interventional Cardiology
Cleveland Clinic
Cleveland, Ohio

Morton J. Kern, MD
Professor of Medicine
Associate Chief
Division of Cardiology
University of California, Irvine
Orange, California
Chief Cardiologist
Long Beach Veterans Administration Hospital
Long Beach, California

Michael S. Kim, MD
Assistant Professor
Internal Medicine/Division of Cardiology
University of Washington
Seattle, Washington

Susheel K. Kodali, MD
Co-Director, Transcatheter Aortic Valve Program
Director, Interventional Cardiology Fellowship Program
Columbia University Medical Center
New York-Presbyterian Hospital
New York, New York

Jean-Claude Laborde, MD
Honorary Consultant Cardiologist
Cardiothoracic Unit
St. George's Hospital
London, England

John Lasala, MD, PhD
Professor of Medicine
Department of Internal Medicine (Cardiology)
Washington University School of Medicine
Director, Cardiac Catheterization
Barnes-Jewish Hospital
St. Louis, Missouri

Evan Lau, MD
Fellow, Interventional Cardiology
Department of Cardiology
Cleveland Clinic Foundation
Cleveland, Ohio

Martin B. Leon, MD
Professor of Medicine
Director, Center for Interventional Vascular Therapy
New York Presbyterian Hospital
Columbia University Medical Center
Chairman Emeritus, Cardiovascular Research Foundation
 in New York City
New York, New York

C. Huie Lin, MD, PhD
Fellow, Interventional Cardiology
Department of Medicine
Washington University School of Medicine
Barnes-Jewish Hospital
St. Louis, Missouri

Philipp C. Lurz, MD
Senior Clinical Fellow
Department of Internal Medicine/Cardiology and
 Grown Up Congenital Heart Disease
University of Leipzig – Heart Center
Leipzig, Germany

Michael Mack, MD
Baylor Health Care System
Dallas, Texas

Mark D. Osten, MD, FRCPC
Assistant Professor
Department of Medicine
University of Toronto
Interventional Cardiologist
Division of Cardiology
University Health Network, Toronto General Hospital
Toronto, Ontario, Canada

Paul Poommipanit, MD
Interventional Cardiologist
Advanced Cardiovascular Consultants
Department of Medicine
Trinity Medical Center
Rock Island, Illinois

Robert A. Quaife, MD
Associate Professor of Medicine and Radiology
Director, Advance Cardiac Imaging
University of Colorado Denver
Denver, Colorado

Carlos E. Ruiz, MD, PhD
Director, Division of Cardiac Intervention for Structural Heart Disease
Department of Interventional Cardiology
Lenox Hill Hospital
New York, New York

Ernesto E. Salcedo, MD
Professor of Medicine
University of Colorado Denver
Denver, Colorado
Director, Echocardiography
University of Colorado Hospital
Aurora, Colorado

Joachim Schofer, MD
Professor
Hamburg University Cardiovascular Center
Hamburg University
Medical Director
Cardiovascular Center
Medical Care Center
Hamburg, Germany

Horst Sievert, MD
Associate Professor
Department of Internal Medicine
University of Frankfurt
Director
Cardiovascular Center Frankfurt
Frankfurt, Germany

Daniel H. Steinberg, MD
Assistant Professor of Medicine
Division of Cardiology
Medical University of South Carolina
Charleston, South Carolina

Jonathan Tobis, MD
Professor
Department of Medicine
University of California – Los Angeles
Director, Interventional Cardiology
Department of Medicine
University of California – Los Angeles Medical Center
Los Angeles, California

Stefan Toggweiler, MD
Division of Cardiology
St. Paul's Hospital
The University of British Columbia
Vancouver, British Columbia, Canada

Alejandro J. Torres, MD
Assistant Professor of Pediatrics
Department of Pediatric Cardiology
Columbia University
Children's Hospital of New York-Presbyterian
New York, New York

Christophe Tron, MD
Department of Cardiology
Rouen University Hospital
Rouen, France

E. Murat Tuzcu, MD
Vice Chairman
Robert and Suzanne Tomsich Department of Cardiology
Cleveland Clinic Foundation
Cleveland, Ohio

Alec Vahanian, FESC, FRCP(Edin.)
Head of Service
Cardiology Department
Hôpital Bichat
Paris, France

John G. Webb, MD, FACC
McLeod Professor of Heart Valve Intervention
University of British Columbia
Director, Cardiac Catheterization and Interventional Cardiology
St. Paul's Hospital
Vancouver, British Columbia, Canada

Jens Wiebe, MD
Institute of Applied Physics
Hamburg University
Hamburg, Germany

Alexander B. Willson, MBBS, MPH
Fellow, Interventional Cardiology
Interventional Cardiology Research
St. Paul's Hospital
Vancouver, British Columbia, Canada

Nina Wunderlich, MD
Director of Non-Invasive Cardiology
CardioVascular Center Frankfurt
Frankfurt, Germany

Section 1

SHDインターベンションの基礎知識

1章
SHDインターベンション治療プログラムの導入に際して

　1977年にDr. Andreas Gruentzigによって初めて施行された経皮的冠動脈形成術（percutaneous transluminal coronary angioplasty：PTCA）は，心血管インターベンション医療の先駆けとなった[1,2]。以来，心臓病へのインターベンション治療は，冠動脈にとどまらず，末梢血管系を含め冠血管床以外への介入をも包含する概念までに発展してきた。心血管および心血管以外へのインターベンションに必要とされる知識・技術的スキルが進歩し，1999年には米国内科試験委員会（American Board of Internal Medicine：ABIM）が新たに認定医資格試験を追加しており，心血管内科における1つの独立した領域として認知されている。

　過去30年間にわたる技術革新により，心血管内科は心臓の構造異常や弁機能の異常を伴う疾患にも対応できるまで領域を広げてきた。その結果，心血管インターベンション治療学の世界に新しい分野が確立された。すなわち，構造的心疾患（Structural Heart Disease：SHD）に対するインターベンション治療である。歴史的にみると，先導役を果たしたのは小児へのインターベンション治療であり，先天性心疾患のある小児に対して経皮的カテーテル手法を用いて治療が行われていた。このような初歩的な手技の応用とその後の持続的な進化は，構造的な異常にとどまらず，心臓弁，心血管腔，近位大血管などの機能的異常を伴う先天性，後天性の心疾患を治療するための新しい経皮的治療法の発展に影響している。

　米国心臓血管造影検査インターベンション学会議（Society for Cardiovascular Angiography and Interventions：SCAI）は，SHDのインターベンション治療の今後の発展性を見込むと同時に，その複雑性を鑑みて，この新しい領域について将来への指針を示し，2008年に「構造的心疾患に関する諮問委員会」（Council on Structural Heart Disease）を創設し，2010年にはこの諮問委員会が委託した調査結果が発表された。この調査では，全米各地で活動する医師107人を対象に，治療方法をサンプリング調査した。これらの医師の68％が自らの手でSHDに対する心血管インターベンションを施行しており，うち大半（80％）が心房間交通孔（卵円孔開存，心房中隔欠損）の閉鎖術を施行している[3]。今後3年以内に新しい手技の導入を検討しているのは，回答者のうち20％（値域8〜68％）にとどまる。しかしながら，弁植込み術や弁形成術などの経カテーテル治療法の急速な発展と開発に伴い，新たに期待されるニーズに対応するため，SHDプログラムを確立しようとする気運は高まっているといえる。本章では，成人SHD患者に対して質の高いケアとサポートを提供し，そのインターベンション治療に関する知識基盤と質の評価を充実させるために必要な，SHDプログラムを構築するための指針を示す。

▍SHDプログラムの目的

　SHDプログラム構築の目的は，治療において高い臨床成績を達成できる医療機関を確保することにある。そのためには，適切な補助スタッフと設備とともに，SHDインターベンションに関連する知見と技術的知識を備えた専門家集団が不可欠である。現在，心血管インターベンション治療に関する臨床プログラムを確立している医療機関

は，米国心臓病学会の「適切な成人用心血管インターベンション治療プログラムの構成に関する勧告に基づく研修明細書」に記載された4つの原則に準拠している[4]。これらの原則は，下記の通り，SHDインターベンション治療を施行するプログラムにも適用できる。

- 患者および手技の選択を適切に行うために，SHDインターベンション治療の効果と限界を理解すること。
- 現時点で達成可能な最高水準のSHDインターベンション治療を施行するために，必要かつ適切な知識と技術を獲得すること。
- 経験に学びながら新しい知見や技術を取り入れていくために，生涯学習の姿勢と批判的に考える能力を涵養すること。
- 質的評価を受け入れ，治療効果の向上に努めること。

これらの規範を踏まえ，適切なSHDプログラムを確立しようとする関係者は，少なくとも以下の4つの目標を念頭に置くべきである。

- SHDインターベンションを施行するための技術・知識の基盤を獲得，確立する。
- インターベンション治療の施行に有用な多分野の専門家チームを編成する。
- SHDインターベンション治療を施行するための物理的・知識的な環境を整える。
- 治療法を持続的に進歩させ，新しい技術の導入を可能にする仕組みを確立する。

1. SHDインターベンションの技術的・知識的な基盤の確立

新たに開発されたSHDプログラムは，心血管インターベンション治療の分野でそれまでに蓄積されてきた専門知識が基盤となる。しかし，SHDインターベンションでは，比較的わかりやすい脈管内空間でover-the-wire方式を活用する従来の冠血管・末梢血管などの処置からの逸脱を意味する。通常，SHDインターベンションでは，蛍光透視法や血管造影法では限界を伴うため，開放性

表1-1　SHDインターベンションの技術的基礎知識

インターベンション技術の必須事項

- 経中隔カテーテル技術
- SHDインターベンションのためのカテーテルを用いた血行動態の評価
- SHDインターベンションのための心腔内，経食道心エコーを用いた画像評価
- SHDインターベンションのための血管確保と閉鎖術の技術

成人における先天性や後天性の心臓欠損の閉鎖

- 卵円孔欠損の閉鎖
- 心房中隔欠損の閉鎖
- 心室中隔欠損の閉鎖
- 動静脈瘻と動脈開存症の閉鎖
- 弁周囲逆流の閉鎖
- 左心耳の閉鎖

弁膜症のカテーテル治療

- 大動脈バルーン弁形成術
- 経皮的僧帽弁交連切開術
- 経カテーテル的大動脈弁植込み術
- 経カテーテル的僧帽弁修復術
- 成人における肺動脈弁形成術と植込み術

その他，特殊治療

- 大動脈弁狭窄症の経皮的治療
- 閉塞性肥大型心筋症の中隔アブレーション術
- デバイスガイド下での経皮的左室補助装置挿入術

の高い三次元(3D)空間でカテーテルおよびガイドワイヤーのナビゲーションを行う必要がある。動きのある解剖学的構造を対象とした処置であることを考慮に入れ，既存のカテーテル技術を用いて，術者はさまざまなプラグ，弁，クリップ，シンチング装置を駆使して解剖学的構造を把握する。SHDインターベンションのもとで現在使用可能な技術と術式の代表例を**表1-1**に示す。その範囲は，簡単な心房間交通の閉鎖から，難度の高い経カテーテル的弁形成術および弁植込み術や弁周囲漏出孔の閉鎖術にまで及んでいる。これらの術式は，SHDインターベンション治療の多様性を反映すると同時に，処置の複雑性を理解できると思われる。

現在，米国のいくつかの学術機関では，卒後医学教育認定委員会(Accreditatation Council for

表1-2 SHDインターベンションの必須基礎知識

- 心臓弁膜の解剖
- 心腔内の解剖
- 患者のCTAとMRAを用いたアセスメントと処置
- 経胸壁エコー(TTE)，心腔内心エコー(ICE)，経食心エコー(TEE)を用いたアセスメントと処置
- SHDインターベンションのための侵襲的，非侵襲的な血行動態評価
- SHDインターベンションのための薬理学的マネジメント
- SHDインターベンションのための血管確保と閉鎖術
- 構造的，弁膜症，成人先天性心疾患の治療例と自然歴について

Graduate Medical Education：ACGME)が承認する心血管インターベンション治療の研修課程に基づき，1年間の専門研修を追加するというかたちで，高度なSHDインターベンションの公式研修プログラムを実施している．ただしこの研修課程は，これからSHDプログラムを確立することをめざす施設の医師には適さない．研修プログラムの交付金では，そうした医師に仕事先を提供する仕組みがないからである．さらに，SHDインターベンションに関する公式の研修ガイドラインも確立されていない．また，冠動脈形成術が始められた頃のように，SHDインターベンションの高度な専門的技術を習得するためには，ベテラン医師がそれまでの実践経験を生かし，心血管疾患の知識とカテーテル操作やインターベンションのスキルを頼みとせざるを得ない．

SHDインターベンションの術者として成功するためには，心臓の解剖学的構造，生理，病態生理に関してしっかりと理解しておかなくてはならない(**表1-2**)．患者の診察や治療に補助的な画像法〔コンピューター断層血管造影法(CTA)，核磁気共鳴血管造影法(MRA)，経胸壁・経食道・心腔内心エコー法〕が果たす役割を理解しておくことは，インターベンション施行前の治療計画立案のためにも治療成功のためにも重要である．コアとなる最低限の技術(**表1-1**)としては，一般的なカテーテル検査法に熟達すること，経中隔的左心室カテーテル法に精通すること，カテーテルを用

いた血行力学的評価に関する経験をもつこと，ならびに心腔内超音波法の施行とそのデータの解釈ができることなどが含まれる．これら最低限の見識と技術を獲得したら，次はシミュレーションによる研修を受け，監督者の立ち会いのもとでの実践経験を積むことで，いくつかのSHDインターベンション手技を習得していくことができる．SHDインターベンションは，その複雑さや施行頻度が多様であることから，必ずしもすべての術者やSHDプログラムがあらゆる術式に熟達するのに十分な経験を積めるわけではない．SHDインターベンションのレベルに幅があるため，複雑さの高い術式(例えば経カテーテル的弁形成術/植込み術や経カテーテル的弁周囲漏出孔修復術など)は施行機会が少なく，技量の高い3次および4次施設に割り当てる必要性も検討すべきである．

2. 多分野専門家チームの編成

SHDの病態が多様であることから，そのインターベンション治療における複雑さも多様になる．例えば，あまり複雑でない心房間交通の経カテーテル的閉鎖術を行う際には，SHDインターベンションの専門知識をもつ専門医が率いる単一分野のチームで十分に対応が可能であろう．

しかし，手術による治療が困難で経カテーテル的大動脈弁植込み術(transcatheter aortic valve implantation：TAVI)が検討されている，重篤な症候性大動脈弁狭窄症や重症の末梢血管疾患に罹患したかなり高度な患者は，多分野横断的な専門家チームにより，手技を進めることが望ましい．例えば，画像診断の専門家による心臓やその周辺組織の非侵襲的画像検査により，経心尖部アプローチの決定に際して慎重なプランニングが可能になる．また，心臓麻酔医による術前の経食道心エコー検査は，適切なサイズのデバイスの選択に有用であり，この検査を術中に行えば，補助的な画像ガイドが可能になる．心血管インターベンション治療医と心臓外科医が協同すれば，互いにスキルを補完し合ってTAVIを施行することが

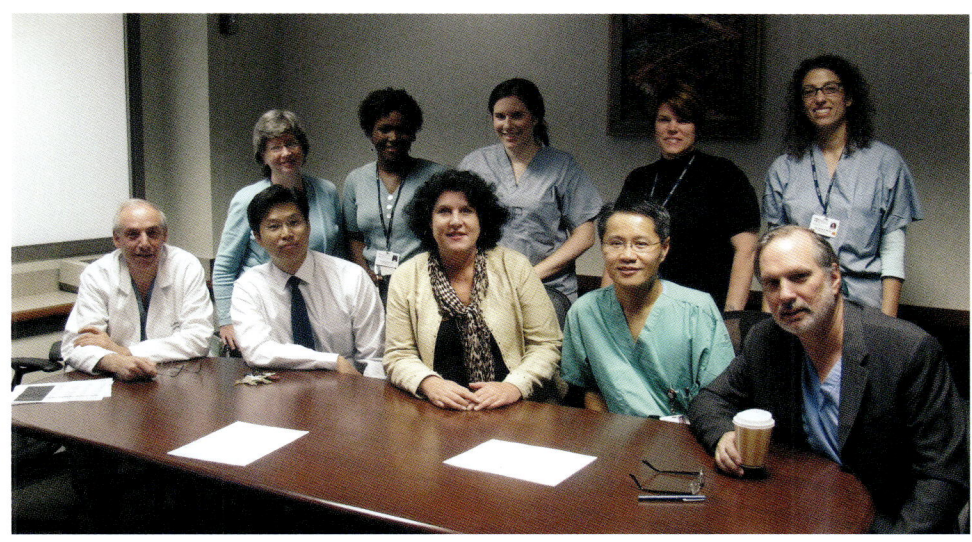

図1-1　多分野にわたる横断的な経カテーテル大動脈弁植込み術のチーム
週末に大動脈狭窄症を伴った複雑症例のケースレビューや検討を行っている。メンバーには，インターベンション治療医，心臓外科医，心臓麻酔医，リサーチナース，クリニカルナース，心エコーの専門家と経営アシスタントが含まれており，循環器内科医と心臓外科医の両フェロー達が集っている。

できる。心臓麻酔下にTAVIを施行すれば，術前，術中，術後のモニタリングで互いが治療をサポートすることになり，良好な治療成績を達成する可能性が高まる。このような横断的な専門家チームは，カテーテル検査室であれハイブリッド手術室であれ，有効に機能するばかりでない。横断的なカンファレンスを行えば，臨床管理について異なる視点から意見を聴取することができて，より手技に適した患者を選択できるようになる（図1-1）。このように活動する多分野横断的なSHD治療チームは，他の複雑なSHDインターベンションの模範としての役割を果たし，適切なSHDプログラムに必須の要素となるはずである。

3. SHD治療を施行する環境の構築と維持

SHDプログラムの環境を構築するために少なくとも2つの不可欠な要素がある。第1に，物理的環境である。理想をいえば，SHDインターベンションは，術者だけでなく，麻酔医，非侵襲的心臓病専門医，心血管灌流技師，外科およびカテーテル処置の補助スタッフ，および必要なすべての機器をサポートする補助チームを収容できるスペースで行うべきである。この空間は，無菌手術室と同等の特性を備えながら，完全装備のカテーテル処置室，いわゆるハイブリッド手術室に見られるような，高解像度デジタルビデオ画像処理機能を備えた，単一平面シネ撮影装置に血行動態モニタリング装置で構成される小型X線設備を常備しているのが望ましい（図1-2）。

SHDプログラムの環境作りに不可欠の第2の要素は，物理的環境を保管する「知的」環境である。この「知的」環境とは，医学界に特有の学問的/学究的活動が行われる環境である。これには，横断的なカンファレンス，医学雑誌，および臨床成績の精査が含まれる。インターベンション治療医と心臓外科医，成人病および小児科の専門医，麻酔医，放射線技師，および非侵襲的画像検査技師がそれぞれ互いから学び合うことの必要性を認識していなければならない。これらの活動は，従来の診療慣行について絶えず疑問を投げかけることで自らの思考を洗練させるために有用であり，ひいてはSHDインターベンションの技術革新と発

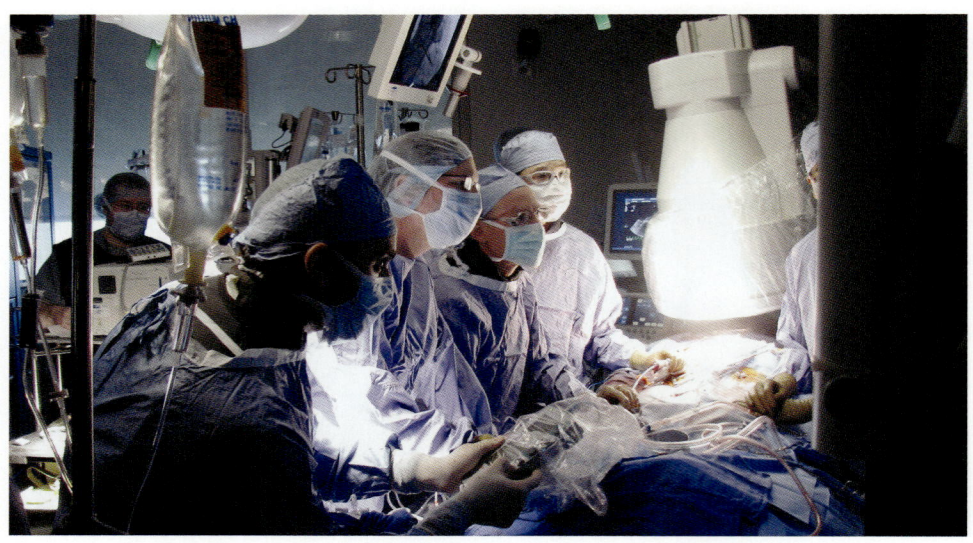

図1-2
ペンシルバニア大学ではインターベンション治療医（IC），心臓外科医（CS）がハイブリット手術室で肩を寄せ合いながら経カテーテル的大動脈弁植込み術を行っている。
左から Drs. Amr Bannan（IC），Joseph Bavaria（CS），Howard Herrmann（IC），Wilson Szeto（CS）

展の原動力ともなる。

4. 手技の持続的向上と新技術の採用

　SHDインターベンションの分野は，イノベーションによる技術の進歩に伴って今後も発展していくと予想される。技術に関する知見は拡充を続け，現在のSHDインターベンション手技を維持しつつ，新しい技術の導入にも取り組むことになる。冠状動脈インターベンションの研修の際に採用されるような患者経験数は，概して実施機会の少ない術式となりがちなため，SHDインターベンションには通用しない。SHDプログラムでは，実施機会の少ない，複雑さの高いSHDインターベンションをハブ，つまり中核となるプログラムに割り当て，そこから波及する専門的知識・技術を駆使した経験を施行機会の多い術式に適用するという，いわゆる"ハブ・アンド・スポーク方式"を採用することが必要になろう。比較的患者数が多い，あまり複雑でない症例を経験することで知識を増やし，施行機会が少なく複雑度の高いSHD治療手技でもスキルの持続的向上が期待できる。新しい治療手技が登場すれば，当然ながら新たな課題が生まれる。そのため，SHDインターベンションの研修は，生涯にわたって続けることになるだろう。本章で検討する経験的知見と技術に根ざした強固な基盤があれば，心血管インターベンション治療学の領域で実績のある on-the-job の学習を通じて，新しい技術にも基本スキルとして対応できるはずである。

質の監視

　心臓の構造および弁のインターベンション治療に関する品質保証（quality assurance：QA）の評価は，この領域に固有のさまざまな特徴のために，経皮的冠動脈インターベンション（percutaneous coronary intervention：PCI）のQAよりも難しい。本章で述べているように，この領域の知識基盤は冠動脈疾患のそれとは異なり，成人心血管フェローシップ期間中に獲得できるものではない。小児および成人の心臓病と成人の先天性心疾患の，いずれにも適用できる中核的専門カリキュラムを確立する必要がある[5]。しか

も，多くの術式を経験することができないので，能力適性を量的に判断することはできない[3]。

とはいえ，PCIとの類似点をいくつか見出すことはできる。術者に，臨床的熟達度の審査を行い，経験的知識，手技，臨床的判断力，および治療成績を評価する[6]。複雑度に加え技術水準も高いが施行機会は少ないいくつかの術式（例えば心室中隔欠損および弁周囲漏出孔の閉鎖術など）では，治療の成功率や施行経験を定量的に評価できない。このような場合には，治療の成功に不可欠な基本的技術と知識を確保するために，心腔内エコー法，経食道心エコー法，および経中隔穿刺など，基本的スキルに重きが置かれる。

PCIでは，術者と検査機関の能力を保証するために，最低施術回数（例えば年間75回以上，1検査機関で400回以上など）が評価基準として用いられることが多い。実施機会の多い構造的な疾患や弁異常に対するインターベンション（心房中隔欠損閉鎖術やTAVIなど）でも，1検査機関における術式の施行回数について同様の基準を設けることができるかもしれない。例えば，心房中隔欠損閉鎖術の年間施行回数が15〜20回未満の施設では，手技の持続的向上を持続させることも，正確なデバイスサイズの決定を維持することも困難になるはずである。

品質改善

品質監視のもう1つの側面として，持続的な品質改善（quality improvement：QI）という要素が必要である。これは，治療効果を高めるために治療の質の評価，計画，改善，および管理を行う系統的な科学的プロセスである[7]。カテーテル治療室の責任者は，治療の質の評価項目を策定する必要がある。構造的な疾患や弁疾患のインターベンションの場合，治療成功率や各術式に特有の合併症の発生率を評価項目にしてもよい。そうした合併症としては，例えば，経中隔穿刺の施行中に発生するタンポナーデ，バルーン弁形成術後の重度の僧帽弁逆流，心房中隔欠損または漏出孔の閉鎖術におけるデバイスの塞栓，あるいはアルコール中隔心筋アブレーション術後の恒久ペースメーカ植込みの必要などが考えられる。

これらの評価項目の情報は，系統的かつプロスペクティブに収集する必要がある。QIを行うためには，確認された問題の解決策に関するフィードバックを術者（または研修受講者）に提供することが重要である。米国心臓病学会（ACC）およびSCAIなどの専門機関は，そうした情報の記録方式の策定においてリーダーシップを発揮するべきである。各医療機関は，治療成績に関するデータを収集・提出の作業を行うスタッフの予算も確保しなければならない。

将来的には，構造的な疾患および弁疾患のインターベンションに関する専門委員会の規定や認証制度が確立されると考えられる。ただし，現在のところ，術者や研修プログラムの責任者たちからそうした気運はほとんどない[3]。この分野に新しい知識基盤が要求されることを踏まえ，そして疾患の多様性やインターベンションの実施頻度の低さを考慮すると，心血管治療に関わる医学界は，新しい研修基準，新しい認証アプローチ，そして新しいQAおよびQIプログラムを考案するべきであろう。

結語

SHDインターベンションを含む心血管インターベンション治療は，急速に発展しつつある魅力的な分野である。研修や治療の基準を定めるための指針は未成熟であるが，新しい治療選択をもたらすこの新興分野は，SHDインターベンションを施行する医療機関設立の原動力となるはずである。これまでに著者らは，各医療機関が独自のSHDプログラムを立案する際に活用すべき指針の提示に取り組んできている。

文献

1. Gruentzig AR. Transluminal dilation of coronary-artery stenosis. *Lancet.* 1978;1:263.
2. Gruentzig AR, Senning A, Siegenthaler WE. Nonoperative dilation of coronary-artery stenosis: percutaneous transluminal coronary angioplasty. *N Engl J Med.* 1979;301:61–68.
3. Herrmann HC, Baxter S, Ruiz CE, et al. Results of the SCAI survey of physicians and training directors on procedures for structural and valvular heart disease. *Catheter Cardiovasc Interv.* 2010;76:E106–E110.
4. Hirshfeld JW, Banas JS, Cowley M, et al. American College of Cardiology training statement on recommendations for the structure of an optimal adult interventional cardiology training program. *J Am Coll Cardiol.* 1999;7:2141–2147.
5. Ruiz ER, Feldman TE, Hijazi ZM, et al. Interventional fellowship in structural heart and congenital heart disease for adults. *Catheter Cardiovasc Interv.* 2010;76:E90–E105.
6. Bashore TM, Bates ER, Berger PB, et al. American College of Cardiology/Society for Cardiac Angiography and Interventions clinical expert consensus document on cardiac catheterization laboratory standards. A report of the American College of Cardiology task force on clinical expert consensus documents. *J Am Coll Cardiol.* 2001;37:37:2170–2214.
7. Brindis RG. Quality of care in interventional cardiology. In: Topol EJ, ed. *Textbook of Interventional Cardiology.* 5th ed. Philadelphia: Saunders Publishers; 2008:1221–1240.

2章

SHDインターベンションに必要な施設（カテラボとハイブリッド手術室）

　本章は，SHDカテーテル治療に必要な施設，特別に設計された心臓カテーテル検査ラボ（SHDインターベンションラボ）およびハイブリッド手術室（Hybrid OR）について詳述する。これらの施設は，新しいデザイン，設備が必要であり，さらに手技，治療を行うためには専門知識をもったスタッフが必要である。このような新しい需要に併せて，医療機器の先端技術も急激に進歩している。

　SHDインターベンションラボとハイブリッド手術室は似ている点も多いが，常に開胸手術が行われることを想定しているか否かが大きく異なる点である。また，ハイブリッド施設が，手術室内にあるか，カテーテル検査室にあるかもポイントであり，配置場所によって施設の名称や使用目的が決まる。SHDのカテラボと手術室は区別されているが，これらの施設を使用するインターベンション専門循環器医と心臓外科医は以前ほど明確な違いはなくなりつつあり，互いの関係もパートナーシップという形にシフトしているのが現状である。ことに心臓外科医においては，カテーテル操作，イメージガイドによる治療，また心尖部アプローチによるカテーテル弁留置術のような新しい技術を新たに習得する必要が出てきている[1]。

■取りかかる際に確認すべきこと

　SHDインターベンション治療に関わるスタッフは，施設を設計する際，イメージング装置を選ぶだけでなく，計画過程から関わることが望ましい。**表2-1**にSHDインターベンションラボおよびハイブリッド手術室の立ち上げに際して重要な

表2-1　ハイブリッド手術室，SHDインターベンションラボを設立する際のチェックポイント

1. 的確な需要と今後の展望の十分な評価：病院が特殊で非常に高価な施設を本当に必要としているのか？
   - 施設で行われる可能性がある，ハイブリッド治療とハイブリッドを必要としない治療のリストを作成する。
   - 患者はくるのか？
   - 施設を使用する患者の病態の明確化と並行し，ビジネスモデルも明確にする。
2. 施設を使用する医師と各部門長との間で同意を得る。"なわばり"意識はどうかを確認する。
3. 病院長と広報に下記2項を依頼する。
   - 症例モデルを作り，患者ケアに焦点を当てることで，ハイブリッド治療室の利点を挙げる。例えば大動脈瘤治療の症例数増加や収入増加といった他のモデルにおける成功例を挙げる。
   - 業務，計画，生産に関する部門間の対立を分散させるためのサポートを得る。
4. 手術室，カテラボの管理者，部長に参画してもらう。彼らのサポート，知識と適応能力は成功へのカギである。
5. 手術室とカテラボから，それぞれのスタッフを動員し，ハイブリッド（混成）チームを作る。
6. 施設プランを作成し，施設長に部屋のレイアウト，デザインの構造的限界を理解してもらう。
7. 地域，行政に必要な認可や他の関係する規制上の問題点を理解する。
8. 多分野にわたる臨床試験や市販後研究からのサポート，基盤を評価する。これらの試験，研究に必要なデータ収集に関する施設と人材の問題点は何かを明らかにする。
9. 複数のイメージ機器メーカーや他の業者から公式な見積もりを得たうえで，競合させる。
10. いくつかの病院を見学し，その病院が経験した問題点，使用している機器を確認し，他施設と自施設におけるニーズと一致する点，合わない点を確認する。

表2-2　ハイブリッド手術室，SHDインターベンションラボ施設に関わる主要メンバーおよび統括委員

- 施設長，建設業者，問題解決委員
- 循環器内科医
- 心臓外科医
- 麻酔科医
- 手術室長
- カテーテル検査室長
- 建築家
- 建設プロジェクトマネージャー
- 設備投資マネージャー
- 感染制御マネージャー
- 情報管理マネージャー
- 多分野にわたる手術室チーム
- リサーチグループの代表

ポイントを記載した（さらに1章に記載されているプログラム発展における助言と洞察も参照してほしい）。

　計画進行過程は各施設で異なる。既存施設の改築とするか，それとも新しい病院の建築に併せてSHDインターベンション施設を導入するかも関係する。さらに，病院が進めようとしている医療情報技術基盤，心血管イメージング機器など新しい技術導入への移行，治療室，手術室，術前準備室，術後回復室，ICUなどの集中化とも関係する。

　当然，施設には患者ケアおよび手技に携わる医師，看護師，スタッフ，マネージャーが配属されなければならない。SHD治療では，既存の医師，看護師チームと新しいメンバーが一体となり，さまざまな治療技術を共有し連携して新たな方法で患者を評価し，その手技および手術を遂行している[1-3]。表2-2に，多くの病院においてこれらの設備を計画し遂行するための構成メンバーを記載した。

既存の設備を使用する際の問題点

　多くのカテ室は，冠動脈および末梢血管に対する治療用に考案され，設備されている。そのため，既存のカテ室においてSHDインターベンションを行う場合は多くの問題がある（表2-3）。SHDインターベンションは，冠動脈や末梢血管のインターベンションとは全く異なるものであるため，当然設備も異なってくる[4]。一方，一般的な手術室の場合も，ポータブル透視機器を運んできただけでは，ハイブリッド手術室として機能しない[5-7]。

　図2-1はTAVIを施行するに当たり，古いイメージング技術と新しいイメージング技術を比べており，画期的なイメージの画質およびイメージガイダンスの正確さの違いがよくわかる。

SHDインターベンション施設には何が必要となるか？

　表2-4に追加する設計のバリエーション，技術を記載した。これらの項目は，SHDインターベンションラボおよびハイブリッドORの建設に着手する際に，考慮すべき項目である。このリストと表2-3を合わせることで，設計チームのメンバーのためのチェックリストとなる。各部門におけるニーズ，経営戦略，資金などと照らし合わせ，アレンジしていく。本書では広範囲な治療手技をカバーするために必要な設備のニーズについて配慮したうえでまとめている。そのため，将来的にデバイス，治療手技，そして，イメージングが進歩するであろうが，本書に記載した基礎的な原則をおさえておけば，十分対応できるであろう。

治療室

1. 治療環境について

　病院の施設は，以前に比べてより患者中心のデザインになりつつある。患者中心の治療環境を整えることはマーケティング戦略上の問題ではなく，むしろ，潜在的に患者に備わっている治療効果に大きな影響を与える。そのため，SHD施設も同様に患者の不安を軽減させるようデザインされるべきである。例えば，照明，音楽，部屋の色

表2-3 既存の施設の，カテラボでSHDインターベンションを行う際の問題点

- イメージングシステム
  - フラットディテクターのサイズが小さすぎる
  - DSA機能がない，1回転できない，などその他の多くの機能が欠如している
- 麻酔科とエコー医にとっては使い勝手が悪く，被曝の問題がある
  - 特に床に設置されたX線透視システム
- 部屋のセットアップに柔軟性がない
  - テーブル，モニター，防護板，照明，ガントリーの位置
- 超音波画像の取り込みができない
  - TTE/TEE/血管/経頭蓋ドプラ/ICE
  - 部屋の形，デザイン，イメージディスプレイモニター，テーブルサイドのコントローラー，画像保管システムに，超音波システムが一部分として取り入れられていない
- 不適切なイメージディスプレイ
  - モニターが小さい
  - モニターの可視範囲が狭い
    - 麻酔科医，エコー医も含めた部屋内の他のスタッフからよく見えない
- 部屋のサイズが不適切
  - 多分野のチームが入る際の配置
  - 心肺装置などの装置の配置
- 備蓄スペースが限られている，在庫が不十分
  - SHDインターベンションでは特殊な物品，道具が必要
- 開胸，開腹手術へのコンバージョンが困難
  - 清潔レベルが不適切
    - 清潔操作に対する考えが異なる
    - 気流の制御
    - 個別の参加者，制御室からのアクセス，清潔野への認識が不十分
    - 清浄シンクが部屋内にある
  - 麻酔やポンプ装置を利用できない
  - 手術必要物品が利用できない
  - カテラボの関係者が手術過程，手技に精通していない
  - 手術手技中に必要な頭上の照明が不適切である

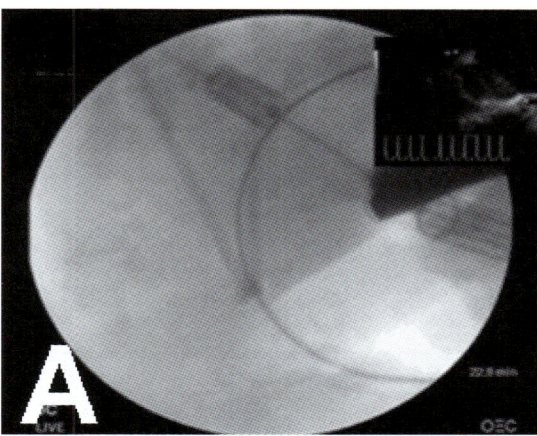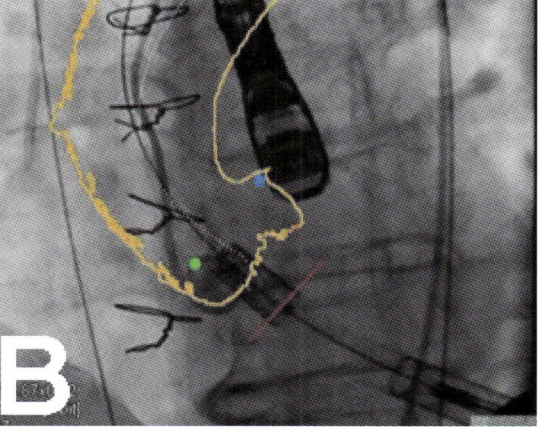

図2-1 ハイブリッド室は最先端技術のイメージングシステムが必要である

（A）質の低いディテクターのX線透視システムを用いたTAVI中の画像
（B）質の高いディテクターのX線透視システムを用いCTA画像をオーバーレイさせたTAVI中の画像
この比較からイメージングの質の違いと最新のイメージング機器使用の必要性が理解できる。

表2-4　SHDインターベンションラボ，ハイブリッド手術室に付加すべきデザイン，特徴

- 部屋の広さ
  - SHDインターベンション室：約60〜80 m²
  - ハイブリッド手術室：約80 m²以上
    - 長方形
    - 天井高・約3 m
    - カテーテルやワイヤーなどの室内収納キャビネット
    - 操作室
    - 鉛製の壁
- 部屋のレイアウトで考慮すること
  - イメージング設備：C-arm/Robotic arm/テーブルの可動性，麻酔装置との位置関係
  - 可動性アーム付きモニター：外科医，循環器医がともに見ることができる
  - 手術用ライト（頭上に障害物がない）
  - 医療用ガス：床，壁，天井マウント型などの組み合わせ
  - 人工心肺などの灌流装置
- 部屋の場所
  - 集中治療室（ICU）に近いことが緊急治療室（ED）に近いことよりも重要である
- 高度の機械的，リズムサポートがその場でできること
  - 経皮的LVAD
  - 高頻拍ペーシングが可能なペースメーカー装置
- 侵襲的血行動態，生理学装置（計測モニター）
  - 結果の室内表示
  - インターベンション前後におけるデータ比較
  - 圧波形をレポートとして抽出できる
- 多岐にわたるイメージング機器の統合管理
  - イメージングシステムにロボットカテーテルコントロールシステムを取り込む
  - MRガイド治療
- 現在および将来に必要となるIT基盤の取り込み
  - 室内情報管理，手技計画ツール，ワークフローを最適化するテーブルサイドコントロール
  - 院内EMRとの連携システム
  - 外部レジストリーとの接続
  - 症例の動画をカンファレンスへ転送するシステム
- 物品の室内への搬入ルート
  - Model 1 手術室モデル：症例ごとに搬入
  - Model 2 カテラボモデル：大量搬送，室内大量ストック

調，ビデオの視聴などといった設備である。カテラボにおいては，多くの患者が軽い鎮静の下に治療されている点からも重要であるといえる。

2. 部屋のサイズ

多様な領域のスタッフが参加し，イメージング機器，麻酔，心肺装置などの装置が必要であるため，ハイブリッド手術室，SHDインターベンションラボは広くなければならない。SHDインターベンションラボのメインルームではおおよそ60〜80 m²必要であり，ハイブリッド手術室のメインルームでは80 m²以上必要である（図2-2）。どちらの施設も備蓄，デバイス準備のための別室が必要である（図2-3）。

3. 手術テーブル

一般的な手術台のように患者の位置決めにおいて可動性がよく，操作性のよいものが必須である。カテラボのテーブルと同等のイメージング機器としても利便性も必須である。現在，多くの医

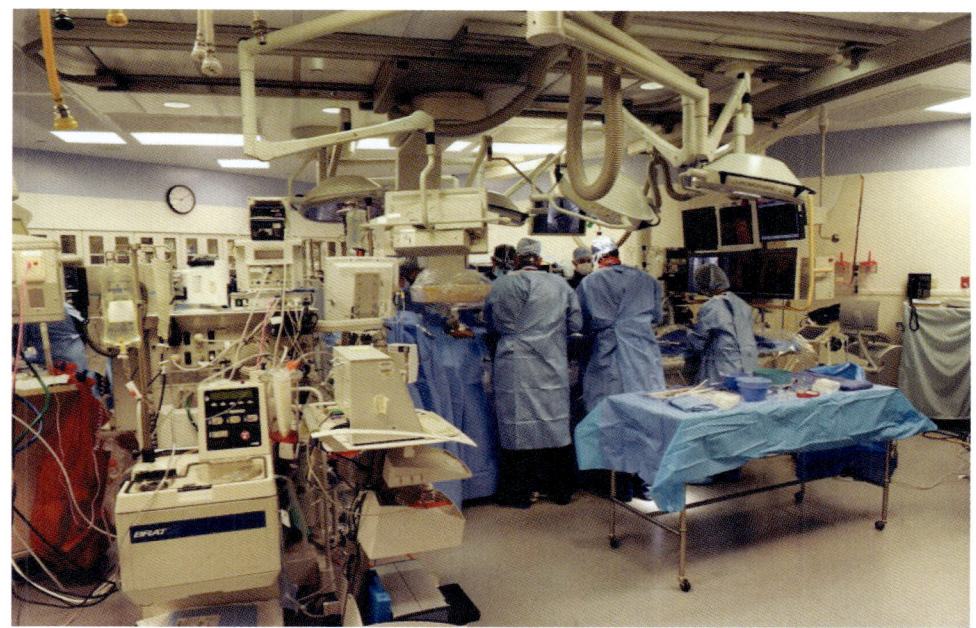

図2-2 ハイブリッド手術室
医療機器の種類の多さと多くの人が治療チームに携わることがわかる。この部屋にはすべての装備が完備されており，長方形で広さは約 88 m^2 ある。

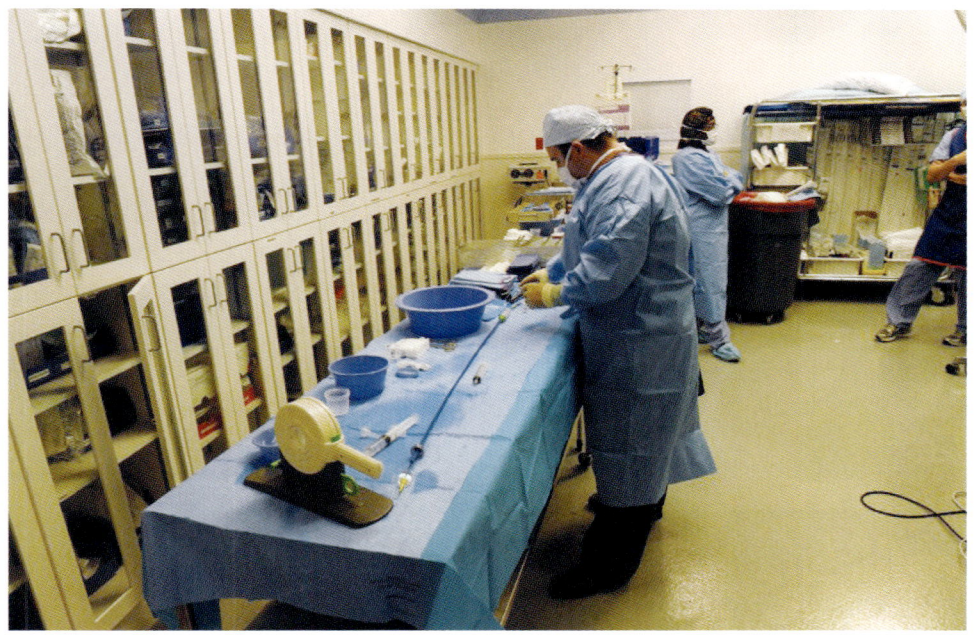

図2-3 デバイス準備をするスペース
SHD インターベンションラボおよびハイブリッド手術室は十分な室内収納が必要である。

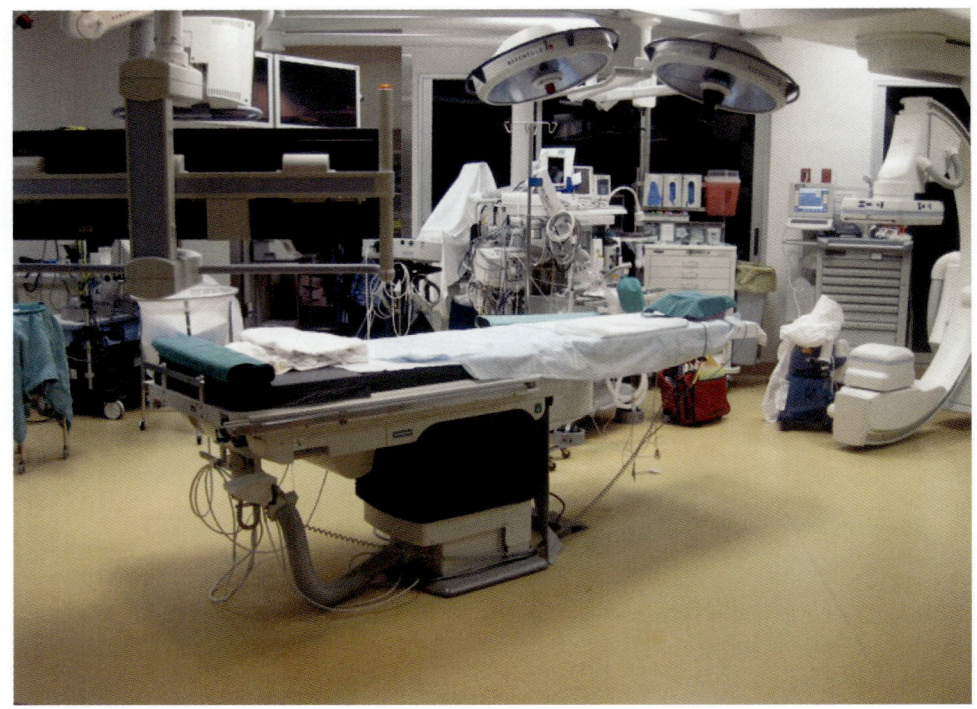

図2-4 手術室のテーブル
イメージガイドの治療に加えて,一般的な開胸,開腹ができるものでなければならない。

療機器メーカーは,このような目的に合うテーブルを販売しているが,イメージング装置メーカーとの細かい調整が重要である(図2-4)。

4. ハイブリッド手術室のための照明

照明設備とイメージング機器可動システムとの統合はデザイン上重要であり,建設時のポイントである(図2-5)。

5. 操作室

操作室は,メインルームが一望できる必要がある(図2-6)。記録機器,ワークステーション,モニターが置かれるが,それらを扱う看護師や技師にも配慮して十分な広さが必要である。さらに,操作室は清潔野ではないので,症例見学の外部訪問者のためにもある程度余裕のあるスペースが必要である。

操作室もしくは近接した別室は,すべてのイメージング機器の画像を評価するためのイメージレビューステーションとして機能する必要がある。術前のプラニングのためだけでなく,実際の治療中にも必要である。なぜなら,時に,以前に撮影した画像を再確認する必要が出てくるからである。

6. カンファレンス室

SHD治療手技は,チーム全員による綿密な計画により,最も安全かつ効率的な方法で行われるべきである。カンファレンス室は,チーム全員が症例の術前再検討ができ,予定手技のリハーサルができる場所がよい。治療後の経過報告も重要であり,SHD治療室の近隣にあれば利便性が高く,

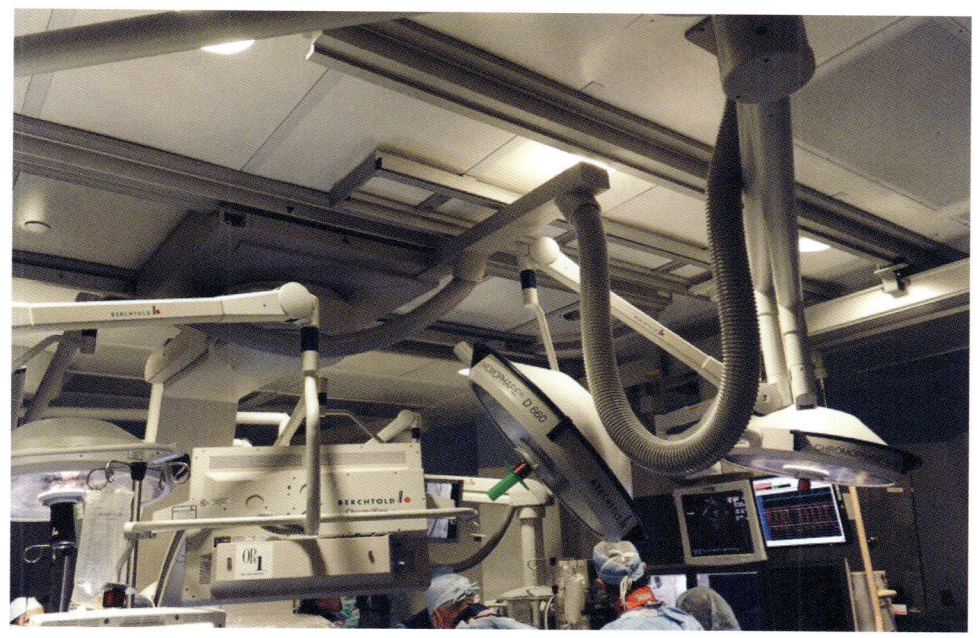

図2-5　照明設備とイメージングシステム

ハイブリッド手術室のレイアウトは，手術室用の照明（無影灯）設備と，イメージングシステムを可動させるレール設備が統合されたものであることが重要である．

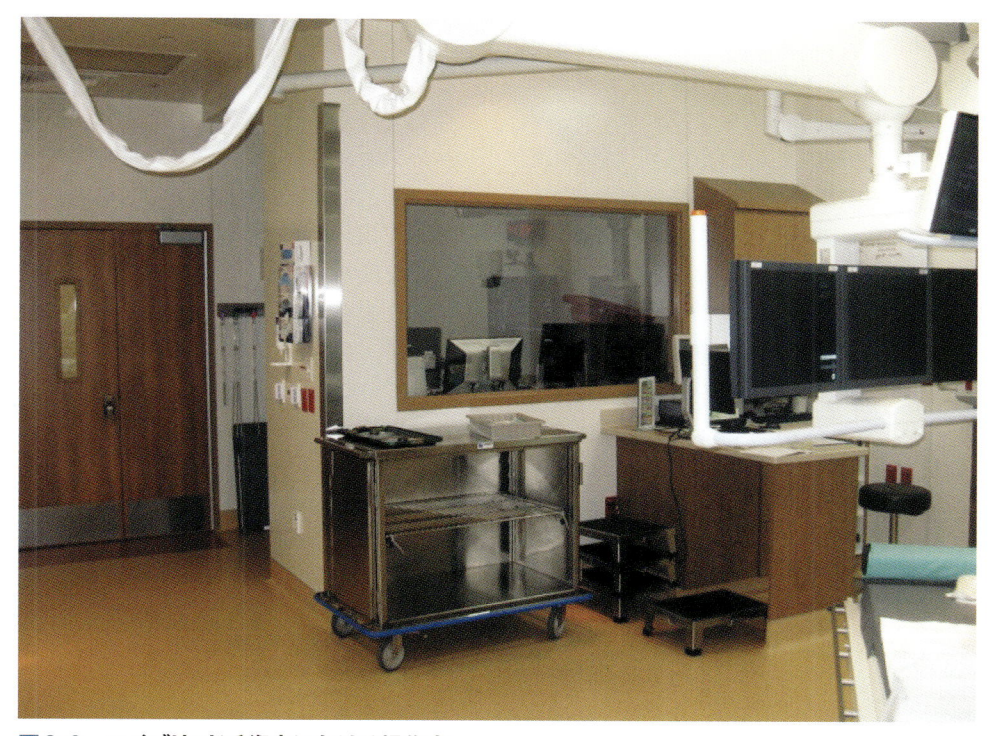

図2-6　ハイブリッド手術室における操作室

技師を放射線から防護するために治療室から隔離されていなければならない．

利用価値も最大限に高められる。カンファレンス室では，すべての関連症例のイメージングも含めたデータを取り出し，提示できる必要がある。

SHDインターベンションのためのイメージング技術

Part 1：X線イメージング機器

X線透視システムは，これまでのカテーテル治療と同様に，SHDインターベンションにおいても中心的な役割を果たすイメージング機器である。設備の中で最も高価な装置であり，設計段階において機器の選択は重要なカギとなる。テーブル，モニター，ワークステーション，テーブルサイドのコントローラーを含めたX線透視システムの配置は，設備上，最も重要なポイントとなり，まずその配置を確定し，残りのレイアウトをどうするかを決める。表2-5に，X線透視システムを選択する際に考慮すべきことを記載した。

冠動脈インターベンションを行うためのX線透視システムは，SHDインターベンションにおいて必要となる麻酔科チームおよびエコーチームの配置を考慮したデザインではない。特にX線透視装置は患者の頭側でフロアーに固定されているため，ガントリーの配置と動きは患者のモニタリングおよび気道アクセスを妨げることになる。

ハイブリッド冠動脈血行再建治療や冠動脈バイパス術後の冠動脈造影検査における経験から，冠動脈治療と血管治療に特化したハイブリッド室にX線透視システムを統合することが可能となった[8]。冠動脈インターベンションにおけるガントリー位置の最適化技術が，TAVIやその他のSHDインターベンションに応用されている[9,10]。

X線透視システムの柔軟性と可動性は，SHDインターベンションラボやハイブリッド手術室において最も考慮すべきである（図2-7）。床上に固定化されたロボットアームは高価であるが，その柔軟性から広く使われている[2]。このシステムにより，角度，軌道，側方，長軸方向へと位置を変えることが可能となった。一方，天井に備え付けられたシステムは患者へのアクセスを可能とするスペースを生み出している。これらのシステムがスタッフの動きづらさを完全に解消するものではない。また，床上固定システムと天井上固定システムでは，衛生面での注意点が異なる。しかし，バイプレーンのX線透視装置を使用することは可能であるが，明らかに部屋，手術のセットアップが複雑になる。バイプレーン装置の有用性は実証されておらず，むしろ成人のSHD治療においては扱いにくいとされている。その一方で，小児科センターでは，ハイブリッド手術室にバイプレーン装置を導入している場合が多い。これは先天性心疾患におけるハイブリッドインターベンション治療戦略上，やむをえないものであり，施設によっては，成人向けの設備を計画している場合もあり検討する余地がある[11-14]。

Part 2：超音波イメージング

SHDインターベンションを行う際，これまでの治療室と最も異なる点はイメージングガイダンス機器である。特に超音波装置は，SHDインターベンションにおけるリアルタイムのイメージガイダンスとして用いられる。心エコー，特にリアルタイム3Dエコーの進歩により，超音波専門家が重要な役割を担う[15-20]。これまでの心臓手術では，経食道心エコーは術前および術後に使用されていたが，術中のイメージガイダンスとしては使用されていなかった。エコーが術中に用いられることにより，麻酔科医と心臓超音波医との新たな関係が生まれている。

一般的に，SHDインターベンションにおける心エコーの重要性や使用頻度は，今やX線透視装置と同等である[4,16]。しかしながら，治療方針によって超音波の種類や超音波の役割は異なる[15]。SHDインターベンションにおける超音波の利用方法については，6章と7章に詳細に記載されており，また互々のSHDインターベンションにおける超音波の役割について焦点を当てて解説され

表 2-5　X 線透視システム：イメージング装置で考慮すべき事項

イメージ（画像）
- 拡大画像に対応したフラット検知器
- 最良の画質が得られるとともに，多くの治療において使用される低線量・低画質レベルを容易に選択できる機能を備えている
- DSA および末梢血管インターベンションにも対応している
- 高度肥満症例でも十分な画像が得られる
- 1 つの大画面に，至適な分割表示可能なモニターを強く推奨する。将来的には室内におけるすべての決定が 1 画面で可能となることである

放射線
- 画質に応じた放射線量
- 線量のモニタリングが可能
- 撮影画像を蓄積し，保管できる
- コリメーター機能（照準機能），防護機能

ガントリー機能
- 急傾斜角も可能
- ガントリー位置の可動性
- 回転画像が得られる
- 頭蓋から足先まで可能
- 中心化が容易

テーブル
- CPR 中にも安定した台，少なくとも 150 kg 以上の荷重に耐える
- 手術用台として完璧に機能する
- テーブル台の伸張可能（物品や，体格の大きい人に応じて）
- すべての方向に傾斜可能
- 肥満症例でも可動性が損なわれない
- 腕用台が取り外し可能
- テーブルに造影剤注入装置が付属している

コンピューター イメージ ワークステーション
- 術前の CTA/MRA 画像をインポート，表示可能。透視とオーバーレイが可能
- 回転撮影により 3 次元再構築画像の作成ができる
- さまざまな透視角度における造影イメージをシミュレーションできるソフト
- TAVI 用透視角度を算出できるソフト
- EP マッピングシステムを SHD インターベンションに適応する（考慮事項）
- デバイス透視像を強調化するソフト（現在はステントのみ）
- C-arm CT ソフトウェアが将来アップグレード可能

テーブルサイド
- 使用者がコントロールしやすいディスプレイ，X 線透視システム，コンピューター ワークステーション ソフト
- IVUS/OCT がテーブルサイドで可能

超音波
- ここに記載した X 線透視システムは，超音波画像を室内モニターに取り込み統合化できるものでなければならない

ている。

　SHD インターベンションの設備設計という観点からいうと，イメージングガイダンスへの切り替えは非常に大切な点である。ここ数年の間で，得られた経験をもとに，学ぶべきポイントを，以下に述べる[20,21]。

- 超音波と X 線透視はほとんどのインターベンションにおいて使用されており，すべてのチームがその画像を同時に見ることができる設備が必要である。
- 留置デバイスとカテーテル技術は，これまでの X 線透視によるイメージガイダンスを容易にするようにデザインされていて，日々変化している。

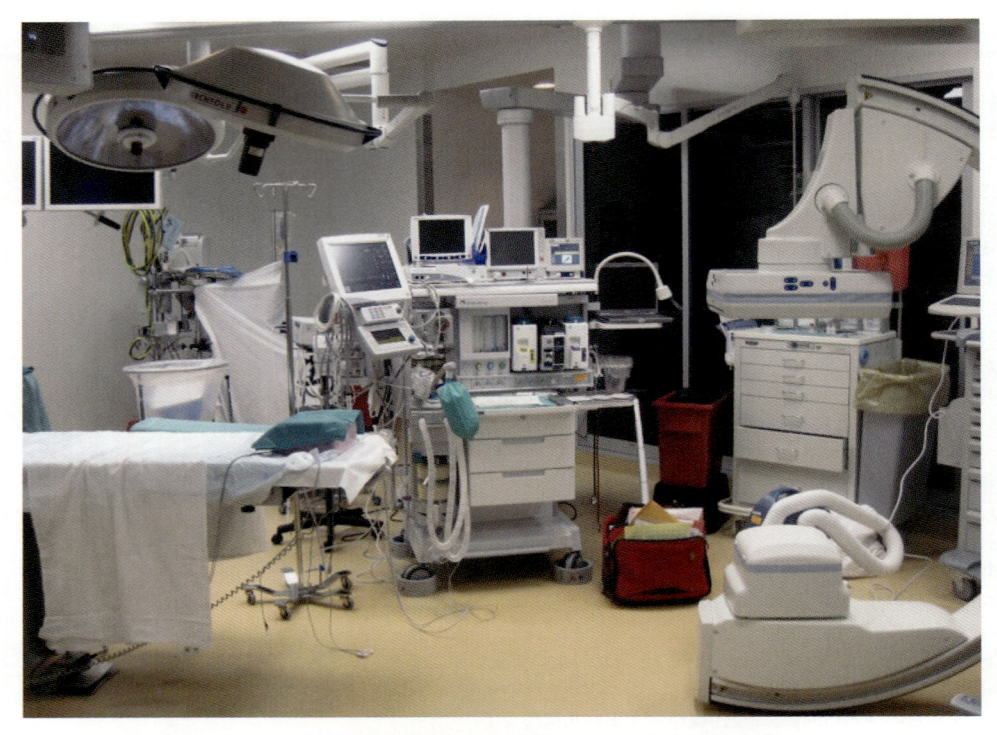

図 2-7　部屋内レイアウト，作業効率化に最大限配慮したハイブリッド手術室

麻酔科医はハイブリッド室に機器をもってくるだけでなく，患者へのアクセス性も必要である。装置の配置はX線透視システムの動きを妨げない場所でなければならない（写真ではX線ガントリーは待機位置にある）。

- SHDインターベンションのターゲットの大部分は軟部組織であるがゆえに超音波ガイダンスの重要性はますます高まる傾向にある。
- 多くのSHDインターベンションは複雑であり，新しいレベルの正確なガイダンスと正確な留置が可能となるような，より高解像度のイメージが求められている。
- SHDインターベンションの中には，3D空間における留置ナビゲーションシステムを必要とするものがある。それは心腔内であり，2次元のX線透視システムと2次元のエコーイメージを用いてそれらの治療を行うのは困難である。超音波の分野において，3Dエコーですらそのような広い空間におけるナビゲーションには限界があり，X線透視によるガイダンスも依然として用いられる。
- 超音波は放射線リスクを伴わない。一方で，X線透視のリスクは複雑なSHDインターベンションにおいては無視できない量である。
- リアルタイム3Dエコーおよび新しい心腔内エコー（intra cardiac echocardiography：ICE）技術はともに進化し続けており，恐らく大きくSHDイメージガイダンスを変え，将来，設備，トレーニング，必要機器をも変えるだろう。

経カテーテルによる弁疾患の治療は，近年最も成長著しい分野である。この章においては手短に述べるが，2つのイメージガイダンス技術を要する典型的な例を挙げる。これらは新しい施設を考案する際に理解しておく必要があるからである。

例1：TAVIガイダンス

　　TEE（transesophageal echocardiography）は

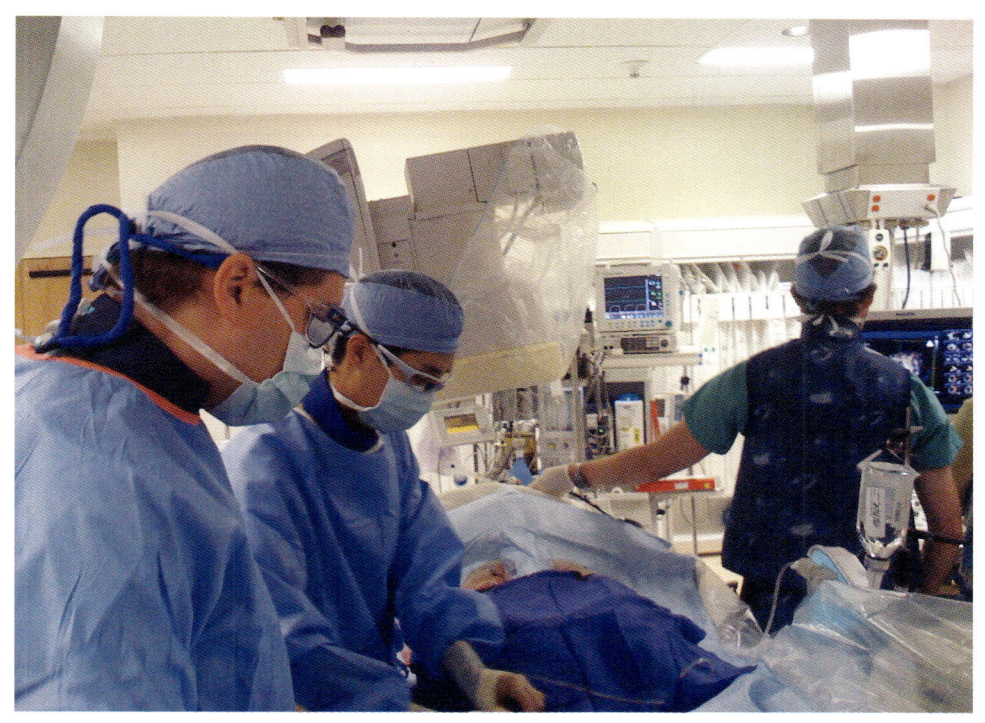

図2-8　エコー医によるインターベンション中のTEEの施行
SHDインターベンションラボにおける超音波の統合化はめざましい．部屋のセットアップはこれらの作業がしやすく，可動的でなければならない．超音波の統合，放射線防護，エコー画像表示のさらなる改善が必要である．

TAVIにおいて重要な役割を果たすが，弁留置時にはX線透視が依然として最も使用されるイメージングである．腎不全症例において，造影剤負荷を避けるために超音波ガイド下にTAVIが行われた報告は多数ある．しかしながら，留置されるデバイスはやはりX線透視にてその像を十分に確認するべきであり，留置時には超音波を用いるべきではない．3D TEEをTAVIのデバイス留置時に使用することについては，多くのグループから有用でないという報告がある．現在，TAVIにおけるエコーの有用性は，弁留置直後の弁機能の評価および弁周囲逆流の評価である．

例2：MitraClipガイダンス

一方で，経カテーテル僧帽弁形成術を進めるうえで，超音波は手技を成功させるために中心的な役割を果たす．3Dエコーを用いるだけでなく，多平面イメージング（例えば，同時に2平面の2D超音波イメージを描出する）を利用することで，Evalve clipデバイスの留置がとても容易となる．経中隔穿刺の施行，僧帽弁の交連に対してクリップを垂直方向にする場合，デバイス留置位置の評価，残存逆流の評価にいたるまで，3Dエコーは今や経カテーテル僧帽弁形成術のゴールドスタンダードとなっている．さらに小径化された新しいTEEエコープローブや3D ICEカテーテルが現在開発されており，これらの機器によって局所麻酔，もしくは鎮静のみで手技を成し遂げることが可能となるだろう．

常にエコーガイダンスが利用されるようになった結果，治療を行うラボで超音波画像の統合化ができないことが明らかとなってきた（図2-8）．このことは，冠動脈内超音波が使用され始めた頃，特別な機器を症例ごとに使用していたケースと似ている．現在では治療用モニター，テーブルサイ

ドコントローラー，そしてプラグアンドプレイのイメージングカテーテルによって統合されたIVUSシステムが取って代わった。

現在，超音波を治療に取り入れ，治療室で統合化することがトピックであり，これからの数年で急速に進化するべき重要な課題である。統合化にはさまざまなレベルがあり，まず治療室のモニターに超音波画像を映し出すことから始めることになる。実際にはケーブルがフロアーを横切り，そしてモニター群に背部にあるプラグに差し込まれることになると思われるが，より簡便な（埋め込み型の）超音波ケーブルシステムおよび接続システムが必要である。

次のステップは超音波システムの統合においてどのような画質でモニターに表示するかである。これまでの超音波画像は超音波配列図としてしか表示することができなかった。したがって，TTE画像は胸壁から得られたものであり，例えば僧帽弁のsurgeons viewなどのTEE画像は経食道から得られたものであった。3Dエコー画像の出現により，一連のvolumetricデータを合成し再構築することで，あらゆる方向からの像を映し出すことが可能となった。その結果，TEE超音波プローブが食道内にあったとしても，僧帽弁を左室側から観察することが可能となった。超音波の視野を変えることができるこの機能は新しい特徴であり，SHDインターベンションにおけるイメージガイダンスへの応用は始まったばかりである。

統合化における3つめのステップは，超音波イメージを他のイメージング機器画像と融合して記録することである。治療中の透視と術前に得られたCTAやMRIを融合させることは，現在普通に行われている。

4つめのステップは，画像をインターベンション医や外科医がコントロールし操作することである。今のところ，エコーの操作は心臓超音波医もしくは麻酔科医の手によってなされている。心腔内や弁のカテーテルによるイメージングは，ICEという形で表現されている。ICEは多くのSHDインターベンション治療に取り入れられ，さらなる改善により，その使用範囲は広がるだろう。

Part 3：その他の多機能イメージング

術前のCTA/MRA画像は，すでにSHDインターベンションラボに取り入れるシステムができあがっている[20-24]。5章で解説しているが，術前に撮影されたCTA/MRA画像をSHDインターベンション治療の際に活用することは治療成績の向上につながる。この多様化したアプローチを実現するためには設備面でもさまざまな機能が求められる。まず，治療室もしくは手術室の一部として，イメージワークステーションが必要であり，このワークステーションはCTとMRラボへのアクセスを可能とする必要がある。このワークステーションの応用により，CT/MRイメージを加工し分割することで，インターベンション治療に最適な画像を提供することができる。また，最適化された画像は治療室で見ることができなければならないので，最終的にはX線透視システムと接続され，透視画像とCT/MR画像が組み合わされることが望ましい（図2-9）。この組み合わされた画像が治療室に映し出され，インターベンション治療中，術者にとってはガイダンスの画像となる。CTA/MRAの統合によるSHD治療の臨床応用は，すでにいくつかの経験がある。PVL（paravalvular leak clasure）に対するカテーテル治療，TAVI，肺動脈ステント留置，中隔欠損の閉鎖術などである。

Part 4：血管へのアクセスイメージング

血管イメージングは，ここまで記載したすべての機器が関係する。新しいSHDインターベンション治療の中には，非常に大径のカテーテルを挿入しないといけない場合がある。一般的には大腿動脈もしくは大腿静脈から挿入することになるが，例えば大腿動脈アプローチのTAVIにおける合併症は，血管アクセスに起因するものが多

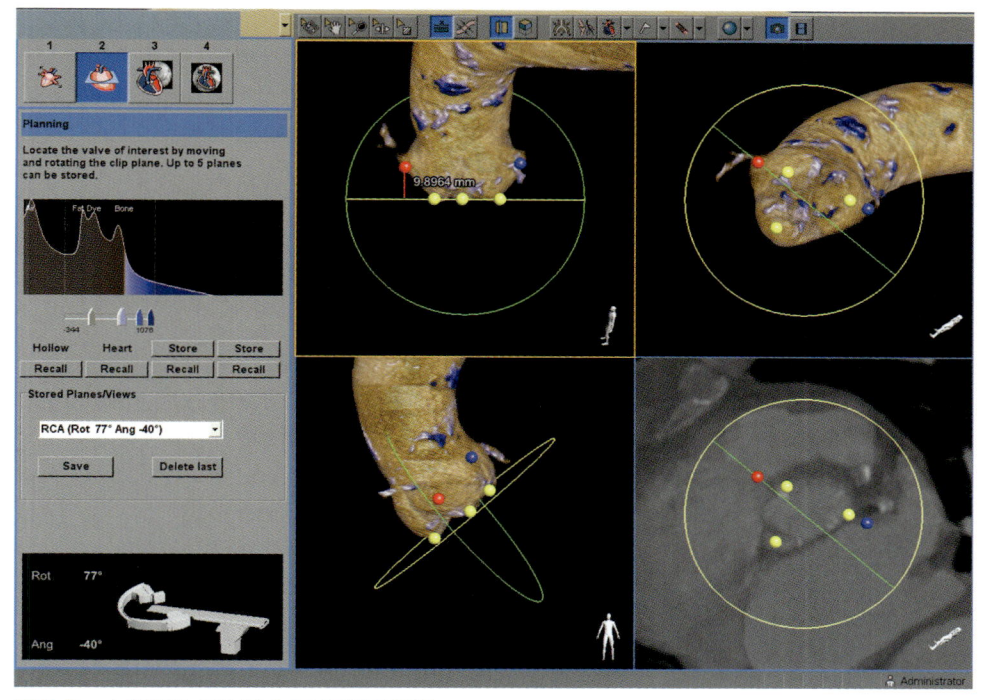

図 2-9　大動脈弁起始部の 3D 再構築画像

コンピューター イメージング ワークステーションによるさらに高度な画像応用がハイブリッド手術室，SHD インターベンション室に応用されている。これにより大動脈弁輪面を定義するランドマークが同定され，TAVI における人工弁留置における最適なガントリー角度を決定するために使用される。

い。

　血管イメージングを利用することは，SHD 治療ラボやハイブリッド手術室において必須である。X 線透視システムは下肢まで透視でき，DSA の機能をもち，末梢まで追従可能であるとよい。同時に，血管インターベンションを容易にするイメージオーバーレイシステムも必要である。経皮的な血管アクセスを容易にするため，超音波が多用される傾向にあり，併せて血管止血デバイスの効果も即座に評価できるからである。これまでの血管超音波技術は単体で独立したデザインであり，治療室に出し入れが必要であったが，近い将来，機器メーカーが統合化されたシステムを開発し販売することが期待されている。

Part 5：次世代の血管造影—回転する造影機器および C-arm CT 再構築

　初期段階もしくはグレードアップ可能な X 線透視システムをもった SHD インターベンションラボやハイブリッド手術室の建築・改装には，細心の注意が必要である。現在のガントリーシステムは血管造影中にアイソセントリックローテーションが可能であり，それによって 3D 様のイメージを得ることができる。今後，期待される機能は回転性血管造影イメージが撮影でき，その画像からボリューム 3D 画像，さらには 4D 画像（3D 画像に時相を追加したもの）の再構築機能であるかもしれない。この技術は日々進歩しており，冠動脈や心腔内留置デバイスの 3D 再構築画像の有用性に焦点を当てた初期段階の研究が行われている[25,26]。C-arm CT のコンセプトを心腔内，心臓全体に応用することは次世代の機器で期待さ

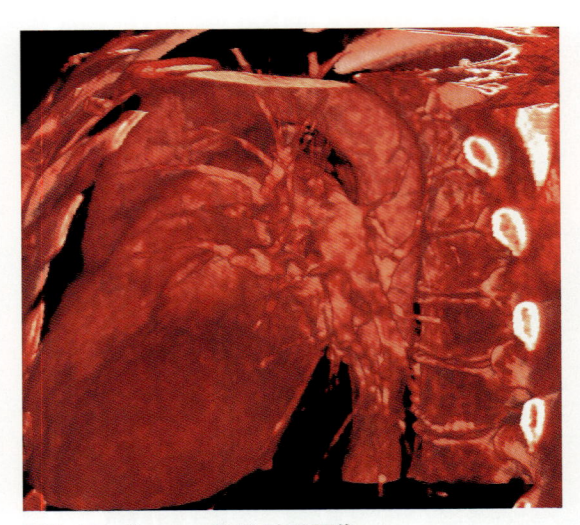

図2-10　C-arm CTによる画像
フラットディテクターが患者の周りを1周することで，CT様の画像を構築することができ，この画像はSHDインターベンション治療において有用である（現在開発中）。

れており，電気生理学的な治療と同じくらいSHDインターベンションにおいて大きな影響を与えるであろう[27-30]。

　このシステムを簡潔にいうと，C-armにマウントされたフラットパネル検知器がCTスキャナーのように機能することで，造影剤が満された部位のみならず軟部組織までイメージ化することが可能になる（図2-10）。つまり，SHDインターベンションラボとハイブリッド手術室は，回転性イメージングを行うことを想定して計画する必要がある。また，新しい機能と連携するために必要なソフトウェア，およびイメージ構築ワークステーションのアップグレードにも対応できるものでなければならない。例えば，XperCT/DynaCT/InnovaCTなどは，これらの機能を機器の再設置の必要なくアップグレードすることができる。しかし，これらの機能はイメージを得る際，一過性にラピッドペーシングなどによって心臓を止めない限り，心腔内治療に使用する適切な画像が得られない。

　要約すると，インターベンション治療医と心臓外科医は，イメージガイダンス技術およびSHDインターベンション治療において必要なイメージングについて，深く理解しておく必要がある。深い理解と臨床経験は今日の至適な施設デザイン，施設利用において必須であるが，数年内に予想される大きな変革に対しても準備しておく必要がある。

イメージングディスプレイ

　SHDの手技がイメージガイドによる治療であることに疑問の余地はないが，いかによい画像を描出するかは最も重要な課題となる。ハイブリッド手術室におけるモニターは，慎重に計画して配置する必要がある（図2-11）。最近では超大型モニターが使用できるようになり，それに併せて治療方針も変革期を迎えている（図2-12）。この超大型モニターは非常に解像度が高く，おおよそ3,840×2,160ピクセルある。次世代の超大型モニターはさらに高い空間分解能をもつだろう。モニターは多くの入力部をもち，それらを一括して表示できる機能が高いものでなければならない（図2-13）。このことは，多くの機器を使用し，治療過程においてさまざまな透視画像と超音波画像が必要となるSHDインターベンション治療では特に重要なことである。加えて，治療に携わるスタッフが多い場合にも，超大型ディスプレイは，画像，血行動態，その他の映し出される情報を共有する際にも，非常に有用である。旧型の小さいモニターは，主術者のためだけのモニターであり，その大きさゆえにモニターから術者までの距離もできるだけ近いほうがよかった。しかし，SHDインターベンション治療においては，すべてのチーム・スタッフからよく見えるようなディスプレイシステムが必要である。

　将来的にはさらに進化したイメージディスプレイ技術として，3Dホログラムを含んだモニターも，現在開発中である。SHDインターベンション治療を行うには非常に重要なものとなるかもしれない。

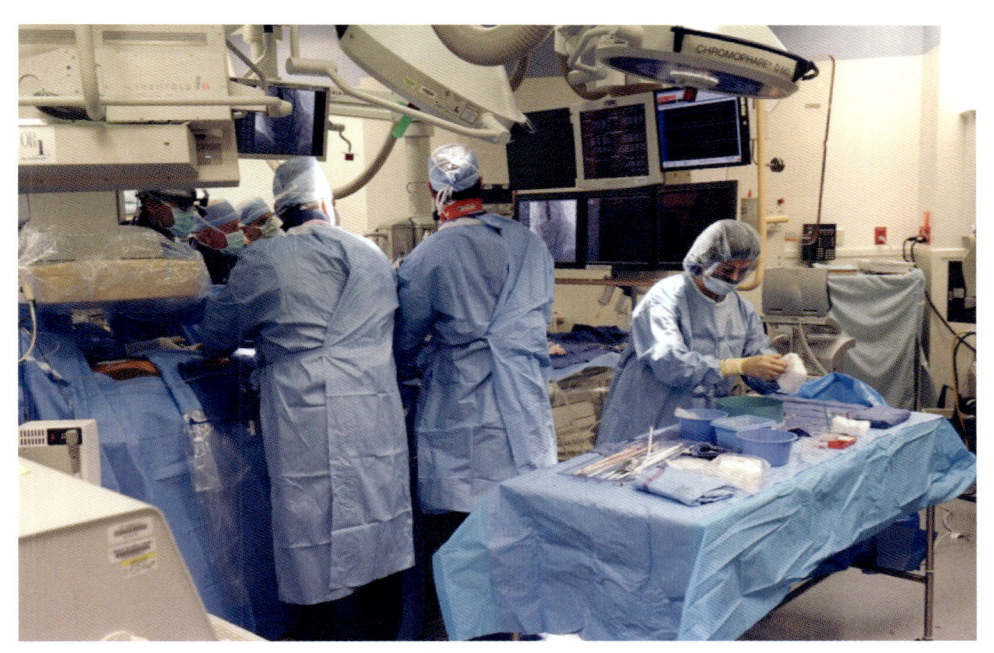

図2-11　部屋内で使用する画像や他の重要なデータのモニターの例

ハイブリッド手術室，カテ室は，すべてのチームメンバーからよく見える場所にモニターを配置する必要がある。写真では，さまざまなモニターを，すべての術者が注視していることに注目してほしい。

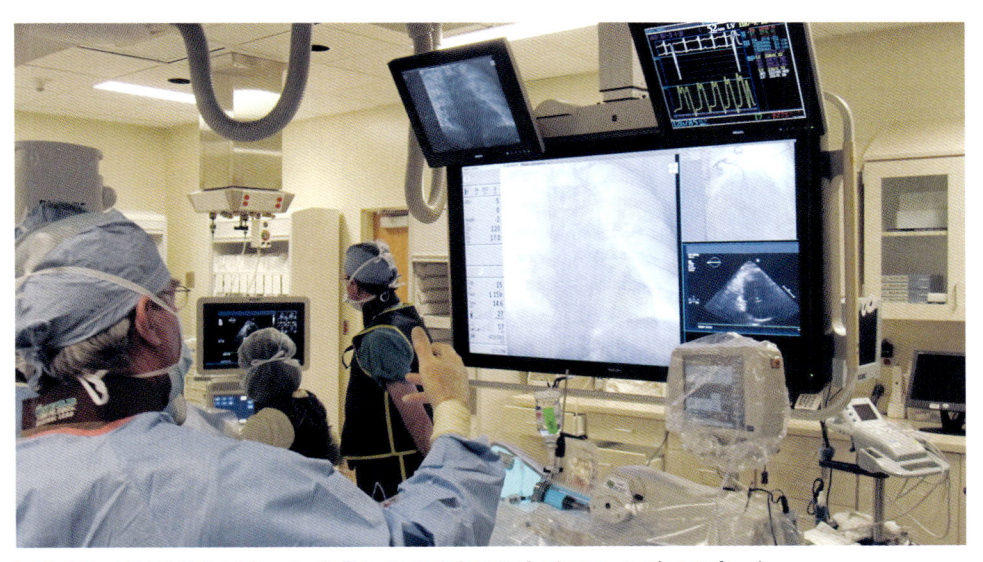

図2-12　SHDのカテ室，ハイブリッド手術室の超大型フラットディスプレイ

このような装置は，さまざまな異なる画像を1ディスプレイに分割表示できるようプログラムされている。家庭用テレビよりもはるかに高解像度を有しており，チェックリスト，フローシートや機器使用説明書などの他の情報を表示することもできる。

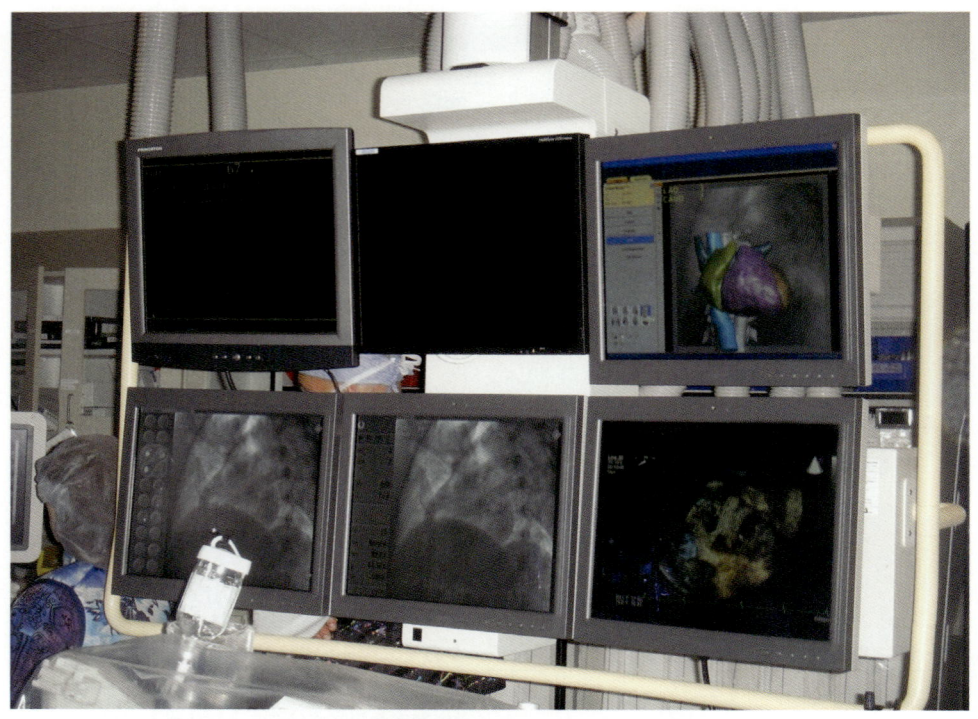

図 2-13　新しい施設に必要とされる機能性の高いイメージング機器
6個のモニターにはライブ透視画像，ロードマップ，CTA オーバーレイ，3D TEE と血行動態表示モニターが映し出されている。

1. 画像の保存とシステムの統合

治療中の画像は，治療終了時に自動的に保存される必要がある。現代の保存システムは，さまざまな機器メーカーから販売されている。

2. 新しい造影剤マネージメントシステム

心臓カテーテル検査室において，造影剤，生理食塩水を自動で注入するシステムは，一般的なものとなっている。連結管による注入は，独立したハイレートインジェクターにいまや取って代わっている。このシステムにはいくつかの利点があり，テーブルに取り付けて，統合化できること，空気塞栓を減らせること，通常のインジェクションプログラムから他のインジェクションプログラムに簡単に変更できること（例えば，冠動脈造影から左室造影にプログラムを変更する），そして注入速度，タイミング，注入総量を正確に制御できることである[31]。自動注入器の機能は，回転血管造影や DSA を用いた末梢血管造影で特に有用である。このシステムはロボットカテーテルガイダンスシステムにおいても有用となるであろう。

SHD ラボ，ハイブリッド手術室における血行動態評価

これまでの心臓カテーテル検査室は，弁機能異常，心機能，シャント量の定量化による血行動態評価の中心であった（図 2-14）。しかし心臓超音波，ドプラエコーによる評価法の出現により，徐々に機能検査は非侵襲的検査へ移行しつつある。SHD インターベンション治療には，治療室においても血行動態を把握する技術が重要である。また非侵襲的な方法を応用することだけでなく，治療中にはカテーテルによる血行動態評価も

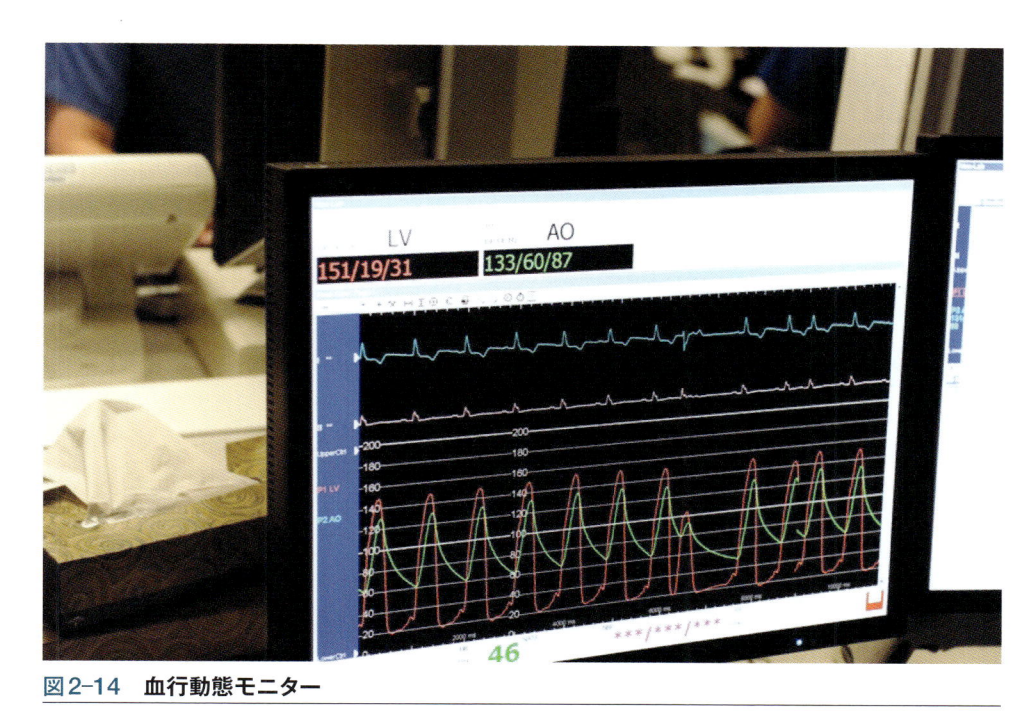

図2-14 血行動態モニター
SHDインターベンションラボにおいて，血行動態モニターは中心的な役割を果たす．モニターには，主要計測項目が治療前後で比較して表示されることが重要である．

取り入れることが治療方針決定の一助となる．

したがって，SHDインターベンション治療を行う際は，血行動態評価ができる施設であることはもちろん，スタッフもトレーニングされ精通していなければならない．血行動態のデータはディスプレイ上で，エコーやドプラのデータと統合されるが，最終的にこれらのすべての解析結果は1つにまとめられ，効果的に主要項目を確認できるようなフォーマットであるべきである．

■ その他の考慮すべき情報技術

カテーテル検査室の作業は，詳細な治療経過，使用する物品，治療チーム，放射線量，造影剤量，そしてさまざまなモニタリングの数値を記載する必要により大幅に変化した．そして，血行動態記録は症例ごとにコンピューターへ詳細に記録されるようになった．データは最終報告としてまとめられるようになり，あるデータ管理分野では報告義務を果すことで治療の規制や質を標準化できるようになった．その結果，国のレジストリーであるCath-PCIは，PCIを行うアメリカの主要な施設にデータを転送するように義務づけている．このデータ転送機能は，SHDインターベンションラボやハイブリッド手術室でも必要な設備となるだろう．

SHDインターベンション治療は，治療結果，治療コストが詳細にモニターされることが期待されている．次世代のSHDインターベンション治療を行う病院は，治療結果を国家レベルのレジストリーに報告することが義務づけられるだろう．それらはデバイス認可の管理，治療の質の向上，治療効果比較の研究ができるようなレジストリーデザインのために利用されるであろう．SHDインターベンションラボやハイブリッド手術室を計画し運用するには，これらの現在，さらに将来必

表2-6 放射線にまつわる誤解：SHDインターベンション室，ハイブリッド手術室における放射線にまつわる嘘，誤信

- 新しい施設においてデザインおよび運営上，放射線は大きな問題にならない
- 高線量放射線は一般的に古い装置，メンテナンス不良によるものである
- 現代のフラットディテクター装置により放射線問題はなくなった
- すべての患者，すべての手技において放射線障害のリスクは同等である
- 放射線障害のリスクを軽減するために，SHDインターベンション治療中，外科医，循環器内科医ができる対策はほとんどない

要となる報告義務についても考慮しておく必要がある。SHD設備の将来像は，報告文，計測データ，画像を国家レベルのレジストリーと連携する病院の新規マネージメントシステムに即座に応用できるようなものとなるだろう。

この他，SHDインターベンション施設を計画する際に検討すべき情報技術基盤は，症例のライブ画像や保存画像が転送できるシステムである。この高度な設備は発展を続け，地域，国，そして国際間のセンターとして機能するように計画されている。さらに，多くの施設にとって，症例データが教育やトレーニングに用いられることにも関心があるように思われる。したがって，最適な撮影，配信システムを構築しておくこともポイントである。このような機能を後からつけ加えることは初期建設時に整備するより一層高価になるものである。

放射線被曝に対するマネージメント

放射線被曝はSHDインターベンションラボ，ハイブリッド手術室において，患者だけでなく，スタッフに対しても非常に重要な問題である。コメディカルスタッフ，循環器専門医は，治療室内の放射線についての原則を十分に理解し，可能な限り低被曝になるようにすべきである。しかし，現実には心臓イメージングにおける放射線安全性に対する注意喚起が不十分であり，放射線リスクの理解も不十分である。そのため，治療中の不必要な放射線被曝を避けるためのよりいっそうの工夫が必要である[32-35]。

残念ながら，放射線に対する安全性の意識は低く，誤った理解がなされていることが多い（表2-6）。また，循環器専門医は患者が受ける線量について無自覚であることが多いことが示されている[36]。SHDインターベンション治療中，麻酔科医やエコー医はイメージング機器の近くにおり，インターベンション医が使用している可動式防護板がないため，高い散乱放射線にさらされている。ハイブリッド手術室においては，外科医が患者に最も近く，X線透視装置に最も近い。特に心尖部アプローチのTAVIでは顕著である。放射線被曝時間は，経大腿アプローチに比べて心尖部アプローチのほうが少ないが，放射線ビームと術者の距離（特によく被曝する手）が近いためより高被曝となる。さらに，防護板は術式の妨げで，清潔野を汚す可能性もある。

SHD施設では，**表2-7**に記載する放射線に対する安全性を認識し，治療に当たらなければならない。すでに放射線被曝量をリアルタイムにモニターできる新しい技術も利用可能である（**図2-15**）。施設計画プログラムには，放射線に対する安全性の原則と実践についての教育，養成を追記しておきたい。なぜなら，この問題は多くのSHDインターベンションチームにとって経験のないことであるためである。これから心臓外科医がイメージガイド治療を専門にしようとする際には，インターベンションを行う循環器内科医が重篤なDNA損傷を受けているという報告について認識を深めるべきである[37,38]。

結語

この章では，SHDインターベンション治療を提供する施設を構築する際の問題について述べた。今後10年で大きく発展するSHDインターベンションの種類，多様性，症例数によって，可能性があるさまざまな特殊ニーズについても述べ

表2-7　放射線問題：SHDインターベンション室，ハイブリッド手術室をデザインし，始動する際の放射線管理の重要点

システムの特徴
- 患者に照射された随時線量と総線量を定量化し治療室内に表示する．高線量に到達すれば警告する
- 個々の医療スタッフの被曝線量のモニター化は必須であり，毎月，毎年の線量報告ではなく，可能であれば随時線量が報告されるのが最適である
- 防護板は，患者の近くにいて高線量の散乱放射線をあびるスタッフを保護する位置に配置されねばならない
- 放射線障害のハイリスク症例を同定しなければならない（例えば，肥満症例や若年症例）．また，高線量被曝となりうる治療手技も同定しなければならない
- 循環器内科医，心臓外科医ともに透視機器の使用に対する特殊資格が必要であり，最良の治療が確保されるようにそれらの医師による透視機器を使用した治療はモニターされなければならない

正常化するための要件
- 古いシステムは室内ディスプレイがない，もしくは最低限のものしかなく，透視時間のような原始的なパラメーターしか焦点を当てることができなかった
- 被曝した放射線線量，被曝させた放射線線量を速やかにフィードバックすることや簡単に理解できるフォーマットは，放射線の安全性を確保したチーム作りに重要である
- 多分野にわたるSHDチームの新しいメンバーは治療中，被曝から保護されなければならない
- 造影剤量のマネージメントのように放射線量は特に放射線障害のリスクが高い場合は重点をおくべきである
- 放射線線量を最小限にする術者の技術についてはよく知られているが，概して実行されていない．今のところ，SHD治療の被曝量データやその他の情報は報告されていないが，今後期待される

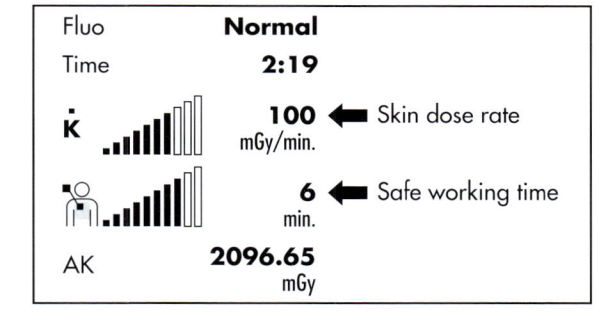

図2-15　放射線量の新しいモニタリングシステム

ハイブリッド手術室，SHDインターベンション室では，放射線量のモニタリングは非常に重要である．放射線線量を継続的に測定し，データをリアルタイムで表示することはすでに可能となっている．今後は造影剤量，出血量，その他の指標と同様に，治療方針の決定に際して常に考慮されるようになるだろう．

た．ハイブリッド手術室とSHDインターベンションラボの2種類の施設について詳細に記載したが，重要なことは新しく利用できるようになったデバイス，治療方法，イメージガイダンス技術のダイナミックな性質にある（図2-16）．ハイブリッド手術室，およびSHDインターベンションラボの将来は考えるだけで期待が膨らむが，機器開発，効果判定，承認，流通，新しい技術の効果的使用といった克服すべき大きな壁がある[39, 40]．これらのトピックは今後，SHDインターベンションラボを立ち上げる際に大きく関係することである．これらの施設は莫大な投資を要するため，現在のニーズにあった慎重な計画が重要である．

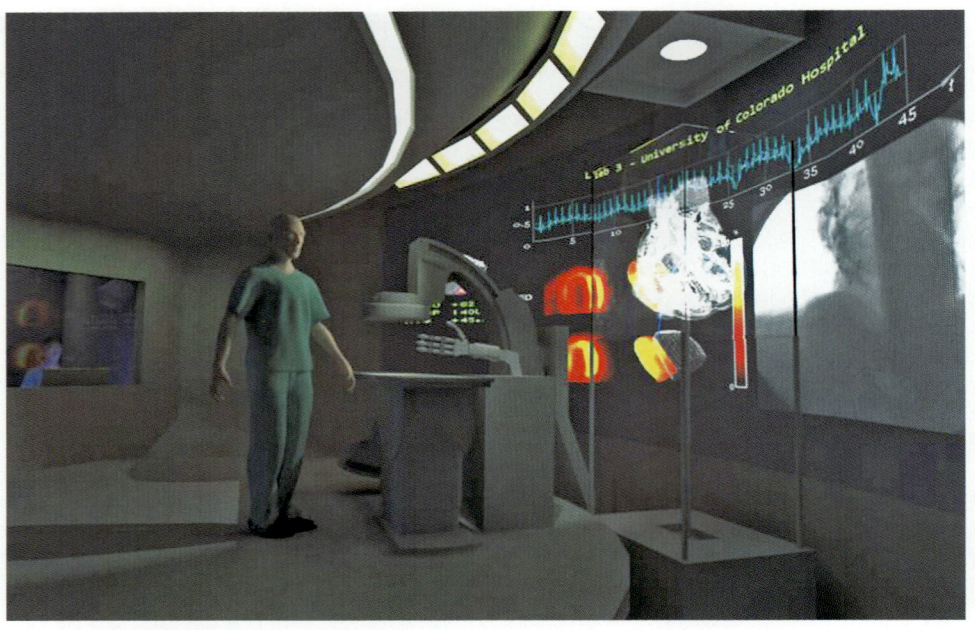

図2-16 将来の治療室イメージ像

未来のインターベンション室，ハイブリッド手術室はイメージガイダンス技術，ロボット技術，イメージディスプレイ，方針決定支援システムや他の先端技術とともに革新的に進歩することが期待されている（デンバーコロラド大学 Adam Hansgen により作成された3D ラボ）。

文献

1. Carroll JD. The evolving treatment of aortic stenosis: do new procedures provide new treatment options for the highest-risk patients? *Circulation.* 2006;114:533–535.
2. Nollert G, Wich S. Planning a cardiovascular hybrid operating room: the technical point of view. *Heart Surg Forum.* 2009;12(3):E125–E130.
3. Urbanowitz JA, Taylor G. Hybrid OR: is it in your future? *Nurs Manage.* 2010;41:22–26.
4. Carroll JD, Chen SYJ, Kim M, et al. Structural heart disease interventions: rapid clinical growth and challenges in image guidance. *Medica Mundi.* 2008;52:43–50.
5. Sikkink CJ, Reijnen MM, Zeebregts CJ. The creation of the optimal dedicated endovascular suite. *Eur Endovasc Surg.* 2008;35:198–204.
6. Cate G, Fosse E, Hol PK, et al. Integrating surgery and radiology in one suite: a multicenter study. *J Vasc Surg.* 2004;40(3):494–499.
7. Field ML, Sammut J, Kuduvalli M, et al. Hybrid theatres: nicety or necessity? *J R Soc Med.* 2009;102:92–97.
8. Zhao DX, Leachhe M, Balaguer JM, et al. Routine intraoperative completion angiography after coronary artery bypass grafting and 1-stop hybrid revascularization: results from a fully integrated hybrid catheterization laboratory/operating room. *J Am Coll Card.* 2009;53:232–241.
9. Chen SY, Carroll JD. 3-D reconstruction of arterial tree to optimize angiographic visualization. *IEEE Trans Med Imaging.* 2000;19(4):318–336.
10. Garcia J, Movassaghi B, Casserly I, et al. Determination of optimal viewing regions for X-ray coronary angiography based on a quantitative analysis of 3D reconstructed models. *Int J Cardiovasc Imaging.* 2009;25:455–462.
11. Galantowicz M, Cheatham JP. Lesson learned from the development of a new hybrid strategy for the management of hypoplastic left heart syndrome. *Pediatr Cardiol.* 2005;26:190–199.
12. Bacha EA, Daves S, Hardin J, et al. Single-ventricle palliation for high-risk neonates: the emergence of alternative hybrid stage I strategy. *J Thorac Cardiovasc Surg.* 2006;131:163–171.
13. Bacha EA, Marshall AC, McElhinney DB, et al. Expanding the hybrid concept in congenital heart. *Semin Thorac Cardiovasc Surg Pediatr Card Surg Annu.* 2007:146–150.
14. Hirsch R. The hybrid cardiac catheterization laboratory for congenital heart disease: from conception to completion. *Catheter Cardiovasc Interv.* 2008;71:418–428.
15. Hudson PA, Eng MH, Kim MA, et al. A comparison of echocardiographic modalities to guide structural heart disease interventions. *J Interv Cardiol.* 2008;21:535–546.
16. Silvestry FE, Kerber RE, Brook MM, et al. Echocardiography-guided interventions. *J Am Soc Echocardiogr.* 2009;22:213–231.
17. Kim M, Casserly I, Garcia J, et al. Percutaneous transcatheter closure of prosthetic mitral paravalvular leaks:

are we there yet? *JACC Cardiovasc Interv.* 2009;2:81–90.
18. Eng M, Salcedo E, Quaife R, et al. Implementation of real time three-dimensional transesophageal echocardiography in percutaneous mitral balloon valvuloplasty and structural heart disease interventions. *Echocardiography.* 2009;26:958–966.
19. Salcedo EE, Quaife RA, Seres T, et al. A framework for systematic characterization of the mitral valve by real-time three-dimensional transesophageal echocardiography. *J Am Soc Echocardiogr.* 2009;10:1087–1099.
20. Carroll JD. The future of image guidance of cardiac interventions. *Catheter Cardiovasc Interv.* 2007;70:783.
21. Carroll JD. Dynamic imaging for structural heart disease interventions. *Cardiac Interventions Today.* 2008;2:65–68.
22. Garcia J, Eng MH, Chen SY, et al. Image guidance of percutaneous coronary and structural heart disease interventions using a computed tomography and fluoroscopic integration. *Vascular Disease Management.* 2007;4:87–89.
23. Garcia J, Bhakta S, Kay J, et al. On-line multi-slice computed tomography interactive overlay with conventional X-ray: a new and advanced imaging fusion concept. *Int J Cardiol.* 2009;133(3):e101–e105.
24. Wink O, Hecht H, Ruiters D. Coronary computed tomographic angiography in the cardiac catheterization laboratory: current applications and future developments. *Cardiol Clin.* 2009;27:513–529.
25. Neubauer A, Garcia JA, Messenger JC, et al. Clinical feasibility of a fully automated 3D reconstruction of rotational coronary X-ray angiograms. *Circ Cardiovasc Interv.* 2010;3:71–79.
26. Schoonenberg G, Florent R, Lelong P, et al. Projection-based motion compensation and reconstruction of coronary segments and cardiac implantable devices using rotational X-ray angiography. *Med Image Anal.* 2009;13:785–792.
27. Orlov MV, Hoffmeister P, Chaudhry GM, et al. Three-dimensional rotational angiography of the left atrium and esophagus—A virtual computed tomography scan in the electrophysiology lab? *Heart Rhythm.* 2007;4:37–43.
28. Thiagalingam A, Manzke R, D'Avila A, et al. Intraprocedural volume imaging of the left atrium and pulmonary veins with rotational X-ray angiography: implications for catheter ablation of atrial fibrillation. *J Cardiovasc Electrophysiol.* 2008;19:293–300.
29. Carroll JD. The death or the rebirth of the left ventriculogram? *Catheter Cardiovasc Interv.* 2009;73:241–242.
30. Glatz AC, Zhu X, Gillespie MJ, et al. Use of angiographic CT imaging in the cardiac catheterization laboratory for congenital heart disease. *JACC Cardiovasc Imaging.* 2010;3:1149–1157.
31. Messenger JC, Casserly I. Advances in contrast media and contrast injectors. *Cardiol Clin.* 2009;27:407–415.
32. U.S. Food and Drug Administration. Initiative to reduce unnecessary radiation exposure from medical imaging. Available at: http://www.fda.gov/radiation-emitting-products/radiationsafety/radiationdosereduction/ucm199904.htm. Accessed December 31, 2010.
33. Chen J, Einstein AJ, Fazel R, et al. Cumulative exposure to ionizing radiation from diagnostic and therapeutic cardiac imaging procedures: a population-based analysis. *J Am Coll Cardiol.* 2010;56:702–711.
34. Budoff MJ, Gupta M. Radiation exposure from cardiac imaging procedures: Do the risks outweigh the benefits? *J Am Coll Cardiol.* 2010;56:712–714.
35. Gerber TC, Carr JJ, Arai AE, et al. Ionizing radiation in cardiac imaging: a science advisory from the American Heart Association Committee on Cardiac Imaging of the Council on Clinical Cardiology and Committee on Cardiovascular Imaging and Intervention of the Council on Cardiovascular Radiology and Intervention. *Circulation.* 2009;119:1056–1065.
36. Gurley JC. Flat detectors and new aspects of radiation safety. *Cardiol Clin.* 2009;27:385–394.
37. Boyaci B, Yalcin R, Cengel A, et al. Evaluation of DNA damage in lymphocytes of cardiologists exposed to radiation during cardiac catheterization by the COMET ASSAY. *Jpn Heart J.* 2004;45:845–853.
38. Andreassi MG, Cioppa A, Botto N, et al. Somatic DNA damage in interventional cardiologists: a case-control study. *FASEB J.* 2005;19:998–999.
39. Chen SYJ, Hansgen A, Carroll JD. The future cardiac catheterization laboratory. *Cardiol Clin.* 2009;27:541–548.
40. Chen SYJ, Carroll JC. Coronary angiography: the need for improvement and the barriers to adoption of new technology. *Cardiol Clin.* 2009;27:373–383.

3章

インターベンション治療医のための心臓弁の解剖学

structure heart disease(SHD)に対するインターベンションの拡大に伴い、心臓弁の解剖学的構造を徹底的に理解することは、そのトレーニングにおいて必要不可欠な要素となっている。解剖学的構造とimaging modalityとの相関関係を理解することは、カテーテル検査室における治療戦略を決定するために極めて重要である。本章では、インターベンション治療医にとって、解剖学をより実践的かつ価値のあるものにするべく、X線透視法、コンピュータ断層撮影法(CT)および心エコー法による解剖学的相関も取り上げ、肉眼的解剖学について概説する。併せて、臨床の場で見られる重要な疾患に関する解剖学所見も考察する。

弁の一般的な位置関係

心臓は通常は胸部に対して斜めに位置しており、心室中隔および心房中隔は前後方向(anteroposterior:AP)に対して約45度に位置する(図3-1)。したがって、45度左前斜位(left anterior ablique:LAO)投影は左構造物と右構造物、45度右前斜位(right anterior oblique:RAO)投影は前方構造物と後方構造物の区別を可能にする。僧帽弁と三尖弁の平面は中隔平面に対しほぼ直角で、一部は下方に傾斜し、僧帽弁の平面は三尖弁の平面に対しわずかに後方に位置している。いい換えれば、LAO 45度/Caudal 15度では正面に僧帽弁と三尖弁を示し、RAO 45度/Caudal 15度傾斜はこれらの弁の側面像を示す。左室の流入路と流出路は、正常な心臓では15～20度の角度で接近して並び、右室の流入路と流出路はほぼ

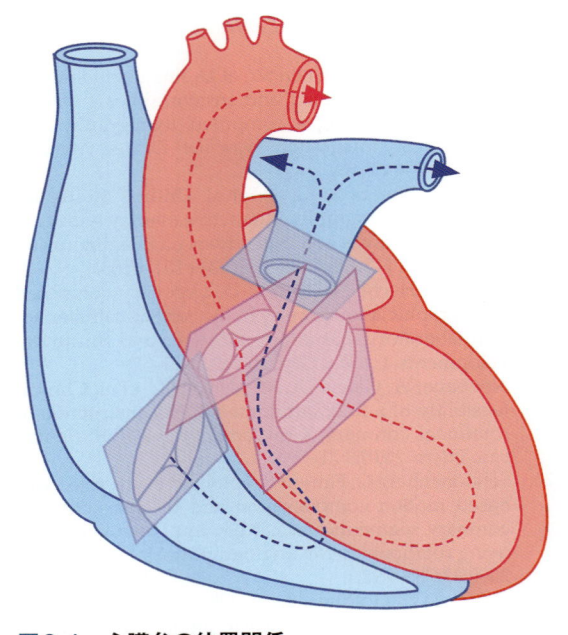

図3-1 心臓弁の位置関係

90度をなす。

大動脈弁面は典型的な例はcaudal方向に傾いて左側にあり、LAO 60度/caudal 35度またはRAO 30度/cranial 45度に沿っている。側面図はRAO 20度/Caudal 20度～LAO 40度/cranial 30度傾斜の投影のいずれかで得ることができる。肺動脈弁面は完全に後方傾斜して、正面から見て右側にあり、LAO 45度以上かつcaudal方向で得ることができる。肺動脈弁面は、RAO cranial～lateralまでの範囲にある。右室は左室の流出路を取り囲み、大部分は左室に対し前方にあり、下縁だけが左室の右方に位置する。右室の流出路は上方で、大動脈弁の左へ向かう。左房はX線透

視側面像上で判断されるとおり，心臓の後方面の大部分を形成している。

心臓の線維性骨格

心臓の線維性骨格は，弁葉が付着する基礎を形成しているため，正確な解剖学的理解は心臓弁へのインターベンション治療にとって極めて重要である。

僧帽弁，三尖弁，大動脈弁は，右線維三角（right fibrous trigone）とも呼ばれる中央の線維小体で密接に連結している。弁輪は単純な線維輪ではなく，さまざまな堅牢性をもつ線維性膠原質から作られ，そこから弁尖の線維性コアが発生する。大動脈弁輪は弁尖が王冠様，半月状に付着して形成されるため，真の円形リングではない。左線維三角は僧帽弁の前外側交連部により近い部分であり，右線維三角は大動脈弁，僧帽弁，三尖弁が合流し線維性に一塊をなす。線維性骨格は中央部から離れるにつれ堅牢性が小さくなり，組織構造の区別がはっきりしなくなっていく。

肺動脈弁輪は，前方側で，大動脈弁口の左方にあり，円錐腱索（conus ligament）と呼ばれる別の線維性帯によって大動脈弁口に連結されている。僧帽弁前尖は，隣接する大動脈弁の左冠尖および無冠尖（noncoronary cusps：NCC）と接触しており，通常は大動脈弁僧帽弁カーテン（aortomitral curtain）と呼ばれている。弁の対称的な留置とその結果としての peri-valvular leak との関連から，大動脈弁輪と僧帽弁輪の線維性ネットワークの石灰化〔僧帽弁輪石灰化（mitral annular calcification：MAC）〕は経カテーテル大動脈弁留置術（TAVI）にとって極めて重要である。

大動脈弁

1. 肉眼解剖像

a. 大動脈弁輪　Aortic Annulus

大動脈基部は，大動脈弁輪，sinotubular（ST）接合部，バルサルバ洞，大動脈弁尖の交連部，弁尖および境界面からなる，複雑かつ動的な構造物である。通常，解剖学的には，大動脈弁輪は大動脈洞に対して大動脈弁尖が付着する半月状ラインと考えられている。しかし，大動脈弁輪径を測定する場合，大動脈弁輪は弁のヒンジ部で測定されることが多い。この定義は臨床の場においてかなり重要な意味をもっている。大動脈弁尖は大動脈基部に王冠形に付着しているので，大動脈弁の下に伸びる部分に弁尖は3つあり，その間に3つの三角部分（trigones）が形成される[1]。左冠動脈洞と無冠動脈洞の間の三角部分は，僧帽弁の前尖と接触している。無冠尖と右冠尖の間の三角部分は，膜性中隔に接触している。2つの冠尖の間の残りの三角は，筋性中隔に付着している。

大動脈基部は，3つの水平面で横に切断された王冠（crown）に似ていると記述されることが多い[1]。王冠の上部は，リング形のST接合部を水平に横断する平面のように表すことができ（図3-2），これは交連部に近い大動脈弁尖の末梢部付着によって形成される。王冠の底部は，大動脈弁尖の基礎付着部の水平横断により形成される仮想平面（virtual plane）ということができる[1]。これら2つの平面の間に真の解剖学的大動脈左室接合部（aortoventricular junction）があり，これが大動脈基部の第3の想像上の水平面を形成する（図3-2）。筋性中隔の上で左冠尖と右冠尖（RCC）が反転していることから，これらの平面は必ずしも互いに平行ではないことに注意しなければならない。

これまで大動脈弁輪径は，二次元（2D）経胸壁心エコー法（TTE）[1]の傍胸骨長軸像または心尖部 five-chamber view において計測されてきた。しかし，先程の王冠の仮想基礎平面に沿った，大動脈弁尖ヒンジ部を左室流出路（LVOT）として計測するべきである（図3-2）。そのため大動脈弁輪径は，経食道心エコー法（TEE）では左室の125〜140度長軸像において測定する。これは収縮中期の大動脈弁尖のヒンジ部において，心室中隔心内膜から，僧帽弁の前尖の内側辺縁までを測定する

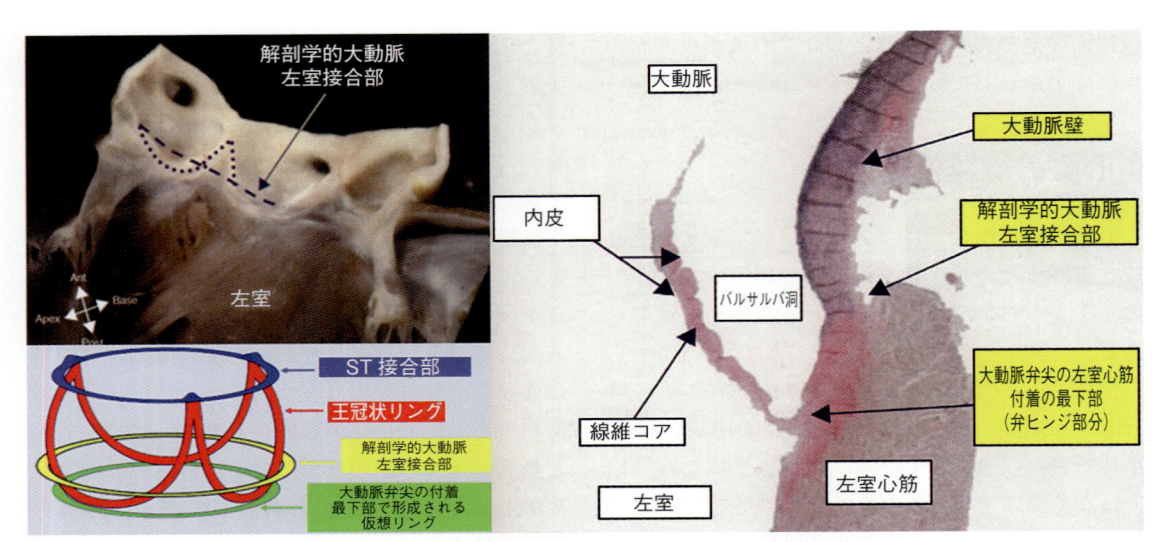

図3-2 大動脈弁輪（aortic annulus），左室-大動脈境界（ventricular-arterial junction），"仮想王冠（virtual crown）"

(Piazza N, de Jaegere P, Schultz C et al, Anatomy of the aortic valvar complex and its implications for transcatheter implantation of the aortic valve. Circ Cardiovasc Interv. 2008；1[1]：74-81)

ことで求められる[2]。弁輪の測定にはいくつか重要な点がある。弁輪は円形ではないため，弁輪を異なる平面から測定する各種modalityによって，必ずしも同じ結果を示さない[3]。弁輪の最大径をTEEまたはTTEなどの2D法によって測定する場合，最大径を得る際は特に注意しなければならない。なぜなら，一般的に像が得られる弁尖の対称的開口部は，必ずしも最大径ではないからである（図3-3）[4]。また，大動脈弁輪，LVOT径を測定する他に，ST接合部および上行大動脈の測定も重要である。

b. ST接合部　Sinotubular Junction

ST接合部は，線維弾性組織（fibroelastic tissue）でできた円形隆起部である。大動脈弁尖は，そこに線維性結合を介して固定されている。解剖学的に，ST接合部は大動脈基部から上行大動脈への移行点を示す。ST接合部の重度の石灰化は，balloon-expandable TAVIにとって問題となることがある。石灰化が全周性にあり，かつST接合部径が弁輪径と同等かそれ以下であれば，弁留置の時点で心室方向へのバルーンのスリップ"watermelon seeding"のリスクがある。この現象は危険と隣り合わせで，重症大動脈弁閉鎖不全症，時には左室内への弁塞栓（valve embolization）という深刻な合併症につながることがある。

c. バルサルバ洞　Sinuses of Valsalva

遠位にST接合部が位置し，近位に大動脈弁の付着部があるバルサルバ洞は，大動脈基部の拡張部分であり，線維三角（fibrous triangle）のネットワークにより相互連結され，大動脈弁を支えている。バルサルバ洞は3つあり，それぞれ関連する冠動脈に対応して名付けられている。すなわち，右冠動脈洞，左冠動脈洞，および無冠動脈洞である。無冠動脈洞がもつ特徴として，心房中隔に接しているということが挙げられる。この関連性は，術者にとって重要な意味をもつ。第一にブロッケンブロー法で経中隔穿刺を行う場合，無冠動脈洞の造影またはカテーテル留置によってこの位置関係を把握することは，大動脈穿刺を避けるために極めて重要である。第二に，解剖的に卵円窩と卵円孔開存（PFO）は無冠動脈洞のすぐ後方

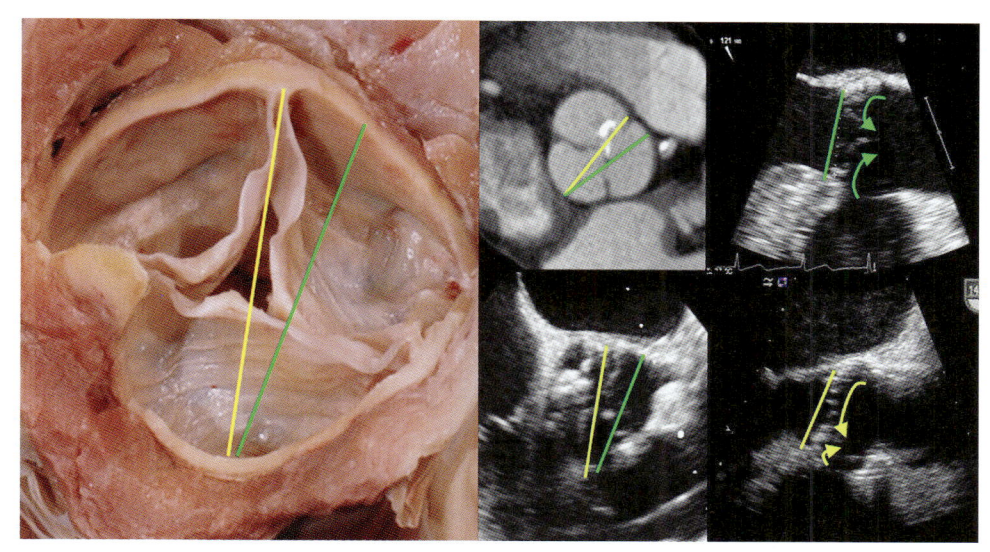

図3-3 病理標本，心臓CT，心臓超音波による大動脈弁輪径の相関
黄線：正確な計測，緑線：誤った計測

に位置しているため，もし大動脈が拡張していたり，巨大な Eustachian valve があれば，心房中隔の捻じれを引き起こしてPFOを開かせ，platypnea-orthodeoxia に至ることがある。第三に，心外膜の反転は無冠動脈洞の最下部にまで及んでいない一方で，無冠尖と心房中隔の間で形成される上部は心膜内にあるため，この部分を誤って穿刺した場合はタンポナーデに至ることがある。しかし，洞の下部の大動脈の穿刺のみであれば針だけが大動脈に入り，穿刺孔の拡張を行っていなければ保存的に治療可能かもしれない。

d. 弁葉　Leaflets

大動脈弁は，通常大きさが不均一な3つの半月状弁葉，すなわち弁尖で構成され，これらは末梢部位で組織の三日月状の線維帯によってST接合部のレベルで大動脈基部に付着している。機能的には，これらの弁葉は心室拡張時に左室と大動脈を分かつ。各弁葉の名前は，当該尖の近くに生じる関連冠動脈に由来する。すなわち，右冠尖(right coronary cusp：RCC)，左冠尖(left coronary cusp：LCC)，および無冠尖(noncoronary cusp：NCC)である。弁葉はそれぞれの基部において非常に短い部分で互いに付着し，これらの付着部分は交連部を形成する。

2. 解剖学的な位置関係

大動脈弁，血管および伝導系の解剖学的関係は，TAVIを行う術者にとって重要である。大動脈弁は，他の弁との関連では心臓の中心に位置する。肺動脈本幹および漏斗部の後ろに位置する大動脈弁は，三尖弁と僧帽弁の間の前方にある(図3-4)。やや独特の位置にあるため，TAVIの際には，最適でない部位，すなわちより心室側での経皮的に大動脈弁を留置してしまうと，隣接する弁，特に僧帽弁に有害な影響を及ぼすことがある。

冠動脈入口部との関係も極めて重要である。冠動脈の入口部は一般的には，ST接合部のすぐ下でバルサルバ洞の上縁にある。冠動脈入口部の起始については，いくつかのパターンが報告されている。最もよく見られるパターンは，入口部がST接合部より2mm以上下位にある場合で，全体の10％に見られる[5]。もしも経皮弁の外縁，あるいはそれにより押し上げられた大動脈弁の弁尖

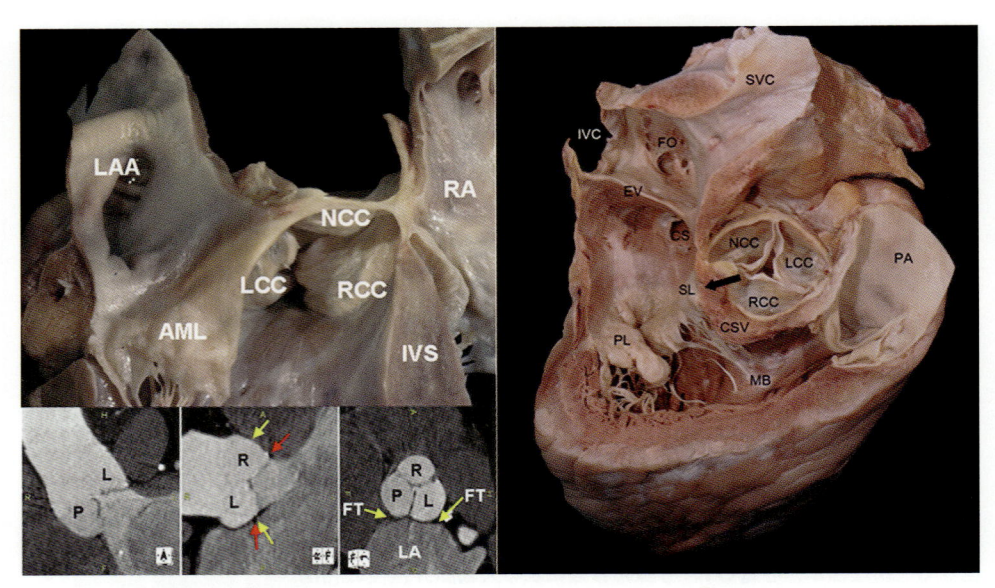

図3-4 大動脈弁の位置関係

左上図は後方面から見たヒト心臓標本。三尖弁の中隔尖,並びに膜性中隔に対するその関係。大動脈弁は僧帽弁の前尖とつながっている。
左下は,大動脈心室連続(aortoventricular continuation)を示すCT scan画像。右冠尖は心室中隔上にあるので,弁葉の「ヒンジ部」(赤色矢印)とは異なる大動脈組織(黄色矢印)に「付着」している。逆に,左冠尖および無冠尖では,これらの部位は近接している(黄色および赤色矢印)。
右は,右心室を除去して展開した心臓。大動脈の前方の関係を示している。
AML:僧帽弁前尖,CS:冠静脈洞,CSV:冠静脈洞静脈,EV:ユースタキオ弁,FO:卵円窩,FT:線維三角,IVC:下大静脈,IVS:心室中隔,L:左冠尖,LA:左房,LAA:左心耳,LCC:左冠尖,MB:調節帯(moderator band),NCC:無冠尖,P:後冠尖ないし無冠尖,PA:肺動脈,PL:後尖,R:右冠尖,RA:右房,RCC:右冠尖,SL:中隔尖,SVC:上大静脈
(Agarwals S, Tuzcu EM, Rodriguez ER, et al. Interventional cardiology perspective of functional tricuspid regurgitation. Circ Cardiovasc Interv. 2009;2[6]:565-573 から一部変更)

が冠動脈の入口部を覆えば,これは経皮的弁留置にとって重大な問題となり得る[6]。自己(native)の弁葉と左主幹部(left main trunk:LMT)との距離については,無冠尖付着部から色々な距離をとって左冠尖の後部から派生する典型的なパターンよりも,むしろ左冠尖の中央かつ大動脈弁基部近く(バルサルバ洞の底)から生じる場合のほうが弁尖からの距離が近くなるために,閉塞のリスクが上がる傾向があるといえる。また,左冠動脈は前方から見て肺動脈より後方に位置して心臓の前方を下るため,大動脈内では漏斗様形状を取っている。

このような側面から,TAVI施行予定のある患者に対しては,LMT入口部へのステント挿入を実施する際,慎重に検討するべきである。冠動脈ステントの構造とLMT入口部の構造的な性質上,LMT入口部ステントの下面は大動脈内腔にはみ出てしまうことが多い。そのため,経皮的に留置された弁は,一部LMTにはみ出しているステントに生来の弁葉を押し付けてしまうおそれがある。もしLMTへのPCIがTAVIの前に行われるのであらば,大動脈へのはみだし(protrusion)を回避するため,LAO caudalやAP caudalではなく,浅いLAOまたはAP cranial viewにより,正確なステント留置を心がけるべきである。

大動脈洞における冠動脈の低起始の他に,経皮的大動脈弁留置術中のLMT閉塞のリスクを高め

る他の因子は，自己弁のサイズおよび石灰化が挙げられる。LMTの起始部に近い大きなサイズの弁尖および，高度石灰化（bulky calcification）があれば，弁尖が左主冠動脈の入口部に押し付けられる結果，LMT閉塞をきたす可能性がある。

　解剖的に弁間線維性骨格（intervalvar fibrous skeleton）を介して大動脈弁と僧帽弁は接合されているため，経皮的弁留置の際は，左冠尖は容易に引き延ばされてしまう。これはLMT入口部をより危険に曝す可能性が示唆される。一方，右冠動脈ではこのような問題は生じない。なぜなら，心室中隔が右冠尖を固定し，それによって弁尖の上向き移動を制限するからである。これに対し，外科的大動脈弁置換術においては右冠動脈に問題が生じることは珍しくない。これは，外科的植え込み術中に人工弁が心室中隔の上部に置かれ，その結果として右冠動脈のすぐそばに人工弁が来る（特に中隔が肥厚し角張っている場合）という問題と関係があるかもしれない。

　伝導系障害に関しては，self-expandable valveを使用する場合，術後に20〜30％の頻度で恒久的ペースメーカ植え込みが行われていると報告されている[7]。解剖学的に見ると，この障害には心室中隔に対する房室（AV）結節の近接性が関係している。AV結節は膜性中隔に近い右房のコッホの三角（Koch's triangle）の頂点にあり，ヒス束に刺激を伝える。ヒス束は大動脈下部分で膜性中隔を横断して左脚の束枝になる。左脚の束枝は，弁間線維三角の中で大動脈の右冠尖と無冠尖の間を進む。そのため，self-expandable valveが左室流出路のより下方向に設置された時は，特にこれを遮断しやすいと考えられる[8]。

3. 病理から見た解剖学的な異常

　大動脈弁狭窄症（aortic stenosis：AS）には，3つの基本形があることが知られている。すなわち，①変性石灰化性大動脈弁狭窄症，②先天性二尖弁性大動脈弁狭窄症，および③リウマチ性大動脈弁狭窄症である。

　変性石灰化性大動脈狭窄症は，65歳以上の母集団の約2〜3％，85歳以上の患者の約4％に見られる[9]。患者の約1/3（29％）は，狭窄を伴わない石灰化性大動脈硬化症を有するとの報告もある[9]。変性石灰化性大動脈弁狭窄症は，従来の大動脈弁置換術を受ける70歳以上の患者の大多数に見られる。

　先天性二尖弁性大動脈弁狭窄症は，若年患者における大動脈弁狭窄症の病因として最も多いものであり，当該母集団の1〜2％に発生すると報告されている。fibrillin-1欠損マイクロフィブリルと弁葉の二尖弁間融合に随伴する血行動態異常が，弁の構造的統合性を早期に喪失し，加えて大動脈中膜に早期に変性をきたす原因である[10]。したがって，二尖弁性大動脈弁狭窄症に関連しては，大動脈基部の拡張および動脈瘤形成が見られることが多い。このような患者は一般的に40代および50代で，大動脈基部は拡張している場合もしていない場合もあるが，症候性大動脈弁狭窄があり，経皮的大動脈弁治療にとって特有の問題を有する。大きい弁輪径，拡張した大動脈洞，および偏心性の弁尖石灰化があれば，TAVIにとって最適ではないということになる。これらの患者では，二尖弁の通過さえ困難な場合があり，AL-1カテーテルとストレートの0.35インチ・ワイヤーが使用される。もし左冠尖が融合（左冠尖-右冠尖または左冠尖-無冠尖）していれば，これらの弁を越えるうえでRAO viewが有用であることが多いが，右冠尖と無冠尖が融合した弁を越えるには従来のLAO viewが最も役立つ。

4. X線透視から見た解剖学的な異常

　TAVI，その他のSHDに対するインターベンションを施行するうえで，X線透視下の解剖を基礎から理解することが重要である。大動脈弁のX線透視下によく用いられる基本的な像として，RAO 30度とLAO 60度の2つがある。RAO像では，RCCが最も前方に位置する弁尖である（左室の前壁に最も近い）。逆にNCCは最も後方に

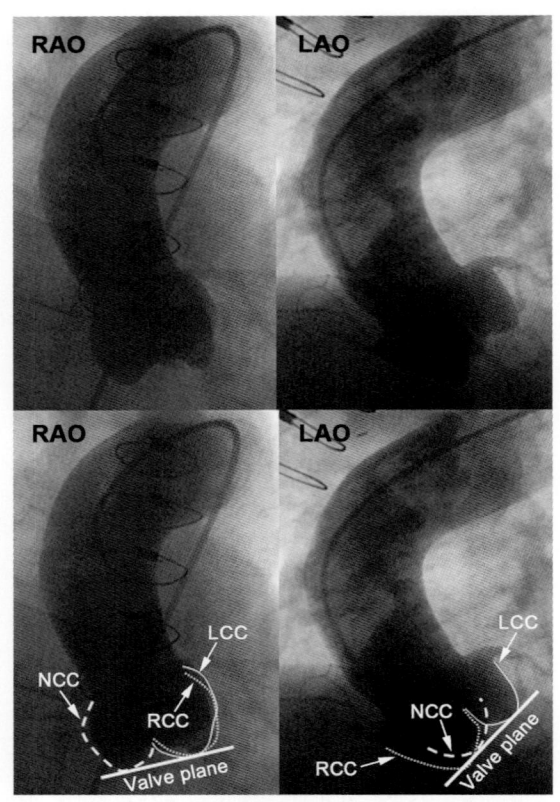

図3-5 TAVIのための大動脈基部血管造影および大動脈弁面(aortic valve plane)の位置決め

像はRAO 20度, caudal 20度, およびLAO 40度, cranial 20度である。
LAO：左前斜位, LCC：左冠尖, NCC：無冠尖, RAO：右前斜位, RCC：右冠尖

位置する弁尖である（左室の下壁に最も近い）（**図3-5**）。LCCは, RAOではNCCとRCCの間にある。逆にLAOでは, LCCはきれいに視覚化されるが（心室の側壁に最も近い）, NCCとRCCは互いに重なり合い, NCCがわずかにRCCの下にあるようにみえる（**図3-5**）。

TAVIを行う際, 冠尖の位置関係を把握するには, RAO像についてはわずかにcaudal方向へ傾斜させる必要があり, またLAO像についてはわずかにcranial方向へ傾斜させる必要がある（**図3-5**）。また, 大動脈腸骨動脈系までカテ台を動かして撮影可能な透視装置を用いるべきであり, 大動脈弓, 大動脈弁石灰化（AVC）, ST接合部の石灰化, さらには大動脈腸骨動脈の石灰化と血管径といった, TAVIを行うのに必要な解剖まで把握する必要がある。

5. CTから見た解剖学的な異常

大動脈弁を正確に把握するためのCTの撮像手順は必ずしも確立されていないが, 臨床ではTAVIに先行して標準的に実施されている。CTによって確認できる解剖学的問題は, 石灰化の重症度と場所, 大動脈弁の解剖学的構造（二尖弁など）, 弁輪の径と正確な最小および最大径測定値[11], ST接合部の評価, 大動脈弁輪の平面[12], 冠動脈入口部の位置（前述）, 大動脈弁口面積などがある。

大動脈弁の年齢相応の変性は, 進行性石灰化および線維化（内因性および外因性弁尖石灰化）である[13]。石灰化のパターンは2つ報告されており, ①弁尖接合のラインに沿って生じる接合部型の石灰化, ②車輪のスポークのように発生し, 末梢の弁付着部から中心に向かって広がる放射状型の石灰化である。しかし, 進行した段階では石灰化のパターンは識別不能になる[14]。

大動脈弁石灰化（aortic valve calufication：AVC）は心臓CTによって評価可能である。電子ビームCT（EBT）によりAVCを定量化した研究では, 高いカルシウム・スコアは大動脈弁狭窄の重症度と相関すると考えられている[15-18]。ECG同期MDCTは体動アーチファクトを減らし, 結果として大動脈弁の形態の特徴を明らかにするのに優れている。

大動脈二尖弁は母集団の1～2%に見られ, 大動脈弁狭窄症の病因としては2番目に多い。左冠尖と右冠尖の融合は, 二尖弁を引き起こす最も高頻度な形態学的変化である。右冠尖と無冠尖の融合は, 次によく見られる融合パターンである。大動脈二尖弁となるこれらの構造変化は, 弁の可動性を制限するだけでなく, 弁の早期変性および石灰化を促進する血行動態的変化ももたらす。

大動脈弁の評価の他に, TAVIを計画する際に日常的に使用される多くのパラメータが, 心臓

CTで確認される。例えば，大動脈径，大動脈弁輪の径，ST接合部径である。同様に，ECG同期MDCTは大動脈弁葉の動きの正確な評価，並びにTEEとよく相関する大動脈弁口面積（aortic valve area：AVA）の測定を可能にする[19,20]。

TEEとMDCTによるAVA評価は主に面積測定法によるものであり，TTEによる評価には連続の式が使用される。TEEとMDCTは有効弁口面積でなく，むしろ解剖学的弁口面積を評価し，一方，有効弁口面積はTTEによって評価される。したがって，TEEとMDCTによって測定されるAVAは，TTEによって測定されるAVAより大きい[21-24]。大動脈弁狭窄を評価するうえでのMDCTの妥当性を裏付けるデータに不足はないが，TAVIの術前評価以外には日常的には使用されていないのが現状である。なぜなら，放射線曝露，心拍数の変動性，慢性腎疾患，造影剤アレルギーのような制限があるからである。

6．心エコーから見た解剖学的な異常

心エコー検査には，大動脈弁の機能および解剖学的構造を調べるための優れた時間・空間分解能がある。経胸壁像および経食道像におけるさまざまな解剖学的関係の確認は，SHDインターベンションの計画および画像ガイダンスにとって極めて重要である。二次元TTEは，大動脈弁狭窄の重症度の評価に用いられる最も一般的な方法である。これに弁の面積測定法を併せて，最高弁口速度並びに大動脈弁の最大圧較差および平均圧較差を測定することができる[25]。最大圧較差はベルヌーイ式〔$\Delta P = 4V^2$〔ΔPは圧勾配，Vは閉塞部位での血流速度（m/秒）である〕〕によって，最高速度から算出することができる。AVAも，左室流出路（LVOT）の解剖学的測定値とともに連続の式とドプラ検査で計測した弁口速度を使用することにより推定することができる〔AVA＝LVOTの断面積×LVOTのVTI（速度時間積分値 velocity time integral）/大動脈弁のVTI）〕[2]。

大動脈弁逆流または重大な左室機能不全がある場合に大動脈弁狭窄の重症度を判断する際，大動脈弁口圧較差を測定するだけでは不十分である。このような状況ではAVAも測定すべきであり，連続の式はたとえ大動脈弁逆流および僧帽弁逆流があっても信頼性があり，大動脈弁を通過するflowに影響を受けないからである[26]。

ASの重症度を判断するために多くの指標が研究されている。時間速度積分値の比，大動脈弁レベルでのジェット幅，弁抵抗，LV stroke work loss，およびmodified ventricular-vascular couplingである。しかし，これらの補助的計測値は，いずれも弁口の圧較差，AVA，およびジェット速度より信頼性が高いとは証明されてはいない。

したがって，現行ガイドラインはこれらのパラメータに基づいて以下のように大動脈弁狭窄の重症度を定義している[2]。

① 軽症AS：AVA＞1.5 cm^2；平均圧較差＜20 mmHg；ジェット速度＜3.0 m/秒

② 中等症AS：AVA 1.0～1.5 cm^2；平均圧較差 20～40 mmHg；ジェット速度 3.0～4.0 m/秒

③ 重症AS：AVA≦1.0 cm^2；平均圧較差＞40 mmHg；ジェット速度＞4.0 m/秒

dimensionless indexは，大動脈弁ジェットの収縮期速度積分値に対するLVOTのそれの比率であり，重症LV機能不全の場合に有用である。dimensionless index＜0.3は重症ASと一致し，重症ASの診断のための感度と特異度が高い[27]。TTEにも限界はあり，まず僧帽弁輪および大動脈弁輪へのacoustic window不良，並びにそれらの重度の石灰化により，LVOT径およびAV圧較差の測定値が不正確なものになる可能性があり，これは結果的に大動脈弁口面積の計算を狂わせることにつながる[28]。次に，ジェット速度のnonparallel interrogationは，大動脈弁を通った大動脈血流の中央速度はより高いことから，狭窄の重症度を過小評価するおそれがある[29]。第三に僧帽弁逆流（MR），不整脈，あるいは弁下ないし弁上狭窄がある場合は，弁口速度は過大評価されることがある[30]。第四に，低心拍出量や重大な左室機能不全は，AS重症度の過大評価につながる

おそれがある[2]。

僧帽弁 Mitral Valve

1. 肉眼解剖像

僧帽弁は，適切な機能発現のために不可欠な部分である弁輪，尖，腱索，乳頭筋を備えた非常に複雑な構造物である（図3-6）。

a. 弁輪 Annulus

僧帽弁の弁輪は，単純な線維性環状構造ではない。均一性が異なる線維膠原性要素からなり，そこから弁尖の線維コアが起始する。これらのバリエーションが，心臓周期のさまざまな段階における弁輪の形状および径の大きな変動を可能にしている。弁輪は左右の線維三角における交連部近くが，最も強固である。線維三角から，先細の線維性心内膜下腱索であるanterior/posterior coronary prongs が伸び，AV 接合部で入口部（orifice）を部分的に取り囲んでいる。後外側面の prong の先端の間には，もっと薄く変形しやすい線維弾性結合組織の膜がある。線維三角の間で前方に伸びているのが線維性大動脈下カーテンで，これは大動脈弁の左冠尖と無冠尖の隣接する半分から僧帽弁前尖まで下行する。

僧帽弁輪はサドル形である。図3-7でも，両交連部に近い部分は心室側にあり，弁葉の中央部分を支える部分はより心房側に位置し，そのためサドル形の外観となっている。冠静脈洞に対する僧帽弁輪の関係は，治療の際には弁輪の形とサイズを変えられるデバイスもあるため，その把握は特に重要である。冠静脈洞は，僧帽弁の後内側交連部のすぐ後ろで右方に開口する。もっと近位で冠静脈洞をトレースすると，冠静脈洞は僧帽弁輪の0.5〜1 cm 心房側を走る。僧帽弁輪は重症 MR 患者ではフラットになるため，この距離が増す。僧帽弁の前外側交連部は，前心臓静脈が冠静脈洞になる場所に近い。

僧帽弁の弁輪面積は，男性で約 8 cm^2，女性で約 6.5 cm^2 である。周囲長は，それぞれ 10 cm，9 cm である。AP 径は約 4 cm，交連部径は約 5 cm である。弁輪は交連部で前方部と後方部に分けることができる。弁輪の前方部は，外側から

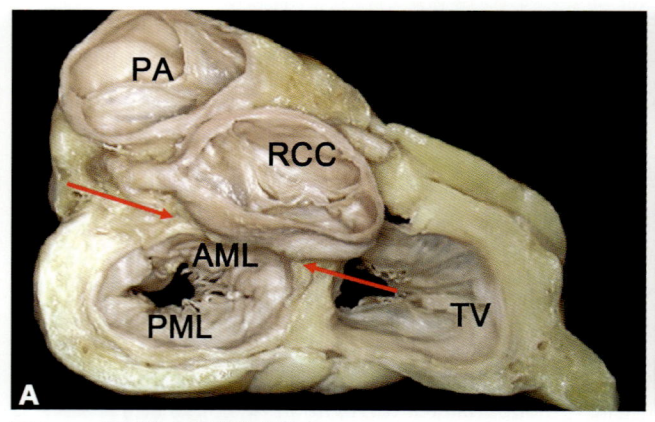

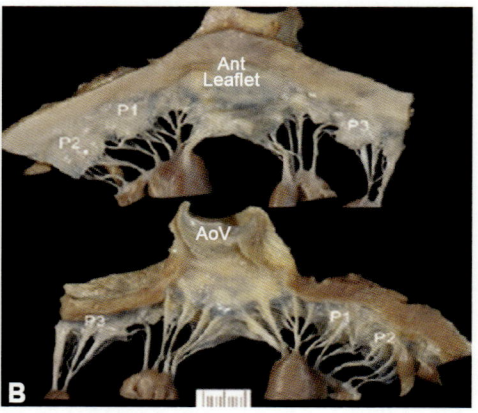

図3-6 僧帽弁の解剖学的構造

A：心房の除去後の心基部の頭側像。中央は大動脈弁。僧帽弁の前尖は，大動脈弁の左および無冠尖の部分に直接連続している。赤色矢印は，右および左線維三角を示している。**B**：僧帽弁前尖と後尖の全長を示すために弁尖が展開されている。腱索の付着並びに交連部に対する乳頭筋の関係もうまく描出されている。
AML：僧帽弁前尖，AoV：大動脈弁，P1：僧帽弁後尖の第1 scallop，P2：僧帽弁後尖の第2 scallop，PA：肺動脈，PML：僧帽弁後尖，RCC：右冠尖，TV：三尖弁
(Kapadia SR, Schoenhagen P, Stewart W, et al. Imaging for transcatheter valve procedures Curr Probl Cardiol. 2010 ; 35 : 228-276 から転載．Elsevier の許可取得済み)

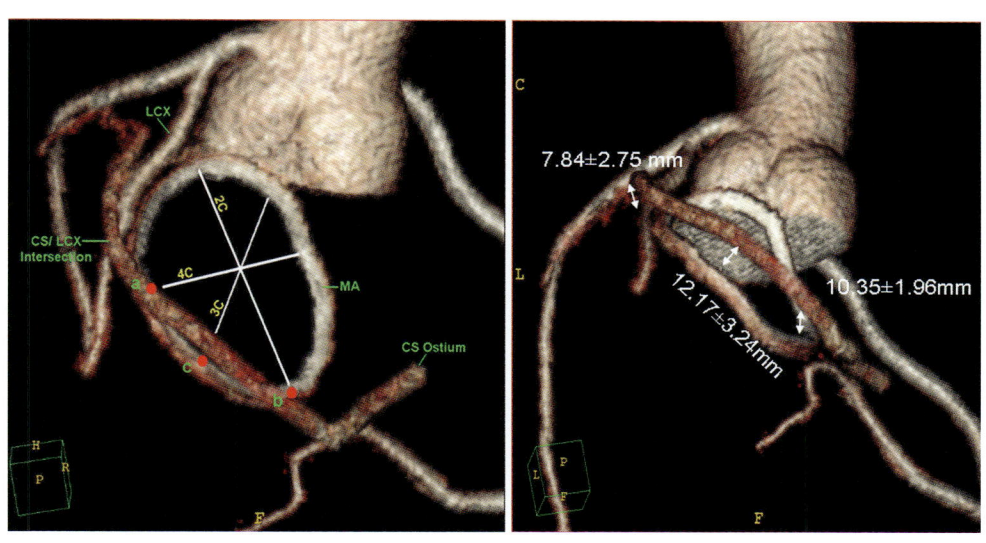

図3-7 僧帽弁輪(MA),冠静脈洞(CS),冠動脈および大動脈の再構築三次元画像

(a)四腔断面像(4C)における僧帽弁輪径,(b)二腔像(2C)における僧帽弁輪径,および(c)三腔像(3C)における僧帽弁輪径。MA-CS測定値はすべて,二次元画像で得た。LCX:左冠動脈回旋枝
(Choure AJ, Garcia Mj, Hesse B, et al. In vivo analysis of the anatomic relationship of coronary sinus to mitral annulus and left circumflex coronary artery using cardiac multidetector computed tomography. J Am Coll Cardiol. 2006 ; 48[10]: 1938-1945から転載。Elsevierの許可取得済み)

内側方向に左室,左線維三角,左冠動脈洞,無冠動脈洞,右線維三角,および心室中隔に接する。後方交連部は心室中隔,次いで内側方向から外側方向に進む左室の自由壁に接する。弁輪の線維三角に接する部分は比較的固定されているのに対し,自由壁側の弁輪の外側部分は可動性がある。弁輪は左室心筋線維の付着部を支えている。左室心筋線維は心内膜下組織では右巻き,心外膜下筋層では左巻きで,心室に対する絞り作用を生み出し,特に各心室収縮により弁輪を引き下げている。

b. 弁葉　Leaflets

前尖は弁輪の1/3を取り囲む大きいほうの弁尖であり,辺縁の陥凹はほとんどないか,あってもわずかである。前尖は各側面で左線維三角と右線維三角に付着し,大動脈弁およびaorto mitral curtain(大動脈弁僧帽弁カーテン)まで続く。前尖の先端近く,腱索が付着している心室側に,深い三日月形の可動性領域(rough zone)がある。

この可動性領域の近位辺縁の境界となる隆起部は,弁輪への最大接合部位を示す。前尖は,心室起始の滑らかな境界を形成することから,基本的に分割する指標がない。したがって,前尖は人為的に外側から内側までA1,A2,A3として区分する。図3-6のように,弁尖の異なる部分が後尖の同様の分節に対応する。

後尖は短いながらも,弁輪周囲の多く面積(2/3)を取り囲んでいる。後尖には2つの陥凹があり,それは3つのscallop(弁帆),比較的大きい後尖中央弁帆,小さい後尖(前)外側弁帆および後尖(後)内側弁帆に分かれている。各々のscallopは三日月形の境界不明瞭な可動性領域(rough zone)を有し,その心室面に腱索が付着している。前尖よりも大きい,この可動部分が,後尖の全体像として捉えられている。可動性領域からその弁輪付着部の2～3mm以内に,腱索のない膜性のclear zoneといわれる領域がある。前尖とは異なり,後尖の基底2～3mmは厚く,血管もある。左室後壁から乳頭筋を有さず直接心

筋から派生する三尖腱索が、ここに付着している。

c. 腱索　Chorclae Tendinea

僧帽弁の腱索は、commissural chordae, rough zone chordae, basal chordae の3つに分けることができる。ほとんどの腱索は、乳頭筋の先端1/3から生じた後、間もなく1本の幹から枝分かれするか、もしくは単一腱索として進んで付着部近くで何本かに枝分かれしている。

basal chordae は、心室壁から後尖の基部まで、乳頭筋を介さずに至る唯一の腱索である。心臓において、腱索は弁尖の free edge 全体を支えている場合がほとんどである。腱索は乳頭筋から扇形に生じるので、その密度は交連下部分ではより高い。この点は十分認識しておく必要がある。経皮的な僧帽弁クリップを留置する際は弁の中央よりも交連部分のほうがより容易に腱索に引っ掛ってしまうからである。さらに前尖には basal chordae がないことから、弁輪下間隙（subannular space）で尖の心室側にカテーテルを通すことが可能である。このことを知っておけば、percutaneous direct annuloplasty の際に役に立つ。偽腱索は弁尖に付着しない腱索であるが、左室の約50％に発生し、よく大動脈下流出路を横切る場合が多いものの、それらの役割は今のところ明らかになっていない。

d. 乳頭筋　Papillary Muscles

心臓には2つの乳頭筋群があるが、その大きさ、形態および（付着）部位には大きな変異がある。前外側乳頭筋は心筋の前外側自由壁から生じ、後内側乳頭筋は下壁から生じる。後内側乳頭筋はU字形か複数の頭部を有することが多い。前乳頭筋は通常、頭部は1つである。腱索はたいてい各乳頭筋の先端および頂端1/3から起始するが、時に基部近くからも起始する。各乳頭筋から起始した腱索は分岐して、両尖上の対応する rough zone に付着する。乳頭筋の anteroapical displacement は、僧帽弁の収縮期前方運動（systolic anterior motion）を引き起こし、それによってLV流出路閉塞に至ることがある。前外側乳頭筋への血液供給路は2系統あるが、後内側乳頭筋への血液供給は右冠動脈からのみであり、そのためより断裂の可能性が高く、心筋梗塞後に重度のMRをきたしうる。拡張型心筋症で見られるようなLV拡張は、乳頭筋を心尖部方向へ変位させる。僧帽弁尖に対称性の tethering を引き起こし、僧帽弁中央の不完全密着（malapposition）と中心性MRに生じる。他方、下壁心筋梗塞の際は、後内側交連部から生じる腱索に tension がかかり、より内側から発生して後方に向かうMRを生じ、時に後内側交連にまで及ぶことがある。このような状況に対しては、posterior annuloplasty のほうが apical tethering よりはうまくいく可能性が高い。さらに漏斗形の逆流弁口が後内側交連部まで至っていれば、クリッピングは難しいといえる。

2. 病理から見た解剖学的な異常

a. 僧帽弁狭窄（症）　Mitral Stenosis（MS）

リウマチ性僧帽弁狭窄症における僧帽弁の解剖は、弁輪石灰化の拡大による石灰化性僧帽弁狭窄と区別するために非常に重要である。リウマチ性の経過は弁先端部と交連部に悪影響を及ぼして、先端部の肥厚（thickening）と拘束（restriction）を引き起こす。さらに、腱索の線維化と短縮が見られる。バルーン僧帽弁形成術は、重度の対称性交連部融合があり石灰化は最小限で、弁下装置が比較的よく温存されている患者では有効である。非リウマチ性僧帽弁狭窄症患者では、バルーン僧帽弁形成術は有効ではない。理由は、バルーン拡張が弁葉を有効に可動化させることができないからである。同様に、弁下の線維化が重度で、重大な腱索短縮（僧帽弁の先端から乳頭筋までの前腱索の長さが8mm未満）がある場合、バルーン弁形成術による交連部分離では、長期にわたり十分な弁の開放は得られない。こうした観察所見に基づき、バルーン僧帽弁形成術の転帰を予測するため

の解剖学的スコアがいくつか報告されている[31-33]。

b. 僧帽弁逆流（症）　Mitral Regurgitation (MR)

僧帽弁およびその付属物のいずれにおいても，その解剖学的ないし機能的異常はMRを起こす可能性がある[34-36]。MRに至る疾病経過としては，原発性の僧帽弁障害，別の心疾患から生じる続発性閉鎖不全，または全身性炎症性疾患における僧帽弁機能障害を含む疾患が考えられる。

MRの機序の特徴を明らかにするために，さまざまな用語が使われている。Carpentierが提案した形態学的記述では，弁葉病態生理によって閉鎖不全の機序を分類している[37, 38]。タイプⅠの閉鎖不全は，正常な弁尖運動の存在下で発生し，通常は弁輪拡大または尖穿孔によって引き起こされる。タイプⅡは，通常は変性（粘液腫性）疾患の結果としての弁尖逸脱，腱索の伸長または断裂，あるいは乳頭筋の伸長または断裂によって引き起こされる。タイプⅢは弁葉運動の拘束によるもので，この拘束は虚血性心疾患による後壁運動異常または乳頭筋機能不全，あるいはリウマチ性心疾患による交連部融合および/または弁尖ないし腱索の肥厚による。このように病型を単純化することは，外科的アプローチと経皮的アプローチのいずれにも有用である。治療の目標は正常な弁尖機能を回復することであり，必ずしも正常な弁の解剖学的構造を回復することではないからである。

MRを分類する際によく用いられるもう１つの方法は，MRの病因と機序に基づくものである。この分類は，患者の臨床的転帰を研究する論文によく使用され，異常（「原発性」）または正常（「続発性」）MRに基づいて大まかに分けられる。すなわち，変性またはリウマチ性疾患（原発性MR），および機能性ないし虚血性疾患（続発性MR）である。用語「機能性」，「虚血性」，「続発性」MRは互換的に使用されることが多く，異なる機序と形態を表すことに注意が必要である。変性疾患としてBarlow's disease（粘液腫性変性）と線維弾性欠損症（fibroelastic deficiency）があり，どちらも僧帽弁逸脱と逆流を引き起こす。線維弾性欠損症は，外科的僧帽弁修復の対象となる最もよく見られる病因であり，米国の手術対象患者群の約70％に相当する。リウマチ性疾患におけるMRは，重度石灰化および先端のドーミングによる弁葉変形の結果である。これは世界中でMRの共通する原因となっているが，米国ではさほど頻繁に見られるわけではない。

機能性MRは左室（LV）機能不全の状態で発生し，冠動脈疾患患者（虚血性MR）または他の原因，例えば拡張型心筋症患者に見られる。虚血性MRは，弁葉の閉鎖力の低下と弁葉にかかる牽引力（tethering force）の増加から起こる[39]。LV駆出率低下，左室非同期（LV dyssynchrony），弁輪運動減弱など，さまざまな因子が閉鎖力を低下させることがあり，同様に乳頭筋変位，LVリモデリング，弁輪拡張など，多くの因子が牽引力を増加させる。現在では，一般的な心室，弁，弁輪のそれぞれの要因が複雑に絡み合い，「機能性」MRの永続化および進行に多大な影響を与えていることが明らかになりつつある。

3. X線透視から見た解剖学的な異常

僧帽弁の弁尖の位置関係に関しては，すべての投影について交連部を知ることでよく把握できる。前外側交連部はLAD入口部に近く，後内側交連部は後下行動脈（PD）の起始部に近い。RAO像は，上部に前外側交連部を示し，下部に後内側交連部を示す。前尖と後尖はどちらも，重なり合って中央にある（図3-8）。大動脈弁のNCCに対する僧帽弁前尖の関係も，この像で把握できる。前および後乳頭筋の視覚化は，心室造影において収縮期に良好となる。

LAO像から，僧帽弁輪並びに前尖と後尖の周囲の長さがわかる。弁葉のさまざまな分節（A1, A2, A3およびP1, P2, P3）が，この像で十分認識される。弁葉に対する乳頭筋の関係もうまく描出される。LVOTはこの方向で十分に観察でき

4. 心エコーから見た解剖学的な異常

僧帽弁の画像化のためには食道中央と経胃部位の2つの重要な平面において，0度で視覚化されなくてはならない。これらの像とX線透視解剖学的構造との相関関係を**図3-9**に示す。

食道中央0度像は，僧帽弁と三尖弁の四腔断面を示す。心房中隔穿刺と僧帽弁への中隔デバイスは，この図で最もよく評価できる。TEEプローブを伸展させて経胃部位まで進めると，僧帽弁レベルでの左室の短軸像を得ることができる。この像は，短軸において僧帽弁を検討するために極めて重要であり，僧帽弁インターベンションにおいて非常に有用となる場合がある(例：僧帽弁形成術中における交連部評価，MitraClip処置中に弁接合に関連してクリップの方向を評価する場合)。僧帽弁尖のさまざまなviewを**図3-9**に示す。探触子を40〜60度回転させ，プローブを食道中央レベルまで進めると，僧帽弁交連部像(mitral valve commissural view)を得ることができる。この像では，A2は一般的にLV流入路の中央に位置し，P1とP3が各々の側にくる。**図3-9**は一般的に120度の回転により，食道中央レベルで得ることができる大動脈長軸像を示している。プローブを引き上げるにつれて，心房中隔を視覚化することもできる。前尖と後尖(一般的にA2とP2)はこの像で見られるが，プローブを片側から反対側へ回転させると僧帽弁装置全体を調べることができる。

Biplane-TEEは，デバイスを左房へ進める場合に非常に有用となる場合がある。三次元(3D) TEEでは，"surgeon's view"から弁を視覚化する能力が大きく改善されている。通常は食道からの僧帽弁の短軸像を見るので，この画像再構成は僧帽弁逸脱の正確なsegmentおよび異常部位の把握と，デバイスとの位置関係を視覚化するのに非常に有用である。

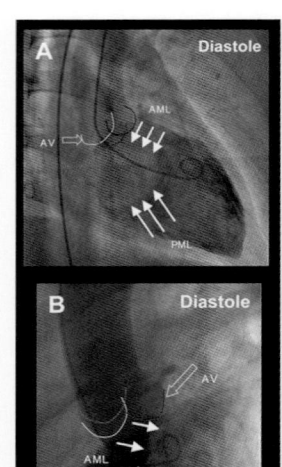

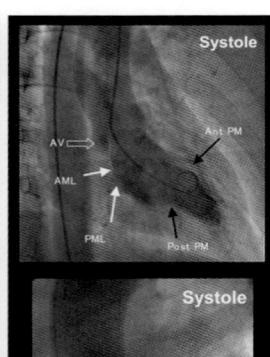

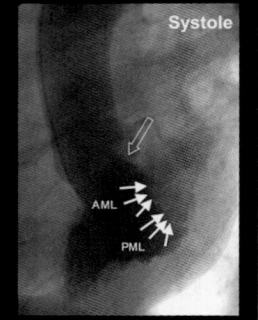

図3-8 僧帽弁のX線像

A：拡張期と収縮期の左室の右前斜位(RAO)30度の像。3つの小葉(右冠尖[RCC]：青線，無冠尖[NCC]：白線，および左冠尖[LCC]：赤線)をもつ大動脈弁(中抜きの矢印)，僧帽弁(白の矢印)，および乳頭筋(黒の矢印)が示されている。拡張期には，僧帽弁は開いており，血液が左房から左室に入るにつれてコントラストのクリアランスが見られる。前尖と後尖は拡張期には分かれて見える(左パネル)。収縮期には，僧帽弁は閉じられ，大動脈が開いている(右パネル)。この像では，前壁，心尖，および下壁を評価することができる。
B：拡張期と収縮期の左室の左前斜位(LAO)60度の像。中抜きの矢印は，3つの小葉(RCC：青線，NCC：白線，およびLCC：赤線)をもつ大動脈弁を示し，白の矢印は僧帽弁を示し，黒の矢印は乳頭筋を示している。拡張期には，僧帽弁は開いており，血液が左房から左室に入るにつれてコントラストのクリアランスが見られる。前尖と後尖は拡張期には分かれて見える。この像では，側壁および中隔壁を評価することができる。
AML：僧帽弁前尖，Ant PM：前外側乳頭筋，AV：大動脈弁，PML：僧帽弁後尖，Post PM：後外側乳頭筋
(Kapadia SR, Schoenhangen P, Stewart W, et al. Imaging for transcatheter valve procedures Curr Probl Cardiol. 2010；35：228-276 から転載。Elsevier の許可取得済み)

るが，多少，cranial方向へ傾斜させれば，より流出路の短縮を除外することができる。さまざまな構造物に対する僧帽弁輪との関係は，この像で十分把握できる。

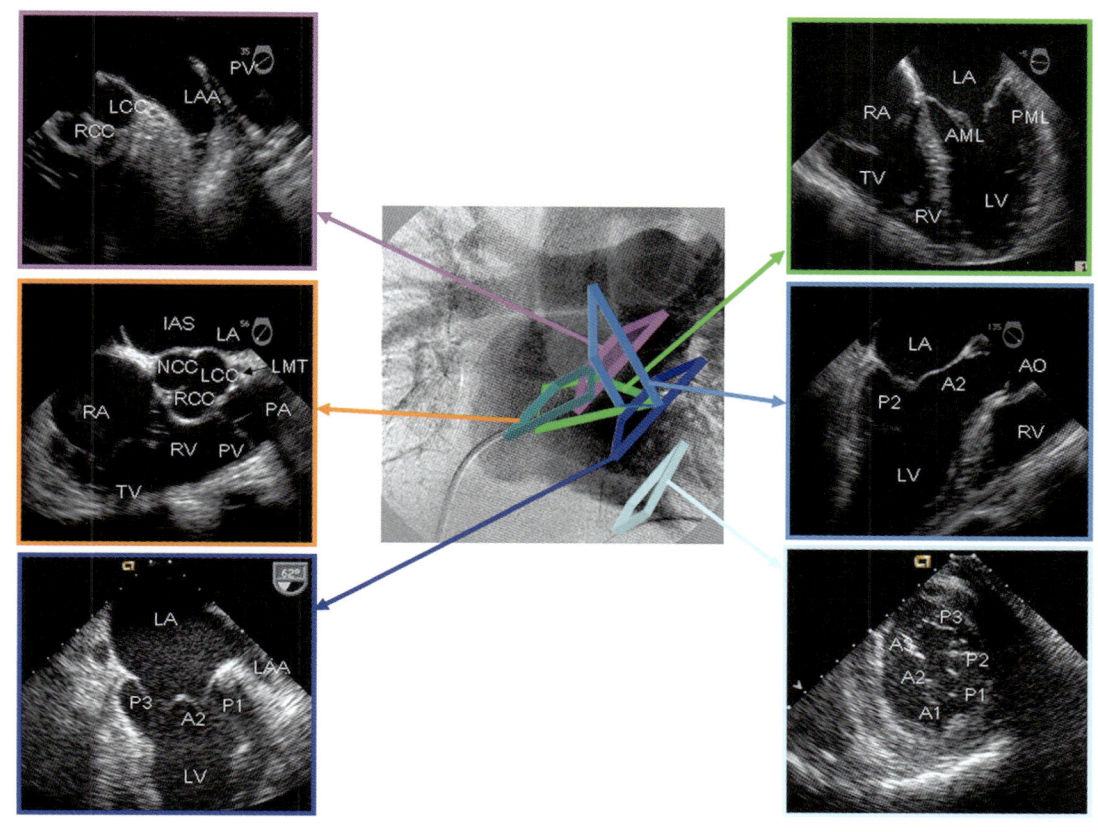

図3-9 心臓のX線透視画像とそれに対応する経食道心エコー画像

僧帽弁と大動脈弁の詳細が描かれている。A1：僧帽弁前尖の第1 scallop，A2：僧帽弁前尖の第2 scallop，A3：僧帽弁前尖の第3 scallop，AML：僧帽弁前尖，AO：大動脈弁，IAS：心房中隔，LA：左房，LAA：左心耳，LCC：左冠尖，LMT：左主幹部，LV：左室，NCC：無冠尖，P1：僧帽弁後尖の第1 scallop，P2：僧帽弁後尖の第2 scallop，P3：僧帽弁後尖の第3 scallop，PA：肺動脈，PML：僧帽弁後尖，PV：肺動脈弁，RA：右房，RCC：右冠尖，RV：右室，TV：三尖弁

(Kapadia SR, Schoenhangen P, Stewart W, et al. Imaging for transcatheter valve procedures. Curr Probl Cardiol. 2010 ; 35 : 228-276 から転載。Elsevier の許可取得済み)

5. CTから見た解剖学的な異常

　CTの時間分解能には限界があるため，MRの機序を確認し，運動している弁尖の解剖学的詳細を明らかにする点では，TEEのほうが優れている。しかし，CTは非常に有用な情報を提示することもできる。

　CTで弁輪サイズを測定した場合，高分解能画像を得るためには，放射線量がどうしても増える。しかし，その場合には，3Dデータセットから僧帽弁輪平面を再構成することが容易となり，

さらには僧帽弁の各部分のrestriction と tenting を評価することができる。これは，機能性MR患者におけるMRの正確な機序を判断するうえで非常に重要である。

　冠静脈洞に対する僧帽弁輪の関係も，MDCTによって容易に調べることができる。しかし，時間分解能の限界のために，心臓周期のさまざまな相における冠静脈洞に対する僧帽弁輪の関係は，簡単に判断できない場合もある。この距離を測定する標準的な方法はないが，二腔像，三腔像，四腔像を用いてこの距離を求めることができる。冠

静脈洞平面と僧帽弁輪の間の角度を測定することが重要な場合もある。この角度は，冠静脈洞内のデバイスを僧帽弁輪へ牽引する方向について，何らかの情報を提供すると思われる。しかし，こうした測定法があるにせよ，先立って行うCTに基づいて手技の成否を予測するのは困難な場合もある[40]。冠静脈へのデバイスの留置を計画するなら，僧帽弁輪の石灰化を判断するための定質的評価も重要である。一般的には，重大な石灰化の場合は本アプローチにとって相対的禁忌と考えることができる。

三尖弁　Tricuspid Valve

1. 肉眼解剖像

a. 弁輪　Annulus

僧帽弁と同様に，三尖弁輪は心臓の線維性骨格に"左の房室リング"に対し"右の房室リング"という形で支持されている。三尖弁は，"右の房室リング"の線維性膠原質組織の支持ネットワークにより，心臓の基部に付着する線維性コアからなる。通常，三尖弁輪はややサドル状に見え，楕円形で非平面的形態をしている。弁輪の最上点は右室流出路(right ventricular outflow tract：RVOT)と大動脈弁に近接する前壁中隔にある。弁輪の最下点は後中隔で，これは右室心尖部により近い。興味深いことに，この形状は重症機能性三尖弁逆流患者では変化する。三尖弁逆流の重症度が増すにつれて，弁輪はより平面的で円形の形状をとる。その原因は，前後距離が中隔–側壁距離と不均衡に伸び，垂直軸が短縮するからである[41, 42]。僧帽弁輪とは異なり，三尖弁輪は独自に収縮することはなく，そのため潜在的に傍弁輪心筋の機能の影響を受けやすい[43]。さらに，弁輪を支持する線維性骨格は，末梢部では僧帽弁輪ほど広範に固定されず，そのためリモデリングの点でより順応性があるといえる。

b. 弁葉　Leaflets

その名が示すとおり，三尖弁は右室に関する場所(前，後，中隔)により名付けられた3つの尖

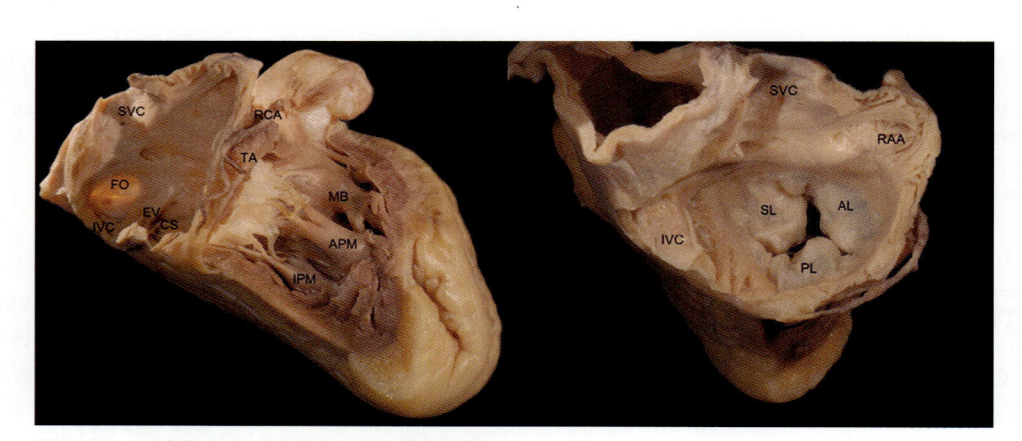

図3-10　三尖弁および尖装置の解剖学的構造

心室に対する三尖弁付着を明示するため，右室と右房の前外側壁が除かれている。右冠動脈に対する三尖弁輪の関係が示されている。上大静脈(SVC)，下大静脈(IVC)および冠静脈洞(CS)と心房中隔の関係が明確に視覚化されている。

AL：三尖弁の前尖，APM：前乳頭筋，EV：ユースタキオ弁，FO：卵円窩，IPM：下乳頭筋，MB：moderator band，PL：三尖弁の後尖，RAA：右心耳，RCA：右冠動脈，SL：三尖弁の中隔尖，TA：三尖弁輪

(Agarwals S, Tuzcu EM, Rodriguez ER, et al. Interventional cardiology perspective of functional tricuspid regurgitation. Circ Cardiovasc Interv. 2009；2 [6]：565-573 から一部変更)

（弁葉）からなる（図 3-10）．一般的には，前尖が最大であり，中隔から房室間溝の前縁をたどって後尖の交連部で終わる．中隔尖は右室の後壁の後中隔交連部から発して筋性中隔と膜性中隔の両方を横切り，前壁中隔交連部で終わる．前尖と中隔尖の間を埋めるのが後尖である[43]．これらの尖が合わさり，乳頭筋（肉柱）への腱索付着により心室心筋に固定される．ただし，右室の後壁と中隔壁は，心筋から直接生じて各々の尖を固定する腱索を有する場合がある[44]．

c. 腱索　Chordae Tendineae

右室には乳頭筋が3つあり，各々，右室の起源となる場所によって名付けられている．前後交連部の下で，右室の前壁の側面から生じる前乳頭筋が最大のものであり，最も起始が一定している．逆に後乳頭筋は，後中隔交連部より下の右室の後方面から生じ，形態学的にはしばしば二分（bifid）または三分（trifid）である．一般的に中隔乳頭筋は起始が最も一定せず，心筋から直接生じる腱索を有することが多い．右室のもう1つの独特な点は，中隔縁柱（moderator band）の存在である．これは，伝導系の右脚枝線維をもっている心室中隔に，右室の前壁を結合させる筋性隆起部である．

2. 病理から見た解剖学的な異常

a. 三尖弁逆流症　Tricuspid Regurgitation(TR)

一般的に三尖弁逆流症は，原発性弁異常とは関連しない機能性のものと，器質性のものに分けられる．後者はあまり多くない．さまざまの病因があるが，大まかな記述的分類はリウマチ性か非リウマチ性かである．非リウマチ性では，感染性心内膜炎，エブスタイン奇形，カルチノイド症候群，マルファン症候群のような結合組織病，乳頭筋不全，弁逸脱，先天性もしくは外傷性の弁複合体における構造的問題など，三尖弁に悪影響を及ぼす多数の病的過程が含まれる．

機能性三尖弁逆流は，三尖弁逆流症の最も高頻度の病因であり，極端に単純化していえば，典型例では右室と三尖弁輪の拡張から起こる．機能性三尖弁逆流が発生する臨床的背景は，概して僧帽弁膜疾患と関係している．三尖弁輪，腱索，尖，乳頭筋の複雑な相互作用が最終的に機能性三尖弁逆流の発現の原因となる．弁輪のサイズ，乳頭筋および三尖弁の tethering，右室の形と機能，肺高血圧症の重症度，心房のサイズ，LV 収縮機能など，多くの因子が機能性三尖弁逆流と相関する[43]．現在の多くの外科的，経皮的手技には三尖弁輪サイズの縮小が取り入れられており，機能性三尖弁逆流を矯正している．現在，主として軽症〜中等症の三尖弁逆流症のために施行される手技としては，後弁輪の縫縮術（後尖除去による二尖弁化）並びに前後弁輪径の巾着縫合（De Vega スタイル法）がある．

重度の逆流は flexible band や ring（硬性または軟性）を使用し治療されるが，その目的は適当な弁尖の coaptation を達成するための弁輪径の短縮である．三尖弁置換術は，一般的に修復不能な原発性弁尖異常のために施行される．形成と置換の両方について経皮的アプローチは報告されているが[45,46]，まだ現時点ではヒトでの臨床応用には至っていない．

3. X線透視から見た解剖学的な異常

右心系解剖のX線透視情報を得るために有用な2つの撮影は，posteroanterior と lateral view である．心室収縮中は，posteroanterior view によって右房，右室，三尖弁，肺動脈をきれいに視覚化することができる（図 3-11）．逆に心室拡張時には，lateral view によって右房と右室に対する上大静脈と下大静脈の関係をうまく描出することが可能である．さらに lateral view によっても，肺動脈，RVOT，肺動脈弁を良好に視覚化することができる（図 3-11）．

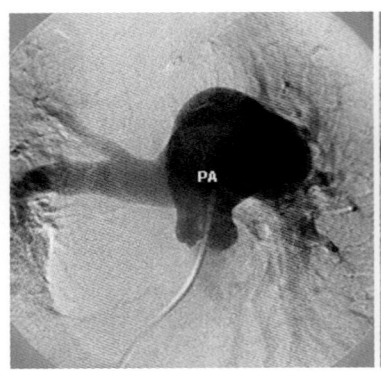

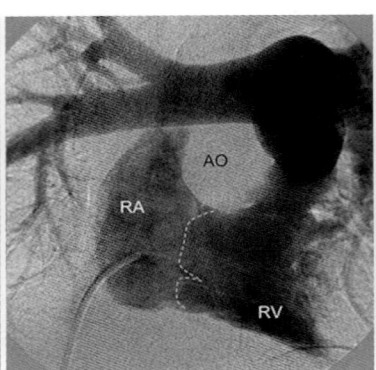

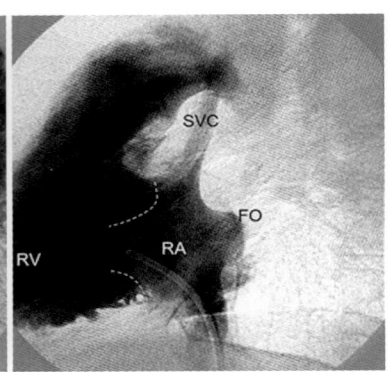

図3-11
左はNIHカテーテルを使用して肺動脈弁を評価するための肺動脈造影。軽度の肺動脈弁閉鎖不全と狭窄後肺動脈拡張の存在に注目されたい。より良好な視覚化のため，digital subtractionを用いている。中央および右パネルは，右房（RA）への造影剤の注入を示している。
AO：大動脈，FO：卵円孔，PA：肺動脈，RA：右房，RV：右室，SVC：上大静脈
（Agarwals S, Tuzcu EM, Rodriguez ER, et al. Interventional cardiology perspective of functional tricuspid regurgitation. Circ Cardiovasc Interv. 2009 ; 2 [6] : 565-573から一部変更）

4. 心エコーから見た解剖学的な異常

0度四腔断面像は，三尖弁の画像化の出発点として適切な場合が多い。三尖弁逆流の病因をこの像で確認することが多いが，補助的に他の像も有用である。その他の像では，中隔尖と非中隔尖（前尖または後尖）が三尖弁逆流の程度によって見られる。非中隔尖はプローブの位置取りと屈曲ないし前屈の程度により，前方と後方のどちらかに見える[47]。さらに60度右室流入路-流出路像は，右室流入路および肺動脈弁だけでなく，三尖弁の前尖と後尖の視覚化にも適している[47]。腱索と乳頭筋のより良い視覚化は，右室流入路の長軸像についてプローブを120度まで回転させることによって達成できる。経胃短軸（～30度）像は，3つの尖をすべてまとめて視覚化するための唯一かつ最も良い像である。

5. CTから見た解剖学的な異常

三尖弁治療のための心臓CTの役割は，三尖弁疾患の病因が先天性心疾患である場合，特に重要であるが，他の点ではまだ有用性が証明されていない。前述のように，三尖弁は形態学的に右室から右房を分離し，僧帽弁と同じ構成要素（弁葉/尖，交連部，腱索，および乳頭筋）からなる。複雑な先天性心疾患患者では，形態学的左室と形態学的右室を識別することが困難な場合があるが，幸いなことにいくつかの固有の特徴によりCTで識別することができる。具体的には，moderator band，高度に肉柱化した心尖，発達した漏斗部，大動脈弁および流出路の線維性連続性の欠如である。

また，心臓CTは弁葉の密着のみならず，弁葉の形態と肥厚を検討するのに非常に有用である。しかし，この点についてはTEEほどの情報は得られない。弁尖の不完全密着についての最善の判断は，ECG同期CTで心室収縮末期に行える。他に三尖弁疾患の間接的指標として，CTの初回通過時における肝静脈または下大静脈中への造影剤の存在（三尖弁逆流の非常に鋭敏な指標），収縮時における中隔の左室への左排（右心系充満圧増加の指標）である。最終的に，右房および右室拡張が確認され，三尖弁逆流症の存在が明らかになる。収縮性心膜炎と肺高血圧症は，心臓CTによって三尖弁を評価する場合に，原因として考慮すべき重要な病因である。三尖弁狭窄症患者では，CTは弁尖の癒合と腱索の短縮を確認するのに役

立つ。

肺動脈弁　Pulmonic Valve

1. 肉眼解剖像

漏斗部の尖端部で，右室の流出路に位置する肺動脈弁は，肺動脈本幹から右室を区分している。大動脈弁と同様に，肺動脈は3つの三日月状の弁葉(前，左，右)で作られる三尖弁である。これらは各々の心室に至る大きい血管の胎生期軸転に先立つ，解剖学的位置から名付けられる。大動脈弁輪と同様に，肺動脈弁の弁輪は，解剖学的関係によって3つの「リング」からなる。一番上は肺動脈本幹のST接合部で，二番目のリングは房室接合部であり，一番下の三番目のリングは最も基本的な洞の根元で，右心室内に生じる。

2. 病理から見た解剖学的な異常

a. 肺動脈狭窄症　Pulmonic Stenosis(PS)

肺動脈狭窄(PS)は右室流出路(RVOT)閉塞を引き起こし，その結果として生じる圧負荷は右室収縮期圧および肥大を増加させる。PSにより次第に右室不全および拡張が生じ，そして最終的には三尖弁逆流が生じる。よく報告されるPSのタイプは以下の4つ，①弁性PS，②弁上性PS(肺動脈本幹の狭窄)，③弁下性PS，④末梢性PS(肺動脈側枝の狭窄)，である。真の弁性PSは孤立性先天性奇形として発生することが多い。まれにリウマチ熱，心内膜炎，あるいはカルチノイド症候群の結果として起こる場合がある。

弁性PSは特徴的に石灰化することはまれで，線維性ドーム形弁を引き起こすが，通常は経皮的バルーン弁形成術適応となる。逆に，弁下性PS(流出路肥大)と異形成弁は，バルーン弁形成術が奏効しない。正常な肺動脈弁口面積は$2\,cm^2/m^2$体表面積である。よりわかりやすくするために，$0.5\,cm^2/m^2$，$1〜2\,cm^2/m^2$として他の単位で表してもよい。現行ガイドラインによれば，肺動脈弁のバルーン弁切開術は，平均経肺動脈弁圧較差＞40 mmHg，または最大肺動脈弁圧較差＞60 mmHgの無症候患者に適応される。症候性患者については，治療介入の閾値はこれより若干低く，平均圧較差＞30 mmHg，または最大圧較差＞50 mmHgである[49]。経皮的バルーン弁切開術が導入された現在では，この術式が孤立性重症弁性PS患者の標準治療になっている[49]。

経皮的治療は，末梢性PSにも適応となる。症状の有無にかかわらず，50％以上の狭窄と50 mmHg以上の右室収縮期圧上昇を認めるfocal branchおよび/または末梢性PSのため，最適な治療法として推奨される。一般に手術は，重症PSとそれに関連する低形成肺動脈弁輪，重症肺動脈弁逆流症，弁下性PS，弁上性PS患者に対して推奨される。手術は，重症三尖弁逆流症など他の合併弁疾患がある場合や，肺動脈弁が重度に石灰化ないし異形成の場合に好ましいとされる[49]。

b. 肺動脈弁逆流症　Pulmonic Regurgitation (PR)

PRは，主として長期にわたる肺高血圧症の結果である。患者は通常は何十年間も無症候のままであるが，右心系の容量負荷と機能不全の一因になり得る。肺動脈弁逆流の経皮的治療法は限られているが，経皮的肺動脈弁留置術が先天性心疾患を有する患者で実施され成功している[50,51]。

3. X線透視から見た解剖学的な異常

右室血管造影は，肺動脈弁の場所を正確に特定し，弁輪径を測定するために，AP方向と側面方向の両方で実施される。側面方向は，RVOTの解剖学的構造，漏斗部閉塞，右室機能，肺動脈弁の可動性を描出するうえで特に有用である。肺動脈血管造影も，肺動脈弁逆流の程度を判断し，弁上性PSあるいは末梢性PSのような他の病変について検討する際に行われる。

バルーン肺動脈弁形成術の直後に発生し得る後負荷の突然の急激な低下は，逆に流出路閉塞増大

を招き，いわゆる閉塞性肥大型心筋症（HOCM）様の状態に陥ることがある（suicide ventricle として知られる）。術者は，それを心室血管造影により検知することができるはずである。"suicide ventricle"を呈した患者に対しては，β遮断薬と静脈内輸液を開始する（陽性変力作用をもつ薬剤は流出路閉塞と低血圧を増悪するおそれがあるため，投与してはならない）。それから数日〜数週間のうちに流出路肥大はサイズが退縮し，弁下圧較差は低減する。右室中にピッグテールカテーテルがあれば，バルーンのサイジングの補助として有効である。弁輪の径を評価するのに，ピッグテールカテーテル上のマーカーを使用してもよい。一般的に目標は，バルーン対弁輪比 1.2〜1.4 である。最終的な経肺動脈弁圧較差が＜20 mmHg であれば手技成功とみなされる。

4. 心エコーから見た解剖学的な異常

肺動脈弁の経食道心エコーによる画像化は，有用性に限界があることが多く，肺動脈弁形成術において日常的に使用されることはない。手技が成功したか否かは，主にダブルルーメンピッグテールカテーテルで計測した経肺動脈弁圧較差によって決まる。しかし，もし TEE が必要であれば，60度流入路−流出路像によって肺動脈弁についての最良の画像が得られ，尖のドーミング，石灰化，可動性，弁尖肥厚を評価することができる。補助的な食道中央および食道上部短軸像も，可動性，弁の形態，手技成功を評価する場合には有益である。

5. CT から見た解剖学的な異常

心臓 CT は，患者が通常，先天性心疾患と複雑な解剖学的構造を有するため，肺動脈弁への治療を計画する際に非常に有用である。RVOT 閉塞は，前述のように多くの潜在的病因を有し，そこに適切な治療方法を計画する際の心臓 CT の有用性がある。心臓 CT，MRI による適切な術前評価を用いることで，潜在的に経皮的弁形成術を適用しにくい，二尖弁または一尖弁（発現率は＜20％）あるいは粘液腫性異形成弁を有する患者を知ることができる。

通常，肺動脈弁は外観が細長く繊細であるため，必ずしも容易に目視できるとは限らない。もし CT で簡単に確認できるとすれば，それは恐らく肥厚していると思われる。三尖弁と同様に，肺動脈弁の形態は CT によって直接評価することができる。三尖弁と対比すると，肺動脈弁尖同士の圧着は拡張末期に最もよくわかり，弁尖運動の程度は収縮末期においてよりよく見える[48]。中等度〜重度 PS は，一般的に肺動脈の狭窄部後拡張（Post-stenotic dilatation）と右室肥大を伴う。肺動脈弁逆流は，通常は前述のように，特発性か二次性のいずれかによる肺高血圧症，肺動脈拡張の存在下で，肺動脈弁輪の拡張の結果として発生する。

三尖弁の CT 評価と同様に，肺動脈弁異常が疑われる場合には，右心サイズと壁厚の精査を実施すべきである。右房および右室の拡張/肥大がある可能性もあるので，肺動脈径も調べたほうがよい。収縮期における LV への心室中隔の彎曲は圧負荷を示唆するが，もし収縮期と拡張期の双方で見られるならば，これに最も一致しているのは右側容量負荷および圧負荷である[48]。

結語

拡大し続ける SHD インターベンションと画像診断能の変革において，種々のインターベンションで解剖とその意味するところを徹底的に理解することの重要性は増すばかりである。

文献

1. Serruys PW. *Transcatheter Aortic Valve Implantation: Tips and Tricks to Avoid Failure.* New York: Informa

Healthcare; 2010.
2. Baumgartner H, Hung J, Bermejo J, et al. Echocardiographic assessment of valve stenosis: EAE/ASE recommendations for clinical practice. *J Am Soc Echocardiogr.* 2009;22(1):1–23; quiz 101–102.
3. Schoenhagen P, Tuzcu EM, Kapadia SR, et al. Three-dimensional imaging of the aortic valve and aortic root with computed tomography: new standards in an era of transcatheter valve repair/implantation. *Eur Heart J.* 2009;30(17):2079–2086.
4. Piazza N, de Jaegere P, Schultz C, et al. Anatomy of the aortic valvar complex and its implications for transcatheter implantation of the aortic valve. *Circ Cardiovasc Interv.* 2008;1(1):74–81.
5. Turner K, Navaratnam V. The positions of coronary arterial ostia. *Clin Anat.* 1996;9(6):376–380.
6. Kapadia SR, Svensson L, Tuzcu EM. Successful percutaneous management of left main trunk occlusion during percutaneous aortic valve replacement. *Catheter Cardiovasc Interv.* 2009;73(7):966–972.
7. Bleiziffer S, Ruge H, Horer J, et al. Predictors for new-onset complete heart block after transcatheter aortic valve implantation. *JACC Cardiovasc Interv.* 2010;3(5):524–530.
8. Piazza N, Grube E, Gerckens U, et al. Procedural and 30-day outcomes following transcatheter aortic valve implantation using the third generation (18 Fr) corevalve revalving system: results from the multicentre, expanded evaluation registry 1-year following CE mark approval. *EuroIntervention.* 2008;4(2):242–249.
9. Otto CM, Lind BK, Kitzman DW, et al. Association of aortic-valve sclerosis with cardiovascular mortality and morbidity in the elderly. *N Engl J Med.* 1999;341(3):142–147.
10. Fedak PW, Verma S, David TE, et al. Clinical and pathophysiological implications of a bicuspid aortic valve. *Circulation.* 2002;106(8):900–904.
11. Delgado V, Tops LF, Schuijf JD, et al. Successful deployment of a transcatheter aortic valve in bicuspid aortic stenosis: role of imaging with multislice computed tomography. *Circ Cardiovasc Imaging.* 2009;2(2):e12–e13.
12. Kurra V, Kapadia SR, Tuzcu EM, et al. Pre-procedural imaging of aortic root orientation and dimensions: comparison between X-ray angiographic planar imaging and 3-dimensional multidetector row computed tomography. *JACC Cardiovasc Interv.* 2010;3(1):105–113.
13. Butany J, Collins MJ, Demellawy DE, et al. Morphological and clinical findings in 247 surgically excised native aortic valves. *Can J Cardiol.* 2005;21(9):747–755.
14. Thubrikar MJ, Aouad J, Nolan SP. Patterns of calcific deposits in operatively excised stenotic or purely regurgitant aortic valves and their relation to mechanical stress. *Am J Cardiol.* 1986;58(3):304–308.
15. Kaden JJ, Freyer S, Weisser G, et al. Correlation of degree of aortic valve stenosis by Doppler echocardiogram to quantity of calcium in the valve by electron beam tomography. *Am J Cardiol.* 2002;90(5):554–557.
16. Shavelle DM, Budoff MJ, Buljubasic N, et al. Usefulness of aortic valve calcium scores by electron beam computed tomography as a marker for aortic stenosis. *Am J Cardiol.* 2003;92(3):349–353.
17. Messika-Zeitoun D, Aubry MC, Detaint D, et al. Evaluation and clinical implications of aortic valve calcification measured by electron-beam computed tomography. *Circulation.* 2004;110(3):356–362.
18. Walsh CR, Larson MG, Kupka MJ, et al. Association of aortic valve calcium detected by electron beam computed tomography with echocardiographic aortic valve disease and with calcium deposits in the coronary arteries and thoracic aorta. *Am J Cardiol.* 2004;93(4):421–425.
19. Baumert B, Plass A, Bettex D, et al. Dynamic cine mode imaging of the normal aortic valve using 16-channel multidetector row computed tomography. *Invest Radiol.* 2005;40(10):637–647.
20. Feuchtner GM, Dichtl W, Friedrich GJ, et al. Multislice computed tomography for detection of patients with aortic valve stenosis and quantification of severity. *J Am Coll Cardiol.* 2006;47(7):1410–1417.
21. Alkadhi H, Wildermuth S, Plass A, et al. Aortic stenosis: comparative evaluation of 16-detector row CT and echocardiography. *Radiology.* 2006;240(1):47–55.
22. Bouvier E, Logeart D, Sablayrolles JL, et al. Diagnosis of aortic valvular stenosis by multislice cardiac computed tomography. *Eur Heart J.* 2006;27(24):3033–3038.
23. Pouleur AC, le Polain de Waroux JB, Pasquet A, et al. Aortic valve area assessment: multidetector CT compared with cine MR imaging and transthoracic and transesophageal echocardiography. *Radiology.* 2007;244(3):745–754.
24. Habis M, Daoud B, Roger VL, et al. Comparison of 64-slice computed tomography planimetry and Doppler echocardiography in the assessment of aortic valve stenosis. *J Heart Valve Dis.* 2007;16(3):216–224.
25. Rispler S, Rinkevich D, Markiewicz W, et al. Missed diagnosis of severe symptomatic aortic stenosis. *Am J Cardiol.* 1995;76(10):728–730.
26. Skjaerpe T, Hegrenaes L, Hatle L. Noninvasive estimation of valve area in patients with aortic stenosis by Doppler ultrasound and two-dimensional echocardiography. *Circulation.* 1985;72(4):810–818.
27. Oh JK, Taliercio CP, Holmes DR Jr, et al. Prediction of the severity of aortic stenosis by Doppler aortic valve area determination: prospective Doppler-catheterization correlation in 100 patients. *J Am Coll Cardiol.* 1988;11(6):1227–1234.
28. Vengala S, Nanda NC, Dod HS, et al. Images in geriatric cardiology. Usefulness of live three-dimensional transthoracic echocardiography in aortic valve stenosis evaluation. *Am J Geriatr Cardiol.* 2004;13(5):279–284.
29. Yeager M, Yock PG, Popp RL. Comparison of Doppler-derived pressure gradient to that determined at cardiac catheterization in adults with aortic valve stenosis: implications for management. *Am J Cardiol.* 1986;57(8):644–648.
30. Mallavarapu RK, Nanda NC. Three-dimensional transthoracic echocardiographic assessment of aortic stenosis and regurgitation. *Cardiol Clin.* 2007;25(2):327–334.
31. Shaw TR, Sutaria N, Prendergast B. Clinical and haemodynamic profiles of young, middle aged, and elderly patients with mitral stenosis undergoing mitral balloon valvotomy. *Heart.* 2003;89(12):1430–1436.
32. Wilkins GT, Weyman AE, Abascal VM, et al. Percu-

taneous balloon dilatation of the mitral valve: an analysis of echocardiographic variables related to outcome and the mechanism of dilatation. *Br Heart J*. 1988;60(4):299–308.
33. Iung B, Cormier B, Ducimetiere P, et al. Immediate results of percutaneous mitral commissurotomy. A predictive model on a series of 1514 patients. *Circulation*. 1996;94(9):2124–2130.
34. Roberts WC, Perloff JK. Mitral valvular disease. A clinicopathologic survey of the conditions causing the mitral valve to function abnormally. *Ann Intern Med*. 1972;77(6):939–975.
35. Braunwald E. Valvular heart disease. In: Zipes DP, Braunwald E, eds. *Braunwald's Heart Disease: A Textbook of Cardiovascular Medicine*. Vol 2. 7th ed. Philadelphia: W.B. Saunders; 2005.
36. Braunwald E. *Braunwald's Heart Disease: A Textbook of Cardiovascular Medicine*. 7th ed. Philadelphia: W.B. Saunders; 2005.
37. Ribeiro EJ, Carvalho RG, Brofman PR, et al. [Conservative surgery of the mitral valve]. *Arq Bras Cardiol*. 1983;41(4):341–343.
38. Carpentier A. Cardiac valve surgery—the "French correction." *J Thorac Cardiovasc Surg*. 1983;86(3):323–337.
39. Levine RA, Schwammenthal E. Ischemic mitral regurgitation on the threshold of a solution: from paradoxes to unifying concepts. *Circulation*. 2005;112(5): 745–758.
40. Choure AJ, Garcia MJ, Hesse B, et al. In vivo analysis of the anatomical relationship of coronary sinus to mitral annulus and left circumflex coronary artery using cardiac multidetector computed tomography: implications for percutaneous coronary sinus mitral annuloplasty. *J Am Coll Cardiol*. 2006;48(10):1938–1945.
41. Fukuda S, Saracino G, Matsumura Y, et al. Three-dimensional geometry of the tricuspid annulus in healthy subjects and in patients with functional tricuspid regurgitation: a real-time, 3-dimensional echocardiographic study. *Circulation*. 2006;114(1 Suppl):I492–498.
42. Ton-Nu TT, Levine RA, Handschumacher MD, et al. Geometric determinants of functional tricuspid regurgitation: insights from 3-dimensional echocardiography. *Circulation*. 2006;114(2):143–149.
43. Agarwal S, Tuzcu EM, Rodriguez ER, et al. Interventional cardiology perspective of functional tricuspid regurgitation. *Circ Cardiovasc Interv*. 2009;2(6): 565–573.
44. Drake RL, Vogl W, Mitchell AWM, et al. *Gray's Anatomy for Students*. 2nd ed. Philadelphia: Churchill Livingstone/Elsevier; 2010.
45. Boudjemline Y, Agnoletti G, Bonnet D, et al. Steps toward the percutaneous replacement of atrioventricular valves an experimental study. *J Am Coll Cardiol*. 2005;46(2):360–365.
46. Zegdi R, Khabbaz Z, Borenstein N, et al. A repositionable valved stent for endovascular treatment of deteriorated bioprostheses. *J Am Coll Cardiol*. 2006; 48(7):1365–1368.
47. Mathew JP, Ayoub CM. *Clinical Manual and Review of Transesophageal Echocardiography*. New York: McGraw-Hill; 2005.
48. Manghat NE, Rachapalli V, Van Lingen R, et al. Imaging the heart valves using ECG-gated 64-detector row cardiac CT. *Br J Radiol*. 2008;81(964):275–290.
49. Warnes CA, Williams RG, Bashore TM, et al. ACC/AHA 2008 Guidelines for the Management of Adults with Congenital Heart Disease: a report of the American College of Cardiology/American Heart Association Task Force on Practice Guidelines (writing committee to develop guidelines on the management of adults with congenital heart disease). *Circulation*. 2008;118(23):e714–e833.
50. Lurz P, Bonhoeffer P, Taylor AM. Percutaneous pulmonary valve implantation: an update. *Expert Rev Cardiovasc Ther*. 2009;7(7):823–833.
51. Bonhoeffer P, Boudjemline Y, Qureshi SA, et al. Percutaneous insertion of the pulmonary valve. *J Am Coll Cardiol*. 2002;39(10):1664–1669.

4章
インターベンション治療医のための心腔内の解剖学

　インターベンション治療分野の中でも，先天性および後天性SHDの患者に対する経カテーテル的治療は近年長足の進歩をとげた．新しいデバイス（閉鎖栓，経カテーテル的弁留置，クリップ，その他）と独自の留置用カテーテルが開発され，さらに心血管解剖を3次元的に明瞭に可視化できる非侵襲性画像診断の進歩と相まって，インターベンション医は，これまで外科的治療が主流であったさまざまな種類の構造的心臓疾患を治療する機会を得ることとなった．その結果としてインターベンション治療医は，心腔と弁および周囲の脈管構造との空間的位置関係を含めた心血管系の解剖について，これまで以上に理解を深めていかなければならなくなっている．

　この章では，左右の心房，左心耳，心房中隔と左右の心室の主要な解剖学的特徴と主要な他の構造物との位置関係など，全般的な解剖学的構造を概説する．解剖学的構造を描出するための詳細な画像診断の解説は，この章では扱わず他項に委ねることとする．

心臓構造の各名称と位置関係

　古典的に人体の構造物は，対象が直立して験者に相対峙した時の相対的な位置関係から命名される（図4-1）．空間的位置関係は，矢状断面，冠状断面，水平断面の3つの直角平面に基づいて説明される．矢状断面では，構造物は前方に位置する（胸骨により近い）か，後方である（脊椎により近い）と示される．冠状断面では，構造物は中心線または中心平面に対して内側であるか外側である

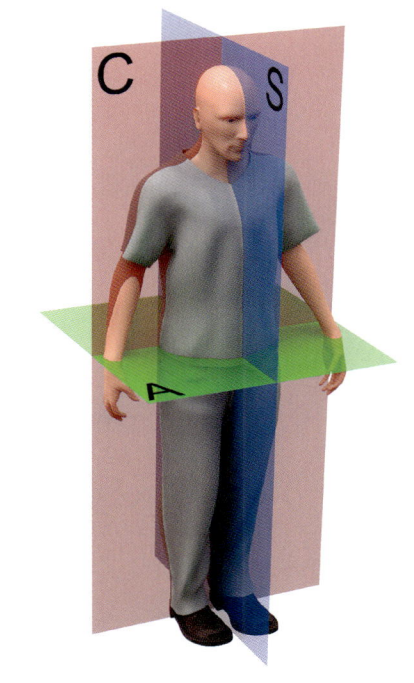

図4-1　従来の解剖学的空間用語
A：水平断面，C：冠状断面，S：矢状断面

と示され，さらに上方（頭部により近い）あるいは，下方（足により近い）に位置しているかが示される．

　人体の中での位置関係に基づいた適切な命名法が重要であることは明らかであるが，心臓を取り出して検討していると（多くの解剖学者と病理学者がそうしてきたわけであるが），その重要性は忘れ去られてきたといえる．その代わりに，あたかも心臓が心尖部を頂点にして，その長軸は矢状断面および冠状断面に沿って立っているかのように考える．心臓解剖の理解としては誤った『バレ

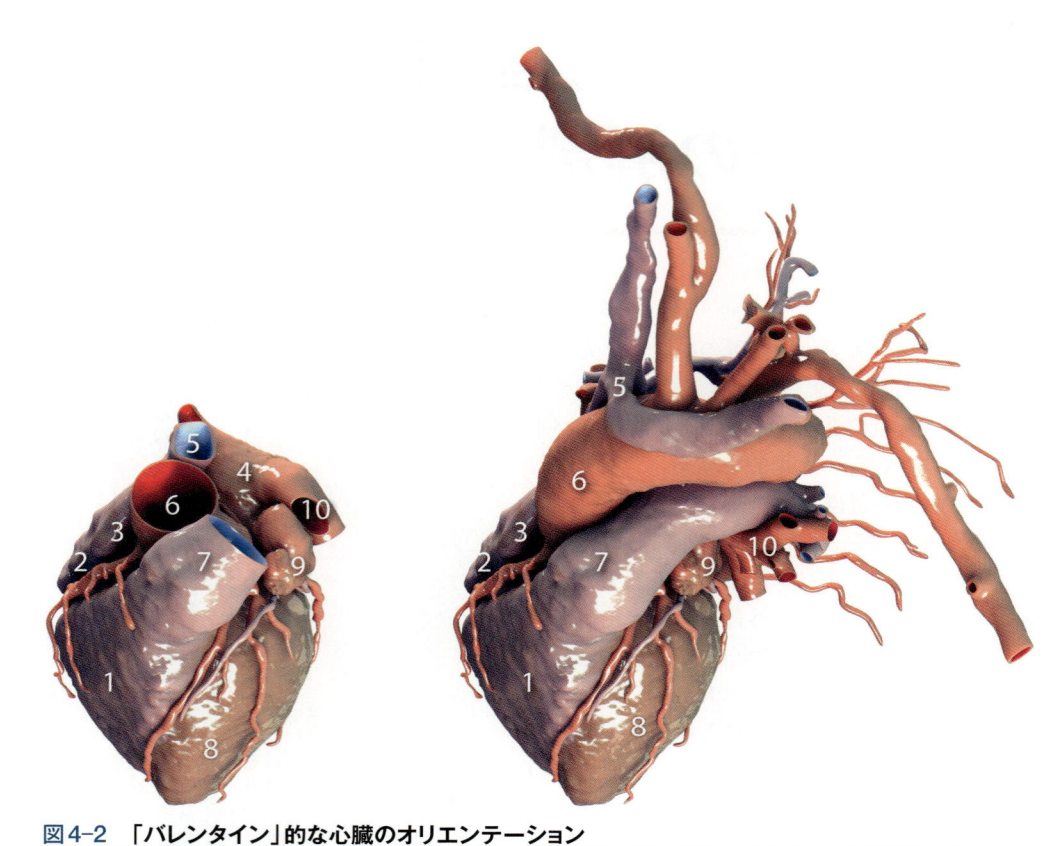

図4-2 「バレンタイン」的な心臓のオリエンテーション

1：右心室，2：右心房，3：右心耳，4：左心房，5：上大静脈，6：大動脈，7：肺動脈，8：左心室，9：左心耳，10：左上肺静脈

ンタイン』アプローチが一般的に採用されてきた。『バレンタイン』的心臓では，右心房と右心室は右に位置するが，左心房と左心室は左に位置する（図4-2）。しかしながらすべてのインターベンション治療医は，生体内ではこのバレンタイン的位置関係が基本的に不正確であるということを知っている。むしろ，人間の心臓は回転しており，かつ心尖部への軸は左方に向いている。したがって，正面から（前後方向に）見た時には，右心腔は左心腔に覆いかぶさっており，心房腔は心室腔に対しては右側後方に位置する（図4-3）。心臓解剖に関する本総説において，時に厳密には正しくない用語の使い方（左，右など）をすることがあるが[1]，可能な限り真実に近い表現で心臓構造を解説していくように努める。

左右の心房

正しい表現をすれば，左右という心房の名前は決して正確ではない。生体内での右心房は左心房の右方かつ前方に位置し，正面から見ると左心房はほぼ見ることができない（図4-4）。2つの心房の基本的な解剖学的な構成要素は同じであり，房室弁（三尖弁と僧帽弁）に連続する静脈部分，心耳，前庭からなる。しかしながら左右の心房は心房自体の構造と形態が大きく異なる。

1. 右心房　Right Atrium

右心房の静脈系構成要素は上大静脈（superior vena cava：SVC）と下大静脈（inferior vena cava：IVC）から成り，それらは鈍角に右心房に

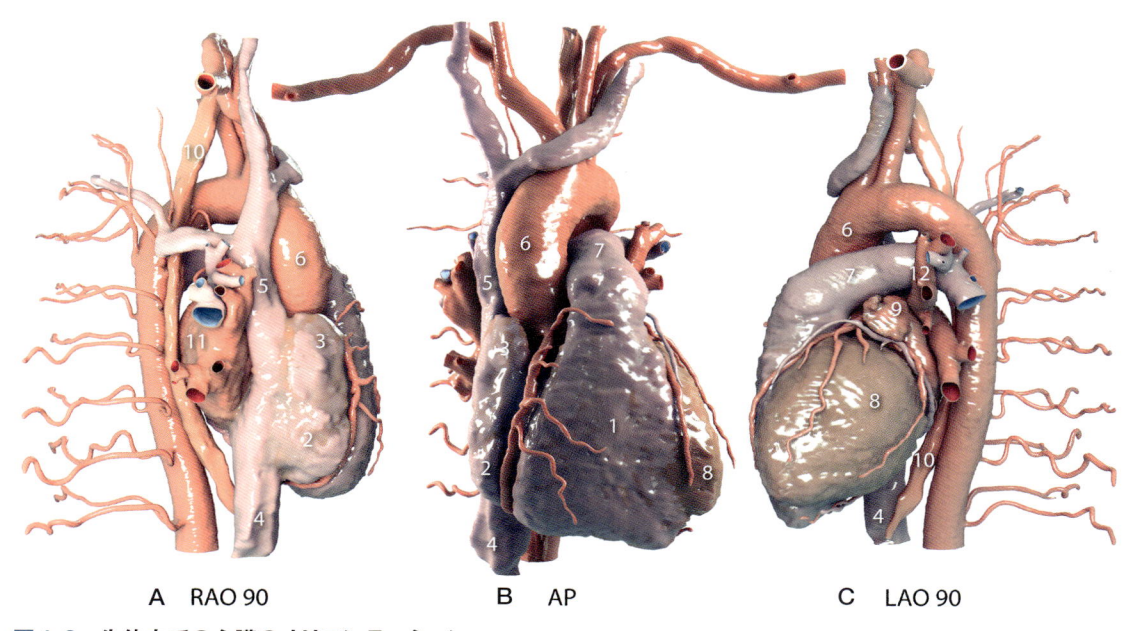

4 章　インターベンション治療医のための心腔内の解剖学　53

図4-3　生体内での心臓のオリエンテーション

A：右前斜位（RAO）90度，B：前後，C：左前斜位（LAO）90度
1：右心室，2：右心房，3：右心耳，4：下大静脈，5：上大静脈，6：大動脈，7：肺動脈，8：左心室，9：左心耳，10：食道，11：左心房，12：左上肺静脈

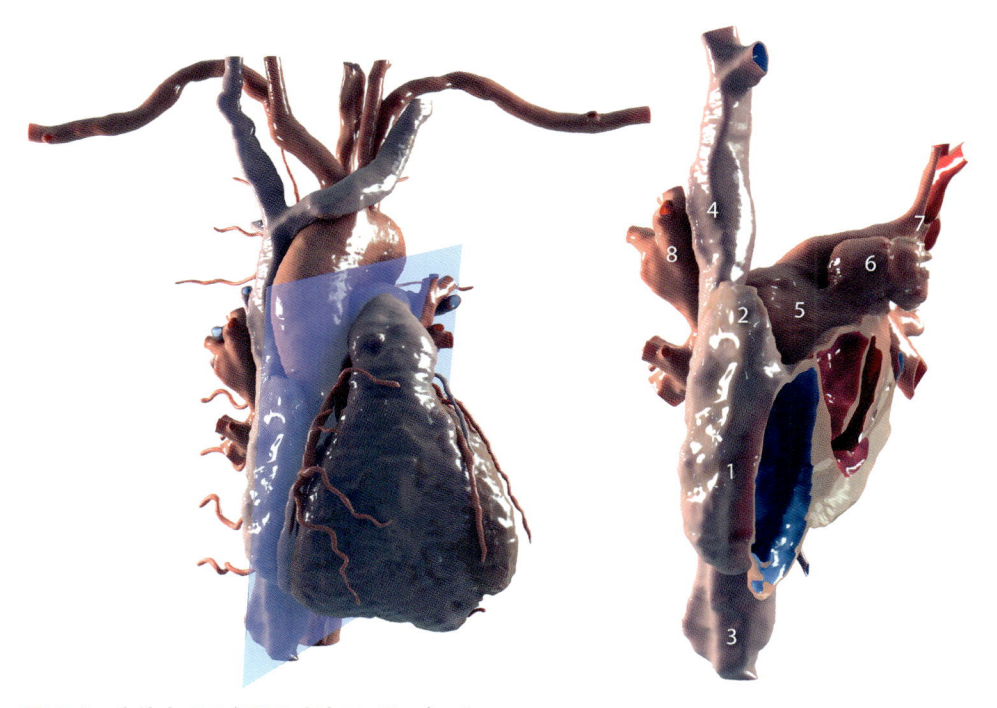

図4-4　生体内での心房のオリエンテーション

右心房は，左心房に対して右側前方に位置する。
1：右心房，2：右心耳，3：下大静脈，4：上大静脈，5：左心房，6：左心耳，7：左上肺静脈，8：右上肺静脈

つながる。上大静脈は下大静脈に対してわずかに前方に位置する。下大静脈への入口にはユースタキオ弁があり、線維性または筋線維性三角形の皮弁が下大静脈入口外側部から心房組織の隆起へと伸びており、下大静脈と冠静脈同を隔てている（洞中隔またはユースタキオ稜）。ヒトのユースタキオ弁はさまざまな形態を呈する。ほとんどないものから非常に大きいもの、筋性から膜性、明瞭に固定されるものからレース様のキアリ網のようなものまでさまざまである[2]。下大静脈開口部と同様に、冠状静脈洞の右心房への入口はテベシウス弁によって保護されている。テベシウス弁は、小さい三日月上のしばしば小孔をもつフラップといわれるが、ユースタキオ弁と同様に、さまざまな形態を呈することがある[3]。患者によっては、テベシウス弁は大きく広範囲に突出しており、カテーテルやペーシングリードを冠状静脈洞に留置する際の妨げとなる。ユースタキオ弁とテベシウス弁は一塊となってTodaro索に連続しており、解剖学的には右心房の後壁に沿ってユースタキオ隆起に連なっていく（図4-5）。

右心房の大きな特徴は、右心房前壁のほとんどを占める大きな右心耳である。右心房は三角形で前方口突出し、上方から心尖部に向いている（図4-6）。

右心耳の心内膜面には、特徴的な隆起（櫛状筋）があり、これにより右心房の他の部分と明確に区別される。櫛状筋は、もう１つの右心房の特徴的所見である分界稜から始まり広がっている。

分界稜（crista terminalis）は、右心耳と表面平滑な静脈系成分の間を隔てる筋束である。

分界稜はアルファベットのＣをねじったような形をしており、心房中隔から始まり、右心房前方を通って上大静脈の入口部へとつながる。また下方へは後外側につながり最後に前方に回って下大静脈の入口部を右方向へと抜けていく（図4-7）。ここから、分界稜は下大静脈-三尖弁輪間峡部（cavotricuspid isthmus）として知られている筋束につながる。下大静脈-三尖弁輪間峡部は通常型心房性粗動の電気的回路の主要部分である。

すべての筋性隆起は前庭つまり三尖弁入口部で終わる、つまりここで心房心筋層が終わることとなる。右心房の主要な解剖学的なランドマークはコッホ（Koch）の三角であり、その境界は後方辺がTodaro索、前方辺が三尖弁中隔尖の根部、底辺が冠静脈洞開口部で形成される（図4-8）。

コッホの三角の前および後方辺の間には、房室結節とその線維束が位置する。

2. 左心房　Left Atrium

右心房には大きな右心耳に代表される解剖学的に重要ないくつかのランドマークがあるのに対し、左心房はほとんどの部分が平滑な壁構造からなっており特徴がない。左心房心筋構築についての詳細な記述は本項では割愛し、心腔の全体像についての記述に留める。注目すべき所見として、左心房の心内膜表面が平滑であるのに対して、左心房の壁内構造は著しく複雑で、多方向に重なり合う複数の心筋線維束の配列からなる。これには、1920年にPapezによって初めて報告されたBachmann束、中隔肺静脈束、中隔心房束などがある[3]。

左心房の後方の静脈系組織には肺静脈が流入する。静脈系組織と左心房への移行部では、心房の心筋線維が伸び、肺静脈内にさまざまな形で入り込んでいる。最近の画像診断技術の進歩により、肺静脈起始部の数と配列にはかなり個体差があることがわかってきたが、以前は静脈系組織は左心房に入ってくる４つの肺静脈（各肺からの２つの静脈）からなるとされていた[4]。左心房静脈部は食道のすぐ前方に位置し、その２つの間には線維性心膜しかない[5]。

左心房前庭部は左心房出口となり僧帽弁峡部を形成し、左下肺静脈の開口部と僧帽弁輪付着部の間に位置する[6]。前庭部の下半分には、左房室間溝に沿って走る冠静脈同がある。

a. 左心耳　Left Atrial Appendage

右心耳に比較して大きいわけではないが、左心

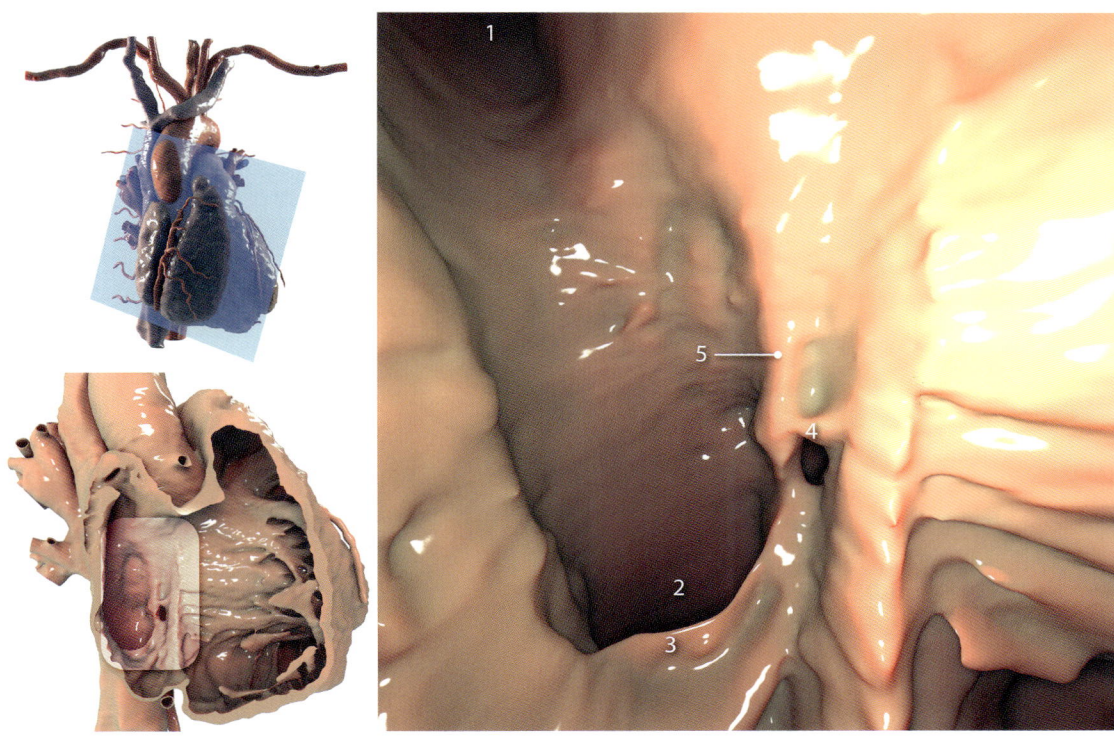

図4-5　右心房の心内膜面のランドマーク
1：上大静脈，2：下大静脈，3：ユースタキオ稜，4：テベシウス弁，5：Todaro索

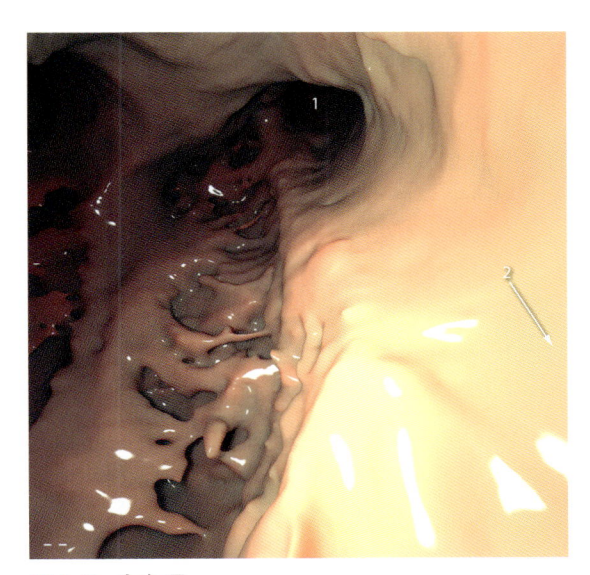

図4-6　右心耳
1：上大静脈，2：下大静脈

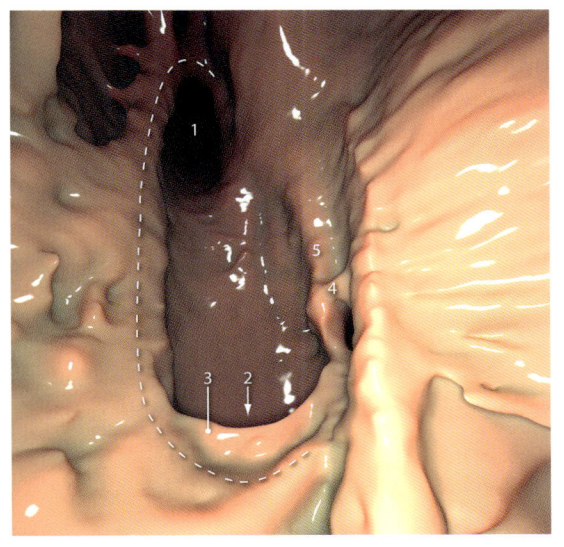

図4-7　分界稜
分界稜の境界（点線）
1：上大静脈，2：下大静脈，3：ユースタキオ稜，4：テベシウス弁，5：Todaro索

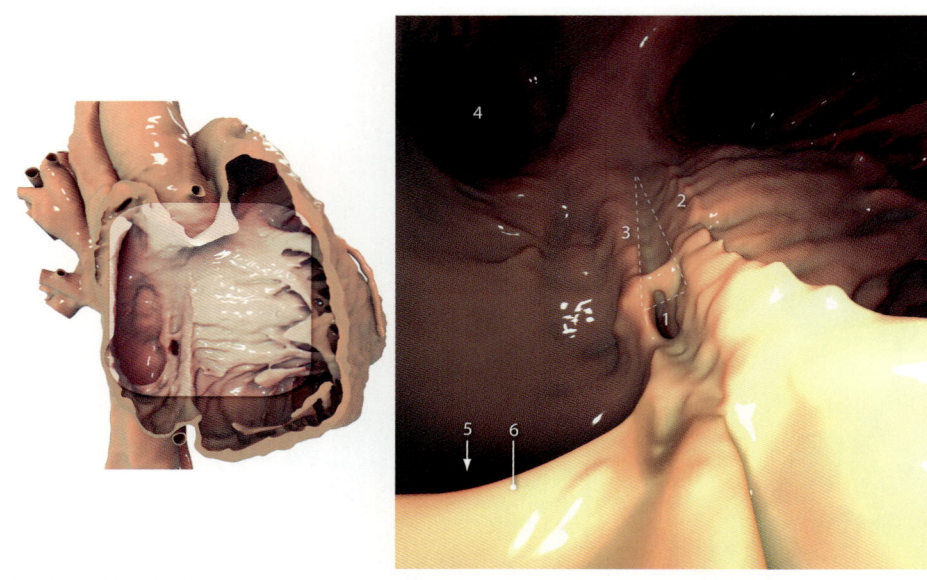

図4-8 Kochの三角形
1：冠状静脈洞入口部，2：三尖弁中隔尖，3：Todaro索，4：上大静脈，5：下大静脈，6：ユースタキオ稜

耳は臨床的には興味深い対象になる場合が多い。心房性不整脈，僧帽弁疾患患者における臨床的な塞栓イベントの90％近くが左心耳を起源とする心腔内血栓から生じるため，左心耳内血栓形成を予防する手段を見つけ出すことは数十年の間盛んに研究されてきた。長期の抗凝固療法が心房性不整脈と僧帽弁疾患患者で血栓塞栓症イベントのリスクを激減させることが示されてきたが，抗凝固療法を行うことが困難あるいは禁忌である患者も多い[7]。経カテーテル左心耳閉鎖術(図4-9)の出現により，インターベンション治療医にとって左心耳は，単に血栓形成を起こしやすい場所と考えるだけでなく，その解剖と形態をきちんと理解していかなければならない対象となった。

左心房のほとんどの部分は肺静脈が成長した結果として形成されており，内腔は平滑な心内膜表面を呈する。それに対し，左心耳はもともとの胎性期の左心房の残存である。解剖学的に左心耳は狭い基部と入口部があって，体部は長くかぎ状を呈しており，先端は下方を向いている(図4-10)。平滑な壁の左心房とは異なり，左心耳の内腔は肉柱形成と櫛状筋があり右心耳に似ている。いくつかの重要剖検での研究から，左心耳の内容積，短径，長径にはかなり大きな個体差があることが示されている[8-10]。加えて，洞調律の患者の左心耳と比較して，心房細動患者の左心耳はより入口部径が大きく内容積が多いことが確認されている[9, 11]。

生まれもった左心耳には患者間で特に心房性疾患や弁膜症では個体差があることは事実であるが，経カテーテル左心耳閉鎖術の時代においては，左心耳の全体像と解剖についていくつかの側面から見直しておく必要がある。

まず初めに，左心耳入口部の形状は一貫して楕円形であり正円でないことが示されている[12]。そうすると，実際には円形の閉塞デバイスの留置後にはその周囲に間隙が残り，入口部を完全に塞ぐことはできない。左心耳入口部を完全に閉塞できない患者には，塞栓性イベントの危険が残るという議論を呼ぶことになる[13, 14]。

第2に，剖検での研究から，約70％の左心耳はその主軸は大きく屈曲しているか，らせん形になっていることが示されている(図4-11)[9]。左心耳閉鎖デバイスを完璧に留置するには，左心耳

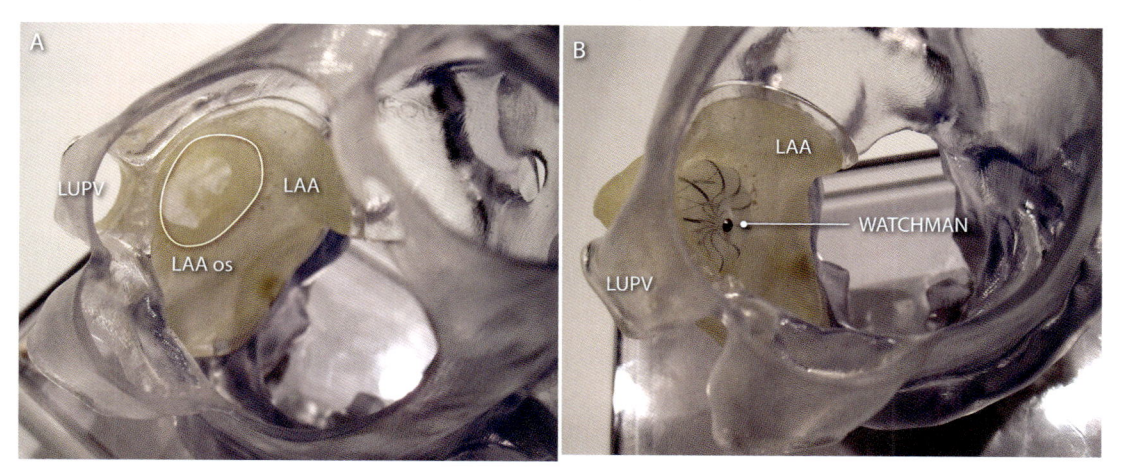

4章 インターベンション治療医のための心腔内の解剖学 57

図4-9 左心耳（LAA）閉鎖デバイス

A：左心耳モデル，B：WATCHMAN LAA Closure Device（Atritech lnc, Plymouth, MN）による左心耳閉鎖のモデル。
LUPV：左上肺静脈

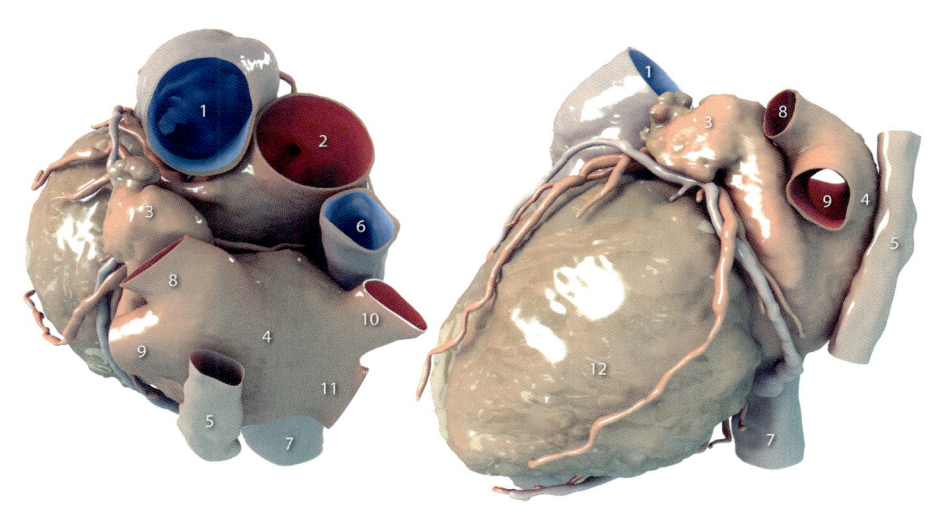

図4-10 左心耳オリエンテーションと形状

1：肺動脈，2：大動脈，3：左心耳，4：左心房，5：食道，6：上大静脈，7：下大静脈，8：左上肺静脈，9：左下肺静脈，10：右上肺静脈，11：右下肺静脈，12：左心室

の全長と入口部の直径の関係が重要な要素であると考えられてきたが[10]，実際に閉鎖デバイスを考慮する際には左心耳入口部から左心耳が大きく曲がる点までの距離が問題となると考える専門家もいる[15]。

第3に，剖検での研究によると，検討した左心耳検体半分以上には小さな窪みや凹みが単体あるいは集簇して存在している[10]。おそらくさらに重要なことは，これらの窪みの中の心房壁厚はしばしばとても薄く，左心耳の中ワイヤーやカテーテルを挿入していく際の穿孔のリスクが高いといえる。

最後に，経カテーテル閉鎖のオプションを考慮する時には，左心耳と周囲組織との空間的位置関係を注意深く理解することが最も重要となる。例えば，さまざまな左心耳閉鎖デバイスの臨床試

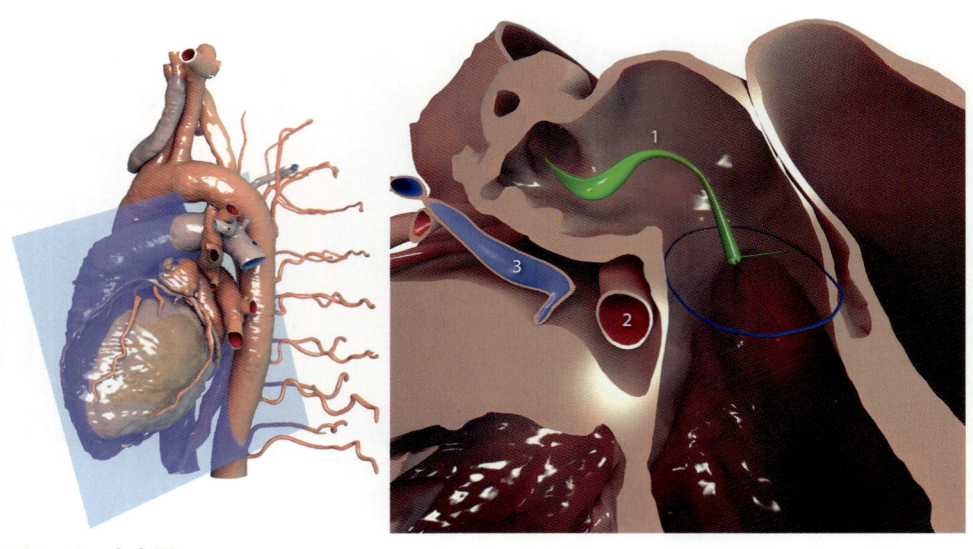

図4-11　左心耳
1：屈曲した/らせん形の主軸（カメラからの視点で中央線は手前に来れば太く誇張した），冠動脈回旋枝に対する左心耳の位置関係と大心臓静脈，2：回旋枝，3：大心臓静脈

験[16-18]では，留置後の肺静脈流入部や僧帽弁の損傷は認めなかったが，特に左心耳閉鎖デバイスが入口部より20〜40%大きい場合，埋め込み後に左冠動脈前下行枝，回旋枝や大心臓静脈などの他の周囲の構造物が障害を受ける可能性がある（図4-11）[10]。さらに，左心耳閉鎖デバイスを心外膜アプローチで留置する時，左心耳直上の心囊に沿って左横隔神経が走行している場合はそれを損傷するリスクがある[19]。

心房中隔　Atrial Septum

心房中隔は心内構造として主要な研究対象であり，またしばしば論争の対象であり続けている[20-26]。心房中隔の内腔表面は右心房側で特徴的な所見を示すが，左心房側面は特色のない形態を示す。本来の心房中隔（1次中隔）は，卵円窩底部と前下方辺の筋性の縁部分からなり，"flap valve"様である。その境界部はコッホ（図4-8）の三角に連続している[3,27]。

心房中隔のほとんどは，卵円窩の上方，後方，前方縁の大部分とともに（主筋性縁すなわち卵円窩縁を含めて），心房壁が折り重なって構成しており胎生期の2次中隔から成る（図4-12）。卵円窩の領域はその上縁から上大静脈の開口部につながっており，右心房壁の陥入によって形成され，心外の脂肪組織で満たされている。卵円窩の上縁は，わずかに突出している縁（卵円窩縁）によって形成される。卵円窩の上方，前方に位置する心房中隔壁は，直接大動脈（左心房ではなく）の上にのっており，大動脈庭（図4-12）として知られている[28]。

卵円窩底1次中隔のflap valve，2次中隔，卵円窩付縁は，すべてそれぞれの厚さがさまざまに異なる。卵円窩付縁はかなり突出していることが多く，インターベンション治療医はカテーテルの先端が卵円窩のフラップ弁内に落ちる時に「ジャンプ」したように感じたり見えたりする。flap valve自体は通常薄く（約2 mm），余剰部分があるために，時に心周期に応じて瘤状の形態を示すことがある[28]。

左心房圧が右心房圧を上回っている限り，1次中隔のflap valveは閉じられており，これが縁に完全に癒着したところで，卵円窩の閉鎖が完了す

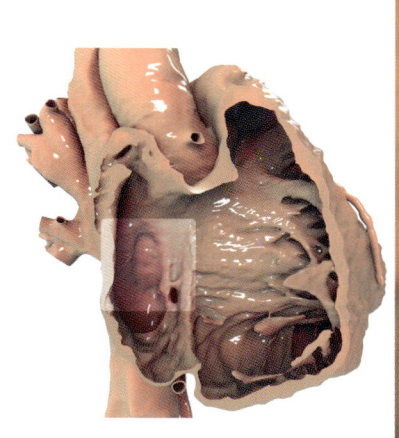

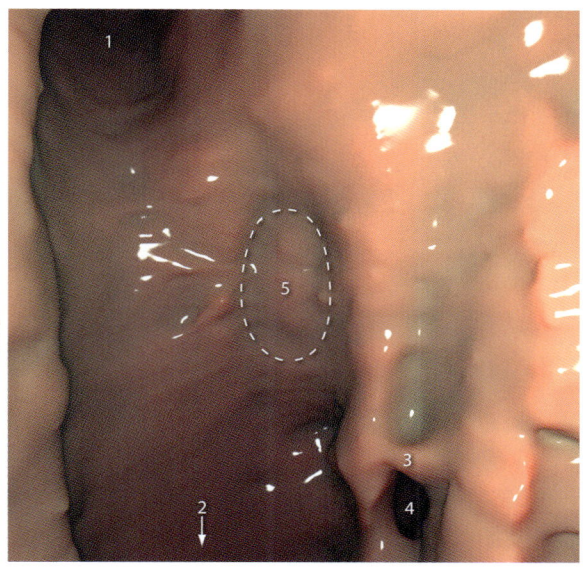

図4-12　心房中隔

1：上大静脈，2：下大静脈，3：テベシウス弁，4：冠状静脈洞入口部，5：卵円窩

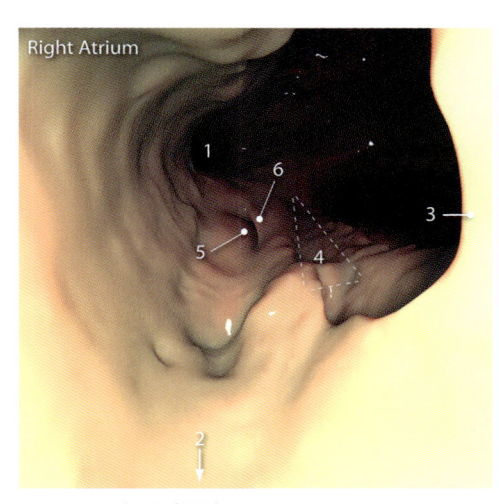

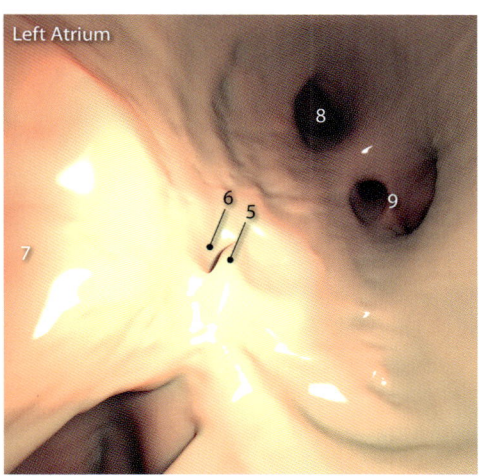

図4-13　卵円孔開存

1：上大静脈，2：下大静脈，3：ユースタキオ稜，4：Kochの三角形，5：septum primum，6：2次中隔，7：僧帽弁，8：右上肺静脈，9：右下肺静脈

る。人口の約25〜30％において，1次中隔と2次中隔の接着が不完全で，卵円窩開存（卵円孔開存）となり，奇異性塞栓を起こす経路と考えられている（図4-13）[22]。

右心室　Right Ventricle

　長年にわたり，右心室は左心室に比べてその重要性が見過ごされてきた。その結果，左室機能と臨床転帰に対する相関は広く研究対象であったにもかかわらず，右心室は同じレベルで研究されて

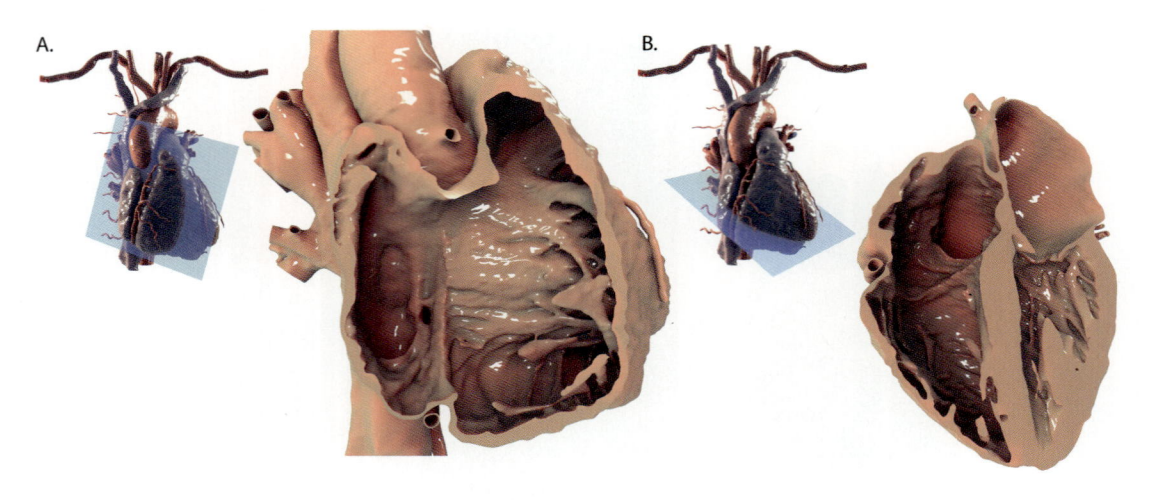

図4-14 右心室
A：側断面，B：横断面

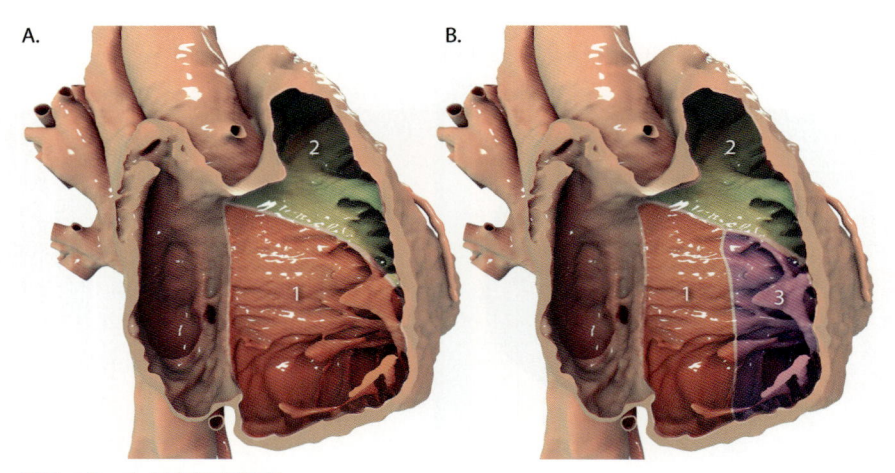

図4-15 右心室構成要素
A：2腔論，B：3腔論
1：流入部，2：漏斗部／流出路，3：心尖肉柱部

はこなかった。しかしながら，近年，SHD，特に先天性心疾患への関心が高くなり，そこでは右心室が関わる疾患が多くなるため，右心室の解剖と形態を再評価する気運が高まってきた[29]。

正常な心臓において，右心室は胸骨後部に位置する。心臓の中では最も前方にある構造物である。右心室は横から見ると三角形であり（図4-14A），横断面は三日月形の形状を呈する（図4-14B）[30]。形態学的に右心室を左心室と比較す ると，肉柱（trabeculae）が顕著であること，心筋壁が薄いこと，中隔縁柱が存在すること，三尖弁と肺動脈弁の間の線維組織の連続性がないことで区別される[31]。

これまで，右心室は，洞部（流入路）と円錐部（漏斗/流出路）の2つの構成要素（図4-15A）に分けて論じられてきた[30]。一方，3つに分ける概念（図4-15B）も提唱されており，右心室を流入部，心尖肉柱部，流出路に分けて考え[32]，これは先天

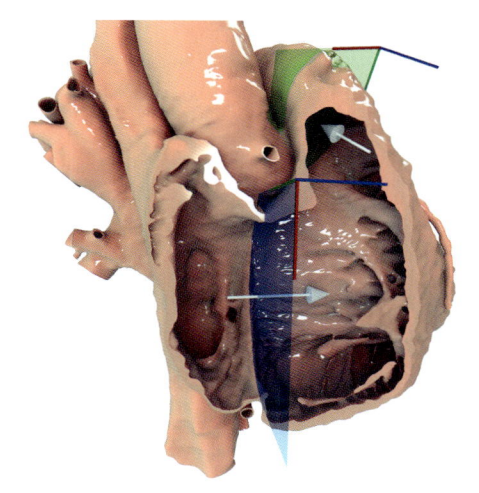

図4-16　右室流入路と流出路
1方向性の血液を示している。

性奇形の心臓を理解，分析する際に有用な場合がある。心尖肉柱部は，形態的に右心室が左心室と異なる点であり（心臓全体の中での内腔の位置関係は除いて），先天性心奇形患者の解剖を明らかにするための重要なポイントとなる。2つの構成要素で右室を説明する場合，心尖肉柱部は右心室流入路に含まれる。前述のように，形態的に右心室の心尖部に認められる筋性の肉柱形成は，左心室で見られる微細な十字模様の肉柱よりもはるかに粗くごつごつとしている[33]。

右心室の流入路部分は，房室接合部から三尖弁にわたる。すなわち三尖弁の折り返し部から乳頭筋付着部までの部位である（図4-15）。三尖弁の解剖を詳しく解説することはこの項では避けるが，三尖弁の3つの弁尖（中隔尖，前尖，後尖）は乳頭筋によって支持されており，数と配列が一定していないことが僧帽弁に対する乳頭筋支持構造と異なり，区別される。

三尖弁と肺動脈弁とは垂直になっており，右心室の流入路と流出路は90度の位置関係にある（図4-16）[34]。肺動脈弁と三尖弁の間には室上稜の心室漏斗部の折り返し部があり，それは右心室流出路の肺動脈下漏斗部につながっている。右心室の前上方の壁は肺動脈下漏斗部までであり，肺動脈弁に連続している（図4-17）[33]。この漏斗部は肺動脈弁を心室中隔から持ち上げる形になっており，肺動脈弁はRoss手術の際には自家移植片として肺動脈弁全体を切り出すことになるため，肺動脈弁と肺動脈下漏斗部の関係をきちんと把握することは重要である[35]。

左心室　Left Ventricle

正常な左心室形状は，長軸方向に基部から心尖部に向かって楕円形を呈している[34]。簡単にいえば，左心室はその基部が最も短軸径が大きく，心尖部が最も細くなる円錐形状で，右心室が回りを取り囲む構造となる[36]。前面像から見ると，左心室の大部分は右心室の下に隠れている。左心室心内膜表面は，心室の心尖部側1/3には細い筋束が張り巡らされている（肉柱形成）のが特徴的である。また，左室流出路（LVOT）は前上方，後下方と後壁側には厚い筋束が並んでいるが，左室流出路の中隔壁の内腔面は比較的平滑である。

右心室と同様に，左心室も入口部（僧帽弁）と流出部（大動脈弁）をもち，それらは連続している。右心室では入口部と流出部が90度の位置関係にあり，筋層の集簇部が最終的に肺動脈弁下漏斗部を形成している。それと異なり，左心室の入口部と流出部の角度はわずか30度しかなく，薄い膜性部（僧帽弁前尖）によってのみ隔てられており，基本的に互いに重なり合っている（図4-18）。このように，右心室の血流が基本的に1方向性であるのに対して，左心室では血流は基本的に流出路と同じ方向にある入口部から入って流出路へと出ていれば，双方向性を示す（僧帽弁から垂直に左心室腔へ血液は流入し，同じ垂直軸上を反対のベクトルで大動脈弁へと出ていく）（図4-19）。そのような双方向性の血流を発生させるために，120 mmHgを上回る収縮期血圧が必要となるわけである[34]。

ラピッドプロトタイピング

歴史的に，剖検から保存された心臓を用いて学

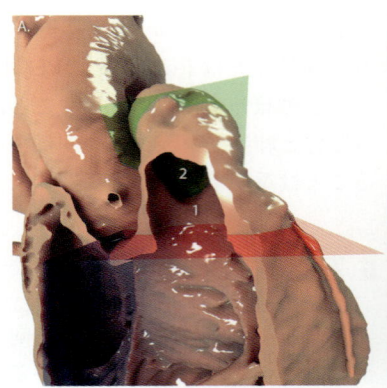

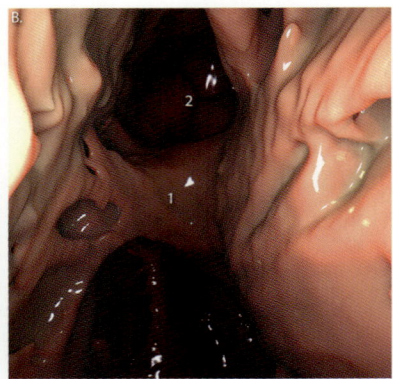

図4-17　右室流出路の肺動脈弁下漏斗部
1：肺動脈弁下漏斗部，2：肺動脈弁

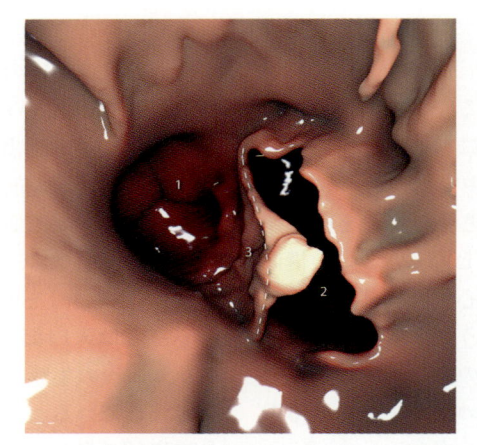

図4-18　左室流入部（僧帽弁）と流出路（大動脈弁）
僧帽弁前尖によって分けられる。
1：大動脈弁，2：僧帽弁，3：僧帽弁前尖

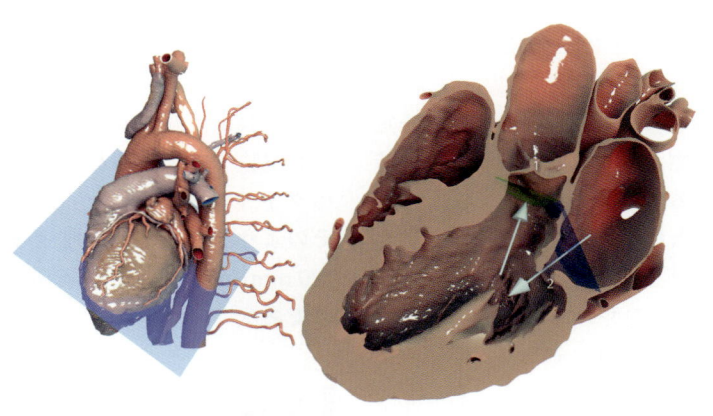

図4-19　左心室を通過する2方向性の血流
1：大動脈弁，2：僧帽弁

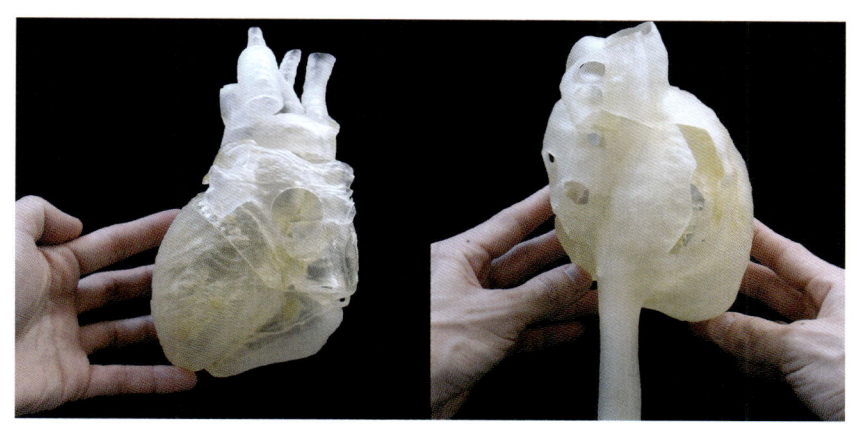

図4-20 ラピッドプロトタイピングによる心臓の3D物理モデル

生と医師は心臓解剖学を学んできた。

今なお，マクロ病理標本は，新しい手術手技を模索している医師に数多くのアイデアを提供している。しかしながら実際には，剖検標本や心臓病理学者が臨床医の近くにいることはほとんどない。さらに，それらの病理標本は虚脱していることが多く，生体内での本当の3次元的位置関係を正確にイメージしにくい。インターベンション治療医は，外科医が3次元的解剖を直視するのと同様に3次元的に心臓解剖を評価する手法を見出すために努力してきた。2次元(2D)画像診断法〔例えば，超音波心臓検査，透視，コンピューター断層撮影(CT)と磁気共鳴映像法(MRI)〕が広く用いられ臨床的価値が高いことは否定できないが，SHDにおける複雑な3次元の空間的位置関係明確に示すには限界がある。やはり，医師は2D画像を再構成して，できるだけ実物に近い3Dの位置関係を頭の中で描かざるを得ない。コンピュータ・グラフィックスによる「3次元再構成」は3Dで解剖の全体像を見せることに貢献したが，進歩してもなおリアリズムが欠如しており，触れてわかるほどにはならない。

ラピッドプロトタイピングとは，2D画像を処理して3D物理モデルにして示す手法であるが，SHDの教育と治療において，インターベンション治療医に心臓の複雑な解剖と空間的位置関係をより明瞭に理解し得る機会を与えてくれる(図4-20)[37]。加えて，3D物理モデルはこれまで医療で用いられてきた画像診断と実際の患者の解剖の間の溝を埋める有効な方法となり得る。3D物理モデルは，先天性および後天性SHDにおける複雑な解剖を生体外で明示することにより，難しい手技であるのか，成功失敗の可能性や，患者の安全と手技の成功を最大限に確保するための理想的な装置やデバイスを明らかにするのに役立つ[38]。

結語

先天性および後天性SHD患者の治療と管理は，心臓病学の中で進歩が著しい。

構造を変化させる手技や植込みデバイスなど経カテーテル的治療法は，承認済のものと開発中のものを含めて劇的に数が増えてきている。インターベンション治療医には，今までにも増して，心臓の解剖と解剖学的な位置関係についてしっかりとした基礎的知識を備えていることが要求される。それぞれの患者ごとの3D物理モデルを作成する手法や新しい技術は，非侵襲性画像診断と生体内での心臓解剖のギャップを埋めていく可能性があり，あまり目にすることができない病理標本よりも必要な知識を得るのに役立つ方法である。

そのようにして得られた知識は，インターベンション治療医が心腔の3次元空間の中で安全にカテーテル操作を行う助けになるだけでなく，新し

い経カテーテル的治療法とデバイス植込み術の利点と限界を評価するのにも役立つであろう。

文献

1. Cosio FG, Anderson RH, Kuck KH, et al. Living anatomy of the atrioventricular junctions. A guide to electrophysiologic mapping. A Consensus Statement from the Cardiac Nomenclature Study Group, Working Group of Arrhythmias, European Society of Cardiology, and the Task Force on Cardiac Nomenclature from NASPE. Circulation. 1999;100:e31–e37.
2. Ho SY, Anderson RH, Sanchez-Quintana D. Gross structure of the atriums: more than an anatomic curiosity? Pacing Clin Electrophysiol. 2002;25:342–350.
3. Ho SY, Sanchez-Quintana D. The importance of atrial structure and fibers. Clin Anat. 2009;22:52–63.
4. Kato R, Lickfett L, Meininger G, et al. Pulmonary vein anatomy in patients undergoing catheter ablation of atrial fibrillation: lessons learned by use of magnetic resonance imaging. Circulation. 2003;107:2004–2010.
5. Sanchez-Quintana D, Cabrera JA, Climent V, et al. Anatomic relations between the esophagus and left atrium and relevance for ablation of atrial fibrillation. Circulation. 2005;112:1400–1405.
6. Wittkampf FH, van Oosterhout MF, Loh P, et al. Where to draw the mitral isthmus line in catheter ablation of atrial fibrillation: histological analysis. Eur Heart J. 2005;26:689–695.
7. Al-Saady NM, Obel OA, Camm AJ. Left atrial appendage: structure, function, and role in thromboembolism. Heart. 1999;82:547–554.
8. Sharma S, Devine W, Anderson RH, et al. The determination of atrial arrangement by examination of appendage morphology in 1842 heart specimens. Br Heart J. 1988;60:227–231.
9. Ernst G, Stollberger C, Abzieher F, et al. Morphology of the left atrial appendage. Anat Rec. 1995;242:553–561.
10. Su P, McCarthy KP, Ho SY. Occluding the left atrial appendage: anatomical considerations. Heart. 2008;94:1166–1170.
11. Hara H, Virmani R, Holmes DR, Jr, et al. Is the left atrial appendage more than a simple appendage? Catheter Cardiovasc Interv. 2009;74:234–242.
12. Veinot JP, Harrity PJ, Gentile F, et al. Anatomy of the normal left atrial appendage: a quantitative study of age-related changes in 500 autopsy hearts: implications for echocardiographic examination. Circulation. 1997;96:3112–3115.
13. Zabalgoitia M, Halperin JL, Pearce LA, et al. Transesophageal echocardiographic correlates of clinical risk of thromboembolism in nonvalvular atrial fibrillation. Stroke Prevention in Atrial Fibrillation III Investigators. J Am Coll Cardiol. 1998;31:1622–1626.
14. Schneider B, Finsterer J, Stollberger C. Effects of percutaneous left atrial appendage transcatheter occlusion (PLAATO) on left atrial structure and function. J Am Coll Cardiol. 2005;45:634–635; author reply 635.
15. Ramondo A, Maiolino G, Napodano M, et al. Interventional approach to reduce thromboembolic risk in patients with atrial fibrillation ineligible for oral anticoagulation. Ital Heart J. 2005;6:414–417.
16. Ostermayer SH, Reisman M, Kramer PH, et al. Percutaneous left atrial appendage transcatheter occlusion (PLAATO system) to prevent stroke in high-risk patients with non-rheumatic atrial fibrillation: results from the international multi-center feasibility trials. J Am Coll Cardiol. 2005;46:9–14.
17. Sievert H, Lesh MD, Trepels T, et al. Percutaneous left atrial appendage transcatheter occlusion to prevent stroke in high-risk patients with atrial fibrillation: early clinical experience. Circulation. 2002;105:1887–1889.
18. Hanna IR, Kolm P, Martin R, et al. Left atrial structure and function after percutaneous left atrial appendage transcatheter occlusion (PLAATO): six-month echocardiographic follow-up. J Am Coll Cardiol. 2004;43:1868–1872.
19. Sanchez-Quintana D, Cabrera JA, Climent V, et al. How close are the phrenic nerves to cardiac structures? Implications for cardiac interventionalists. J Cardiovasc Electrophysiol. 2005;16:309–313.
20. Butera G, Biondi-Zoccai GG, Carminati M, et al. Systematic review and meta-analysis of currently available clinical evidence on migraine and patent foramen ovale percutaneous closure: much ado about nothing? Catheter Cardiovasc Interv. 2010;75:494–504.
21. Butera G, Agostoni E, Biondi-Zoccai G, et al. Migraine, stroke and patent foramen ovale: a dangerous trio? J Cardiovasc Med (Hagerstown) 2008;9:233–238.
22. Kim MS, Klein AJ, Carroll JD. Transcatheter closure of intracardiac defects in adults. J Interv Cardiol. 2007;20:524–545.
23. Rao PS. FOCUS: Atrial septal defects. Structural heart disease in adults. J Invasive Cardiol. 2009;21:A6, A9–A10.
24. Rao PS. When and how should atrial septal defects be closed in adults? J Invasive Cardiol. 2009;21:76–82.
25. Carroll JD. Migraine Intervention With STARFlex Technology trial: a controversial trial of migraine and patent foramen ovale closure. Circulation. 2008;117:1358–1360.
26. Carroll JD. Double standards in the world of ASD and PFO management: closure for paradoxical embolism. Catheter Cardiovasc Interv. 2009;74:1070–1071.
27. Anderson RH, Cook AC. The structure and components of the atrial chambers. Europace. 2007;9 (suppl 6):vi3–vi9.
28. Tzeis S, Andrikopoulos G, Deisenhofer I, et al. Transseptal catheterization: considerations and caveats. Pacing Clin Electrophysiol. 2010;33:231–242.
29. Davlouros PA, Niwa K, Webb G, et al. The right ventricle in congenital heart disease. Heart. 2006; 92 (suppl 1):i27–i38.
30. Haddad F, Couture P, Tousignant C, et al. The right ventricle in cardiac surgery, a perioperative perspective: I. Anatomy, physiology, and assessment. Anesth Analg. 2009;108:407–421.
31. Sheehan F, Redington A. The right ventricle: anatomy, physiology and clinical imaging. Heart. 2008;94:1510–1515.

32. Goor DA, Lillehei CW. *Congenital Malformations of the Heart*. 1st ed. New York: Grune and Stratton; 1975.
33. Ho SY, Nihoyannopoulos P. Anatomy, echocardiography, and normal right ventricular dimensions. *Heart*. 2006;92(suppl 1):i2–i13.
34. Adhyapak SM, Parachuri VR. Architecture of the left ventricle: insights for optimal surgical ventricular restoration. *Heart Fail Rev*. 2010;15:73–83.
35. Gonzalez-Lavin L, Geens M, Ross DN. Pulmonary valve autograft for aortic valve replacement. *J Thorac Cardiovasc Surg*. 1970;60:322–330.
36. Ho SY. Anatomy and myoarchitecture of the left ventricular wall in normal and in disease. *Eur J Echocardiogr*. 2009;10:iii3–iii7.
37. Kim MS, Hansgen AR, Wink O, et al. Rapid prototyping: a new tool in understanding and treating structural heart disease. *Circulation*. 2008;117:2388–2394.
38. Kim MS, Hansgen AR, Carroll JD. Use of rapid prototyping in the care of patients with structural heart disease. *Trends Cardiovasc Med*. 2008;18:210–216.

5章

SHDにおける心臓CT/MRIによる術前評価と適応

　最近，SHDインターベンションの適応は拡大されており，その理由は経皮的デバイスの進歩と患者予後の改善によるものと考えられる。この背景には，新しいデバイスの誕生はもちろん，進歩した心臓イメージングや手技中の新しいガイド方法が合わさってもたらされてきたものである。SHDインターベンションのような複雑な手技を実施する際には，インターベンション治療医，画像診断の専門医，エコーの専門家を合わせた，よいチームの形成が重要である。進歩したテクニックを用いた3Dイメージングを駆使するイメージング・スペシャリストの経験に，インターベンション治療医の卓越した技術が加わって初めて良好な結果がもたらされる。なかでも，SHDインターベンションに適した患者を選択することこそが，最も重要な部分であるといえよう。現在，新たな非侵襲的イメージングの技術的進歩が，従来の心エコーから得られる知見を向上させつつある。

　本章では，SHDに関連した心臓MRIならびにCTを用いたイメージングについて述べていく。特に，これらのテクノロジーを術前評価，術中でのガイド，術後評価に用いた場合のポイントについて記載していく[1-3]。

▍進歩した心臓イメージング法

　心臓イメージングは，心エコーのデータを補完することと，心臓カテーテル検査を減らすことを目的として進歩してきた。心エコーは依然としてSHDのスクリーニングに最も汎用されている安全な検査である。心エコーは高い時間分解能，空間分解能を併せ持っており，ドプラ法では心臓内の流速の測定を正確に行うことができる。医師も心エコーから得られる情報に精通している。しかしながら，特殊な断面の描出や心血管構造との関連についての情報は，通常の心エコーでは十分に得ることはできない。経食道心エコーを用いた3Dイメージングの進歩は目覚しいものの，断層を容量的に評価できるイメージング法（MRI，CT）は目的とする部位の容積の評価や解剖学的な構造理解に役立つ[4]。

　心内構造をより高度に理解し，かつ全体像と併せて周囲の構造物と3次元的な関係を描出することこそが，MRIやCTのような断層法の強みである。SHDインターベンションの治療プログラムには，最先端の心臓イメージングが必要とされている。MRIは1.5ないし3テスラのスキャナーで，少なくとも傾斜磁場強度が40 mT/m，傾斜磁場スルーレートが150 mT/m/msが必要である。さらに，成人から小児まで適したマルチチャンネル・フェーズアレイ・コイルを要する。同様に，CTは64列以上で，400 m秒以下のガントリー回転速度で，レトロスペクティブまたはプロスペクティブゲートが可能なスキャナーが必要である[5]。2Dないし3Dイメージングにて動画で評価するためには，相応のメモリーとスピードの速いワークステーションも必須である。また，細かな構造や外科手術後の把握，欠損孔の描出のためには，高性能のコンピュータを要する。こういったデータを素早く処理するため，専用の4Dワークステーションも必要である[5]。

1. 心臓 MRI

　心臓 MRI（CMRI）は，SHD の患者を的確に評価するために重要な検査の1つである。循環器疾患患者の評価のためには，通常，4種類のパルスシークエンスを主に用いる[5,6]。T1 強調画像は磁場（すなわち磁場の大きさ）に対する組織や血液の反応を反映するのに対して，T2 強調画像は局所の組織固有の磁気効果（すなわち，脂肪や水，その他の組織に含まれるプロトン）に依存し，さまざまな画像上の信号強度となって表される。実際に用いられるシークエンスもこれらの特徴を反映しており，撮像シークエンスは，①bright-blood シネ法，②dark-blood T2 強調画像，③位相コントラスト法（PC法），④MR angiography（MRA）の4つに分類される。心臓の動きによる画像の不良化を防ぐために，心同期が必要である。呼吸による画像の乱れを防ぐために，呼吸同期も一般的に使用される。成人では呼吸停止も可能であるが，若年者や小児では難しい。そのため，より高画質な画像を得るために，吸気でも呼気でも呼吸変動を平均化する自動調整法が開発されている[7]。

　心臓 MRI は，①スカウト/位置決め軸位断，②長軸方向の位置決め，③心機能評価，④組織性状診断，⑤位相コントラスト法（PC法）でのシャントや血流評価，⑥心筋血流/灌流，⑦MR angiography からなる。

　心機能や心容積や駆出率の定量化には，シネモードで表示される bright-blood シネ法が用いられる。心室内や血管腔内は，定常状態自由歳差運動法（SSFP法）を用いることにより高信号で示される（図 5-1）。この SSFP 法の画像は T2 強調像であり，gradient-recall echo（GRE）法とは異なる。SSFP 法はコントラストにより優れており，流入効果に影響されにくい。シネ画像は心臓軸に併せて撮像され，心臓解剖や心臓の物理的な動きの評価も可能である。

　dark-blood T2 強調画像は，ある位相での心筋や血管壁を高信号，内腔を呈信号で示した画像である。コントラスト-雑音比を改善するために，

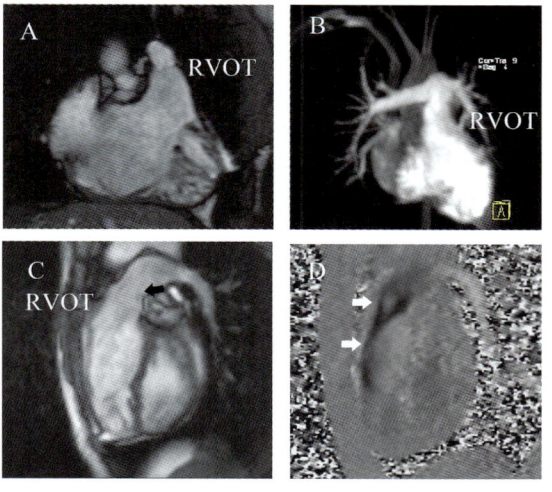

図 5-1　右室を描出した心臓 MRI（CMRI）画像

（**A**）steady-state free precession（SSFP）法，（**B**）MR angiography，（**C**）magnitude，（**D**）phase-contrast 法。これらのシークエンスによって経皮的肺動脈弁置換術の際に重要な右室の機能的特徴を規定することができる。白矢印は肺動脈弁逆流症による逆流ジェットを示している。RVOT：右室流出路

呼吸停止と同時に double-inversion recovery 法（DIR 法）が用いられる。dark-blood T2 強調画像は，形態の評価，組織の状態やさまざまな心血管の関係を評価するのに有用である。この方法の限界は，限られた時間的情報にある。inversion pulse がもう1回追加されることにより，液体の信号特性を表すことができ，浮腫と脂肪や周囲組織との区別が可能となる。これは，感染や梗塞が急性期であるかの評価に重要である。

　MR angiography には，造影法と非造影法とがある。造影 MRA は高解像度の画像が可能であるが，等方性のボクセルではないため，CT angiography と比較すると解像度が落ち，SHD 患者では重要な薄い構造物や非常に細い管腔を評価するには限界がある。MRA は，多断面再構成法（MPR 法）が可能な 3D データである（図 5-1B）[7]。一般的に造影 MRA は心同期ではなく，心臓の評価よりも大動脈や肺動脈の評価に用いられる。0.1～0.2 mmol/kg（約 20～30 mL）のガドリニウム製剤を必要とし，多くの場合は安全に使用可能である

が，急性腎不全や重症腎不全の患者には禁忌である。腎不全患者に投与する際には，腎性全身性線維症（nephrogenic systemic fibrosis：NSF）の可能性もまれではあるが忘れてはならない。そのため，GFRが30mL/分以下の患者には使用すべきではないとされる[8]。非造影MRAは，心同期，3D，navigator-echo法を用いた，SSFP法である。

phase-contrast法は，ドプラ超音波画像に似た量的なvelocity mapping画像を得ることができ，逆流の程度を定量化するのに非常に役立つ。Qp/Qs計算は，弁周囲の漏れやシャントを示すことができる。先天性心疾患に対しては，ベルヌーイ方程式により血流の速さから概算して，血流や圧を定量化することができる。血流を計測するためには，血管の横断面と血流の交差面とが映し出されるような血管と直行した断面を用いる。総血流量は，一定の厚みをもったスライス面を通過した血流量の合計により計算され，その絶対量が求められる。このことから，心拍出量，シャント率，弁逆流が定量化可能となる[9]。

2. 心臓CT

超高速CTでは，時間分解能が約50ms/frameとなり，心房内シャントが同定できるようになった。さらに速いガントリースピードや検出器の多列化，デュアルソースなどは，空間分解能，時間分解能をともに改善させることにより，マルチスライスCTをSHDインターベンションに応用できるようになってきた。SHDのような微細な構造を描出するには，最低でも40～64列は必要であり，新しい256ないし320列のほうが1～4心拍で情報を得ることができ有用性が高い。64列ないしそれ以上の検出器で，かつガントリースピードが420ms以上，管電圧が80-100-120kV，管電流が800mAであることなどが必要である。

マルチフェーズの造影剤注入器の装備と高濃度造影剤（Isovue 370mg/mL）によって画質の向上が得られるので，微細な構造（atrial baffles, paravalvular leak, 大血管の起始部）の描出には必要である。高いflow rateやmultiphaseの造影剤注入により造影のアーチファクトを最小限にし，異なる心腔の造影濃度を達成することができる。心腔を十分に造影し，かつ上大静脈から生じるビーム-ハードニング・アーチファクトを緩和するためには，速い造影剤注入と生理食塩水注入によるウオッシュアウトが必要となる。心腔や構造ごとの造影濃度の違いをつくることが，SHDの正確な評価には重要である[10-13]。理想的な心腔の造影濃度とするためには，注入スピードや造影剤の比率を工夫して，造影剤を薄めたり注入スピードを低減する必要もある。SHDの術前評価のためには，これらの方法を用いることでシャントの同定，微細構造の描出，3D空間把握に不可欠となる異なる心腔造影濃度を得ることができる[5, 10]。標的の描出を最大限に活かす注入プロトコールを達成するためには，インターベンション治療医と画像診断専門医の間の明確なコミュニケーションが必要である。

64スライスのスキャナーを用いた典型的な心臓の検査では，約75mLのヨード造影剤（Iopamidol-Isovue；370mg/mL）を右前腕静脈より5mL/秒で注入し，30～50mLの生理食塩水を3～4mL/秒で注入する。注入する部位（例えば，右前腕または左前腕，脚など）が，心臓内シャントの同定に重要となる場合もある。心房中隔欠損（ASD）の右→左シャントの情報は，ダイナミックスキャンを実施することによって得られる。船橋らは，心室中隔欠損（VSD），ASD，動脈管開存（PDA）において，造影剤注入後5秒ないし30秒の造影濃度を比較することにより，シャントの方向性を同定することが可能であったとしている[14]。3相の造影剤注入プロトコール（最初に60mLのiodixanol，次に40mLの濃度を半分に生理食塩水で薄めたiodixanol，最後に50mLの生理食塩水注入）によっても，同様にシャントの方向が同定できたとされる。さらにダイナミックスキャンでの造影剤のジェットの方向性は，卵円孔開存（PFO）とASDの鑑別，シャントの視認

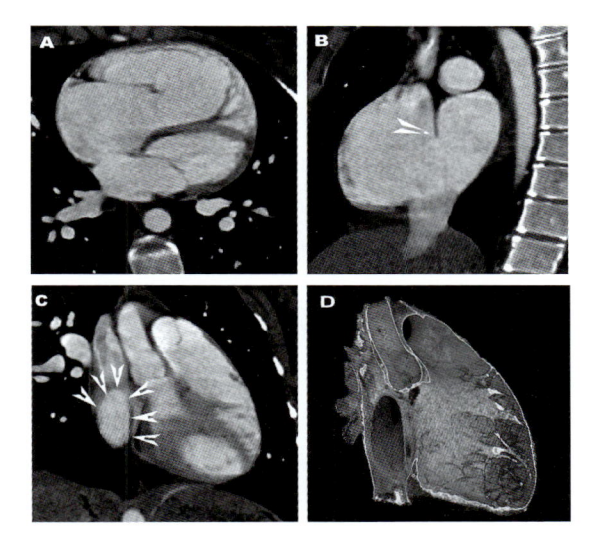

図5-2 大きいASDの心臓CT画像

ASDの直行断面が長軸像（**A**，**B**）ならびに短軸像（**C**）にて示されている。矢印は大きいASDを示しており、Dでは穴のように描出されている。**D**：inferior rimのない大きいASDの3D画像。
(Reprinted from Quaife RA, Chen MY, Jehle A, et al. Pre-procedural planning for percutaneous atrial septal defect closure : using cardiac computed tomographic angiography. J Cardiovasc Comput Tomogr. 2010 ; 4 : 330-338, with permission from Elsevier.)

化，虚血性のVSD，弁周囲漏出，その他複雑なSHDの診断に役立つ（**図5-2**）[15]。

　最適なプロトコールはSHDの評価に重要であるが、同時に放射線量とのバランスも大事である。現行のシステムのほとんどは、可能な限り放射線量を減弱する機能を搭載しており、ECG phase dose modulationやstep and shoot法などが含まれる。しかし依然として、心臓という動的性質から、心周期全体の評価を要することが多い。放射線量を最小限にするためには、患者の体格を考慮し、適した電流・電圧を設定することが必要である。さらなる放射線を用いた処置をする可能性もあるので、特に若い患者の場合にはこのような配慮が重要となる[16]。

　質の高い心臓の画像を得るためには、モーションアーチファクトをなくすことが最も重要である。心収縮が最も少ない収縮期末期や拡張期中期から後期を同定するために、どのような心臓CTでもECG gatingは必要となる。心拍数を抑えることでモーションアーチファクトを制限し画質を向上させることができるが、そのためには経口ないし静注のβ遮断薬の投与が有効である。しかしながら、肺高血圧や心機能低下例、伝導障害例では注意が必要である。

3. モダリティの選択

　先進の心臓のイメージングは、ECGのスクリーニング後に使用されることが一般的である。どのイメージングモダリティを選択すべかについては、SHDの種類、実施可能なモダリティが、各々施設の専門知識のレベルによって左右される。それゆえに、時間分解能、空間分解能、撮像視野（FOV）、組織性状診断などについて考慮がなされるべきである。CT、MRIはエコーに比べてFOVは大きいが、空間ならびに時間分解能が異なる（**表5-1**）。CTアンギオ（CTA）は0.4〜0.6 mmの分解能があるが、β遮断薬を大用量用いて心拍数を落とし、モーションアーチファクトをおさえて画質を改善したとしても時間分解能は低い。心臓MR（CMR）は一般的に生理的な心拍数において実施可能であるが、voxel sizeが均一でなく、z軸方向では1.5〜2 mmと分解能が低い。voxel sizeは、$1 \times 1 \times 2$ mmになるので、水平面構造の評価は制限される。組織の浮腫や瘢痕、フローやシャントの評価にはCMRは強い。他のキーポイントは患者への放射線の影響である。これは、患者の年齢、性別、関心領域（ROI）によるが臓器によっては他に比べて放射線の感受性が高いからである。女性の乳房は感受性が高い組織で、心臓イメージングにおいて撮像視野に直接はいることがほとんどである[16,17]。それゆえ、短期のベネフィット（手技成功など）とCTAに関連した長期のリスク（将来の癌の可能性など）の両面を慎重に検討する必要がある。一般的に、禁忌がなく心拍数が低減できる限りCTAのほうが分解能において優れており、心拍数が高くより大きな構造の評価、容量やシャントの定量化にはCMRのほう

表5-1 SHDインターベンションにおけるさまざまな心臓MRIならびにCTアンギオ法の利点

方法	対象	術前評価	術中評価	術後評価
CTA	structural characterization	+++	++	+++
CTA	advanced structural characterization	+++	+	+++
CMR	advanced structural characterization	++	(++ future)	+
Quant CMR	shunt characterization	++++	(++ future)	++++
Quant CMR	shunt and regurgitant lesions evaluation	++++	(++ future)	++++
Quant CMR	hemodynamic characterization	++++	(++ future)	++++

CTA：CTアンギオ，CMR：心臓MR，utility scaleは（+）適度に有用である〜（+++）とても有用である

が優れているといえる。

患者選択における術前のイメージング

　SHDの問題点を解決するためには，臨床的な評価だけでなく，構造の異常を詳細に術前のイメージングで確認しておくことが大事である。経胸壁心エコー（TTE）ならびに経食道心エコー（TEE）にて，初期評価がなされる症例がほとんどである。しかしながら，ASDが大きいと，下縁（inferior rim）の有無をTEEにて完全に評価することはできない[18,19]。それゆえ，分解能の高いCTAあるいはMRAによる評価が必要とされる[20]。

　空間分解能が重要なことは確かであるが，正確に構造を同定するためにはすべての心周期で正しい方向性から描出することも重要である。これには，多断面再構成法（MPR法）や心筋血流イメージング（MPI）などのテクニックが有効である。CMRやCTAの3Dの特徴を活かし，標準的な平面だけでなく軸をはずれた薄い面で再構成することにより，詳細な構造を分析することができる。標準的ではない断面からの解析は，仮性大動脈瘤などの病的段階の把握に役立つ。しかしながら，病変部に隣接する構造の理解には，3Dが必要となる。これらは定量的ではないものの，SHDのインターベンション治療医にとっては視覚的にサイズと異常構造の位置関係に関する情報が得ら

れる（図5-3）。このような視覚化はrapid prototypingと呼ばれるテクニック，あるいは3Dプリンターによる3D modelingなどに応用することができる[21]。このレベルのイメージプロセシングと再構成を得るには，CTAやMRAの基本データの適切な初期のプロセシングが重要であることはもちろん，臨床的知識のある者により画像を適切に区分することも大切である。

　心臓の動きが一番少ない画像を選択するためには，CTAデータのポストプレセシングが重要である。axial data setをRR間隔の0〜90%まで，0.8mmないし1.0mmのスライス厚で50%のオーバーラップをもって行う（0.8/0.4，1/0.5，あるいはnoisy dataでは2/1mm）ことが基本である。金属の存在やそこからの減弱によるアーチファクトの有無にもよるが，画像データの平滑化カーネルはsmoothあるいはsharpに設定するのがよい。弁周囲漏出の評価には最もsharpなkernelが用いられる。リング構造の人工弁によりアーチファクトが起こり，弁周囲漏出をぼかしてしまうためである。治療部位を設定し，手技をあらかじめ計画することは，治療を成功に導くうえで極めて重要である（図5-4）。

　次にSHD評価の基礎となるのが，MPRや最大値投影法（MIP法）を用いたターゲットの直交断面での評価である（図5-4）。3D画像はそれほど標準化されておらず，構造を有効的に描出するためにはイメージ・インターフェイスを必要とすることが多い。心腔内の構造の描出には

A.   B.

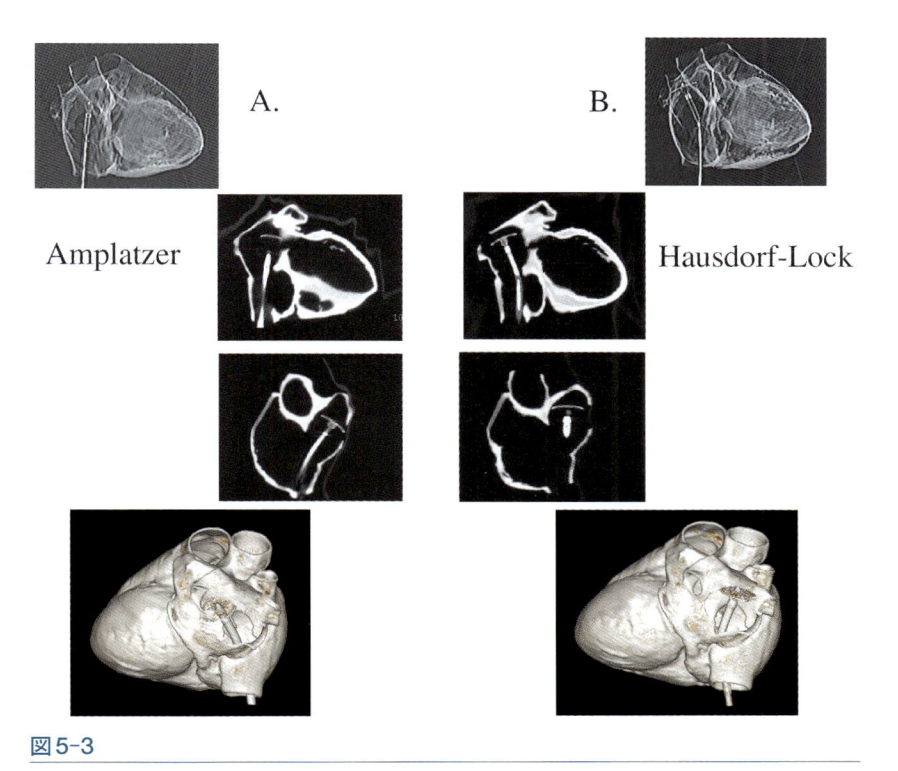

Amplatzer   Hausdorf-Lock

図5-3

rapid prototype modelによってターゲット（この場合，ASD）の3次元方向性の考察が可能となる．左側の画像（**A**）は，Amplatzer systemが，右側の画像（**B**）はHausdorf-Lockデリバリーカテが，欠損孔との方向性を示しつつ描出されている．上段の画像は同時透視画像，中断の4つの画像は，前面ならびに左前斜位でのCTの再構成画像である．3Dイメージが最下段に示されている．
(From Quaife RA & Carroll JD. In : Hijazi ZM, Feldman T, Abdullah Al-Qbandi MH, Sievert H, eds.Transcatheter Closure of Atrial Septal Defects & Patent Foramen Ovale : A Comprehensive As-sessment.2010.Used with permission from Cardiotext Publishing.)

intensity inversion threshold法を要することも多く，この方法は造影剤を暗くコード化して心室内の構造を造影から際立たせる．さらにシネ画像のような動画を加えることで，異常構造の描出をすぐれたものに改善することができる．

他方，MRAでは，イメージングの際に得られるパラメーターが必要とされる．MRAはCTAのようにポストプロセシングすることができ，SHDの画像解析においてMPRやMIPが重要である．右心房（RA），右心室（RV），肺動脈（PA），肺静脈，左心房（LA），左心室（LV），大動脈の同定には，ガドリニウムの動的な注入がポイントである．セグメントが選定されれば，通常，MR vendorは，あらかじめ設定された"ギャラリー"やカラーコード化された3Dディスプレイパッケージがあるため2D画像を3Dに変換することができる．CMRのデータはCTAよりもノイズが少ないため設定が厳密であり，症例によって個々にすることが必要となることもある．しかし，このような制限はあるものの，正しく適用すれば，CTA同様の画質を得ることが可能である．

外科的手技を用いずにSHDを治療する際には，対象となる構造を正確に把握する必要がある．SHDの経皮的な治療は，用いられる手技や解剖学的な構造の限界により適応が絞られる心臓イメージングの進歩によって，心臓と血管の位置

図5-4

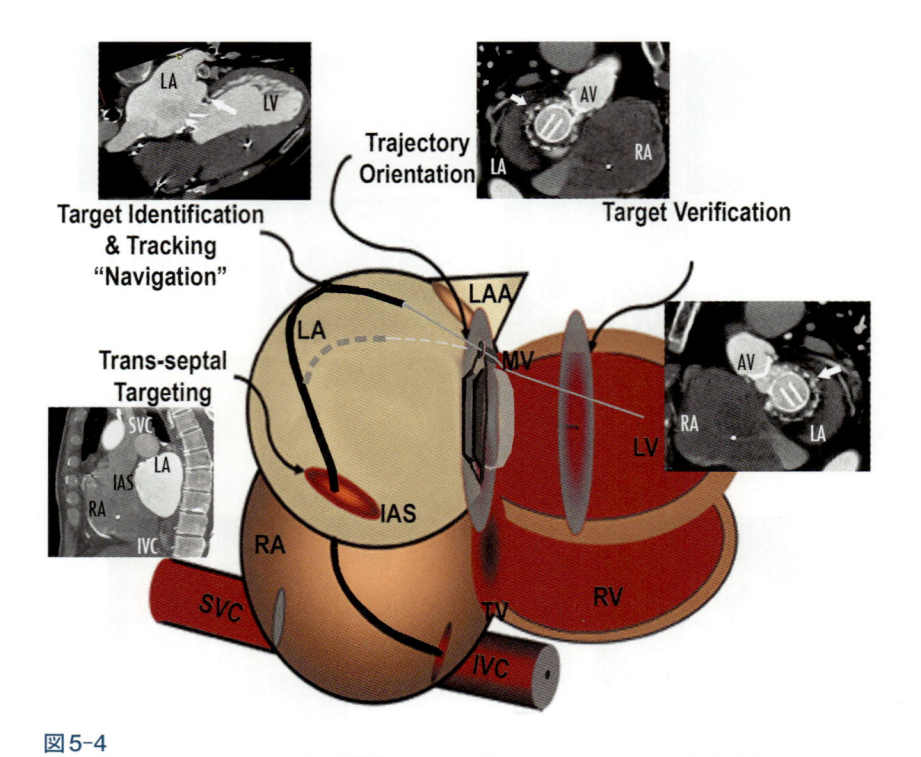

術前のイメージングの重要な特徴を弁周囲漏出の症例にて概説する．心房中隔および中隔穿刺の場所となり得る部位の同定からプランニングは始まる．leak closing デバイスをデリバリーするためには，標的部位の同定，ならびに標的への道筋・軌道，そしてバルブリングと弁尖との関連を同定することである．AV：房室弁，IAS：心房中隔，IVC：下大静脈，LA：左心房，LAA：左心耳，LV：左心室，MV：僧帽弁，RA：右心房，RV：右心室，SVC：上大静脈，TV：三尖弁

関係を正確に把握できるようになり，除外基準の評価，サイジング，術中のリスクアセスメント，合併症の評価などに役立つ有益な情報が得られている．イメージングのスペシャリストとインターベンショナリストとの間の協調が必要であり，お互いの立場からイメージデータを評価する．イメージングのスペシャリストは有用な方法でデータを呈示することで，術者が解剖を把握し術中のリスクや合併症を評価できるようにすることが責務である[5]．また，複雑な症例においては，欠損や動脈瘤の3Dモデルをつくることが有用かもしれない．たとえ1つの心周期しか描出できない場合でも，このようなモデルがあればサイズやオリエンテーション，標的組織周囲の把握に役立つ．さらに，実際のデバイス挿入に先立ちカテーテルやデバイスのポジションニングを考える際に使用できる（図5-3）．複雑な解剖学的角度や注意すべきポイントなどを，実際の手技前にシミュレーションすることができるわけである．このような術前イメージングを用いることで安全性を向上し，SHDインターベンションの手技時間を短縮することが期待される[21, 22]．

1. 心房中隔欠損（ASD）

CTAは分解能が高く，FOVも広いので，詳細な解剖の把握，評価，肺静脈・冠静脈洞・ASDの形態的特徴（縁の径や組織正常）のオリエンテーションに有効である（図5-2）．CMRはASDのサイズや肺静脈・冠静脈洞のオリエンテーション

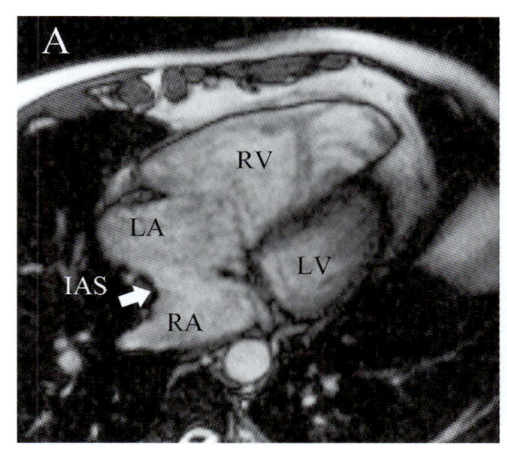

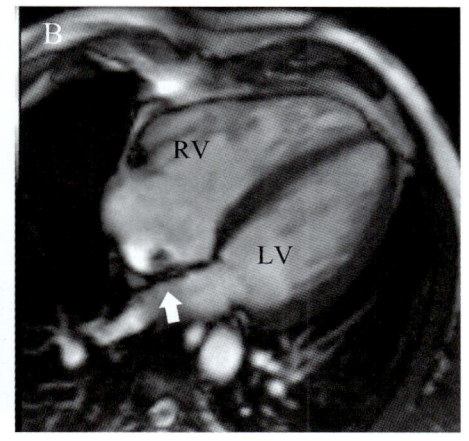

図5-5
A, B：大きな2次孔欠損ASDの心臓MRIによる評価。下縁がなく，右室の拡大と肥大が描出されている。B：ASD closureデバイスが留置されている（矢印）（Aとは異なる患者）。IAS：心房中隔，LA：左心房，LV：左心室，RA：右心房，RV：右心室

に役立つことに加えて，シャント量や右室の容量負荷の程度など定量的な情報も得ることができる。右室拡大や有意な左-右シャント評価は，ASDの閉鎖手技に必須となり（図5-5），閉鎖デバイスによる経皮的な欠損孔閉鎖を行うことができるかについて評価するために重要である[20, 23, 24]。

経皮的手技の実行性を調査する研究において，著者らはカテーテルによる閉鎖術前に2次孔欠損ASDをCTAで評価したが，大きなASDにおいてはサイズの決定と下縁の性状把握の点でエコーよりも優れていることを発見した[20]。下縁を伴わないASDを完全に把握するためには，TEEのようなシングルプレーンのイメージングには限界があるといえる[25, 26]。マルチプレーンの技術を用いたとしても，食道からの描出のため角度が制限されてしまう。さらに，楕円形の欠損を評価する場合，垂直にカットされてしまうため，手技成功のためには重要な要素である，欠損孔のサイズや縁の有無を正確に把握できない可能性がある。著者らの研究は3D TEEが使用できるようになる前のものであるので，3D TEEはCTA同様の情報をもたらす可能性もある[20, 23]。2D TEEと比較した場合には，充分な撮像視野のあるCTAのほうが外科手術か経皮的治療かを選択する際には有効

である。CTAで得られた計測値は，axial画像であれ，sagittal画像であれ，侵襲的な心腔内エコー法（intracardiac echocardiography：ICE）で得られた最大径ともよく相関するようである。ASDのバルーンサイジングにおいては，CMRもCTAも同等であると報告されているが，CTAのほうが分解能がよく，かつ3D表示ができる点で術者にとってより多くの情報を得られるといえる[23, 27]。

CTAデータの表示において，サイズ，位置，縁を正確に把握できるような直交断面を明確化することはとても重要である。またCTAは，欠損孔の正確なサイジングに必要な動的性状も評価することができる。上下と前後の欠損孔の計測と，欠損端から上肺静脈までの距離，欠損端から僧帽弁前尖までの距離は閉鎖手技を成功に導くキーポイントとなるである。大きなASDでは慢性的な容量負荷による心房の拡大で心房中隔の軸が歪むため，2Dエコーでは縁の性状を把握することは困難である。ある報告では，手技不成功の一番の予測因子として下縁の欠如を挙げている[28]。このように，20 mm以上のASDや下方に位置したASDなどの症例では，術前のCTAによる解剖の同定が重要であり，経皮的手技では成功率の低い症例を除外し，外科手術の適応を見極めるのに

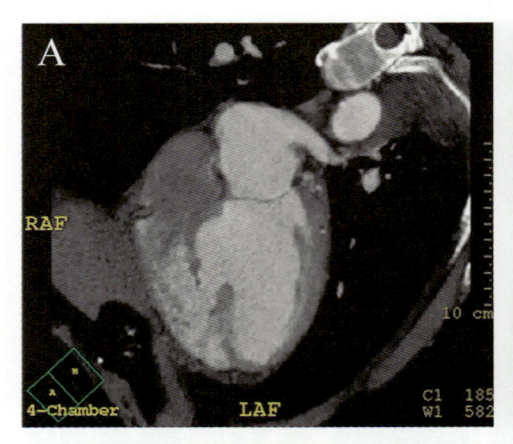

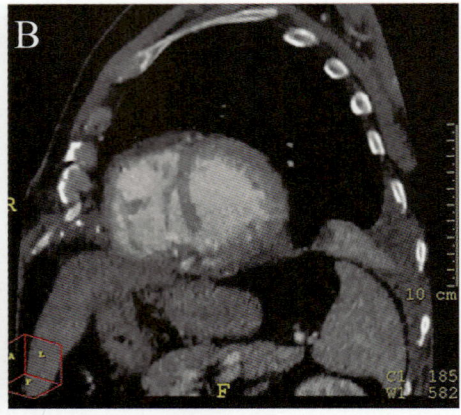

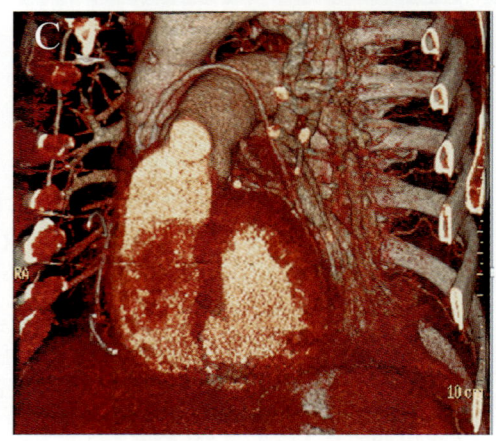

図5-6
大きな梗塞後の心室中隔欠損が直交断面（**A**，**B**）ならびに3D（**C**）にて示されている。中隔下部の自由壁が限られていて複雑な欠損孔の性質を示している。LAF：左弓状束，RAF：右弓状束

有用である。3D表示により肺静脈・冠静脈洞・僧帽弁との関連といった重要な情報を明らかにすることができる（図5-2）。3D表示をCTAで行うことによって，手技を改善し，サイズのミスマッチ，ずれから生ずるデバイス形成による塞栓症やびらん形成を避けることができるかどうかをみるには今後の研究が必要である。現在動物実験により，CTAを用いたASDデバイスと解剖の関係とびらん形成のリスクに対する研究が実施されている[29]。

2. 先天性と虚血性の心室中隔欠損（VSD）

通常，VSDは小児の疾患であり，成人になって発見されることはまれである。膜様部欠損がほとんどであり，筋性部欠損の頻度は少ない。息切れや肺高血圧の精査において偶然に同定される場合が多い。デバイスを用いて筋性VSDを閉鎖するSHDインターベンションは昨今，一般的な選択肢となっている。成人期にVSDを閉鎖すると，左室の収縮能改善や肺高血圧の改善がみられるようである。外科的なVSD閉鎖の後ろ向き解析では，18％にシャントが残存し，房室伝導障害や不整脈のリスクがより高かったと示されている。経皮的閉鎖法は，外科手術に比して合併症の頻度は低いようである[30]。経皮的インターベンションを行う際には，欠損孔のサイズと位置の把握が重要である[31,32]。CMRの場合，位相コントラスト・シークエンスを用いることでシャントの重症度や肺高血圧の程度を定量化することができる。一般的に欠損孔の同定に関してはCTAと同じとされるが，小さなVSD（肥大や肉柱形成に関連し

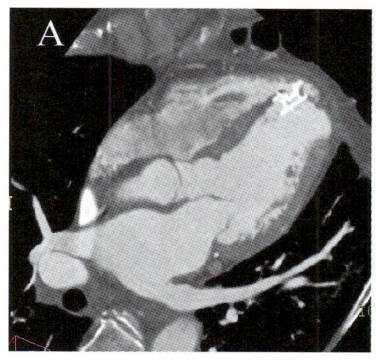

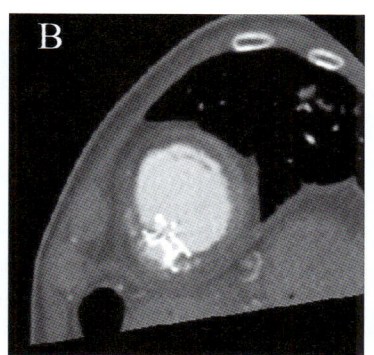

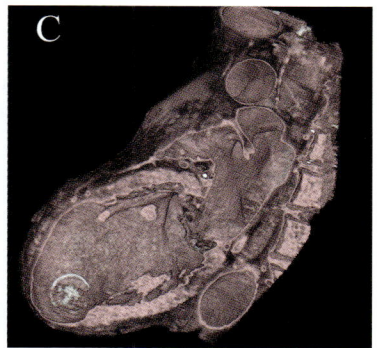

図5-7 梗塞後VSDに対してデバイスが留置された症例（A-C）
欠損，組織，デバイスの経過の把握が困難であることがわかる．心尖部-中隔VSDの閉鎖は成功したが，左-右シャントは完全にはとまらなかった．30か月後，小さな残存するリークはあったものの本患者は問題なかった．

ている）の同定は困難とされている．CTAの場合，MPRによって肉柱の間のVSDの描出をすることができる．

　臨床的に安定している先天性のVSDと異なり，梗塞後のVSD患者はIABPや他のサポートデバイスを要するような心原性ショックを呈していることも多く，不安定である．梗塞後VSDは発見後の死亡率が20～50％という致命的な合併症で，治療されない場合には死亡率は90％である．壊死により根本的に組織がダメージを受けており，欠損孔のサイジングが困難である（**図5-6**）．結果として，梗塞後VSDは，先天性のものと異なり偏差があるだけでなく，心周期や負荷の変化によって欠損孔のサイズも大きく変わる可能性もある[33, 34]．心原性ショックのため，CMRでの評価が困難な症例も多い．CTAは欠損孔の3D評価の際に代用できるが，絶対禁忌ではないものの腎機能障害や頻脈があると，克服すべき問題も多い．心エコーは最も容易に用いることができ，依然として初期評価に重要なイメージング法である．しかしながら，経胸壁の場合にはその分解能の低さによって，経食道の場合には経胃像を要するなどの困難があることが多いため，正確な評価は難しい．

　心筋の裂開があると，さらに複雑になるため欠損孔の把握は困難を極める．これらの穿孔は多数の開口部とトンネルを擁しており，左室の入口部と右室の流出部を同定することが難しい．CTAで十分な心拍数コントロールを行うことができれば，多断面再構成法を用いることで中隔の心筋線維の位置を動かしながら欠損管を同定することができる．リアルタイムの3D TEEと同様の把握が可能である．経皮的閉鎖を行う際には，サイズだけではなく，管の長さならびにデバイスをデリバリーするための経路の把握が手技の選択と成功のために重要である．心尖部-中隔VSDでは，モデレーターバンド（moderator band）に隣接した穿孔が多いが，その際にはデバイスのデリバリーの制限や欠損孔を十分に閉鎖できないかもしれない．しかし，CTAを用いてデバイスのサイズをシミュレーションすることにより対応できる可能性がある．**図5-7**で心尖部VSDにデバイスを留置した症例を示す．これらの症例は梗塞後VSDに対するSHDインターベンションに関連した問題点を明らかにしている．

3. 仮性大動脈瘤

　仮性大動脈瘤は，従来外科的に治療されてきた．しかし，最近のデバイスの進歩によって，カテーテルによる治療も可能となってきた．この領域の評価においては，CMRもCTAも同等のレ

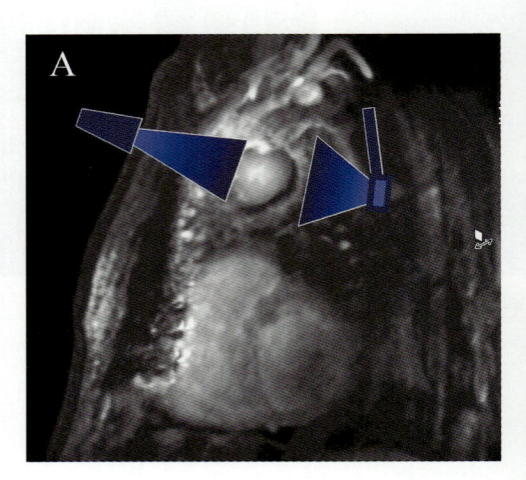

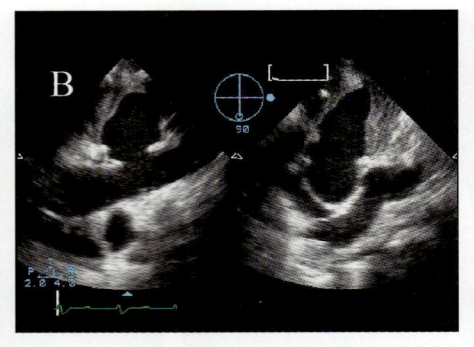

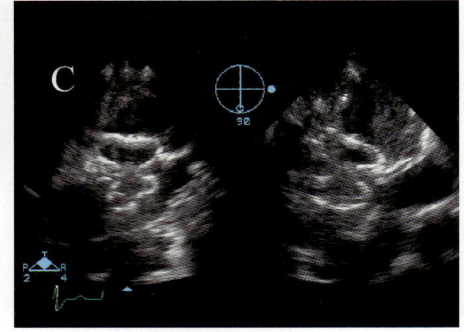

図5-8

A：手技をガイドする方法として，経食道心エコー（TEE），経胸壁心エコー（TTE）のどちらがよいのかが問題となる。この症例では，心臓 MRI の情報をもとに TTE が選択された。TEE の場合，標的からの距離が食道から遠く，かつ左気管支が超音波信号の伝達を阻害してしまう。バイプレーンエコーを用いたデバイス挿入の前（**B**）後（**C**）の画像が示されている。

ベルである。対象の動きが大きな問題とはならないため，β遮断薬の投与なしに検査の実施が可能である。生命予後の観点から外科手術に適応できない患者のほとんどが SHD インターベンションの候補者となる。ASD と同様，サイズの決定，縁の存在の有無，他構造物との隣接関係などが治療計画のうえで重要である[35]。ステントグラフトを除くと，インターベンションの対象は上行大動脈がほとんどである。上行大動脈や大動脈弓の蛇行，デバイスデリバリーに際しての安定性を確保するため，カテーテルの選択などが課題となり（図 5-8），これらの課題の解決には 3D イメージングや 3D モデルを用いるとよい。インターベンション前後の CMR の例を図 5-9 に示す。

4. Transcatheter Aortic Valve Implantation (TAVI)

デバイスの進歩により，弁疾患もカテーテルにて経皮的に治療することが可能となった[36]。この技術は，重症の大動脈弁狭窄症患者に対して主要な治療法となりつつある[37]。それに伴い CTA は，TAVI 患者のマネージメントに重要な役割を担うようになった。CTA は，患者選択に必要かつ重要な情報である大動脈と冠動脈入口部との関係や石灰化について評価できるため有用である[38]。CMR や心エコーでは，大動脈弁自体あるいは周囲の石灰化の評価には限界がある。いかに TAVI に適した患者を選択するかが治療成績を左右する。

del Valle-Fernanndez らによる TAVI 患者を

5章 SHDにおける心臓CT/MRIによる術前評価と適応　77

治療前　　　治療後

心臓MRI

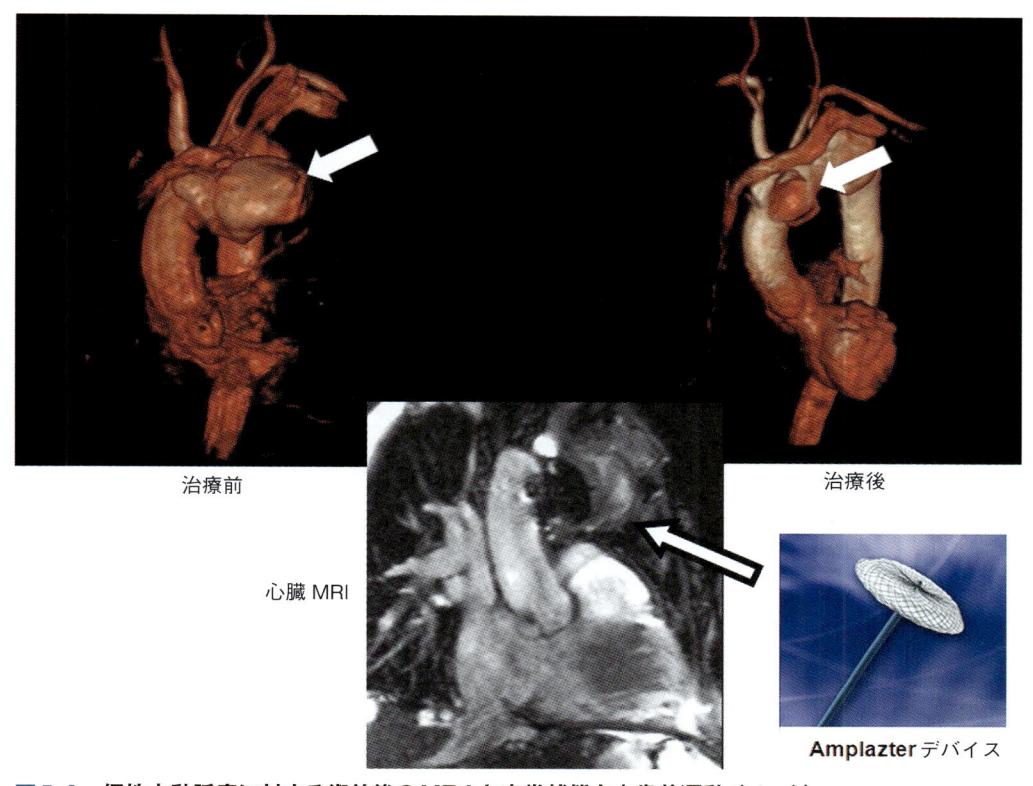

Amplazterデバイス

図5-9　仮性大動脈瘤に対する術前後のMRAと定常状態自由歳差運動イメージ
術後の画像のアーチファクト（白矢印）はデバイスの形状（右下段）と酷似している。右側の術後の画像ではデバイスによる欠損があり，仮性大動脈瘤の完全な閉鎖がなされている。

CTAにて評価した研究では，手技成功を規定する要素が明らかにされている[38]。弁輪，弁尖，バルサルバ洞と上行大動脈の接合部（sinotubular junction）の直径，大動脈と左室の角度，大動脈弁尖と左右冠動脈入口部との距離などが含まれる[38-42]。これらのパラメーターによって規定されるサイジングとデバイスのポジショニングは大変重要である。その理由は，デバイスの位置がずれると，大動脈弁の逆流や僧帽弁の障害に陥る可能性があるからで，正しい患者選択はバルブのサイズ選択同様に重要である。図5-10に示されているようにTAVI前の計測によってデバイスのポジショニングが決定される。また，上行，胸部，腹部大動脈の評価は，経皮的なアプローチか経心尖アプローチを選択するうえで重要である（図5-11）[43,44]。

さらに，患者のCTAをもとに，大動脈と大動脈弁の3Dモデルをつくり，ワイヤーやバルーンの走行を計画することもできる。例えば，位置によっては，他の弁尖に比べある弁尖に適当ではないストレスがかかるかもしれないなどということがわかり（図5-12），イメージングをベースとした技術やツールが弁の留置の成功を左右する。CTAによって術前・術後の弁の位置も評価できる（図5-13, 14）。同様の方法は肺動脈弁にも適応され，先天性心疾患患者においてMelodyやSAPIENが経皮的に留置される。

5. 弁周囲漏出

弁周囲漏出を経皮的に治療することは，時間が

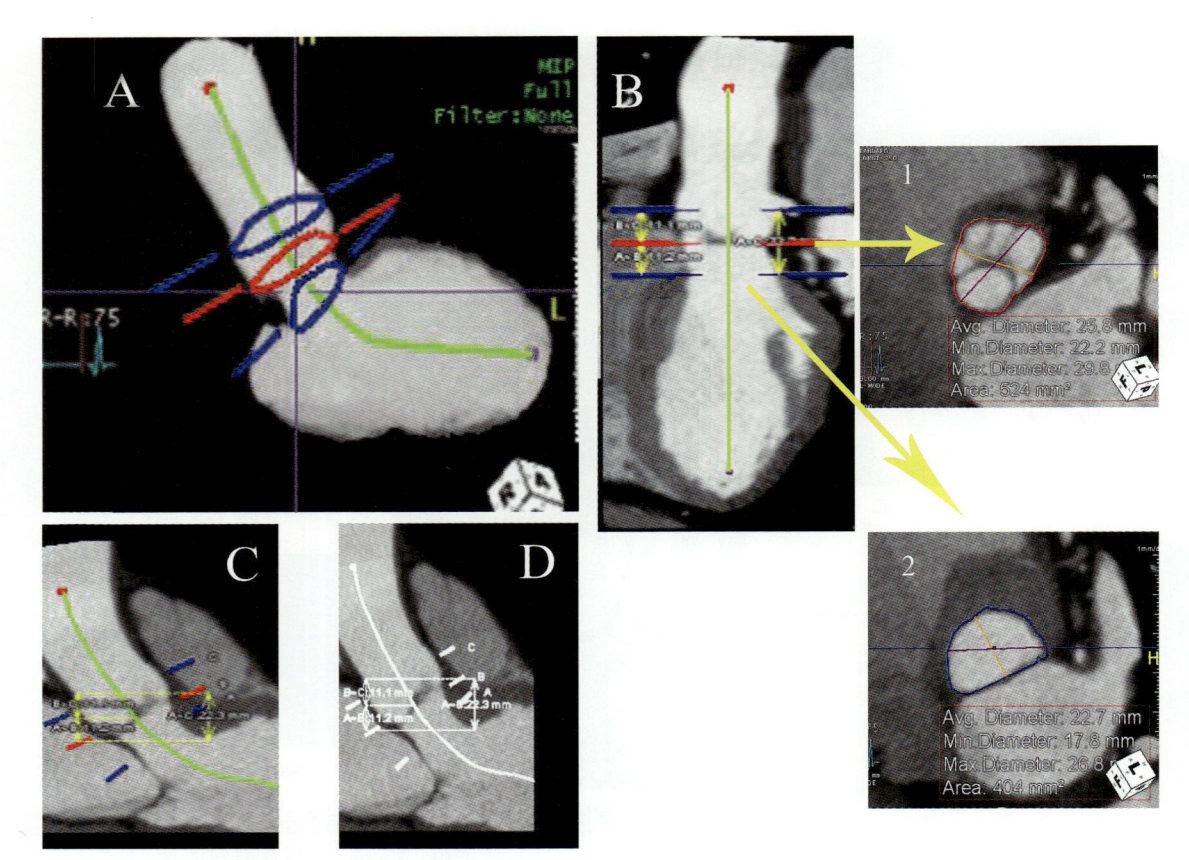

図5-10 TAVIに必要なCTAでの計測

Aは当初のオリエンテーション，Bは計測するためのcurved MPRを示している。流出路から大動脈弁輪までの距離と，弁輪から左冠動脈入口部までの距離がTAVI前に計測されている（C，D）。左室流出路や大動脈弁輪は卵円形をしていることに留意すべきである（B1，B2）。

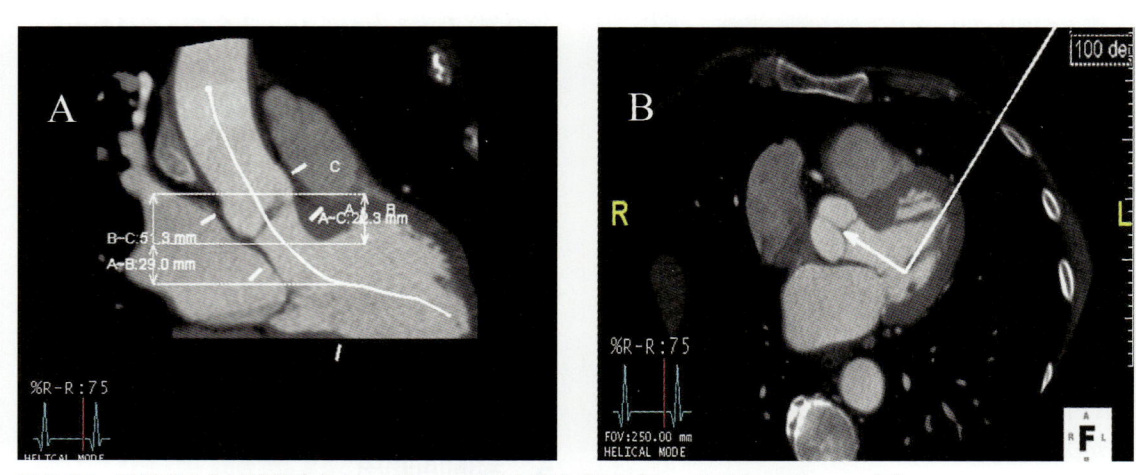

図5-11 TAVIにおける経皮的なpathway（A）と経心尖アプローチでのpathway（B）

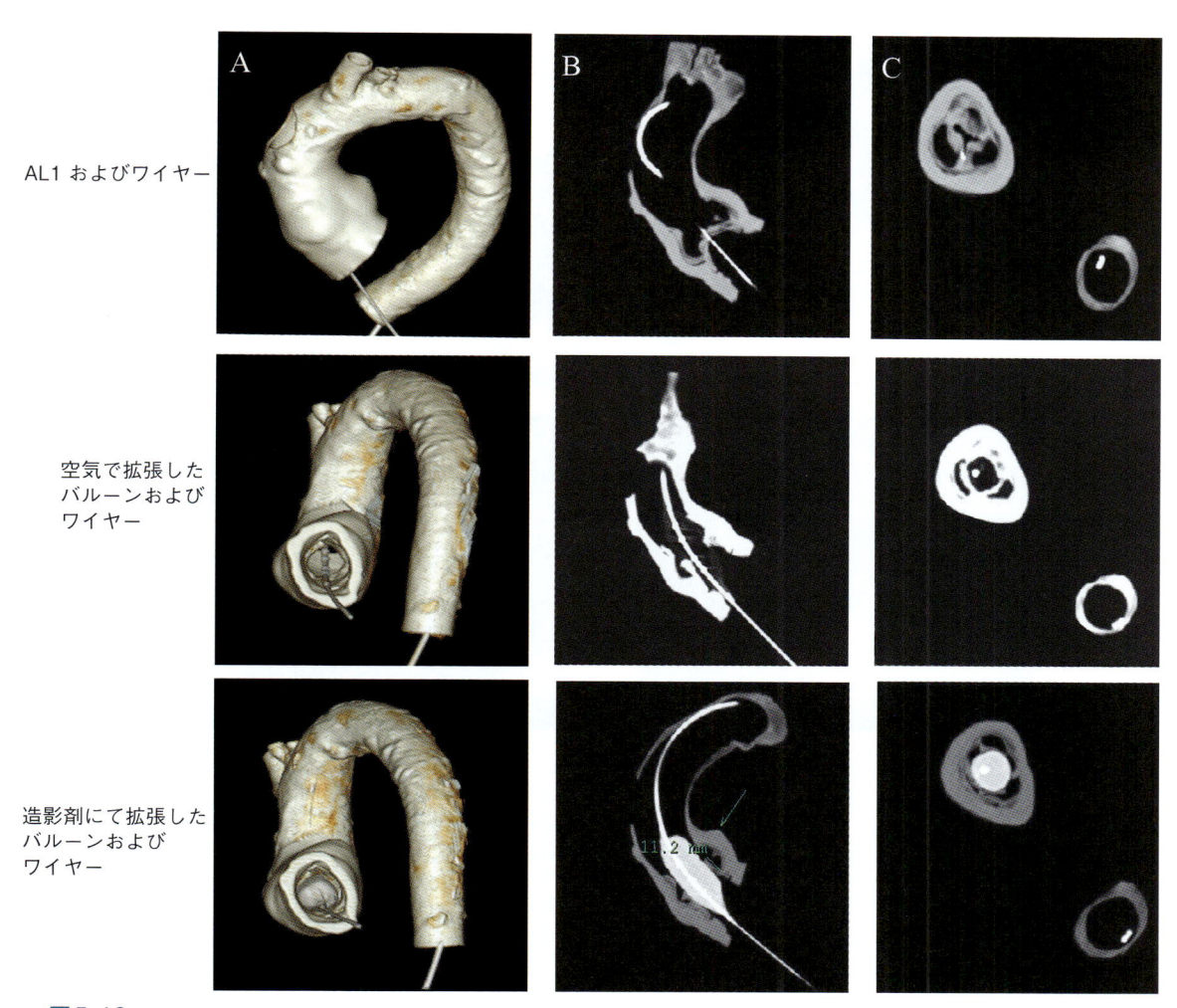

図5-12

AL1およびワイヤー

空気で拡張した
バルーンおよび
ワイヤー

造影剤にて拡張した
バルーンおよび
ワイヤー

A–C：術前にカテーテルやワイヤーのプランをモデルにて確認することができ，エンゲージしかつ合併症を最小限にする。最適な組み合わせを選択するのに役立つ。ワイヤーの位置とバルーンが拡張（空気あるいは造影剤にて）した際に下方の弁尖にストレスがかかっていることに留意。

かかるうえに，難易度の高い手技となる。仮性大動脈瘤同様，心臓の再手術のリスクが高い場合に弁周囲漏出の閉鎖が行われることが多い。非代償性心不全となっていることも多く，溶血を併発していることもある[45]。これらの弁周囲漏出はカラーフロードプラ心エコーにより同定されるが，サイズや形状まで把握することは隣接した金属によるアーチファクトのため困難である。CMRは漏出源の同定には向かないものの，逆流の重症度を定量化することは可能である。

このどこか錯覚をおこさせるような穿孔の評価にはCTAが最も適しているが，いまだ限界がある。金属や石灰化によって欠損孔のサイズの評価が制限されるため，マルチフェーズのCTA画像を再構成することで，孔のサイズや形状を同定することができることもよくある（**図5-15**）。症例によっては欠損孔が複数であることもある。リングから端までのサイズや角度が，留置すべきデバイスの種類やサイズの選択に重要となる。心周期のどこかでサイズは最大となるが，拡張期や収縮

図5-13

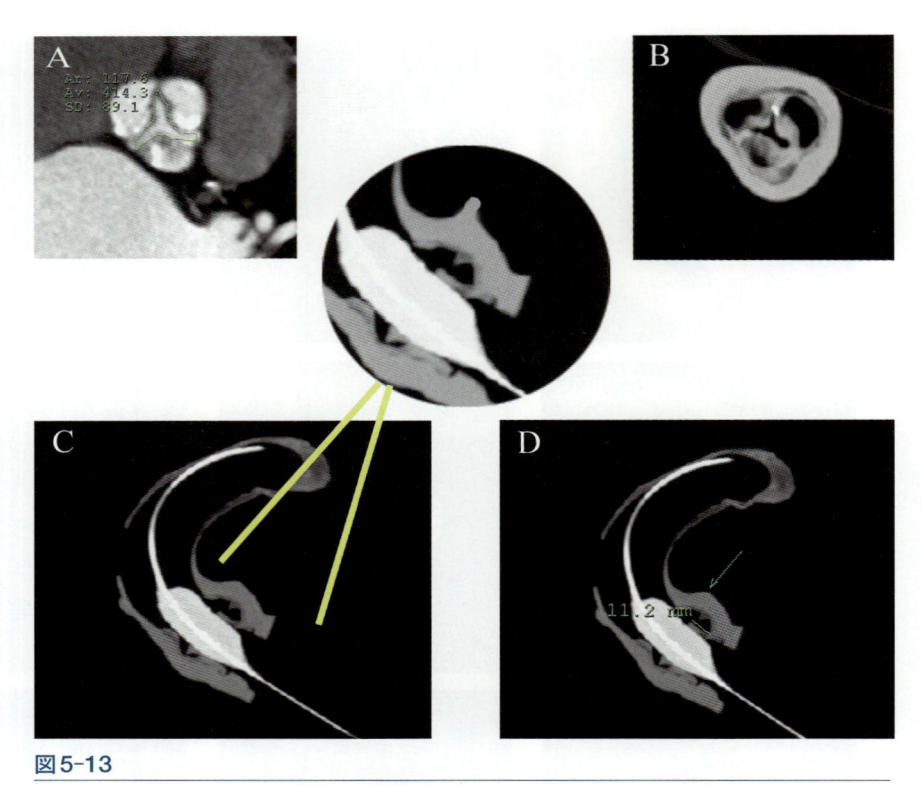

A：CT アンジオと高度大動脈弁狭窄症。**B**：CT から得られた弁のモデル。バルーンを留置したモデルによってバルーンと蛇行した大動脈の角度からオリエンテーションや最初のバルーン拡張による合併症の予見が可能となる(**A**, **C**)。底にある弁尖に比して，上位の弁尖では角度が異なっていることに注意すべきである。このシミュレーションによって上の弁尖よりも下の弁尖に大きなストレスがかかっていることがわかる。**D**：大動脈弁輪と左主幹部入口部との距離

期といった一貫したものではないため，multisegment 法による撮影が必要となり放射線量が多くなってしまう。次に留意すべきは，透視下での弁尖の他の組織に対する位置関係の把握である。これは左主幹部入口部に近いため，特に大動脈弁位で重要となる。また，傾斜人工弁や二尖弁の場合，穿孔部に対する弁尖の位置の把握はデバイスによる弁尖のトラップを避けるためにとても重要である。トラップの可能性をあらかじめ分析しておくと，順行性，逆行性，心尖部といったアプローチの選択にも役立つ。図5-16に示したように，カテーテルによる角度やアプローチもモデル化することができる。これらの情報によってインターベンション治療医はデバイスを選択することができるようになるのである。

6. 肺動脈／肺動脈弁に対するインターベンション

　小児期に先天性心疾の手術を行った患者数は増えており，患児の85％は成人となる。最も多いものはファロー四徴症で，次に肺動脈狭窄，肺動脈閉鎖，大血管転位の順となる。これらの患者の多くは，一生の間に複数回の肺動脈弁置換術を必要としている。肺動脈ないし分枝の狭窄は，右室流出路(RVOT)狭窄とも関連している。これらに対する SHD インターベンションは最近行われるようになってきたものである。CMR や CTA と

ES

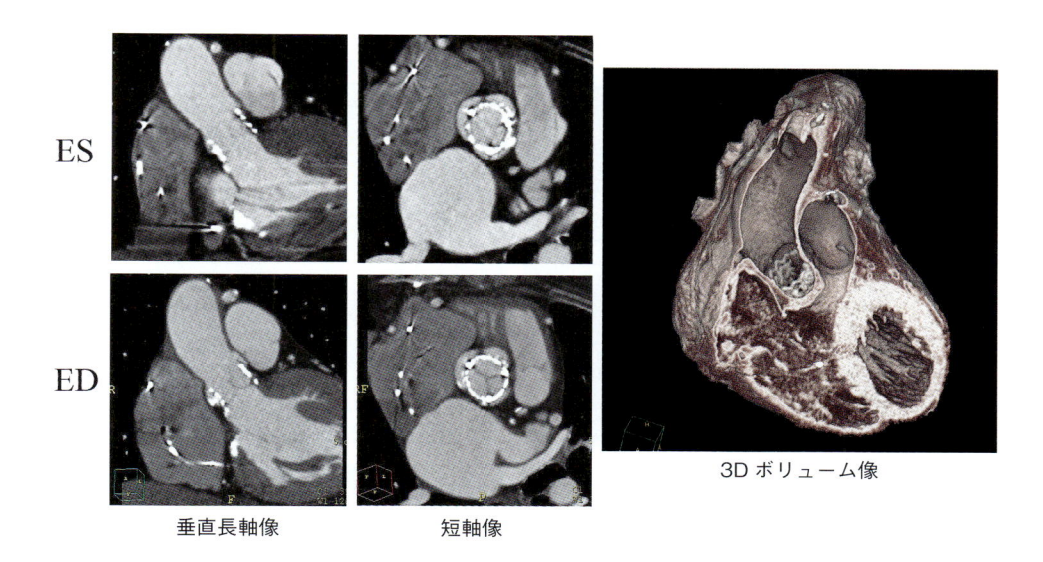

ED

垂直長軸像　　　短軸像　　　3Dボリューム像

図5-14 同じ患者におけるTAVI後の拡張末期（ED）と収縮末期（ES）のマルチプランナー再構成画像

3D画像が大動脈弁位に留置されたステントを示している。

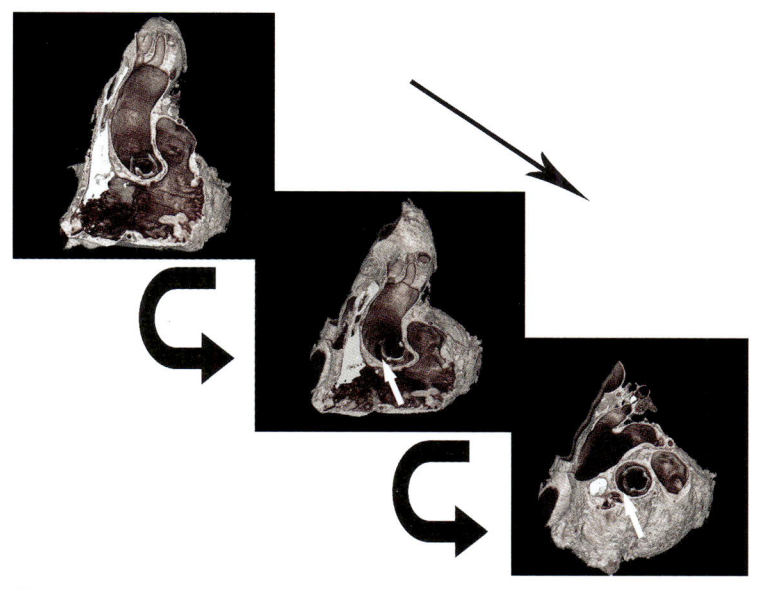

図5-15

CTAの3D表示を回転させ標的の直交断面を得ることで描出可能となる（本症例ではparavalvular leak；白矢印）。アプローチを計画したり最も描出のよい角度を得るためには3Dデータの回転が必要となる。

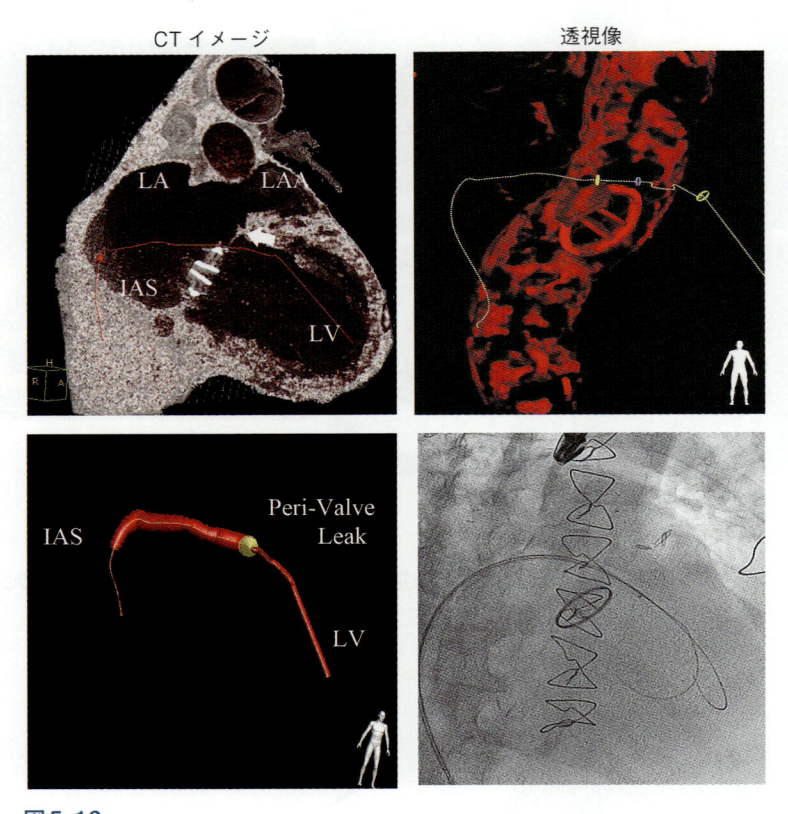

図 5-16

左に CT による術前の手技のガイド，右に手技中のガイドが示されている。心房中隔の断面において paravalvular leak の位置が示されている。欠損孔から左心室までのセンターラインが術中示されている（下段左）。これらの CT データはアンギオ室に送られており，透視に重ね合わせることができる（上段右）。その結果，手技中，CT イメージが C-arm を回転させることとなる。下段右の透視画像は術前に示されたセンターラインと一致した道筋をたどっていることを示している。IAS：心房中隔，LA：左心房，LAA：左心耳，LV：左心室

いった先進的なイメージにより，肺動脈弁輪や右室流出路の角度，肺血管の狭窄度を分析することができる。また，RVOT の流速だけでなく，逆流量も定量化することができる。肺動脈弁位における経皮的な弁留置において，流出路の径が Melody（メドトロニック）の場合で 16～22 mm，SAPIEN（エドワーズライフサイエンス）の場合で 18～25 mm と厳密に適応が規定されている。またサイズだけではなく，弁輪の術前後の角度も重要である[46]。

肺血管のインターベンションにおいては，狭窄部位の正確な把握を透視下で行うことが課題となる。CMR よりも CTA のほうが高画質が得られ，インターベンションに先立って CTA から位置関係を理解し最もよい透視角度を同定することができる。次に 3D ワークステーションで作業することによりセンターラインが得られ，シネ室に転送される。TrueView（Philips Medical, Best, The Nethorlands）のようなソフトを用いることで分離のよい角度が得られ，透視下での手技に組み込まれる（**図 5-17**）。

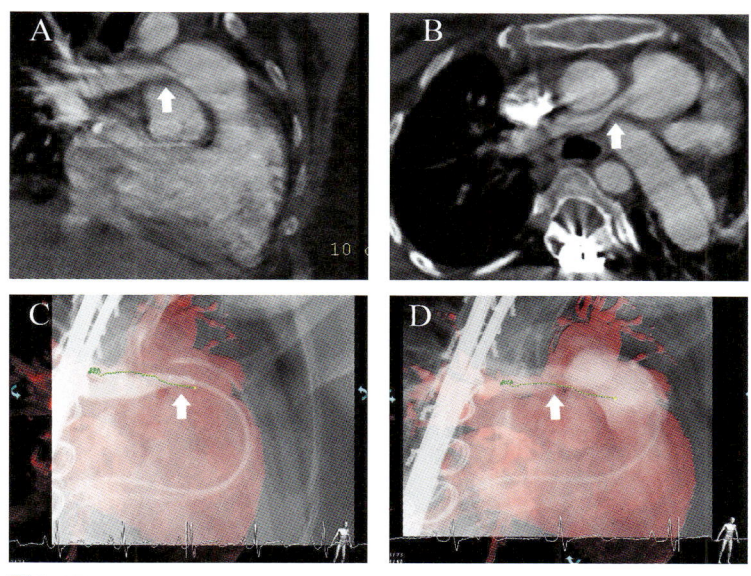

図5-17

A，B：垂直断面での右肺動脈狭窄のCT画像。**C，D**：造影前後のアンギオとインターベンション。緑色のライン（矢印）は，インターベンション治療医を手助けするセンターラインでデータがシネ室に送られることで得られる。

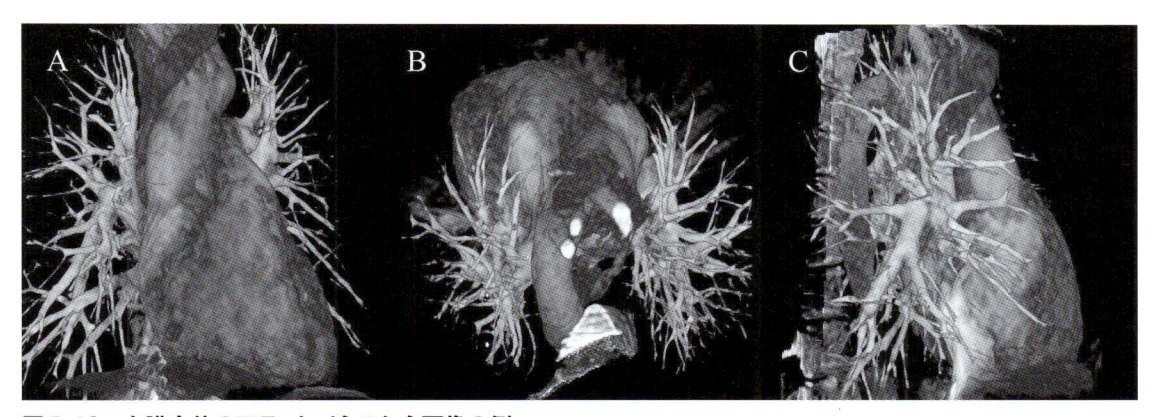

図5-18　心臓全体のフラットパネルシネ画像の例

A：前面，**B**：上面（頭側），**C**：右側面

術中のガイダンス

透視ガイドでのSHDインターベンションの限界は，組織や構造の同定ができないことである。それゆえに透視画像にCTによる組織の情報を組み入れることがSHDインターベンションのガイダンスとして有用となる。さらに，術前のイメージング技術を用いてセンターラインを構成することはロードマップにもなる。加えて，3Dデータを回転させ適切な透視角度を導き，治療部位の最適なビューを同定し，垂直断面を得ることができる。これらの画像により，実際の手技に先立って，解剖学的構造や関係になれることが可能となる。また，あらかじめ適切な角度を検討すること

により，無駄な時間を省くこととなり被曝線量の低減に繋がる．図5-16では，弁周囲漏出の治療においてCTAによって得られたセンターラインがガイダンスとして表示されており，心房中隔穿刺のポイントを予見することができる．また，透視とCTの画像を重ね合わせることで弁周囲漏出の部位にワイヤーを通過させる際，このセンターライン表示に沿って進めることができる．さらなる調査は必要ではあるが，この方法により手技時間を短縮し，放射線量も低減することができると考えられる[47,48]．

個々の患者3Dモデルが構築できれば，構造や機能の関連性をシミュレーションすることが可能であり，実際の手技に先立ってカテーテルやデバイスを試すこともできる．このようなモデルを用いて個々の患者に応じた解剖学的特質を把握することで，経皮的な弁の修復や他のSHDインターベンションの成績向上に繋がる[22]．

手技中に組織と造影されたアンギオを組み合わせることは，ガイドとして有用である．C-アーム・コーンビームCTは心臓以外の適応で商品化されたもので，アンギオを回転させ3D再構成を行うものである[49]．血管の3D画像は神経学のインターベンションに現在用いられており，軟部組織の同定は腹部のインターベンションに用いられている．この技術を心臓に応用するにはまだ課題があり，再構成において同期，非同期両方を必要とする．心臓や呼吸による動き，複雑な造影プロトコール，循環器医師が手技を行う場でCTアプリケーションを使用できるようにするなどいくつか克服すべき課題もある．図5-18に，心臓の3D再構成が異なった角度で行われた画像を示す．

結語

先進的な心臓のイメージングによって，SHDインターベンションを成功させるために必要な重要な組織性状や空間的位置関係の情報を得ることができる．これらの技術を駆使することは，安全性を高め，手技時間を減らし，インターベンションの長期成績を改善するのに役立つであろう．

文献

1. Hilliard AA, Nishimura RA. The interventional cardiologist and structural heart disease: the need for a team approach. *JACC Cardiovasc Imaging*. 2009;2:8–10.
2. Hudson PA, Eng MH, Kim MS, et al. A comparison of echocardiographic modalities to guide structural heart disease interventions. *J Interv Cardiol*. 2008;21: 535–546.
3. Silvestry FE, Kerber RE, Brook MM, et al. Echocardiography-guided interventions. *J Am Soc Echocardiogr*. 2009;22:213–231; quiz 316–317.
4. Eng MH, Salcedo EE, Quaife RA, et al. Implementation of real time three-dimensional transesophageal echocardiography in percutaneous mitral balloon valvuloplasty and structural heart disease interventions. *Echocardiography*. 2009;26(8):958–966.
5. Chan FP. MR and CT imaging of the pediatric patient with structural heart disease. *Semin Thorac Cardiovasc Surg Ped Card Surg Ann*. 2009;12:99–105.
6. Valente AM, Powell AJ. Clinical applications of cardiovascular magnetic resonance in congenital heart disease. *Cardiol Clin*. 2007;25:97–110.
7. Gutierrez FR, Ho ML, Siegel MJ. Practical applications of magnetic resonance in congenital heart disease. *Magn Reson Imaging Clin N Am*. 2008;16:403–435.
8. Thomsen HS, Marckmann P, Logager VB. Update on nephrogenic systemic fibrosis. *Magn Reson Imaging Clin N Am*. 2008;16:551–560.
9. Gatehouse PD, Keegan J, Crowe LA, et al. Applications of phase-contrast flow and velocity imaging in cardiovascular MRI. *Eur Radiol*. 2005;15:2172–2184.
10. Chan FP. Cardiac MDCT. In: Fishman EK, Jeffrey RB, eds. *Multidetector CT*. Philadelphia, PA: Lippincott Williams and Wilkins; 2004:129–158.
11. Steiner RM, Reddy GP, Flicker S. Congenital cardiovascular disease in the adult patient: imaging update. *J Thorac Imaging*. 2002;17(1):1–17.
12. Lipton MJ, Higgins CB, Farmer D, et al. Cardiac imaging with a high-speed Cine-CT Scanner: preliminary results. *Radiology*. 1984;152(3):579–582.
13. Skotnicki R, MacMillan RM, Rees MR, et al. Detection of atrial septal defect by contrast-enhanced ultrafast computed tomography. *Cathet Cardiovasc Diagn*. 1986;12(2):103–106.
14. Funabashi N, Asano M, Sekine T, et al. Direction, location, and size of shunt flow in congenital heart disease evaluated by ECG-gated multislice computed tomography. *Int J Cardiol*. 2006;112(3):399–404.
15. Quaife RA, Carroll JD. CT evaluation of the interatrial septum in atrial septal defects. In: Hijazi ZM, Feldman T, Abdullah Al-Qbandi MH, Sievert H, eds. *Transcatheter Closure of Atrial Septal Defects & Patent Foramen Ovale: A Comprehensive Assessment*.

Minneapolis, MN: Cardiotext; 2010.
16. Einstein AJ, Moser KW, Thompson RC, et al. Radiation dose to patients from cardiac diagnostic imaging. *Circulation.* 2007;116:1290–1305.
17. Einstein AJ, Henzlova MJ, Rajagopalan S. Estimating risk of cancer associated with radiation exposure from 64-slice computed tomography coronary angiography. *JAMA.* 2007;298:317–323.
18. Khan AA, Tan JL, Li W, et al. The impact of transcatheter atrial septal defect closure in the older population: a prospective study. *JACC Cardiovasc Interv.* 2010;3(3):276–281.
19. Huang X, Shen J, Huang Y, et al. En face view of atrial septal defect by two-dimensional transthoracic echocardiography: comparison to real-time three-dimensional transesophageal echocardiography. *J Am Soc Echocardiogr.* 2010;23:714–721.
20. Quaife RA, Chen MY, Jehle A, et al. Pre-procedural planning for percutaneous atrial septal defect closure: using cardiac computed tomographic angiography. *J Cardiovasc Comput Tomogr.* 2010;4:330–338.
21. Kim MS, Hansgen AR, Carroll JD. Use of rapid prototyping in the care of patients with structural heart disease. *Trends Cardiovasc Med.* 2008;18(6):210–216.
22. Carroll JD. The future of image guidance of cardiac interventions. *Catheter Cardiovasc Interven* 2007;70:783.
23. Gade CL, Bergman G, Naidu S, et al. Comprehensive evaluation of atrial septal defects in individuals undergoing percutaneous repair by 64-detector row computed tomography. *Int J Cardiovasc Imaging.* 2007; 23(3):397–404.
24. Kim YJ, Hur J, Choe KO, et al. Interatrial shunt detected in coronary computed tomography angiography: differential features of a patent foramen ovale and an atrial septal defect. *J Comput Assist Tomogr.* 2008;32(5):663–667.
25. Berger F, Ewert P, Abdul-Khaliq H, et al. Percutaneous closure of large atrial septal defects with the Amplatzer septal occluder: technical overkill or recommendable alternative treatment? *J Interv Cardiol.* 2001;14(1):63–67.
26. Schwinger ME, Gindea AJ, Freedberg RS, et al. The anatomy of the interatrial septum: a transesophageal echocardiographic study. *Am Heart J.* 1990;119(6): 1401–1405.
27. Piaw CS, Kiam OT, Rapaee A, et al. Use of noninvasive phase contrast magnetic resonance imaging for estimation of atrial septal defect size and morphology: a comparison with transesophageal echo. *Cardiovasc Intervent Radiol.* 2006;29(2):230–234.
28. Durongpisitkul K, Tang NL, Soongswang J, et al. Predictors of successful transcatheter closure of atrial septal defect by cardiac magnetic resonance imaging. *Pediatr Cardiol.* 2004;25(2):124–130.
29. Ivekari AA, Haynes SE, Amelon R, et al. Analysis of real time in-vivo Amplatzer septal occluder deformation. Presentation at: Computer Methods for Cardiovascular Device Design and Evaluation. NIH, NSF, FDA Workshop; June 1–2, 2010. Bethesda, MD.
30. Al-Kashkari W, Balan P, Kavinsky CJ, et al. Percutaneous device closure of congenital & iatrogenic ventricular septal defects in adult patients. *Catheter Cardiovasc Interv.* 2011;77(2):260–267.
31. Hein R, Buscheck F, Fischer E, et al. Atrial and ventricular septal defects can safely be closed by percutaneous intervention. *J Interv Cardiol.* 2005;18(6): 515–522.
32. Hijazi ZM. Catheter closure of atrial septal and ventricular septal defects using the Amplatzer devices. *Heart Lung Circ.* 2003;12(suppl 2):S63–S72.
33. Holzer R, Balzer D, Amin Z, et al. Transcatheter closure of post-infarction ventricular septal defects using the Amplatzer muscular VSD occluder: results of a US registry. *Catheter Cardiovasc Interv.* 2004;61:196–201.
34. Halpren DG, Perk G, Ruiz C, et al. Percutaneous closure of a post infarction ventricular septal defect guided by real-time three-dimensional echocardiography. *Eur J Echocardiogr.* 2009;10:569–571.
35. Bashir F, Quaife R, Carroll JD. Percutaneous closure of ascending aortic pseudoaneurysm using Amplatzer septal occluder device: the first clinical case report and literature review. *Catheter Cardiovasc Interv.* 2005;65(4):547–551.
36. Webb JG, Altwegg L, Boone RH, et al. Transcatheter aortic valve implantation: impact on clinical and valve-related outcomes. *Circulation.* 2009;119:3009–3016.
37. Masson JB, Kovac J, Schuler G, et al. Transcatheter aortic valve implantation: review of the nature, management, and avoidance of procedural complications. *J Am Coll Cardiol Intv.* 2009;2:811–820.
38. del Valle-Fernandez R, Jelnin V, Panagopoulos G, et al. A method for standardization computed tomography angiography-based measurement of aortic valular stuctures. *Eur Hrt J.* 2010;31:2170–2178.
39. Wong DR, Ye J, Cheung A, et al. Technical considerations to avoid pitfalls during transapical aortic valve implantation. *J Thorac Cardiovasc Surg.* 2010;140: 196–202.
40. Leipsic J, Wood D, Manders D, et al. The evolving role of MDCT in transcatheter aortic valve replacement: a radiologists' perspective. *Am J Roentgenol.* 2009; 193:W214–W233.
41. Ng AC, Delgado V, Van der Kley F, et al. Comparison of aortic root dimensions and geometries before and after transcatheter aortic valve implantation by 2- and 3-dimensional transesophageal echocardiography and multislice computed tomography. *Circ Cardiovasc Imaging.* 2010;3:94–102.
42. Tops LF, Wood DA, Delgado V, et al. Noninvasive evaluation of the aortic root with multislice computed tomography implications for transcatheter aortic valve replacement. *J Am Coll Cardiol Img.* 2008;1:321–330.
43. Wood DA, Tops LF, Mayo JR, et al. Role of multislice computed tomography in transcatheter aortic valve replacement. *Am J Cardiol.* 2009;103:1295–1301.
44. Gurvitch R, Wood DA, Leipsic J, et al. Multislice computed tomography for prediction of optimal angiographic deployment projections during transcatheter aortic valve implantation. *J Am Coll Cardiol Intv.* 2010;3:1157–1165.
45. Pate GE, Al Zubaidi A, Chandavimol M, et al. Percutaneous closure of prosthetic peri-valvular leaks: case series and review. *Catheter Cardiovasc Interv.* 2006;68:528–533.
46. Demkow M, Biernacka EK, Spiewak M, et al. Percutaneous pulmonary valve implantation preceded by routine prestenting with bare metal stent. *Catheter Cardiovasc Interv.* 2011;77(3):381–389.

47. Garcia JA, Eng MH, Chen SY, et al. Image guidance of percutaneous coronary and structural heart disease interventions using a computed tomography and fluoroscopic integration. *Vas Dis Manag*. 2007;4:89–97.

49. Wallace MJ, Kuo MD, Glaiberman C, et al. Three-dimensional C-arm cone-beam CT: applications in interventional suite. *J Vasc Interv Radiol*. 2008;19:799–813.

6章

心エコーによる患者評価と術中ガイド

　structural heart disease(SHD)インターベンションの成否は，術者，高度な画像の専門家，そして心エコーの専門家がどれだけうまくチームとして機能するかによる。安定した成績をもたらすためには，非常に経験豊富な術者と同様，熟達した心臓の画像専門家が必要である[1]。本章では，心エコーがSHD患者のマネージメントをする際に果たす役割を取り上げる。経胸壁心エコー(transthoracic echocardiography：TTE)，経食道心エコー(transesophageal echocardiography：TEE)の患者選択，術前計画，術中ガイド，術後の結果評価における使い方を概説していく。

　SHDの術者は，さまざまな心エコー手法に通じ，各手法の長所と限界を明確に理解しておく必要がある。本章の最初の項で現在の心エコー手法，SHD患者のマネージメントにおける価値について簡単に説明する。本書の他の章で述べられているが，SHDインターベンションを補助するためにさまざまな画像診断法があることが理解される。各施設でそれぞれ異なった画像技術を選択しているであろうが[2]，心エコーはその有用性と長所のため，SHD患者のマネージメントとインターベンションのガイドに最も一般的に用いられる画像手法である[3]。

■ 心エコー手法

　表6-1と図6-1に，SHDインターベンションに補助的に用いられる現在の心エコー手法をまとめている。TTEは経皮的インターベンションが考慮されるSHDの病変を形態的に評価する際に非常に有用である[3-6]。TTEは標準的な心腔径と右室，左室機能の指標を求めるために用いられる[7]。また，TTEは患者選択と手術計画のために，最も一般的に用いられる。一方，TEEはより良好な画像分解能を有しており，TTEが技術的に難しい時に，治療前にSHDの診断をより明確にし，特定するためにTEEが頻繁に用いられる。

表6-1　SHDインターベンションにおける各心エコーの有用性

手法	役割	術前（エコー室）	術中（カテ室）	術後（カテ室）
2D TTE	構造評価	++	++	++
3D TTE	高度な構造評価	++		++
2D TEE	高度な構造評価	+++	+++	+++
3D TEE	高度な構造評価	++++	++++	++++
コントラストエコー	シャント評価	++++		++++
カラードプラ	シャントと逆流の部位評価	++++		++++
スペクトルドプラ	血行動態評価	++++	++++	++++

++：有用，+++：非常に有用，++++：推奨される手法
2D：2次元，3D：3次元，TTE：経胸壁心エコー，TEE：経食道心エコー

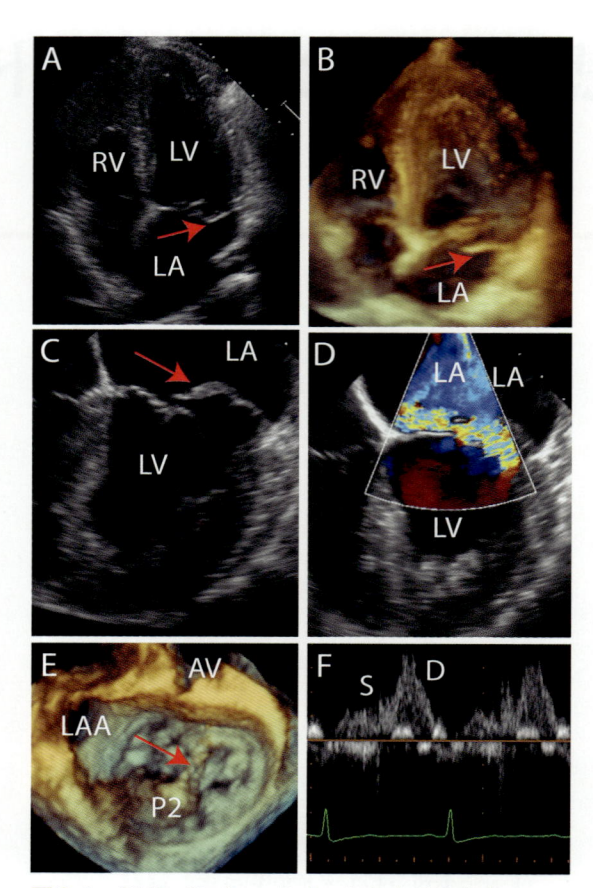

図6-1　SHDインターベンションにおける各心エコーの画像

Flailする僧帽弁（P2）と重度のエキセントリックな僧帽弁逆流を有する患者を経皮的僧帽弁形成術のために評価した。**A**：2次元（2D）経胸壁心エコー（TTE）。心尖部四腔像でflailする後尖を示している。**B**：3次元（3D）TTE。3次元で描出することでflailしている部位の描出が改善している。**C**：2D経食道心エコー（TEE）。このアプローチではflailしている部位が明確に示されている。**D**：カラードプラでの2D TEE。中等度から重度のエキセントリック僧帽弁逆流が示されている。**E**：3D TEE。左房からみた僧帽弁の"surgeon's view"でflailしたP2と腱索断裂が明確に示されている。**F**：パルスドプラで肺静脈の収縮期波が減高し中等度/重度の僧帽弁逆流と一致する。赤矢印はflailする僧帽弁部位を指している。
AV：大動脈弁, LA：左房, LAA：左心耳, LV：左室, RV：右室, S/D：肺静脈血流の収縮期/拡張期時相

ラードプラとスペクトルドプラは，TTEでもTEEでも用いることができる。ドプラ手法は心内シャント，逆流，狭窄病変，血行動態アセスメントを評価する際に役立つ[4]。撹拌した生理食塩水の注入は，心内シャントの存在とその程度を評価するために用いられる。特に心房中隔欠損（atrial septal defect：ASD）や卵円孔開存（patent foramen ovale：PFO）に起こる心房間シャントを見つける手助けになる。リアルタイム3次元（three-dimensional：3D）心エコーは，標準手法として急速に普及しつつある。多くのSHDインターベンションでは，リアルタイム3D TEEが示す精緻な解剖の詳細を参考にして手技を進めている[8]。

さらにTEEは多くのSHDインターベンションでカテーテルのガイドとデバイスの留置をアシストする際，標準的な画像技術になっている[3]。カ

1. 患者選択と術前計画

　SHDを経皮的に治療し手技を成功させるためには，臨床的な評価だけでなく，的確にSHDの病変を明らかにする総合的なイメージングが必要である。多くの場合，TTEとTEEが術者にこれらの情報を提供してくれる。例えば，僧帽弁バルーン形成術（mitral valve balloon valvuloplasty）や経皮的僧帽弁交連切開術（percutaneous transluminal mitral commissurotomy：PTMC）が考慮される僧帽弁狭窄症（mitral stenosis：MS）の患者において，TTEは診断，狭窄の重症度評価だけでなく，弁尖の肥厚，石灰化の可動性，弁下組織の狭窄の有無を評価でき，治療を成功に導くポイントがわかる[9]。また，僧帽弁逆流，左房内血栓および非対称性の交連部癒合，石灰化のためPMCが適応とならない僧帽弁狭窄症の患者を除外することもできる。

　心エコーは，治療が考慮されるSHDの病変を正確に定量的に評価するのに適した理想的な手法である。狭窄，逆流病変のエコードプラ評価はよく確立されており，多くの施設で評価基準を共有している。三尖弁逆流，肺高血圧，心嚢水のような関連する病状も認識できるため，術前の計画を立てる際にはさらに価値を高めている。

2. 術中ガイド

TTEとTEEいずれもSHDインターベンションの術中ガイドとして用いられる。挿管のうえ全身麻酔で行う場合であれば，画像の解像度がよいのでTEEを用いる。一方，覚醒意識下の鎮静で行う場合であれば，臥位もしくは軽度の左側臥位にしてTTEの画像で評価する。もし適切な画像を撮ることができるならTTEでのガイドのまま手技を進め，もしそうでないなら意識下の鎮静でTEEプローブを用いるのがよい。

どちらの心エコー手法(TTE，TEE)をガイドに使用するか決めた後で，診断を確認，治療の必要性を再確認し，治療の望ましい結果を議論する。治療する領域の詳細な術前心エコーは，術後の心エコーと比較するためにも記録しておくのがよい。

左心にカテーテルとデバイスを運ぶための経中隔穿刺は，しばしばエコーが重要な役割を果たす術中の最初のステップである。このことに関しての詳細は，「SHDインターベンションのための心エコーガイド」の項で述べる。

心エコーで，ガイドワイヤー，カテーテル，デバイスを認識することは難しく，経験と訓練が必要である。カテーテル，ガイドワイヤー，デバイスは，解剖学的な心エコーの断面から消えてしまうため，容易に認識できないであろう。この問題は3D心エコーを使ったり，画面の角度を広げることによって軽減されてきている。もう1つの問題は，カテーテルの先端部分と本体部分を区別することがエコーではできないということである。カテーテルを動かして断面に出し入れすることで，カテーテルの先端を認識する助けになる。しかし，小さなワイヤーはあまりエコー輝度が高くなく，動いた時にだけしか見ることができない。さらに注意しておかねばならない点は，カテーテルが映ることによる"陰影(shadowing)"の存在であり，像が何もなくなるか，3Dでは心組織の裂け目(陰影)のようになる。

SHDインターベンションのガイドにX線透視ではなく心エコーを用いる主な利点は，軟部組織を見ることができるということにある。このことは合併症を回避する点で大きな価値がある。カテーテルの先端やデバイスの正確な位置を知ることで，術者はカテーテルやデバイスを押したり引いたりすることができ，その結果，穿孔の可能性を最小限にすることができる。

結果評価

SHDインターベンションの予想したゴールに達成したかどうかは，心エコーで即座に評価することができる。術前の心エコーは，治療による有効性を評価して直接比較するために用いられる。形態的な情報は2次元(two-dimensional：2D)や3D心エコーで得られるし，機能的な情報はスペクトルやカラードプラを通して得られる。もし期待したゴールが達成できなければ，重大な合併症が認識されない限り，治療を繰り返し行うことができる。期待したゴールが達成できた時には，潜在的な合併症を入念に調べる。特に注意するのは心嚢水の存在と量，経中隔穿刺後のカテーテルによるASDの大きさ，あらゆる心腔や構造の血栓である。各々の合併症を見つけて回避する方法については，各インターベンションの項で詳細を記述する。

以下の項では，具体的にSHDインターベンションを評価する際の心エコーの役割について述べる。**表6-2**ではさまざまなSHDインターベンションで推奨されている心エコー手法について要約している。また，**表6-2**では，本章では網羅していないインターベンションのために参考文献も提示している。

SHDインターベンションにおける心エコーガイド

1. 経中隔穿刺

多くのSHDインターベンションでは，経中隔

表6-2 SHDインターベンションの際に推奨される心エコー手法

インターベンション	術前（エコー室）	術中（カテ室）	術後（カテ室）
シャントのインターベンション			
PFO 閉鎖	TTE カラーとコントラスト TEE カラーとコントラスト	ICE カラーとコントラスト	TTE カラーとコントラスト TEE カラーとコントラスト
ASD 閉鎖	TTE カラーとコントラスト TEE カラーとコントラスト	2D と 3D TEE	TEE カラーとコントラスト 3D TEE
VSD 閉鎖	TTE カラー	2D と 3D TEE	2D と 3D TEE
瘻孔（fistula）閉鎖[10]	TTE コントラストとカラー	2D と 3D TEE	2D と 3D TEE
PDA 閉鎖[11]	TTE コントラストとカラー	TTE コントラストとカラー	TTE コントラストとカラー
Baffle leak 閉鎖[12]	2D TEE，カラードプラ ドプラ血行動態評価	2D と 3D TEE カラードプラ	2D と 3D TEE カラードプラ
弁のインターベンション			
大動脈弁バルーン形成術	TTE ドプラ血行動態評価	TTE ドプラ血行動態評価	TTE ドプラ血行動態評価
経カテーテル的大動脈弁植込み術[13-19]	TTE ドプラ血行動態評価 2D と 3D TEE	ドプラ血行動態評価 2D と 3D TEE	ドプラ血行動態評価 2D と 3D TEE
僧帽弁バルーン交連切開術	TTE ドプラ血行動態評価	ドプラ血行動態評価 2D と 3D TEE	ドプラ血行動態評価 2D と 3D TEE
edge-to-edge 僧帽弁形成術	2D TEE，カラードプラ ドプラ血行動態評価	2D と 3D TEE カラードプラ	2D と 3D TEE カラードプラ
肺動脈弁バルーン形成術[20]	TTE ドプラ血行動態評価	TTE ドプラ血行動態評価	TTE ドプラ血行動態評価
経カテーテル的肺動脈弁植込み術[21]	TTE ドプラ血行動態評価 2D と 3D TEE	ドプラ血行動態評価 2D と 3D TEE	ドプラ血行動態評価 2D と 3D TEE
弁周囲逆流閉鎖術	2D TEE カラードプラ ドプラ血行動態評価	2D と 3D TEE カラードプラ	2D と 3D TEE カラードプラ
その他のインターベンション			
アルコール中隔焼灼術	TTE カラードプラ ドプラ血行動態評価	TTE カラードプラ ドプラ血行動態評価	TTE カラードプラ ドプラ血行動態評価
LAA 閉鎖術[22, 23]	2D TEE	2D と 3D TEE	2D と 3D TEE
大動脈仮性瘤閉鎖術[24]	2D と 3D TTE, TEE カラードプラ	2D と 3D TTE, TEE カラードプラ	2D と 3D TTE, TEE カラードプラ

ASD：心房中隔欠損，ICE：心腔内心エコー，LAA：左心耳，MV：僧帽弁，PDA：動脈管開存，PFO：卵円孔開存，TEE：経食道心エコー，TTE：経胸壁心エコー，VSD：心室中隔欠損

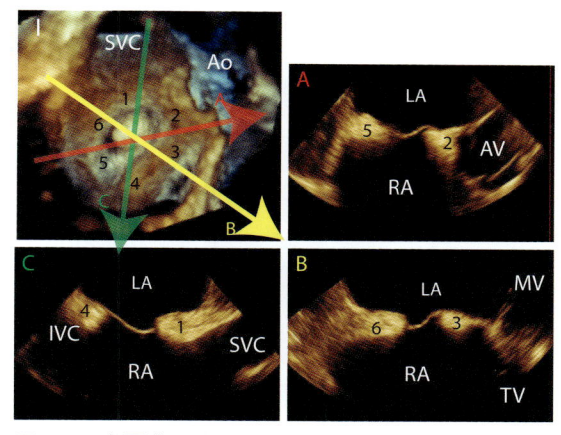

6章 心エコーによる患者評価と手術ガイド 91

図6-2 心房中隔リム

リアルタイム3次元経食道心エコーで右房から見た心房中隔の像（I）。
A〜C：以下の矢印の向きでの多断面再構築像。赤矢印（A）は大動脈弁短軸像、後縁と前縁の横断面を指す。黄矢印（B）は四腔像、後上縁と前下縁の横断面を指す。緑矢印（C）は上下大静脈方向、上縁と下縁の横断面を指す。
Ao：大動脈, AV：大動脈弁, IVC：下大静脈, LA：左房, MV：僧帽弁, RA：右房, SVC：上大静脈, TV：三尖弁

穿刺が必要である[25]。本項ではこの手技で補助する際の2Dと3D TEEの役割を述べる。

〈心房中隔と心房の術前評価〉

心エコー評価のキーポイント

1. 形態評価：TEEは左房と右房の大きさを評価し、左房（left atrium：LA）と左心耳に血栓がないことを確認するために行われる。心房中隔の解剖が明確にわかり、PFOもしくはASDの存在も確認できる。さらに、ユースタキオ弁や稜（ridge）の存在と大きさ、キアリ網（Chiari network）の存在と大きさが指摘できる。中隔の厚さと心房中隔瘤が指摘できる。

    卵円窩（fossa ovalis）のリム（rim/縁）は注意深く描出する。後縁は心房組織、脂肪、左房と右房間の心膜腔の皺で構成されている。上縁は上大静脈（superior vena cava：SVC）で区切られている。前上縁は大動脈弁の無冠尖のバルサルバ洞で区切られている。前縁は中隔側の三尖弁輪が境界である。前下縁は冠静脈洞（coronary sinus）入口部に隣り合っている。下縁は下大静脈（inferior vena cava：IVC）に隣り合っている（図6-2）。

2. 合併症の回避：経中隔穿刺の際に、誤って穿刺してはならない最も重要な構造は、大動脈弁と大動脈基部であり、両心房間にある後側の心膜の皺も同様である。心房中隔の解剖を理解することは、不適切な場所を穿刺することによる合併症を回避するために非常に助けになる（図6-3）。

〈術中ガイド〉

1. カテーテルの卵円窩へのTEEガイド：針、ダイレーター、シースで構成される経中隔穿刺のアセンブリは、まず右房（right atrium：RA）の入口近くのSVCに配置される。透視と2Dもしくは3D TEEガイド下でアセンブリを卵円窩の中心に移動させる。卵円窩の膜をガイドカテーテルで押すことによって、この膜が"tenting（テント状）"になる。

2. 経中隔穿刺部の決定：tentingが最高になる場所が穿刺を行う部位であり、この場所が大動脈から離れており、後側に位置しすぎていないのを確認することが大事である。穿刺の前上部を選択するのに上下大静脈像（bicaval view）が用いられる。

穿刺の前後部を選択するのに大動脈短軸像が用いられる。経中隔穿刺が行われた後は、ガイドカテーテルが左房腔にあるのを確認するために、撹拌した生理食塩水を通常注入する。

〈結果評価〉

1. いったん手技が終了したら、2D TEEでカラードプラを用いて心房中隔を描出し、穿刺による残存ASDの大きさを評価する（図6-4）。経皮的閉鎖が必要となる臨床的に有意な欠損が生じることは滅多にない。

2. 合併症の除外：心嚢水の有無は経中隔穿刺後と手技終了後、即座に判断できる。心内血栓の存在を探す。新たな弁逆流部位を除外する。

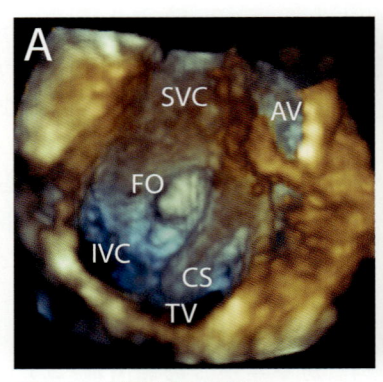

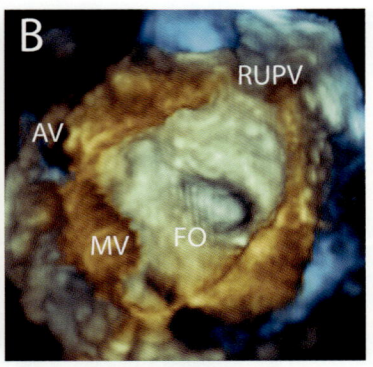

図6-3 心房中隔の解剖

リアルタイム3次元経食道心エコー(TEE)で右房(**A**)と左房(**B**)から見た心房中隔の像。右房からの像が的確な解剖学的位置で表示されている：上大静脈(SVC)が上，下大静脈(IVC)が下，大動脈弁(AV)が前。卵円孔(FO)が像の中心に見られる。左房からの像では，卵円孔が再度中心に見られる。僧帽弁(MV)と大動脈弁が画像の左にあり，右上肺静脈(RUPV)が像の右上に見られる。
CS：冠状静脈洞，TV：三尖弁

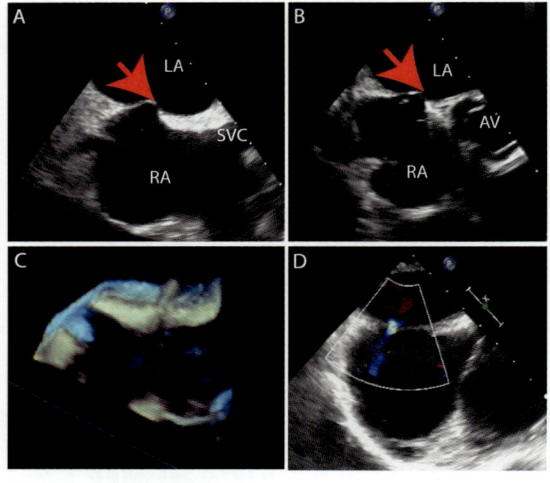

図6-4 経中隔穿刺

中隔穿刺中と穿刺後に撮られた2次元と3次元経食道心エコー
A：上下大静脈像は中隔穿刺中に心房中隔が典型的に"tenting(テント状)"している。この像では的確に穿刺するために，上下方向におけるポイントを選択するのが可能になる。**B**：大動脈弁(AV)の短軸像では同様の"tenting"を示し，的確に穿刺するための前後方向におけるポイントを選び，大動脈の穿刺を避けることができる。**C**：カテーテルが左房(LA)に入っていく時のリアルタイム3D TEE像。**D**：カラードプラで中隔穿刺後の小さな残存心房中隔欠損を認める。
RA：右房，SVC：上大静脈

2. シャント疾患

a. 卵円孔開存(patent foramen ovale：PFO)閉鎖術

経皮的PFO閉鎖術は今日，最も一般的に行われているSHDインターベンションの1つである[26-28]。TTEとTEEは診断，シャントサイズの定量，経皮的閉鎖の適応を決めるのに中心的な役割を果たしている。PFOデバイス閉鎖では度々心腔内エコー(intracardiac echo：ICE)でガイドされるが，PFOの形態が複雑だったり，右房に胎生期遺残がある場合にはTEEのほうがよく識別できる。

PFOの術前評価
・心エコー評価のキーポイント(PFOのプロトコール)

1. TTEの心尖部四腔像と心窩部像(カラードプラの併用の有無あり)がPFOの存在と位置を確認するために用いられる。これらの像では，心房中隔瘤やユースタキオ弁とキアリ網の存在と大きさを見ることも可能である。

2. 心房レベルでの右左シャントは，撹拌した生理食塩水(10 mLの生理食塩水，1 mLの空気，数滴の血液)を正中静脈から注入することで

明らかになる。この方法は安静臥位，バルサルバ負荷（息止めの解除時），咳，立位で行われる。5心拍以内にマイクロバブルが左房に到達した場合を，心内シャント陽性と考える。5心拍より後の場合は，肺内シャント陽性と考える。

3. 臥位エルゴ中やトレッドミル負荷直後に撹拌した食塩水を注入する方法は，運動誘発性のPFOによるシャントが疑われる患者で行われる。これらの患者では，低酸素血症を見るために運動中に酸素飽和度を評価する。
4. シャントの程度を半定量的に評価することが推奨されている。
   Grade 0：なし，Grade 1：軽度，1〜5バブル，Grade 2：中等度，6〜20バブル，Grade 3：重度，20バブル以上。
5. 頭蓋内ドプラも動静脈シャントの存在を評価するのに用いることができる[29]。著者らの施設はこの手法を特に運動中に用いている。
6. TTEでシャントや強く疑われるPFOを見つけられなかった時に，TEEは施行される。TEEは経皮的PFO閉鎖術が考慮される患者で施行される（図6-5）。TEEは正確な場所，大きさ，存在，"トンネル"の長さ，関連する所見を測定することでPFOの特徴を明確にする。PFO患者で脳卒中が高リスクなTEEの所見は，中隔瘤の存在，突き出たユースタキオ弁が挙げられる。TEEは経皮的PFO閉鎖術におけるデバイスの選択にも役立つ。長い"トンネル"，PFO近くの非常に厚い二次中隔は，Gore-Helex deviceのよりよい適応である。

〈術中ガイド〉
　著者らの施設では，多くのPFO閉鎖がICEでガイドされている。PFOの形態が複雑な場合や右房の遺残が突出している場合には，TEEを術中ガイドに用いる。このガイドは，次のASD閉鎖で述べられる方法と似通っている。

〈結果評価〉
1. カテーテル室でPFOデバイス閉鎖の結果を

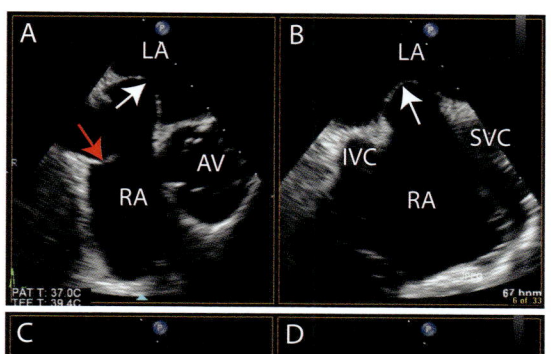

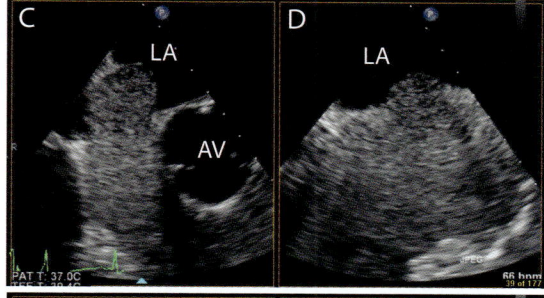

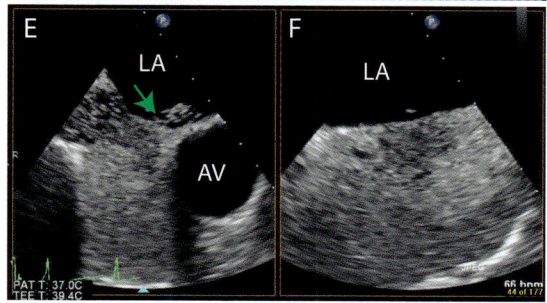

図6-5　ハイリスクな卵円孔開存（PFO）

PFOデバイス閉鎖術が考慮されている患者でのコントラスト経食心エコー像。マイクロバブルが右房（RA）から左房（LA）に通過することで示される右左シャントに加えて，突き出たユースタキオ弁（**A**，赤矢印）と大きな心房中隔瘤（**A**，**B**，白矢印）がある。
A，**C**，**E**：大動脈弁短軸の断面での心房中隔像。**B**，**D**，**F**：上下大静脈像での心房中隔像。
AV：大動脈弁，IVC：下大静脈，SVC：上大静脈

迅速に評価するためにICEも用いている。

2. TTEは退院の前に，①デバイスの位置が適切であること，②有意なシャントの残存がないこと（安静で撹拌した生理食塩水を注入し咳とバルサルバ負荷を行う），③心嚢水，僧帽弁，大動脈弁，三尖弁の逆流のような術後合併症がないこと，④デバイス周囲の血栓形成がないことを証明するために施行される。

b. 心房中隔欠損(atrial septal defect：ASD)閉鎖術

最近ではASD二次孔(secundum)欠損が，ほぼ例外なく経皮的に閉鎖されている[30,31]。TTEとTEEはASDを診断，分類し，さらにシャント孔のサイズ，結果的におこる右室の容量負荷の程度を定量する最初の画像診断手法である。

〈術前評価〉

心エコー評価のキーポイント

1. エコーによるASD診断：TTEでは，心尖部四腔像と心窩部像がASDを描出するのに最もよいウィンドウである。カラードプラは心房内の左右シャントの存在と場所を明らかにし，撹拌した生理食塩水を注入した場合は，右房のコントラストが左房から来る血流で洗い出されることで左右シャントの存在が明らかになる。心周期の一部で右房から左房へマイクロバブルが通過するのを見ることで，ある程度の右左シャントを見ることも一般的である。有意なシャントがあるASDでは，右室容量負荷かシャントによる肺高血圧の徴候がある。すべての肺静脈を評価する試みもされる。

2. ASD分類：現在，経皮的閉鎖に適しているASDは二次孔欠損のみである。そのためASDの分類を正確にすることが重要である。TTEとTEEは，二次孔欠損を一次孔欠損(primum)と静脈洞欠損(sinus venous)と区別するのに非常に有用である。

3. ASDの大きさ：ASDのサイズを正確に把握することは，経皮的閉鎖の可能性やデバイスの大きさを決めるうえで非常に重要である。TEEは，ASDのサイズを正確に測るために，よりよい手法と思われる。多断面画像を最大径を求めるのに記録する。ASDはしばしば形態が楕円であり，切る断面によって異なった径が求められることを知っておかなければならない。3D TEEは，心房中隔に正対した断面を提示することで，欠損口のサイズと形をより正確に描出することを可能にする(図

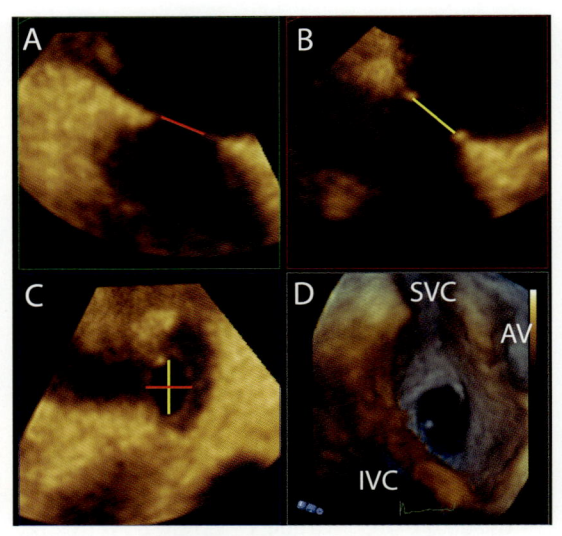

図6-6 心房中隔欠損(ASD)でのサイジング

A，B：縦と横方向での多断面再構築像。C：正面からの多断面再構築像で縦方向(黄)が横方向(赤)よりも長い楕円形の欠損孔を示している。D：経皮的ASD閉鎖術が考慮されている患者における，リアルタイム3次元経食道心エコーによる大きな二次孔ASDの像。
AV：大動脈弁，IVC：下大静脈，SVC：上大静脈

6-6)。

4. ASDの縁：すべての縁が存在しよく発達していたら，二次孔のASDを有した心房中隔は小さなベーグルのように捉えることができる。一部の患者では，このベーグルから一囓りされて，その結果，縁が不十分なASDになる。縁欠損の患者(<5mm)は経皮的ASD閉鎖のよい候補ではない。TEEの手技中，すべての縁を評価し計測するように努力しなければならないが，特に注意を払うべきなのは下縁であり，欠損していたらデバイス塞栓の原因になり得る。

5. 多孔性ASD(multiple ASD)と有窓化(fenestration)：有窓化と多孔性ASDが，両方，またはいずれかが存在することもまれではない。TEEは有窓化の存在を評価することができ，1個以上存在する場合にはカラードプラでASDの数を評価することができる。付随するPFOの存在を把握することも重要である。

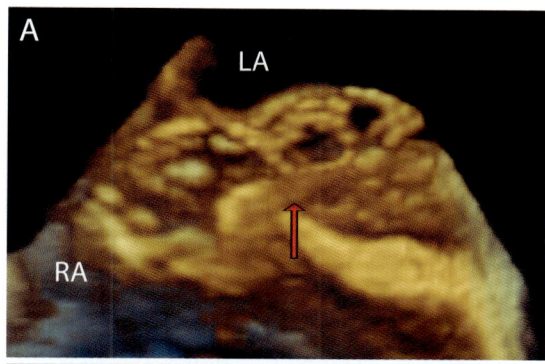

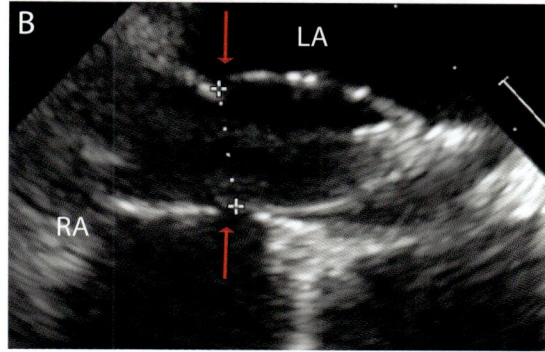

図6-7　心房中隔欠損（ASD）でのバルーンサイジング

A：拡張されたバルーンサイジングデバイスの3次元経食道心エコー（TEE）像。赤矢印は拡張されたバルーンをASDの縁が締め付けることによってできるくびれ（waist）を指す。**B**：同じバルーンの2次元TEE像。赤矢印はバルーンの括れを指し、点線で距離が計測され、ASD閉鎖デバイスサイズを選択する時の基準となる。
LA：左房，RA：右房

〈術中ガイド〉

1. デバイスサイズの選択：TEEは，3断面で心房中隔の長さを計測するために用いられる。このことで周りの心組織に当たることなく，デバイスのディスクを支持する十分な心房中隔組織があることを確認できる。さらに，ASDの縁から適切に支持が得られるためには，ディスクが十分大きくなければならない。前の項で述べたように，デバイスサイズを決定するには，ASDの径と欠損孔の面積を知る必要がある。バルーンによる計測もデバイスサイズの選択に用いられる。
TEEガイド下で，欠損孔を通る血流がなくなるまでASDの中でバルーンを膨らます。この時点で長軸方向に見られるバルーンの括れ（waist）の長さをTEEで計測（図6-7）。この長さはデバイスサイズを決定するために用いられる。

2. デバイス留置（deployment）：透視と2Dもしくは3D TEEガイド下で，ガイドワイヤー，デリバリーシース，閉鎖デバイスを左房に進める。左房ディスクを展開して，心房中隔に近接するまで引く。エコーは，デバイスと心房中隔が最もよく連なるようにするために，特にディスクと心房中隔が平行になる位置を保つ助けになる。左側ディスクが展開された後で，右側ディスクと括れの部分がさらに展開され，それによってデバイスと心房中隔の間を可能な限り平行に保つことができる。心房中隔を，上下大静脈像と大動脈弁レベル短軸像での心房中隔の2断面TEEもしくは3D TEEガイドで，この手技を最も良好に施行することができる（図6-8）。
デバイスが留置された後に，"押し引き（push and pull）"手技をしてデバイスの安定性を確かめてから，カラードプラでASD血流がないことを確認する。デバイスを離す前に，デバイスが僧帽弁と三尖弁弁尖に当たっていないか，各々のディスクが隣接した心構造を圧排していないかを確認する目的でTEEでひととおり観察する。この時点でデバイスを離して，通常デバイスの断面の角度を少し動かす。再度，TEEで閉鎖デバイス内，デバイス周囲に両方またはいずれかに残存血流がないかを記録する。

〈結果評価〉

1. デバイスの安定性：留置が完了した後，TEEを用いて数分間急性のデバイス塞栓がないことを見ることでデバイスの安定性を確認する。

2. 残存シャント（residual shunt）：TEEのカラードプラを用いて，デバイス周囲のシャントを評価する。デバイス内の低速度で軽度のシャントを見つけるのは稀ではない。

項目を絞ったエコーを施行する。デバイスの安定性を確認する。残存シャントの存在と程度はカラードプラと撹拌した生理食塩水で確認する。心囊水を探す。

c. 心室中隔欠損(ventricular septal defect : VSD)閉鎖術

小児の先天的VSDは，通常経皮的に閉鎖される。成人の後天的なVSDでは，心筋梗塞の合併症の結果として発生することが多く，今ではカテーテルインターベンションで経皮的に閉鎖する頻度が増えてきている[32, 33]。成人における経皮的VSD閉鎖は，先天的筋性中隔(muscular)や膜様部(perimembranous)欠損，心筋梗塞後VSD，外科的修復後の残存もしくは再発VSD，肥大型心筋症の心筋減少術のVSDに関して述べられてきた。通常TTEをカラードプラで行うことで，心筋梗塞に合併したVSDの存在がまず確認でき，そのサイズ，場所，経皮的閉鎖の適応を評価する助けになる。

〈術前評価〉

心エコー評価のキーポイント

1. VSDサイズと場所の評価：TTEはVSDのサイズと場所を評価することができ，さらに上左室と右室の全体と局所機能を評価できる。また，関連した弁の異常，肺高血圧の存在と重症度を評価できる。
2. 2Dエコーでは解剖学的な欠損の存在がよく見えない時に，カラードプラとスペクトルドプラを用いると欠損孔を通るシャント血流を見つける助けになる。
3. TEEはより良好にVSDのサイズ，場所，形を評価し，患者に経皮的閉鎖を行う適応をしばしば明確にすることができる。

〈術中ガイド〉

1. 動静脈ループ(arteriovenous loop)の作成：VSD閉鎖デバイスを留置するには，動静脈ループを作らなければならない
   ①ガイドワイヤーは大腿動脈から挿入する。
   ②大動脈と大動脈弁を通過して左室内に進める。

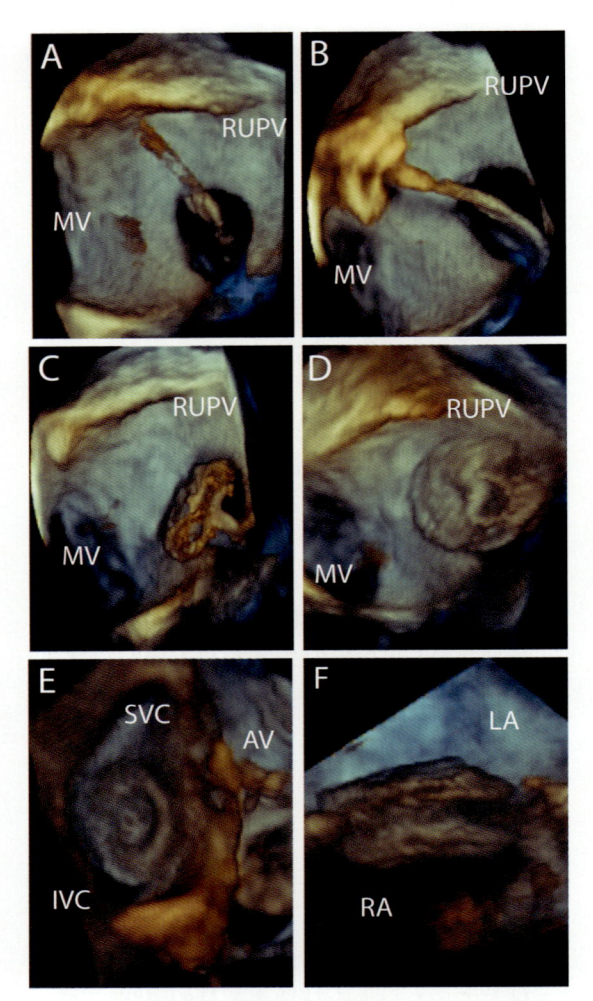

図6-8 心房中隔欠損(ASD)閉鎖デバイスの留置。経皮的ASD閉鎖術中のリアルタイム3D経食道心エコー像

A：ガイドカテーテルがASDを通って左房に入っている。B：左房側の片方のディスクが展開されている。C：デバイスがASD側に引き戻されている。D：デバイスがASDの縁に隣接している。E：右房(RA)側の片方のディスクが留置された後，右房側から見たデバイス。F：両方の各ディスクは周りの縁から良好に支持され留置されている。AV：大動脈弁, IVC：下大静脈, LA：左房, MV：僧帽弁, RUPV：右上肺静脈, SVC：上大静脈

3. 合併症の精査：心囊水の存在を除外する。心房中隔組織の裂け目を探す。デバイス周囲の血栓を除外する。僧帽弁と三尖弁はデバイスが当たっていないかと弁逆流に注意する。
4. 退院前エコー：通常，次の日の朝，退院前に

③VSD を通してワイヤーを右室と右房に進め，最後にグースネックスネア（gooseneck snare）を用いて SVC 内で捉えてから内頸静脈を通って引き出される。
2. TEE は動静脈ループを作成するワイヤーをガイドしてから，デリバリーカテーテルを進め閉鎖デバイスを留置する時に透視を補助する。TEE は特に閉鎖デバイスの各々のディスクを心室中隔と VSD 束（tract）外側の長軸に平行に並べる助けになる。
3. 3D TEE は心筋梗塞後 VSD に関連した複雑な形態所見を明確にする助けになり，現在では経皮的 VSD 閉鎖をガイドするのに著者らが推奨する画像手法である。

〈結果評価〉
1. VSD 閉鎖デバイスを留置した直後に，閉鎖デバイスの安定性と残存シャントの存在と程度を確認するために心エコーが用いられる。
2. さらに周囲の心構造に当たっていないか，注意しなければならない。

3. 弁疾患

a. バルーン大動脈弁形成術

外科的大動脈弁置換術の適用がない重度（severe）大動脈弁狭窄の患者において，バルーン大動脈弁形成術（balloon aortic valvuloplasty：BAV）はすでに確立した手技となっている[34, 35]。また，BAV は，重篤（critical）な大動脈弁狭窄では経皮的もしくは外科的大動脈弁置換術に向けて一般臨床状態を改善し安定させるブリッジ療法としても用いられる。心房経中隔穿刺による順行性（antegrade）アプローチも可能ではあるが，大腿動脈からの逆行性（retrograde）アプローチのほうが一般的に行われている。

〈術前評価〉
心エコー評価のキーポイント
1. 大動脈弁狭窄の患者では，TTE とドプラ手法が大動脈弁形態，重症度，BAV の適応を評価する主な手法である。

2. 形態評価：弁尖数とあるなら縫線（raphe）の位置の評価。
弁尖の可動性，交連部癒合の程度の評価。
弁石灰化の評価。
左室流出路（left ventricular outflow tract：LVOT）のサイズ評価。
大動脈基部（aortic root）のサイズ，大動脈基部における石灰化と複雑プラーク（complex plaque）の存在と程度。
大動脈弁逆流の存在と重症度評価。
3. 大動脈弁狭窄の重症度：通常 BAV が考慮される患者では，2D planimetry 法か，できればドプラ法による圧較差と連続の式から，心エコーを用いた重篤な大動脈弁狭窄（＜ $0.7\,cm^2$）の判断がされている。重度の左室機能障害をきたした患者では，ドプラ法による大動脈弁と LVOT の速度比（velocity ratio）が用いられる。
4. BAV 適応：BAV は，重篤な大動脈弁狭窄，大動脈基部に重度の石灰化，重度の大動脈弁逆流がない例，複雑プラークがない例が適応である。

〈術中ガイド〉
1. 心エコーは，ガイドワイヤーとバルーンが大動脈弁を通る際，透視下でガイドする際に役立つ。また，各バルーン拡張後の圧較差と大動脈弁逆流の程度をフォローするために用いられる。
2. 逆行性アプローチを用いる場合，心エコーは経中隔穿刺のガイド，ガイドワイヤーとカテーテルが左房，僧帽弁，左室を通るのをナビゲートする。

〈結果評価〉
1. 大動脈弁狭窄重症度の軽減：BAV を受けるほとんどの患者で，大動脈弁狭窄の改善は軽度しか期待できない。大動脈弁狭窄が重篤から重度になることで有意な血行動態の改善が得られることが多い。バルーン拡張後のたびに心エコーで圧較差と弁口面積を評価することで，このゴールに至る助けとなり，重度大動

脈弁逆流とその他合併症が起こるのを回避することができる。

2. 合併症の検索：心囊水，タンポナーデ，さらに血栓形成など，あらゆるSHDインターベンションで起こりうる合併症を検索する。特にBAVに関連する合併症とは，弁尖の裂開であり，付随して大動脈弁逆流が起こる。

b. 経皮的僧帽弁交連切開術

経皮的僧帽弁交連切開術（percutaneous transluminal mitral commissurotomy：PTMC）は，重度僧帽弁狭窄の患者に対する第一選択の治療として行われることが多く，外科手術に取って代わっている[9, 36-39]。TTEは僧帽弁狭窄の存在と重症度を評価するのに最もよい画像手法であり，さらにドプラ法を使えば僧帽弁狭窄で負荷がかかった血行動態の正確な評価が可能である。また，TTEはPTMCに適した候補を選択する判断基準としても認識されている。TEEはPTMC中のガイドに最も適している。

〈術前評価〉

心エコー評価のキーポイント（図6-9）

1. 僧帽弁弁口面積は胸骨左縁短軸像からplanimetry法で求められる。
2. 平均圧較差。
3. pressure half timeによる僧帽弁弁口面積。
4. 収縮期肺動脈圧の計測。
5. 僧帽弁逆流（MR）の存在と重症度。
6. Wilkinsスコア[9]：Wilkinsスコアが8〜9で中等度以上のMRを伴っていない僧帽弁がPMCに適していると判断される。
7. 交連部癒合の程度。
8. 僧帽弁輪径の計測（図6-10）（バルーンサイズを決めるため）。

〈術中ガイド〉

1. 経中隔穿刺（経中隔穿刺の項参照）
2. カテーテルとバルーンのガイド：経中隔穿刺後，透視と2Dもしくは3D TEEガイド下でブロッケンブローシースを通してcoiled-tipガイドワイヤーを左房に置く。続いてイノウ

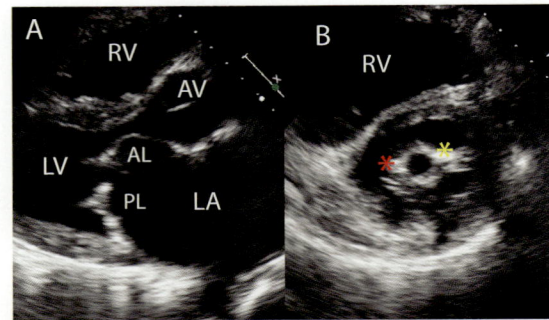

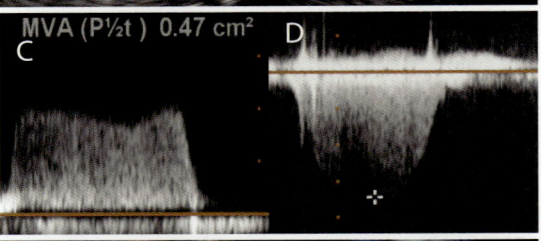

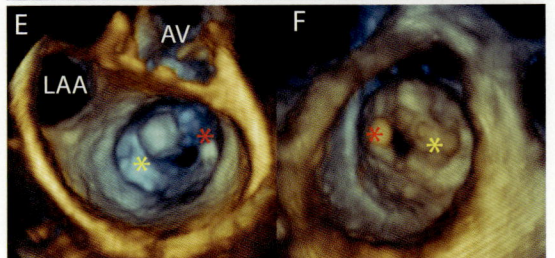

図6-9 僧帽弁狭窄：術前評価

A, B：経皮的僧帽弁交連切開術が考慮されている患者での僧帽弁の経胸壁長軸像と短軸像。典型的な前尖（AL）のホッケースティック変形を認める。後尖（PL）は肥厚し立ったまま固定されている。左房（LA）は著明に拡大している。B：狭窄した僧帽弁口。両交連ともに癒合している（赤星印，後交連；黄星印，前交連）。C：僧帽弁通過血流スペクトルドプラシグナルの圧半減時間（pressure half time）から求めた推定弁口面積（MVA/P 1/2t）は0.5 cm^{2}であり，重症僧帽弁狭窄の評価と一致する。D：肺動脈圧を推測するのに三尖弁逆流速度が計測されている。E, F：3次元経食道心エコーで左房（E）からと左室（F）から見た狭窄僧帽弁が示されている。黄星印は前交連，赤星印は後交連を示している。
AV：大動脈弁，LAA：左心耳，LV：左室，RV：右室

エ・バルーンカテーテルをcoiled-tipワイヤーに載せて進める。

バルーンカテーテルが心房中隔を通過した時点で，カテーテルを左房に置き，結果として先端を僧帽弁口に向かうようにループを形成する。そしてバルーンカテーテルを僧帽弁口に向けて進め，通過させる。これらの手技は

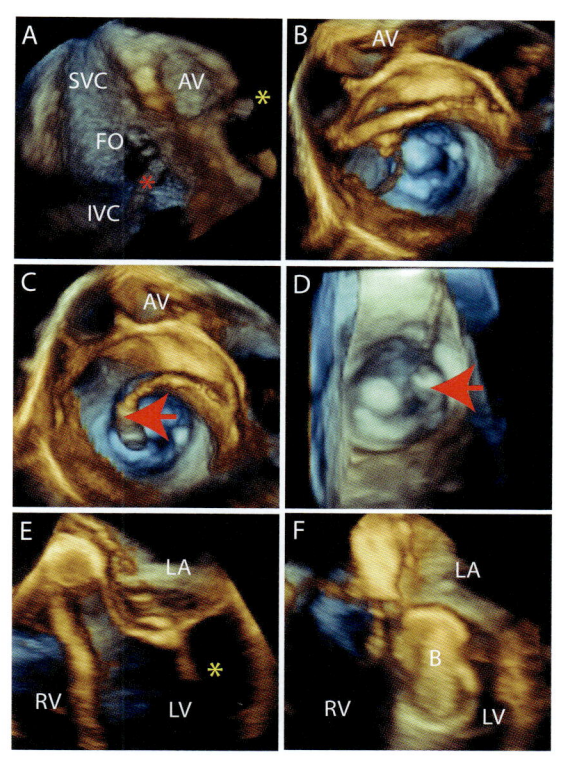

図6-10 僧帽弁狭窄：術中ガイド

A：ガイディングカテーテルが下大静脈(IVC)から右房(赤星印)に入り，卵円孔(FO)を通って左房(黄星印)に到達する。B：ガイドワイヤーとデリバリーカテーテルが左房に進んでいる。C：縮小したバルーン(赤矢印)が狭窄した僧帽弁口に向けられている。D：縮小したバルーンが僧帽弁口に入っている。E：デリバリーカテーテルと縮小したバルーンが，四腔の画像で僧帽弁口を通り左室(LV)の流入路に入っているのが見える。この像はバルーンが左室の長軸の中心に位置しているかがわかる。F：拡張したバルーン(B)が僧帽弁輪に乗り，狭窄した僧帽弁による括れが形成されている。
AV：大動脈弁，LA：左房，RA：右房，SVC：上大静脈

幅広いセクターのリアルタイム 3D TEE の画面を用いて，最も良好にガイドされる。

3. バルーンの位置決めと拡張：バルーンカテーテルが左室内に通ると，リアルタイム 3D TEE の四腔像がバルーンカテーテルの深さと中心を走行しているか，最も良好な位置を決めるために用いられる。同じ断面が遠位，近位，中央のバルーン拡張をたどるのに用いられる。

4. 再拡張の決定：バルーンが拡張したら，即座に MR の存在と重症度を評価するためにカラードプラが用いられる。僧帽弁の短軸像は交連部の裂開(splitting)を評価し，僧帽弁口面積を計測するために描出される。平均僧帽弁圧較差を評価する。もし交連部の裂開が不完全で，planimetry での僧帽弁口面積が $1.5\,cm^2$ 未満なら再拡張をする。交連部の裂開が十分に得られるか，有意な僧帽弁逆流があるなら，追加拡張は行われない。

〈結果評価(図6-11)〉

1. 直後に手技が成功したかどうかは，planimetry 法での弁口面積≧$1.5\,cm^2$，両交連の裂開，有意な僧帽弁逆流がないことによって評価される。

2. 合併症の認識と回避：この手技に伴う合併症の多くはカテーテルとバルーンの操作中に起こる。心エコーは，カテーテルと心構造間の軟部組織との接触面を認識することで，これらの問題を最小限にするのに中心的な役割を果たす。心房中隔穿刺，イノウエ・バルーンの左房内での操作，イノウエ・バルーンカテーテルによる僧帽弁交連部切開術の間，TEE ガイドはカテーテルの位置異常を認識することで不適切な場所を穿刺しないようにインターベンション術者の助けになる。

c. edge-to-edge 僧帽弁形成術

現在，重度の機能性や構造的僧帽弁逆流に対して，経皮的アプローチが数種類ある[40-44]。この項では，最も一般的な e-Valve デバイスを用いた経皮的僧帽弁形成術のガイドをする際の心エコーの使い方について議論する(図6-12)。

〈術前評価〉

心エコー評価のキーポイント

1. 構造的，機能性の中等度(3+)もしくは重度(4+)の MR の証明。

2. 左室のサイズと機能の TTE 評価(M モードの左室収縮末期径，2D の左室拡張末期容量，収縮末期容量，駆出率)。

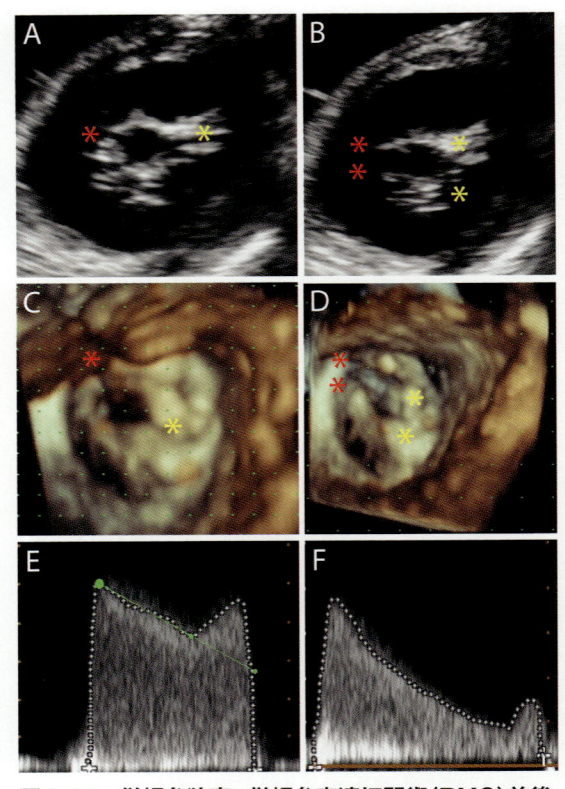

図6-11 僧帽弁狭窄：僧帽弁交連切開術（PMC）前後

A，B：PTMC前後での経胸壁エコーでの僧帽弁短軸像。Bで交連部が裂開しているのを見てほしい。C，D：3次元経食道心エコーで同様の所見が見られる。E，F：スペクトルドプラで，PTMC後に僧帽弁での圧較差が落ちている。赤星印は後交連を示し，黄星印は前交連を示す。星1つはPTMC前の交連を示し，星2つはPTMC後に裂開した交連を示す。

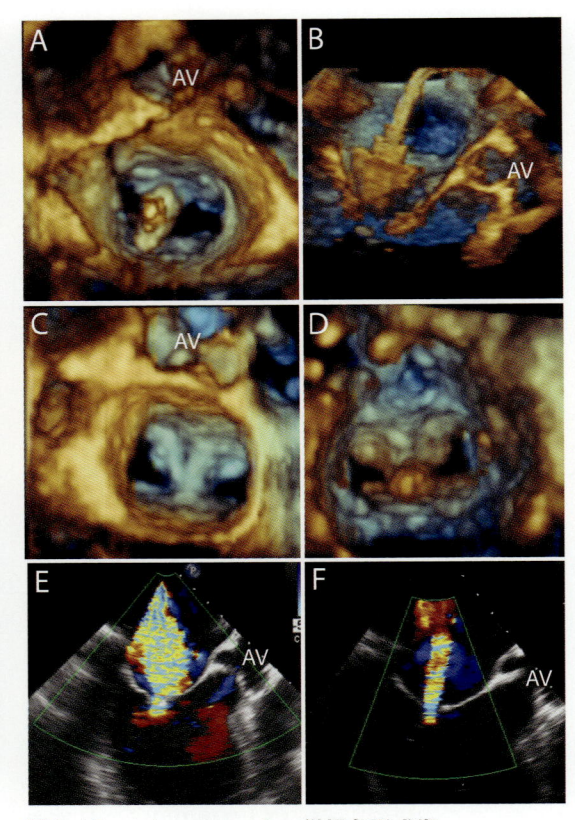

図6-12 edge-to-edge僧帽弁形成術

A，B：E-valveクリップが僧帽弁のedgeにガイドされている3次元経食道心エコーが得られた。A：左房からの僧帽弁像。クリップは僧帽弁口の中心にあり，僧帽弁尖が接合するラインに直行している。C，D：左房（C）と左室（D）から見て，クリップが重複僧帽弁口（double orifice mitral valve）の適所にある。E：クリップ形成前に見られた重度僧帽弁逆流が，術後ごく軽度の僧帽弁逆流になっている（F）。AV：大動脈弁

3. 三尖弁逆流ジェット速度と下大静脈（IVC）径から求めた右房圧による肺動脈圧の評価。
4. MR重症度：中等度もしくは重度MRは，少なくとも以下の3つの基準を満たすことで心エコー的に診断される。
   ①MRジェットのカラー血流面積（>6 cm^{2}もしくは>左房面積の30％）。
   ②肺静脈血流波形が減高するか，逆流する。
   ③胸骨左縁長軸像でのvena contracta width>0.5 cm。
   ④逆流量（regurgitant volume）>45 mL/拍。
   ⑤逆流分画（regurgitant fraction）>40％。
   ⑥逆流弁口面積（regurgitant orifice area）>0.3 cm^2。
5. TEEでの基本断面（0度オムニプレーン）。
   ①上部，中食道からの五腔像で僧帽弁のA1とP1に相当する。
   ②中央，A2とP2を描出するために1～3cmプローブを進める。
   ③下部，A3とP3を描出するためにさらにプローブを進める。
6. TEEでの追加断面：60～90度のオムニプレーンで前屈しA1，A2，A3を描出する。

真ん中で両交連部像を描出。後屈でP1, P2, P3を描出。さらに右上と左上肺静脈と血流が記録される。

僧帽弁の経胃短軸では，もしあるならflailしている幅を計測するために用いられる。15〜45度での基部短軸像は心房中隔，大動脈弁短軸，両心房を描出するために用いられる。最後に，LVOT像はA2とP2の接合不全の有無を示すのに記録される。

7. TEEでの解剖学的計測。
   ①flail gap（flailした弁尖の間隙）：flail gapが最大になる前後尖の縦の乖離。
   ②接合深度（coaptation depth）：接合深度が最大になる僧帽弁輪から弁尖接合点までの垂直距離。
   ③接合距離（coaptation length）：接合距離が最小になる弁尖接合線（coaptation line）の垂直距離。

〈術中ガイド〉
1. 経中隔穿刺：一般的なガイドラインは経中隔穿刺の項を参照。edge-to-edge僧帽弁形成術のためには，クリップ（clip）が僧帽弁口の中心，僧帽弁尖の接合線に垂直に向けることができるように，可動性スリーブの軌跡が最適になる中隔穿刺部位を選択する。このためには，卵円窩の後上部を穿刺する必要がある場合が多い。
2. クリップ・デリバリーシステムの留置：経中隔穿刺後，透視とTEEのガイド下で，可動性ガイドと可動性スリーブを左房に進め，僧帽弁口の中心に位置を合わせる。そしてクリップを僧帽弁逆流の上に向ける。クリップはアームが僧帽弁尖の接合線に垂直になるまで回転させ，僧帽弁口を通って左室内へ進める。

   この手技のために，カテーテルの大部分と僧帽弁尖と周辺構造の詳細な解剖を描出できる3D TEEガイドを使用する。
3. クリップ留置：クリップの実際の留置のためには，flailしている部位を最適に描出することが必要で，直行する2断面TEE像を用いる。直行断面を用いることで前後軸に加え内外側軸の微調整が可能になり，このことで最良の場所で弁尖を把持することが可能になる。

〈結果評価〉
1. 弁尖が把持された直後に，残存MRの存在と程度が評価され，クリップの安定性と位置が正しいか調べられ，問題なければクリップが離される。
2. MRの重症度が2+より少なければ，edge-to-edge形成術が成功したと考えられる。
3. 中隔穿刺後ASDの存在とサイズを記録する。
4. それ以外のデバイス塞栓，MRの増悪，心嚢水のような合併症を探す。

d. 弁周囲逆流閉鎖療法　Paravalvular Leaks Closure

人工弁弁周囲逆流の経皮的閉鎖術は，報告されることが多くなってきている[45-48]。これらの患者の多くは再手術の必要はなく，経皮的代替手段は外科医，循環器内科医にとって望ましい選択肢である。

〈術前評価〉
心エコー評価のキーポイント
1. 人工弁周囲逆流の診断：人工弁縫合リングと周囲組織の間での逆流ジェットを示すことで，経胸壁心エコーは人工弁周囲逆流の存在を示唆することができる。通常TEEはその正確な位置を確認し，人工弁縫合リングの離解の程度と逆流の重症度を評価するのに必要とされる。
2. 経皮的アプローチの候補：血行動態的に有意な人工弁周囲逆流もしくは有意な溶血性貧血の患者では，TEEはどの患者が経皮的閉鎖術の潜在的候補かを決定する助けになる。経皮的閉鎖の可能性を評価するために，場所，サイズ，リーク数をTEEではっきりと描出する。大きな離解は，経皮的アプローチでは閉じることはできない。経皮的に複数の弁周囲

逆流を閉じることが可能であるが，TEE は閉鎖デバイスもしくは栓(plug)を隣接しておくのが適切か詳細な情報を提供することができる。

〈術中ガイド〉
1. 僧帽弁位人工弁弁周囲逆流(mitral prosthesis perivalvular leak)：著者らの施設では，経皮的閉鎖術が通常心房中隔穿刺を介した順行性に行われる。逆流の場所によるが，TEE ガイド下でガイドワイヤーと閉鎖デバイスが，最適な軌跡になる方向に向くようなポイントで中隔を穿刺する。その理由はカラードプラ，生理食塩水の注入，3D TEE がガイドワイヤーをリング離解の場所に向けるのを容易にするためである。閉鎖デバイスを留置する時に，TEE で人工弁の弁尖の動き(特に機械弁)をモニターするのも重要である。
2. 大動脈弁位人工弁弁周囲逆流(aortic prosthesis perivalvular leak)：経皮的閉鎖術は通常大腿アプローチを介した逆行性で行われる。アシストする際に推奨される TEE 像は，食道中部での大動脈短軸像と食道中部での大動脈長軸像である。これら直行する断面を用いて，ガイドワイヤーとデバイスを離解した場所に向けることができる。デバイスが衝突するのを回避するため，左主幹部と右冠動脈入口部を描出するのが重要である。閉鎖デバイスによる人工弁機能不全は，術中に繰返し探さなければならない。

4. アルコール中隔焼灼術　Alcohol Septal Ablation

アルコール中隔焼灼術は，内科治療に反応しない重度，有症候性の閉塞性肥大型心筋症(hypertrophic obstmctive cardiomyopathy：HOCM)の治療法として外科的治療に変わるものになってきている[49]。心エコーは患者選択と術中ガイドにおいて，重要な役割を果たしている(図6-13)。

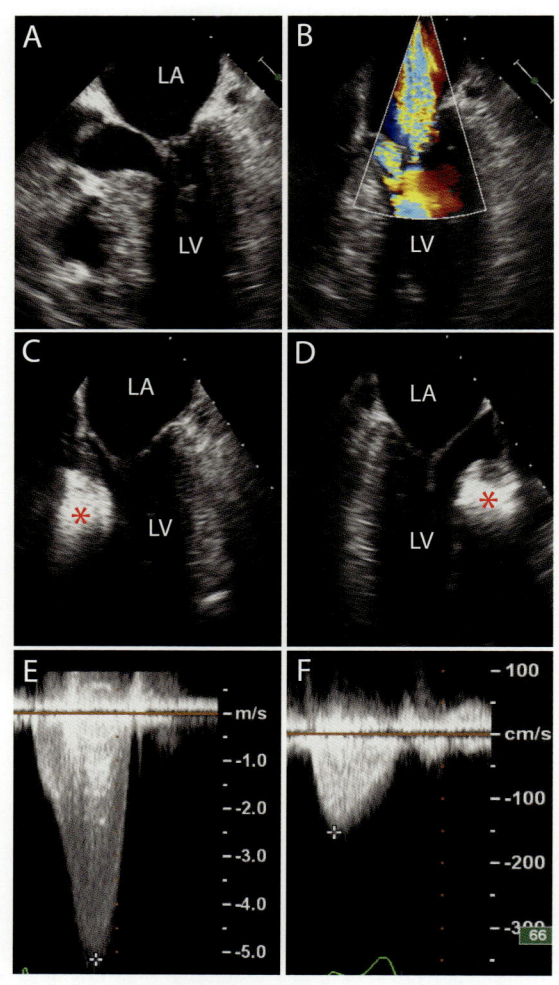

図6-13 閉塞性肥大型心筋症(HOCM)でのアルコール中隔焼灼術

A, B：経食道心エコーでの HOCM の典型的所見。中隔肥厚，僧帽弁の収縮期前方運動，僧帽弁逆流。**C, D**：第1中隔穿通枝にコントラスト剤を注入した後の4腔像と3腔像での左室。基部中隔が染影(赤星印)され，アルコール焼灼の適切な目的部位であることが確認できる。**E, F**：アルコール中隔焼灼術で左室流出路の圧較差が有意に減少している。
LA：左房，LV：左室

〈術前評価〉
HOCM で最大限の内科的治療にもかかわらず NYHA クラスⅢ/Ⅳの症状を有する患者は，中隔焼灼術の候補であり，以下に記す心エコーの基準を満たす必要がある。

1. 中隔が肥厚し，中隔壁≧1.5 cm。
2. 安静時LVOT圧較差≧30 mmHg，バルサルバ，硝酸アミル，運動負荷時圧較差≧50 mmHg。
   潜在的な圧較差を求めるために，ドプラエコーを用いた運動負荷は，圧較差を誘発することでHOCMの診断をするのに最も生理的で推奨される手法である。
3. その他の術前心エコー評価としては，僧帽弁の収縮期前方運動(systolic anterior movement：SAM)の存在と重症度，MRの存在と重症度と方向(通常，後方)が含まれる。HOCMの経皮的治療が適応外となるので，他の弁膜症の評価が必要である。

〈術中ガイド〉
1. カテ室での基本的な心エコー指標：TTEの左室心尖部4腔，5腔，長軸像はカラードプラ有無を見る。中隔壁厚が最大の場所，SAMの存在と程度，MRの存在と重症度を知る。TEEは経胸壁から適切なウィンドウがない時に施行される。
2. 安静時，必要なら硝酸アミルとカテーテルによる心室性期外収縮(PVC)後のLVOT圧較差を記録する。
3. 心筋コントラストエコー[50]：選択した中隔穿通枝がLVOT閉塞の原因になっている中隔の隆起を灌流しているか確認するために，予測される中隔穿通枝に造影剤，撹拌生理食塩水，血液を混ぜたもの1 mLを注入する。理想的には中隔基部が染影される。
   SAMと中隔が接する場所では心筋全層性に染まるが，下中隔，右室，モデレーターバンド(moderator band)，乳頭筋，前壁もしくは側壁には影響が及ばない。両心室の胸骨左縁短軸像，長軸像のような追加の断面が，望ましくない染影を除外するためしばしば必要とされる。
4. アルコール注入のモニター：中隔焼灼術に最適な中隔穿通枝を選択した後，心エコーはアルコール注入の進行をモニターするのに用いられる。各1 mL注入するごとに直交する断面(通常は心尖部5腔像と長軸像)で，アルコール注入の進行をモニターする。著者らは，適切な中隔部位が造影され続けているか，左室もしくは右室内でのマイクロバブルの存在(もしあれば，アルコール注入の割合を減らす)，中隔基部の収縮の変化(さらに左室もしくは右室で望まない部位の壁運動低下が起こるとアルコール注入は中止)，SAMとLVOT圧較差の程度の変化をモニターする。

〈結果評価〉
目標のアルコール量(3～5 mL)が注入されたら，次の心エコー指標が記録される。
1. TTEの左室心尖部4腔，5腔，長軸像はカラードプラありとなしでみる。中隔の最大壁厚を計測，僧帽弁のSAMの存在と程度，MRの存在と程度を知る。
2. 安静時とカテーテルによる心室性期外収縮(PVC)後の圧較差を記録する。
3. 潜在的な術合併症の検索：心囊水，中隔基部以外の壁運動異常，VSD。

結語

SHDインターベンションは，多岐にわたる心血管の問題を抱える患者の治療において大きな進歩を示している。常時進歩し，動きの早い分野である。SHDインターベンションの成功過程には，SHDインターベンションの術者と心血管画像チームが協力して働く，よくまとまったチームが必要である。この章ではSHDインターベンションにおける心エコーが果たす中心的役割について，①SHDの診断，②インターベンションの候補決定，③インターベンションのガイドの補助，④デバイス選択とサイズの補助，⑤迅速な結果評価，⑥合併症の認識と対処の補助，⑦SHD患者の長期フォロー，について特に述べた。

最も一般的なSHDインターベンションにおけるTTEとTEEの役割について述べ，紙面の都合で言及できなかった疾患に関しては参考文献を

提示した．著者らが現在用いているプロトコールについて述べ，SHDインターベンションにおいて心エコーによるガイドで最も重要で主要な項目については，図を提示した．

文献

1. Hilliard AA, Nishimura RA. The interventional cardiologist and structural heart disease: the need for a team approach. *JACC Cardiovasc Imaging*. 2009;2(1):8–10.
2. Hudson PA, Eng MH, Kim MS, et al. A comparison of echocardiographic modalities to guide structural heart disease interventions. *J Interv Cardiol*. 2008;21(6):535–546.
3. Silvestry FE, Kerber RE, Brook MM, et al. Echocardiography-guided interventions. *J Am Soc Echocardiogr*. 2009;22(3):213–231; quiz 316–317.
4. Zoghbi WA, Enriquez-Sarano M, Foster E, et al. Recommendations for evaluation of the severity of native valvular regurgitation with two-dimensional and Doppler echocardiography. *J Am Soc Echocardiogr*. 2003;16(7):777–802.
5. Baumgartner H, Hung J, Bermejo J, et al. Echocardiographic assessment of valve stenosis: EAE/ASE recommendations for clinical practice. *Eur J Echocardiogr*. 2009;10(1):1–25.
6. Flachskampf FA, Badano L, Daniel WG, et al. Recommendations for transoesophageal echocardiography: update 2010. *Eur J Echocardiogr*. 2010;11(7):557–576.
7. Lang RM, Bierig M, Devereux RB, et al. Recommendations for chamber quantification: a report from the American Society of Echocardiography's Guidelines and Standards Committee and the Chamber Quantification Writing Group, developed in conjunction with the European Association of Echocardiography, a branch of the European Society of Cardiology. *J Am Soc Echocardiogr*. 2005;18(12):1440–1463.
8. Salcedo EE, Quaife RA, Seres T, et al. A framework for systematic characterization of the mitral valve by real-time three-dimensional transesophageal echocardiography. *J Am Soc Echocardiogr*. 2009;22(10):1087–1099.
9. Wilkins GT, Weyman AE, Abascal VM, et al. Percutaneous balloon dilatation of the mitral valve: an analysis of echocardiographic variables related to outcome and the mechanism of dilatation. *Br Heart J*. 1988;60(4):299–308.
10. Feldman T, Salinger MH, Das S, et al. Percutaneous closure of an aorta to left atrium fistula with an Amplatzer duct occluder. *Catheter Cardiovasc Interv*. 2006;67(1):132–138.
11. Brunetti M, Ringel R, Owada C, et al. Percutaneous closure of patent ductus arteriosus: a multi-institutional registry comparing multiple devices. *Catheter Cardiovasc Interv*. 2010;76(5):696–702.
12. Klein AJ, Kim MS, Salcedo E, et al. The missing leak: a case report of a baffle-leak closure using real-time 3D transoesophageal guidance. *Eur J Echocardiogr*. 2009;10(3):464–467.
13. Grube E, Buellesfeld L, Mueller R, et al. Progress and current status of percutaneous aortic valve replacement: results of three device generations of the CoreValve Revalving system. *Circ Cardiovasc Interv*. 2008;1(3):167–175.
14. Piazza N, de Jaegere P, Schultz C, et al. Anatomy of the aortic valvar complex and its implications for transcatheter implantation of the aortic valve. *Circ Cardiovasc Interv*. 2008;1(1):74–81.
15. Carroll JD. Optimizing technique and outcomes in structural heart disease interventions: rapid pacing during aortic valvuloplasty? *Catheter Cardiovasc Interv*. 2010;75(3):453–454.
16. Moss RR, Ivens E, Pasupati S, et al. Role of echocardiography in percutaneous aortic valve implantation. *JACC Cardiovasc Imaging*. 2008;1(1):15–24.
17. Masson JB, Kovac J, Schuler G, et al. Transcatheter aortic valve implantation: review of the nature, management, and avoidance of procedural complications. *JACC Cardiovasc Interv*. 2009;2(9):811–820.
18. Dumonteil N, Marcheix B, Berthoumieu P, et al. Transfemoral aortic valve implantation with pre-existent mechanical mitral prosthesis: evidence of feasibility. *JACC Cardiovasc Interv*. 2009;2(9):897–898.
19. Lerakis S, Babaliaros VC, Block PC, et al. Transesophageal echocardiography to help position and deploy a transcatheter heart valve. *JACC Cardiovasc Imaging*. 2010;3(2):219–221.
20. Jassal DS, Thakrar A, Schaffer SA, et al. Percutaneous balloon valvuloplasty for pulmonic stenosis: the role of multimodality imaging. *Echocardiography*. 2008;25(2):231–235.
21. Marianeschi SM, Santoro F, Ribera E, et al. Pulmonary valve implantation with the new Shelhigh Injectable Stented Pulmonic Valve. *Ann Thorac Surg*. 2008;86(5):1466–1471; discussion 1472.
22. Ussia GP, Mule M, Cammalleri V, et al. Percutaneous closure of left atrial appendage to prevent embolic events in high-risk patients with chronic atrial fibrillation. *Catheter Cardiovasc Interv*. 2009;74(2):217–222.
23. Singh IM, Holmes DR Jr. Left atrial appendage closure. *Curr Cardiol Rep*. 2010;12(5):413–421.
24. Stasek J, Polansky P, Bis J, et al. The percutaneous closure of a large pseudoaneurysm of the ascending aorta with an atrial septal defect Amplatzer occluder: two-year follow-up. *Can J Cardiol*. 2008;24(12):e99–e101.
25. Earley MJ. How to perform a transseptal puncture. *Heart*. 2009;95(1):85–92.
26. Fazio G, Ferro G, Carita P, et al. The PFO anatomy evaluation as possible tool to stratify the associated risks and the benefits arising from the closure. *Eur J Echocardiogr*. 2010;11(6):488–491.
27. Rana BS, Thomas MR, Calvert PA, et al. Echocardiographic evaluation of patent foramen ovale prior to device closure. *JACC Cardiovasc Imaging*. 2010;3(7):749–760.
28. Rigatelli G, Dell'Avvocata F, Ronco F, et al. Primary transcatheter patent foramen ovale closure is effective in improving migraine in patients with high-risk anatomic and functional characteristics for paradoxical embolism. *JACC Cardiovasc Interv*.

29. Kampen J, Koch A, Struck N. Methodological remarks on transcranial Doppler ultrasonography for PFO detection. *Anesthesiology.* 2001;95(3):808–809.
30. Jategaonkar S, Scholtz W, Schmidt H, et al. Percutaneous closure of atrial septal defects: echocardiographic and functional results in patients older than 60 years. *Circ Cardiovasc Interv.* 2009;2(2):85–89.
31. Huang X, Shen J, Huang Y, et al. En face view of atrial septal defect by two-dimensional transthoracic echocardiography: comparison to real-time three-dimensional transesophageal echocardiography. *J Am Soc Echocardiogr.* 2010;23(7):714–721.
32. Halpern DG, Perk G, Ruiz C, et al. Percutaneous closure of a post-myocardial infarction ventricular septal defect guided by real-time three-dimensional echocardiography. *Eur J Echocardiogr.* 2009;10(4):569–571.
33. De Wolf D, Taeymans Y, Suys B, et al. Percutaneous closure of a ventricular septal defect after surgical treatment of hypertrophic cardiomyopathy. *J Thorac Cardiovasc Surg.* 2006;132(1):173–174.
34. Bourgault C, Rodes-Cabau J, Cote JM, et al. Usefulness of Doppler echocardiography guidance during balloon aortic valvuloplasty for the treatment of congenital aortic stenosis. *Int J Cardiol.* 2008;128(1):30–37.
35. Shareghi S, Rasouli L, Shavelle DM, et al. Current results of balloon aortic valvuloplasty in high-risk patients. *J Invasive Cardiol.* 2007;19(1):1–5.
36. Carabello BA. Modern management of mitral stenosis. *Circulation.* 2005;112(3):432–437.
37. Eng MH, Salcedo EE, Quaife RA, et al. Implementation of real time three-dimensional transesophageal echocardiography in percutaneous mitral balloon valvuloplasty and structural heart disease interventions. *Echocardiography.* 2009;26(8):958–966.
38. Van Mieghem NM, Piazza N, Anderson RH, et al. Anatomy of the mitral valvular complex and its implications for transcatheter interventions for mitral regurgitation. *J Am Coll Cardiol.* 2010;56(8):617–626.
39. Abascal VM, Wilkins GT, Choong CY, et al. Echocardiographic evaluation of mitral valve structure and function in patients followed for at least 6 months after percutaneous balloon mitral valvuloplasty. *J Am Coll Cardiol.* 1988;12(3):606–615.
40. Swaans MJ, Van den Branden BJ, Van der Heyden JA, et al. Three-dimensional transoesophageal echocardiography in a patient undergoing percutaneous mitral valve repair using the edge-to-edge clip technique. *Eur J Echocardiogr.* 2009;10(8):982–983.
41. Bader SO, Lattouf OM, Sniecinski RM. Transesophageal echocardiography of the edge-to-edge technique of mitral valve repair. *Anesth Analg.* 2007;105(5):1231–1232.
42. Kuduvalli M, Ghotkar SV, Grayson AD, et al. Edge-to-edge technique for mitral valve repair: medium-term results with echocardiographic follow-up. *Ann Thorac Surg.* 2006;82(4):1356–1361.
43. Herrmann HC, Rohatgi S, Wasserman HS, et al. Mitral valve hemodynamic effects of percutaneous edge-to-edge repair with the MitraClip device for mitral regurgitation. *Catheter Cardiovasc Interv.* 2006;68(6):821–828.
44. Feldman T, Wasserman HS, Herrmann HC, et al. Percutaneous mitral valve repair using the edge-to-edge technique: six-month results of the EVEREST Phase I Clinical Trial. *J Am Coll Cardiol.* 2005;46(11):2134–2140.
45. Hagler DJ, Cabalka AK, Sorajja P, et al. Assessment of percutaneous catheter treatment of paravalvular prosthetic regurgitation. *JACC Cardiovasc Imaging.* 2010;3(1):88–91.
46. Hamilton-Craig C, Boga T, Platts D, et al. The role of 3D transesophageal echocardiography during percutaneous closure of paravalvular mitral regurgitation. *JACC Cardiovasc Imaging.* 2009;2(6):771–773.
47. Horton KD, Whisenant B, Horton S. Percutaneous closure of a mitral perivalvular leak using three dimensional real time and color flow imaging. *J Am Soc Echocardiogr.* 2010;23(8):e905–e907.
48. Kim MS, Casserly IP, Garcia JA, et al. Percutaneous transcatheter closure of prosthetic mitral paravalvular leaks: are we there yet? *JACC Cardiovasc Interv.* 2009;2(2):81–90.
49. Agarwal S, Tuzcu EM, Desai MY, et al. Updated meta-analysis of septal alcohol ablation versus myectomy for hypertrophic cardiomyopathy. *J Am Coll Cardiol.* 2010;55(8):823–834.
50. Himbert D, Brochet E, Ducrocq G, et al. Contrast echocardiography guidance for alcohol septal ablation of hypertrophic obstructive cardiomyopathy. *Eur Heart J.* 2010;31(9):1148.

Section 2

SHDインターベンションに必要なスキル

7章 心腔内心エコー

　心腔内エコー(intra cardiac echocardiography：ICE)は1950年代初頭に計画されていたにもかかわらず[1]，実際に広く臨床の場で使用されるようになったのは近年のことである．超音波技術の進歩により，8 Frカテーテルのサイズでのphased-array超音波トランスデューサーの製造が可能になったためである．現在，ICEカテーテルは5 MHzと10 MHzの間での周波数を作り出すことが可能になり，その結果，トランスデューサーから10 cmまでの画像化が可能となっている(表7-1)[2]．カラードプラ，連続波ドプラ，パルス波ドプラ，4方向の操作が合わさって，現代のICEは，SHDインターベンショナリストの道具の中で強力かつ必要不可欠で，今後無限の応用の可能性をもった構成要素となった．

■ 心腔内エコーシステムの選択

　現世代のICEプローブはサイズ的にはあまり変わらないが，システムを選択する際には各々の違いを考慮に入れる必要がある．プローブは8〜10 Frがあるが，8 Frプローブであっても，イメージングの質，技術の質は決して問題ない．プローブの操作性はモデルに依存するが，この点がSHDのイメージングにおいて極めて重要な要素となっている．前後方向の屈曲のみ可能なモデルもあるが，多くのモデルは右左方向の屈曲も可能で，イメージングの自由度の範囲を広げている．著者らは例外的にside-firing arrayシステムを好んで使用している．このシステムはトランスデューサーの平面で90度の円弧の画像が可能であり，これまで使用されてきた2D経胸壁および経食道心エコー(TTE/TEE)のイメージに似ている．このようなイメージングは多くの循環器医にとってより理解しやすいと考える．対照的にradial arrayシステムは，プローブに直交する平面の360度の円形イメージを可能にし，IVUSのイメージと似ている．各々のシステムのドプラの能力はプローブとジェネレーターに依存しているが，SHDに対するICEのドプラは一般的にカラードプラのみで十分である．すべての心エコーのモダリティと同様に，(心腔円という)ICEプローブの特殊な位置は独特のviewを得ることができるようになる．また心臓の外からでは不可能では

表7-1　商品化されているICEカテーテル

商品名	製造会社	カテーテルサイズ(French)	操作性	ドプラ	付加機能
ViewFlex Plus	St. Jude Medical	9	前後	あり	tissue Doppler capable
AcuNav	Biosense-Webster	8または10	前後左右	あり	
ClearICE	St. Jude Medical		前後左右	あり	tissue Doppler, speckle tracking, integration with NavX
SoundStar	Biosense-Webster	10			Integration with CARTO system

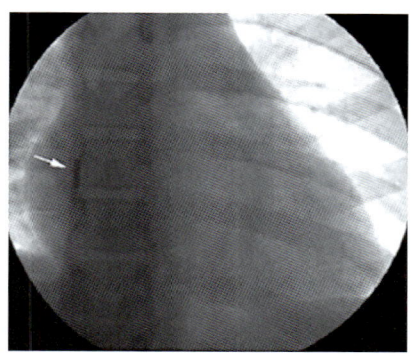

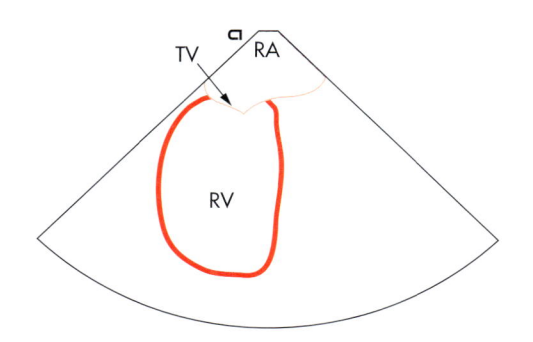

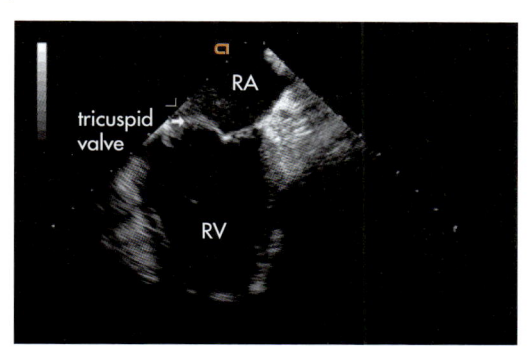

図7-1　Home view

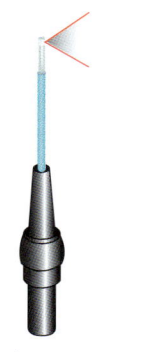

カテーテルは右心房（RA）中部に進めている。プローブはニュートラルで回転も屈曲もしていない。
RV：右心室，TV：三尖弁

・カテーテルは右心房中部に進めている。
・プローブはニュートラルで，回転も屈曲もしていない。

ないにせよ，難解な構造を詳しく調べることができる。したがってICEイメージング利用が広がるにつれて，パルス波，連続波，組織ドプラはさらに有用になるかもしれない。最後に使用済みプローブの再利用のための設備があるなら，ICEプローブの再滅菌は可能である。1つのシステムしかない場合は，そのような設備は必須である。

ICEの概要とオリエンテーション

ICEカテーテルは内頸もしくは鎖骨下アプローチにて導入されたシステムであるが，本項では，術者が患者の右側に位置する大腿静脈アプローチでまとめている。一般的にプローブは右心房（RA）に位置しており，心房中隔欠損（ASD）閉鎖術の際にはそこから手技を行う。画面上のマーカー（図7-1）はイラストのように下部の構造が画面の左側に，上部の構造が画面の右側になるようなハンドルの位置を表している。心臓の構造物をすべて見渡すための視野は，以下の組み合わせにより描出され得る。

①時計方向回転／反時計方向回転
②前後屈曲
③左右屈曲
④プローブ前進／後退

プローブの時計方向回転により後方の構造物を見ることができ，反時計方向回転により前方の構造物を見ることができる。前後屈曲により，各々上方および下方の構造物を見ることができるが，他の構造物内で再度位置調整が必要なら（例えば三尖弁を越えて右室に入るなど），カテーテルの操作を要する。同様に左右屈曲はカテーテル操作

を要するが，さらに重要な点はプローブの屈曲はカテーテルの残りの方向の平面外の構造を可視化することができることである。これは TEE における multiplanar rotation と似ており，最後にプローブの前進と後退により画面の上部や下部に見えている構造物を中心にすることができる。これらの操作により，他の心エコーのモダリティではよく見えない構造物を非常によく可視化することができるが，一方で混乱するような画像になる可能性もある。そのような混乱に陥った場合，ICE の指導者はプローブを後述する"home view"に戻すことを推奨している。

ASD 閉鎖術における実践的使用法

電気生理学的検査やアブレーションにおける ICE 使用は一般的になってきたが，SHD インターベンションで最も頻度が高いのは心房中隔欠損症（ASD）もしくは卵円孔（PFO）閉鎖術の際である。この観点から，この章では ASD/PFO 閉鎖術における ICE の使用法を基本的な view と実際の使用法を合わせて解説する。

1. アクセス

標準的なセルディンガー法を用いた，両側大腿静脈アクセスが用いられる。左大腿静脈から通常 0.038 インチ/145 cm の J ガイドワイヤーを透視下で進める。これは左大腿静脈から下大静脈までの連続性を確認して行い，左側遺残下大静脈の損傷を予防する。8 Fr/25 cm のテルモ製の先の尖ったシースを左大腿静脈から挿入し，その中を通して ICE カテーテルを進めていく。右大腿静脈は右心カテーテルとそれに続くデバイス留置のために使用する。

2. ICE 留置 /Home View

透視下で ICE カテーテルを RA 中部まで進める。カテーテルは先端が比較的固いため，他の静脈に入らないように注意が必要であり，必要に応じて前後方向に緩やかに屈曲させて血管の屈曲に追随させる。わずかな時計方向回転/反時計方向回転を加えて，プローブは三尖弁と右室の見える view に誘導できる。これを home view という（図 7-1）。ここから心房中隔の観察（後述）および周囲の構造物の観察が可能である。このような観察をデバイス閉鎖に先立って行うが，デバイスの位置決めをした後，さらにデバイスを切り離した後にも行う。操作により見なれない view になる場合も多いが，その際はプローブは RA 中部に戻し，プローブを neutral にして home view を確認することが有用である。

a. 右室流出路（RVOT）

home view から時計方向回転を加えると RVOT，肺動脈，大動脈弁が見えてくる（図 7-2）。

b. 冠静脈洞入口部，心房中隔

さらに時計方向回転を加えると冠静脈洞入口部，心房中隔が見えてくる（図 7-3）。

c. 左心耳，僧帽弁

さらに時計方向回転を加えると僧帽弁が見えてくる。少し左に屈曲を加えると左心耳と心房中隔が見えてくる（図 7-4）。

d. 左肺静脈

時計方向回転を加えると左肺静脈が見えてくる（図 7-5）。

e. 卵円窩

左肺静脈 view から少し後方屈曲を加えることで卵円窩が見えてくる（図 7-6）。進めるか引くか，もしくは時計方向回転か反時計方向回転を加えることで画像を中央にもってくることができる。

f. 右肺静脈

カテーテルをニュートラルに戻した後，時計方

7章 心腔内心エコー　111

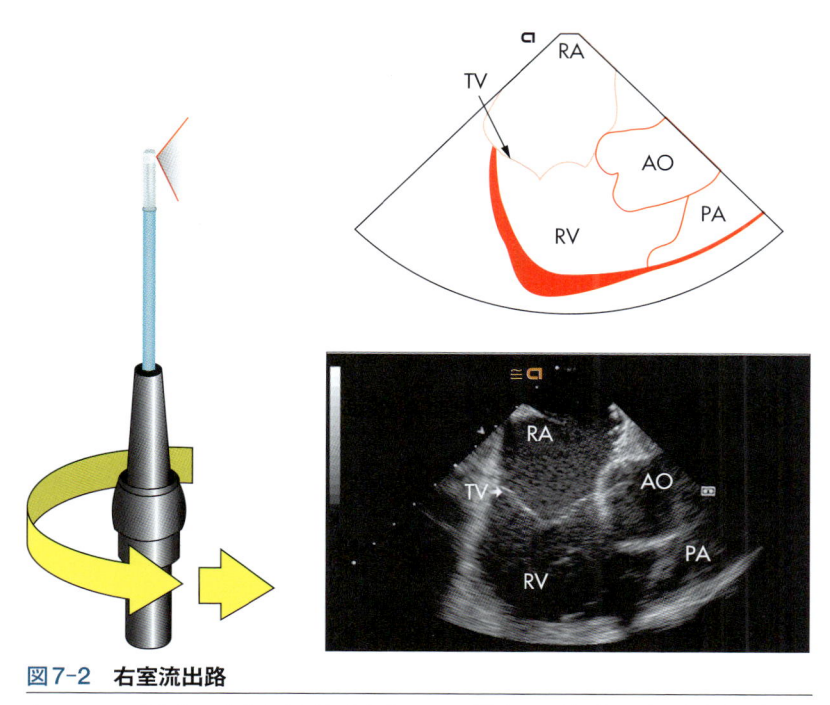

図7-2　右室流出路

カテーテルはさらに時計方向回転を加えている（術者から遠ざかる）。右室(RV)と流出路，肺動脈(PA)，大動脈基部(AO)が見えている。RA：右心房

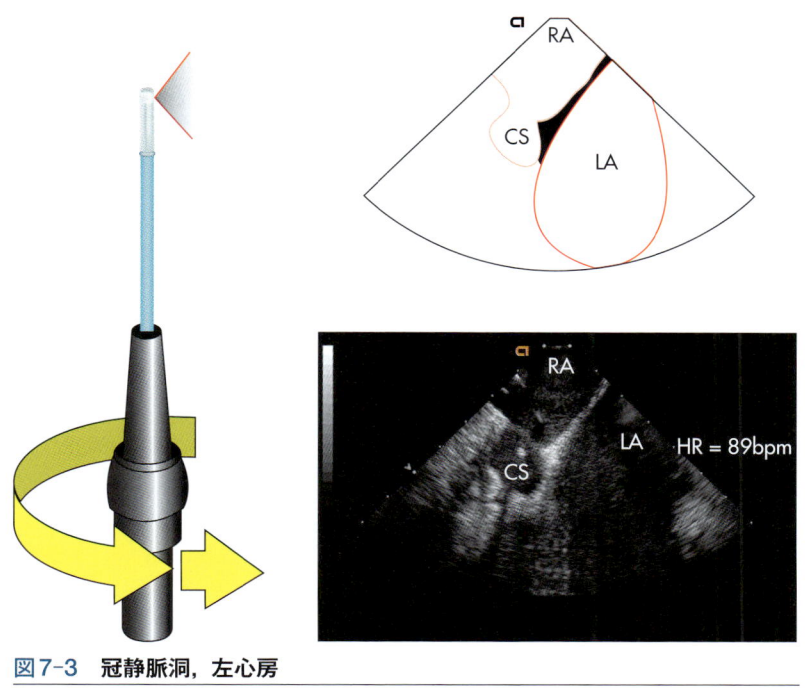

図7-3　冠静脈洞，左心房

カテーテルはさらに時計方向回転およびわずかに後方屈曲を加えている。冠静脈洞入口部(CS)と左心房(LA)が見えている。RA：右心房

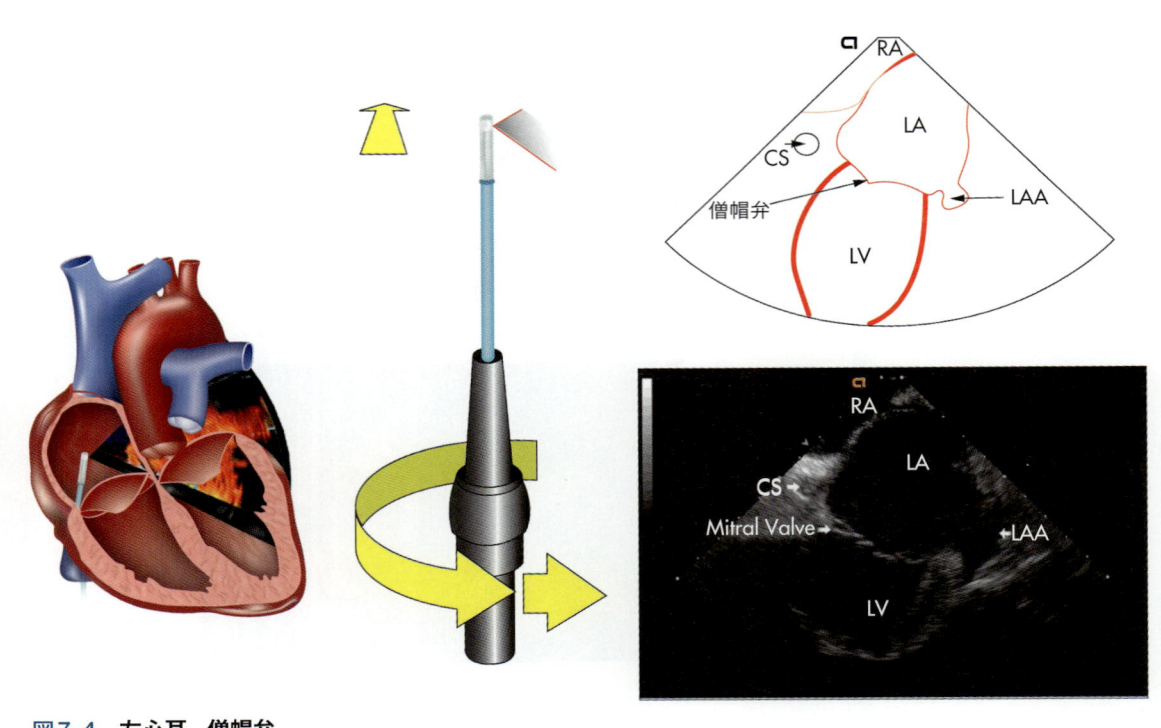

図7-4　左心耳，僧帽弁

カテーテルはさらに時計方向回転を加え，左側屈曲が必要かもしれない。左心房(LA)，左心室(LV)，僧帽弁(MV)，左心耳(LAA)が見えている。心房中隔が同じ平面に見えている。CS：冠静脈洞，RA：右心房

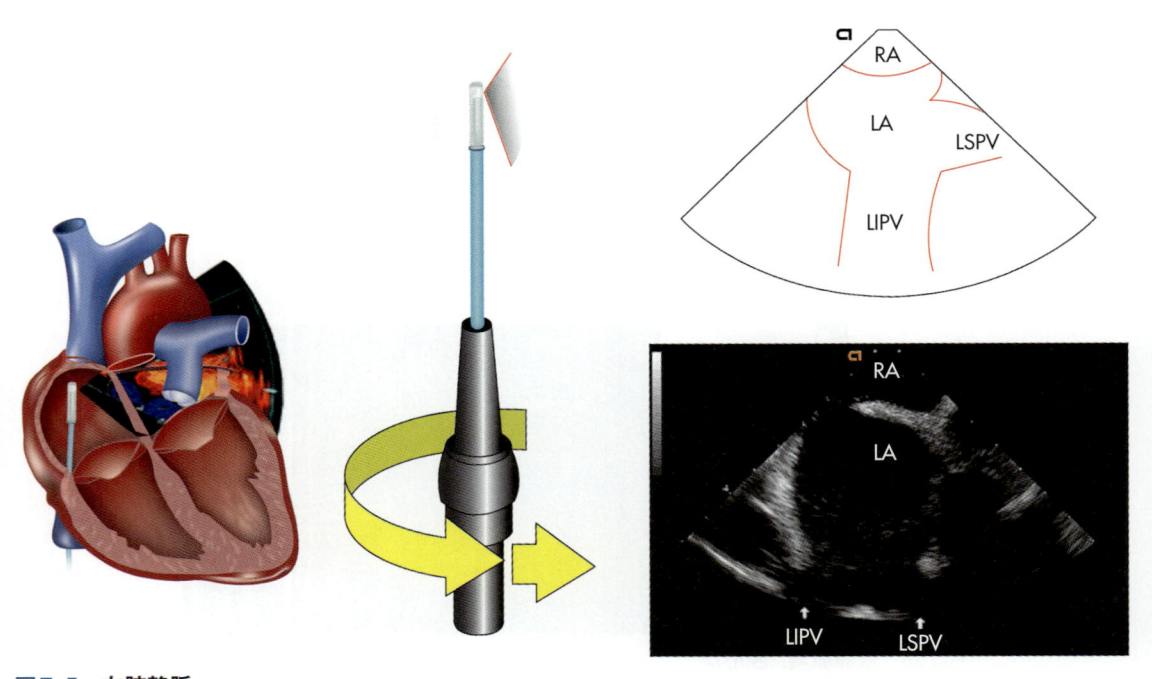

図7-5　左肺静脈

カテーテルを再度さらに時計方向回転を加える。左心房(LA)，左上肺静脈(LSPV)，左下肺静脈(LIPV)が見えている。
RA：右心房

7章 心腔内心エコー 113

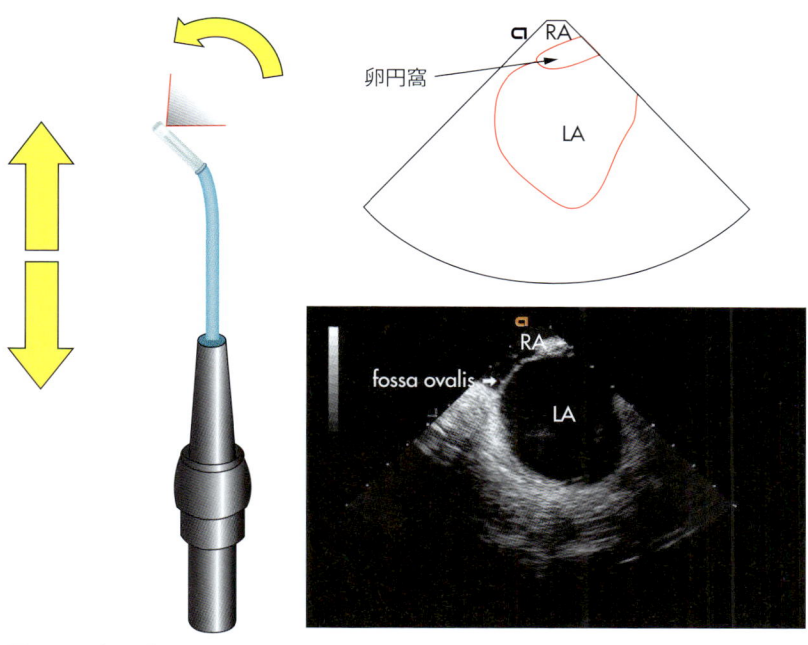

図7-6 卵円窩

左肺静脈viewから卵円窩は少し後方屈曲を加えると見えてくる。カテーテルを前進もしくは後退させ，僅かに時計方向回転か反時計方向回転を加えると画像が中心にくる。
LA：左心房，RA：右心房

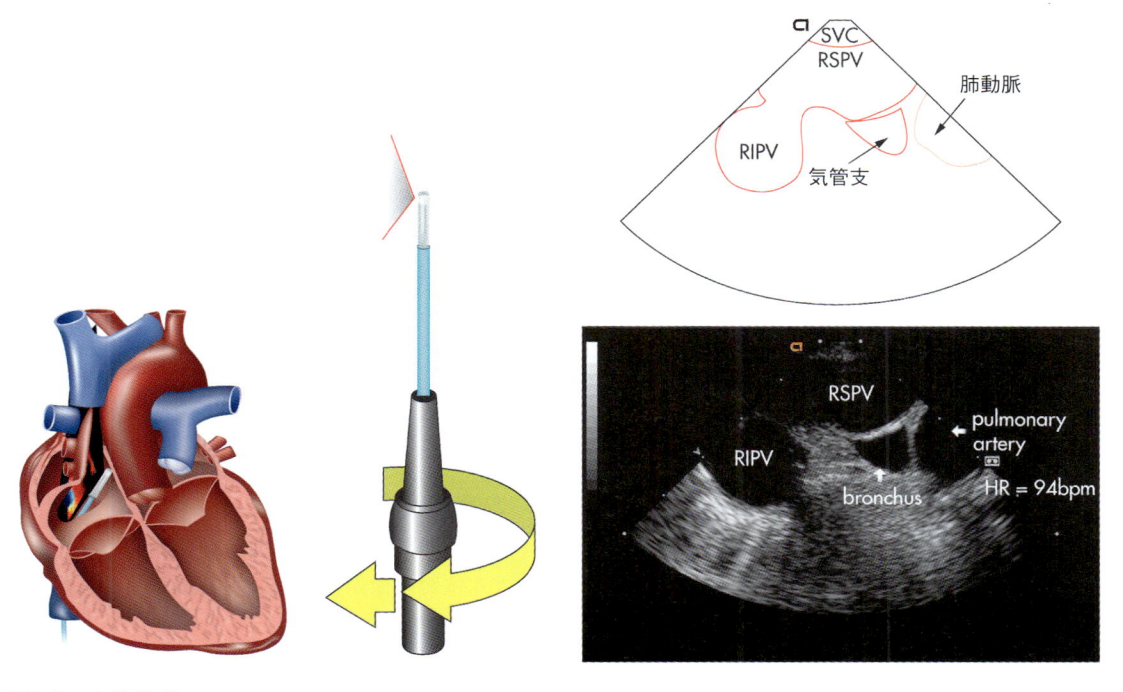

図7-7 右肺静脈

カテーテルを再度さらに時計方向回転を加える。上大静脈（SVC），右上肺静脈（RSPV），右下肺静脈（RIPV）が見えてくる。

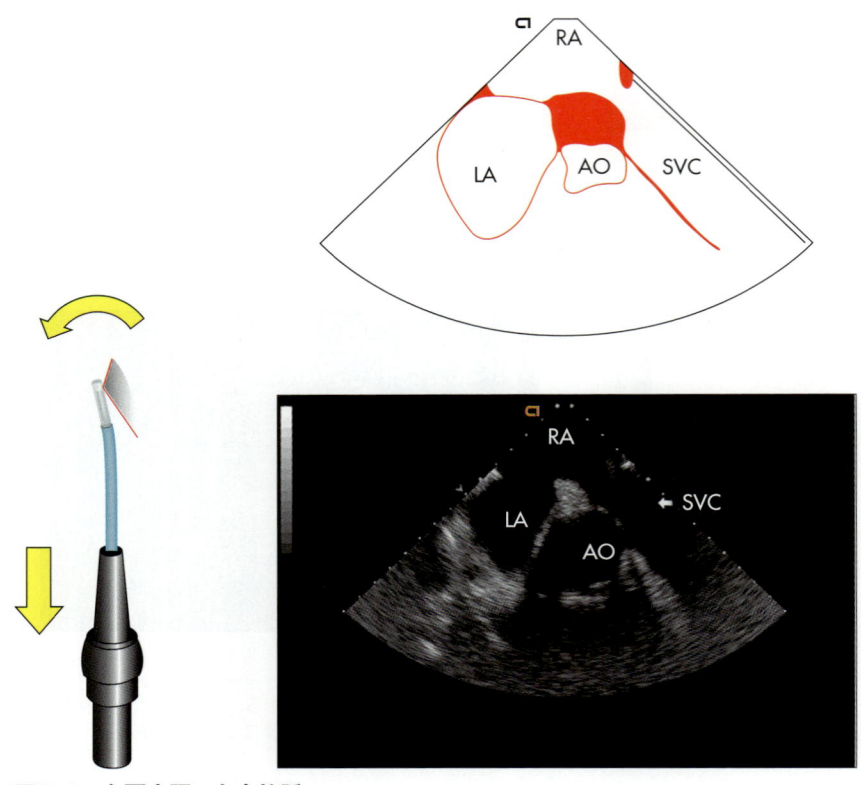

図7-8 心房中隔，上大静脈
カテーテルを右心房(RA)下部まで引き抜き，わずかに後方屈曲を加える．左心房(LA)，大動脈(AO)，上大静脈(SVC)が見えてくる．デバイス留置前後で心房中隔の大動脈縁を測定するのに理想的な view である．

向回転を加えることで右肺静脈が見えてくる(図7-7)．

g. 心房中隔，大動脈短軸像
カテーテルを RA 後方まで引き，後方屈曲を要する．心房中隔と大動脈短軸を見るためには後方屈曲を要する場合がある(図7-8)．この view での評価はデバイス留置に重要であり，心房中隔と大動脈縁の一部が見える．

h. 大動脈弁短軸像
カテーテルをニュートラルに戻し，後方屈曲をかけて三尖弁輪に進める．この view から左房，心房中隔，大動脈弁が見える(図7-9)．これはデバイスを留置した後の評価に重要な view である．この view は心房中隔と周囲の構造物の最初の観察に適している．左室 view は一般的に手技後の評価に適している．

i. 左室長軸像
カテーテルを後方屈曲を加えながら三尖弁輪を越え右室内へ進める．この view から左室長軸像が見える(図7-10)．僧帽弁葉，左室機能，穿孔を示唆する心嚢液の評価が行える．

j. 左室短軸像
時計方向回転，後方屈曲，左側屈曲を加えることで左室短軸像が得られ，左室機能がさらに評価できる(図7-11)．

k. バルーンサイズ
ASD を越えた後，サイジングバルーンを透視

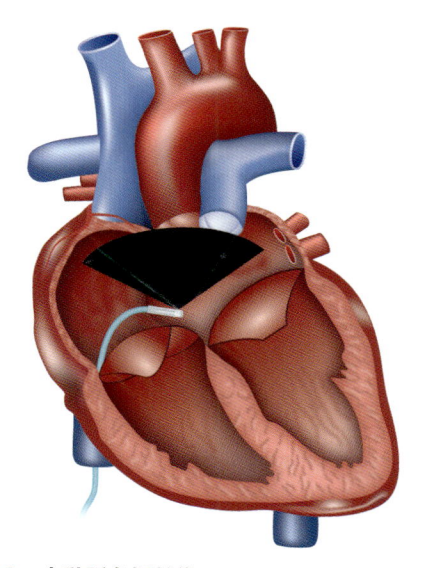

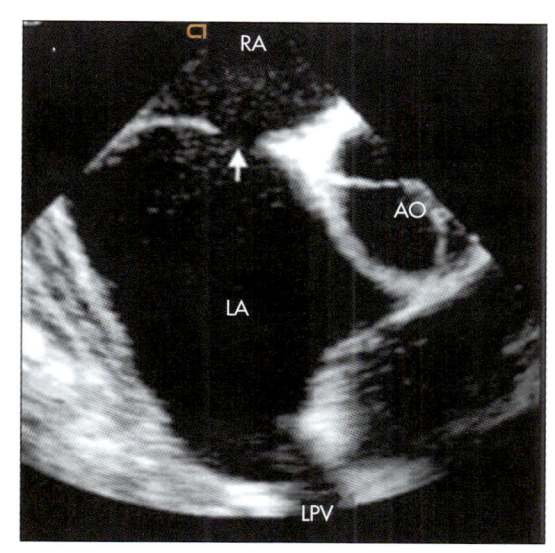

図7-9　大動脈弁短軸像

カテーテルは三尖弁輪に進め，後方屈曲を加える．左心房（LA），心房中隔，大動脈弁短軸像が見えている．RA：右心房

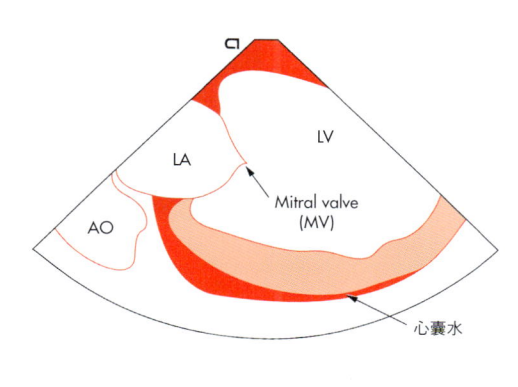

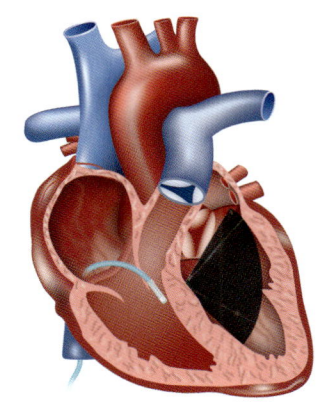

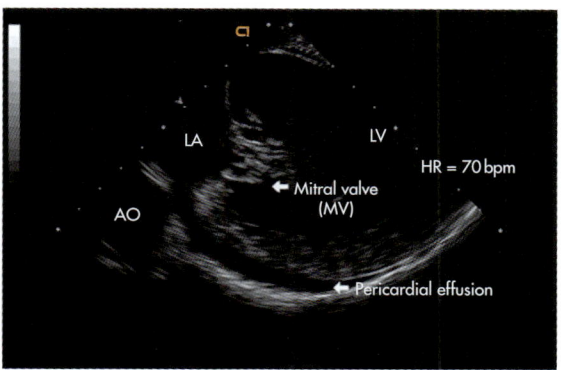

図7-10　左心室長軸像

カテーテルを右室に進める．左室方向を向けるために時計方向回転か反時計方向回転が必要な場合がある．僧帽弁葉の観察および心囊液のチェックに理想的なviewである．

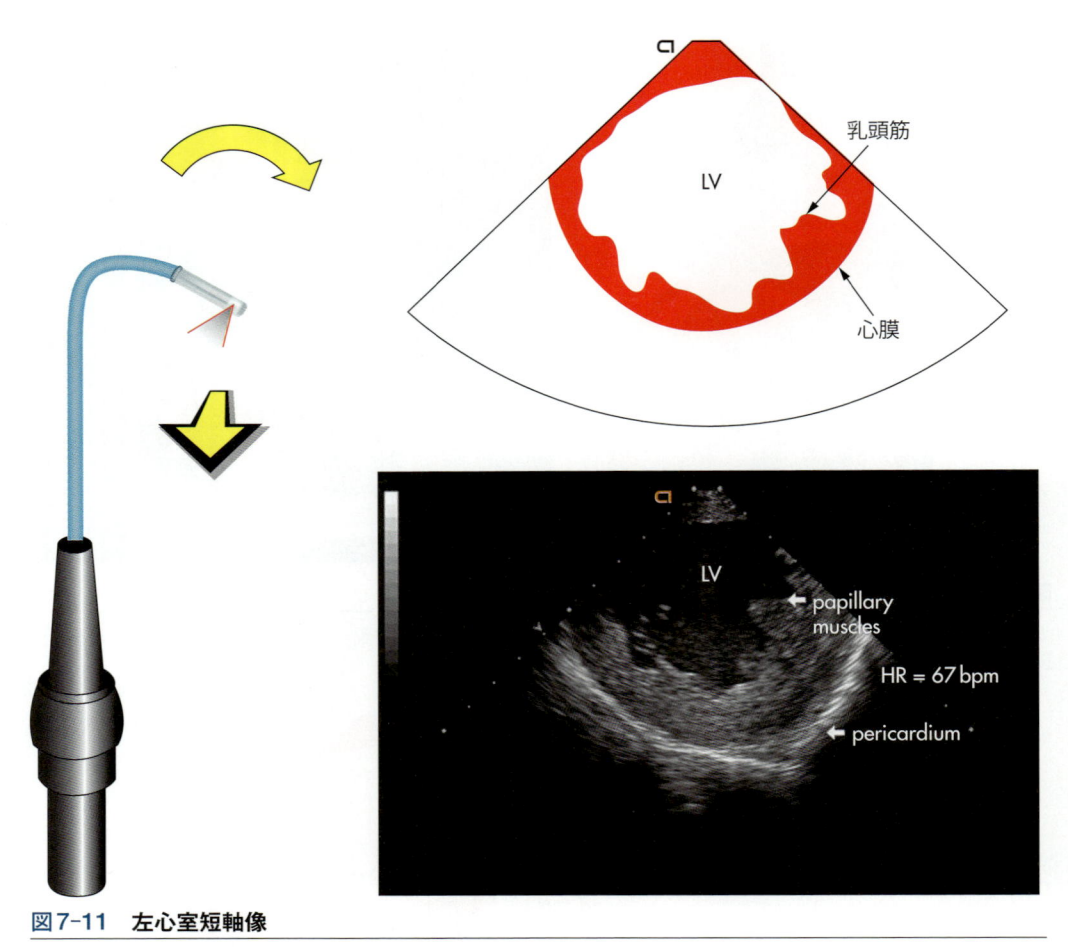

図7-11　左心室短軸像

カテーテルを右室に位置する間にさらに時計方向回転を加える。左室(LV)短軸像を得るために，左右屈曲が必要な場合がある。左室機能，乳頭筋，心膜を観察するのに理想的な view である。

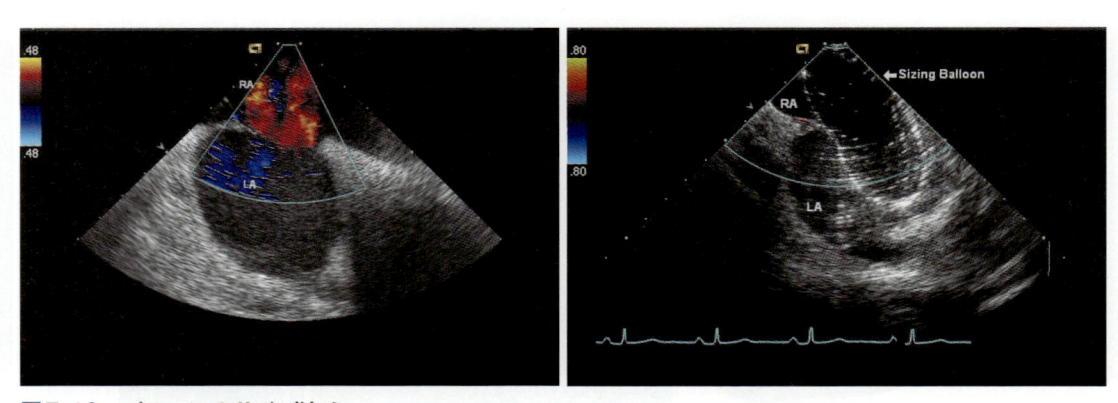

図7-12　バルーンのサイズ決め

左：心房中隔のカラードプラ。右：flow を遮断し，バルーンサイジング。LA：左心房，RA：右心房

ICEカテーテルはデバイスの位置を誘導するために下部もしくはRA中部に後方屈曲して留置する（図7-13）。その他の方法として，カテーテルを三尖弁輪に後方屈曲して留置することもできる。一度デバイスが留置されれば，大動脈基部，大動脈弁，僧帽弁，三尖弁，肺静脈，冠静脈洞の観察をデバイスを切り離す前後で，欠損孔のドプラでの評価を含めて施行すべきである。最終的にカテーテルも右室に進めて，左室長軸像とし，潜在的な穿孔による心嚢液の評価を施行する。

その他のICEの適応

ICEを用いた膜様部欠損心室中隔欠損のデバイス閉鎖の報告がある[4]。心室中隔は一般的にRA中部から観察できるが，左房からのviewもさらに有用である。肺動脈形成術や経カテーテル肺動脈弁置換術には用いられていないが，ICEはRVOTのきれいな描出が可能で，肺動脈弁やhomograftの検査も可能である[5]。RVOTはICEをRAに置くことで観察可能であるが，患者の解剖により，わずかな偏位が必要となる場合がある。ICEカテーテルを三尖弁を越えて右室に入れ僅かな前後屈曲を加えることで，肺動脈弁正面像が得られる。電気生理学検査中にICEを中隔穿刺の際に使用することは一般的であり，SHDインターベンションで中隔穿刺を要する場合にも安全性と正確性を増すことができる。前述したように，ICEは卵円窩を同定できるので中隔穿刺アセンブリーを下縁にもっていくガイドとなる。中隔穿刺に続いて，ICEは末期肺高血圧症に対するバルーン中隔除去を誘導するために用いることができる。中隔穿刺の誘導に加えて，インターベンション前のICEによる観察はTEEに取って代わることができる。左心耳は血栓の評価ができ，僧帽弁は弁形成前に十分評価できる。さらにICE使用下で僧帽弁形成術が可能である[6]。

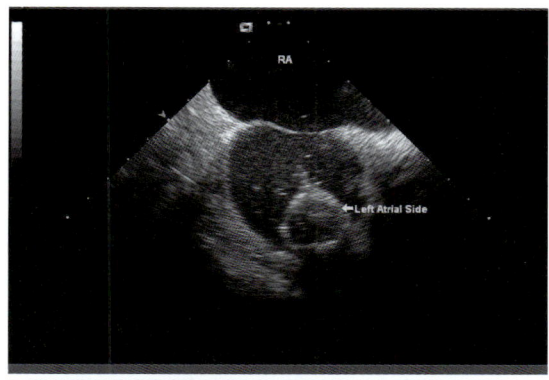

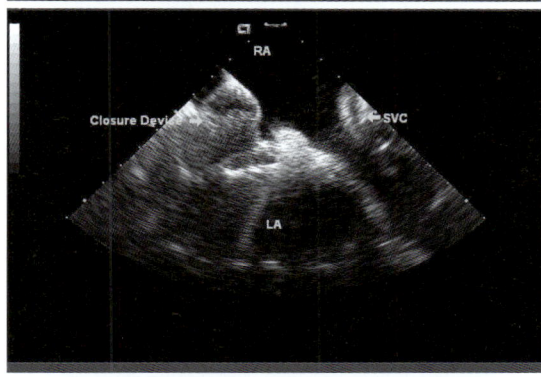

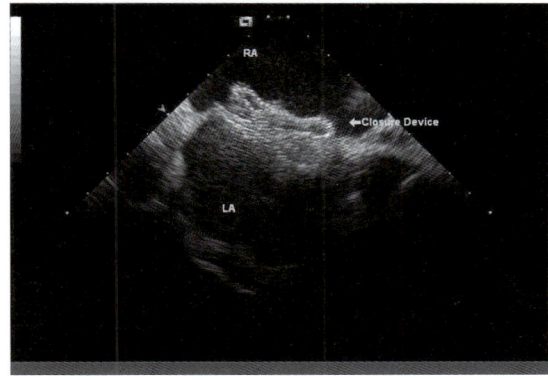

図7-13　デバイス留置

LA：左心房，RA：右心房，SVC：上大静脈

下で進める。バルーンはICEのカラードプラで欠損孔が塞がるまでinflateする（図7-12）。flowがなくなる時点で，透視下でのバルーン幅がデバイスのサイズ選択に用いられる。

I. デバイス留置

デバイス閉鎖はプロトコール通りに行う[3]。

結語

経皮的心外膜内エコーは現在も開発中で，アーチファクトのために質の悪い画像になるような構造物の観察に有用かもしれない。同様に，冠静脈洞ICEは冠動脈や僧帽弁のような構造のよりよい画像を安定した位置で観察できる。加えて，リアルタイム3Dや4Dの先進的なICEカテーテルも現在開発中である。ICEの分野は近年SHDインターベンションとともに爆発的に拡大している。現在進行形で適応と使用法は拡大しており，ICEとSHDインターベンションは相乗的に発展し続けるであろう。

文献

1. Cieszynski T. Intracardiac method for the investigation of structure of the heart with the aid of ultrasonics. *Arch Immunol Ther Exp (Warsz)*. 1960;8:551–557.
2. Kim SS, Hijazi ZM, Lang RM, et al. The use of intracardiac echocardiography and other intracardiac imaging tools to guide noncoronary cardiac interventions. *J Am Coll Cardiol*. 2009;53(23):2117–2128.
3. Amin Z. Transcatheter closure of secundum atrial septal defects. *Catheter Cardiovasc Interv*. 2006;68(5):778–787.
4. Cao QL, Zabal C, Koenig P, et al. Initial clinical experience with intracardiac echocardiography in guiding transcatheter closure of perimembranous ventricular septal defects: feasibility and comparison with transesophageal echocardiography. *Catheter Cardiovasc Interv*. 2005;66(2):258–267.
5. Hijazi ZM, Shivkumar K, Sahn DJ. Intracardiac echocardiography during interventional and electrophysiological cardiac catheterization. *Circulation*. 2009;119(4):587–596.
6. Green NE, Hansgen AR, Carroll JD. Initial clinical experience with intracardiac echocardiography in guiding balloon mitral valvuloplasty: technique, safety, utility, and limitations. *Catheter Cardiovasc Interv*. 2004;63(3):385–394.

8章

カテーテルによる血行動態の評価

虚血性心疾患およびSHD (structural heart disease)（弁膜症や心房中隔欠損症など）の患者に対する経皮的インターベンション技術は普及して，一般的なものとなった。この章ではSHDの血行動態の基礎をレビューし，手技中の変化，SHDインターベンションにおける合併症でよく見られる所見について説明する。血行動態全般に関する完全なレビューや複雑な状況に特化したものについては，他書にゆずる[1-4]。

血行動態の基礎

Carl J. Wiggers博士（1883～1963）は著名な心血管生理学者であり，アメリカ生理学協会の第21代会長であった。心血管生理学の教育に最もよく使用される図は，彼によるものである。心周期におけるすべての圧波形は，Wiggers博士の図（図8-1）で示されている通り，心臓の電気的および機械的活動をレビューしていくことにより理解できる。

収縮，弛緩そして弁膜や心室内圧較差などの機械的イベントのタイミングは，それぞれの圧波形に一致した心電図により得ることができる。それぞれの電気的イベント（P波，QRS，T波など）に続き，通常機械的イベント（収縮あるいは弛緩）が起こり，それぞれの圧波形を生じる。

心電図上のP波は心房収縮を，QRSは心室興奮を，T波は心室弛緩を表すが，不整脈，伝導障害により，心筋の収縮や弛緩といった正常のプロセスが障害される。それにより正常心機能が保てなくなると，血行動態の変化をきたす。

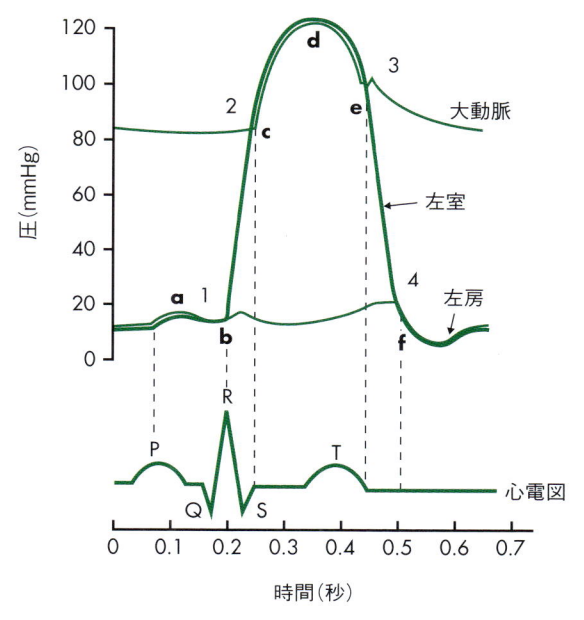

図8-1　心血行動態を示すWigger博士の図

1. 正常圧波形

心周期の開始にあたり，P波により心房収縮が開始する。心房収縮と拡張はA波（図8-1，ポイント1）として表され，x下降がそれに続く。P波（そしてA/x圧波形）に続き，心室の興奮波であるQRSが出現（図8-1，ポイントb）。A波の後の左室圧は左室拡張末期圧 (left ventricular end diastolic pressure：LVEDP) であり，QRSのR波（図8-1，垂線）からの垂線と左室圧との交点（図8-1，ポイントb）にあたる。QRSの15～30 msec後に心室は収縮し，左室（および右室）圧は等容収縮期に急速に上昇する（図8-1，b-c間隔）。左室圧が大動脈圧を超えると，大動脈弁が

開放する(図 8-1, ポイント c)。収縮駆出は, T波により表現される再分極まで続く(図 8-1, ポイント d)。T波の後, 左室弛緩が左室および大動脈圧の下降を生じる。左室圧が大動脈圧を下回ると, 大動脈弁が閉鎖する(図 8-1, ポイント e)。左室圧はさらに下降していき, 左房圧を下回ると僧帽弁が開口し, 左房から左室へ血液が流入する(図 8-1, ポイント f)。

心周期を通しての心房圧に戻ると, A波の後, 心房圧は収縮期の間, 心房への血液充満とともにゆっくり上昇していき, 左房の圧と容量がほぼ最大となる収縮期の最後まで上昇し続け, 心室充満波, V波が形成される。V波のピーク(図 8-1, ポイント4)の後, 圧は急峻に下降し, Y下降となりその時僧帽弁が開口する。左房圧のピークと下降は, すべての心臓インターベンションの合併症として起こりうる急性の弁逆流, 心不全および心筋梗塞などの病的状態により変化する。

弁狭窄および逆流の血行動態

弁機能不全の血行動態を理解するためには, 大動脈および肺動脈弁(半月弁)は収縮期に開口すること, 左室圧は通常大動脈圧に一致することを思い出す必要がある。これらの弁の狭窄は流出路狭窄をきたし, 弁を介した収縮期の圧較差を生じ, 特徴的な心エコー上のドプラ信号や収縮期雑音を作りだす。僧帽弁と三尖弁(房室弁)は, 心室圧が心房圧よりも高い収縮期には閉鎖している。逆流を呈した房室弁は, 血行動態的には大きな逆流V波と長く低い血流速度により生じる収縮期雑音が特徴となる。

拡張期には, 機能不全の半月弁は心室への連続した逆行血流を生じてしまい, 心エコー上の逆流所見や拡張期雑音を作り出す。逆流した房室弁の血行動態では, 心房圧と容量は拡張早期に最大となる。僧帽弁狭窄は左室への速い血流速度とともに早期の左房-左室間圧較差を生じ, 漸減する拡張期ランブル雑音を呈する。狭窄が高度になればなるほど, 左房圧と拡張期圧較差は高度となり, 圧較差は拡張期全体に持続する。

血行動態の正確性

SHDの血行動態を正確に評価するためには, 術者はアーチファクトを除き, 最適な記録法および最良の信頼性のあるカテーテルシステムを使用しなければならない。液体充填システムで最もよく遭遇する圧波形のアーチファクトは, 不足減衰を起こした圧システムの過度の共鳴あるいは反響である(図 8-2, 右側)。短くて硬いチューブを用い, しっかりとエアー抜きをしてキャリブレーションを行ってから記録する。血行動態圧波形の正確な解釈は, 個々の圧波形を心電図とのタイミングとの関連で見直すことが要求される。多くの場合, 術者には心電図の一誘導しか表示されないため, 予期せぬ不整脈や伝導障害などにより, 血行動態トレースにいびつな圧波形が得られてしまうことも珍しくない。

僧帽弁圧較差を測定するためにしばしば使用される肺動脈楔入圧は, SHDインターベンションの開始と終了の判断をするにあたり極めて重要である。肺動脈楔入圧の質に何らかの疑問があるようであれば, すぐに心房中隔穿刺を行って左房へカテを進めることを躊躇するべきではない。左房圧とほぼ同等である肺動脈楔入圧が正確であるかを確かめるために, 2つのよく使用される方法がある。術者は, 心電図や左室圧との時間関係が明瞭なA波, V波を同定し, 肺動脈楔入圧が鈍った肺動脈圧ではないことを確認するべきである。良好な肺動脈楔入圧を得るためには, 耐圧で十分にフラッシュ, エアー抜きのされたラインと, 圧トランスデューサーに接続された先端孔のカテーテルを使用するべきである。術者は, 時間的な遅れがあることを知る必要がある(例えば, 肺動脈楔入圧のV波と左室下降脚と一致するように時相をシフトさせる)。肺動脈楔入圧の位置(バルーンインフレート時に先端孔が楔入)は, 酸素飽和度>95%により確認できる。正確に圧記録を行う技術に関する血行動態の諸問題は, さまざまなレ

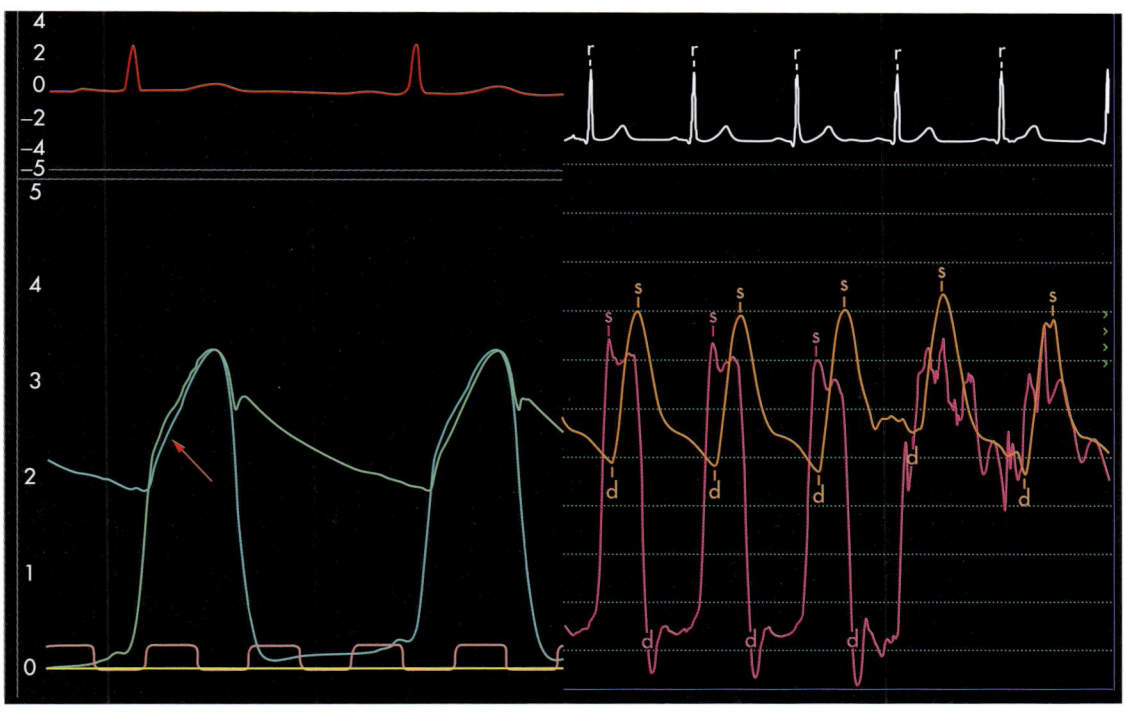

図 8-2 正常な左室，大動脈の血行動態
左：2 つのマイクロマノメーターカテーテルで記録した左室と大動脈の同時圧．右：左室と大腿動脈の圧波形（不足減衰時）．大腿動脈への圧伝播の典型的な遅れと，左室収縮期圧を超える大腿動脈収縮期圧の増幅が明らかである．

ビューに詳細に記述されている[2,5]．

1. 正確な左室-大動脈圧測定

大動脈弁狭窄症およびそのバルーン弁形成術後の改善の血行動態評価は，弁での圧較差および心拍出量の正確な測定から始まる[6]．多くの通常の測定では，大動脈圧の代表として大腿動脈が使用される．共鳴，末梢での圧増幅により大腿動脈の収縮期圧は，中心大動脈圧よりも高い．また，中心大動脈圧に比べて，時間的な遅れもある．大腿動脈の時間的な遅れと圧増幅により，平均圧較差は人為的に大きくなってしまう[7]．**図 8-2** は，信頼性の高い 2 つのマイクロマノメーターを使用して測定した大動脈弁直上と直下の同時圧波形と，液体充填システムの左室カテーテルと大動脈シースの圧波形を比較したものである．大腿動脈の時間的な遅れとオーバーシュートがよくわかる．

表 8-1　左室-大動脈圧較差を測定するためのカテーテルテクニック

1. 左室-大動脈引き抜き
2. 左室と大腿動脈シース圧
3. 左室と大動脈ロングシース圧
4. 両側大腿動脈アプローチ
5. ダブルルーメンピッグテールカテーテル
6. 心房中隔経由の左室アクセスと上行大動脈
7. プレッシャーガイドワイヤーと上行大動脈
8. 複数のトランスデューサーとマイクロマノメーターカテーテル

また，大腿動脈を使用すると，大動脈分岐部あるいはそれより末梢に末梢血管疾患がある時，正確な圧較差を得ることができない．正確性を求めるなら，ダブルルーメンカテーテルか 2 本の動脈カテーテルが必要である．

左室-大動脈圧較差を測定するための技術を，正確性の低いほうから高いほうに並べて**表 8-1**に示してある．

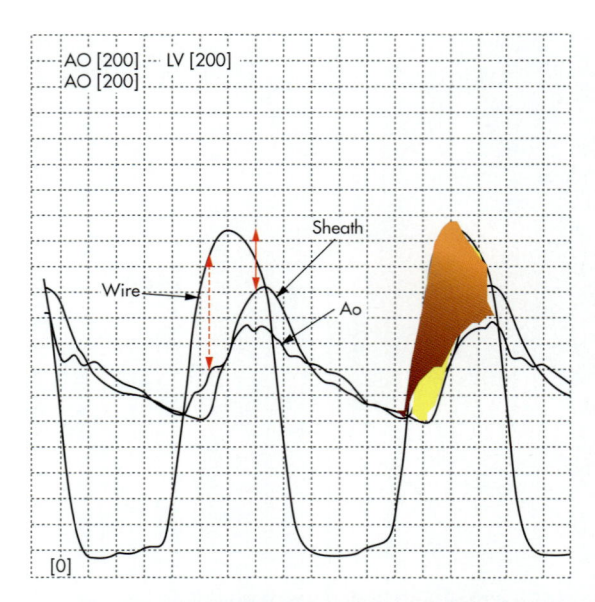

図8-3 中心大動脈および大腿動脈圧を使用した時の左室-大動脈圧較差の比較

収縮期圧増幅のオーバーシュートにより，中心大動脈に比べて大腿動脈圧は圧較差が小さくなる。破線の赤矢印は瞬間のピーク圧較差を表し，実線の赤矢印は peak to peak 圧較差を表している。影の部分は，中心大動脈と大腿動脈圧の圧較差の差を表している。

大動脈弁狭窄症と弁形成術の血行動態

バルーン弁形成術は，先天性および後天性弁疾患の一部に対して症状軽減目的に頻繁に行われている[8]。成人においては，経皮的大動脈弁バルーン形成術は(1)外科的治療の候補となり得ない患者に対する"姑息的"治療として，(2)TAVI の前に行われる治療としての2つの適応がある。

大動脈弁狭窄症は，大動脈圧の遅れた立ち上がりと左室-大動脈圧較差が特徴である(図8-3)[9]。大動脈弁狭窄症の改善は，これら2つの所見を劇的に改善する。平均圧較差は，左室圧と大動脈圧を重ね合わせた時に生じる部分の面積である。術者は，左室圧と大動脈圧の peak to peak の圧較差を平均圧較差の代表としてよく使用する[10]。peak to peak 圧較差は軽度から中等度の狭窄においては平均圧較差と同等ではないが，高度狭窄においては平均圧較差にしばしば近くなる。

大動脈圧を使用する時は，シフトされていない左室-大動脈圧波形を使用することでより正確な弁口面積が得られる。もし大腿動脈圧が左室の上行脚に合わせるために時間軸をシフトされたなら，大腿動脈のオーバーシュート(増幅)が真の圧較差を減らしてしまう。最も正確に測定するためには，大動脈弁の直上と直下の圧を測定するべきである。特に低心拍出で圧較差が低い患者ではそうするべきである[11]。

1. 弁口面積の計算

狭小弁口面積は，圧波形のトレースと心拍出量より計算される[12]。心拍出量は，熱希釈法あるいは Fick 法により計算される。Fick 法は予測酸素消費量($3\,mL/kg\,O_2$)あるいは，さらに正確にするなら代謝計算器を使用して直接酸素消費量を測定して使用する。

下記の Gorlin の公式[12]は，大動脈弁，僧帽弁両方の計算に適応できる。

$$弁口面積(cm^2) = \frac{弁血流量(mL/s)}{K \times C \times \sqrt{MVG}}$$

MVG(mean valvular gradient)は平均弁圧較差(mmHg)，K(44.3)は Gorlin の定数，C は経験的な定数で半月弁および三尖弁では1，僧帽弁では0.85 を使用する。弁血流量(mL/s)は，拡張期あるいは収縮期の血流時期に測定される。僧帽弁血流の場合，拡張期流入時間が使用される。

$$\frac{心拍出量(mL/分)}{拡張期流入時間 \times 心拍数}$$

大動脈弁血流の場合，収縮期駆出時間が使用される。

$$\frac{心拍出量(mL/分)}{収縮期駆出時間 \times 心拍数}$$

収縮期駆出時間（秒/分）＝収縮期時間（秒/beat）×心拍数

簡便な公式（Hakkeの公式[10]として知られている）は，カテ室で迅速に大動脈弁口面積を正確に推定できる。

迅速弁口面積＝心拍出量／√左室−大動脈 peak to peak 圧較差

例えば，peak to peak 圧較差＝65 mmHg，心拍出量＝5 L/分

$$迅速弁口面積 = \frac{5\,\text{L/分}}{\sqrt{65}} = \frac{5\,\text{L/分}}{8} = 0.63\,\text{cm}^2$$

迅速の公式は，徐脈（＜65/分）あるいは頻脈（＞100/分）の患者では，Gorlinの公式と18±13％異なる。Gorlinの公式は，低血流状態においては弁狭小度の重症度を過大評価してしまう[10]。

大動脈弁バルーン形成術前後の血行動態は，手技の結果を評価するために比較される。血行動態の記録方法は，同じカテーテル，圧ライン，トランスデューサーを使用する必要がある。大動脈弁バルーン形成術前後の血行動態の例を図 8-4 に示しておく。成功を示す所見は，peak to peak 圧較差の減少（80 mmHgから20 mmHgへ），大動脈圧の上昇，左室圧のピークの減少である。ゼロ点の設定により大動脈圧が上昇し，あたかもpeak to peak 圧較差が減少したかのようにみえる誤りを避けるために，術者は大動脈圧の立ち上がりを観察するべきである。段階的に大きなバルーン拡張を行うことで徐々に大きな弁口面積が得られ，血行動態により確認される（図 8-5）。手技の血行動態上のエンドポイントは左室-大動脈圧較差の減少（＜30 mmHg）と弁口面積の増大（ベースラインより≧25％）である。

手技中の血行動態の変化は興味深い観察だが，その変化は瞬時に起こる（図 8-6）。経静脈ペースメーカーによる高頻拍心室ペーシングが，バルー

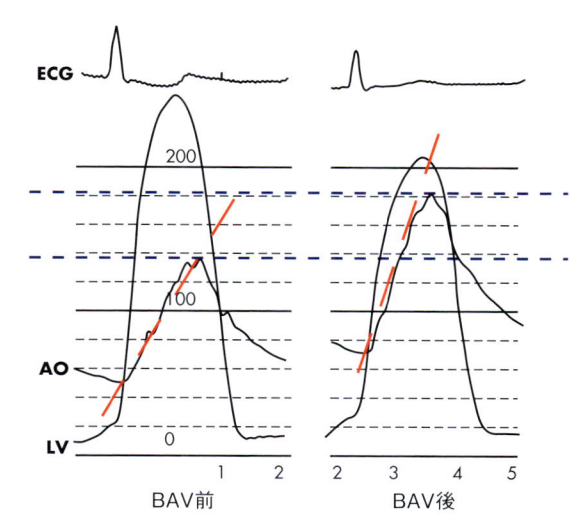

図 8-4 大動脈弁バルーン拡張術（BAV）前後の血行動態

左：BAV前，大きな左室（LV）−大動脈（AO）圧較差があり，大動脈圧の立ち上がりは遅れている（赤線）。大動脈のピーク圧は138 mmHg, 左室のピーク圧は230 mmHg。**右**：BAVが成功し，大動脈圧は180 mmHgまで上昇し，左室圧は205 mmHgまで減少，左室-大動脈圧較差で80 mmHg減少した。大動脈弁口面積は0.6 cm²から1.1 cm²に増加した。また，大動脈圧の立ち上がりの劇的な改善に注目すべきで，狭小化していた弁による左室流出路の抵抗が著しく減少したことを表している。

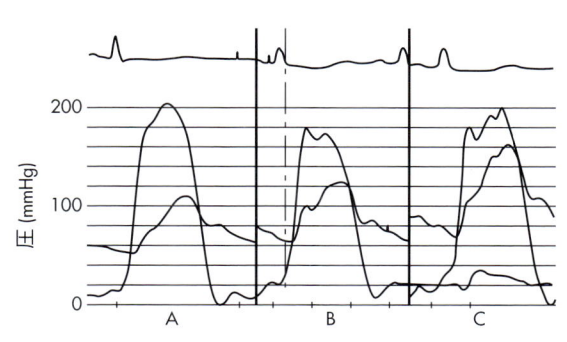

図 8-5 バルーンの径を上げていった時のBAV手技中の血行動態

A：ベースラインの大動脈狭窄症，左室圧 205 mmHg，大動脈圧 110 mmHg。
B：最初のバルーン拡張後の血行動態，左室圧の低下，大動脈圧の上昇。大動脈圧の立ち上がりの変化に注目。
C：バルーン径を上げて2回目の拡張後の血行動態。左室圧は変化していないが，大動脈圧と立ち上がりは上昇している。

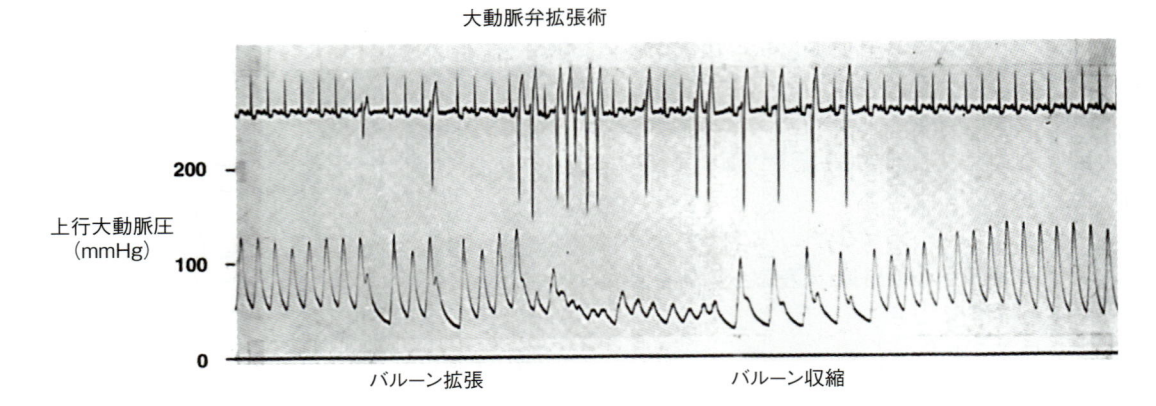

図8-6 BAV中のバルーン拡張時における大動脈圧
一過性の重度な低血圧をきたし，その後回復していることに注目。術者は次のバルーン拡張に移る前に大動脈圧が回復していることを確認すべきである。

ン拡張時の「スリップ」を予防するために行われる。短時間ではあるが，高度低血圧により患者が失神および痙攣をしていないか注意深く観察するべきである。毎回の大動脈弁バルーン拡張の前に，心拍出量を反映している大動脈圧と肺動脈の酸素飽和度(酸素飽和度モニタリング付き肺動脈カテーテルでモニター)は，ベースラインに戻るべきである。

2. 大動脈弁バルーン形成術の合併症としての大動脈弁閉鎖不全症

大動脈弁尖の不十分な閉鎖あるいは接合不全があると，大動脈弁閉鎖不全症が生じ，拡張期に大動脈から左室腔に血流が流入する。大動脈弁バルーン形成術の合併症として，最もよくある弁の合併症の1つである。弁尖および，あるいはValsalva洞の損傷の程度により，緊急弁置換術が必要となる患者もいる。図8-7は，大動脈弁狭窄/閉鎖不全症の患者の血行動態である。脈圧が増大しており，左室の拡張期流入スロープが左室拡張末期圧にかけて急に上昇していることがわかる。この患者は，大動脈弁バルーン形成術に向いていない可能性が高い。

図8-8は，大動脈弁バルーン形成術の結果生じた，急性大動脈弁閉鎖不全症の血行動態を示している。石灰化した狭小弁を越えて固い交換ワイヤーで測定すると，弁尖を開かせ，同様の血行動態変化を生ずることがある。

肺動脈弁形成術

肺動脈弁狭窄症(肺動脈弁圧較差 >50 mmHg)は，経皮的バルーン形成術により簡便に治療することができる。治療法は右心系アプローチで大動脈弁形成術と同様に行う。肺動脈弁圧較差と右室圧の減少により，手技の成否が評価される(図8-9)。肺動脈弁形成術の合併症として，「suicide right ventricle〔自殺右室/高度右室収縮不全〕」の可能性がある。筋性肥大による二次的な右室流出路狭窄に対しては，β遮断薬の経静脈投与により治療可能である[13]。

僧帽弁狭窄症と弁形成術

僧帽弁狭窄症に対する経皮的僧帽弁交連切開術(PTMC)は，外科的交連切開術や弁置換術に対する優れた代替の治療手段として登場した。患者によっては，弁に対するインターベンションとして最初に行う治療として考慮される。PTMCに

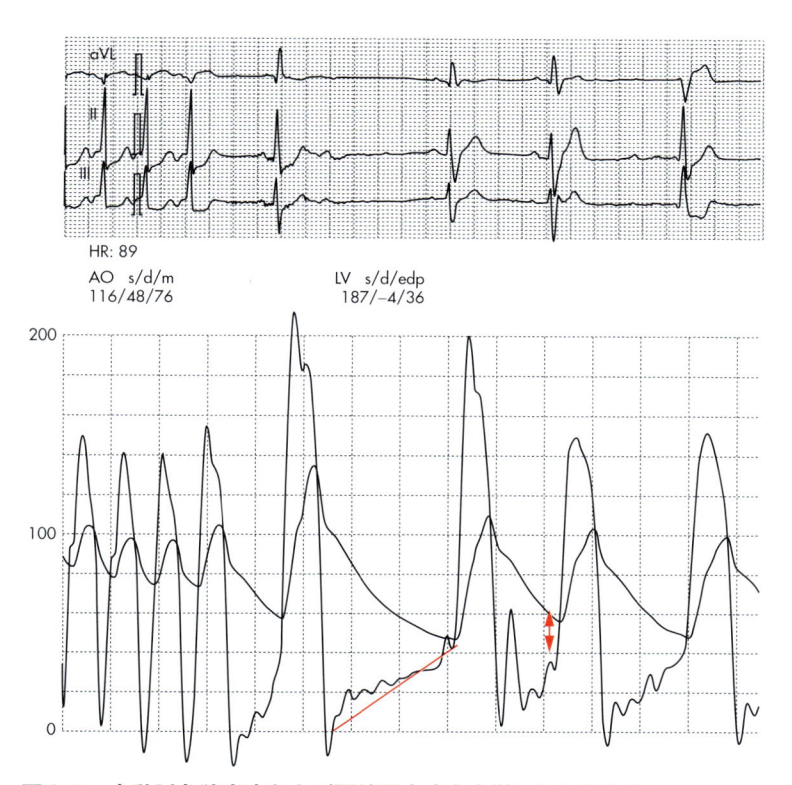

図 8-7 大動脈弁狭窄症および閉鎖不全症を合併した血行動態

大動脈弁閉鎖不全症は血行動態上重症である。脈圧の増大，左室拡張末期圧と大動脈拡張期圧の狭小化(赤矢印)，左室拡張期の急速流入(赤実線)がそれを示している。

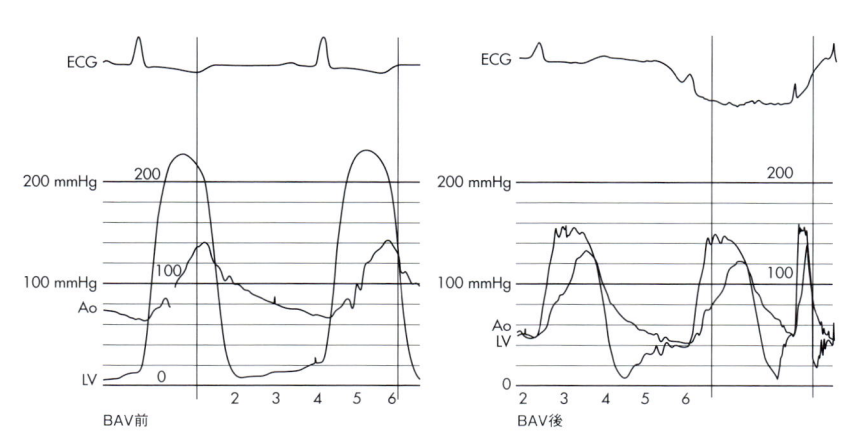

図 8-8 収縮期圧較差の著明な減少と，急性大動脈弁閉鎖不全症を発症したBAV前後の血行動態

BAV の後，大動脈圧(Ao)は変わりないが，左室圧(LV)は 220 mmHg から 150 mmHg に低下，そして大動脈圧の立ち上がりが改善したことに注目。しかしながら，脈圧は広がり，左室拡張期流入スロープが急速に上昇，左室拡張末期圧は 20 mmHg から 40 mmHg に上昇。拡張終期では大動脈圧と左室圧の均一化が起こっている。

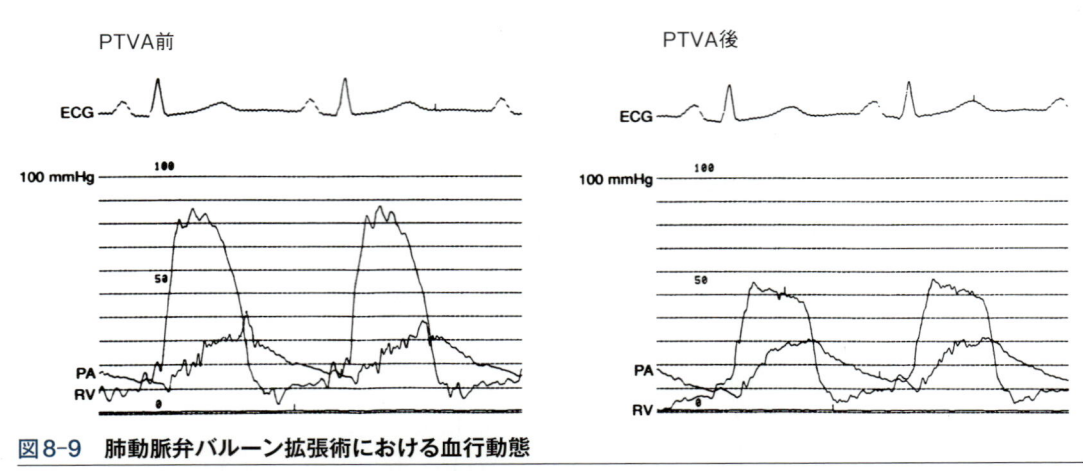

PTVA前　　　　　　　　　　　　　　　　PTVA後

図8-9　肺動脈弁バルーン拡張術における血行動態

BAV 同様，肺動脈弁の圧較差は減少し，肺動脈圧(PA)の立ち上がりは改善している。
PTPV：経皮的バルーン肺動脈弁形成術，RV：右室

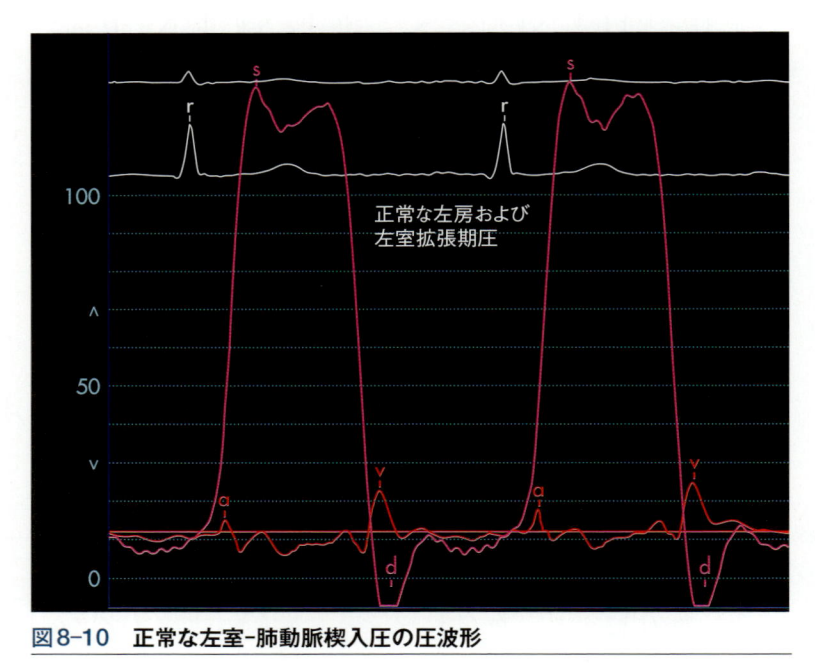

図8-10　正常な左室−肺動脈楔入圧の圧波形

LA：左房，LV：左室

対する研究は広く行われており，成功した時はすぐに血行動態上，著明な改善が得られ，臨床的効果は持続する。しかし，すべての患者がPTMCに適しているわけではない。心エコーは，僧帽弁の構造の評価と左房内血栓を除外するのに必要不可欠である。

狭小僧帽弁の血行動態評価は，左心系と右心系の血行動態を組み合わせて，安静時の肺動脈楔入圧と左室圧の同時圧を比較して行われる。図8-10は，正常の肺動脈楔入圧を左室圧と比較したものを示している。血行動態が境界線上にあった患者には，運動中の測定を行うべきである（例

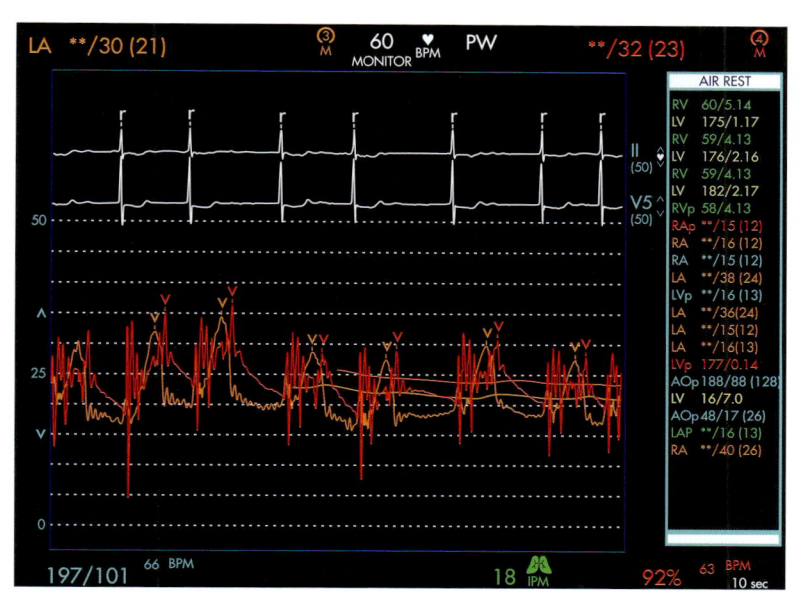

図8-11 僧帽弁狭窄症が疑われた患者の肺動脈楔入圧（赤）と左房圧（橙）を重ね合わせたもの

肺動脈楔入圧のV波のタイミングが遅れていること，平均肺動脈楔入圧のほうが高いことが示されている。肺動脈楔入圧は僧帽弁圧較差を過大評価して，僧帽弁弁口面積を過小評価してしまう。

えば，ウェイトをつけて上腕を挙上するなど）。肺動脈楔入圧は，僧帽弁狭窄症や人工僧帽弁の患者で左房圧を過大評価してしまうことが多い。時相の遅れや圧伝達が不良であることが一因だが，それが圧波形の修正や同調を困難にしてしまっている。図8-11では肺動脈楔入圧（赤）と左房圧（橙）を示しており，肺動脈楔入圧のV波のタイミングが異なり，平均圧もより高いことがわかる。これにより，誤って僧帽弁圧較差も増加してしまう。心房中隔穿刺による左房圧の測定は最も正確な方法であり，僧帽弁形成術の前に僧帽弁圧較差を確認するべきである。しかし，肺動脈楔入圧と左室圧の同時圧記録が有意な圧較差を示さないのであれば，診断のための心房中隔穿刺は不要であることが多い[14, 15]。

僧帽弁圧較差，僧帽弁弁口面積の計算（前記参照），左房圧のV波により僧帽弁逆流の有無などが，成否の判定およびさらに手技を進めるか中止するかの判断材料となる。弁の狭窄と逆流および交連切開の程度を，PTMCの前と直後に心エコーで評価することも有用である。図8-12はPTMCの症例の一例である。十分な僧帽弁圧較差減少が得られたら，心房中隔穿刺による左右シャントの遺残を確認するため右心系の酸素飽和度をチェックする。手技が成功すると，僧帽弁圧較差はベースラインから平均50〜75％くらい減少し，僧帽弁弁口面積は2倍になり，平均2 cm^{2}となる。

1. 経皮的僧帽弁交連切開術の合併症としての僧帽弁閉鎖不全症

PTMCの最もよくある合併症は，僧帽弁閉鎖不全症である。それは交連切開術により，交連がどのように伸展され離れるかの反応を予測することができないからである。血行動態的には，急性僧帽弁逆流は新たに生じた大きなV波が特徴となる（図8-13）。しかし，すべての血行動態圧波形同様，僧帽弁逆流がなくても圧コンプライアン

図8-12 (つづく)

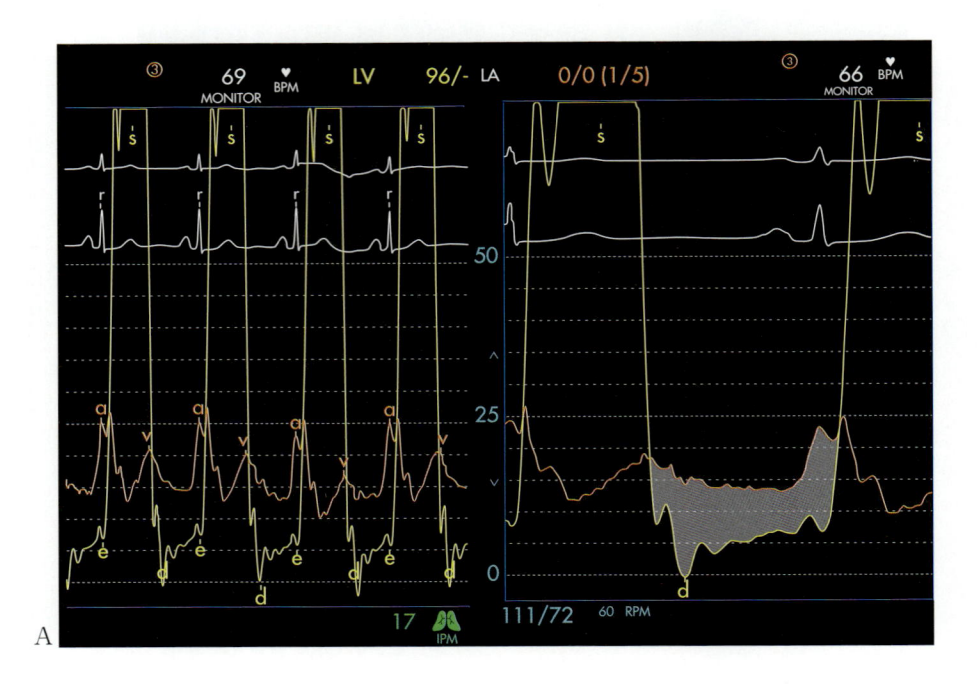

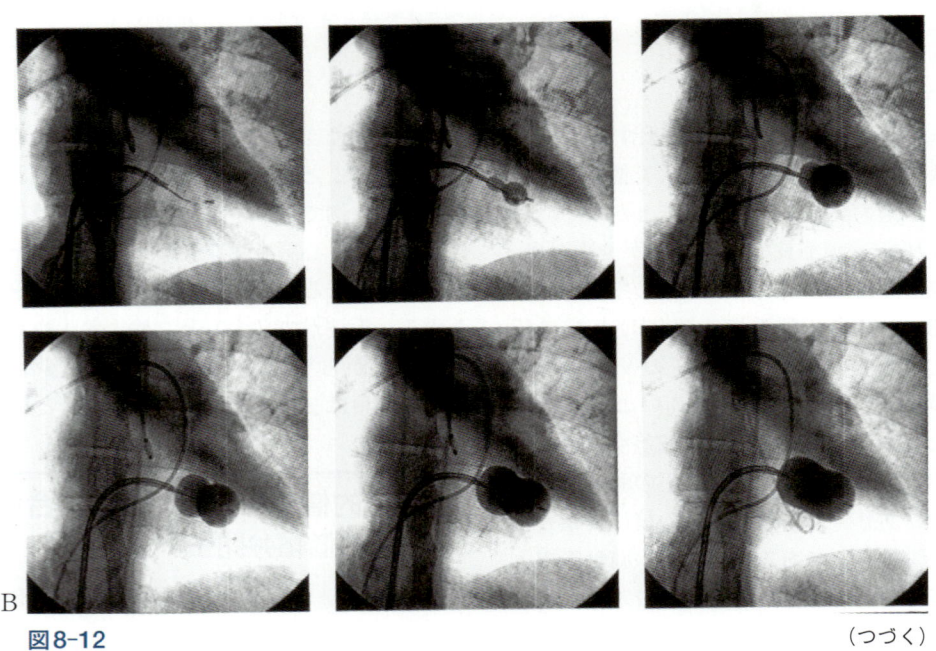

A：バルーン交連切開術前の僧帽弁狭窄症の血行動態。平均左房圧（LA）は20 mmHgで，僧帽弁圧較差（MVG）は12 mmHg。左房圧は橙色，左室圧（LV）は黄色。0から50 mmHgまでのスケール。**B**：イノウエバルーンを使用した僧帽弁交連切開術の経時的なバルーン拡張を示した血管造影。まず，バルーンの遠位部，それから近位部を拡張させることで交連が切開される。
（画像A, BはTed Feldman MDの御厚意）

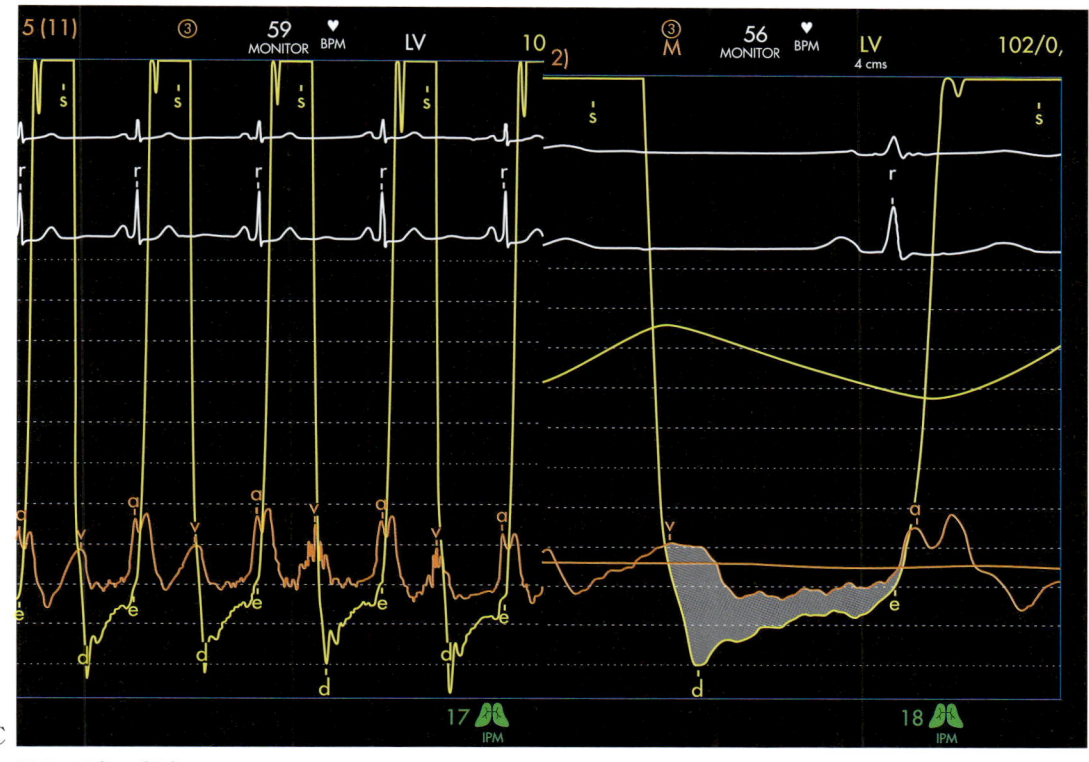

図8-12（つづき）

C：バルーン交連切開術後の僧帽弁狭窄症の血行動態。左房圧の適度な減少と僧帽弁圧較差は12 mmHgから5 mmHgまでそれぞれ減少。僧帽弁弁口面積は1.1から1.8 cm^{2}まで改善。

スの変化や血流によりV波は変化しうる（図8-14）。それにもかかわらず，PTMC後の新しい大きなV波は，他の原因が見つからない限り僧帽弁逆流症である。

　肺動脈楔入圧より得られたV波はその性質上，僧帽弁逆流症の予測にはあまり使用できないため，Freihageら[16]はV波の下の面積の左室収縮期面積に対する比率，すなわちVa/LVaが最も僧帽弁逆流症の程度と相関したと報告した（図8-15）。この比率は，僧帽弁逆流症が0～1度の患者では2度かそれ以上の患者に比べて有意に低かった〔0.14 vs 0.23（p=0.002）〕。Va/LVa比は，僧帽弁逆流症の重症度を決定するのに左室造影よりも有用である。

閉塞性肥大型心筋症とアルコール中隔アブレーション

　閉塞性肥大型心筋症（hyper trophic obstructive cardiomyopathy：HOCM）の血行動態評価は，アルコール中隔アブレーション（alcohol septal ablation：ASA）や外科的心筋切除術の適応や結果の評価のために極めて重要である[17,18]。左室流出路（LVOT）狭窄で特徴づけられるHOCMは，ダイナミックで心室の容量や収縮力に非常に敏感であるため，測定の度に，また異なる状況により測定値が変わってしまう。それが心エコーとカテーテルで所見が解離する理由である[18]。安静時の左室流出路圧較差は，アルコール中隔アブレーションの前，最中，後に，ダイナミックな，また誘発時の圧較差と比較するべきである（例えば，呼

図8-13

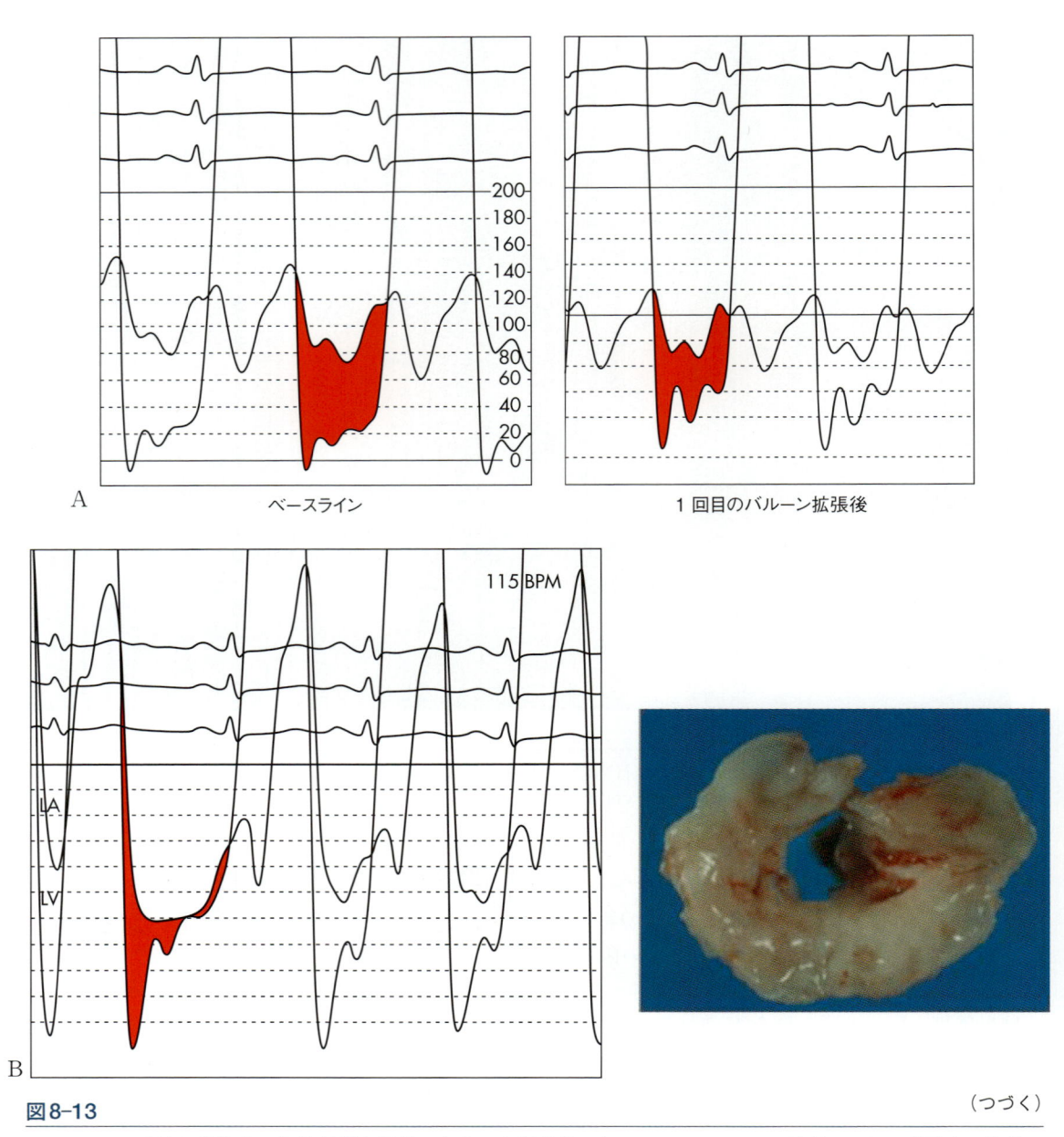

A：バルーン交連切開術後の急性僧帽弁閉鎖不全症の血行動態。右：1回目のバルーン拡張により，僧帽弁圧較差は20 mmHgから10 mmHgに減少（Ted Feldman MDのご厚意）。**B**：より大きいバルーンでの拡張後，僧帽弁圧較差は著明に減少したが，新たな巨大V波が出現し，急性僧帽弁閉鎖不全症が示唆された。右：後尖の切れた僧帽弁

（つづく）

吸による変化，心室性期外収縮後の増強など）。LVOT圧較差の評価として最もよく使用される方法は，大動脈弁狭窄症の評価に使用される方法である。多くの状況下でこれらの評価法は問題ないが，サイドホールが閉塞している心腔よりも心基部側サイドホール付きのピッグテールカテーテルは使用するべきではない。

サイドホールの付いていないHaloカテーテルの使用が望ましい。最も正確なLVOT狭窄の血行動態評価法は，経心房中隔で先端バルーン付き

図8-13（つづき）

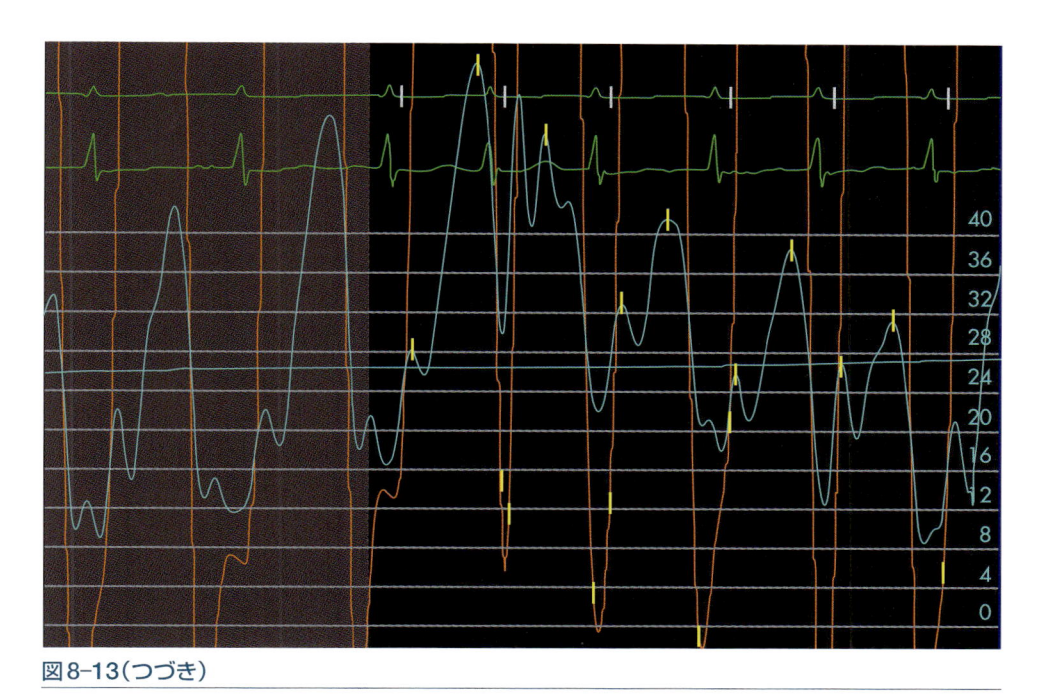

C：重症僧帽弁閉鎖不全症でみられた巨大V波。左房圧が青，左室圧が赤（0～40 mmHgのスケールを使用）。

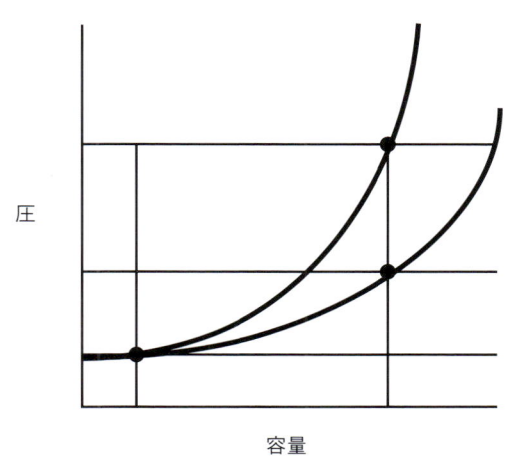

図8-14

心臓の圧-容量関連によりコンプライアンス曲線は異なる。この図はV波に対するコンプライアンスの高低の効果を示している。コンプライアンスが高いと（下の曲線），容量が増えても圧の変化は少しだけなのに対して，コンプライアンスが低い，あるいは固い心腔の場合（上の曲線）は，同様の容量負荷により圧が大きく上昇する。

のカテーテルを左室流入路に置いておき，ピッグテールカテーテルを上行大動脈に置き，同時圧記録を行うことで左室流出路圧較差を測定する方法である。経心房中隔アプローチは，カテーテルの絞扼を回避でき，圧評価の混乱を避けられる。経心房中隔アプローチで8Frのマリンズシースを使用すると，同時に拡張機能障害評価のための左房圧の記録がサイドアームより可能となる。

　手技中に一時的ペースメーカを使用するが，すべての血行動態はペースメーカーオフとした状態で測定されるべきである。

　図8-16には典型的なHOCMの安静時での圧波形が示されている。LVOTの閉塞は，左室内のカテーテルを心尖部から心基部に向かって引き抜くことで示すことができる（**図8-17**）。カテーテルが中部閉塞部の直上まで引き抜かれた時に大きな左室-大動脈圧較差が消失する。圧波形の左側では大きな圧較差が存在するのに対して，右側では圧較差が認められない。いずれもカテーテルは左室内での記録である。左室拡張期圧波形に変

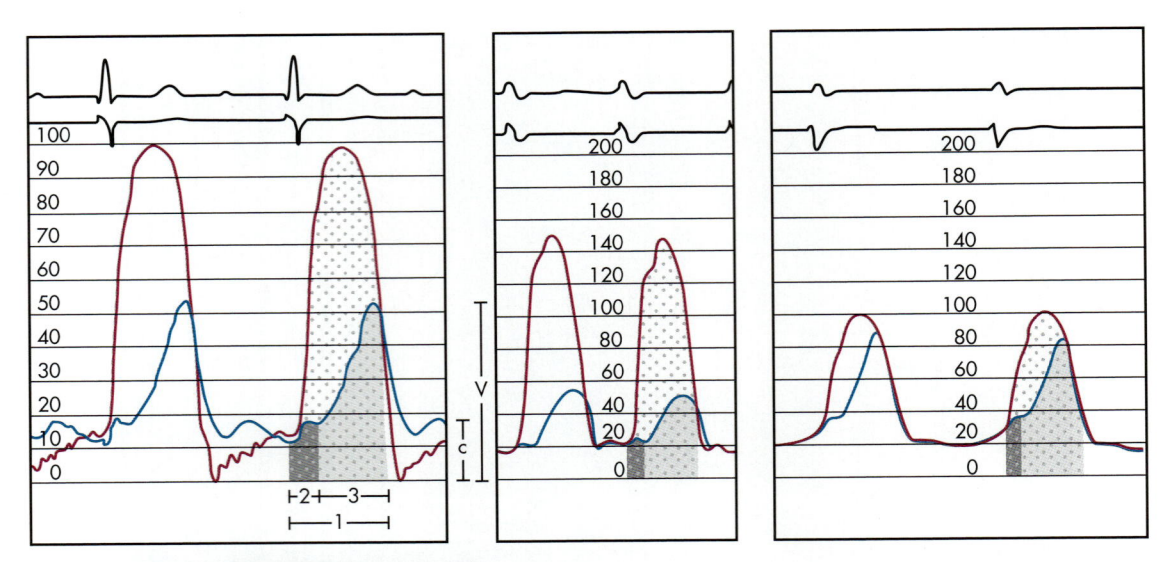

図8-15　V波による僧帽弁閉鎖不全症の評価

左：左室と左房(LA)の同時記録。点の領域は左室収縮期の領域，小さくて濃いグレーの領域はC波領域，薄いグレーの影のついた領域はV波領域，濃いグレーと薄いグレーの領域は収縮期の総左房領域。中・右：僧帽弁逆流症が＋2から＋4へと重症化するにつれ，総左房領域に占めるV波領域の割合が増加している。

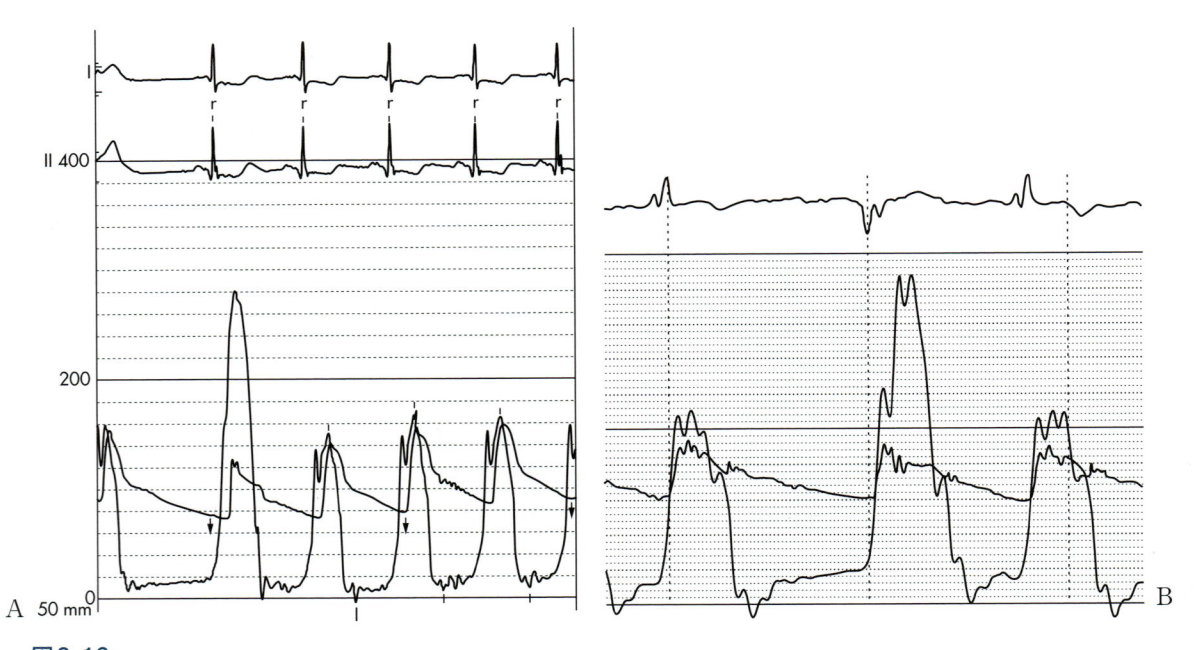

図8-16

A：安静時には左室流出路(LVOT)圧較差のない閉塞性肥大型心筋症(HOCM)患者。B：心室性期外収縮(PVC)に対する血行動態の反応。LVOT圧較差の増大，脈圧の狭小化，"spike and dome"の大動脈圧波形，左室の駆出の際の急峻な最初の立ち上がりなど典型的な所見である。

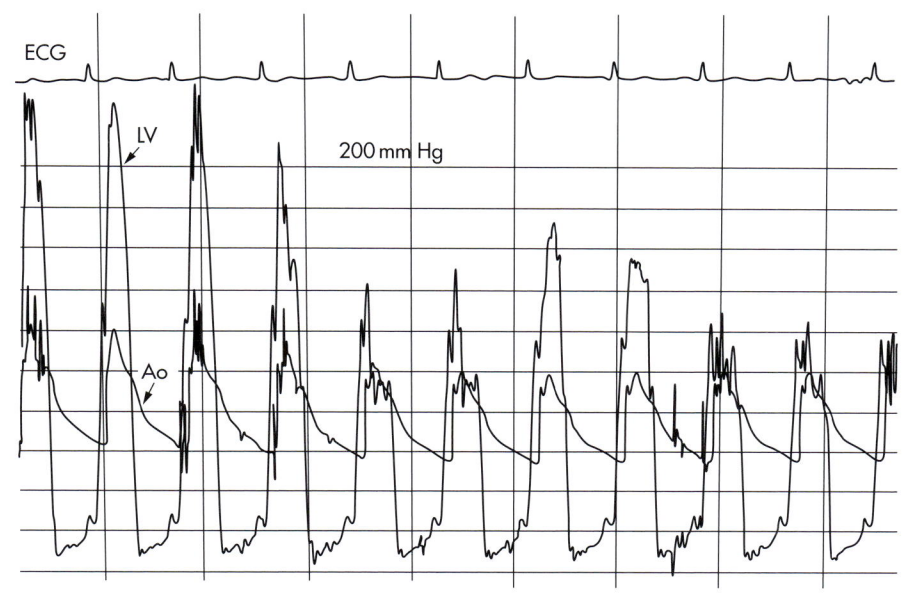

図8-17　左室流出路（LVOT）閉塞の血行動態

左室(LV)内カテーテルの心尖部から心基部へ引き抜くと，中部閉塞の直上で大きな圧較差が消失していることが示されている。左側は大きな圧較差を示している。右側はカテーテルLV内に残っているにもかかわらずLVOTの圧較差がないことを示している。LV拡張期圧波形に変化がないことにも注目すべきである。

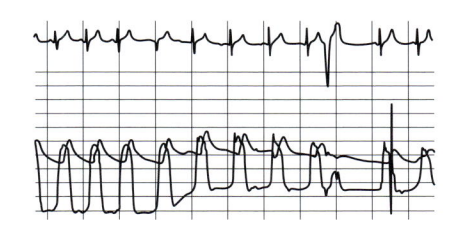

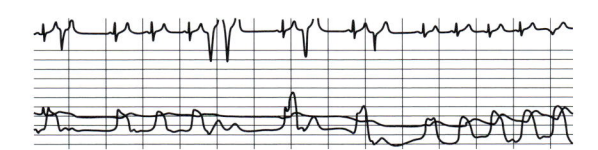

図8-18　バルサルバ手技中の閉塞性肥大型心筋症

左室(LV)と大腿動脈圧は0から200 mmHgのスケールで示されている。上：バルサルバ手技の開始時にはすべての圧が上昇する。負荷が続くとLV充満が低下し，大動脈の脈圧が減少する。下：手技がさらに続きLV充満がさらに低下すると，安静時の左室流出路圧較差が出現し，心室性期外収縮により増強する。

（図8-16）は3つの異なる所見からなる。(1)大動脈圧の急峻な立ち上がり，(2)脈圧の狭小化，(3) "spike and dome" の形態をとり，早期に急峻に駆出し，残りの左室容量はゆっくりと駆出し，流出路圧較差を生ずる。HOCMの患者でLVOT狭窄を生ずる方法は，バルサルバ手技を行うことである。HOCMの患者にバルサルバ手技を行った際に見られる血行動態の変化が図8-18に示されている。上のパネルではバルサルバ負荷時の始まりを示している。左室拡張末期圧が上昇し，大動脈の脈圧が減少することに注目すべきである。LVOT圧較差が出現し，下のパネルにあるバルサルバ手技平衡相におけるPVCにより最も顕著となる。

　PVC後の圧較差増大は，大動脈弁狭窄症とHOCM両方で観察される。HOCMと大動脈弁狭窄症でのPVC後の血行動態反応の比較は図8-19に示してある。大動脈弁狭窄症におけるPVC後の血行動態では，脈圧はより大きくなり，弁狭窄

化がないことにも注目するべきである。
　HOCMにおける心室性期外収縮（PVC）後の圧

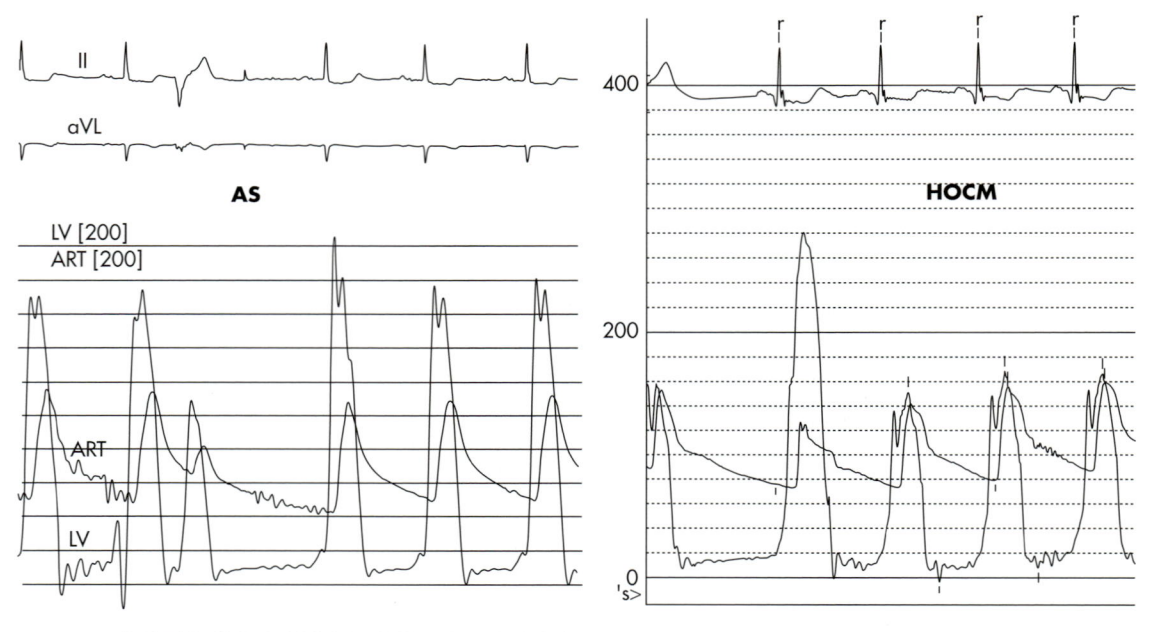

図8-19 大動脈弁狭窄症（左）と閉塞性肥大型心筋症（HOCM；右）の患者の心室性期外収縮（PVC）後の特徴的な血行動態

大動脈弁狭窄症（AS）では大動脈の立ち上がりの遅延は保たれており，PVC後の心拍では脈圧が増大している。HOCMでは大動脈の立ち上がりは劇的に早くなり，波形はspike and domeに変化し，脈圧が狭小化している。

が固定されているため大動脈の立ち上がりは常にゆっくりであり，大動脈圧波形に変化は見られず，すべてHOCMの血行動態とは対照的である。

　アルコール中隔アブレーション術の適応には，内科的治療に抵抗性の心臓由来の症状あるいは失神，安静時LVOT圧較差40 mmHg以上，負荷時60 mmHg以上で，中隔厚＞1.8 cm，器質的僧帽弁閉鎖不全を伴わないことである[3, 17, 18]。アルコール中隔アブレーション術の詳細は他[6]に譲るが，中隔が梗塞に陥った時，LVOTの古典的な血行動態異常は消失し，流出路閉塞が解除される。アルコール中隔アブレーション術が成功した時の血行動態変化が図8-20に示されている。LVOT圧較差および大動脈圧のspike and dome波形が消失していることに注目すべきである。

　急性期の手技成功はLVOT圧較差の減少で，55～75％程度の範囲であることが多い。急性期の手技成功を，安静時あるいは誘発時のLVOTのピークの圧較差の50％以上，最終安静時残存圧較差が20 mmHg未満と定義するのであれば，80～85％の患者で得られる。手技後3～6か月かけて心室のリモデリングと心室中隔基部の菲薄化が起こるため，LVOT圧較差はさらに減少する。LVOT閉塞部と心室中隔から離れた部位両方で心筋重量が減少することが，心臓MRIを使用した研究で示されている。

心房中隔欠損と卵円孔開存閉鎖

　心房中隔欠損（strial septal defect：ASD）と卵円孔開存（patent foramen ovale：PFO）の閉鎖は，経験豊富な術者により多くのカテラボで今やルーチンで施行されている。心房圧の血行動態は手技の指標として使用されていないものの，シャントの程度がASD閉鎖術を行うかどうかの判断になる。手技の適応の決定にシャント量が重要であるため，正確な計算が必要である[19, 20]。シャント率

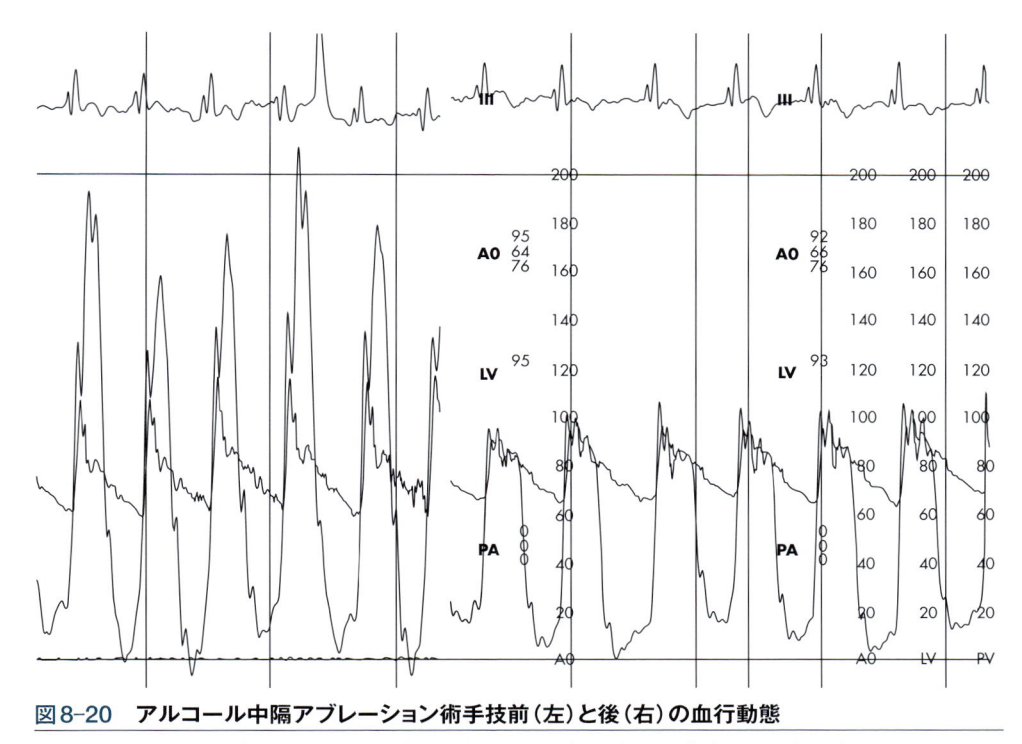

図8-20 アルコール中隔アブレーション術手技前（左）と後（右）の血行動態
LVOT圧較差の消失と大動脈圧波形の正常化に注目。AO：大動脈，LV：左室，PA：肺動脈

の計算には診断時の"saturation run"により複数の部位（表8-2）から迅速に，そして系統的に得た酸素飽和度を用いる。標準的なバルーン付きのスワンガンツタイプのカテーテルで十分であるが，大きな内径の先端孔あるいは側孔つきのマルチパーパスカテーテルのほうがより迅速なサンプリングが可能である。左-右シャントは，酸素飽和度がステップアップした時，または近位と比べて次の心腔内や血管内の酸素増加が高い際に示唆される。肺動脈（PA）における酸素飽和度のステップアップが，右心房（RA）における酸素飽和度より7％以上高ければ，心房レベルでの左-右シャントが示唆される（表8-3）。同様に，左心系と大動脈における動脈血の低酸素化は，右-左シャントを示唆する。右-左シャントの部位を同定するには，肺静脈，LA，LV，そして大動脈から連続したサンプリングを行うことで可能である。

混合静脈血は完全に混合したPA血と考えられる。もし左-右シャントが存在するのであれば，

表8-2 診断的酸素飽和度評価におけるサンプリング部位

右心系
　左肺動脈
　右肺動脈
　主肺動脈
　PA_{pv}（肺動脈弁の上）
　RV_{pv}（肺動脈弁の下）
　右心室（中央）
　右心室（心尖部）
　RV_{TV}（三尖弁）
　RA_{TV}（三尖弁）
　右心房（中央）
　上大静脈（上）
　上大静脈（下）
　右心房（上）
　右心房（下）
　下大静脈（上，心臓のすぐ下，門脈の上）
　下大静脈（下，腎静脈の上，門脈の下）
左心系
　動脈飽和度，大動脈
　（可能ならば心房中隔欠損孔を越えて肺静脈より採取）
　卵円孔開存または左心房

（Kern MJ. Cardiac Catheterization Handbook. 5th ed. Philadelphia : Elsevier ; 2010 より）

表8-3 シャント検知のための酸素飽和値

シャントの部位	有意な酸素飽和度のステップアップ差*
心房（SVC/IVC から右動脈）	≧7
心室	≧5
大血管	≧5

*遠位と近位心腔の差。例えば，心房中隔欠損症の例では，$MVO_2=(3\ SVC+1\ IVC)/4$ となり，肺動脈からの差は≧7に通常なるべきである。
(Kern MJ. Cardiac Catheterization Handbook. 5th ed. Philadelphia : Elsevier ; 2010 より)

混合静脈血はステップアップが認められる1つ近位の腔で測定される。ASDの場合，混合静脈血の酸素飽和度は大静脈血の加算平均から計算される〔例えば，（上大静脈×3＋下大静脈×1）÷4〕。肺静脈血が回収されなかった場合，PvO_2（肺静脈）の酸素飽和度は95％と考える。

シャント計算方法

心拍出量を決定するFick法または左心系指示薬希釈法が体循環を計算する際に使用される。Fick法を用いると，下記計算式が適応される：

体循環

Qs(L/分)＝O_2消費量(mL/分)/（動脈－混合静脈）O_2量

肺循環

Qp(L/分)＝O_2消費量(mL/分)/（肺静脈－肺動脈）O_2量

有効肺血流量（effective pulmonary blood：EPB）

Q_{EPB}＝O_2消費量(mL/分)/（肺静脈－混合静脈）O_2量

通常，EPB流量は体循環血流量と等しい。左－右シャントでは，このEPB流量が（シャントの量により）下記の通り増加する。

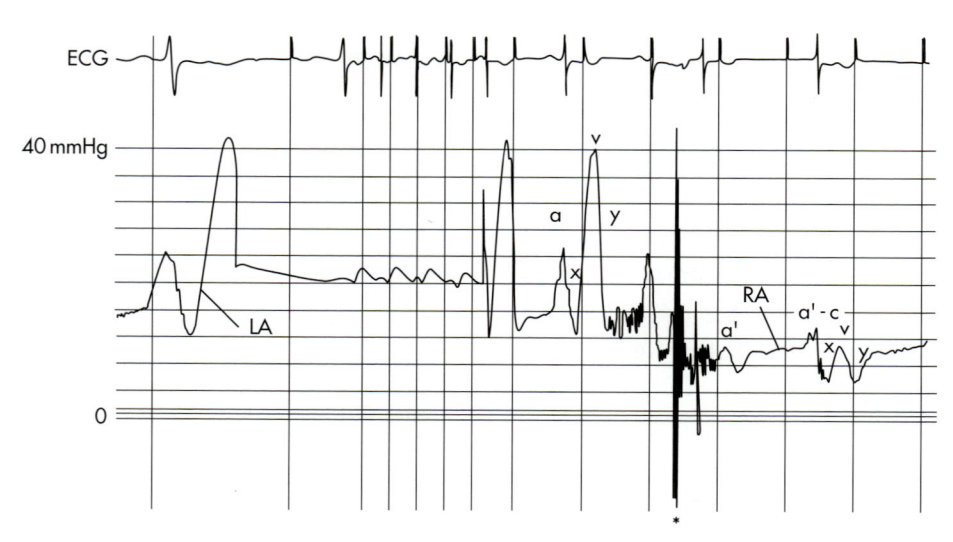

図8-21 大動脈弁狭窄症の患者における左心房（LA）から右心房（RA）への引き抜きの血行動態を記録したもの

LAからRAへ引き抜くと，はるかに減少したA波とV波を伴った低いRA圧と比べて大きな左房のV波が示されている。これら圧波形の差は，心腔によりコンプライアンスが異なることによる。

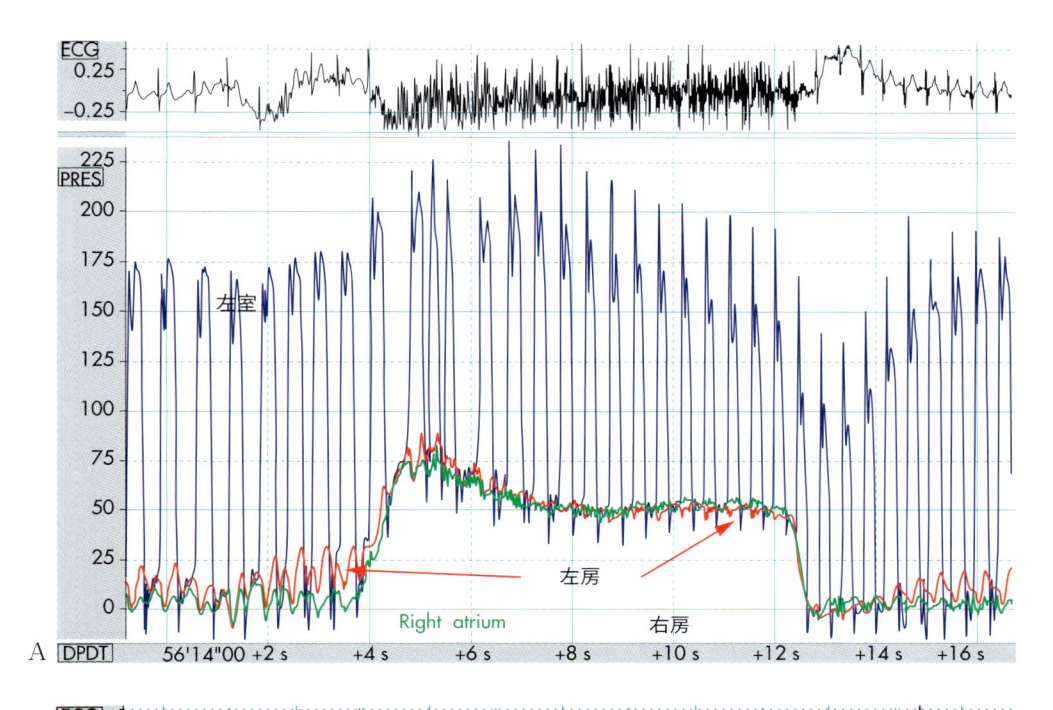

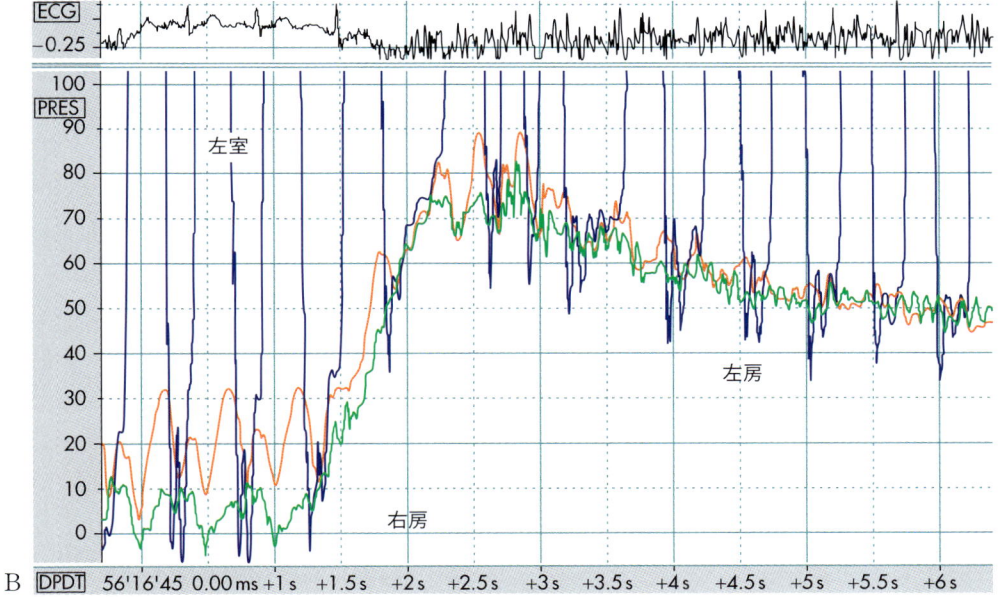

図8-22

A：バルサルバ手技において，phase 2と3で右房圧が左房圧を上回る循環動態を示した。圧スケールは0〜200 mmHg（Bernard DeBruyne医師の御厚意）。

B, C：バルサルバ手技における血行動態の変化。圧スケールは，今度は0〜100 mmHg。圧トレースの右側において負荷の始まりに右房圧が上昇して左房圧に一致して，その後超えていく様子がわかる。

（つづく）

図8-22（つづき）

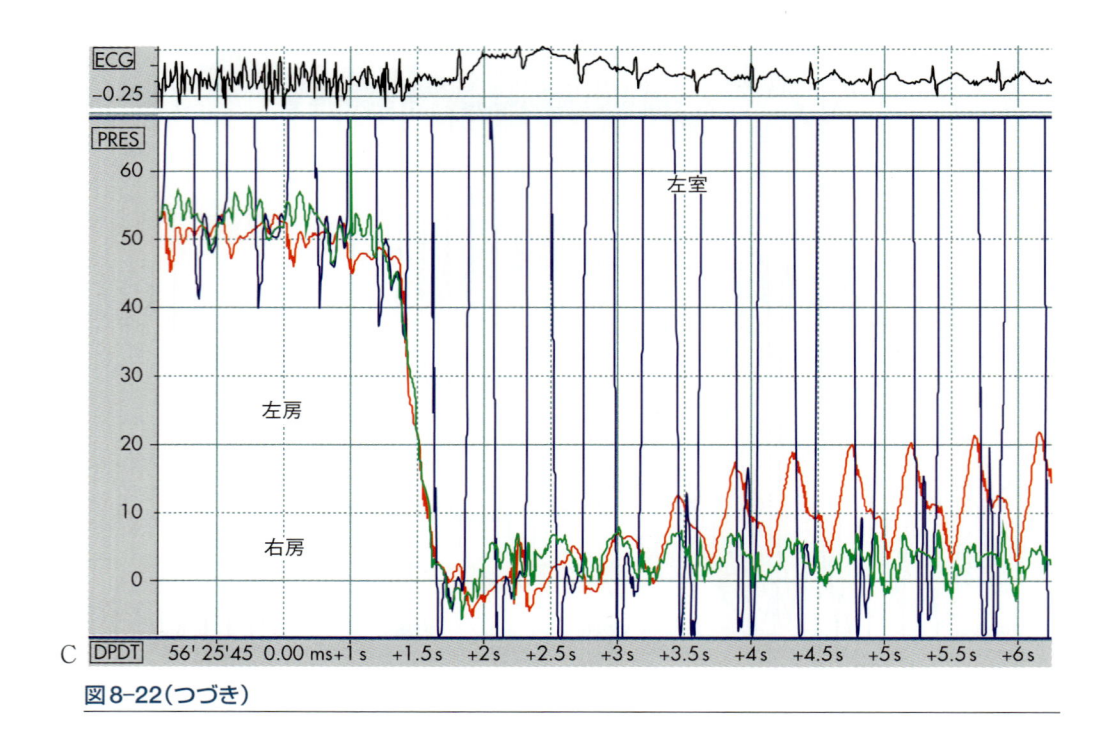

Q_{EPB}＝体循環＋シャント流量（左-右）(1)

右-左シャントでは，EPB流量が（シャントの量により）低下する。

Q_{EPB}＝体循環－シャント流量（右-左）(2)

シャント量は(1)と(2)の計算式を用いて決定される。

左-右シャントにおける肺体血流比（Qp/Qs；Qは流量，pは肺，sは体循環を示す）のことをシャント比という。Qp/Qs＞1.5のASDは多くの場合，閉鎖術が必要である。

左右心房の血行動態

生後は，左心系と右心系の抵抗の違いにより，左心房（LA）圧は常に右心房（RA）圧よりも高い。よりコンプライアンスが低い体循環系を充満する左房に比べて，右房は肺循環のより低い抵抗の肺循環を充満する。大動脈弁狭窄症の患者で，経心房中隔でLAからRAへの引き抜き圧記録にて，はるかに減少したA波とV波を伴った低いRA圧と比べて，大きなLA V波として記録されたことから，この関係は明らかである（図8-21）。しかしながら，さまざまなタイミングで，特にバルサルバ手技中では，RA圧はLA圧を超えることがあり，PFOが存在する際には右-左シャントが発生し塞栓症を起こす可能性があり，その後の臨床的経過に関与し得る。LAとRAの圧変化の例は図8-22にバルサルバ手技として示した。PFOの場合，特別な血行動態測定が不要であることを思い出していただきたい。

結語

SHDにおける循環動態はインターベンションを行う循環器医にとって，圧波形，心血流，そして治療後の変化を通してその疾患の病態生理や徴候を示すものである。SHDインターベンションの前後における圧波形に対して，これらの変化を注意深く観察することで，術者が最適な臨床結果を導き出す助けとなるであろう。

文献

1. Kern MJ, Lim MJ, Goldstein J. *Hemodynamic Rounds: Interpretation of Cardiac Pathophysiology from Pressure Waveform Analysis.* 3rd ed. Hoboken, NJ: Wiley-Blackwell; 2009.
2. Kern MJ. *The Cardiac Catheterization Handbook.* 5th ed. Philadelphia: Elsevier; 2010.
3. Kern MJ. *Interventional Cardiac Catheterization Handbook.* 2nd ed. St Louis: Mosby; 2004.
4. Baim DS. *Grossman's Cardiac Catheterization, Angiography, and Intervention.* 7th ed. Philadelphia: Lippincott Williams & Wilkins; 2006.
5. Uretsky BF. *Cardiac Catheterization: Concepts, Techniques and Applications.* Malden, MA: Blackwell Science; 1997.
6. Brogan WC, Lange RA, Hillis LD. Accuracy of various methods of measuring the transvalvular pressure gradient in aortic stenosis. *Am Heart J.* 1992;123:948–953.
7. Folland ED, Parisi AF, Carbone C. Is peripheral arterial pressure a satisfactory substitute for ascending aortic pressure when measuring aortic valve gradients? *J Am Coll Cardiol.* 1984;4:1207–1212.
8. Carabello BA. Percutaneous therapy for valvular heart disease: A huge advance and a huge challenge to do it right. *Circulation.* 2010;121:1798–1799.
9. Bonow RO, Carabello BA, Chatterjee K, et al. ACC/AHA 2006 guidelines for the management of patients with valvular heart disease: a report of the American College of Cardiology/American Heart Association Task Force on Practice Guidelines (Writing Committee to Develop Guidelines for the Management of Patients With Valvular Heart Disease). *J Am Coll Cardiol.* 2006;48:e1–e148.
10. Hakki AH, Iskandrian AS, Bemis CE, et al. A simplified valve formula for the calculation of stenotic cardiac valve areas. *Circulation.* 1981;63:1050.
11. Grayburn PA. Assessment of low-gradient aortic stenosis with dobutamine. *Circulation.* 2006;113:604–606.
12. Gorlin R, Gorlin SG. Hydraulic formula for calculation of stenotic mitral valve, other cardiac valves, and central circulatory shunts. *Am Heart J.* 1951;41:1–29.
13. Ben-Shachar G, Cohen MH, Sivakoff MC, et al. Development of infundibular obstruction after percutaneous pulmonary balloon valvuloplasty. *J Am Coll Cardiol.* 1985;5:754–756.
14. Lange RA, Moore DM Jr, Cigarroa RG, et al. Use of pulmonary capillary wedge pressure to assess severity of mitral stenosis: Is true left atrial pressure needed in this condition? *J Am Call Cardiol.* 1989;13:825–831.
15. Schoenfeld MH, Palacios IF, Hutter AM Jr, et al. Underestimation of prosthetic mitral valve areas: role of transseptal catheterization in avoiding unnecessary repeat mitral valve surgery. *J Am Coll Cardiol.* 1985;5:1387–1392.
16. Freihage JH, Joyal D, Arab D, et al. Invasive assessment of mitral regurgitation: Comparison of hemodynamic parameters. *Catheter Cardiovasc Interv.* 2007;69:303–312.
17. Sherrid MV, Wever-Pinzon O, Shah A, et al. Reflections of inflections in hypertrophic cardiomyopathy. *J Am Coll Cardiol.* 2009;54:212–219.
18. Geske JB, Sorajja P, Nishimura RA, et al. Evaluation of left ventricular filling pressures by Doppler echocardiography in patients with hypertrophic cardiomyopathy: Correlation with direct left atrial pressure measurement at cardiac catheterization. *Circulation.* 2007;116:2702–2708.
19. Gossel M, Rihal CS. Cardiac shunt calculations made easy: A case-based approach. *Catheter Cardiovasc Interv.* 2010;76:137–142.
20. Kern MJ. Fick Simple-shunt hard: simple shunts commentary. *Catheter Cardiovasc Interv.* 2010;76: 143–144.

9章

経中隔カテーテル法

　経中隔カテーテル法(transseptal cathetherization)は，1950年代に当時の先進的循環器医により開発された．経中隔カテーテル法は，まず弁膜および左室疾患の診断に利用され，心疾患の血行動態を理解するうえで計り知れないほどの情報をもたらした．その後，技術と設備が進歩するにつれ，経中隔カテーテルが診断目的に施行されることはなくなったが，僧帽弁狭窄症に対する僧帽弁バルーン拡張術の際に用いられるようになった．北米における多くの施設で，僧帽弁バルーン拡張術は現在でも施行されてはいるが，リウマチ性心疾患の頻度が減るに従い，経中隔カテーテル法が施行されることも少なくなった．しかしながら，電気生理学者がこの技術を継承し，心房細動を含む左房のアブレーション治療の際には，ルーチンで心房中隔穿刺が施行されている．

　経中隔カテーテル法はカテーテル治療医から一時忘れさられようとしていたが，SHDに対するカテーテル治療の急激な普及に伴い再び注目を集めている．最新のカテーテル治療である左心耳閉鎖術，僧帽弁治療は，心房中隔を安全に越えて施行する必要があるため，経中隔カテーテル法を安全に施行し，かつその方法を教育することは再び必須の事項となった．諺でいえば，"古きもの再び新しく成り得る(what was old can be new again)"である．

心房中隔の発生

　正常の心房中隔は，胎生期発達段階において一次中隔と二次中隔が合わさることにより形成される．いずれの中隔も心房の天井から心内膜床に向かって伸びていく．一次中隔は左房側に位置し形成段階において孔が形成され，これが心房中隔二次孔となる．心房中隔二次孔は二次中隔の形成とともに二次中隔により覆われるようになるが，二次中隔も完全に心房を隔てる壁とはならず楕円形の孔が残る．この孔が卵円孔となる．一次中隔は卵円孔の部分でフラップ様の弁を形成するが，これは出生後に二次中隔と癒合し最終的には卵円窩となる[1]．

心房中隔の解剖

　心房中隔の解剖および周辺組織との解剖学的関係を十分に理解しておくことは，安全かつ成功裏に経中隔カテーテルを施行するうえで必須である．心房中隔は前方では大動脈，後方では心臓後壁と境をなす(図9-1)．心房中隔は斜めに傾いており，右後方から左前方向に向かって走行する．

　真の心房中隔は心房のわずかな部分を占めるにすぎず，それゆえに中隔面(septal surface)とも表現されうる．この部分は三角形をしており卵円窩，卵円窩下方の三尖弁開口部付近の領域からなる．この領域から外れた方向に穿刺をすると，心臓の外側に穿通してしまうことになるので，真の中隔の境界を知ることは重要である．

　中隔表面は，上方では厚く筋性の二次中隔と薄い一次中隔が合わさって形成される上板縁(superior limbus)により境界される．前板縁(anterior limbus)は心房前壁であり，これは上行大動脈のすぐ後方に位置し，この間には心膜の横静脈洞があるのみである．卵円窩より前方の右房の前面には窪みがあることが多く，卵円窩と誤解

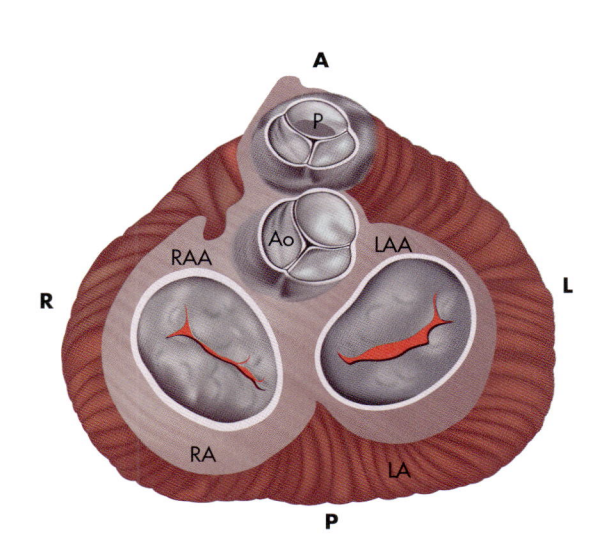

図9-1　心臓の構造物のそれぞれの関係を示す断面図

心房中隔は三尖弁と僧帽弁の間にあり，前方を大動脈(Ao)により，後方を心臓後壁により境界される。
A：前方，**L**：左，LA：左房，LAA：左心耳，**P**：後方，P：肺動脈，**R**：右，RA：右房，RAA：右心耳
(Anita Asgar の原本から改変)

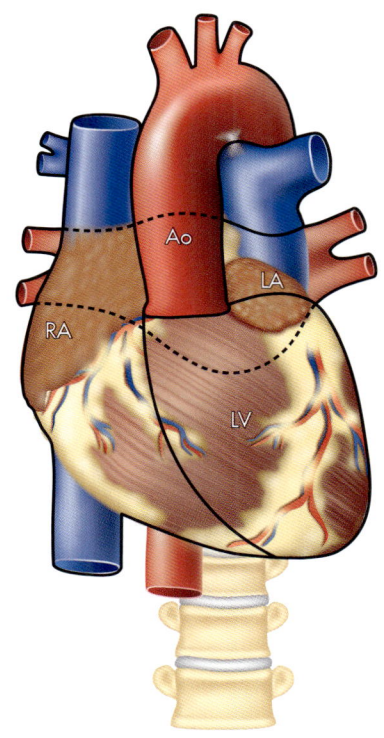

図9-2　正常の場合の心房中隔と他の心臓構造物をX線写真で前方から撮影した場合と同じように可視化した図

点線が正常心における心房中隔を表す。
Ao：大動脈，LA：左房，LV：左室，RA：右房
(Anita Asgar の原本から改変)

されることがある。卵円窩ではなく，この窪みを誤穿刺してしまうと，横静脈洞を貫き大動脈を穿刺してしまうことになる。下板縁(inferior limbus)は真の中隔の一部であり，三尖弁の付着部位のほうに向かって伸びる[2]。右房側から眺めた場合に，上板縁の筋性の隆起部により囲まれる卵円窩の窪みは容易に真の中隔として認識される。

　正常の心臓では，心房中隔は斜めになっている中部および下部心房の接合点の後方に位置する(図9-2)。弁膜疾患の場合，例えば大動脈弁狭窄症では，大動脈基部の拡張が心房中隔を後方にかなり押しやる(図9-3)。僧帽弁狭窄の場合では，左房の拡張に伴い中隔はより下方に位置することが多い(図9-4)。

経中隔カテーテル法の歴史

　経中隔カテーテル法は，1962年にBrockenbrough, Braunwald, Ross により最初に報告された[3]。1950年代においては技術の改良は安全，確実に左房，左室へ到達し血管造影および血行動態の評価を行うことに力が注がれ，これがブロッケンブロー針，経中隔シースといった，今日でも使用される多くの器具の開発につながった。

　1950年代，60年代において心臓手術の扱う領域は，人工心肺装置の出現に伴って拡大しており，弁置換術も現実のものとなりつつあった。超音波検査はまだ未成熟であり，経中隔カテーテル法は弁膜疾患を評価するうえでは欠くことのでき

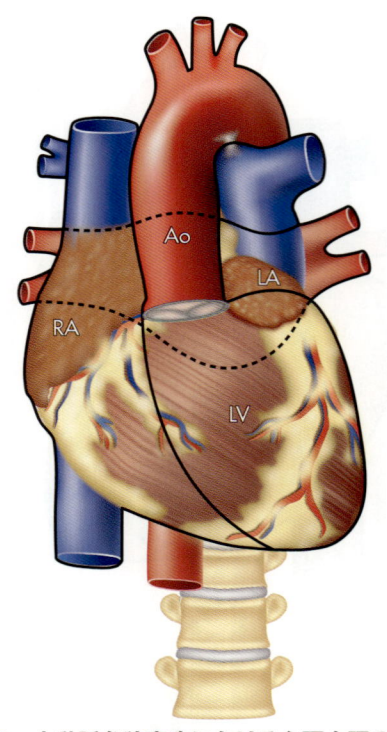

図9-3　大動脈弁狭窄症における心房中隔の位置
大動脈基部の拡張により，心房中隔はかなり後方に変位している。
Ao：大動脈，LA：左房，LV：左室，RA：右房
（Anita Asgarの原本から改変）

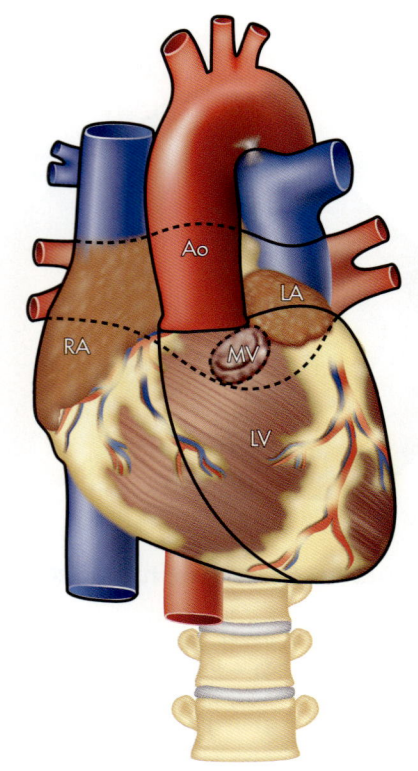

図9-4　僧帽弁狭窄症
心房中隔は拡張に伴い，大動脈との位置関係ではより下方に変位している。
Ao：大動脈，LA：左房，LV：左室，MV：僧帽弁，RA：右房
（Anita Asgarの原本から改変）

ないツールであった。経中隔カテーテル法を用いた早期の研究対象は，心不全における圧容量曲線，肥大型心筋症での閉塞機序などであった[4]。

スワンガンズカテーテルおよび右心カテーテル法による，肺動脈楔入圧の測定法の開発と超音波検査法の発達により，1970年代，80年代においては診断目的で経中隔カテーテル法が施行されることはなくなった。しかしながら，この技術は僧帽弁形成術などの治療手技のために使用され続けた。近年になりこの経中隔カテーテル法は電気生理学の分野において復活し，左房へ到達し不整脈のアブレーション治療を行う際にルーチンとして施行されている。対象領域を拡げつつあるSHDの治療においても，経中隔穿刺法は経皮的僧帽弁治療および左心耳閉鎖術を施行するうえで再度関心を集めている[5]。

経中隔カテーテル法は，実に"50年にわたる遍歴"をもつといえる。新しい世代のインターベンション治療医が心血管カテーテル治療の新しい可能性，すなわちSHDインターベンション治療のために経中隔カテーテル法を再発見し，この遍歴はさらに続いていくであろう。

経中隔カテーテル法のための心房中隔イメージング

すでに述べたように，真の中隔は心房の狭い部分に限局しており，安全な心房中隔穿刺を施行するうえで解剖を完全に理解しておくことは重要である。Rossらにより報告された原法では，穿刺

部位を特定するために透視画像と解剖学的目印を用いるのみであった[6]。

透視ガイド下心房中隔穿刺は，最低でも2方向からの画像を必要とする場合が多い。正面像が主に使用され，大動脈弁の目印としてピッグテールカテーテルが大動脈洞に置かれる。経中隔カテーテルと穿刺針を右房に進める。透視画像で見える心臓の中線と心陰影下2/3の交わる所が，おおよその心房中隔がある位置である。側面像もしくは右前斜位にて，カテーテルと穿刺針は大動脈弁の位置を示すピッグテールの背側に位置する必要がある。経験を積んだ施設では，経中隔穿刺は通常は透視のみで施行される。

経中隔カテーテル法が困難な症例，例えば重度の側弯症，大動脈基部拡大，心房の特定の領域を穿刺する必要のある治療手技において，あるいは他の画像診断機器を用いることができる施設においては，経食道心エコー（TEE），心腔内心エコー（ICE）を用いることで，中隔と経中隔カテーテルの位置に関する非常に重要な情報を得ることができる。マルチプレーンを用いたTEEを用いることにより，経中隔カテーテル法を施行中に心房中隔と経中隔カテーテルのリアルタイム画像を得ることができる。経中隔穿刺針による中隔のテント形成を観察し，中隔穿刺の正確な場所を決定することが可能となる。3次元TEEが可能であれば，その優れた解像度と3次元的な解剖理解により，さらに有用性が増す[7]。経食道エコーを使用する唯一の欠点は患者に苦痛を与えることであり，このため通常は全身麻酔が必要となる。

TEEの1つの代替品として，ICEが挙げられる。ICEは心内および血管内超音波が施行可能なカテーテルである（⇒108頁：7章「心腔内心エコー」を参照）。このデバイスを用いれば，カテーテル先端を取り囲む360度全方向のリアルタイム画像を得ることができる。高周波数（商業用製品では10～30 MHz）のため，空間解像度は極めて優れている。さらにICEカテーテルは，TEEや経胸壁心エコーいずれと比べても，よりシンプルで施行しやすいともいえる。これはカテーテルチームのメンバーにより施行することができるからである。12.5 MHzと20 MHzのカテーテルを用いて実用性を検討した研究では，ICEカテーテルを用いることにより，実質的にほぼ全例の患者において卵円窩の位置を同定することが可能であり，経中隔穿刺が困難な症例においては大きな助けになることが報告されている[8]。

経中隔カテーテル法のテクニック

1方向のみの透視および穿刺針先端圧ガイド下での，経中隔カテーテル法の初期報告は良好であった。しかし，心臓の3次元的な解剖を完全に理解し，多方向での透視を使用することにより透視下での心房中隔穿刺の成功率は上がる。著者らの施設では主に多方向での透視を用いている。経中隔カテーテル法を施行するうえで必要とされる器材は，5もしくは6Fのピッグテールカテーテル，マリーンカテーテルもしくは270度の曲がりをもつ他のカテーテルとダイレーター，穿刺針（最もよく使われるものはブロッケンブロー針である），そして最後に心内圧をモニターするシステムである。ブロッケンブロー針は18Gのチューブ構造になっており，先端に行くと21Gにテーパリングしてある。ブロッケンブロー針の近位端は矢印の形をしたフランジがつけてあり，この矢印の向きが針先端の方向を示す（図9-5）。

透視下で経中隔カテーテル法を施行する方法は2通りあるが，いずれの場合でもピッグテールカテーテルを大動脈に置いている。卵円窩は通常は大動脈弁後方に位置している。ピッグテールカテーテルは大腿動脈を通して逆行性に挿入され，上行大動脈の無冠洞に留置する。これが大動脈および大動脈弁の目印として用いられる。その後，マリーンのカテーテルがワイヤーに沿って右大腿静脈から上大静脈（SVC）に挿入され，正面像にてワイヤーを抜いてブロッケンブロー針を進める。ブロッケンブロー針は圧トランスデューサーに接続され，圧フラッシュ下にてシース遠位端から5～15 mmの間のところまでシース内を進め

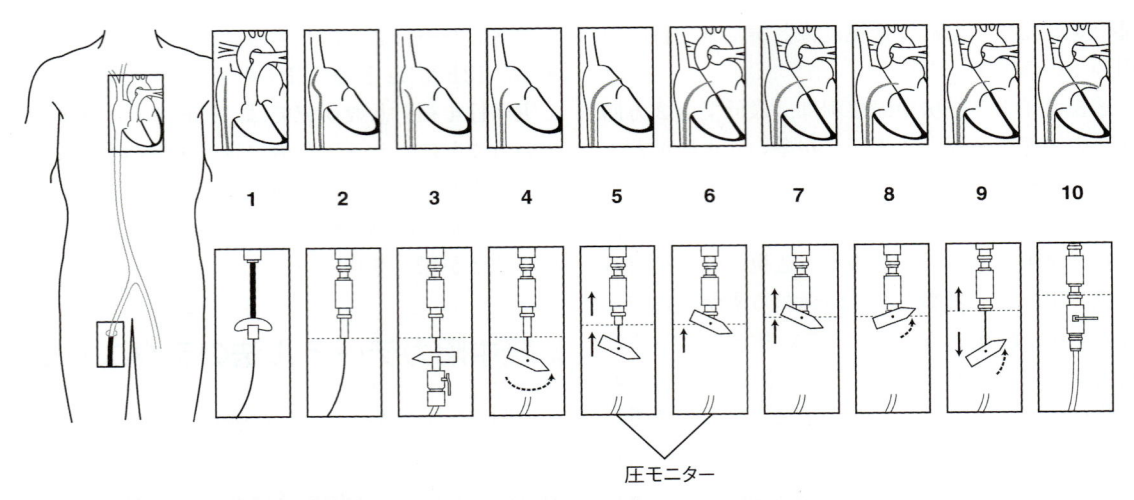

図9-5 穿刺時における経中隔穿刺針およびシースの位置と経中隔穿刺針の方向付け

る。この際，針先端はSVCから外側（フランジの針時計は9時方向）に向けられている。この状態で針をSVCの中で自由に動かせることが，全体のシステムを操作するうえで重要である。

1番目の方法では，全体のシステムを後内側（大体45度程度）に回しながら引いてきて，卵円窩に先端を挿入する必要がある（**図9-5および9-6**を参照のこと/針時計を9時から4時方向に回転させる）。この動作の際には，針先端圧が右房圧を示していることを記録しながら行う。卵円窩に接触したならば針は圧をモニターしながら進め，左房に入った際に圧が変化することを確認する。左房圧が確認されたならば直ちに針を3時方向に回し，システム全体を10mm進める。

ダイレーターとシースは針に沿わせて左房内へ進め，針を抜去しシステム全体を吸引しエアを抜く。心房中隔穿刺が成功したならば，左房が小さい場合は針を約15度前方に回転（水平軸から30度まで）させ，それから針とカテーテルを一緒に左房内へ進めることは重要である。この操作により，針先端が左房後壁に接触することを避けることができる[9]。左房内に入ったならば，血栓を形成するリスクを減らすため，未分画ヘパリンを投与する。正面像で卵円窩へエンゲージすることが困難である場合は，右前斜位，あるいは側面像を用いて針の位置を調整する。

2番目の方法としては，SVC内でフランジの針を3時方向に向ける。それから針を内側に向けたままシステム全体を引いてくる。針とシースを引いてくると，システムが右房に入る際に落ち込むような感触を得る。そのまま針の向きを維持して，さらにシステムをダイレーターが卵円窩辺縁を捉えるまで引いてくる。卵円窩に当たったならば，前述のように圧モニター下で針を左房内へ進める。

Chengらが報告しているように，透視ガイド下での心房中隔穿刺は，インターベンション専門医および電気生理学者双方により現在でも行われている方法である[10]。

経中隔カテーテル法の適応

いくつかの施設において，経中隔カテーテル法は弁膜疾患などの診断目的に施行され続けている。しかしながら，この手技は主には治療を目的として施行されるほうが一般的である。

経中隔カテーテル法が最もよく用いられている領域の1つは，電気生理学である。左房側の副伝導路および心房細動の検査およびアブレーション治療では，左房へのアクセスが必要であり，これ

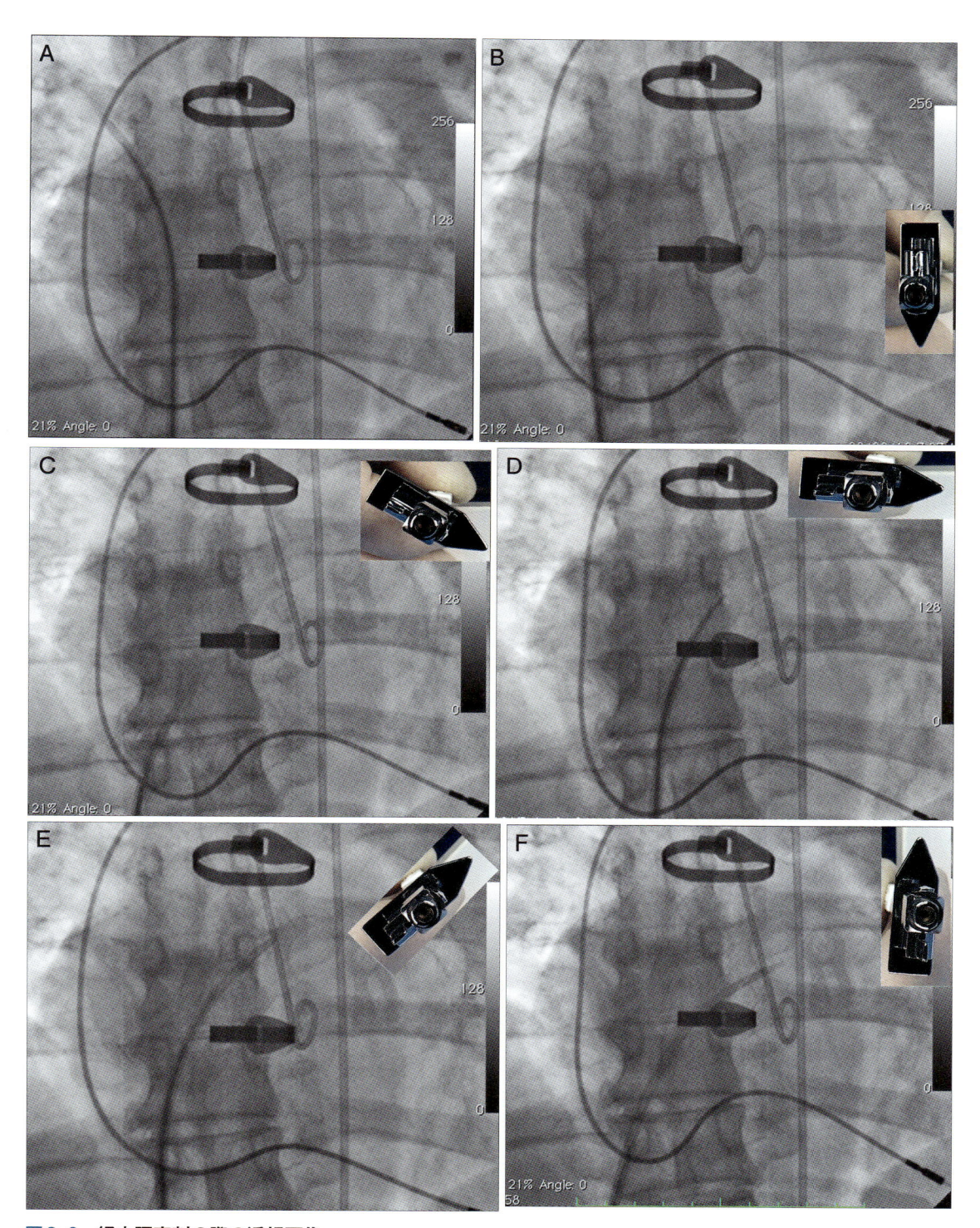

図9-6 経中隔穿刺の際の透視画像

A：経中隔シースの右房内での位置。**B**：経中隔シースは右房内にあり穿刺針は6時方向を向いている。**C**：穿刺針を4時方向に向け中隔にエンゲージする。**D**：穿刺針を3時方向に向け左房内に進める。**E**：経中隔シースとダイレーターを穿刺針に沿わせて左房内に進める。**F**：経中隔シースは左房内にある。

は経中隔穿刺を行えば安全に施行できる．実際にいくつかの大規模な経中隔カテーテル法の報告は，電気生理学者らが透視ガイドのみで施行したものである[11]．

インターベンション医が施行するSHD治療の領域では，電気生理学の分野に引き続いて経中隔カテーテル法の症例数はどんどんと増えている．これらのSHDの治療には卵円孔開存閉鎖術，人工弁周囲逆流閉鎖術，左心耳閉鎖術，経カテーテル僧帽弁治療術が含まれる．

経中隔カテーテル法の合併症

経中隔カテーテル法の技法は，弁膜疾患および心筋疾患の生理学的理解をさらに深めるものであった．近年の心血管カテーテルインターベンション領域においては，経中隔カテーテル法の施行施設がどんどんと減っていった結果，経中隔カテーテル法は専門的技術と考えられていた．経中隔カテーテル法を施行するうえでの主要な懸念事項は合併症のリスクであり，起こりうる合併症としては大動脈，右房壁，左房壁など周辺組織の穿孔，全身塞栓症，死亡などが挙げられる．

Rossらが1962年に報告した最初の経中隔穿刺のシリーズでは，144患者における156例の診断的経中隔カテーテル法について記載されていた．これらの黎明期における報告でも，死亡例は認めず，わずか3例の重篤な合併症が報告されたのみであり，その3例の合併症はいずれも不注意による大動脈の穿刺であり，うち1例は心嚢穿刺を必要とした．その他の合併症としては，一過性の心房性不整脈，原因不明の血圧低下が含まれていた．経中隔穿刺に引き続いて手術が施行された数名の患者においては心嚢内に血液の貯留を認めており，これはおそらく右房を穿刺した際に無症状に生じたものと考えられた[3]．

この報告の32年後，Roelkeらは1981～1992年の間に，マサチューセッツ総合病院にて経中隔カテーテル法が施行された1,279例について報告している．経中隔カテーテル法の適応としては56.4%が診断目的であり，経皮的僧帽弁拡張術目的は39.9%，順行性大動脈弁拡張術目的は3.6%であった．合計で17例（1.3%）の重大合併症が報告されており，内訳は1例が塞栓症，心タンポナーデをきたすような大動脈穿孔が2例，心房穿孔が13例であった（1.2%）．大動脈穿孔の結果生じた死亡を1例認めており，死亡率は0.08%であった[12]．全体として合併症発症率は低かったが，これはおそらくハイボリュームセンターで十分な経験を積んだ術者が施行したこと，もう1つはバイプレーンの透視下に施行されたことが理由と考えられた．

多くの施設における診断目的の中隔穿刺法の症例数は横ばいであるが，電気生理学者による左房の不整脈に対するアブレーション目的では著明な増加を認める．実際のところ，SHDに対するインターベンションに加え，電気生理学は経中隔カテーテル法の最もよくある適応の1つである．1992～2003年までのイタリア国内での電気生理学者による調査では，5,000以上の経中隔カテーテル法がアブレーション治療を目的として施行されていた．2003年度単年では1,729例施行され，合併症はわずかに14例（0.74%）であった．合併症の多くは心タンポナーデを伴わない心穿孔であり，死亡例は認めなかった．興味深い点として，この調査では，1/3の施設においては圧モニタリング，超音波，大動脈へのピッグテールカテーテルの留置のいずれも用いることなく経中隔カテーテル法を施行していた[10]．これらの方法はより多くの経験を積んだ術者が所属する施設で取られており，De Pontiの報告では簡潔な方法で行う中隔穿刺と合併症の発症率には関連を認めなかった[13]．

心房細動に対する心耳閉鎖術の最近の研究では，安全な中隔穿刺の重要性が注目されている．ウオッチマンデバイスのPROTECT-AF研究では，重篤な合併症が治療群の49患者において生じていた．最も多かったのは心嚢水貯留で22例（4.8%）において報告されており，心嚢穿刺もしくは外科的処置のいずれかが必要であった[14]．心

耳の明らかな穿孔は認めておらず，これらの合併症は経中隔穿刺に関連するものと考えられた。

　経中隔カテーテル法を新しく学ぶ術者にとって，TEEもしくはICEによるイメージングのサポートは卵円窩の位置を同定する際に非常に重要な情報をもたらし合併症を減らすであろうし，変位を認める場合には極めて有用である[15]。過去の報告において経中隔カテーテル法の合併症発症率は低いことが明らかになってはいるが，この技術をさらに使いやすく安全にするための試みもなされている。Babaliarosらによる最近のレビューで経中隔カテーテル法を補助する新しいいくつかの技術について概略が示されており，その中には高周波カテーテル，レーザーを用い特に難しい症例において経中隔カテーテルをより簡便かつ安全にする方法が挙げられている。

結語

　経中隔カテーテル法は，心臓カテーテル検査の黎明期において血行動態評価に革命をもたらした。心房の解剖を十分に理解することで，経中隔カテーテル法は有効かつ安全に施行することができる。50年を経てこの技術は，SHDの治療を行うカテーテル専門医にとって計り知れない価値をもつ技術となった。

文献

1. Hara H, Virmani R, Ladich E, et al. Patent foramen ovale: Current pathology, pathophysiology, and clinical status. *J Am Coll Cardiol.* 2005;46(9):1768–1776.
2. Anderson RH, Becker AE. *Cardiac Anatomy: An Integrated Text and Color Atlas.* London: Gower Medical Publishing; 1980.
3. Brockenbrough EC, Braunwald E, Ross J Jr. Transseptal left heart catheterization: A review of 450 studies and description of an improved technic. *Circulation.* 1962;25:15–21.
4. Ross J Jr. Transseptal left heart catheterization: A 50-year odyssey. *J Am Coll Cardiol.* 2008;51(22):2107–2115.
5. Babaliaros VC, Green JT, Lerakis S, et al. Emerging applications for transseptal left heart catheterization: Old techniques for new procedures. *J Am Coll Cardiol.* 2008;51(22):2116–2122.
6. Ross J Jr, Braunwald E, Morrow AG. Left heart catheterization by the transseptal route: A description of the technic and its applications. *Circulation.* 1960;22:927–934.
7. Pushparajah K, Miller OI, Simpson JM. 3D echocardiography of the atrial septum: Anatomical features and landmarks for the echocardiographer. *JACC Cardiovasc Imaging.* 2010;3(9):981–984.
8. Mitchel JF, Gillam LD, Sanzobrino BW, et al. Intracardiac ultrasound imaging during transseptal catheterization. *Chest.* 1995;108(1):104–108.
9. Ross J Jr. Considerations regarding the technique for transseptal left heart catheterization. *Circulation.* 1996;34:391–399.
10. Cheng A, Calkins H. A conservative approach to performing transseptal punctures without the use of intracardiac echocardiography: Stepwise approach with real-time video clips. *J Cardiovasc Electrophysiol.* 2007;18(6):686–689.
11. De Ponti R, Cappato R, Curnis A, et al. Transseptal catheterization in the electrophysiology laboratory data from a multicenter survey spanning 12 years. *J Am Coll Cardiol.* 2006;47(5):1037–1042.
12. Roelke M, Smith AJ, Palacios IF. The technique and safety of transseptal left heart catheterization: The Massachusetts General Hospital experience with 1,279 procedures. *Catheter Cardiovasc Diagn.* 1994;32:332–339.
13. De Ponti R, Zardini M, Storti C, et al. Trans-septal catheterization for radiofrequency catheter ablation of cardiac arrhythmias: results and safety of a simplified method. *Eur Heart J.* 1998;19:943–950.
14. Holmes DR Jr, Reddy VY, Turi ZG, et al. Percutaneous closure of the left atrial appendage versus warfarin therapy for prevention of stroke in patients with atrial fibrillation: a randomised non-inferiority trial. *Lancet.* 2009;374:534–542.
15. Cafri C, de La Guardia B, Barasch E, et al. Transseptal puncture guided by intracardiac echocardiography during percutaneous transvenous mitral commissurotomy in patients with distorted anatomy of the fossa ovalis. *Catheter Cardiovasc Interv.* 2000;50:463–467.

10章

血管アクセスと止血法

　血管アクセス(vascular access)は，SHDの経皮的治療において必要不可欠な手技である．表10-1に本書で取り上げられているSHD治療時に第1選択となるアクセス部位をまとめたが，最もよく用いられるのは総大腿動脈(common femoral artery：CFA)と総大腿静脈(common femoral vein：CFV)である．上肢の動脈や内頸静脈は，一部の非常に限られた場面でしか用いられない．血管アクセスを正しく評価・管理することが，治療手技の安全性と成功にとって一番重要な要素である．本章ではSHDインターベンションにおける血管アクセスの概要，特に術前計画，手技の手順，術後管理について重点的に解説する．

■ 動脈からのアクセス：総大腿動脈

1. 術前評価

　臨床的・解剖学的評価およびイメージングを用いた大動脈-腸骨動脈の解剖学的評価が，CFAアクセスの術前評価において非常に重要である．

a. 臨床的評価

　臨床的評価の際には，末梢血管疾患(peripheral artery disease：PAD)の自覚症状の有無や血行再建術の既往(経皮的または外科的)に関する詳細な問診および大腿動脈や脛骨動脈の触診が必須である．PADの臨床症状で一番よく見られるのは下腿の跛行であり，これは病変の存在部位に依らない．しかし臀部の跛行や大腿部の跛行の存在は，それぞれ内腸骨動脈や大腿深動脈より中枢側に病変が存在することを示唆する．すなわち，臀部や大腿部における跛行の存在は，CFAからのアクセスおよび腸骨動脈経由のデバイス持ち込みに影響を与え得る血管病変が存在していることを示唆する．

　経皮的または外科的血行再建術の既往のみならず，これらの介入が大動脈-腸骨動脈や大腿動脈に及んでいるかどうかに関する情報を得ることは非常に重要である．例えば，ある患者の「大腿-大腿動脈バイパス術既往」という情報のみでは不十分であり，バイパス血流の方向も把握するようにしなければならない．左大腿動脈から右大腿動脈に向けてバイパスされた患者は，左CFAからしかアクセスできない(逆のケースでは右CFAからのみ)．グラフトが大腿動脈領域に及んでいる場合(例；大動脈-両側大腿動脈バイパス，腸骨動脈-大腿動脈バイパス，大腿動脈-膝窩動脈バイパス)，グラフトの吻合部位を確実に把握する必要がある．大半の患者では，CFAが吻合部位となるが，深大腿動脈に吻合されるケースもある．大腿動脈-両側大腿動脈バイパスや腸骨-大腿動脈バイパスにおいて，グラフトが深大腿動脈に吻合されている場合では，CFAアクセスを困難にする高度な病変が存在すると考えるべきである．一方，経皮的血行再建術の既往のある患者の場合は，ステント留置術によってCFAアクセスが困難になるケースは非常にまれである．しかし，近年では腸骨動脈領域におけるステント留置術は，非常に一般的な手技である．SHDインターベンションの直近にステントが留置された場合，大口径デバイスが腸骨動脈(IA)を通過する際にステントの「ずれ」を生じる可能性があるため，腸骨動

表10-1 SHDインターベンションでよく用いられるアクセス部位

<SHDインターベンション>	<血管アクセス>
大動脈弁バルーン形成術	
順行性アプローチ	大腿動脈
逆行性アプローチ	大腿静脈
大動脈弁植え込み術[a]	大腿動脈
	鎖骨下動脈[b]
僧帽弁クリップ修復術	大腿静脈
僧帽弁バルーン形成術	大腿静脈
大動脈縮窄	
デバイスの持ち込み	大腿動脈
造影カテーテル	上腕/橈骨動脈
肺動脈弁植え込み術	大腿静脈
弁周囲逆流の修復	大腿動脈
	大腿静脈
左心耳閉鎖	大腿静脈
卵円孔/心房中隔欠損閉鎖	大腿静脈
心室中隔欠損閉鎖	大腿静脈
	内頸静脈
	大腿動脈
動脈管閉鎖	大腿静脈
	大腿動脈
エタノール心筋焼灼術	大腿動脈
	橈骨動脈
	大腿静脈[c]

a：逆行性アプローチ
b：カットダウン法によるアプローチ
c：一時的体外ペースメーカー挿入時

脈ステントの留置時期を把握しなければならない。この現象は，バルーン拡張型ステントよりも自己拡張型ステントでより発生しやすい。

　大腿動脈の拍動は用手的に確認されるが，拍動が触れない場合は近位部血管の閉塞が疑われる。高度の肥満患者の場合，正確な拍動の触知が困難になるが，このような場合は，血管が正常であれば膝窩動脈や脛骨動脈の触知が有用である。

b．解剖学的評価

　SHDインターベンション前に行うべきCFAアクセス部，および大動脈-腸骨動脈領域の解剖学的評価のゴールドスタンダードは，CTアンギオ（CTA）である（図10-1〜4）。経皮的大動脈弁留置術（TAVI）において，経大腿動脈的に人工弁の挿入が可能か否かはCFAと大動脈-腸骨動脈領域の解剖学的要因に強く依存するため，CTAによる術前評価は必須である[1,2]。MRアンギオ（MRA）と比較して，CTAが優れている点は空間分解能が高い，撮像時間が短く患者の負担が少ない，広く普及している，費用が安い，血管の石灰化の重症度や広がりを評価できるなどが挙げられる[3-6]。一方，CTAの最大の欠点は，腎機能障害患者にもイオン性造影剤の投与が必要な点である。大半の施設では下肢CTA撮像時に60〜100 mLの造影剤が静注されている。しかし，腹部大動脈遠位端に留置したピッグテールカテーテルから極少量の造影剤を注入してCTAを撮像する新しい方法も開発されており[2-7]，高度の腎機能障害患者に対しては考慮されるべきであろう。

大動脈-腸骨動脈領域に関する最も重要な情報は，通常の短軸像から得ることができる．バルーンや人工弁など大口径のデバイスを挿入する際には，CFAや腸骨動脈の血管径を正確に計測しておく（図10-2）．大腿骨頭の透視下のランドマークは，CTのデータで認定できる（図10-1）ので，そのランドマークとの位置関係において適切なCFAの穿刺部位を計画し，実行することができるという点においてもCTは重要である．CFAに高度の石灰化が存在する場合には，シース抜去後の用手的または結紮タイプのデバイスによる止血が困難な場合がある．大動脈-腸骨動脈の全長に渡って高度石灰化が存在する場合，治療デバイスのデリバリーはより困難となり，腸骨動脈損傷を引き起こすリスクが高まる（図10-3）．大動脈-腸骨動脈の屈曲の程度は短軸像でも評価可能であるが，3D再構築画像や他の画像処理も診断に有用である（図10-4）．

2. 血管アクセスの実際

正しいCFAアクセス部位は，浅大腿動脈（SFA）・深大腿動脈（PFA）の分岐部より上で，鼠径靱帯より下のレベルの血管前壁である（図10-5, 6）．X線透視ガイド（図10-5A；X線不透過性の止血鉗子を大腿骨頭に置く）と脈拍触知によりアクセス位置を決定する場合が多い．最も好ましい部位は大腿骨頭の中間部であり，96％の症例でCFAの分岐部はここよりも遠位部に存在するからである[8-10]．著者はCFAを穿刺する際には7cm長の21G穿刺針を使用し，0.018インチのワイヤーを血管内に挿入している．シース挿入前に正しい位置でCFAにアクセスできているかについて，繰り返し透視で確認するようにしている（図10-7）．

大動脈弁バルーン拡張術やTAVI時には，大口径のシースがCFAに挿入される．出血性合併症を減らすために結紮タイプの止血デバイスを用いるのも非常に重要であるが，より正しい位置でのCFAアクセスのために，CTや対側からの

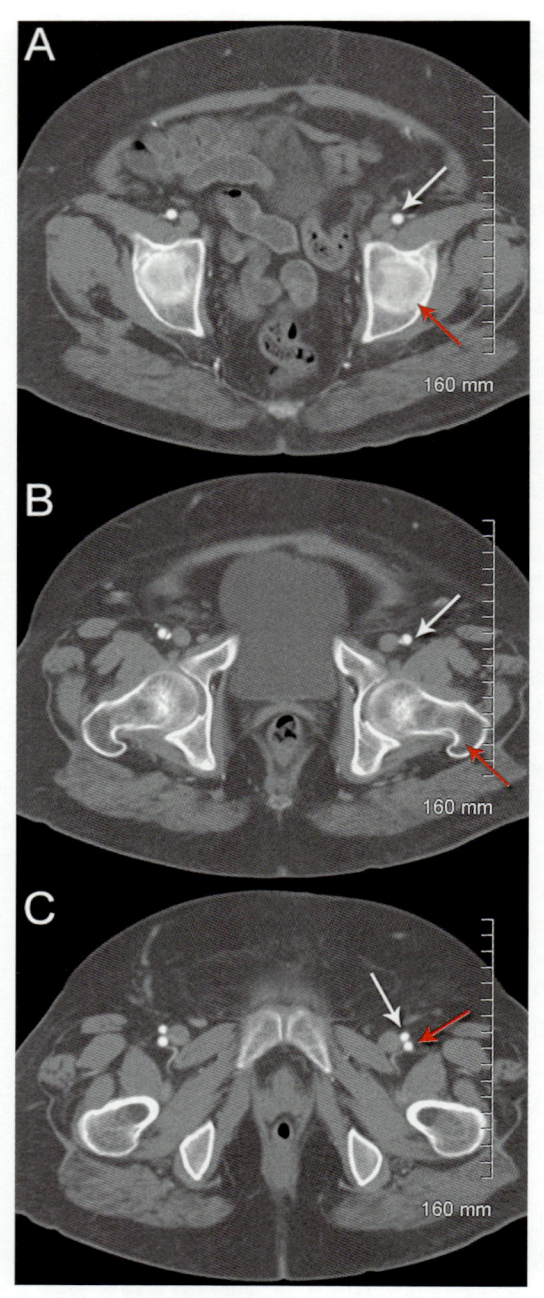

図10-1 CTの短軸像

総大腿動脈（CFA）の正確な分岐部がわかる．A：左CFA（白矢印）の大腿骨頭上縁レベル（赤矢印）．B：左CFA（白矢印）の大腿骨頭下縁レベル（赤矢印は大転子）．C：大腿骨頭より下方のCFA分岐部（白矢印；浅大腿動脈，赤矢印；深大腿動脈）．

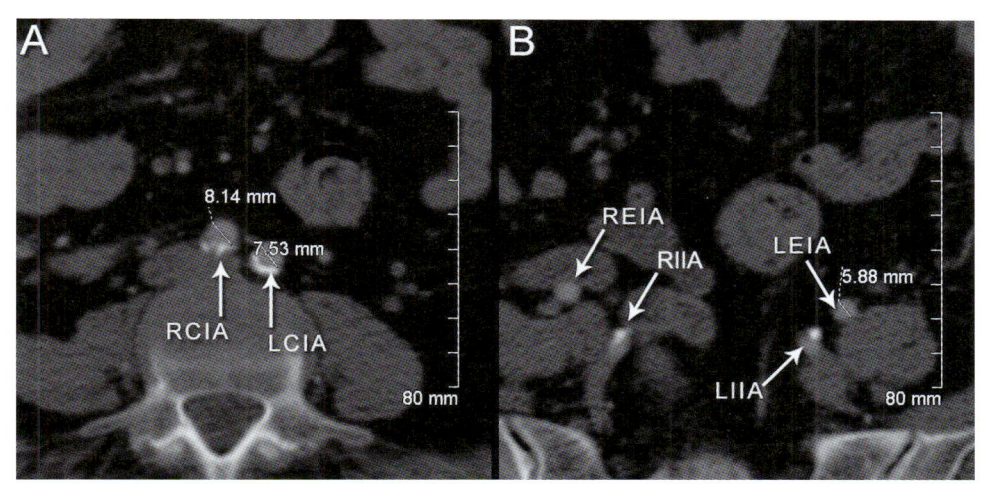

図10-2　CT短軸像で計測した腸骨動脈の直径

A：LCIA：左総腸骨動脈, RCIA：右総腸骨動脈　B：LEIA：左外腸骨動脈, LIIA：左内腸骨動脈, REIA：右腸骨動脈, RIIA：右内腸骨動脈

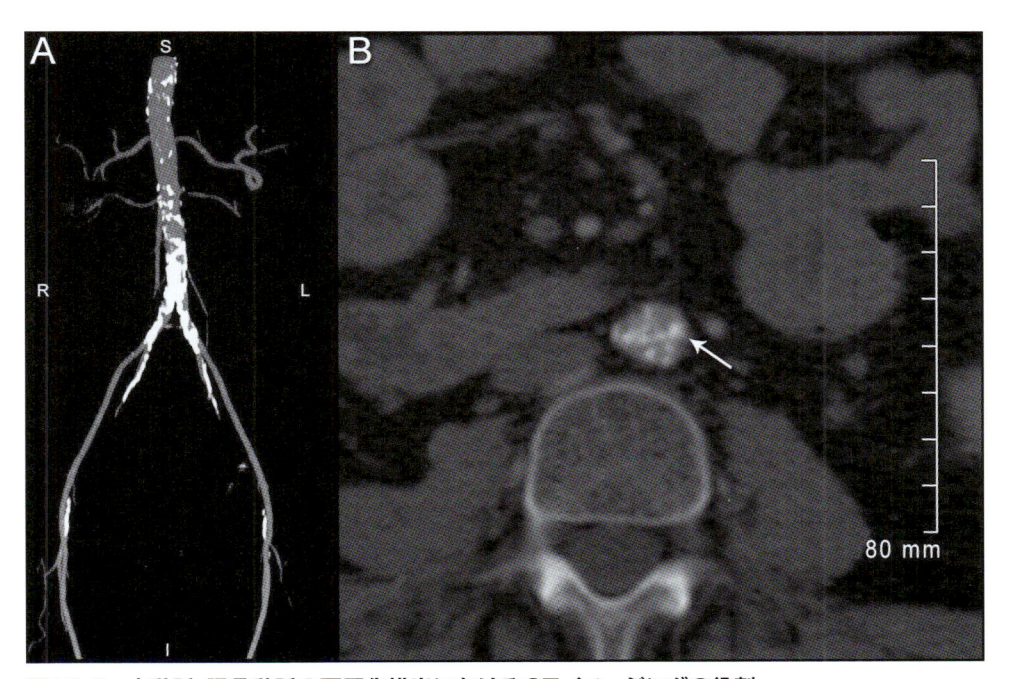

図10-3　大動脈-腸骨動脈の石灰化描出におけるCTイメージングの役割

A：3DボリュームレンダリングCT画像にて遠位大動脈から両側腸骨動脈まで連続するびまん性高度石灰化を認める。B：同一患者の短軸像。遠位大動脈内腔にびまん性の石灰化を認める（白矢印）。

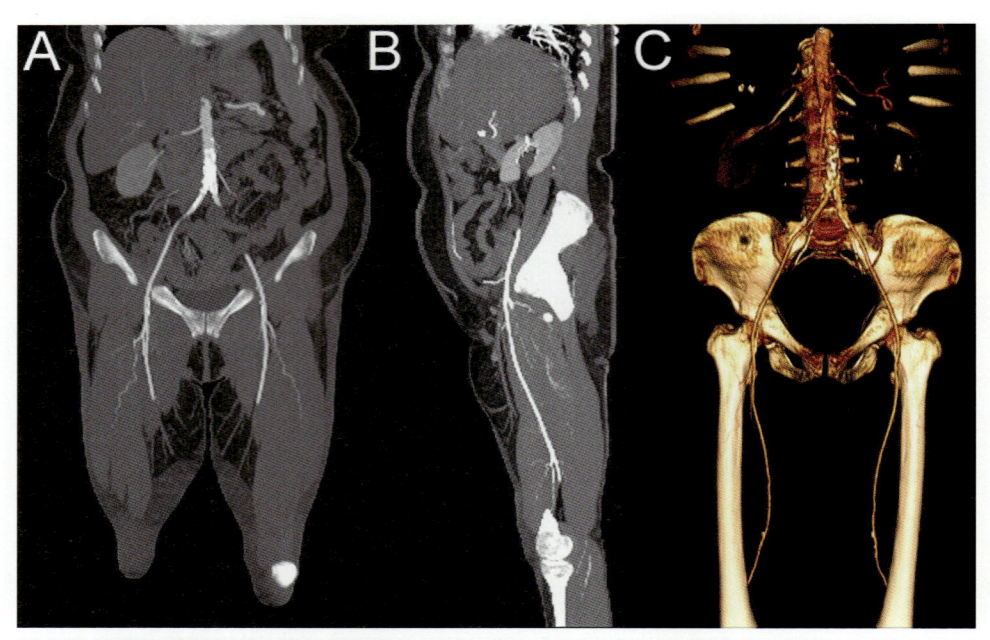

図10-4　画像処理施行後のCT画像

A：大動脈-腸骨領域の MPR 画像（冠状断）。B：大腿領域の MPR 画像（矢状断）。C：同一患者の 3D ボリュームレンダリング CT 画像。真っ直ぐで屈曲のない腸骨，大腿動脈を認める。

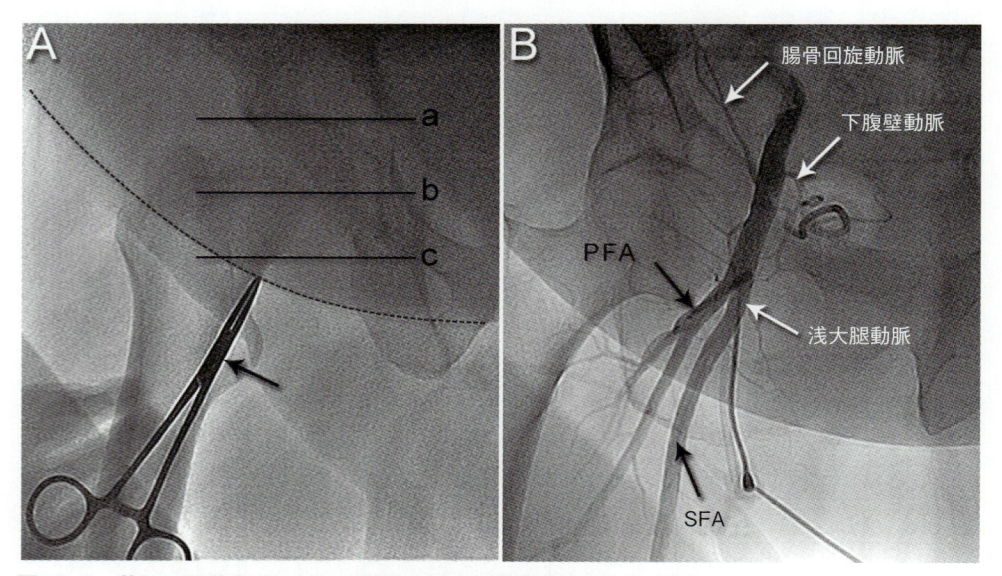

図10-5　著しい肥満患者に対して低位の総大腿動脈を穿刺した症例

A：X 線不透過止血鉗子（矢印）と大腿骨頭との関係：（a）大腿骨頭近位端，（b）大腿骨頭中位部，（c）大腿骨頭下端。破線は脂肪による腹壁のラインを示す。B：同一患者の血管造影。動脈シースが深大腿動脈（PFA）の近位部から挿入されている。SFA：浅大腿動脈

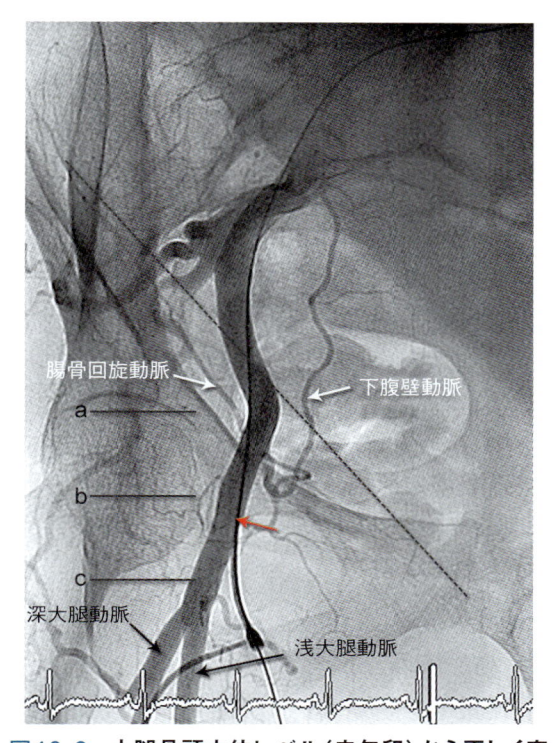

図10-6 大腿骨頭中位レベル（赤矢印）から正しく穿刺された症例

大腿骨頭近位端（a），大腿骨頭中位部（b），大腿骨頭下端（c）

CFA造影などの情報も参照にするとよい。対側からのCFA造影には，IMやSOSタイプの診断カテーテルを総腸骨動脈（common Iliac artery：CIA）の適切な位置に留置し，同側斜位（CFA分岐部が明瞭に分離可能：図10-8）でロードマップを撮像するとよい。このロードマップ機能は，末梢血管造影検査においてはスタンダードな撮像方法であり，デジタルサブトラクション機能を備えた近年のイメージングシステムすべてで使用可能である。ロードマップの収集時は，最初に血管内に造影剤を注入し，血管の関心領域が完全に不透明になるまでの連続画像とともに，骨構造が最初に減算される。ロードマップ撮像後，灰色の背景に白色の血管が視認されるようになり，その後の血管アクセスのよい指標となる。総腸骨動脈にカテーテルを選択的にカニュレーションすることで，ほとんどの症例で総量5～6 mL（3 mL/秒）の造影剤でCFAの良好なロードマップ画像を得ることができる。CFAの造影剤注入量が十分であれば，「smartmask」という機能でロードマップの代用とすることができる（smartmask：ライブ画

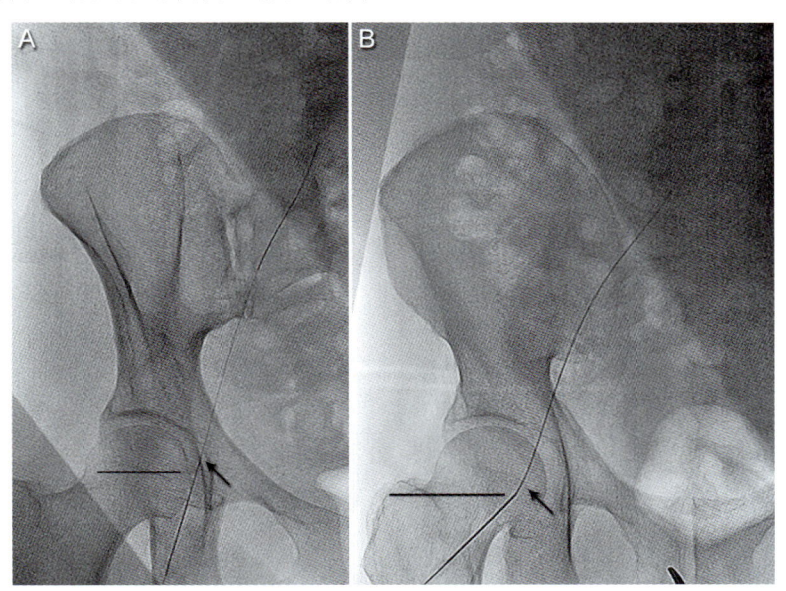

図10-7 透視像で穿刺針とワイヤーの境目を確認しながら，穿刺部位を決定する

A：穿刺部位（矢印）は大腿骨頭の上1/3にある。B：穿刺部位（矢印）は大腿骨頭中位部にある。

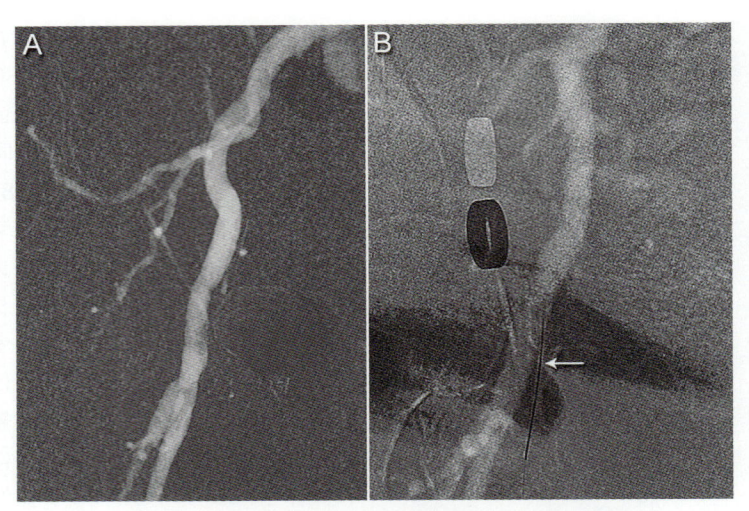

図10-8 ロードマップ機能により総大腿動脈からアクセスする

A：左CFAからIM診断カテーテルを挿入し，右総腸骨動脈にエンゲージさせて造影剤を注入することで右CFAのロードマップが得られる。B：ロードマップを用いた右CFAからの穿刺画像。白矢印が穿刺部位を示している。

像上にあらかじめ撮像した透視画像を重ねることが可能）。患者の体動がないことが条件ではあるが，ロードマップやsmartmaskにより，患透視画像を参照しながらのCFA穿刺がより容易となる（図10-8B）。透視画像ですでにCFA分岐部に高度の石灰化が視認される症例では，筆者は前述のロードマップやsmartmaskを用いずに，血管の石灰化を参照しながら穿刺している。

一部のオペレーターが行っている超音波ガイドによるCFA穿刺は，もう1つの選択肢である。この際には，Bモードやカラードプラ機能を有する携帯式超音波装置が適している。特にカラードプラは，CFAを可視化し，隣接するCFVと区別するのに有用である。CFA分岐部の描出には長軸像が最も優れている。この分岐部を明瞭にしておくと，正しい穿刺位置（分岐部よりも頭側のCFA）を短軸で描出しやすくなる。大腿骨頭と穿刺部位の位置関係に関しては，超音波で証明されていない。よって，透視の情報のみで穿刺位置を決定する際には，より慎重に行わなければならない。超音波システムを用いる際に術者のストレスとなるのが，穿刺針，特に細径の針の先端が見え

にくいことである。超音波ガイド下での視認性を改善した細径穿刺針も販売されているが[11, 12]，筆者らはその製品の有用性を証明できなかった[13]。最近のソフトウェアの中には，穿刺針をより明瞭に可視化できるものもある。超音波ガイド穿刺の最大の利点は，造影剤が不要な点であり，重度の腎機能障害患者には考慮されるべきである。

3. 動脈アクセス部位の閉鎖

CFAアクセス後の止血に際して，止血デバイスを常に用いるべきかに関してはいまだ議論が多い。多くの止血デバイスが販売されているが，動脈穿刺部を有効に止血できるAngioseal（St. Jude社製）とPerclose/Prostar XL（Abbott Vascular社製）の2製品が最もよく使用されている（図10-9, 10）。前者はコラーゲンプラグを穿刺部直上に固定して，後者は穿刺部周囲に結紮糸を留置・縫縮して止血を図る。これら止血デバイスの効果に関して参照可能なデータは，大半が診断カテーテルや冠動脈インターベンションのものである[14]。SHDインターベンションの抗凝固・抗血栓療法

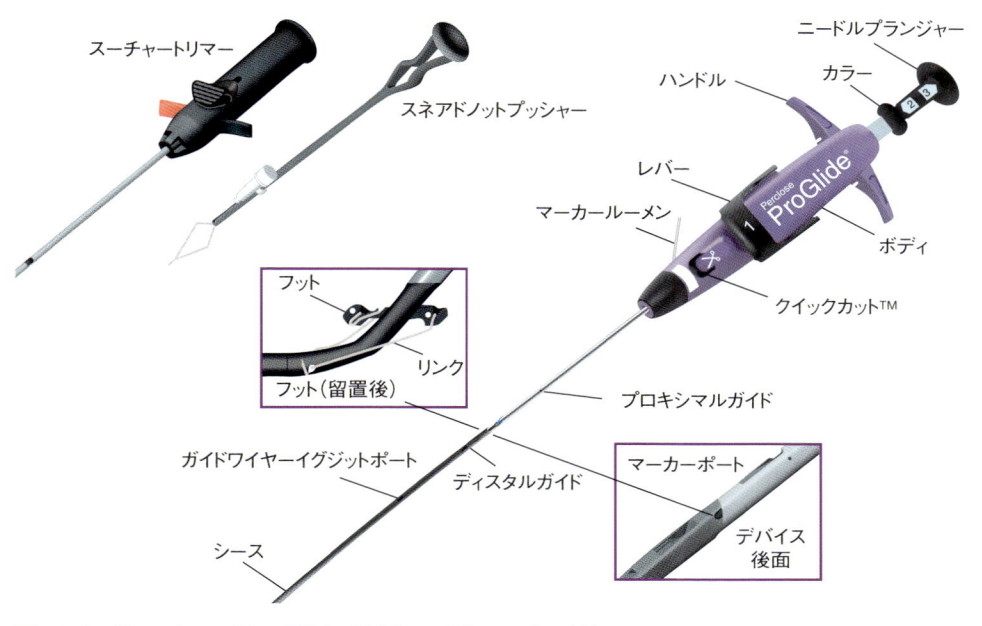

10章　血管アクセスと止血法　155

図10-9　Perclose ProGlide（Abbott Vascular社）

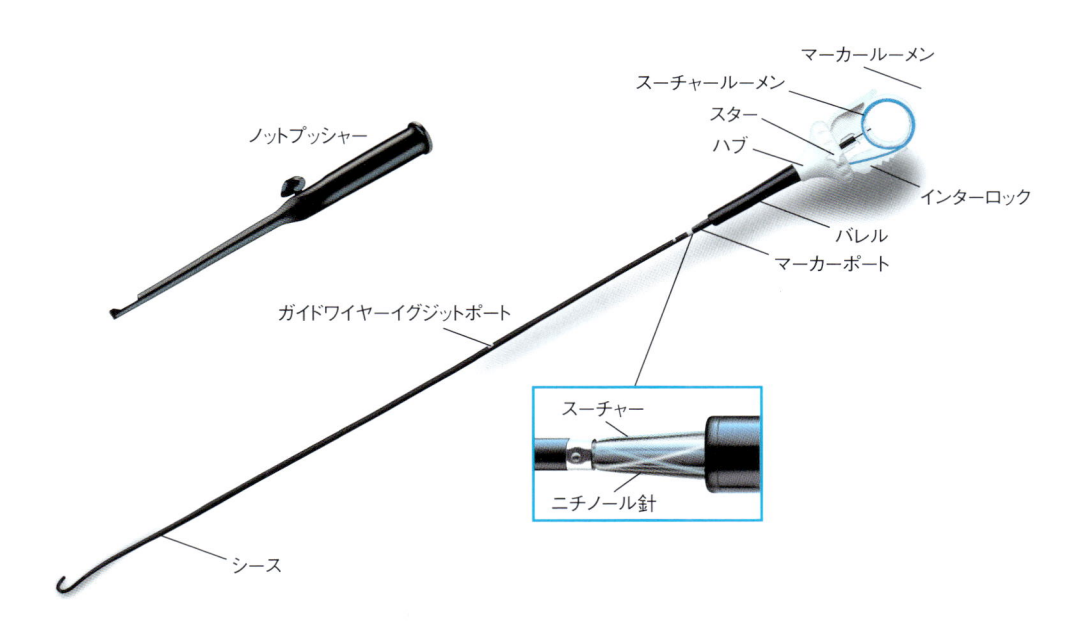

図10-10　Prostar XLデバイス（Abbott Vascular社）

は冠動脈インターベンションのものとは異なっているが，冠動脈インターベンション領域の経験は，SHDインターベンションと共有できるものが多い。冠動脈インターベンションのデータは6〜8Frサイズのシースに関連したものであるということは強調しておかなければならないが，止血デバイスを使用した際には用手圧迫と比べて血管関連の合併症発生率には差がないものの，歩行開始までの時間が短縮していた[15-18]。

SHDインターベンション（TAVIやバルーン拡張術）では大口径の動脈シースが用いられるが，止血デバイスの使用に関しては経験的エビデンスしか存在しない。シースが太くなるほど出血リスクが著しく上昇するため，術者としては技術的に可能であれば止血デバイスを使いたくなるのが当然の心理である。このような状況では，一般的に結紮タイプのデバイス（例；Perclose, Prostar XL）が使用される。使用に際しては，最初に6〜8Frのシースを血管に留置し，あらかじめ結紮糸を掛けておいてから大口径シース（12〜24Fr）に交換する方法がとられる[19-21]。筆者は6Fr Percloseを2個使用し，2本の結紮糸を180度の角度をつけて掛けている。ある術者は，TAVI施行時に6Fr Perplose ProGlideを3個使用して止血した小規模コホート（n=15）を発表している。一方，Prostar XLも同様にして刺入口に2本の糸をかけることが可能である。このデバイスは皮膚刺入口周辺に大きな切開を要するのが欠点だが，確実な止血を得るには最も信頼できるデバイスでもある。しかしながら，Perclose ProGlideが2本の針なのに対して，Prostar XLは4本の針を再収納して血管壁に糸を掛ける構造となっているため，血管壁に高度の石灰化が認められる場合には，より注意が必要である。また，高度の肥満患者には使用制限があり，マーカールーメンの血管内の部分からデバイスハブの間隔よりも，皮膚刺入部から血管刺入部までの距離が長い場合には使用不可能である。

著者の経験では，SHDインターベンションの止血は3人で行うとよい。1人目は保険のために穿刺部よりも近位部を用手圧迫する。2人目はロングワイヤーを血管内に残してシースを抜去する。Perclose ProGlideを用いて結紮糸を掛ける際には，ワイヤーの種類は何でもよいが，Prostar XLの場合には親水コーティングワイヤーが推奨されている。そして3人目は通常通りにノットプッシャーを用いて結紮糸を縫合する。

動脈からのアクセス：上肢の血管

1. 術前評価

SHDインターベンションで上肢アプローチが選択されることはほとんどない。上腕動脈や橈骨動脈は内径に制限があるため，実際の治療器具をために用いられるのは非常にまれである。その代わり，大動脈縮窄へのステント留置術時のように，血行動態評価や血管造影を追加する際のアクセスルートとして好んで用いられる。アルコール中隔アブレーション術では，橈骨動脈アクセスを第1選択として安全に用いることが可能だろう。

特に小径のシースを使用しデバイスの持ち込みを企図しない手技を行う場合は，上肢からのアクセスに関する術前評価は臨床的な評価を信頼してよい。下肢の血管に比べて，上肢の血管に動脈硬化性疾患が生じることは少ない[22]。病変が最も多く見られるのは鎖骨下動脈であり，その大半が（〜80%）左鎖骨下動脈である[23]。しかしながら，鎖骨下動脈が閉塞した状態でも同側の椎骨動脈から十分な逆行性血流が確保されるため，多くの患者は上肢の労作時に症状を生じることはない。よって，鎖骨下動脈近位部の病変の存在を確認するには，労作時の症状ではなく，左右上肢の血圧差の有無を確認するべきである。20mmHg以上の差がある場合には，有意な近位部病変の存在が示唆される。

肥満患者であっても，上腕動脈や橈骨動脈の脈拍触知によって近位部病変の有無を判定することが可能である。橈骨動脈アクセスが予定されている患者の場合は，アレンテストが必須である[24]。

アレンテストの方法は，まず検者が患者の橈骨動脈と尺骨動脈を同時に圧迫し，患者に握りこぶしをつくらせる．その後握りこぶしを開かせると手掌が蒼白になる．続いて尺骨動脈の圧迫を解除すると手掌の色調が回復する（アレンテスト陰性→正常）．母指に付けたパルスオキシメーターで血流の回復を確認すると，さらに確実な評価となり，仮に橈骨動脈が閉塞したとしても虚血症状を生ずることはない[25]．

上肢からのアプローチ時に，CTなどの解剖学的評価を必要とすることはほとんどない．橈骨動脈や上腕動脈を複式超音波法で観察すれば十分で，血管径の正確な測定法である．CTアンギオは，大動脈弓や鎖骨下動脈近位部を評価する際には必要である．

2. 動脈からのアクセスの実際

a. 上腕動脈

最近10年間で橈骨動脈アクセスが安定した成績を残してきたため，上腕動脈の使用頻度は激減している．著者の経験上，上腕動脈アクセスは合併症が多い．止血が特に困難であり，用手圧迫（30分以上）を注意深く行う必要がある．不完全な止血操作により，血腫や仮性動脈瘤などの合併症を生ずる．上腕動脈の重篤なスパスムは，特にロングシースを留置した際にしばしば発生し，血管径の細い患者では，上肢の急性虚血を生ずる可能性もある．

上腕動脈アクセスの際には，著者は4cm長の21G穿刺針を用いて確実に前壁穿刺するように心がけている．第2指と第3指で血管を固定すると穿刺しやすくなる．脈拍触知が困難な場合には，超音波ガイドが有用である．

至適な穿刺部位は，肘関節の皺線の直上から近位部である．これよりも近位部では止血が困難となり，血腫や仮性動脈瘤を生じやすくなる．血管径からは5〜7Frのシースは留置可能である．シース挿入後，ベラパミル2〜3mgとヘパリン4,000〜5,000単位を投与する．シース留置中は，注意深く手の色調や疼痛の有無を観察し，橈骨または尺骨動脈のドプラ波形を確認しておく．

b. 橈骨動脈

SHDインターベンションで上肢の動脈からのアプローチを要する場合，アレンテストが陰性であればシースサイズによらず橈骨動脈アクセスを強く推奨する．基本的には次の2つの方法で橈骨動脈からアクセスする．2.5〜4cm長の21G穿刺針で橈骨動脈の前壁のみを穿刺して，静脈留置針の外套（SURFLO Teflon IV catheter；Terumo社など）を用いたセルジンガー法で血管へアクセスする[10, 26]．触知良好な太い橈骨動脈であれば，前壁穿刺は容易である．ただし，難しい場合には従来通りのセルジンガー法でよい．セルジンガー法の至適穿刺部位は，茎状突起より1cm程度近位部であり，同部位に1〜1.5mLの局所麻酔薬を施してから行う．SURFLOの場合は，ハブ内に動脈血の逆流が認められるまで針を進める．逆血が確認されたら，さらに針を進めて動脈後壁を貫く．その後針を抜去して，プラスチック製のカニューレを動脈血が逆流してくるまでゆっくりと引いてくる．逆流が確認されたら0.021インチのナイチノールワイヤーをカニューレから橈骨動脈内に挿入し，ワイヤーを残してカニューレを除去する．最後に，残したワイヤーにシースを通して橈骨動脈内に進めていく．

シースを挿入した後は，上腕動脈アクセスに準じてベラパミル2〜3mgとヘパリン4,000〜5,000単位を投与する．橈骨動脈アクセス後の止血は，専用のバンド（TR Band；Terumo社製）を用いることで非常に容易になった．TR Bandはシース除去後3時間くらい手首に巻いておく．橈骨動脈アクセスの場合，上腕動脈に比べて合併症発生率は非常に低い．

動脈アクセスの合併症

SHDインターベンション中に起こりうる合併症は，冠動脈インターベンションと類似してい

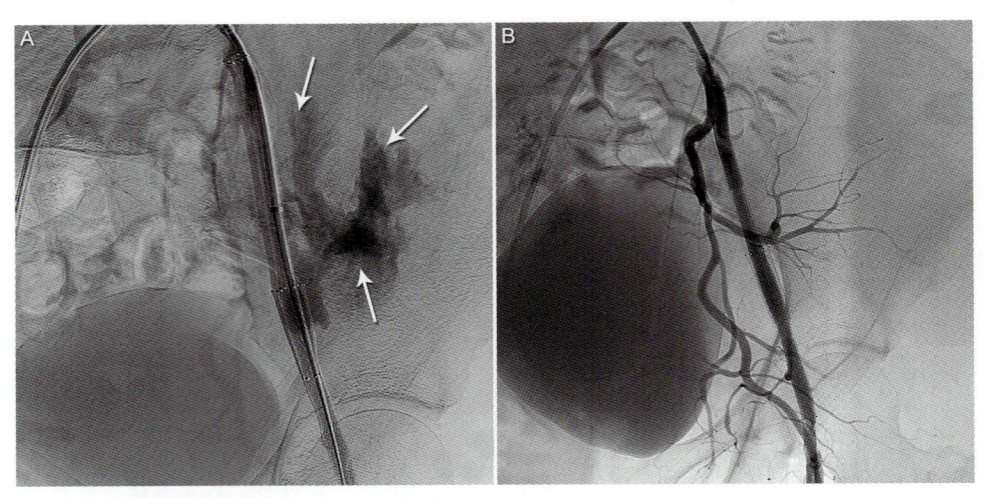

図10-11 腸骨動脈穿孔
A：対側からのアクセスによる造影で，外腸骨動脈から後腹膜への多量の造影剤漏出（白矢印）を認める。
B：iCAST（バルーン拡張型カバードステント；Atrium Medical社製）を留置した後の造影。穿孔部位が完全に閉鎖されている。

る。出血性合併症（血腫，後腹膜腔への出血など）が主であり，次いでAV fistulaや仮性動脈瘤が挙げられる。これらの特徴的な合併症の対処法に関しては，多くの冠動脈インターベンションの成書に記載されている[10]。TAVIやバルーン大動脈弁拡張術時の大口径シースを使用する際には，冠動脈インターベンション時にはほとんど経験されない重篤な合併症が発生しうるが，例えば，腸骨動脈の血管穿孔や血流障害を伴う血管解離，および急性下肢虚血が挙げられる[20, 27-30]。これらの合併症の正確な発生頻度は不明だが，患者の解剖学的背景や，治療器具の特性にも影響される。

1. 血管穿孔

腸骨動脈の穿孔は致命的な合併症である（**図10-11**）。なぜなら，腸骨動脈は後腹膜腔と交通しているため，穿孔に気づかれなかった場合には極短時間（数秒から数分）で後腹膜に極めて大量の出血をきたすからである。よって，下腹部や腰部の不快感とともに血行動態が不安定になった場合には，真っ先に血管穿孔を疑わなければならない。TAVI時にはデリバリーシースにより腸骨動脈が損傷されて血管穿孔が生じることがあるが，大腿動脈からシースを抜去した後に明らかになることが多い。このため，手技中は必ず対側からの大腿動脈アクセスを確保しておき，デリバリーシースの抜去後と結紮型デバイスによる止血後には対側からのクロスオーバーでアクセスルート（腸骨〜大腿動脈）の造影を行うことが推奨される。

腸骨動脈穿孔の対処法は，まず状況を即座に把握し，積極的に蘇生術を施し，すなわち，抗凝固を中和し，大量輸液と血液製剤の投与を行う。そして，穿孔を閉鎖する迅速な戦略を立てることである。外科手術を決断することも選択肢の1つだが，多くのケースでは血管内治療が奏効する。

外腸骨動脈の穿孔時には，対側の大腿動脈からアクセスすることで，穿孔側にクロスオーバーシースをデリバリーすることが可能である。次いで穿孔部位よりも末梢まで0.035インチワイヤーを通過させ，外腸骨動脈径に合った末梢血管形成用バルーン（**表10-2**）を2〜4atmで拡張して穿孔部位を塞ぐ。拡張後にはクロスオーバーシースから造影を行い，穿孔部位からの血液漏出がないことを確認する。最終的にカバードステントを留置

して治療が完遂する。現在米国で使用可能なカバードステントは4種類である（**表10-3**）。著者はiCAST（Atrium Medical社）とViabahn（Gore Medical社）を使用してきた。

iCASTはPTFE（polytetrafluroethylene）で被覆されたステンレス製のバルーン拡張型ステントで，一番の利点はプロファイルの小ささ（6〜7Frシースを通過する）である。一方で，このステントは非常に硬く血管追従性に劣るため，対側のシースから穿孔部位に持ち込む際には注意が必要である。この際にはSupraCore（Abbott Vascular社）やAmplatzer superstiff（Boston Scientific社）のような硬いワイヤーを可能な限り遠位部（大腿深動脈または浅大腿動脈）まで挿入しておくと，シースが腹部大動脈遠位部に逸脱するのを防止できる。このステントは硬いので，血管走行が立体的な外腸骨動脈遠位部には適さない。また，iCASTステントは，穿孔部位の血管径に応じて適切な径までしっかりと拡張しなければならない。

ViabahnはexpandedーPTFE繊維をナイチノール製自己拡張型ステントで挟み込んだステントグラフトである（**図10-12**）。iCASTよりも柔軟性に富んでおり，対側からのクロスオーバーアクセスで容易に持ち込むことが可能で，外腸骨動脈遠位部のように屈曲蛇行した部位にも留置可能である。ただしiCASTに比べてプロファイルが大きいため，使用に際しては7〜11Frのシースが必要である。よって，クロスオーバーシースのサイズ決定には熟慮を要する。iCASTステントと同様に，Viabahnを持ち込む際にもサポート力の強い0.035インチワイヤーを用いるべきである。その他の自己拡張型ステントと同様に，血管径よりも1mm程度太いサイズのステントを用いて，

表10-2　血管形成および血管閉鎖用バルーン[a]

血管形成用バルーン	血管閉鎖用バルーン
Agiltrac（Abbott Vascular, Redwood City, CA）	Equalizer（Boston Scientific）
Ultra-thin Diamond（Boston Scientific, Natick, MA）	Coda（Cook Medical, Bloomington, IN）
XXL（Boston Scientific）	Reliant（Medtronic Inc., Minneapolis, MN）
OPTA Pro（Cordis Corporation, Bridgewater, NJ）	
Powerflex（Cordis Corporation）	
Maxi-LD（Cordis Corporation）	
EverCross（ev3, Plymouth, MN）	
Admiral Xtreme（Invatec Inc., Bethlehem, PA）	

[a] 大動脈－腸骨動脈，大腿動脈穿孔の治療時に補助的に用いられる。

表10-3　大動脈-腸骨動脈の穿孔に対して米国で使用可能なカバードステントの一覧

＜ステント名＞	iCAST	Viabahn	Flair	aSpire
・販売会社	Atrium Medical社	Gore Medical社	Bard社	LeMaitre社
・ステントの種類	バルーン拡張型	自己拡張型	自己拡張型	自己拡張型
・ステントデザイン	ステンレス/PTFE	ナイチノール/ePTFE	ナイチノール/ePTFE	ナイチノール/ePTFE
・使用可能なワイヤー (inch)	0.035	0.035	0.035	0.018
・ステント径(mm)	5〜12	5〜13	6〜9	7
・ステント長(mm)	16, 22, 38, 59	25, 50, 100, 150	30, 40, 50	20, 30, 50, 100
・シース径(Fr)	6, 7	7〜12	9	6〜9

ePTFE：expandable polytetrafluoroethlene

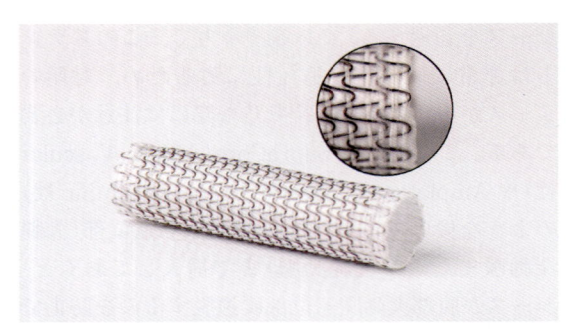

図 10-12 Viabahn ステント（Gore Medical 社）
円内はステント端の拡大像。

確実に血管壁に圧着させることが重要である。
　CIA の穿孔の際には同側 CFA からの逆行性アプローチで治療可能である。この部位は血管走行があまり立体的ではないので，バルーン拡張型・自己拡張型いずれのカバードステントも使用できる。CIA 起始部の穿孔の場合，より厳密な位置決めが必要なため，バルーン拡張型カバードステントのほうがよい。一方，同一セグメント内での血管径の大小不同や，血管の屈曲蛇行が著しい場合には，自己拡張型カバードステントが望ましい。
　CFA の穿孔は外科的修復を第 1 に考慮すべきであり，立体構造が大きく変化するので，CFA に対するステント留置は一般に禁忌と考えられている。前述のごとく対側からのバルーンで穿孔部位を閉鎖することで，患者状態の安定化を図った後に外科的修復術を行う。やむを得ずカバードステントを用いる場合には，自己拡張型ステントのほうがよい。この際には CFA 分岐部を跨がないように注意が必要である。
　腸骨・大腿動脈の穿孔部位をバルーンで閉鎖できない状況では，ステントグラフトの留置よりも，血行動態を安定化させるために遠位大動脈の血流遮断が優先される[28]。腹部大動脈は径が大きく，血管径の個人差も著しいことから，**表 10-2** のように異なるサイズのオクルージョンバルーンを準備しておくことが望ましい。これらのバルーンは血管への追従性が高く，さまざまな血管径・血管走行に合わせて拡張させることができる。

万一血管径より大きく拡張したとしても，バルーンが長軸方向に延長することで，血管壁に過剰な力がかからない構造になっている。この長軸方向への変形で，血管の閉塞が完了したことが確認できる。オクルージョンバルーンはすべて 0.035 インチワイヤー対応であり，サポートワイヤー（Amplatzer superstiff など）を用いるのが望ましい。一方，バルーン使用に際しては 12～14 Fr の大口径シースが必要である。

2. 血管解離

　血流障害を伴う腸骨・大腿動脈領域の重篤な血管解離は TAVI 時にはしばしば生じる合併症であるが，その他の SHD インターベンション時に発生することはまれである。腸骨動脈の解離は，多くはデリバリーシースによる血管損傷が原因であるが，大腿動脈の解離はむしろ止血デバイスが原因となることが多い。
　腸骨動脈の解離は，大半が血管内治療で対処可能である。CIA の解離は同側からの逆行性アプローチで，外腸骨動脈の解離は対側からの順行性アプローチで対処する。解離腔に迷入しないように慎重にワイヤーを通過させた後，通常のバルーン拡張型，もしくは自己拡張型ステント（**表 10-4**）で解離腔を閉鎖すると，血流が再開する（**図 10-13**）。
　CFA にはステント留置が禁忌とされているため，同部位の解離は非常に問題となる。筆者の経験では，大半の CFA 解離は血管形成術用バルーン（**表 10-2**）の長時間拡張で修復される。なかにはアテレクトミーデバイス（SilverHawk など）で内膜フラップの切除を要するケースもあるが，これまではすべて成功裏に終わっている（**図 10-14**）。

3. 急性下肢虚血

　急性下肢虚血（acute limb ischemia：ALI）は，下肢の血流が急激に途絶することを指す。SHD

インターベンション時には，主に腸骨-大腿動脈の血管解離が原因でALIを生じるが（前項を参照），大動脈-腸骨動脈・大腿動脈由来の血栓塞栓も原因となり得る（図10-15）。血栓塞栓の好発部位は膝窩動脈3分岐である。血栓塞栓が発生すると，患者は下肢の冷感と感覚異常を訴える。丁寧かつ慎重な触診とドプラの併用で，閉塞部位の推定が可能である。カテーテル室から退室前にALIが判明した場合には，対側大腿動脈から血管造影を行い，ALIの原因検索に努める[31]。腸骨-大腿動脈の血管解離の修復方法は，前項に記した通りである。

血栓塞栓症を治療するには，物理的な塞栓子の除去を要することが多い。血栓溶解療法は，大口径シースを除去した後の患者には禁忌である。カテーテル室から退室後にALIが判明した場合には，下肢虚血の重症度に応じて対処法が異なってくる。虚血が進行していない場合には，非侵襲的検査（血管超音波やCTアンギオなど）で閉塞部位を同定してから適切な血行再建術を決定する余裕がある。ドプラでも全く血流が確認できず，運動・感覚障害が出現している場合には，直ちにカテーテル室へ移送して血管造影および血行再建術を行う。

表10-4 使用可能な通常型ステント[a]

バルーン拡張型	自己拡張型
Omnilink (Abbott Vascular, Redwood City, CA)	Absolute (Abbott Vascular)
LifeStent Valeo (Bard, Tempe, AZ)	LifeStent (Bard)
Express LD (Boston Scientific, Natick, MA)	Zilver 518/Zilver 635 (Cook Medical, Bloomington, IN)
Palmaz (Cordis Corporation, Bridgewater, NJ)	SMART (Cordis Corporation)
Visi-Pro (ev3, Plyymouth, MN)	Progee (ev3)
Bridge Assurant (Medtronic Inc., Minneapolis, MN)	Complete SE (Medtronic Inc.)
	Supera (IDev Technologies, Webster, TX)

[a] 大動脈-腸骨動脈解離の治療に用いられる

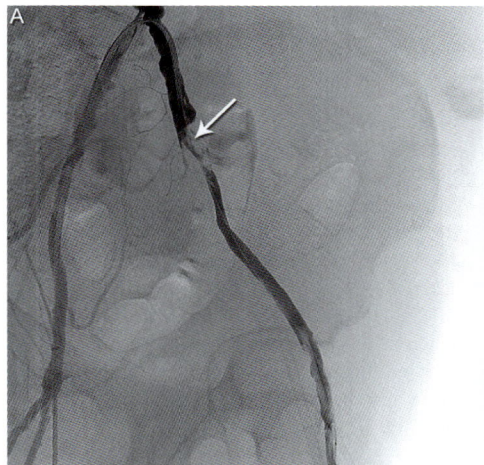

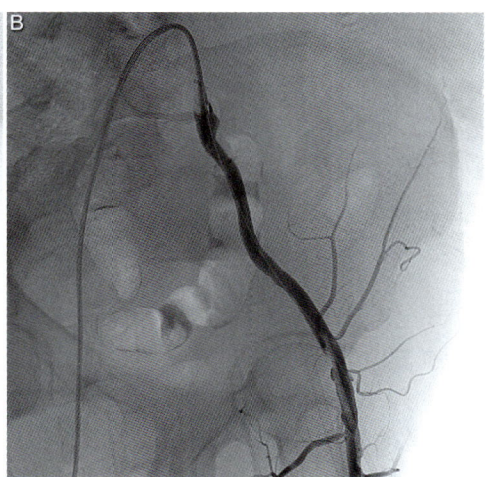

図10-13 血流障害を伴う左外腸骨動脈（EIA）解離の血管内治療

A：対側の総大腿動脈から造影すると，左外腸骨動脈に血流障害を伴う血管解離（矢印）を認める。B：自己拡張型ステント（SMART, Cordis社）留置により解離腔が閉鎖され，順行血流が回復した後の外腸骨動脈造影。

静脈からのアクセス

1. 総大腿静脈

a. 術前計画

　総大腿静脈（common femoral vein：CFV）からアクセスする前に最も重要な事項は，病歴聴取である。腸骨-大腿静脈領域の深部静脈血栓症の既往があると静脈閉塞のリスクが上昇し，アクセスが困難となる（図10-16）。下大静脈（inferior vena cava：IVC）フィルターが以前に留置されている場合には，IVC経由でシースやデバイスを持ち込む際に細心の注意を要する（図10-17）。IVCの解剖学的異常に関しても確実に把握しておく（図10-18, 19, 20）。これらは頻繁に遭遇するものではないが，一般的な形態異常に関してはしっかり把握しておかなければならない[32]。腸骨静脈や下大静脈の解剖学的評価はインターベンション前に確実に実施しなければならないが，最も適した評価方法はMRV（magnetic resonance venogram）である[33, 34]。

b. 静脈からのアクセスの実際

　大腿静脈からのアクセスは，通常脈拍触知と透視ガイドにより行われる。X線不透過の止血鉗子を体表面に置き大腿骨頭の位置に合わせ，脈拍を触知してCFVアクセスの位置を評価する。その後，大腿骨頭下1/3のレベルで大腿動脈の内側を穿刺するが，この方法で穿刺が困難な場合にはカラードプラ超音波装置を用いるとよい。もし大腿動脈にすでにシースが挿入されているのであれば，透視ガイドでのアクセスがより容易になる。

c. アクセス部位の閉鎖

　CFVアクセス部位の閉鎖は大半が用手圧迫で行われるが，24 Frのシースを使用するMitral Clip（Abbott Laboratories社）の場合は例外である。この場合，著者は6 FrのPerclose ProGlideを2個用いて，180度の角度で2本の結紮糸を掛けてから24 Frシースを挿入する[35]。手技が終了

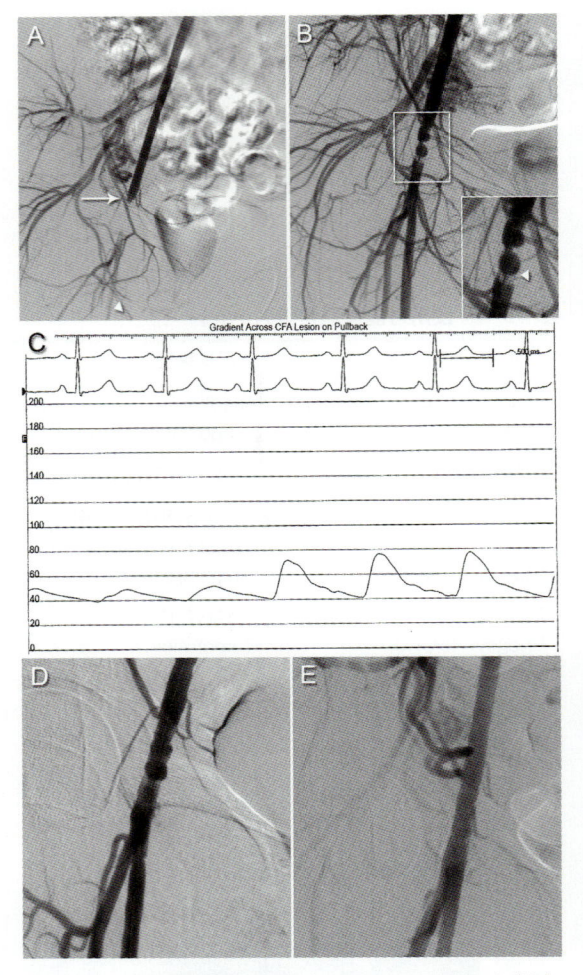

図10-14　結紮タイプのデバイスにより発生した総大腿動脈（CFA）の解離

A：血管造影ではCFAの閉塞（矢印）が認められ，側副血行路から浅大腿動脈が描出される（矢頭）。B, C：閉塞したCFAに対する血管形成術後の血管造影。限局性の高度狭窄（矢頭）に血流障害を伴う血管解離が形成されている。狭窄部位には高度の圧較差を認めた。D：アテレクトミー後のCFA造影。E：12時間後の再造影。
（Klein AJ, Messenger JC, Casserly IPらの許可を得て再掲：Contemporary management of acute lower extremity ischemia following percutaneous coronary and cardiac interventional procedures using femoral access-a case series and discussion.Catheter Cardiovasc Interv. 2007；70：129-137）

したらシースを抜去して，結紮糸を用いて止血する。CFVは石灰化しないため，Percloseの挿入は容易である。動脈と同様に，血液の逆流により

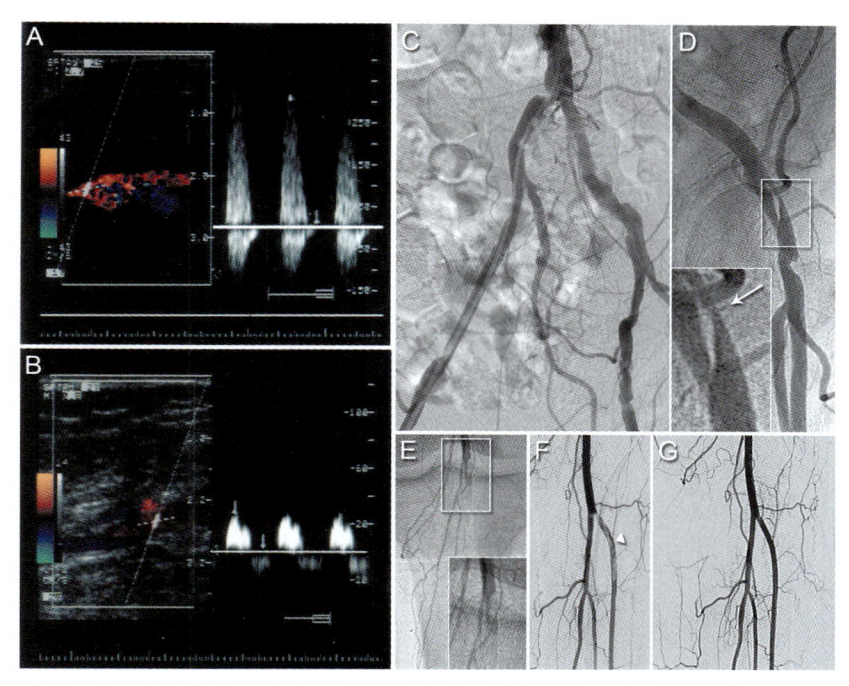

図10-15 止血デバイスによって発生した総大腿動脈（CFA）の解離が原因となった膝窩動脈の血栓塞栓閉塞

A：CFA のドプラ信号（最大値 298 cm/秒）は，カラー B-モードでの乱流所見と同様に高度狭窄の存在を示唆する。**B**：膝窩動脈のドプラ信号は血流低下パターンを呈し，より上流部での閉塞が示唆される。**C**：血管造影では，右総腸骨動脈の高度狭窄を認めた。**D**：左 CFA 造影では明瞭な血管解離を認める（矢印）。**E**：左膝窩動脈造影では，血栓塞栓による完全閉塞像を認める。**F**：機械的血栓除去後の左膝窩動脈と脛骨腓骨動脈幹の造影。前脛骨動脈内に血栓像を認める（矢頭）。**G**：前脛骨動脈の機械的血栓除去後の最終造影。

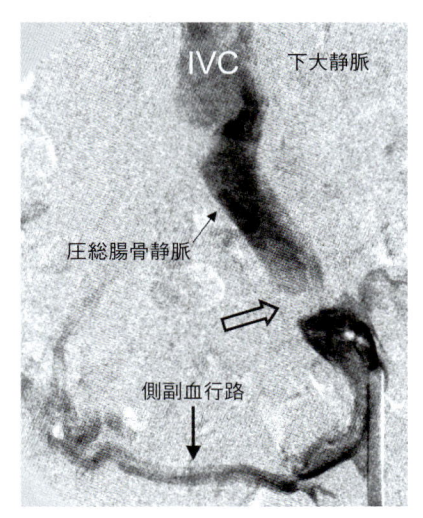

図10-16 左総大腿静脈造影

総腸骨静脈の閉塞（白抜き矢印）と，左腸骨静脈から右腸骨静脈への発達した側副血行を認める。IVC：下大静脈

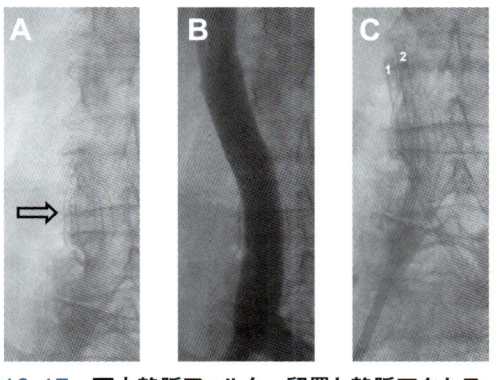

図10-17 下大静脈フィルター留置と静脈アクセス

A：IVC フィルター（矢印）の透視像。**B**：大腿静脈からの静脈造影では，IVC 内に血栓は認められない。**C**：卵円孔開存（PFO）の治療のために IVC フィルターを通して2本のシースが留置されている（1本は心腔内エコー用，もう1本は PFO 閉鎖デバイスの持ち込み用）。

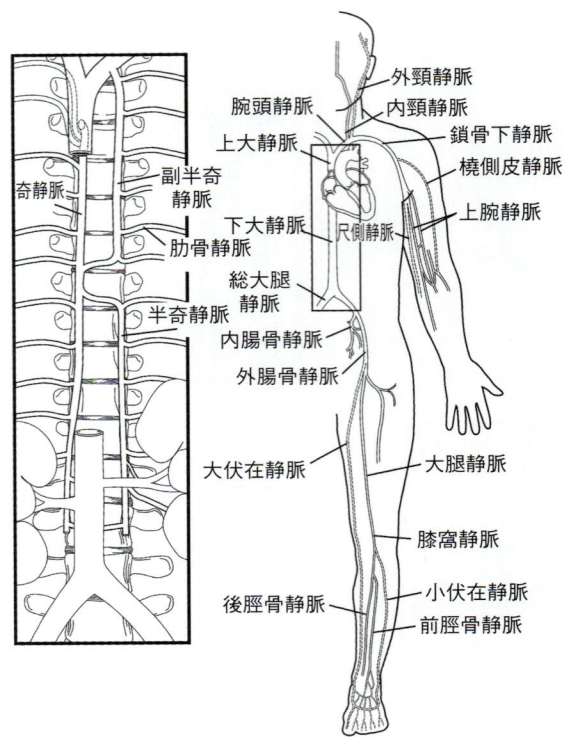

図10-18　静脈系の正常解剖図

枠内は奇静脈, 半奇静脈, 副半奇静脈系.

デバイスが血管内に入ったことを確認できる. 大口径シース抜去後の止血法として「8の字縫合」を行う術者もいる(図10-21)[36]。

結語

　血管アクセスはSHDインターベンションにおいて重要な要素を占めている. 術前評価の方法, アクセスの仕方, 術後管理の方法を完全に理解することが, 臨床的手技成功の基盤となる. SHDインターベンションにおける動脈・静脈アクセス法は経皮的冠動脈インターベンションのそれと重

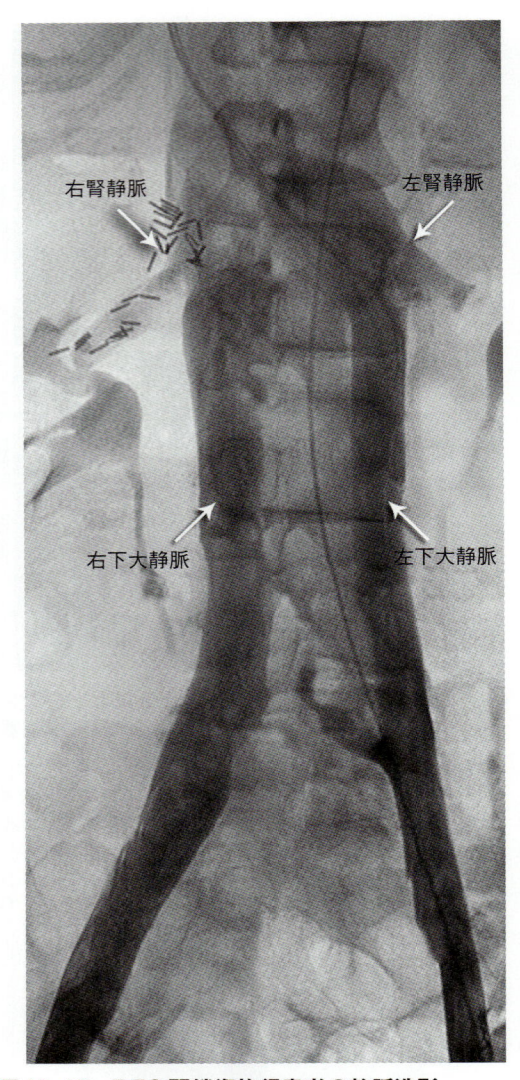

図10-19　PFO閉鎖術施行患者の静脈造影

重複下大静脈を認める. この奇形のイラストは図10-20を参照.

複する点も多いが, この章に記載されているSHDインターベンションに特有の事項をしっかりと理解して, 手技を安全に遂行していただきたい.

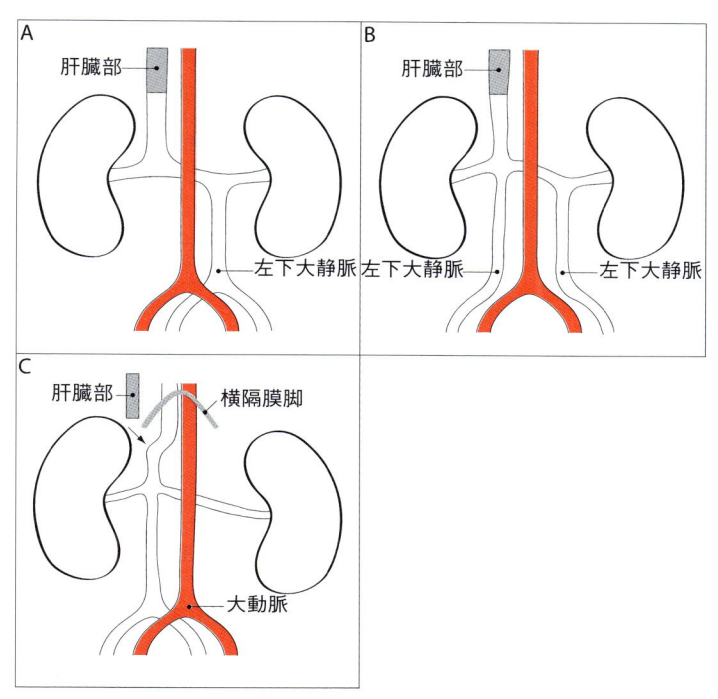

図10-20 総大腿静脈からアクセスするSHDインターベンションに影響を及ぼしうる，主要な下大静脈（IVC）奇形のイラスト

A：左IVC．IVCは大動脈の左側を走行し，左腎静脈に流入する．**B**：重複IVC．大動脈右側のIVCと，大動脈左側を走行して左腎静脈に流入するもう1本のIVCを認める．**C**：azygos continuation of the IVC（下大静脈奇静脈連結）とは，肝部下大静脈と腎静脈合流後の下大静脈が接合せずに，直接奇静脈に流入する．そのため，奇静脈は著しく拡張する．

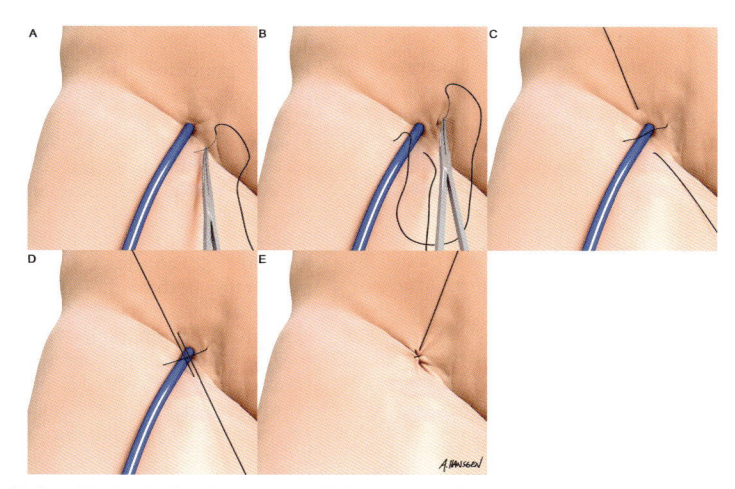

図10-21 総大腿静脈から大口径のシースを抜いた後の「8の字縫合」による止血方法の手順

A：Mullinsシースの下を通して，大腿静脈よりも上層で，かつ充分な量の皮下組織に絹糸を掛ける．**B**：次いで，シース上の皮下組織に糸を掛ける．**C**：図のように，糸の両端を合わせると「8の字結紮」となる（**D**）．**E**：静脈シースを抜いた後に糸を結紮すると，図のように皮膚が合わさる．抗凝固療法の効果が消失した1～2時間後，または手技の翌日には速やかに抜糸する．

文献

1. Ben-Dor I, Waksman R, Satler LF, et al. Patient selection—risk assessment and anatomical selection criteria for patients undergoing transfemoral aortic valve implantation. *Cardiovasc Revasc Med.* 2010;11:124–136.
2. Leipsic J, Wood D, Manders D, et al. The evolving role of mdct in transcatheter aortic valve replacement: A radiologists' perspective. *AJR Am J Roentgenol.* 2009;193:W214–W219.
3. Fraioli F, Catalano C, Napoli A, et al. Low-dose multidetector-row ct angiography of the infra-renal aorta and lower extremity vessels: Image quality and diagnostic accuracy in comparison with standard dsa. *Eur Radiol.* 2006;16:137–146.
4. Pomposelli F. Arterial imaging in patients with lower-extremity ischemia and diabetes mellitus. *J Am Podiatr Med Assoc.* 2010;100:412–423.
5. Romano M, Mainenti PP, Imbriaco M, et al. Multidetector row ct angiography of the abdominal aorta and lower extremities in patients with peripheral arterial occlusive disease: Diagnostic accuracy and interobserver agreement. *Eur J Radiol.* 2004;50:303–308.
6. Tang GL, Chin J, Kibbe MR. Advances in diagnostic imaging for peripheral arterial disease. *Expert Rev Cardiovasc Ther.* 2010;8:1447–1455.
7. Joshi SB, Mendoza DD, Steinberg DH, et al. Ultra-low-dose intra-arterial contrast injection for iliofemoral computed tomographic angiography. *JACC Cardiovasc Imaging.* 2009;2:1404–1411.
8. Garrett PD, Eckart RE, Bauch TD, et al. Fluoroscopic localization of the femoral head as a landmark for common femoral artery cannulation. *Catheter Cardiovasc Interv.* 2005;65:205–207.
9. Spector KS, Lawson WE. Optimizing safe femoral access during cardiac catheterization. *Catheter Cardiovasc Interv.* 2001;53:209–212.
10. Turi ZG. Vascular access and closure. In: Mukherjee D, Bates ER, Roffi M, Moliterno DJ, eds. *Cardiovascular catheterization and intervention.* London: Informa Healthcare; 2010: 67–84.
11. Culp WC, McCowan TC, Goertzen TC, et al. Relative ultrasonographic echogenicity of standard, dimpled, and polymeric-coated needles. *J Vasc Interv Radiol.* 2000;11:351–358.
12. Venkatesan K. Echo-enhanced needles for short-axis ultrasound-guided vascular access. *Int J Emerg Med.* 2010;3:205.
13. Phelan MP, Emerman C, Peacock WF, et al. Do echo-enhanced needles improve time to cannulate in a model of short-axis ultrasound-guided vascular access for a group of mostly inexperienced ultrasound users? *Int J Emerg Med.* 2009;2:167–170.
14. Dauerman HL, Applegate RJ, Cohen DJ. Vascular closure devices: The second decade. *J Am Coll Cardiol.* 2007;50:1617–1626.
15. Applegate RJ, Sacrinty MT, Kutcher MA, et al. Propensity score analysis of vascular complications after diagnostic cardiac catheterization and percutaneous coronary intervention 1998–2003. *Catheter Cardiovasc Interv.* 2006;67:556–562.
16. Arora N, Matheny ME, Sepke C, et al. A propensity analysis of the risk of vascular complications after cardiac catheterization procedures with the use of vascular closure devices. *Am Heart J.* 2007;153:606–611.
17. Koreny M, Riedmuller E, Nikfardjam M, et al. Arterial puncture closing devices compared with standard manual compression after cardiac catheterization: Systematic review and meta-analysis. *JAMA.* 2004;291:350–357.
18. Nikolsky E, Mehran R, Halkin A, et al. Vascular complications associated with arteriotomy closure devices in patients undergoing percutaneous coronary procedures: A meta-analysis. *J Am Coll Cardiol.* 2004;44:1200–1209.
19. Kahlert P, Eggebrecht H, Erbel R, et al. A modified "preclosure" technique after percutaneous aortic valve replacement. *Catheter Cardiovasc Interv.* 2008;72:877–884.
20. Sharp AS, Michev I, Maisano F, et al. A new technique for vascular access management in transcatheter aortic valve implantation. *Catheter Cardiovasc Interv.* 2010;75:784–793.
21. Starnes BW, Andersen CA, Ronsivalle JA, et al. Totally percutaneous aortic aneurysm repair: Experience and prudence. *J Vasc Surg.* 2006;43:270–276.
22. Zimmerman NB. Occlusive vascular disorders of the upper extremity. *Hand Clin.* 1993;9:139–150.
23. Labropoulos N, Nandivada P, Bekelis K. Prevalence and impact of the subclavian steal syndrome. *Ann Surg.* 2010;252:166–170.
24. Peters KR, Chapin JW. Allen's test—positive or negative? *Anesthesiology.* 1980;53:85.
25. Barbeau GR, Arsenault F, Dugas L, et al. Evaluation of the ulnopalmar arterial arches with pulse oximetry and plethysmography: Comparison with the allen's test in 1010 patients. *Am Heart J.* 2004;147:489–493.
26. Patel T. Puncture technique. In: Patel T, Shah S, Ranjan A, eds. *Patel's atlas of transradial intervention.* 2007: 11–20.
27. Kahlert P, Al-Rashid F, Weber M, et al. Vascular access site complications after percutaneous transfemoral aortic valve implantation. *Herz.* 2009;34:398–408.
28. Masson JB, Al Bugami S, Webb JG. Endovascular balloon occlusion for catheter-induced large artery perforation in the catheterization laboratory. *Catheter Cardiovasc Interv.* 2009;73:514–518.
29. Tchetche D, Dumonteil N, Sauguet A, et al. Thirty-day outcome and vascular complications after transarterial aortic valve implantation using both edwards sapien and medtronic corevalve bioprostheses in a mixed population. *EuroIntervention.* 2010;5:659–665.
30. Van Mieghem NM, Nuis RJ, Piazza N, et al. Vascular complications with transcatheter aortic valve implantation using the 18 fr medtronic corevalve system: The rotterdam experience. *EuroIntervention.* 2010;5:673–679.
31. Klein AJ, Messenger JC, Casserly IP. Contemporary management of acute lower extremity ischemia following percutaneous coronary and cardiac interventional

procedures using femoral access—a case series and discussion. *Catheter Cardiovasc Interv*. 2007;70:129–137.
32. Bass JE, Redwine MD, Kramer LA, et al. Spectrum of congenital anomalies of the inferior vena cava: Cross-sectional imaging findings. *Radiographics*. 2000;20:639–652.
33. Koizumi J, Horie T, Muro I, et al. Magnetic resonance venography of the lower limb. *Int Angiol*. 2007;26:171–182.
34. Spritzer CE. Progress in mr imaging of the venous system. *Perspect Vasc Surg Endovasc Ther*. 2009;21:105–116.
35. Mylonas I, Sakata Y, Salinger M, et al. The use of percutaneous suture-mediated closure for the management of 14 french femoral venous access. *J Invasive Cardiol*. 2006;18:299–302.
36. Bagai J, Zhao D. Subcutaneous "figure-of-eight" stitch to achieve hemostasis after removal of large-caliber femoral venous sheaths. *Cardiac Interventions Today*. 2008:22–23.

Section 3

成人における先天性/後天性心疾患の閉鎖療法

11章

卵円孔開存のカテーテル閉鎖

卵円孔開存（patent foramen ovale：PFO）は，原因不明の脳卒中[1,2]，片頭痛[3]，platypnea-orthodeoxia[4]，睡眠時無呼吸症候群，ダイバーの潜水病[5]など，さまざまな疾患に関連があることが指摘されている．かつては，外科手術が唯一の治療法であったが，最近ではカテーテル閉鎖が外科手術に代わる安全な治療法として注目されている[6-10]．しかし，PFOのカテーテル閉鎖の有効性が無作為比較試験で示されていないため，FDAはこの治療を認可していない．にもかかわらず，PFOのカテーテル閉鎖はますます世界中に広まっており，器材の進歩もあいまって外科手術に代わる安全な治療法となっている．米国では心房中隔欠損のカテーテル閉鎖に用いられる器具が，PFOにオフラベルで使用されている．本章ではPFOの疫学，病態，治療法について概説する．現在，米国で使用可能なデバイスは，Helexデバイス（Gore Medical社），Amplatzerデバイス（AGA Medical社），CardioSEAL（NMT Medical社）の3つである．これらはいずれもオフラベルであり，前二者は心房中隔欠損の治療用として，CardioSEALは心室中隔欠損の治療用として承認されている．

疫学

卵円孔は，上方の2次中隔と下方の1次中隔との間に形成された，左-右心房間の交通路（シャント）である．胎児期には胎盤や下大静脈からの酸素分圧の高い血液を，機能していない肺を通過せずに左心系へと導くための重要な役割を果たしている．胎盤静脈血の酸素飽和度は67％しかない．もし卵円孔がなければ，肺を通過する間に酸素飽和度がさらに低下し，十分な酸素を組織に供給することができなくなる．出生後は胎盤からの血液供給がなくなり，肺が機能し始める．肺血管抵抗が減少し肺血流が増加し，右房圧は低下し左房圧は上昇する．これにより卵円孔は閉鎖する．卵円孔は1年以内に瘢痕組織により，完全に閉鎖することになる[11]．しかし，成人人口の20～25％において，卵円孔は開存したまま残存することが知られている．原因は不明だが遺伝の関与も一部にはあると考えられている．PFOの存在はギリシャ時代の医師Galenによりすでに指摘されていた（図11-1）[12-14]．

診断

卵円孔開存の診断には，種々の画像診断が役立つ．通常は内圧の高い左房から右房へと左-右シャントが生じるが，吸気時には血流が逆転する．息ごらえなどにより右房圧がさらに高まり左房圧を超えると，カラードプラにより明確に右房から左房への血流を描出することができる．撹拌した生理食塩水を用いたコントラストエコーにより，PFOの存在診断ならびに右-左シャントの定量的診断が可能である．一般に，経胸壁心エコー（TTE）は経食道心エコー（TEE）に比べて感度，特異度が劣るとされている[15]が，TEEではプローブの挿入下，時には鎮静剤の投与下でバルサルバ負荷をかけるのがしばしば困難である．撹拌した生理食塩水を注入した時の心房中隔の断層像は，臨床的には役立つが，少量の右-左シャントを見逃す可能性がある．経頭蓋ドプラは鎮静剤を使用

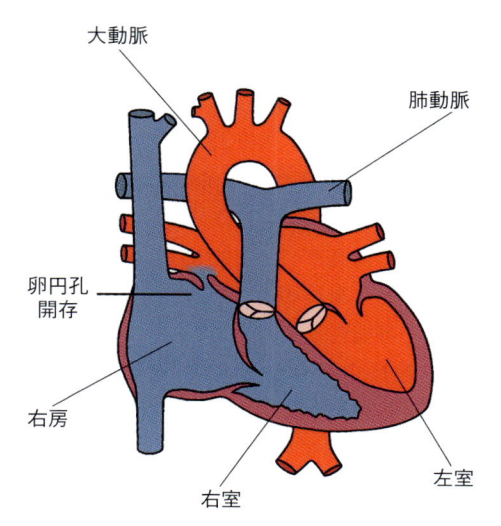

図11-1 卵円孔開存
(AGA Medical社の厚意による)

せずに行えるため，以上のような経食道心エコーの欠点を補うことができる[16-18]。ただし，右-左シャントの存在診断は可能だが，どの部位でシャントが生じているのかを判断することはできない。

CTやMRIもPFOの診断に役立つことがあるが，撮像断面や撮像のタイミングによっては右-左シャントの描出が困難なことがある。心臓カテーテル検査でもガイドワイヤーの通過を証明したり，LAO-cranial viewで心房中隔に向けて造影剤を注入することで，造影剤が左房へ流出する像を得ることにより，PFOを診断することができるが，他の非侵襲的検査の発達に伴い，現在では診断を目的として行われることは少ない。著者らの施設では，右-左シャントの診断に経頭蓋ドプラエコーと経食道心エコーを用いている。この方法により，右-左シャント存在の診断に関して最も高い感度と，局在の診断に関して最も高い特異度が得られる。

病態と臨床的意義

PFOを介する左-右シャント血流量は，心房中隔欠損(ASD)よりもはるかに少ない。しかし右-左シャントが生じた際には，臨床的に問題を生じることになる。右-左シャントは，バルサルバ負荷がかかった際や通常の呼吸サイクルでも生じることがある。右-左シャントは血流量としてはわずかであるため，臨床的意義は少ないと考えられていた。しかし1877年にJulius Cohnheimにより，静脈循環にトラップされて通常は動脈系へと流出することはない静脈血栓が，PFOを通って動脈系へと流出することにより，奇異性塞栓を生じるのではないかとの仮説が立てられた[19]。静脈血栓症が動脈塞栓を生じるのは奇異である。なぜなら静脈血栓が肺循環を通過するとは考えられないからである。すなわち動脈系と静脈系を交通させる異常がないかぎり静脈血栓は動脈系には入ることができないはずである。PFOを介して血栓や何らかの生理活性物質が肺循環をバイパスすることでさまざまな病態が生じると考えられている。その後，多くの観察研究や症例報告により，PFOは原因不明の脳卒中[1,2]，片頭痛[3]，platypnea-orthodeoxia[4]，潜水病[5]，整形外科手術後の脂肪塞栓[20]，高所肺水腫[21]，閉塞性睡眠時無呼吸症候群[22]，正常な冠動脈に起こる心筋梗塞を含む末梢塞栓[23]などへの関与が示された。

片頭痛の患者を対象に薬物治療とPFO閉鎖の効果を検討したMIST (Migraine Intervention with STARFlex Technology)試験は，二重盲検の無作為比較試験で，NMT Medical社のSTARFlexデバイスが用いられ，コントロール群ではsham operation (実治療群と同様に全身麻酔を行い，大腿静脈にシースを挿入する)を行うという徹底したプロトコールで行われた。対象は前兆を伴う片頭痛で，1か月に5日以上の発作があり，2種類以上の薬物治療の効果が乏しい場合とされた。1次エンドポイントは術後91～180日での片頭痛の消失で，2次エンドポイントは頭痛の頻度や強度，あるいはQOLの改善とされた。スクリーニングされた432人の前兆を伴う片頭痛の患者のうち，60％に上る患者が何らかの右-左シャントを有しており，これらの患者のうち147名が無作為に割り付けられた。1次エンドポイン

トである片頭痛の消失は両群で同等であった（デバイス群3名/74名，対照群3名/73名）が，デバイス群では2次エンドポイントの頭痛の頻度減少において効果を認めた[24]。PFO閉鎖の成功率が94％と報告されているが，MIST試験はさまざまな議論を引き起こした。

MIST試験では右-左シャントの検出に際して，感度が低い経胸壁心エコーが用いられていたこと，デバイス群におけるシャント消失が不完全であったことなどが問題点として挙げられている。閉鎖術後であるにもかかわらず，35％の患者でシャントが残存していた。また7名の患者はデバイス群に割り付けられ治療を試みられたが，実際にはPFOを有していなかった。独立したコアラボでの解析データがないため評価が困難であるが，閉鎖術後1/3の症例でシャントが残存していたとはいえ，この試験の結果からは，多くの症例で片頭痛の改善や消失が期待できるといってよいといえる。片頭痛の治療におけるPFO閉鎖の意義は，現在進行中のAmplatzer PFO occluderを用いたPREMIUM試験によりさらに明らかにされるであろう[25]。

原因不明の脳卒中の2次予防に関しては，これまでに3つの無作為比較試験が行われている。CLOSURE I試験では，原因不明の脳卒中あるいはTIAを生じた患者を対象にSTARFlexによるPFO閉鎖と薬物療法との比較が行われた。しかし，1次エンドポイントである脳梗塞/TIAの再発においてPFOの閉鎖は効果がなかった[26]。2010年のAHAでの発表によると，脳卒中，TIAの再発に関して両群の間に差は認められなかった。CLOSURE Iの問題点の1つは，デバイス群のPFO閉鎖率が低いことであった。デバイス留置2年後に，完全にシャントが消失している症例は86.5％と低率であった。大きな残存シャントがある症例のほうが再発イベントを起こしやすく，本研究では実に13.5％の症例にのぼることを銘記しておくべきである。さらに，TIA患者を対象に含めたことも結果の解釈を困難にしたと考えられる。複雑型片頭痛は，特に頭痛を伴っていない時には，臨床的にTIAとの鑑別が困難である。加えて，STARFlexは，デバイス留置後の心房細動の発生率が高いことも指摘されている（5.7％）。種々のデバイスを比較した研究によると，心房細動の発生率はAmplatzerデバイス（2.9％）やHelexデバイス（1.8％）に比して，STARFlexデバイスでは高率（10％）であった。すなわち，デバイス群で，術後の心房細動に起因する脳梗塞が増加した可能性がある[27]。

現在進行中の残りの無作為比較試験であるRESPECT試験，REDUCE試験の結果により，原因不明の脳卒中の2次予防におけるPFO閉鎖の効果がさらに明らかになると期待されている。しかし，現状では多くの患者が無作為比較試験に参加せずにオフラベルで治療を受けているため，PFO閉鎖の有効性が高いと考えられるハイリスク患者が，無作為比較試験には参加していない可能性も懸念されている[*1]。

薬物療法

現在，PFO患者の1次予防に関する内科治療のガイドラインは存在しない。脳卒中，末梢塞栓，片頭痛あるいは閉塞性睡眠時無呼吸症候群の症例に対しては，その病態に応じた内科的治療が行われる。すなわち，脳卒中や末梢塞栓に対しては抗血小板療法ないしは抗凝固療法を行い，片頭痛に対しては予防薬ないしは頓用薬の投与を行い，閉塞性睡眠時無呼吸症候群に対しては陽圧換気を行う。

閉鎖術の適応

米国ではPFO閉鎖はFDAに認可されていない。無作為比較試験の結果を総合して判断がなさ

[*1] 訳者註：本原稿の翻訳時点でRESPECT試験，PC試験の結果がTCT2012で発表された。両試験のいずれにおいてもintention-to-treat分析ではデバイス群の有効性は示されなかった。しかし，RESPECT試験では実際にデバイスを留置された患者との比較(as-treated cohort)ではデバイス群は有効であった。

れると予想される[*1]。しかし，実臨床においては原因不明の脳卒中，片頭痛，潜水病，platypnea-orthodeoxia，冠動脈塞栓などに対してオフラベルでのPFO閉鎖術が行われている。ヨーロッパではすでに多くのデバイスがCEマークを取得し，医師の裁量でこれらのデバイスを自由に使用できる。

カテーテル閉鎖術

米国ではASDやVSDの適応として認可されたデバイスのオフラベル使用で治療が行われているが，治療を行う前に，治療効果や合併症，そしてオフラベル使用であることを患者に十分に説明することが重要である。カテーテルによるPFO閉鎖は，静脈麻酔（著者らはミダゾラム，フェンタニルを好んで用いている）を用いて，外来治療として行うことが可能である。前投薬としてアスピリン325 mg，クロピドグレル600 mgを投与する。

かつてはTEEガイドで行われていたが，最近では心腔内エコー（ICE）ガイドの有用性が示されている。TEEは患者にとって苦痛が大きく，時には気管挿管で全身麻酔を要する。なかにはTEEは術前評価のみに用いて，手技は透視のみで行う施設もある。

HijaziらはTEEと比較したICEの有用性について報告している[28]。ASDあるいはPFO閉鎖の際に，10FrのACUSON AcuNav ICE（Siemens Medical Solutions USA Inc., Malvern, PA）を用いた（シースは11 Fr）。ICEでのASD欠損孔の径は，TEEで測定した径と良好な相関を示した。Hijaziらは，TEEでは距離が近いため明瞭に描出しがたい左上肺静脈や左房が，ICEでは明瞭に描出されるとしている。

KoenigらもICEガイドによるASD（82名）やPFO（29名）の治療経験を報告している[29]。やはり10 FrのACUSON AcuNavを用いて全例でデバイス留置が可能であった。最近ではより小径の8 FrのICEが使用可能となり，出血性合併症が減っている。米国ではコストの低減のため，ICE

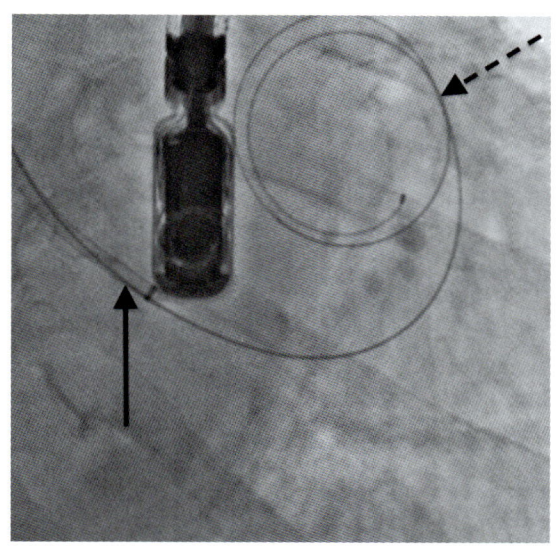

図11-2　右内頸静脈アプローチの説明

Mullinsシース（矢印）とTORAY社のPTMC用ワイヤー（点線矢印）が用いられている。心房中隔穿刺や心室中隔穿刺もこの方法で行うことができる。

を4回まで再滅菌することをFDAが許可している。

PFO閉鎖の手技にはさまざまな方法があるが，著者らは右大腿静脈からアプローチしている。まれに右大腿静脈へのシース挿入が困難なことがあり，その場合は左大腿静脈，右内頸静脈，時には肝静脈から手技を行うことも可能である[30]。ただし，右内頸静脈からのアプローチは心房中隔が下向きの角度のため，PFOのワイヤーの通過や，デバイスのデリバリーが困難なことがある。右内頸静脈から行う場合は，Brockenbrough針，Mullinsシース，TORAYのスティッフワイヤーを用いると手技が行いやすい（**図11-2**）。

PFO閉鎖の方法にはさまざまなバリエーションがあるが，ここでは著者らが行っている方法を紹介する。右大腿静脈に2本のシースを挿入し，1本はICEカテーテルの挿入に用いる。著者らの経験では8 FrのACUSON AcuNavカテーテルが最も細く，かつ十分な画像を描出することができる。ICEカテーテルの挿入用のシースは，腸骨静脈の屈曲によるトルクの低下を防ぐため，30 cm長のものを用いるのが望ましい。もう1本

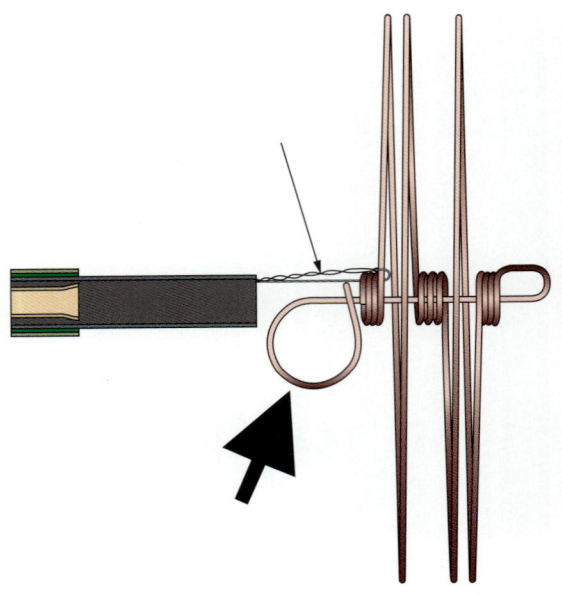

図11-3 留置後に切り離す直前のHelexデバイスの模式図

(W.L. Gore & Associates 株式会社の厚意による)。回収用コード(矢印)とロッキングループ(太矢印)

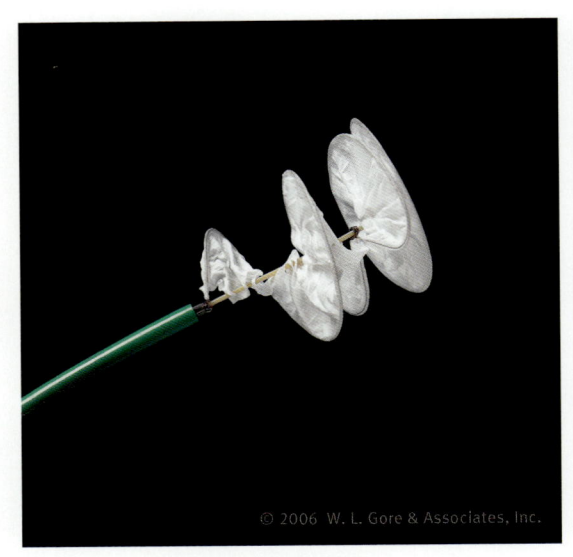

図11-4 Helexデバイスの展開図

(W.L. Gore & Associates 株式会社の厚意による)

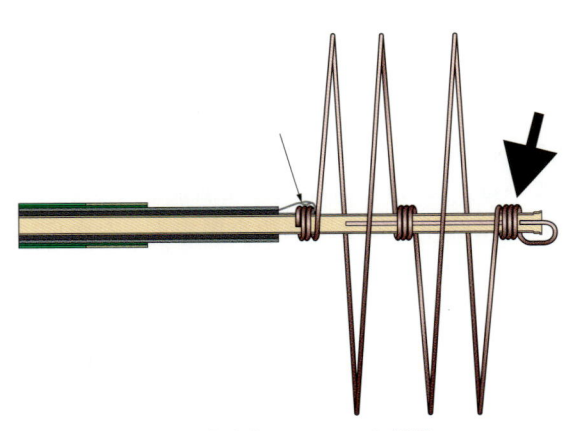

図11-5 Helexデバイスのフレーム構造

(W.L. Gore & Associates 株式会社の厚意による)

のシースのサイズは挿入するデバイスの大きさに適したものを用いる。次に，現在米国で使用可能な3種類のデバイスについて紹介する。

a. Helex デバイス

　Helex septal occluder(Gore Medical 社)のメカニズムは難解なものだが，デバイス自体は効果的でかつ安全に使用可能である。FDAにはASD閉鎖デバイスとして認可されている。フレームはナイチノール製で，ポリテトラフルオロエチレン(PTFE)製の膜が付いている。フレームは左房側，中央，右房側の3か所でコイル状に巻いてあり，さらに左房端と右房端には留置後にデバイスをロックして保持するためのループが付いている(図11-3)。サイズは15, 20, 25, 30, 35 mmの5サイズ用意されており，出荷時には緑色のデリバリーカテーテルからデバイスが突き出た状態となっている。緑色のデリバリーカテーテルの内側に灰色のインナーカテーテルがあり，右房側のコイル部分に接続されている。この灰色のインナーカテーテルを前後することによりデバイスの展開，収納の操作が可能となる(図11-4)。灰色のインナーカテーテルのさらに内側に，マンドレルとよばれる内筒がある。マンドレルは左房側のコイルに接続され，左房側のロッキングループをその中に収納している。デバイスの場所が確定したら，マンドレルを引いてデバイスを留置することになる(図11-5)。

用いられるシースは数種類ある．0.035インチのガイドワイヤーを併用してデバイスを左房へ持ち込む方法では（Helexデバイスの緑色のカテーテル先端にガイドワイヤーを通すための側孔がついている），多くの場合13 Frのシースが必要となる．ベアで持ち込む場合は10 Frのシースで行うことができる．11 Fr Pinnacleシース（Terumo Medical, Somerset, NJ）は0.035インチのガイドワイヤーを用いてデバイスを挿入できる最も細いシースである．

通常は右大腿静脈アクセスで，8 Frのシースと11 Fr Pinnacleシースを留置する．ACTは250〜350秒を保つようヘパリンを投与する．6 Frのマルチパーパスカテーテルを11 Frシースを通して，Jガイドワイヤーを用いて右房まで進める．ガイドワイヤーを抜去し，マルチパーパスカテーテルはフラッシュしておく．次にICEカテーテルを注意深く右房まで進める．この際，先に挿入してあるマルチパーパスカテーテルが道しるべとなる．ICEカテーテルは先端が硬いため，粗雑に扱うと容易に静脈穿孔をきたす．強引に押さないように注意する．30 cm長のシースを用いるとより安全である．次に，安静時とバルサルバ負荷時にバブルスタディを行う．バルサルバ負荷時は，右房内に先端をおいたマルチパーパスカテーテルを圧ラインに接続して，右房圧を測定しながらバルサルバ負荷をかける．右房圧を40 mmHgまで上昇させて撹拌した生理食塩水を注入する．経頭蓋ドプラ，ICEを用いれば，右-左シャントの定量も可能である．ただし，安静時にSpencer grade 5以上のシャントを認める場合は，あえてバブルスタディを行う必要はない．

続いてJガイドワイヤーをマルチパーパスカテーテルに挿入して，透視とICEガイド下にPFOを通過させる．ガイドワイヤーとカテーテルは左上肺静脈へ選択的に進める．ガイドワイヤーを抜去し，カテーテルから血液を吸引して注意深くフラッシュする．左房内への空気混入は重大な合併症を引き起こすことになる．次に先端J型，0.035インチ，260 cmのAmplatzer extra-stiffガイドワイヤーを左上肺静脈へ進めて，マルチパーパスカテーテルを抜去する（図11-6, 7）．以前は260 cmのAmplatzer super-stiffガイドワイヤーを用いていたが，ガイドワイヤーによる左房穿孔，心タンポナーデを経験して以来，Amplatzer extra-stiffガイドワイヤーを用いるようにしている．

Helexシステムのセットアップはマニュアル通りに行う．灰色のインナーカテーテルとマンドレルは，緑色のシースにしっかりロックしておく（マンドレル近位端はシース近位部で60度の角度で斜めに付いている）．灰色のインナーカテーテルの近位端には，白糸（回収用）が赤いキャップにより固定されている．セットアップの際は，これらを十分にフラッシュする．デバイス先端が20〜30度の角度（図11-8の形態）で，緑色のシース先端から少しだけ突き出るようになるまで引き込む．マンドレルのロックを外し，灰色のインナーカテーテルを引くことによりデバイス全体を緑色のシース内へ収納する．デバイスはシース先端からさらに1 cmほど引いて，シース先端のガイドワイヤー用の側孔（ショートモノレールバルーンに類似した構造）にスムーズに0.035インチのガイドワイヤーが通過できるようにする．最後にもう一度，シース内をフラッシュする（図11-9）．

緑色シース先端の側孔に，PFOを通過して左房内にある0.035インチのガイドワイヤーを通して，システムを左上肺静脈まで進める．ガイドワイヤーを抜去し，左房側フレームを展開する．この際，灰色のインナーカテーテルを押してフレームを展開し（プッシュ），インナーカテーテルを固定して（ピンチ），マンドレルを引く（プル）ことによりフレームを円形に整形する．このプッシュ-ピンチ-プルという一連の動作を繰り返すことによりフレームを展開する．デバイスの位置は透視とICEで確認しながら行う．Helexは現在米国で使用可能な3種類のデバイスのうち，最も柔らかいデバイスだが，左房損傷により心嚢液貯留，心タンポナーデをきたすことがあり注意深く行う必要がある．

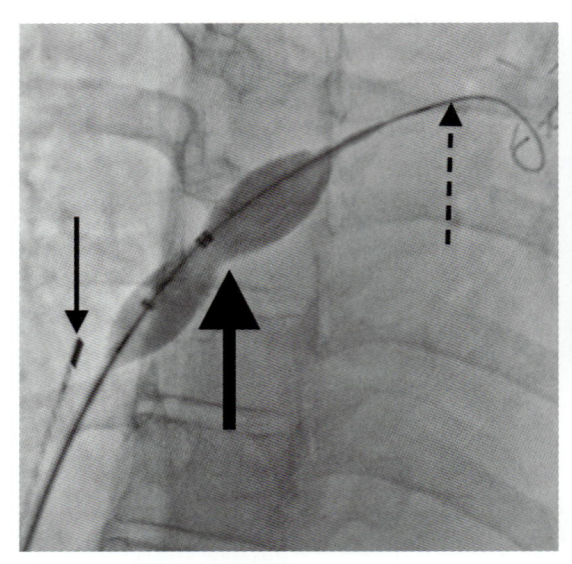

図11-6 手技中の透視画像

心腔内エコー（矢印），Amplatzer extra-stiff ガイドワイヤー（点線矢印），24 mm の Amplatzer サイジングバルーン（太矢印）。サイジングバルーンは全例に用いるわけではないが，トンネル状の PFO や，サイズを確認したい場合には有用である。

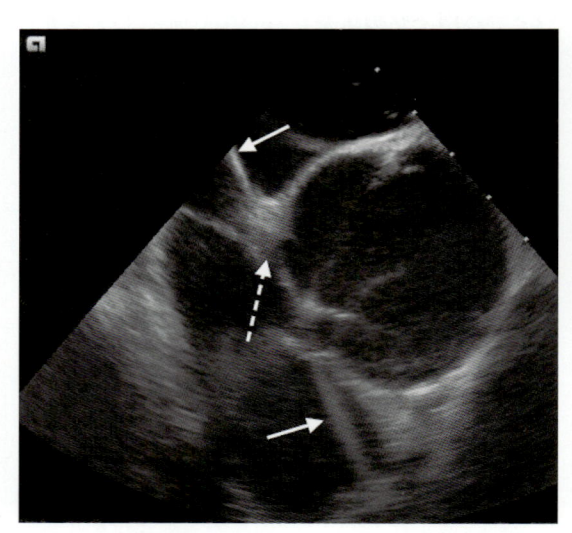

図11-7 ICE画像

Amplatzer extra-stiff ガイドワイヤーが PFO を通過している。

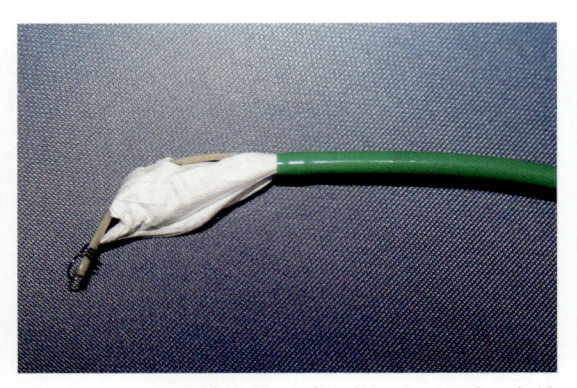

図11-8 Helex デバイス（デリバリーシース内へ収納する直前）

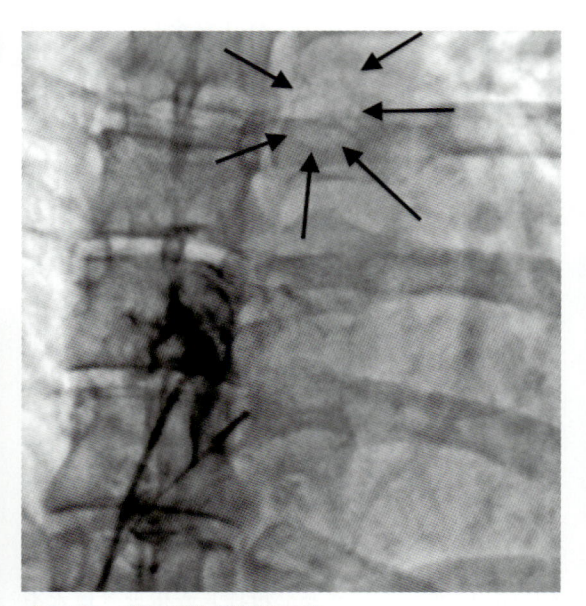

図11-9 空気混入の透視画像

マルチパーパスカテーテルの不用意な操作のため，左心耳内に空気が貯留している（矢印）。

　左房フレームが十分に展開したら，システム全体を透視と ICE で確認しながら中隔まで引いてくる。フレームは左房側に 1 巻き半，右房側に 1 巻き半を目安に展開する。Helex デバイスは他のデバイスよりも柔らかく，灰色のインナーカテーテルを強く引きすぎると，左房フレームが容易に右房側へ逸脱してくるので注意が必要である。

　デバイスの位置確認は透視と ICE で行う（図11-10）。透視での確認は LAO cranial で行うと左房フレーム，右房フレームと心房中隔を分離して観察することができる。ICE では上方の 2 次中隔と 1 次中隔をデバイスが正確に挟んでいることを確認する。

デバイスの位置がよければ，赤いキャップを灰色のインナーカテーテルから外す。ここでマンドレルをゆるめると，デバイスのコイル部分が近づくことが透視下に観察される。透視を見ながら，マンドレルを力強く，かつ素早く引くことにより，左房側コイルがマンドレルから外れる。透視を見ると，中央部のコイルと右房側のコイルがさらに近づくのがわかる。再度デバイスの位置を確認し，緑色のカテーテルをインナーカテーテルに沿わせてデバイス近傍まで近づける。こうすることで，インナーカテーテルを最終的に引く際に，緑色のカテーテルが支えになる。インナーカテーテルを引く際には，白糸はフリーにしておく。白糸を引いてしまうと，デバイスが中隔から外れてしまう。白糸は回収用である。インナーカテーテルを引く前であれば，白糸を引くことでデバイスを回収することができる。回収する際には，赤いキャップを外さずにインナーカテーテルを引くか，白糸とインナーカテーテルを同時に引く。最後に緑色のカテーテルを引いて最終撮影を行う（**図 11-11**）。

治療終了後は至適量のプロタミンを用いている。これまで 350 例以上でプロタミンを使用しているが，血栓性の合併症は生じていない。シース抜去時には，止血強化の目的で皮下組織に 8 の字に糸をかけるようにしている。糸は 1〜2 時間後に抜糸し，圧迫止血を継続する。4 時間の経過観察で出血がなければ，圧迫包帯をつけたまま帰宅とし，翌日患者が自分で包帯をはずすようにしている。

b. Amplatzer デバイス

Amplatzer septal occluder（ASO）は self-expandable で，2 枚の円盤の中央には中隔にフィットするようにくびれがついている。ナイチノールのメッシュ構造で中には，ポリエステルの布地が織り込まれ，留置時に血流を遮断するようにデザインされている。くびれの部分のサイズによって 4〜38 mm までの全 26 サイズが用意されている。デバイス留置時には，くびれた部分が心

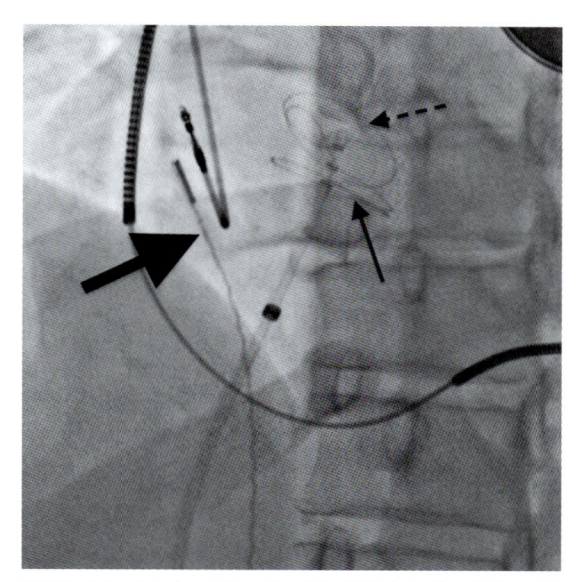

図 11-10 Helex デバイスを切り離す直前の透視画像

房中隔欠損孔の中央にフィットするようになっている（self-center 機構）。左房側ディスク，右房側ディスクの径は，中央のくびれた部分より 8〜16 mm ほど大きい。ASO デバイスでは，左房側ディスクが右房側ディスクよりもやや大きい。

Amplatzer multi-fenestrated ASO（Cribriform）も同様のデザインだが，くびれ部分の径が非常に細く，左房側ディスクと右房側ディスクの径は同一である。サイズはディスクの径で表され，18，25，30，35 mm の 4 サイズが使用可能である[31]。本来は多孔性 ASD 閉鎖用として認可されている。すなわち，ASO と Cribriform デバイスは PFO 閉鎖の際はオフラベル使用となる。これに対して，PREMIUM 試験，RESPECT 試験で用いられているのは Amplatzer PFO occluder である（**図 11-12**）。このデバイスは FDA には認可されておらず，上記の臨床試験でのみ使用可能である。そのため米国ではオフラベルでの使用も不可能である。これらのデバイスの選択は PFO の形態による。

手技はその他のデバイスと大きく違うものではない。ICE ガイド下に，マルチパーパスカテーテルで PFO を通過し，左上肺静脈に 0.035 インチ

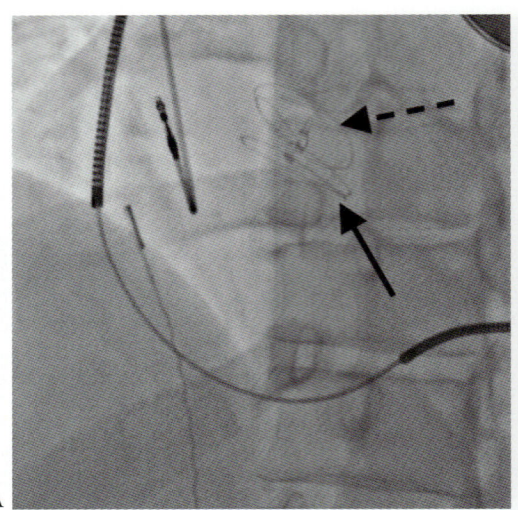

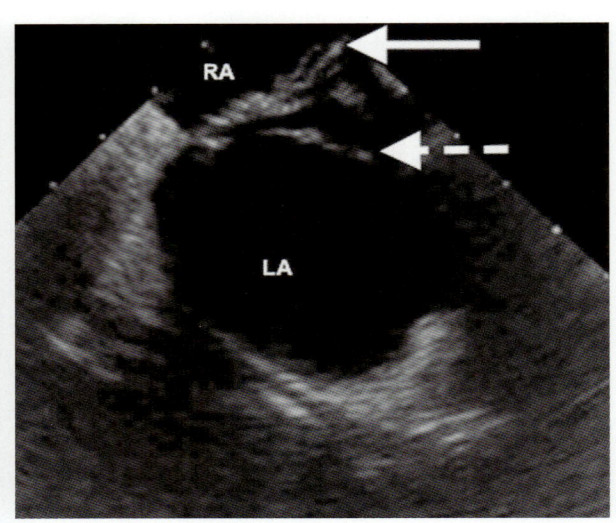

図11-11
A：Helex デバイスを留置後の透視画像
B：Helex デバイスを留置後の ICE 画像

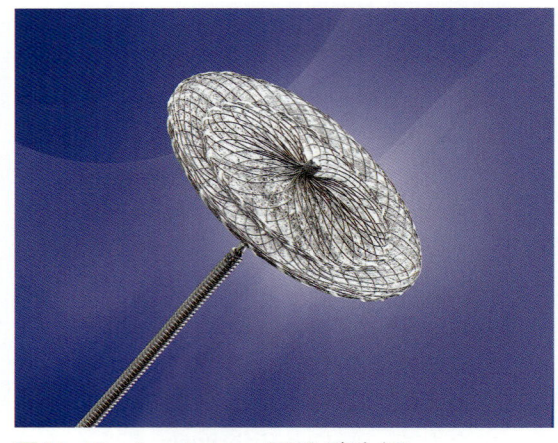

図11-12 Amplatzer PFO デバイス
ヨーロッパでは使用可能。米国では FDA の認可待ちである。

の Amplatzer extra-stiff ガイドワイヤーを留置する。マルチパーパスカテーテルと大腿静脈シースを抜去し，適切なサイズのデバイス留置用シースをガイドワイヤーに沿わせて透視下に左房まで進める。この際，左房の穿孔を防ぐため，イントロデューサーを深く進めないよう注意する。シースを左房まで進めた後，ガイドワイヤーとイントロデューサーを抜去し，シースをフラッシュしロック付きシリンジを付けておく。これらのステップではシース内，さらには左房への空気の混入を防ぐことが重要である。シースの近位端を低い位置に保ち，重力で血液が自然にこぼれ落ちるようにするのも有効である。デバイスは水中でローダー内に収納し，念入りにエアー抜きを行っておく。左房への空気混入を防ぐためエアー抜きは細心の注意をもって行う。ローダーとシースを接続し，ケーブルを押し進め，左房ディスクをシース先端より展開する。次いでシステム全体を透視と ICE ガイド下にゆっくりと心房中隔まで引いてくる。心房中隔まで達したら，シースを引いて右房ディスクを展開する。最後にケーブルを少しだけ押すことにより右房ディスクが中隔にフィットする。透視，ICE で中隔が両ディスクにより挟まれていることを確認する。

デバイスの位置に問題がなければ，ケーブルを反時計方向に回して，デバイスを切り離す。この際，ケーブル先端が心房壁などに突き当たり，損傷するのを防ぐため，先端の位置に注意しながらケーブルをゆっくりとシース内へ引くようにする。最後に撮影を行う（図 11-13）。

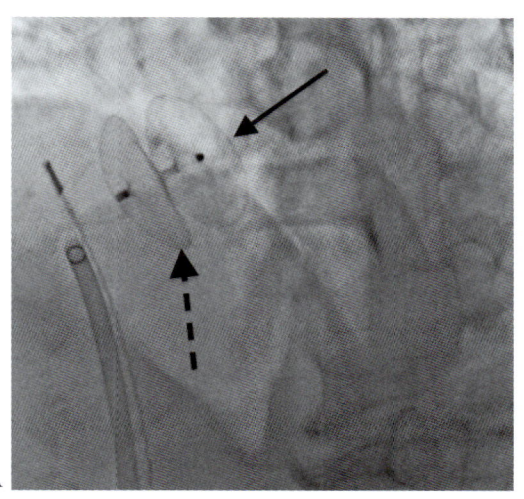

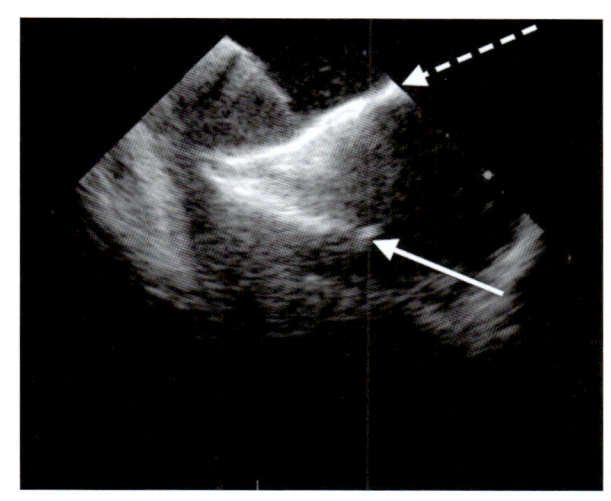

図11-13
A：Amplatzer cribriform デバイスを留置後の透視画像
B：Amplatzer cribriform デバイスを留置時の ICE 画像

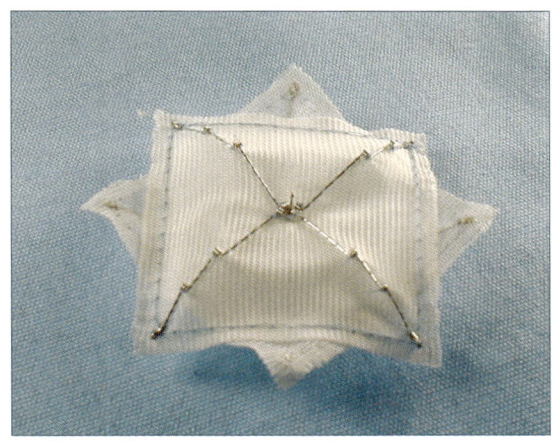

図11-14 CardioSEAL デバイス
2つの傘を向き合わせた構造で，MP35N（ニッケル-コバルト合金）製の4本の骨組みに，ダクロン布が取り付けられている。骨組みには2か所にヒンジポイントが設けてあり，柔軟性を高めている。

c. CardioSEAL / STARFlex デバイス

CardioSEAL と STARFlex は，傘が2つ連結した構造の self-expandable デバイスである。傘の部分は4本の MP35N（ニッケル-コバルト合金）製の骨組みにダクロンパッチがつけられている。骨組みとなっている部分には2か所のヒンジポイントがあり，柔軟性を高めるようにデザインされている。CardioSEAL と違い，STARFlex には self-centering 機構がある。17～40 mm までのサイズが用意されている。両者は VSD の閉鎖用として FDA に認可されているが ASD/PFO に使用する際はオフラベル使用である（図11-14）。

手技は Amplatzer と同様である。異なるのは，シースが 11 Fr と太いことと，他のデバイスと比較すると，左房側の傘が右房側へ落ち込みやすいので，左房側の傘が中隔に触れるか触れないかの距離まで近づいたら，早めに右房側の傘を展開したほうがよいことである。デバイスの最終的な位置確認は透視と ICE で行う[32]。

合併症

カテーテルによる PFO 閉鎖術は，比較的安全な治療法である。死亡，輸血，心タンポナーデ，外科治療，肺塞栓はまれである。初期の 1,355 例のメタ解析では，重篤な合併症の発生率は 1.5% であった。心房性不整脈，心伝導障害，ST 上昇も周術期に生じうる合併症である。PFO 閉鎖では，ASD 閉鎖に比して孔周囲に十分な組織があるため，デバイス脱落ははるかに少ない[33-36]。ここでは個々のデバイス特有の合併症について述

表11-1　デバイスの種類と留置・摘出数の報告[50]

	CardioSEAL	Amplatzer	Helex	その他	合計
留置	2,023	9,109	1,201	1,403	13,736
摘出	16	19	2	1	38
% explanted	0.79%	0.21%	0.16%	0.07%	0.28%
P value		|----0.00003----|	|------ns------|		

　べる。

　Helexデバイスは今回紹介した3種のデバイスのうち最も新しい。米国ではASD閉鎖，オフラベルでのPFO閉鎖に使用可能である。その他のデバイスに比べて柔らかい構造のため，術後の胸部違和感や心房性不整脈が少ない。デバイス留置後の治療過程は用いられている材質に左右される。PTFEは生体親和性に優れ，過度の炎症反応を引き起こすこともないようである。デバイスの内皮化にかかる期間も遅延することなく，3か月の時点では90%でシャントが消失している（経頭蓋ドプラによる評価。6か月の時点では，わずかに2%の患者でSpencer grade 4～5のシャントを認めた）。これらのデバイスに共通する懸念は中隔から脱落して，肺動脈，その他の心腔内，あるいは大動脈を通過して末梢へと流れてしまうことである。脱落の危険はすべてのデバイスに共通だが，Helexデバイスは柔らかいため，他のデバイスに比して脱落しやすい可能性がある。脱落したHelexデバイスの回収例の報告を参考にしていただきたい[37]。

　Amplatzerは他のデバイスによりも構造が硬いのが難点である。小児の患者で過大なデバイスが留置された場合には，心房穿孔の危険性が高まる。心房穿孔の正確な発生率は不明だが，0.018%程度と考えられる[38]（Amplatzer ASD occluderでは0.2%とされており，約1/10である）。現時点のデータによると使用された4万個のデバイスに対して6例の報告がある。一方で，Helexデバイスでは現時点で心房穿孔の報告がない。CardioSEALでは，Amplatzerより低率のようだがやはり心房穿孔の報告がある[39]。心房穿孔が心房壁のどの部分に生じるかによって，心タンポナーデあるいは心房大動脈瘻などの違いが生じる。ASD閉鎖で心房穿孔により心タンポナーデを生じ，死亡に至った症例が報告されているが，PFO閉鎖では心房穿孔による死亡例は報告されていない[40]。

　CardioSEALデバイスの問題点は，残存シャントの多さである。特に1次中隔と2次中隔の重なりが大きいトンネル状のPFOでは，デバイスが安定した形状で留置されず，かえって中隔の重なり部分を広げてしまいシャントが増してしまうことがある。このように左心房側のディスクが完全に開かず不完全な形で留置されると，徐々にデバイスが変形することによってさらにPFOを広げてしまう可能性がある。Reismanらは，CardioSEAL留置後の患者の6%で留置後6～12か月の6か月間に経頭蓋ドプラでgrade 2以上のシャントの増加が見られたと報告している[41]。術後の心房細動の多さも[27]CardioSEALの問題点とされている（CardioSEAL：5.7～10%，Amplatzer：2.9%，Helex：1.8%）[42]。

　デバイスは留置後3～6か月で内皮化するとされるが，デバイスの血栓付着も問題である。CardioSEALでは血栓形成も多い。593名のデバイス留置後の患者を対象とした調査では，Amplatzer PFO occluderでは血栓付着が見られなかったのに対し，CardioSEALでは7.1%に血栓付着を認めた[43]。術後の心房細動と心房中隔瘤が血栓形成の予測因子であった。単施設からの報告でも，200名の患者に留置1か月後のTEEを行ったところ，Amplatzerでは血栓形成がなかったのに対し，CardioSEALでは23%に血栓が付

着していた[44]。血栓形成は慢性期の予後にも影響する。Reismanの報告では，慢性期の塞栓イベントが3.4%に生じているが，これらはすべてCardioSEALが留置された患者に生じていた。著者らの300例以上の経験でもAmplatzerやHelexでは原因不明の脳卒中の再発を全く認めていない[43,45]。

デバイスの血栓付着の予防には，抗血栓療法が重要である。無作為比較試験が行われていないため抗血栓療法の継続期間についてはエビデンスがないが[46,47]，著者らは2剤の抗血小板療法（アスピリン，クロピドグレル）を1〜3か月，アスピリン単剤を6か月としている。心内膜炎の予防も重要である。予防的な抗生物質投与を術後1年間は必ず行うようにしている。通常は，歯科処置などの1時間前に，アモキシシリン2gを投与している。

著者らの施設では術後3か月目にTTEとTEEを行い，デバイスの位置や血栓の有無を確認している。問題となるような残存シャントを認めることはまれだが，デバイスによっても多少の差がある（平均して4%程度とされる）。術後1か月の時点ではシャントが残存していることが多いが，3か月が経過するころまでには内皮化が進むことによりシャントが消失する。Amplatzer PFO occluderの残存シャントの予測因子は心房中隔瘤，縁がフロッピーでかつ長い場合，35mm以上の大きいデバイスを用いた場合である。残存シャントはPFO occluderやASD occluderよりもCribriform occluderで多く，6〜19%と報告されている[48,49]。Helexデバイスでは内皮化がより遅れる可能性がある。留置3か月後に有意な残存シャントがある場合は6か月後にも再度経頭蓋ドプラエコーを行うが，6か月後にgrade 4〜5以上のシャントが残存する症例は2%とわずかである。STARFlexデバイスは，CLOSURE I試験では残存シャントが13.5%に見られた。シャントが残存する場合は抗血栓薬の内服を継続し，症例によっては2個目のデバイスを留置することもある。

残存シャントに対しては原病への薬物治療が行われるが，症例ごとに適切な治療を選択すべきである。多くの患者では薬物治療で安全に管理できるが，2個目のデバイスの留置が必要となることもある。時には2個目のデバイスの留置時に，元のデバイスを外科的に摘出する必要が生じることがあるが，推奨されない。外科的摘出の可能性は低いものだが開胸手術が必要になるため，承諾書取得のための説明の際には十分に患者と話し合っておかなくてはならない。

多施設での調査ではPFOデバイスの外科的摘出が0.27%に行われている（**表11-1**）[50]。残存シャントとデバイスの血栓付着が主な理由だが，CardioSEALでは他のデバイスよりも頻度が高い。14,000症例に近いこの調査では，CaridioSEALの外科的摘出は126デバイスに1例，Amplatzerは479デバイスに1例，Helexは600例に1例だった。

結語

かつて外科手術以外には治療方法がなかったPFOは，現在では外来でのカテーテル治療が可能になっている。PFOは多くの疾患に関わっており，まだ知られていない疾患群との関連もあるかもしれない。静脈内で形成された血栓や酸素濃度の低い静脈血だけでなく，何らかの生体内の物質がPFOを通過して動脈系へ流出することも問題を生じているのかもしれない。PFOのカテーテル閉鎖の適応は現時点では限られている。しかし，PFOの病態の解明，臨床試験の完了，よりよいデバイスの開発によりPFOのカテーテル閉鎖が，今後普及する可能性がある[*1]。

文献

1. Lechat P, Mas JL, Lascault G, et al. Prevalence of patent foramen ovale in patients with stroke. *N Engl J Med.* 1988;318:1148–1152.
2. Handke M, Harloff A, Olschewski M, et al. Patent foramen ovale and cryptogenic stroke in older patients. *N Engl J Med.* 2007;357:2262–2268.

3. Azarbal B, Tobis J, Suh W, et al. Association of inter-atrial shunts and migraine headaches: Impact of transcatheter closure. *J Am Coll Cardiol.* 2005;45:489–492.
4. Sorrentino M, Resnekov L. Patent foramen ovale associated with platypnea and orthodeoxia. *Chest.* 1991;100:1157–1158.
5. Moon RE, Camporesi EM, Kisslo JA. Patent foramen ovale and decompression illness in divers. *Lancet.* 1989;1:513–514.
6. Seivert H, Krusdorf U. Transcatheter closure of intracardiac shunts. *Z Kardiol.* 2002;91:77–83.
7. Krumsdorf U, Keppler P, Horvath K, et al. Catheter closure of atrial septal defects and patent foramen ovale in patients with an atrial septal aneurysm using different devices. *J Interv Cardiol.* 2001;14:49–55.
8. Beitze A, Schuchlenz H, Beitze M, et al. Interventional occlusion of foramen ovale and atrial septal defects after paradoxical embolism incidents. *Z Kardiol.* 2002;91:693–700.
9. Post MC, Van Deyk K, Budts W. Percutaneous closure of a patent foramen ovale: single-centre experience using different types of devices and mid-term outcome. *Acta Cardiol.* 2005;60:515–519.
10. Vincent RN, Raviele AA, Diehl HJ. Single-center experience with the HELEX septal occluder for closure of atrial septal defects in children. *J Interv Cardiol.* 2003;16:79–82.
11. Moore KL, Persaud TVN. *The Developing Human, Clinically Oriented Embryology.* 6th ed. Philadelphia: WB Saunders; 1998:394–396.
12. Hagen PT, Scholz DG, Edwards WD. Incidence and size of patent foramen ovale during the first 10 decades of life: an autopsy study of 965 normal hearts. *Mayo Clin Proc.* 1984;59:17–20.
13. Cleveland Clinic. Patent foramen ovale (PFO). Available at: http://my.clevelandclinic.org/disorders/patent_foramen_ovale_pfo/hic_patent_foramen_ovale_pfo.aspx. Accessed May 31, 2011.
14. Galen. De usu partium L. Nicolaus. De usu partium corporis humani, magna cura ad exemplaris Graeci veriritatem [sic] castigatum, universo hominum generi apprime necessarium. *Parisiis: Ex officina Simonis Colinaei.* 1528; 32:484.
15. Pearson AC, Labovitz AJ, Tatineni S, et al. Superiority of transesophageal echocardiography in detecting cardiac source of embolism in patients with cerebral ischemia of uncertain etiology. *J Am Coll Cardiol.* 1991;17:66–72.
16. Teague SM, Sharma MK. Detection of paradoxical cerebral echo contrast embolization by transcranial Doppler ultrasound. *Stroke.* 1991;22:740–745.
17. Blersch WK, Draganski BM, Holmer SR, et al. Transcranial duplex sonography in the detection of patent foramen ovale. *Radiology.* 2002;225:693–699.
18. Van H, Poommipanit P, Shalaby M, et al. Sensitivity of transcranial Doppler versus intracardiac echocardiography in the detection of right-to-left shunt. *JACC Cardiovasc Imaging.* 2010;3:343–348.
19. Cohnheim J. *Vorlesungen über allgemeine Pathologie: ein Handbuch für Aerzte und Studirende.* Berlin: Hirschwald; 1877.
20. Chen JJS, Ha JC, Mirvis SE. MR imaging of the brain in fat embolism syndrome. *Emerg Radiol.* 2008;15:187–192.
21. Allemann Y, Hutter D, Lipp E, et al. Patent foramen ovale and high-altitude pulmonary edema. *JAMA.* 2007;296:2954–2958.
22. Shanoudy H, Soliman A, Raggi P, et al. Prevalence of patent foramen ovale and its contribution to hypoxemia in patients with obstructive sleep apnea. *Chest.* 1998;113:91–96.
23. Mehan VK, Wahl A, Walpoth N, et al. Instant percutaneous closure of patent foramen ovale with acute myocardial infarction and normal coronary arteries. *Catheter Cardiovasc Interv.* 2006;67:279–282.
24. Dowson A, Mullen MJ, Peatfield R, et al. Migraine Intervention with STARFlex Technology (MIST) Trial. A prospective, multicenter, double-blind, sham-controlled trial to evaluate the effectiveness of patent foramen ovale closure with STARFlex septal repair implant to resolve refractory migraine headache. *Circulation.* 2008;117:1397–1404.
25. Tobis J. Management of patients with refractory migraine and PFO: Is MIST I relevant? *Catheter Cardiovasc Interv.* 2008;72:60–64.
26. NMT Medical, Inc. NMT Medical announces preliminary results of CLOSURE I PFO/stroke trial. Available at: http://www.snl.com/irweblinkx/file.aspx?IID=4148066&FID=9712903&printable=1. Accessed May 31, 2011.
27. Staubach S, Steinberg DH, Zimmermann W, et al. New onset atrial fibrillation after patent foramen ovale closure. *Catheter Cardiovasc Interv.* 2009;74:889–895.
28. Hijazi Z et al. Transcatheter closure of atrial septal defects and patent foramen ovale under intracardiac echocardiographic guidance: feasibility and comparison with transesophageal echocardiography. *Catheter Cardiovasc Interv.* 2001;52:194–199.
29. Koenig P, Cao QL, Heitschmidt M, et al. Role of intracardiac echocardiographic guidance in transcatheter closure of atrial septal defects and patent foramen ovale using the Amplatzer device. *J Interv Cardiol.* 2003;16:51–62.
30. Ebied MR. Transhepatic vascular access for diagnostic and interventional procedures: techniques, outcome, and complications. *Catheter Cardiovasc Interv.* 2007;69:594–606.
31. AGA Medical Corporation. US instructions for use. Available at: http://www.amplatzer.com/USProducts/USInstructionsforUse/tabid/873/Default.aspx. Accessed May 31, 2011.
32. Pedra C, Piklala J, Lee KJ, et al. Transcatheter closure of atrial septal defects using the Cardio-Seal implant. *Heart.* 2000;84:320–326.
33. Khairy P, O'Donnell CP, Landzberg MJ. Transcatheter closure versus medical therapy of patent foramen ovale and presumed paradoxical thromboemboli: a systematic review. *Ann Intern Med.* 2003;139:753–760.
34. Chessa M, Carminati M, Butera G, et al. Early and late complications associated with transcatheter occlusion of secundum atrial septal defect. *J Am Coll Cardiol.* 2002;39:1061–1065.
35. Braun M, Gliech V, Boscheri A, et al. Transcatheter closure of patent foramen ovale (PFO) in patients with paradoxical embolism. Periprocedural safety and mid-term follow-up results of three differ-

ent device occluder systems. *Eur Heart J.* 2004;25: 424–430.
36. Braun MU, Fassbender D, Schoen SP, et al. Transcatheter closure of patent foramen ovale in patients with cerebral ischemia. *J Am Coll Cardiol.* 2002;39: 2019–2025.
37. Poommipanit P, Levi D, Shenoda M, et al. Percutaneous retrieval of the locked Helex septal occluder. *Catheter Cardiovasc Interv.* 2010;77:892–900.
38. Amin Z, Hijazi ZM, Bass JL, et al. PFO closure complications from the AGA registry. *Catheter Cardiovasc Interv.* 2008;72:74–79.
39. Motreff P, Dauphin C, Souteyrand G. Cardiac perforation and tamponade 3 months after transcatheter PFO closure by STARFlex device: A case report. *Catheter Cardiovasc Interv.* 2008;71:412–416.
40. Amin Z, Hijazi ZM, Bass JL, et al. Erosion of Amplatzer septal occluder device after closure of secundum atrial septal defects: Review of registry of complications and recommendations to minimize future risk. *Catheter Cardiovasc Interv.* 2004;63:496–502.
41. Harms V, Reisman M, Fuller C, et al. Outcomes after transcatheter closure of patent foramen ovale in patients with paradoxical embolism. *Am J Cardiol.* 2007;99:1312–1315.
42. American Heart Association. CLOSURE I Presentation slides. Available at: http://networking.americanheart.org/files/179. Accessed May 31, 2011.
43. Krumsdorf U, Ostermayer S, Billinger K, et al. Incidence and clinical course of thrombus formation on atrial septal defect and patient foramen ovale closure devices in 1,000 consecutive patients. *J Am Coll Cardiol.* 2004;43:302–309.
44. Slavin L, Tobis JM, Rangarajan K, et al. Five-year experience with percutaneous closure of patent foramen ovale. *Am J Cardiol.* 2007;99:1316–1320.
45. Zaidi AN, Cheatham JP, Galantowicz, et al. Late thrombus formation on the Helex septal occluder after double-lung transplant. *J Heart Lung Transplant.* 2010;29:814–816.
46. Brandt RR, Neumann T, Neuzner J, et al. Transcatheter closure of atrial septal defect and patent foramen ovale in adult patients using the Amplatzer occlusion device: no evidence for thrombus deposition with antiplatelet agents. *J Am Soc Echocardiogr.* 2002;15:1094–1098.
47. Anzai H, Child J, Natterson B, et al. Incidence of thrombus formation on the CardioSEAL and Amplatzer inter-atrial closure devices. *Am J Cardiol.* 2004; 93:426–431.
48. Zajarias A, Thanigaraj S, Lasala J, et al. Predictors and clinical outcomes of residual shunt in patients undergoing percutaneous transcatheter closure of patent foramen ovale. *J Invasive Cardiol.* 2006;18:533–537.
49. Greutmann M, Greutmann-Yantiri M, Kretschmar O, et al. Percutaneous PFO closure with Amplatzer PFO occluder: predictors of residual shunts at 6 months follow-up. *Congenit Heart Dis.* 2009; 4:252–257.
50. Verma SK and Tobia JM. Explanation of patent foramen ovale devices: a multicenter survey. JACC Cardiovasc Interv. 2011;4:579-585 in press.

12章

心房中隔欠損症の閉鎖療法

定義

心房中隔欠損(atrial septal defect：ASD)は、右房と左房との間での異常な中隔形成からなる特異的な交通である。その結果として、酸素化された血液が左房から右房へのシャントを形成し、潜在的に病理学的な合併症を伴っている。

発生学

ASDを理解するためには、心房中隔の発生を知ることは非常に重要である[1]。胎生期の発達に伴って、心房中隔の形成により右房と左房が形成される。この心房内の隔壁は2つの独立した中隔、すなわち一次中隔および二次中隔がそれぞれ発達することで形成される。最初に形成されるのは一次中隔であり、心房の上方から心房と心室の間にある心内膜に向かい下方に伸びていく。この正常の一次中隔が心内膜床へ付着することに伴い、一次中隔の上方部分は徐々に融解する。それと同時に二次中隔が一次中隔のやや右側から派生するが、これも上方から心内膜床に向かって伸長する。しかし、この二次中隔は心内膜床までは付着せず、その結果として一次中隔は心房腔内の下方側、二次中隔は心房の上方部に付着した状態となっている。同時にこの2つの中隔が重複して心房内の中隔が形成され、その間に卵円孔が形成される。卵円孔は右心房と左心房の間の弁様のflapであり、子宮内において胎盤からの酸素化された血液を優先的に左心系へと交通する形で送り上半身を灌流することができる。生後間もなく肺血管抵抗は低下し、その結果として左房圧が上昇して右房圧を凌駕することで、卵円孔は機能的に閉鎖する。大多数の患者においては線維化を起こし、瘢痕化してこの弁様flapは、最終的には閉鎖する。

解剖

心房中隔欠損には4つのタイプがある。

1)二次孔欠損心房中隔欠損(全ASDの75%)

二次孔欠損ASDは、卵円窩の部位に生じたASDである。卵円窩における薄いflapでの単一あるいは多孔性欠損が原因である。右房側から見ると、欠損孔は卵円窩の下縁あるいはC型の二次中隔の下縁に接するように位置している。中隔の辺縁は欠損孔を心房壁、大静脈の入口部、そして房室弁を隔てている。二次孔欠損は、単独あるいは複雑心奇形の一部として認められる。肺動脈弁狭窄症も、しばしばASDに伴って認められる[2,3]。

2)一次孔欠損心房中隔欠損(15～20%)

一次孔欠損ASDは、心のルックスの下方近傍に認められる。その結果として、ASDは心内膜床欠損の状態となっている。これは心房ないし心室中隔欠損という形態であり、ほぼ全例に僧帽弁前尖の分裂も伴っている。

3)静脈洞型心房中隔欠損(5～10%)

静脈洞型ASDは、上大静脈入口部付近の上方あるいは下大静脈入口部の下方付近に位置している。静脈洞型ASDは、静脈洞腔が右房にうまく結合しなかったことが原因で生ずる。静脈洞型ASDは右肺静脈の部分還流異常に関連(90%以上)していることが多い。

4）冠静脈洞心房中隔欠損（1％以下）

冠静脈洞 ASD は，冠静脈洞と左房を隔てている心房壁（天井部分）の欠損である。冠静脈洞の入口を通して，左房と右房のシャントの原因となる。また，時として部分あるいは総肺静脈還流異常を伴ったり，同時あるいは別個に左上大静脈の冠静脈開口を伴っていることもある。

卵円孔開存（PFO）は flap 様の交通をしているが，そこでは卵円孔を覆っている一次中隔は二次中隔の上縁と重なり合っている。患者によっては二次中隔と一次中隔は瘤状となっており，多数の小欠損となっていることもある。

頻度

ASD は先天性心疾患の 10％ と，比較的頻度の高い疾患である。二次孔欠損においては，女性が 65〜75％ を占めているが，静脈洞型および一次孔欠損では男女差は認められない[4]。

遺伝的要因

ダウン症では，房室中隔欠損症あるいは一次中隔欠損が主に関与しているが，二次孔欠損に関してもその頻度は高い。約 40％ のダウン症で何らかの先天性心疾患が認められる。そのうちで 40％ が房室中隔欠損であり，通常は完全欠損型で現れる。一次中隔欠損は DiGeorge 症候群や Ellis-Van Creveld 症候群においても認められる。

房室中隔欠損のある成人では，その子どもの約 10％ に心疾患が認められる。心房中隔欠損は Holt-Oram 症候群において最もよく認められる心奇形であるが[4]，TBX5.3 の変異によって生じる。家族性に認められる二次孔心房中隔欠損は，GATA4 や NKX2.5 に関連しているといわれ，伝導障害もよくみられる症候である。現在，二次孔欠損孔に限ってはカテーテルによる閉鎖術が可能であり，以降は二次孔心房中隔欠損症を中心に議論する。

病態生理

心房中隔欠損の病態生理は，複雑かつ多くの要因が関与している[4]。欠損孔を介する血流は，収縮期および拡張期にも認められる。多くの患者は主に左房から右房への血流であるが，特に等容期においては一過性に右-左シャントが認められることも多い。大部分のシャント流は拡張期において認められる。この拡張期には各々の心房の血液は 2 つの道に分かれることとなる。1 つは通常の房室弁を通って同側の心室へ向かう血流，もう 1 つは心房中隔欠損を通って対側の心室を充満させる血流である。拡張期における心房中隔欠損を通る血流の方向は，左右の心室のコンプライアンスおよび容量によって決定される。心室のコンプライアンスは，主に後負荷によって決定される（その他の要因としては，心室の容量の状態，心筋量，心筋のジオメトリー，冠血流，そして心膜および胸腔内圧も心筋の拡張性に関与している）。正常では左心室は体循環へ血液を駆出し，多くの場合，右心室よりも仕事量が必要である。そのため，右心室は壁が薄いのに対して，左心室は生理的に作業量を反映して心筋が肥大する。壁が肥大した左心室では，右室に比べてより多くの血液を受け入れるための余裕が少ない。その結果，通常の心房中隔欠損症患者では，左房の血液はより広がりやすい右室へ流れやすい。このことから，心室のコンプライアンスの違いによって左-右シャントを呈することとなる。

先天的な肺動静脈の血流障害，肺実質の障害ならびに原発性肺高血圧症の結果として生じる右室の後負荷の増大を有している患者において，右室は肥大しコンプライアンスも低下する。この場合，心房中隔欠損における左-右シャントの量は，両室の差があまりないことから少なくなる。さらに右室のコンプライアンスが低下し伸展性が少なくなると，心房中隔欠損を通る血流は主に右から左となる。右室のコンプライアンスが低下した患者においては，安静時に心拍出を保つことができても，（心拍出量の増加した状態では）増加した血

流を受け止めることができず，労作時においてのみ右-左シャントが出現する．右室梗塞の既往，外部からの右室の圧排あるいは右室や三尖弁の低形成を生じる先天奇形など，その他の要因でも有効な右室内腔が減少し心室充満が妨げられる．心房レベルでは房室弁の閉鎖の際に，もはや心室のコンプライアンスは欠損孔を通る血流に影響することはない．

さまざまな要因により，収縮期におけるシャントの血流量と方向が決まる．拡張期においては，欠損孔の大きさがシャントの血流量を決める要因となるが，方向性は関係しない．心房自体はそれぞれ容量もコンプライアンスも異なるが，それは収縮期での血流の方向性に結びついている．拡張期に過大な左-右シャントを有する患者において，肺静脈還流は体循環の静脈還流を超えるものとなる（Qp＞Qs）．両心房の容量は，収縮期において同等となる傾向にあるので，結果として1心拍サイクル中に左から右への血流となる．房室弁の逆流も，心房中隔欠損孔の血流方向に大きく影響を与える可能性がある．著しい僧帽弁ならびに三尖弁閉鎖不全症においては心房中隔欠損孔を通過する血液を妨げるため，収縮期においてシャント血流は増加も減少もする．

結論として，心房中隔欠損孔自体の大きさは，シャント血流量を決定づけるものとなる．欠損孔が大きければ，血流に対して抵抗は少ないか，ほとんどない．拡張期における血流量は，上述したように心室間での相対的な性質によって規定される．たとえ心室間でのコンプライアンスの差が大きいとしても，欠損孔が小さく限定的であれば，血流量は心房中隔欠損自体が抵抗となってシャント血流はわずかなものとなる．

自然予後

心房中隔欠損を有する患者においては，シャントの血流方向や血流量はさまざまであり年齢にも依存する．胎児期においては肺血管抵抗が高いことから，右室のコンプライアンスは全くなく，ほとんど右-左シャントの一方向性である．出生直後は左室と右室のコンプライアンスは同等であり，欠損孔を通過する血液はわずかなものしかない．数か月経過すると肺血管抵抗が生理的に低下し，右室の壁は菲薄化することでコンプライアンスが増加する．そして，小児期および若年成人期においては，典型的な左-右シャントとなる[5]．

加齢に伴う生理的変化の結果として，左室心筋は肥大しコンプライアンスが低下する．心房中隔欠損孔の大きさに変化はなくても，成人ではシャント量は増大する．このことが，小児期には無症状であっても，30～40歳にかけて心房中隔欠損に関連する症状がよく出現する原因の1つである．

診断

1. 臨床症状

小児期には，ASDを有する小児のほとんどが雑音を有するが無症候である．乳児には時々息切れや呼吸器感染症を反復し，さらには心不全を発症する例がある．成長障害は認めないことも多い．現在では，別の理由で小児心臓医に紹介され，心エコーの精査にてASDが発見されることもある．

成人におけるASDにおいて，よく認められる臨床症状は4つある．最も多いものは，進行性に悪化する労作時息切れである．未治療のASDを有する患者群では，肺循環の容量負荷の増大から左室前負荷が連続的に低下することで，最大酸素消費量が減少するという研究結果がある．ASD修復後，数日または週単位で運動耐容能が改善する[6,7]．伝導路の伸展の結果として生じる心房性不整脈も，ASDの初発症状であることもある．若年成人において心房性不整脈を認めた場合には，右心系の拡大および心房間でのシャントを精査するべきである．将来的に心房細動を発症するか否かは治療介入を行った時点での患者の年齢に依存するところが大きい．手術を行っても25歳

を過ぎていれば，その後に心房細動を発症する可能性はあるものの，無症状の若年のASD患者に対して修復術を行う理由の1つに，長期にわたり心房細動を予防するという目的があるのも事実である[8,9]。

小児期であればASD修復後すぐに右房および右室の容量は減少し，両方の内腔も正常の大きさに回復するが，成人期における修復後には右房の拡大は残存することもある[10]。このことは，若年期における修復と比較して，成人以後のASD修復での心房細動のリスクを進行・増加させる原因となる[11]。まれにPFO（卵円孔開存）のように，ASD患者において欠損孔を通って，奇異性塞栓症による脳卒中または全身塞栓症を発症することもある[12]。多くの患者において，総量として著明な左-右シャントが認められていたとしても，実質上ほとんどの患者でバルサルバ手技や等容性収縮および弛緩期によって一過性の右-左シャントが出現する。心雑音，安静時の無関係な心臓症状，リズム，塞栓症状から医師が疑いをもつことで心エコーを施行され，ASDが発見されることもあるが，確率は低い。

肺血管床の容量が大きいことも理由の1つであるが，欠損孔が大きい場合でも肺高血圧症がASDに認められることはあまりない。外科治療および心エコー精査を施行されていない時代での自然予後を見た研究では，ASD患者において肺高血圧症は15％以上に認められた[13]。しかしその研究の結果からは，小さなASD患者での肺血管病変の進展を認める例があること，欠損孔が大きいASD患者の多くで肺高血圧症を認めないことから，ASDは肺高血圧が関連したマーカーであり，必ずしも原因ではないということが示された。より近年のレビューでは，その頻度は6〜9％と報告されている[14,15]。患者が正常肺血圧のままで成人まで成長すると，自然予後はその時点で決まっている。この場合，シャントが存在しても著明な肺高血圧へは進展しないが，他の患者と同様に肺実質病変の進展，左心機能障害あるいは閉塞性睡眠時無呼吸症候群の結果として肺血圧の上昇を見るのみである。全体のリスク，ASDを有する患者における肺血管病変へ進展する特定の危険因子は，いまだ不明であるというほうが妥当であるかもしれない。

あらゆる原因から生じる著明な肺高血圧症は，結果として右心収縮不全を生じ，高度の右心収縮末期容量は右房からの血液流入を阻害する。心房中隔が障害されていなければ全身静脈圧の上昇をきたし，左室は肺からの血液のみを駆出することから，古典的な右心系のうっ血性心不全（全身浮腫および低心拍出）を生じる。しかし，肺高血圧症を呈し，ASDを呈する患者では欠損孔で右-左シャントを介して右心系の減圧を図ることが可能となる。全身静脈血は左室に達するために肺を通過しないからである。その血流はASDを通り左房において肺静脈血と混合され，左室の前負荷を増大させる。右-左シャントがある患者ではチアノーゼを呈し，酸素供給によってもあまり反応しない[16]。しかし，血中酸素含有量の低下よりも，正常あるいはほぼ正常に心拍出を保つことのほうが重要であるため，組織酸素運搬能はASDを認めない患者よりもよい状態である。こうしたことから，中等度から高度の肺高血圧症を有する患者においては，ASDを修復することは生存率の改善につながらないものと思われる。同様に原発性肺高血圧症末期の患者においては，むしろASDを作成することで改善が見込まれると考えられ，肺移植までのつなぎとして施行されている[17]。

2. 自覚症状

症状には以下のものがある。
- 運動耐容能の低下，易疲労感。
- 労作時呼吸困難感。
- 動悸（上室性不整脈，高齢者に頻回に生じる心房細動，心房粗動），あるいは洞不全症候群による失神。
- 非典型的な胸痛（右室虚血）。
- 頻回の呼吸器感染症。
- 右心不全症状。

- 末梢静脈あるいは骨盤静脈の血栓症，心房性不整脈，フィルターを使用していない時の静脈注射あるいは留置静脈カテーテルからの奇異性塞栓症。

3. 身体所見

- 患者の皮膚は通常ピンク色である。チアノーゼが見られる時は，二次孔欠損型 ASD において右-左シャントを有する高度の肺高血圧症の存在，あるいは上静脈洞欠損を示している。チアノーゼは，肺動脈弁狭窄，冠静脈洞欠損，下大静脈洞欠損(左房への血液を送り込む著明なユースタキオ弁を有した)も示していることがある。
- 右室の膨隆を呈するが，左室の拍動は正常である。
- 肺動脈領域における広く固定性分裂したⅡ音(肺動脈弁閉鎖が遅れることによる)，大きい肺動脈成分のⅡ音は高度の肺高血圧を意味する。
- 収縮性駆出雑音が胸骨左縁で最もよく聴取される(増加した血流が肺動脈弁を通過する際の雑音であり，相対的肺動脈狭窄を呈する)，時々肺動脈の収縮期クリックを聴取する場合もある。
- 胸骨右縁下部では，三尖弁を通過する血液量の増加を反映して拡張期雑音が聴取される。特に Qp/Qs が 2.5 を超えた際に聴取される(相対的三尖弁狭窄)
- 左心系の病態生理に応じて，診察に焦点を当たる。例えば僧帽弁閉鎖不全症の場合には，汎収縮期雑音を聴取。臨床徴候と聴診所見は完全に一致せず，臨床的に表に出てこないこともよく認められる。

検査所見

1. 胸部 X 線写真

胸部 X 線写真では，有意な ASD では常にではないが，多くの場合，異常を呈する。

心拡大は右心系が拡大した際に認められ，時として一次孔欠損型 ASD 患者においては著明な僧帽弁閉鎖不全症により左心系の拡大も認められる。右心系の拡大は側面像でさらに鮮明に摘出される。肺血流増加を示している肺紋理は増強し，肺門部の拡大が特徴的である。また，小さな大動脈の突出も特徴的であり，体循環の減少に伴って肺血流が増加し，慢性的に低心拍出状態であることを示している。

2. 心電図

心電図も診断には重要なカギとなる。調律は，洞調律，心房細動，心房粗動のいずれの場合もある。下壁誘導の陰転した P 波は静脈洞欠損において認められ，洞結節の消失あるいは欠損を意味している。右房負荷もしばしば認められる。Ⅰ度房室ブロックは一次孔欠損を示しているが，二次孔欠損においても高齢者によく認められる。二次孔欠損において，QRS 軸は通常は右軸偏移しており，肺高血圧症が存在する際には著明である。一次孔欠損の場合には，典型的な症例において左軸偏位または極端な右軸偏位を示す。右室肥大による高電位はすべての ASD 患者で認められ，しばしば不完全右脚ブロックを呈しており，著明な肺高血圧症がある患者では極端な形で出現する。僧帽弁閉鎖不全症を有している患者では，左室肥大および左房負荷を認める。"Crochegate" とはⅡ誘導およびⅢ誘導の QRS に見られるノッチであり，二次孔欠損型で認められると報告がある。

3. エコー検査

成人では経胸壁エコー(TTE)が診断に有用なツールであり，心房中隔の欠損孔を明瞭に描出することができ，心尖部四腔像および肋弓下長軸像において最も観察が可能である。しかし，心房中隔領域においては「echo fallout」がよく認められ，そのために ASD を誤診することや，「echo fallout」を心房中隔欠損として間違って描出してしまう．ハーモニックイメージングによる2次元（2D）エコーの進歩により，エコーでの診断の正確性が改善した．これらのイメージングモダリティを使用するに当たり，いくつかのキーポイントを強調する．

・誘発試験を行いながらバブルコントラストエコーによって，心房間の交通を観察することが可能である．
・負荷試験中のイメージの安定性をチェックすること．これらの負荷試験は一過性に右房の圧を上げて，潜在的に存在する心房間のシャントを誘発することである．
・典型的な負荷方法は，激しく鼻で息を吸う，せき込む，あるいはバルサルバ法での弛緩相が含まれる．
・3～5心周期以内に右から左へ一過性に気泡が移動したら陽性と判断する．
・気泡の量および数は欠損孔の大きさに関連する．遅発性の（5心周期以降）の気泡は肺内シャントに関連したものである．

欠損孔の描出に加えて，経胸壁エコーでは左-右シャントによる血行動態の変化によって生じた構造変化も観察可能である．
・右房および右室の拡大．
・三尖弁閉鎖不全症に関連して三尖弁輪の拡大．
・右室収縮期圧のピークの評価，また肺動脈弁狭窄がない時には肺動脈収縮期血圧の評価．

その他に関連するものとして，僧帽弁病変（僧帽弁逸脱，僧帽弁狭窄症），三尖弁病変（Ebstein奇形），そして肺静脈還流異常も検査可能である．心房間交通の経皮的閉鎖が可能になってからは，経食道エコー（TEE）および心腔内エコー（ICE）はデバイスによる閉鎖に先立って行うことが必須である．多くの施設では，待機的なデバイス閉鎖の直前に施行されている．これに関するキーポイントを以下に述べる．
・左房に灌流する4つの肺静脈すべてを同定する

ことは，卵円窩部欠損の閉鎖に先立って必須である．
・ASDの10%に肺静脈還流異常が認められ，そのほとんどは右上肺静脈の還流異常である．
・長軸90度および0度の像にて上静脈洞欠損を除外すること．
・デバイス閉鎖が適切に施行可能かを見るために，心房中隔のマージンを測定すること．
・僧帽弁閉鎖不全症は潜在的にデバイス閉鎖に伴う合併症であるため，詳細な僧帽弁の観察はデバイス閉鎖に先立って必須である．
・僧帽弁狭窄症ならびに閉鎖不全症の重症度は，ASDにより過小評価されてしまう．
・重症僧帽弁疾患が存在した状態では，欠損孔閉鎖によって，症状は改善よりもむしろ悪化する．
・心内血栓を除外すること．

3次元エコーや心臓磁気共鳴画像（MRI）の役割は，いまだASDの評価において十分に検討されてはいない．しかし，両者とも欠損孔閉鎖に適した患者を同定する際には，非侵襲的な評価方法として役に立つものと思われる．

4. 心臓MRI/CT

心臓超音波検査における所見が不明である場合，MRIは非侵襲的に付加的な画像を得ることができる．欠損孔や肺静脈を直接的に視覚化することも可能であるだけでなく，右室の容量や機能の定量化も可能であり，シャントの大きさも評価可能である．

また，多くの場合放射線被曝があることからその有用性に限りがあるものの，造影剤を使用した超音速cine-CTも診断の際に有用である．

5. 心臓カテーテル検査

若年者でASDがあまり複雑なものでない場合は，非侵襲的検査で十分であれば，カテーテル検

査は不要である。カテーテル検査は通常，年齢や家族歴などのリスクが有している場合や外科的な閉鎖術を予定している患者において，冠動脈の精査と，著明な肺高血圧（PAH）を有している際に肺血管抵抗およびその反応性を評価する目的で施行する。また，カテーテル検査は，非侵襲的な検査において十分な評価ができなかった場合にも施行され，心房中隔欠損の大きさ，肺静脈還流，そして弁膜症の合併の有無を評価する。現在ではカテーテル検査は，欠損孔閉鎖術と同時に施行される場合がほとんどである[18, 19]。

6. 運動負荷試験

運動負荷試験は，自覚症状と臨床所見が食い違う際に運動耐容能を検査する場合，あるいは肺高血圧症を有する患者において酸素飽和度の変化を見る場合には有用な検査である。しかし，著明な肺高血圧を有する ASD 患者においては，最大運動試験を行わせることは勧められない。

二次孔欠損型 ASD 患者の管理

血行動態的に有意な左-右シャントを有する ASD 患者で閉鎖を必要とするのは，右室の容量負荷が存在する場合といわれている。血行動態的に有意な ASD において，内科的治療は有効でないとされている。肺うっ血を緩和するために利尿薬を使用することや，肺血管抵抗に対して体血管抵抗を減少させる（その結果，左-右シャントが減少する）ために後負荷を減少させる薬剤を使用することは理にかなったものといえるが，適応となる症例はまれである。

二次孔欠損型 ASD の経皮的閉鎖の適応

心エコーで右室容量負荷を認め，大きな欠損孔を有する場合，30歳以降に自覚症状が出現する原因となる。そのため，患者が無症状であっても，長期的な合併症を減らす意味で欠損孔閉鎖の適応となる。

前述したように未修復の心房中隔欠損症の自然予後を考慮すると，無症状の患者において有意な ASD を閉鎖する有用性が理解できるはずである。主に長期的な合併症，すなわち早期の死亡，心房性不整脈，運動耐容能の低下，血行動態的に有意な三尖弁逆流，右-左シャント，妊娠中の塞栓症，顕性のうっ血性心不全，あるいは5〜10%の患者（主に女性）において進行する肺血管疾患などを予防する目的で修復術は施行される。

年齢にかかわらず自覚症状の出現，合併症があるからといって ASD 閉鎖の対象から外れることはない。閉鎖を行うことでさらなる病態の悪化を防ぎ，合併症，特に右室の拡大，右心不全，三尖弁閉鎖不全症・心房粗動あるいは心房細動から回復あるいは正常化させることが可能と考えられる。デバイスによる閉鎖の際には高周波アブレーション，三尖弁峡部のアブレーション，あるいは心房手術（Maze）が同時に施行される場合がある。患者が肺高血圧症を有する際には，閉鎖術前に肺血管病変の可逆性，肺血圧が体血圧の 2/3 以下，肺血圧が体血管抵抗の 2/3 以下を有する肺動脈弁閉鎖不全症の合併，あるいは肺動脈拡張剤または occlusion test にて反応するか否かを完全に評価する必要がある。そして，全体として左-右シャントであることが確認できたうえで閉鎖術を考慮すべきである。患者の治療に当たっては，肺高血圧症候群治療の専門家と共同して行うべきである。

ASD の閉鎖は，奇異性塞栓症や orthodoxia-platypnea[*1] を伴う場合にも妥当である[20, 21]。ASD の閉鎖に当たっては，たとえ欠損孔が小さくとも，場合によっては予防として治療が必要であることを考慮し議論すべきである。例えば，プロのダイバーやペースメーカ植え込みを行っている患者などがそれに当たり，減圧症や奇異性塞栓症などの個々のリスクに応じて治療を考慮すべきであ

[*1] 訳者註：起坐位で酸素化が低下するあるいは坐位で呼吸困難が悪化

る[20]．大きな左-右シャントがある未閉鎖のASDを有していても，妊娠-出産にはほとんどのケースでは十分耐えられることが多い．しかし妊娠中あるいは出産後に，臨床症状が出現あるいは増悪する可能性がある．また，妊娠，出産においては欠損孔の大きさにかかわらず，奇異性塞栓の可能性がある．著者らの意見では，血行動態的に有意なASDでなくとも妊娠の予定がある患者は，前もってASDを閉鎖するほうが望ましいと考えている．突然の大出血，その結果として生じる低容量，全身血管収縮，静脈還流の減少によって左-右シャントが増大し，心拍出量が減少することには耐えられなくなることが懸念されるためである．アイゼンメンジャー化した場合には，妊娠は禁忌となる．

二次孔欠損型ASDの経皮的閉鎖の禁忌

- 欠損孔が5 mm以下で右室容量負荷を認めない小さなASDは個人の自然予後に影響を与えず，奇異性塞栓がない限りは閉鎖の必要はない．
- 経皮的ASD閉鎖の絶対禁忌は，非可逆的な高度な肺高血圧症を有し，左-右シャントを認めない場合である．

＊その他の禁忌は，以下のものがある
- その他の重篤な状態あるいは合併症を有し，全身状態が不良な患者．
- 全身あるいは局所感染がその時点で存在する患者，デバイス留置1か月以内の敗血症患者．
- 出血傾向の患者あるいは代替の抗血小板療法が6か月間継続できないアスピリンアレルギーの患者．
- 低左心機能かつ左室拡張末期圧が上昇（＞14 mmHg）しており，ASDが左室への逃がし弁として機能している場合[4]．ASD閉鎖（バルーン閉鎖テスト）を行う際に，閉鎖テストにより左室拡張末期圧が顕著な上昇が予想されるほど事前に左心機能や血行動態のデータが改善しないのならば，閉鎖術を施行してはいけない．
- ニッケルに対するアレルギーを有する患者では，アレルギー反応が生じる場合がある．これは相対的禁忌である．ほとんどのニッケルアレルギーは接触反応である．心臓内に留置するデバイスで同様の反応が生じるかは不明である．アレルギー専門医へのコンサルテーションが必要と思われる．
- 心内血栓の存在．

＊以下の状況では，外科的閉鎖が適応となる
- 外科的修復が必要な心奇形を有する患者．
- その他のタイプのASD（一次孔欠損ASD，静脈洞欠損型，冠静脈洞欠損）．
- 上方，下方あるいは後方縁の欠損を含む解剖学的に不適な患者．前方の縁欠損は経皮的閉鎖術の禁忌ではない．

デバイス解説と留置テクニック

現在，米国では2つのデバイスが認可されている．ASDに関するFDAが認可したデバイスは，Amplatzer septal occluder（AGA medical, Plymouth, MN），Gore Helex septal occluder device（W.L. Gore&Associates, Flagstaff, AZ）である．米国以外では，Amplatzer septal occluder（ASO）やGore Helex device, Figulla Occlutech device, Cardia Intrasept device, Lifetech ASD deviceを含む，その他，多くのデバイスが二次孔欠損ASDに使用されている．この章では米国で認可されている2つのデバイスに限って議論する．

1. Amplatzer Septal Occluder (ASO)

ASOの，2枚のディスクとコネクティングウエストを示す（図12-1）．

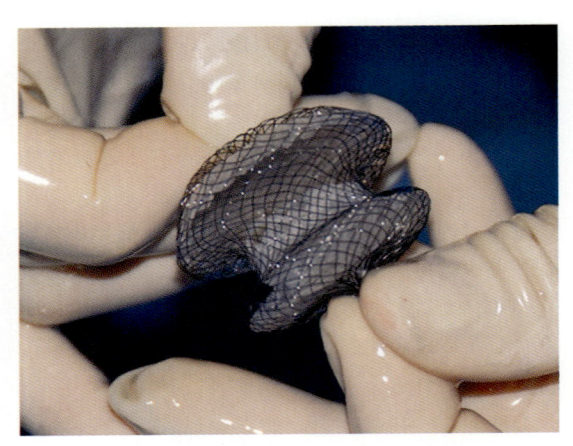

図12-1 2枚のディスクとコネクティングウエストをもつAmplatzer Septal Occluder

ASOは自己拡張型でナイチノール（55％がニッケル，45％がチタン）でできた2枚のディスクからなる．この形状は0.004〜0.0075インチのナイチノールで骨格を形成している．ASOは，しっかりと2枚の平坦なディスクが編みこまれ，ディスクの間には，中隔の厚さに相当する3〜4mmのコネクティングウエストがある．ナイチノールは素材として非常に弾性を有した特徴があり，形状記憶性を有する．こうしたナイチノールの特徴から，デバイスはほとんど直線状に伸ばすことが可能であり，デリバリーのための細いシース内へも挿入することが可能である．さらにシースから外に出ると心臓内では元の形状に戻る特性がある．デバイスのサイズはウエスト径で決まり，4〜40mmまでのさまざまなサイズバリエーション（20mmまでは1mmずつのサイズアップ，それ以上の大きさでは2mmずつのサイズアップ；40mmのデバイスは米国では認可されていない）がある．2枚の平坦なディスクは心房中隔へのアンカーのため，中心のウエストから放射状に伸展する．

二次孔欠損型ASDの患者は，通常左-右シャントを有している．それゆえ左房側のディスクは，右房側のディスクよりも大きく作られている．4〜10mmのデバイスではウエストに比べて左房側のディスクは12mm，右房側のディスクは8mmほど大きく作られている．しかし，11〜32mmまでのデバイスでは，コネクティングウエストより左房側で14mm，右房側で10mmほど大きい．32mm以上のデバイスでは，左房側が16mm，右房側で10mm大きくできている．両ディスクとも心房中隔に確実に固定できるように，ややお互いに向けて角度がつけてある．

デバイスの血栓形成性を増すために，全部で3枚のダクロンポリエステルパッチがポリエステルの糸で各々のディスクおよびコネクティングウエストにしっかりと縫い付けられている．また，雌ねじをもつステンレスのスリーブが，右房ディスク側にレーザー溶接されている．このスリーブはデバイスにデリバリーケーブルをねじ止めする際に用いられる．デバイスの展開の際には，10mm以下のデバイスなら6 Frシース，10〜15mmのデバイスならば7 Fr，16〜19mmのデバイスならば8 Fr，20〜26mmならば9 Fr，28〜34mmのデバイスならば10 Fr，36〜38mmならば12 Fr，40mmのデバイスならば14 Frシースの使用が推奨される．各々のデバイスの値段は，デリバリーシースを抜いて5,000ドルである．

a. Amplatzer delivery system

デリバリーシステムは，清潔状態でデバイスとは別個提供されており，デバイスの展開に必要なものが装備されている．特定のフレンチサイズと長さのデリバリーシース，ダイレーター，デバイスを縮めてデリバリーシースに導入するためのローダー，デリバリーケーブル（内径［ID］，0.081インチ），デバイス留置の際にデバイスとケーブルをデタッチする際に用いるプラスチック製のピンバイス，シースに対して一方向止血弁として機能するサイドアームの付いたTuohy-Borstアダプター，デバイスはその遠位端にねじ止めされ，それを通してローディング，留置，ならびに回収が可能である．

すべてのデリバリーシースは先端に45度の角度がついている．6 Frシースならば60 cm，7 Frシースなら60〜80 cmの長さが使用可能である．

8, 9, 10, 12 Fr では，80 cm 長のシースである．

b. Amplatzer Exchange(Rescue) System

このシステムは，上記のデリバリーシステムとほぼ同じ内容のものが含まれているが，唯一の例外はインナールーメンおよびダイレーターの先端がデリバリーケーブルを収容できるようになっていることである．9 Fr(ID 0.087 インチ)と 12 Fr (ID 0.113 インチ)の 2 種類のサイズで，ともにシース長は 80 cm で 45 度の角度がついている．デリバリーケーブルの先端は，もう 1 つのデリバリーケーブルとねじ止めをすることで接続可能で，交換用のケーブルの長さとすることができる．損傷したシースを取り出し，デバイスをリキャプチャーする目的で，このケーブルを通し，ダイレーターとともにレスキューシースを再挿入することができる．この交換システムの費用は 580 ドルである．

c. オプションであるが使用が推奨される装備

① Amplatzer サイジングバルーン

7 Fr のシャフト径をもつダブルルーメンのバルーンカテーテルである．バルーンはナイロンでできており，非常に柔らかく，二次孔欠損型 ASD の径を "stop flow" にて測定するには理想的材質であり，欠損孔を過伸展させることもない．バルーンカテーテルも 45 度の角度を有しており，測定に必要な透視不透過のマーカーが 2, 5, 10 mm 刻みでついている．バルーンカテーテルは，18 mm(最大容量は 20 mL, 20 mm 以下の欠損孔に使用)，24 mm(最大容量は 30 mL, 22 mm までの欠損孔に使用)，34 mm(最大容量は 90 mL, 40 mm までの欠損孔に使用)の 3 種類ある．

② Amplatzer super stiff exchange guidewire (0.035 インチ)

デリバリーシースおよびダイレーターを左上肺静脈まで進める際に使用する．

表 12-1 に ASD 閉鎖に使用する必要な物品すべてを要約する．

表12-1 カテーテル治療に必要な道具および物品

アイテム	サイズ	価格($)
Amplatzer septal occluder	4～40 mm	5,000
Amplatzer delivery system	7～12 Fr	580
Amplatzer super stiff exchange wire	0.035 インチ	45
Multipurpose catheter	6～7 Fr	10
Amplatzer sizing balloon	18, 24, 34 mm	265
Amplatzer rescue system	9, 12 Fr	580

d. step by step Technique

二次孔欠損 ASD 経カテーテル的閉鎖術に使用する物品

(1) シングルあるいはバイプレーンのカテーテル室
(2) TEE あるいは ICE
(3) すべてのサイズのデバイス，デリバリーおよびレスキューシステム
(4) サイジングバルーン
(5) 欠損孔および左上肺静脈へ導入するためのマルチパーパス(MP)カテーテル
(6) Super stiff exchange length wire：著者らは先端 1 cm が柔らかい Amplatzer super stiff exchange length guidewire を好んで使用するが，先端が J の形の extra-stiff も使用する．

医療スタッフ

(1) デバイス閉鎖を施行するに当たり十分に訓練を受けたインターベンション治療医
(2) TEE あるいは ICE に精通した非侵襲的検査を行う循環器内科医
(3) TEE ガイド下での施行では麻酔科医
(4) 通常，ICE を使用した際には患者に鎮静を行うが，その際に鎮静剤の投与の資格をもった看護師
(5) カテーテル室技師

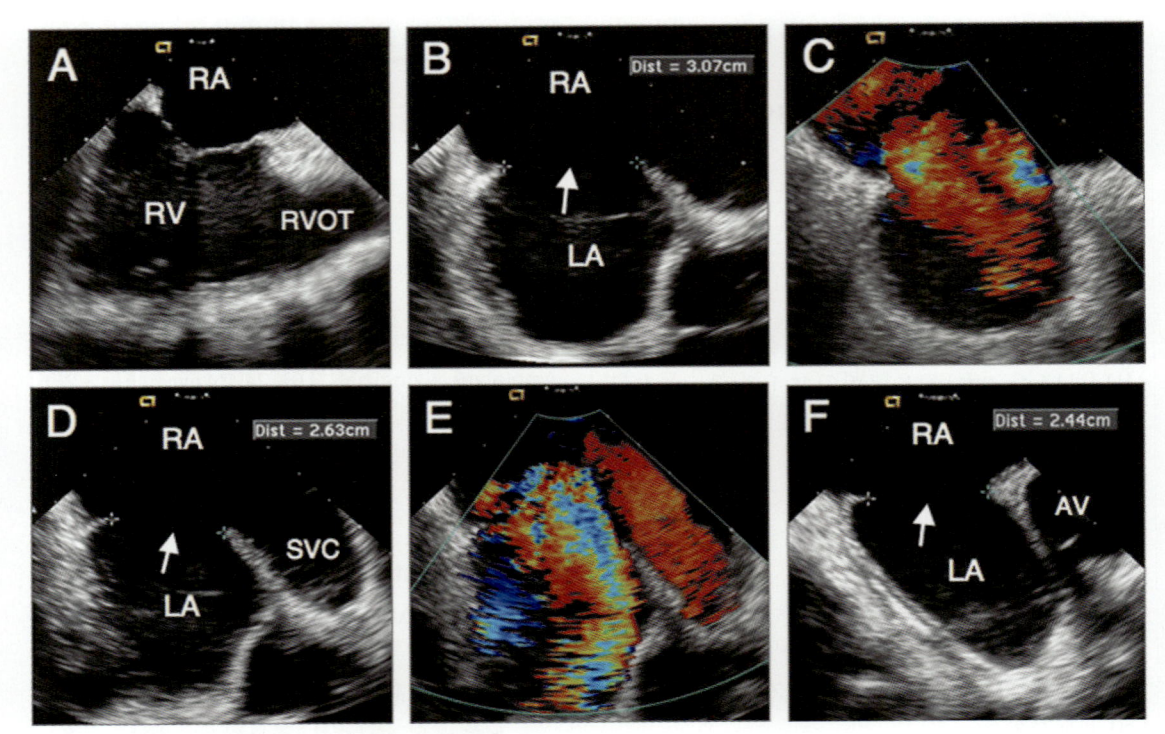

図12-2 大きなASDを有する患者のICE画像

A：右房および三尖弁，右室，右室流出路を描出したHome-viewである。**B**：大きなASD（矢印），右房，左房，上方および下方縁を描出したSeptal view。**C**：Bと同じでカラードプラを入れた像である。**D, E**：上方縁全体および欠損孔（矢印）を描出したドプラあり，なしの像である。**F**：欠損孔（矢印），大動脈基部，欠損した前方縁，留置可能な後方縁，そして右房および左房を描出したshort-axis view。
AV：大動脈弁，LA：左房，RA：右房，RV：右室，RVOT：右室流出路，SVC：上大静脈

e. 留置方法

①治療施行前

患者，閉鎖する欠損孔に関するすべてのデータについてレビューし，至適な大きさのデバイスやデリバリーシステムが使用可能かを確かめる。治療手技ならびに合併症について，患者および家族に説明する。治療前に必要なオーダーを患者に行う。325 mgのアスピリンを手技の48時間前には開始する。アスピリンへのアレルギーがあればクロピドグレル75 mgを使用する。

②アクセス

右の大腿静脈からアクセスして，7Fまたは8Fのショートシースを使用する。患者の状態があまり不安定な場合やTEEガイドでの施行で全身麻酔が必要な場合には，右大腿動脈から動脈ラインを挿入する。もし大腿静脈が使用できないときには，著者らは経肝臓アプローチを推奨している。鎖骨下および内頸静脈のアプローチを使用すると，欠損孔が大きい場合ではデバイスの展開が非常に難しい。

デバイス展開の際には，活性凝固時間（ACT）が200秒以上となるようにヘパリンを投与する。治療中の抗生物質の使用も推奨される。通常はセファゾリン1 gを1回目は治療中に，あと2回は6～8時間後に経静脈的投与を行う。

図12-2，3は，ICEを用いたサイズの大きなASDの計測および欠損孔の計測を示したものである。図12-4は二次孔欠損患者のシネアンギオ像を示す。

ルーチンの右心カテーテル検査は，肺血管抵抗

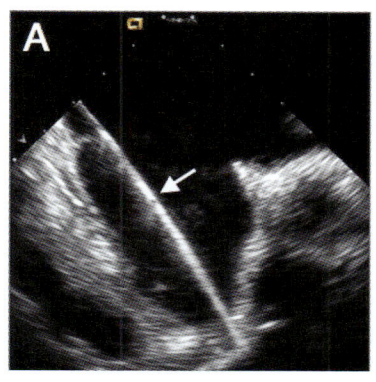

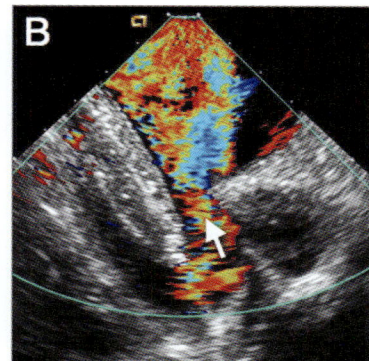

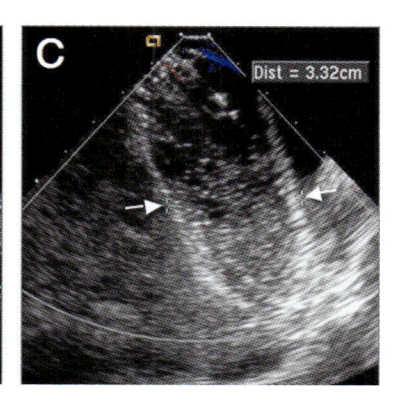

図12-3　図12-2と同じ患者のサイジングを行っているICE像

A：Exchange wire が欠損部分を通過し左上肺静脈に挿入されている像である。B：サイジングバルーンを拡張するもいまだシャントが残存している像である（矢印）。C：欠損孔を完全に閉塞したバルーン拡張像。これは進展した欠損孔の"stop-flow"径である。

が正常であることを示すために施行すべきである。この時，左右シャント量も計算可能である。

二次孔欠損型ASDのエコーによる評価はTEEまたはICEを用いて，カテーテル治療と同時に施行すべきである。ASDの解剖に関するすべての情報（位置，大きさ，複数の欠損孔がないか，さまざまなリムが十分にあるか）を見るための包括的な検査は，必ず施行すべきである。図12-2ではICEによる欠損のすべての評価を提示している。

③縁

検査すべき重要な縁は，以下である。
・上方/SVC リム：bicaval view で最も観察可能である。
・上後方/右肺静脈縁。
・前上方/大動脈縁：あまり重要ではない縁であり，しばしば欠損している。
・IVC縁および冠静脈洞縁：存在が重要な縁である。
・後方縁：大動脈弁レベルでのshort-axis viewで最もよく見える。

縁は前方縁を除けば，欠損（＜5 mm）していてはいけない。前方縁欠損は治療適応外ではない。

④心房中隔欠損の通過方法

MPカテーテルを用いる（MP A2カテーテルは理想的な角度をもつ）。カテーテルをIVCとRA

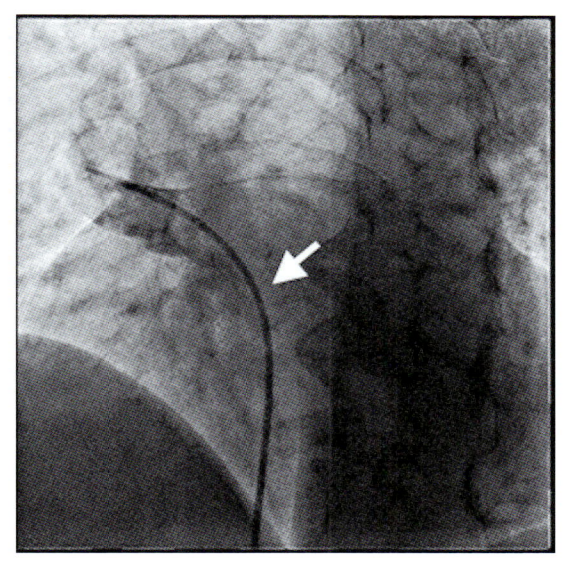

図12-4　右肺静脈から造影をし二次孔ASDを通して左右シャントを示した4チャンバービューの血管造影像

の境界におく。IVCの角度でカテーテルをASDへのガイドとする。時計方向にトルクをかけながら中隔方向（後方）へ進める。

もし不可能ならばカテーテルをSVCまで進め，ゆっくりRAまで引き戻してくる。時計方向かつ後方にトルクをかけて，欠損孔を通過するまで中隔の向きに合わせる。TEE/ICEは難しい欠損孔にカテーテルを通す際に非常に有用である。

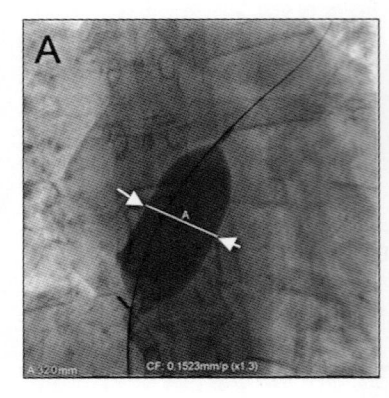

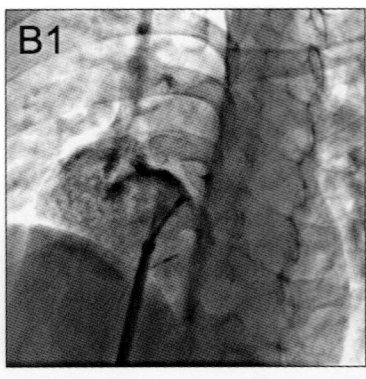

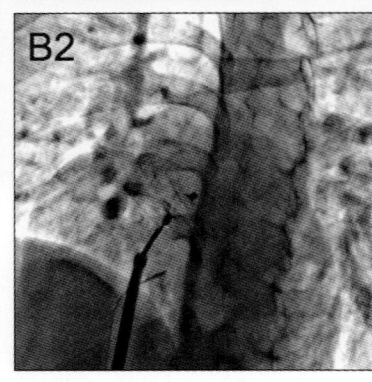

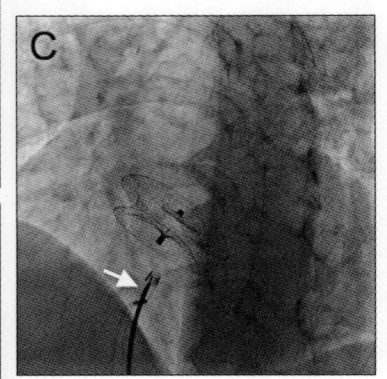

図12-5

A：欠損孔をバルーンで閉鎖した（矢印）際のシネ画像である。**B1**：デリバリーシースのサイドアームから造影剤を注入し右房ディスクを可視化したアンギオグラムである。**B2**：遅延肺静脈像で左房ディスクが可視化した状態である。**C**：デバイスをリリースしたあとの透視画像であり，心房中隔に平行におかれて良好なデバイスの位置を示している。この心房中隔の輪郭と図 12-4 の心房中隔の輪郭を比較してみるとよい。

　図12-4, 5 は, 図 12-3 の患者の欠損孔のバルーンサイジングおよび進展した欠損径（矢印）を示したシネアンギオである。

⑤右肺静脈造影

　肝鎖骨位方向（LAO 35 度/cranial 35 度）からの右肺静脈造影は有用である。これを行うことで, 心房中隔の解剖, 形そして長さの輪郭が得られる。また, リリースでなくデバイスを展開する際に便利である。術者は I/I（管球/フラットパネルディテクター）を操作してアンギオ像と同じ view とし, 展開の際にデバイスの位置と画像から得られた位置との比較ができる。図 12-6 でデバイスのデリバリーおよび展開の ICE 像を示す。

⑥欠損孔の測定

　MP カテーテルを左上肺静脈に置く。企業のガイドラインが推奨する適切な大きさのバルーンを用意すること。著者らは, 十分な長さがあり拡張時に欠損孔を通した時のすわりがよいことから, 34 mm のバルーンを好んで使用する。Extra-stiff, Foppy/先端 J の 0.035 インチ倍長のガイドワイヤーを通す。これで欠損孔が大きくても心房内でのバルーンは十分にサポートされる。

　まず MP カテーテルと静脈シースを抜去する。著者らはサイジングバルーンを静脈シースではなく, 直接的にオーバー・ザ・ワイヤーテクニックで進める。ほとんどのサイジングバルーンは 8〜9 Fr のシースが必要である。

　ワイヤーに乗せたバルーンは透視およびエコーガイド下で欠損孔を通過してとどめる。その後, TEE/ICE のカラードプラの flow で左-右シャン

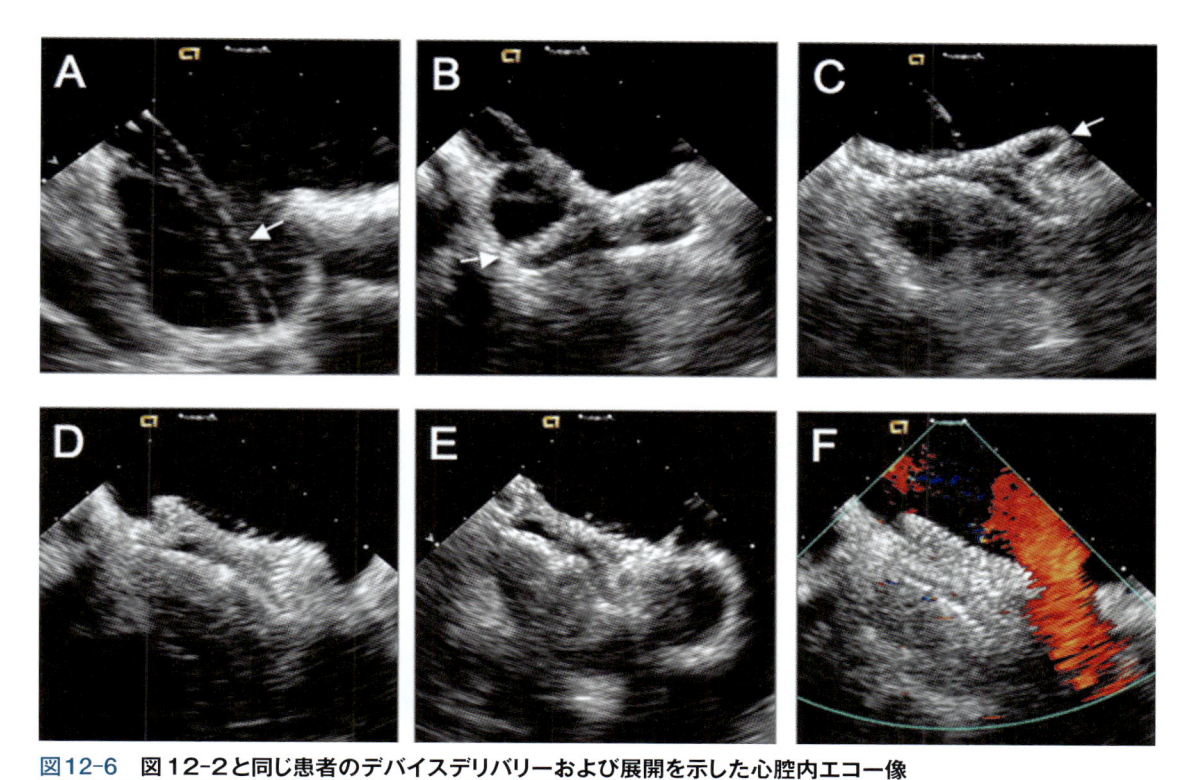

図12-6 図12-2と同じ患者のデバイスデリバリーおよび展開を示した心腔内エコー像

A：デリバリーシース（矢印）が欠損孔を通過し左上肺静脈にある像を示す。B：左房ディスク（矢印）が左房内で展開。C：右房ディスク（矢印）が右房内で展開。D：デバイスがリリースされ良好な位置におかれている。短軸像（E）および長軸（F）カラードプラ像では両者ともデバイスは良好な位置におかれており，残存シャントも認めない。

トが消失するまで希釈した造影剤でバルーンを拡張する。いったんシャントが消失したら，シャントが再び現れるまで徐々にバルーンを縮めてくる。これがいわゆる"stop-flow"テクニックであり，これがデバイスの大きさを選択する際の根拠となるものである。計測の際にはlong-axis像が最もバルーンがよく見える（**図12-3C**）。このビューでは，ASDの縁で形成されるインデンテーションが最もよく観察され正確な測定が可能である。

⑦透視による測定

X線透視装置に角度をつけ，バルーンに対して垂直にする。この方法は難しいかもしれないが，さまざまなキャリブレーションマーカーが有用である。マーカーは離れて，分離していることを確認すること。各施設でのカテラボの診断機能を用いてインデンテーションの位置（あるいはバルーンの中心）でバルーンの径を測定する（**図12-5**）。エコーと透視画像での測定に相違があるならば，通常はエコーでの計測がより正確であることが著者らの知見である。

いったんサイズが決定したらバルーンを縮めてワイヤーは左上肺静脈に置いたまま，RAとIVCの境界までバルーンを戻す。この時間を利用してACTを再測定し，最初の抗生物質の投与を行う。

⑧デバイスの選択

欠損孔が適切な縁の大きさ（5 mm<）を有していれば，バルーンの"stop-flow"で得られた径の0〜2 mm大きなデバイスを選択する。もし上方/前方縁が欠損（5〜7 mm）ならば，著者らはバルーンの"stop-flow"で得られた径より4 mm大きなデバイスを選択する。もし選択したデバイスの大きさが2Dで計測した欠損孔の大きさの50%以

上大きなものを選択しなくてはならない時には，術者はデバイスの大きさについて再考すべきである。著者らの知見では2Dで計測した欠損孔の50％以上の過大な径のデバイスでは，device-erosionにつながるからである。

⑨デバイスのデリバリー

デバイスの大きさを決定したら適切な大きさのデリバリーシステムを開封する。シースおよびダイレーターに水を通す。

適切なサイズのデリバリーシースをワイヤーに通して左肺静脈まで進める（図12-6）。シースを左肺静脈に入れたままでダイレーターとワイヤーを抜去する。デリバリーシース内に空気を入れないよう細心の注意を払うことが大切である。

空気塞栓を最小限にするその他の方法としては，IVCまではダイレーターとともにワイヤーに沿って進めそこでダイレーターを抜き，シースのサイドアームから水を通しながらワイヤーに沿って左房内までシースを進めるという方法もある。

デバイスをデリバリーケーブルの先端にねじ止めして生理食塩水につけ，システム全体から空気を除去するために水につけながらローダーの中へ引き込む。

Yコネクターはローダーの近位部に取り付け，生理食塩水でフラッシュしやすくしておく。デバイスを含めたローダーはデリバリーシースの近位部のハブに取り付ける。ASOデバイスとケーブルはシースの遠位端へと進めるが，その際に長いシースの中で予期せずねじが取れてデバイスが外れてしまわないようにケーブルを回さないように注意する。ケーブルとシースを一体として左房の中心部まで引く。シースの位置は，透視画像あるいはTEE/ICEで確認する。

⑩デバイスの展開

左房ディスクは，最初透視下あるいはエコーガイド下で展開する（図12-6B）。左心耳に干渉しないように注意する。コネクティングウエストも心房中隔の非常に近く（数mm）の左房内で一部展開する（ASOによるASDの閉鎖は欠損孔をステントするような感じである）。その後はシステムを一体化して引いた後，デリバリーシースをケーブルから引いてコネクティングウエストと右房ディスクをASDおよびRAでそれぞれ展開する。

⑪デバイスの位置決め

適切なデバイスの位置は異なった方法で確認が可能である。

1. アンギオと同じ透視方向で確認する：2枚のディスクが平行かつ心房中隔によって離れた状態にあれば良好なデバイスの位置といえる。同様のViewで術者は"ミネソタウイグル"を施行することができる（ケーブルをゆっくり押したり引いたりすること）。安定したデバイスの位置は，一方の方向にしかデバイスが動かないことでわかる。
2. TEE/ICE：エコー施行者は，1つのディスクがそれぞれの心房内にあることを確認すること。中隔の上方および下方の観察は長軸像が適切であり，前方と後方のディスクは短軸像が適切である。
3. 血管造影：最初に施行した中隔の輪郭を観察したアンギオグラムと同じ角度を用いて，デリバリーシースのサイドアーム，ICEのシースあるいは別の穿刺部位からの造影カテーテルを用いて造影検査を施行する。良好な位置とは，右房の造影で右房ディスクのみが造影され，遅延肺静脈相では左房ディスクのみが造影される。デバイスの位置が明らかでない，あるいは不明である場合にはデバイス全体あるいは一部をリキャプチャーし，同様の方法で位置の変更を行う。

⑫デバイスリリース

いったんデバイスの位置が確認されたら，pin viseを用いてデリバリーケーブルを反時計方向に回してリリースする。デリバリーケーブルに少しかかっていたテンションからリリースされ，ASDの中心に位置し心房中隔に平行になることでデバイスの角度が著しく変わることがよくあるので，注意が必要である。閉鎖の結果を確認する

には，再度 TEE/ICE（図12-6），カラードプラ，四腔像方向から右房造影および遅延肺静脈造影像を用いたアンギオ（必要に応じて）を用いる。

患者には適切な量の抗生物質（通常セファゾリン 1 g）をカテーテル中に投与し，8時間おきに2回投与する。また，術後必要があれば6か月間感染性心内膜炎の予防措置を行うこと，同様に 81～325 mg のアスピリンを1日1回経口で内服することを行ってもらう。加えて著者らの施設では 75 mg のクロピドグレルを2～3か月内服してもらっている。著者らの知見では，閉鎖後の頭痛はクロピドグレルを内服している患者で少ないということが明らかになっている。競技スポーツを含めた完全に活動性を取り戻すことは，術後4週間後から可能である。MRI（もし必要ならば）は植え込み後いつでも施行可能である。

⑬術後

閉鎖術が終了したら ACT を再チェックして，適切な値ならばシースを抜去して止血を行う。著者らは"8の字縫合"を用いて 14 Fr までのシースを止血している。もしそれ以上の大きさのシースを使用した場合は，2つの perclose を用いている。ACT が 250 秒を超えていれば，ヘパリンのリバースのためにプロタミンを使用することもある。

⑭術後管理

患者は心電図モニターのできる場所で管理する。患者によっては上室性期外収縮が増加することもある。まれに持続性上室性頻拍が認められることもある。翌日は心電図，胸部X線（前後，場合によっては側面像），カラードプラによる経食道エコーを行ってデバイスの位置および残存シャントを確認すべきである。

1週間後に胸部X線を施行し，デバイスの位置が適切であるかを確認することが推奨されるが必須ではない。

術後6か月で心電図，胸部X線，TTE/TEE を施行して再評価する。デバイスの位置が適切で残存シャントがなければ，その後は最初の2年間は毎年，その後は3～5年ごとのチェックで問題はない。デバイスの長期成績は評価すべきであり，新しい情報があれば患者に伝えるようにする。

術後1か月間は接触の激しいスポーツは控えるよう説明する。

f. トラブルシューティング

①空気塞栓

空気塞栓を予防するには，注意深い手技の施行が求められる。シースは左上肺静脈の入口に置かなければならない。そうすることでシース内に自然と血液が流入するようになる。決してシースから血液を引くために，強い陰圧で引いてはいけない。左心系に大量の空気が入り込んだら，通常は右冠動脈洞に溜まるか右冠動脈に入り込み，下壁誘導の ST 上昇の原因となる。このことは徐脈，心停止，顕著な低血圧によって明らかとなる。もしそれらを生じたらすぐに右冠動脈に右冠動脈造影用カテーテルを置いて，強制的に生食あるいは造影剤を注入し空気を置換したうえで，右冠動脈系の再灌流を行う。

②コブラヘッド・フォーメーション

左房側ディスクが展開の際に高度の変形をきたし，コブラの頭のようになった状態を指す。これは左側ディスクが肺静脈内あるいは左心耳内で展開された時に起きる可能性がある。左房が非常に小さくデバイスが入りきらない時にも起きる。また，デバイスが不良品である場合，異常な緊張がかかった状態でローディングされている場合にも生じ得る。もし生じたならば展開された場所をチェックする。可能であれば，デバイスをリキャプチャーし取り出してチェックをする。体外でもコブラヘッドが生じれば新しいデバイスを用いる。ディスクの形状が正常ならば，そのデバイスを再度展開する。もし左房ディスクがコブラヘッドの状態を呈していたら，デバイスを切り離してはならない。

③デバイス塞栓

もしデバイス塞栓が生じたら，すぐにデバイスを取り除かなければならない。外科的あるいはス

ネアカテーテルを用いた経皮的回収を行い，ロングシース内に引き戻すことで施行可能である。カテーテルによる回収は技術的に難しいため，スネアの経験がない術者は施行すべきではない。

デバイス寒栓に備えて，カテーテル室には12〜16 Fr の太いマリン型シースとさまざまなサイズのスネアカテーテルを準備しておかなければならない。著者らは，Amplatzer goose Neck Snare（ev3, Plymouth, MN）あるいは Ensnare（Merit Medical, Salt Lake City, UT）を使用している。デバイスは腱索あるいは弁尖を傷つけるため，弁を越えて引っ張ってはならない。

デバイスを体外に取り出す際には必ずロングシースを用いる。デバイスをスネアするために，著者らはデバイスのデリバリーに使用したサイズより2 Fr 大きなシースを使用している。まれに，左房側ディスクがシース内に引き込めない場合があり，その際にはもう1つのスネアを内頸静脈から挿入して左房ディスクのマイクロスクリューのスタッドをスネアし，内頸静脈側に引っ張りながら助手が大腿静脈側にデバイスを引きこむ。こうすることでデバイスを縮めることが可能であり，大腿静脈のシースから取り出すことが可能である。

④留置中に欠損孔から左房ディスクが外れる場合[22]。

特に前方/上方縁欠損を伴う大きな欠損孔を閉鎖する際，左房ディスクを展開すると心房中隔に垂直な方向で展開することとなってしまい，結果的に欠損孔の前上方から外れてしまうことがある。こうした状況に対処するためのいくつかの方法がある。

(1) バルーンの"stop-flow"で得られた径より，4 mm 大きなデバイスを用いる。
(2) この方法でも留置不可能ならば，左房の中心部からではなく左あるいは右上肺静脈にシースを置きながら展開することで角度を変えることができる。
　(a) 前方縁欠損を伴った大きな ASD では，左上肺静脈テクニックがよく用いられる。デリバリーシースを左上肺静脈の中に置く。シースの深さは，シースを引いた際に一時的にデバイスが肺静脈内にとどまれるのに十分な長さとする。その後，デリバリーケーブルはぴんと張って，1か所にとどめた状態でシースを右房まで素早く引き両方のディスクが同時に展開するようにする。そうすると左房ディスクは肺静脈から飛び出し，心房中隔に留置される。この方法は左房ディスクが心房中隔と平行状態を保ち，そのことでデバイスの大動脈側の端が右房側に飛び出ることを防いでいる。もしデバイスが肺静脈から出てこない時は，ケーブルをやさしく引いてデバイスを引く。肺静脈を傷つけることがあるので，肺静脈の奥深くまでデバイスを進めないよう注意を払うべきである。
　(b) LA roof テクニックは，後方縁欠損の患者でよく施行される。このテクニックでは，デリバリーシースは右肺静脈の入口部におく。透視（A-P）でデリバリーシースは脊椎と平行に見える。デバイスを進めてシースを安定させたまま，左房側ディスクを左房壁の天井で展開する。展開した左房側ディスクは脊椎に垂直になっている。右房ディスクはシースを引くことで展開する。この方法はデバイスの後方側の端が左房内にとどまり，デバイスの残りの部分が展開する間も後壁の縁から離れた状態にする方法である。この方法は，大動脈および後方縁欠損患者にも適応可能な方法である。
(3) その他の解決方法は，Hausdorf シース（Cook Medical, Bloomington, IN）を用いる方法であり，このシースは先端側に後方に向かう2つのカーブを有している。この正弦曲線が展開角度を変えるのに非常に有用である。
(4) ダイレーターテクニックとは，体側の大腿

静脈から長いダイレーターを用いて左房側ディスクを左房内にとどめ，助手あるいは術者がデバイスの残りの部分を展開するテクニックを意味する[23]）．

(5) バルーンアシストテクニックは，ダイレーターテクニックと似ている．対側の大腿静脈から左上肺静脈にワイヤーを留置する．中隔に非常に近い右房でバルーンを拡張する．デバイスの展開は通常通りに行う．バルーンの存在で左房ディスクが右房側に飛び出ることを防いでいる．いったんデバイスが展開されたら，徐々にバルーンを縮める．完全に縮めたらガイドワイヤーを左房から注意して抜く[24]）．

⑤デバイスのリキャプチャー

デバイスのデリバリーに際して，最小径のサイズのシースでの施行を可能とするためにシースの壁は薄くできており，結果として強度が低いものとなっている．リリースする前にデバイスをリキャプチャーするためには，術者は鼠径部左手でシースを把持し，右手でデバイスをシース内に力強く引き込むことが必要である．

デバイスのデリバリーを目的とした最小径のシースで治療を行うためにシースは比較的薄く，弱いものとなっている．もしシースが傷つくあるいは屈曲（アコーディオン状態）したら，傷ついたシースを変更するためにエクスチェンジ（レスキュー）システムを用いる．

最初に，レスキューケーブルの先端をデバイスの付いたケーブルの近位端にねじ止めして，ケーブルを伸展させる．その後，シースを抜去し，9あるいは12 Frのシースの場合，レスキューシステムのダイレーターをケーブルに沿ってシースの中に入れ，シースの先端から数 cm まで進める．このダイレーターを用いることでシースの強度が強化され，ケーブルとダイレーターを一体化して術者は抜去することができる．その後，術者は次に何をすべきか決める（シース全体を変えるかあるいはデバイスを変更するか）．

⑥突出したユースタキオ弁を有する患者のデバイスのリリース

リリースの際にケーブルが引っかかってしまうことを防ぐため，シースを右房ディスクのハブまで進める．その後ケーブルをリリースし，シースの位置が変わる前に即座にシース内に引き戻す．

⑦多孔性の二次孔欠損ASDの閉鎖[25]）

2つの欠損孔があり7 mm以上お互いが離れていれば，各々の欠損孔を別々に通す．各々のサイズを測り，各々の欠損孔でデリバリーシステムを取り出す．最初は小さい欠損孔に対してデバイスを留置し，その後に大きいほうの欠損孔にデバイスを留置する．リリースはそれぞれ行うが，まずは小さいほうからリリースする．

もし多孔性の場合には，Amplatzer Multi-Fenestrated Septal Occluder-"Cribriform"を使用する（このデバイスはAmplatzer PFO Occluderとは2枚のディスクの大きさが同じ以外は同様のデザインである）．デバイスはすべての欠損孔をカバーするために心房の中心部に留置する．

g. 合併症

デバイスと開心術を比較したUS Phase II trialでは，デバイス閉鎖群の合併症頻度は7.2%であり，開心術群の合併症頻度（24%）と比較して非常に少ないものであった．合併症のほとんどは不整脈であったが[26, 27]，長期の薬物療法を必要とする患者はほとんどいなかった．これらの合併症の中には，①デバイス塞栓（大多数はinvestigatorのラーニングカーブの初期の段階での事象である），②心ブロック（まれであり報告ではサイズが大きすぎるデバイスの使用時に関連したものであった），③上室性不整脈（デバイス留置後には有意に増加したが6か月後には軽快した），④頭痛，がデバイス留置後約5%に発症した．しかし，6か月以内には徐々になくなっていった．クロピドグレルを留置後2～3か月使用することで，著明にその頻度が減少した．

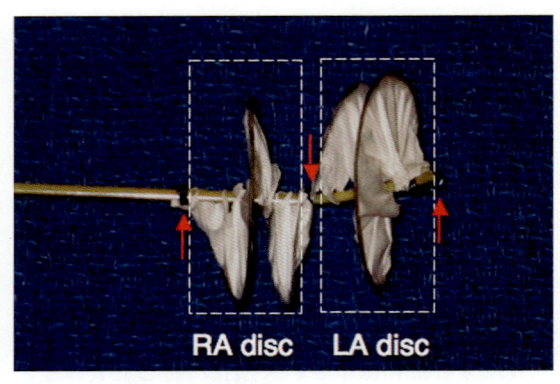

図12-7　Helexデバイス
2枚のディスクからなる。赤矢印はハトメ*2の位置を示している。
RA：右房，LA：左房

h. 臨床成績

　US Phase II trial では，閉鎖成功率は外科と同様であった。しかし，デバイス閉鎖群は外科治療群に比較して，やや年齢も高い傾向にあった[26]。さらにデバイスによる閉鎖群にかかる費用は著明に安く，入院期間に関してはデバイス群において1日に対して外科手術群は3.4日と短いものであった。Kim および Hijazi による研究では，カテーテル閉鎖に必要な費用は平均で11,541ドルであったのに対して，外科手術は21,780ドルであった[28]。

2. Helex Septal Occluder デバイス

　Gore 社の Helex のデバイスは中心位置自己非調整型でナイチノールの骨格をもち，ポリテトラフルオロエチレン（ePTEF）を張った2枚のディスクからなるデバイスである。デバイスの価格は5,179ドル。図12-7に写真を示す。
　このデバイスは中隔を通したのち，1つのディスクを左房側におき，もう1つのディスクを右房の中隔側におくようにできている。このデバイスは，0.012インチのナイチノールでできた1本のワイヤーの骨格に，ePTFE のカーテンが接着さ

*2 訳者註：ひもを通す穴。

れている。ナイチノールは180度回転した螺旋状の形態をしており，完全にディスクを開くと2枚の平行なディスクを呈する。デバイスは，75 cm 長で3重同軸のからなる10 Fr のデリバリーカテーテルを通して，留置することとなる。そのため長い経中隔シースは不要である。ASD であっても，PFO であっても，診断カテーテルを用いて，左肺静脈の1本に向けて通してあるワイヤーをデリバリーカテーテルの遠位端に近い小孔に通して，モノレールで病変まで送ることができる。デバイス径は15, 20, 25, 30, 35 mm 径が使用可能である。デバイスは短い10 Fr シースでの使用が可能であるが，モノレールテクニックを使用する際には11～12 Fr の大腿用シースが必要である。
　Helex デバイスは柔軟かつ組織侵襲がなく，心房中隔および周辺組織への形状にフィットし，特に成長する心臓への使用が可能であるようにデザインされている。同様に，血栓形成が少ないことも証明されているので，ePTFE は全身循環側である左心房（LA）へ留置することの安全性も認められている。このことは全身循環への血栓性イベント，一過性脳虚血発作ならびに脳卒中などに関わる卵円孔開存 PFO に対する閉鎖術においても妥当性も有している。ePTFE 膜は，パッチや人工血管などさまざまな医療材料として約30年にわたって使用されており，長期耐久性，早期の内皮化が可能な生体適合性も示されている。特にHelex デバイスに対する研究でも，生体適合性の良さが示されている。

a. 患者選択

　二次孔欠損型 ASD 閉鎖における一般的な適応に加えて，Helex occluder は中心性の二次孔型 ASD の閉鎖専用としてデザインされている。二次孔欠損型 ASD の形態は当然のごとく多様であるが，多孔性，瘤状の欠損孔にも使用可能である。前上方縁欠損，すなわち大動脈部分の心房中隔の欠損であるが，この場合もやや大きめのデバイスを使用することで留置が可能である。
　中心位置自己非調整型デバイスと欠損孔長径と

の最大比は，1.8〜2.0が推奨されている．現在使用可能な最も大きなデバイスは35 mmであり，閉鎖可能な欠損孔の大きさは18〜19 mmとなる．しかし，心房中隔欠損孔が大きく左心房が小さい小児，特に体重25 kg以下の小児の場合，経験上では30〜35 mmのデバイスでは，左房側で効果的な閉鎖が不可能であるという問題がある．ほとんどの術者はカテーテル閉鎖術の前評価を通常TTEで施行する．そのため通常のTTEで測定された欠損孔の大きさが15 mm以上ある場合には，バルーンサイジング施行時には18 mm以上であることもあり，その際にはHelexデバイスの使用は不適切であると予想される．

b. 閉鎖テクニック

植え込みの際には標準的なテクニックが用いられている．

①麻酔

小児の場合には，気管挿管を行った全身麻酔が通常必要である．成人では鎮静を行って心腔内エコーを用いて施行される．TEEを用いる場合には，全身麻酔が必要となる．

②アクセス

右大腿静脈から一方向弁を有する10〜11 Frの短い(15〜20 cm)シースを用いる．また同側の右大腿静脈から最初のシースの近位部より，ICE用の8 Frの短い，可能であれば30 cm長のシースを挿入する．全身麻酔でないならば侵襲的な動脈圧モニターは不要である．100 U/kgのヘパリンを静注する．血行動態評価は，肺動脈圧ならびに肺血管抵抗を測定する目的で施行される．留置に先立ち心エコーを施行し，心房中隔欠損の大きさ，縁状態，大動脈までの距離，房室弁の状態などの形態を評価する．この時点では，TTEで明らかではない多孔性か否か同様に欠損孔の形態ならびに中隔瘤も評価可能である．

Amplatzerデバイスを施行する際と同様なステップを，Helexの場合も施行する．しかし，デバイスの大きさに関しては，バルーン径の1.8〜2.0倍の大きさのデバイスを用いる．

③デバイスのローディング

Helexデバイスはデリバリーカテーテルとともに供給されており，長いタイプのマリン型シースを用意する必要はない．デリバリーシステムは，遠位部の3つの同軸のコンポーネントと，それに続く近位部のY型のハブからなる〔10 Fr径の緑のデリバリーカテーテル，グレーのコントロールカテーテル，黄褐色の心軸である(図12-8)〕．コントロールカテーテルの近位端はY型のハブがあり，最も手前には赤い回収用コードのキャップがある．心軸の近位端はY型ハブの側管にあり，透明のルアーキャップがある．コントロールカテーテルには，オクルーダーデバイスの位置を変えたり引き入れたりする時に必要な際に用いる回収コードがある．0.035インチのガイドワイヤーは，デリバリーカテーテルの遠位端に通すようになっている．

④グリーンカテーテルへのデバイスのローディング

清潔トレイからデバイスを取出し，清潔トレイを捨てた後，以下の作業を行う(図12-8にローディングを示す)．

(1) デリバリーシステム内に含まれている空気をなくすため，オクルーダーのローディングはオクルーダーおよびカテーテル自体をヘパリン生食につけた状態で施行すべきである．

(2) 20〜30 ccのシリンジにヘパリン生食を入れる．

(3) 赤のレトリーバブルキャップにシリンジを取り付ける．

(4) 心軸のルアーキャップを閉める．

(5) コントロールカテーテルのルアーキャップを緩める．

(6) コントロールカテーテルをボウルあるいは清潔トレイ向けて水を通す．

(7) 最初の水通しが終わったら，シリンジの付いたグレーのコントロールカテーテルを約3 cm，オクルーダー自体は外に出したままで引き戻す．すると黄褐色の心軸はやや

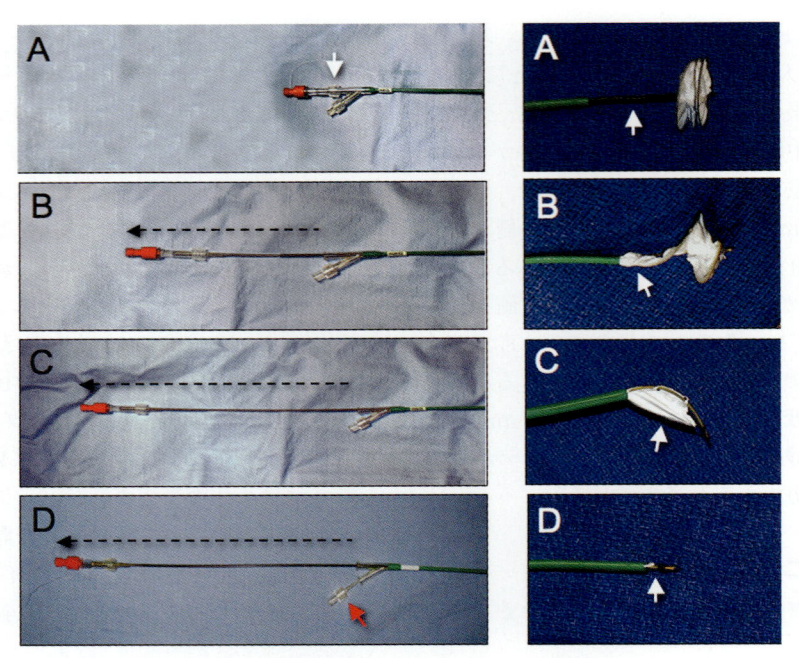

図12-8 Helexデバイスのローディングのステップを示す

A：デバイスとデリバリーケーブルを箱から開いてデバイスとグレーカテーテル（矢印）を示す。**B**：グレーカテーテルを引く；こうしてデバイスをグリーンカテーテルへ引き入れる。**C**：グレーカテーテルをデバイスの遠位部が"バナナ型"になるまで引き入れる(矢印)。**D**：その際に主軸のルアーキャップを開いて，さらにグレーカテーテルを引いて，デバイス全体をグリーンカテーテル内に入れてしまう。

カーブの付いた状態になる。
(8) 心軸のルアーキャップを緩める。
(9) オクルーダーが緑のデリバリーカテーテルに完全に入るまで，グレーのコントロールカテーテルのハブを引き戻すことでローディングが完了となる。
(10) コントロールカテーテルをボウルあるいは清潔トレイにおいて水を通しておく。
(11) カテーテルの先端がシースの中に入るまで，システム内に空気が入り込まないようシリンジは赤いキャップにつけたままで水を通し続けておくこと。

⑤デバイスのデリバリー

ガイドワイヤーポートの内腔側から外に通すように，ガイドワイヤーを通してデリバリーカテーテルを送り込むが，その際にオクルーダーはガイドワイヤーと干渉しないように緑のデリバリーカテーテル内に十分に引き込んで置くことを確認する(モノレールシステムのため)。そして，適切な大きさのシースにデリバリーシステムを挿入する。この時点で著者らは，フラッシュしたシリンジを抜くようにしている。回収コードについている赤いキャップが，確実にグレーのコントロールカテーテルに取り付けられていることを確認すること。

⑥デバイスの展開

図12-9はHelexデバイスによるASD閉鎖のICE像である。図12-10は図12-9と同じ患者の閉鎖時のシネアンギオ像である。

⑦左房ディスク展開

(1) 直接，透視画像にて緑のデリバリーカテーテルの先端に位置する不透過マーカーが左房の中央部に位置するまで，カテーテルの先端が心房中隔欠損を通してすすめる。

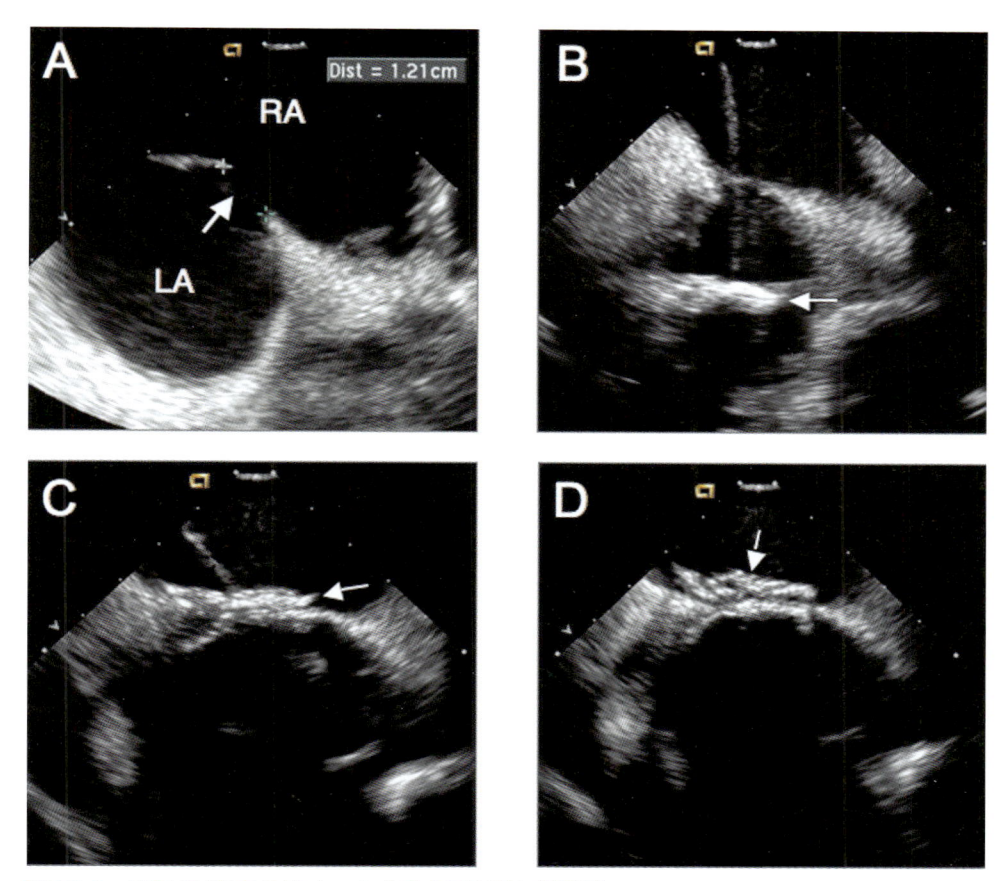

図12-9　ICEガイド下のHelexによる心房中隔欠損閉鎖

A：中隔像であり，心房中隔欠損（矢印），右および左房そして上方および下方の縁が示されている。B：左房側ディスク（矢印）が左房内で展開されている。C：右房側ディスク（矢印）が右房内で展開。D：デバイスがリリースされた状態（矢印）で良好な位置に留置されている。
RA：右房，LA：左房

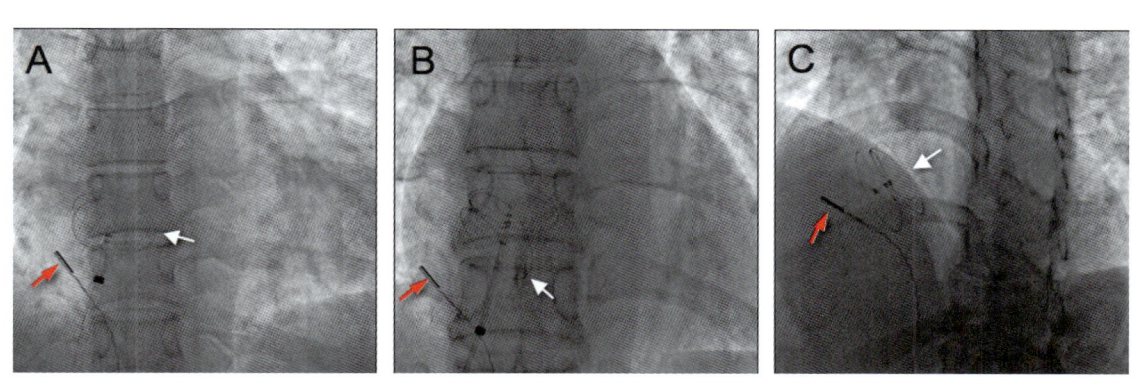

図12-10　図12-9と同一患者の正面シネアンギオ像（A，B）

A：左房ディスク（矢印）が左房で展開され，中隔の近くに位置している。B：右房ディスク（矢印）が右房内で展開している。C：シネアンギオ4腔像ではデバイスは良好な位置におかれていることがわかる。赤い矢印は心腔内エコー（AcuNav，Biosense Webstar社，Diamond Bar，CA）である。

(2) この時，オクルーダーの展開を開始する前にガイドワイヤーを抜いておく。
(3) 左房ディスクを展開するには，以下に述べる push-pinch-pull 法を使う。

　グレーのコントロールカテーテルを押して，オクルーダーを中隔より左房腔内まで進めるが，この時決して左房壁を押してはならない。もし左房内腔の大きさが十分であれば，褐色のマンドレルのルアーキャップがYハブで止まるまで(約2cm)進める。緑のデリバリーカテーテルは動かないようにしっかり把持し，グレーのコントロールカテーテルをつまんだ(pinch)状態で褐色の心軸を2cmかややそれ以下まで引いて，デリバリーカテーテルより出た部分のオクルーダーが形づけられるようにする。中心のハトメが不透過部分の境界にある緑のデリバリーカテーテル先端の外に出るまで，push-pinch-pull 法を繰り返す。

(4) 左房側ディスクが展開したらシステム全体を一体として保持し，エコーガイド下あるいは透視下で左房側ディスクが心房中隔に当たるまで引いてくる。

⑧右房ディスク展開
(1) 右房側ディスクを展開するに当たって，グレーのコントロールカテーテルを固定した状態で保持する。心軸のルアーキャップがY型のハブで止まるまで緑のデリバリーカテーテルを引いて，ゆっくりと右房側ディスクを外側に出し，その後心軸のルアーキャップを閉める。
(2) 緑のデリバリーカテーテルを左手で保持し，グレーのコントロールカテーテルを右手で押してコントロールカテーテルのルアーがY型のハブに当たるまで押して展開し，その後コントロールカテーテルのハブを閉める。
(3) 左房および右房のディスクが中隔と平面となり，ディスクの間に中隔に対峙して中隔の組織を挟んでいることを確認すること。

(4) TEE または ICE で適切な位置にあることを確認し，（場合に応じて）著者らは LAO 35度，cranial 35度でシネの撮影を行う。適切な位置におかれていないと判断されれば，この章で後述する位置変更のステップを行う。
(5) 赤い回収コードのキャップを取り去っておく。

⑨オクルーダーのロックとリリース
(1) ロックの解除を行う前しか，位置変更はできないことを注意すべきである。
(2) オクルーダーの位置と閉鎖が適切であれば，心軸のルアーを緩める。緑のデリバリーカテーテルを保持しながら，少なくとも2cm褐色の心軸をしっかりとひいてロックを解除する。
(3) ロックとリリースを終了した時点で，オクルーダーはグレーの回収コードでコントロールカテーテルに緩やかに接続した状態である。オクルーダーの位置が適切でないと判断されたら，"回収コードによるオクルーダーの回収"(後述)を参照すること。いったんデリバリーシステムを引いてしまう(次のステップ)と，デリバリーシステムを使用してオクルーダーの脱着は不可能となる。
(4) オクルーダーの位置が適切であると判断されれば，回収コードがコントロールカテーテルのハブを通してスムーズに動くことを確認しつつ，カテーテル全体を一体として全システムを引き抜く。

⑩オクルーダーの位置変更
(1) 赤いリトリーバルコードを元に戻してしっかりと閉め，心軸のルアーを閉める。
(2) オクルーダーをカテーテルの中に引き戻すために，"グリーンカテーテルへのデバイスのローディング"を参照(前述)して，手順を繰り返す。
(3) 欠損孔を通してオクルーダーの再留置を行う。

(4) デバイスの展開の手順を繰り返す．
(5) 位置変更の間，異常な状態（例えば心軸がキンクした，心軸ロックのループが曲がった，あるいは予期せずロックがリリースされた）ことによって，カテーテル操作時に強い力が必要となった，オクルーダーおよびシステムを全抜去して新しいデバイスに変更すること．

⑪ 回収コードを用いたオクルーダーの回収
(1) ロックがリリースされ，回収コードがグレーのコントロールカテーテルに付いていたら，リトリーバルコードのたるみをとって確実に赤いリトリーバルコードのキャップを再度取り付けることで，オクルーダーの切り離しが可能である．
(2) 緑のデリバリーカテーテルを右房におくこと．オクルーダーを一直線上にして，グリーンカテーテルにオクルーダーを引き戻しながらグレーのコントロールカテーテルを引く．
(3) オクルーダー全体を緑のデリバリーカテーテルに引き込もうとして，過度の力を加えないこと．そうした手技は，回収コードの破損やオクルーダーのフラクチャーにつながる．
（注意点）オクルーダーのワイヤー形状をサポートするため，心軸を使用せずに術者はロックループとハトメがデリバリーカテーテルやシースイントロデューサーの先端に当たらないよう確認すること．もしロックループやハトメが当たったり，デリバリーシステムを無理やり引き戻したら，回収コードやデバイスの骨格の形状がフラクチャーする危険がある．
(4) 通常の取出し方法で，50～100％はオクルーダーを緑のデリバリーカテーテルに収容可能である．ロックされていても，ロックされていなくてもオクルーダーがデリバリーカテーテルの外側にあれば，コントロールカテーテルとデリバリーカテーテルを一緒に引き抜く．必要であればシースイントロデューサーとオクルーダー自体を一緒に引き抜く．オクルーダーの回収ができれば，そのオクルーダーは処分し手技を完遂するために新しいオクルーダーを使用すること．

⑫ リキャプチャー
(1) オクルーダーの位置異常，あるいは塞栓を起こしたら，ループスネアーを用いてリキャプチャーする．ロングシース（10 Fr あるいはそれ以上）を用いてデバイスの近くにまでもっていくことが推奨される．
(2) スネアーカテーテルをオクルーダーの骨格のどこかに引っ掛ける．
(3) スネアーを用いてオクルーダーをシース内へ引っ張る．オクルーダーの骨格上ロングシース内に引き込むことができなければ，オクルーダー，スネアー，ロングシースを一体として回収する．
(4) リキャプチャーしたオクルーダーは，弁組織を引っ張ったりしないようにシースの中に引き入れておく．

c. 手技後
Amplatzer の項で述べたことと同じことが推奨される．

d. 合併症
Helex による ASD 閉鎖後の重篤な合併症はまれである．心穿孔ならびにタンポナーデはいまのところ報告はない．デバイス塞栓は生じるが，ほとんどの症例でスネアーと 10 Fr シースを用いて回収可能である．骨格のフラクチャーは少ない頻度（5～6％）で見られるが，デバイス自体が膜でおおわれているため安全であり，最終的には全体として内皮化するので臨床的に問題とはならない．

e. 臨床成績
初期の経験でも，このデバイスが容易に使用可能で，完全に回収可能である．小児における小口径あるいは中等径の ASD を十分に閉鎖可能であることが示されている．

US multicenter pivotal study of the Helex Septal Occluder for percutaneous closure of secundum atrial septal defectsの結果では，Helexデバイスを用いたASDの閉鎖は，外科的治療と比較して，全身麻酔時間のおよび入院期間の短縮という点で安全かつ有効であることが示された[29]。臨床成功はデバイス群で91.7％(100/109)，外科治療群で83.7％(72/86)であった。Helexデバイス群で最も多かった合併症は，カテーテルによる回収を必要とするデバイス塞栓(1.7％)であり，外科治療群ではタンポナーデによる1例の死亡を含む心臓切開術後症候群(6.3％)であった。

文献

1. Lindsey JB, Hillis LD. Clinical update: atrial septal defect in adults. *Lancet*. 2007;369:1244–1246.
2. Rigby M. Atrial septal defect. *Diagnosis and Management of Adult Congenital Heart Disease*. London: Churchill Livingston; 2003.
3. Schreiber TL, Feigenbaum H, Weyman AE. Effect of atrial septal defect repair on left ventricular geometry and degree of mitral valve prolapse. *Circulation*. 1980;61:888–896.
4. Webb G, Gatzoulis M. Atrial septal defects in the adult recent progress and overview. *Circulation*. 2006;114:1645–1653.
5. Booth DC, Wisenbaugh T, Smith M, et al. Left ventricular distensibility and passive elastic stiffness in atrial septal defect. *J Am Coll Cardiol*. 1988;12:1231–1236.
6. Brochu MC, Baril JF, Dore A, et al. Improvement in exercise capacity in asymptomatic and mildly symptomatic adults after atrial septal defect percutaneous closure. *Circulation*. 2002;106:1821–1826.
7. Giardini A, Donti A, Specchia S, et al. Recovery kinetics of oxygen uptake is prolonged in adults with an atrial septal defect and improves after transcatheter closure. *Am Heart J*. 2004;147:910–914.
8. Silversides CK, Siu SC, McLaughlin PR, et al. Symptomatic atrial arrhythmias and transcatheter closure of atrial septal defects in adult patients. *Heart*. 2004;90:1194–1198.
9. Murphy JG, Gersh BJ, McGoon MD, et al. Long-term outcome after surgical repair of isolated atrial septal defect: follow-up at 27–32 years. *N Engl J Med*. 1990;323:1645–1650.
10. Kort HW, Balzer DT, Johnson MC. Resolution of right heart enlargement after closure of secundum atrial septal defect with transcatheter technique. *J Am Coll Cardiol*. 2001;38:1528–1532.
11. Gatzoulis MA, Freeman MA, Siu SC, et al. Atrial arrhythmia after surgical closure of atrial septal defects in adults. *N Engl J Med*. 1999;340:839–846.
12. Berthet K, Lavergne T, Cohen A, et al. Significant association of atrial vulnerability with atrial septal abnormalities in young patients with ischemic stroke of unknown cause. *Stroke*. 2000;31:398–403.
13. Cherian G, Uthaman CB, Durairaj M, et al. Pulmonary hypertension in isolated secundum atrial septal defect: high frequency in young patients. *Am Heart J*. 1983;105:952–957.
14. Vogel M, Berger F, Kramer A, et al. Incidence of secondary pulmonary hypertension in adults with atrial septal or sinus venosus defects. *Heart*. 1999;82:30–33.
15. Steele PM, Fuster V, Cohen M, et al. Isolated atrial septal defect with pulmonary vascular obstructive disease: long-term follow-up and prediction of outcome after surgical correction. *Circulation*. 1987;76: 1037–1042.
16. Frost AE, Quinones MA, Zoghbi WA, et al. Reversal of pulmonary hypertension and subsequent repair of atrial septal defect after treatment with continuous intravenous epoprostenol. *J Heart Lung Transplant*. 2005;24:501–503.
17. Kerstein D, Levy PS, Hsu DT, et al. Blade balloon atrial septostomy in patients with severe primary pulmonary hypertension. *Circulation*. 1995;91:2028–2035.
18. Freed MD, Nadas AS, Norwood WI, et al. Is routine preoperative cardiac catheterization necessary before repair of secundum and sinus venosus atrial septal defects? *J Am Coll Cardiol*. 1984;4:333–336.
19. Shub C, Tajik AJ, Seward JB, et al. Surgical repair of uncomplicated atrial septal defect without "routine" preoperative cardiac catheterization. *J Am Coll Cardiol*. 1985;6:49–54.
20. Bove AA. Risk of decompression sickness with patent foramen ovale. *Undersea Hyperb Med*. 1998;25: 175–178.
21. Cheng TO. Platypnea–orthodeoxia syndrome: etiology, differential diagnosis, and management. *Catheter Cardiovasc Interv*. 1999;47:64–66.
22. Amin Z. Transcatheter closure of secundum atrial septal defects. *Catheter Cardiovasc Interv*. 2006;68: 778–787.
23. Wahab HA, Bairam AR, Cao QL, et al. Novel technique to prevent prolapse of the Amplatzer septal occluder through large atrial septal defect. *Catheter Cardiovasc Interv*. 2003;60:543–545.
24. Dalvi BV, Pinto RJ, Gupta A. New technique for device closure of large atrial septal defects. *Catheter Cardiovasc Interv*. 2005;64:102–107.
25. Cao Q, Radtke W, Berger F. Transcatheter closure of multiple atrial septal defects. Initial results and value of two- and three-dimensional transesophgeal echocardiography. *Eur Heart J*. 2000;21:941–947.
26. Du ZD, Hijazi ZM, Kleinman CS, et al. Comparison between transcatheter and surgical closure of secundum atrial septal defect in children and adults: results of a multicenter nonrandomized trial. *J Am Coll Cardiol*. 2002;39:1836–1844.
27. Hill SL, Berul CI, Patel HT. Early ECG abnormalities associated with transcatheter closure of atrial septal defects using the Amplatzer Septal Occluder. *J Interv Cardiac Electrophysiol*. 2000;4:469–474.
28. Kim JJ, Hijazi ZM. Clinical outcomes and cost of

Amplatzer transcatheter closure as compared with surgical closure of ostium secundum atrial septal defects. *Med Sci Monit.* 2002;8:CR787–CR791.

29. Jones TK. Results of the U.S. multicenter pivotal study of the HELEX septal occluder for percutaneous closure of secundum atrial septal defects. *J Am Coll Cardiol.* 2007;49:2215–2221.

参考文献

Gore Medical. HELEX Septal Occluder instructions for use. Available at: http://goremedical.com/helex/instructions/. Accessed August 4, 2011

Warnes CA, Williams RG, Bashore TM, et al. ACC/AHA 2008 Guidelines for the Management of Adults with Congenital Heart Disease: a report of the American College of Cardiology/American Heart Association Task Force on Practice Guidelines (writing committee to develop guidelines on the management of adults with congenital heart disease). *Circulation* 2008;118(23):e714–883.

成人における心室中隔欠損の閉鎖療法

13章

心室中隔欠損(ventricular septal defect : VSD)は,先天性心疾患の中で最も頻度の高い疾患である。その診断は容易であるため,多くは乳児期もしくは小児期に確定診断に至り,厳格な経過観察がなされる。VSDの罹患率の高さにもかかわらず,成人での経皮的閉鎖療法が一般的になっていないことは驚くべきことではない。カテーテル室で遭遇する成人のVSDは修飾された解剖を呈していることが多い。具体的には,過去に先天性心疾患や心筋梗塞後の心室中隔穿孔もしくは大動脈置換術の際にパッチ閉鎖術を行った周囲からリークが見られるものや,修復されていない心筋梗塞後の心室中隔穿孔や外傷性といった後天性のものである。

この章では,先天性および後天性VSDの疫学,治療適応,心エコー図検査や血管造影検査における解剖学について述べていく。またその評価と治療において特別の問題を有していることから心筋梗塞後心室中隔欠損(post MI VSD)に関しては,本章で1つのセクションとして取りあげる。

VSDの経皮的閉鎖療法は,一般的なインターベンションよりも多くの手技を要求されるため難易度が高い。病変にアプローチするためには,術者はあらゆる画像診断に精通していなければならない。技術面では,右室,左室のどちら側から病変にアプローチしていくかが重要であり,場合によっては経中隔,経弁的なアプローチを選択することも重要である。スネアの使用,動脈から静脈にかけてループを作ること,大きなサイズのシースを用いること,アクセスルートのマネジメント,デバイスの選択が手技をするうえで必須の要素となる。術中,術後に患者に有害な事象が生じることがあるので,決して油断してはならない。手術は十分に注意して行われるべきである。

疫学

単独のVSDは最もよく見られる先天性心疾患で,全体の約20%を占める[1]。VSD単独で認められる他,他の先天性心奇形の合併症として認められることもある。成人では大動脈二尖弁に次いで多く認められる先天性心疾患である。

1954年Lilleheiらによって,世界で初めてVSDの外科的修復術が行われた[1]。その後,手術は長年にわたって行われるようになり,治療のゴールドスタンダードとなった。しかし,手術には重大な合併症や死亡事故が起きる可能性や,手術に対する患者の不安,手術瘢痕の問題があった[2]。残存リークのための再手術や房室ブロックの合併が6%に認められた[2,3]。死亡率も0.5〜10%であった。これらのリスクは,複数の欠損孔を有する症例,欠損孔の部位,残存リークに対する手術時期に関連して高かった[4,5]。ついには,心肺バイパス術は子どもの発達と神経認知機能に悪影響を及ぼすという報告もなされた[6]。

1998年Lockら[4]によって,初めて経皮的閉鎖術が報告された。対象となるものは筋性部,膜性部周辺型,心筋梗塞後のVSDで,合併症,死亡率,外科手術に伴う心理的ストレスを減らそうと,さまざまなデバイスやテクニックが使われてきた。

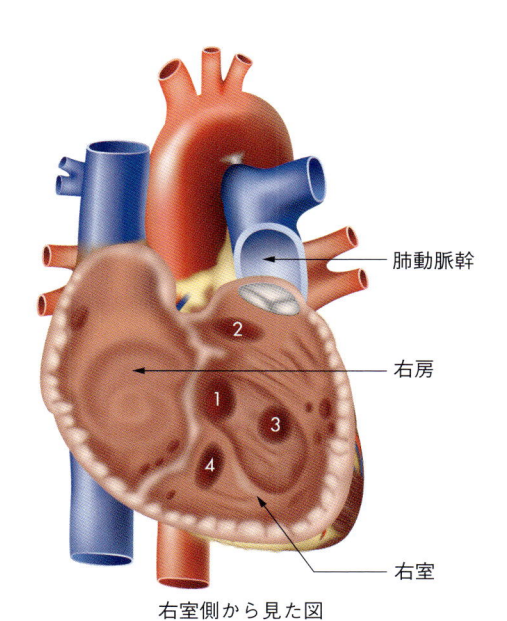

図13-1　右室側からみたVSDの位置分類

1：膜性部欠損，2：両大血管下もしくは稜上部欠損，3：筋性部もしくは肉柱部欠損，4：流入部欠損

心室中隔欠損の分類

　経皮的閉鎖療法の手技について述べる前に，さまざまな病型のあるVSDの解剖的な違いを理解することが重要である。VSDの分類は，欠損部位によって分類されている。心室中隔は大きな筋性部と小さな膜性部からなり，4つの部位に大別される（図13-1, 2）。

　膜性部中隔（membranous septum：MS）は，心基部の筋性部中隔からなる流出路と流入路の間にあり，右冠尖，無冠尖の下に位置する。膜性部中隔が欠損すると，右室側に開口する。膜性部は肺動脈幹下で，房室接合部の直上にあるので，大動脈基部にも影響を及ぼす。膜性部欠損の解剖学的な特徴は，右室側から見ると大動脈と三尖弁の間がひと続きの線維性小葉となっていることである。欠損孔の周囲が隣接した，筋性部中隔にかからない線維組織で取り囲まれているものを真の膜性部欠損と呼ぶ。欠損孔が筋性部にかかるものは膜様部心室中隔欠損と呼ばれ，最も頻度が高く全体の80％を占める。

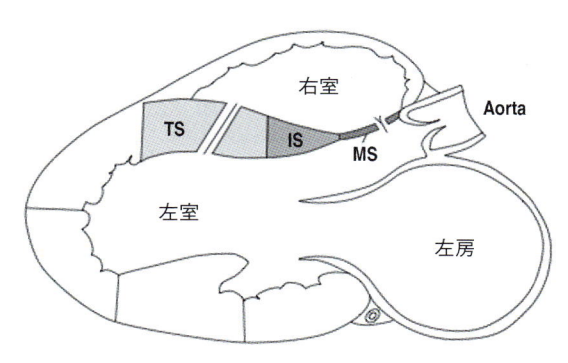

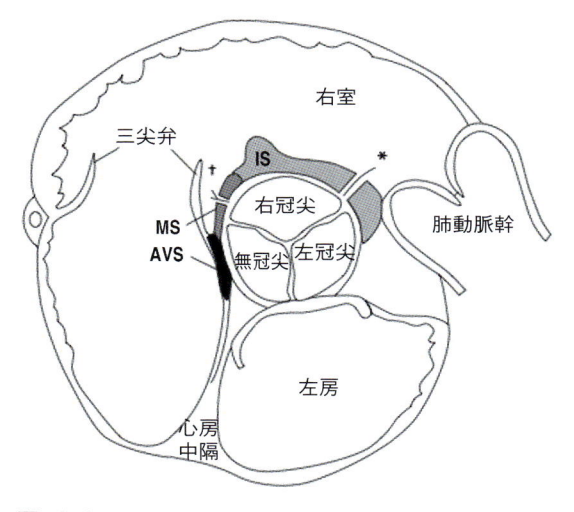

図13-2

上図：心エコー図検査での傍胸骨左室長軸像
MS（membranous septum）：膜性部中隔，IS（infundibular septum）：漏斗部中隔，TS（trabecular muscular septum）：筋性部肉柱部中隔
下図：傍胸骨短軸像
＊は右室流出路における動脈下もしくは稜上部中隔欠損を示す。†は三尖弁近傍の膜性部中隔欠損を示す。
AVS（atrioventricular septum）：房室中隔

　筋性部中隔は肉柱部，流入部，漏斗部に分けることができる。肉柱部は中隔の中で最も大きな面積を占めている。肉柱部は膜性部から心尖部まで広がっており，肉柱部の上方に漏斗部中隔が位置する。欠損孔周囲が筋性部からなる欠損を筋性部心室中隔欠損と呼び，全体の5～20％を占める。

　漏斗部中隔（infundibular septum：IS）は心室流出路を左右に分け隔てている。漏斗部欠損は全体

表13-1　心エコー図検査による心室中隔欠損の診断

断面像	欠損部位
傍胸骨長軸像	前壁の欠損
傍胸骨短軸像　僧帽弁尖付近	筋性部欠損：前壁の欠損は12時から1時方向，中隔中部の欠損は9時から12時方向，流入部欠損は7時から9時方向
心尖部四腔像（房室弁レベル）	心尖部・中隔中部・流入部の欠損
心尖部五腔像	大動脈下と中隔中部の欠損

の5%に認められ，欠損孔辺縁の線維組織が2つの半月弁と連続性があるため，両半月弁下欠損もしくは肺動脈下欠損とも呼ばれる。

流入部は膜性部中隔の後下方にある。流入部は胎生期の心内膜クッションから形成され，僧帽弁と三尖弁を分け隔てている。流入部欠損は，房室中隔欠損とも呼ばれている。この部位の欠損は，中心線維体[*1]の異常を合併していることが多い。

表13-1に経胸壁心エコー図検査での欠損部位別の至適観察部位をまとめた。

生理学的評価

すべてのVSDにおいて，欠損部位のサイズ，位置，数，他の心臓の構造異常の有無を適切に評価しなければならない。例えば漏斗部欠損症の症例では大動脈弁の支持装置の機能不全が原因で大動脈弁閉鎖不全症が進行することがある。また膜様部欠損の症例ではさまざまな程度で漏斗部中隔の位置的な異常を伴うことがあり，ファロー四徴症のような他の先天異常を合併することがある。膜様部欠損は他の心奇形が合併している場合があり，すべての症例で経皮的閉鎖療法が適応となるわけではない。一方，位置にもよるが，先天性筋性部欠損はほとんどの症例が経皮的閉鎖療法で治療可能である。経皮的閉鎖療法の適応は，欠損部位のサイズや位置のみでは決められない。欠損に

[*1] 訳註：大動脈弁，僧帽弁，三尖弁の弁葉が合する線維性の領域

よって引き起こされる血行動態変化の程度によって，閉鎖術の適応が検討される。

欠損のサイズ，左室圧，右室圧，そして肺血管抵抗が心室中隔欠損の血行動態に重大な影響を及ぼす。弁狭窄と流出路狭窄がない場合，シャント量は欠損部位のサイズと肺血管抵抗によって規定される。

肺高血圧を合併した症例に関しては，欠損を閉鎖するか否かは心臓カテーテルにより決定される。心臓カテーテル検査での酸素飽和度の測定，Fick法による左右短絡率，肺体血流比（Qp：Qs）の測定，肺動脈圧，肺動脈楔入圧もしくは左房圧，そして肺血管抵抗の測定が必須である。また，酸素投与，20〜40 PPMの一酸化窒素吸入，プロスタグランジンやその他の肺血管拡張薬投与などによる肺血管抵抗の変動の評価も，適切な治療方針を決定するうえで重要となる。

通常，血行動態に影響を及ぼすようなVSDは，人生の早い段階ですでに治療を受けている。しかし，サイズが小さい中のVSD，外科手術後の残存VSDのある患者や，VSDに起因する他の構造上の合併症がある患者は，インターベンションの適応になる可能性がある。

適応

閉鎖術の適応は以下のとおりである[5]。

1. "有意な"VSDの存在（有症状；Qp/Qs＞2：1；肺動脈収縮期圧＞50 mmHg）：容量負荷あるいは圧負荷のために進行性に左室機能が損なわれている症例。
2. 膜様部欠損で大動脈弁尖の逸脱を伴うもので，少なくとも軽度の大動脈弁閉鎖不全を伴うもの*。
3. 有意な右室流出路閉塞を伴うもの（カテーテルで測定した圧較差あるいはエコー上の平均圧較差＞50 mmHg）*。
4. 再発性の心内膜炎の病歴がある症例は閉鎖術の1つの適応としてよいと思われる。
5. 経静脈的にペースメーカの植え込みが必要な

症例もVSD閉鎖術の1つの適応としてよいと思われる。
*外科的閉鎖術のみが適応であることを示す。

1. 肺高血圧症

肺高血圧症合併例や外科手術後の残存VSDは，肺動脈圧が収縮期圧の2/3以下，肺血管抵抗が体血管抵抗の2/3以下，そしてQp：Qs＞1.5：1の症例の場合，閉鎖療法が可能である。肺動脈圧や肺血管抵抗が2/3以上の場合でも，Qp：Qs＞1.5：1の場合や酸素投与，一酸化窒素吸入や血管拡張薬などに反応する可逆性肺高血圧症の場合は，閉鎖療法を考慮してもよい。このような場合は，肺高血圧症の専門医ともよく相談すべきである。

閉鎖術の禁忌

固定した肺血管の閉塞性病変があり，左-右シャントが減少してしまう症例，右-左シャントの症例は閉鎖療法の絶対禁忌である。この状況ではVSDは逃がし弁として機能している。右-左シャント血流により，肺を迂回することで全身への心拍出量が保たれており，心室中隔欠損を閉鎖することは予後短縮につながる。

Eisenmenger症候群は，大きなVSDで長期間にわたり左-右シャントが続いた結果生じる。上昇し不可逆的になった肺動脈圧は肺動脈圧はシャントの逆転を生じさせ，酸素飽和度の低下，チアノーゼの出現，2次性赤血球増加症を引き起こす。Eisenmenger症候群に対する閉鎖術は絶対禁忌である。

解剖学的評価

生理学的評価に基づいて治療適応を決定した後に大事なことは，確実かつ有効な手術を行うために心室中隔欠損の解剖を明確にすることである。

経胸壁心エコー図（TTE）検査は初期診断のみ

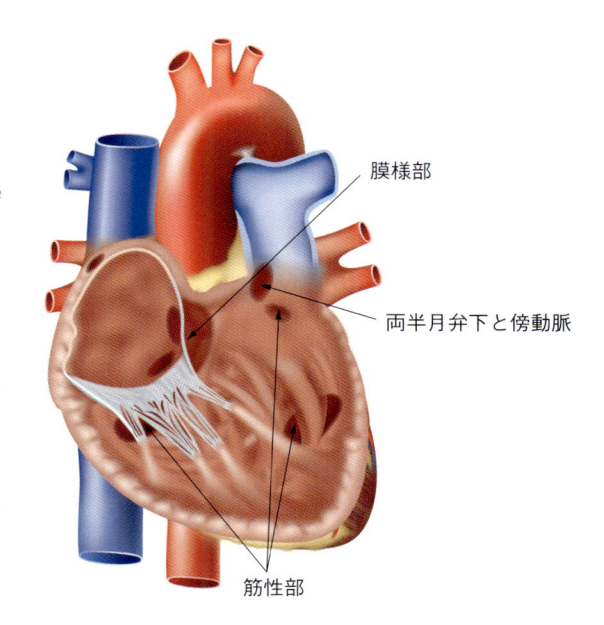

図13-3

図は右室側から見たもので，心室間を短絡している欠損孔の種々の表現型の局在を示す。

ならず，欠損部位の描出にも重要な役割を果たす。例えば，傍胸骨長軸像は膜様部欠損を描出できるが，大動脈弁，肺動脈弁レベルの短軸像はVSDの位置を把握するのに最も適している（**表13-1**，**図13-3**）。成人において，TTE検査は欠損孔の数やサイズの描出には限界がある。経食道心エコー図（TEE）検査およびそれで得られるリアルタイム3次元画像は，欠損孔のマージン，数および隣接した心臓内構造物の評価をするのに優れた画像診断方法である。術前に3次元TEE検査が行われるのが一般的になり，欠損孔の視覚化や，サイズの測定も行われ閉鎖栓のサイズ選択に役立っている。術中の3次元画像は，心臓内のカテーテルや欠損孔内部での閉鎖栓の長さ，軸の視覚化を可能にし，治療効果の評価もすぐに行うことができる。

マルチスライスCTやMRIの専門的な知識を深め，それらの機器も活用できれば，より解剖を理解することにつながり，術前のプランニングにも役立つ。術中は血管造影を行うことにより，閉

鎖栓留置前後の実際のシャント量を評価することができ，処置を行ううえで非常に有用である。著者らは血管造影に加えて TEE も併用して，残存シャントの評価，閉鎖栓の安定性，軸の確認を行っている。

膜様部 VSD と筋性部 VSD

膜様部心室中隔欠損（perimembranous-VSD）と筋性部心室中隔欠損（muscular-VSD）に対する経皮的閉鎖術は，1988 年以来外科手術の代用にしかすぎなかった[4]。最初は Rashkind や button といったデバイスが用いられていた。しかし，これらのデバイスは留置方法が複雑で位置変更や再展開ができず，さらには有意な残存シャントも認められたため成功率は低かった。1998 年と 2002 年に膜様部 VSD および筋性部 VSD に対して，それぞれ専用の新しい閉鎖栓（Amplatzer）が登場した。新しい閉鎖栓の登場により手技は簡略化され，閉鎖栓の再配置も簡単に行えるようになった[7-9]。それ以降，経皮的閉鎖療法の成功率は格段に上昇した。死亡率は低く，合併症率も許容範囲内であったため，経皮的閉鎖療法は外科手術に取って代わる治療の選択肢の 1 つとなった[7-10]。

膜様部 VSD は，最も頻度が高い。そのため，対応している Amplatzer membranous VSD occluder（AGA Medical Inc, Plymouth, MN）は，最も多く使われているデバイスである。症例報告も多く，合併症の頻度も少ない。このデバイスを用いた場合に最もよく見られる合併症は，完全房室ブロックである（後述）。TEE 検査は，デバイスを用いた閉鎖療法を行う際の症例選択に重大な役割を果たす。傍胸骨左室長軸像は膜様部 VSD の描出に用いられる。傍胸骨短軸像の半月状レベルは，欠損孔の位置の描出に最適である。短軸像で 9～12 時方向の欠損は膜性部欠損であり，7～9 時方向の欠損は膜様部 VSD である。大動脈弁逸脱を認める症例，Gerbode 欠損（左室-右房間の欠損）に対する閉鎖療法は禁忌である。

筋性部 VSD は，VSD 全体の 10～15% を占める。左室心尖部の筋性部欠損が最も多い。この部位の欠損孔は複数に及ぶことがあり，スイスチーズ型欠損とも呼ばれている。大部分は先天性である。後天性欠損の原因で多いのは，心筋梗塞と外傷である。術者の視点からみると，筋性部 VSD は右室内の粗い肉柱部のために視覚化が難しく，外科手術は困難なものとなる。ゆえに先天性筋性部 VSD では，経皮的閉鎖療法は外科手術に取って代わるものとなっている。この欠損の場合も TEE 検査が，サイズ，位置，数の評価に最も優れている。傍胸骨短軸像で最もよく観察できる。心尖部 4 腔像は心尖部から中隔中部までの欠損，心尖部 5 腔像は左室前壁の欠損がよく観察できる。また心臓 CT 検査も欠損孔のサイズや位置を把握するのに優れており，治療計画立案の助けとなる。

手術合併症

デバイスによる塞栓症，空気塞栓症，ワイヤーによる血栓症，心囊液貯留といった手術合併症の頻度は低い。たいていは注意深いカテーテル操作，適切な抗凝固薬の使用，そして術中の TEE 検査を習熟することにより回避できる。心囊液貯留は，ほとんどがカテーテルもしくはガイドワイヤーによる穿孔が原因で起こる。もし閉鎖栓による塞栓症が起きても，大きいサイズのシースに交換する必要が生じるが，経皮的にスネアを用いて回収できる。デバイスによる塞栓症に対処するために，さまざまな回収機器（スネア，生検鉗子）と大きいサイズのシースはいつでも使えるように準備しておくべきである。AGA devices（AGA Medical Inc）は，スクリューハブのついた回収用のスネアである。使用に当たっては，デバイス回収の訓練をすべきであると厳重に警告されている。もし回収の際に房室弁を傷つけて，弁置換が必要となるのであれば，最初から外科的にデバイスの回収を行ったほうがよい。

膜様部 VSD に対する経皮的閉鎖療法の最も多い合併症は，完全房室ブロックである。過去の文

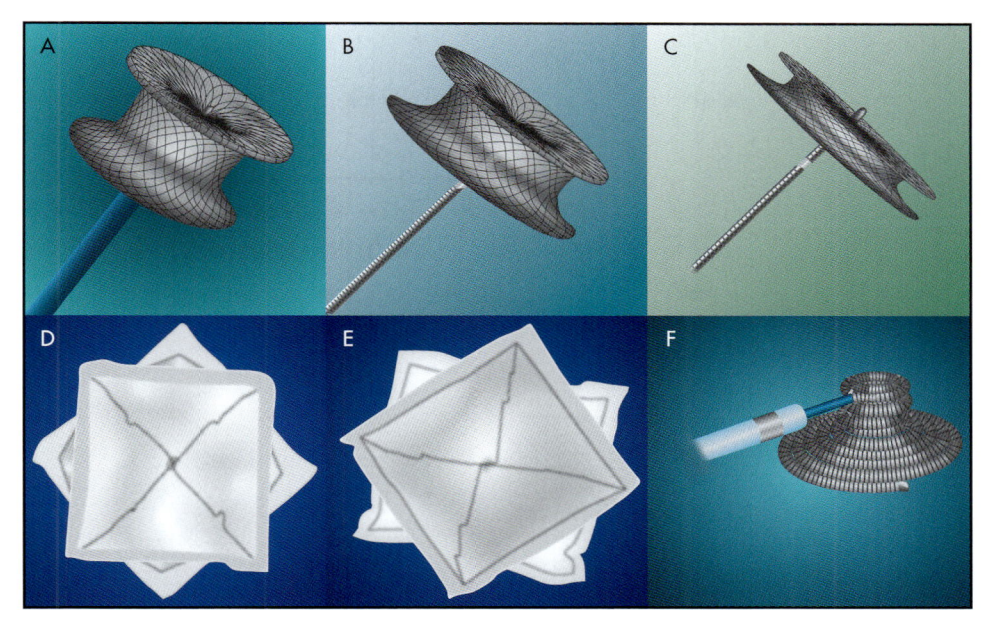

図13-4 さまざまな心室中隔欠損用の閉鎖栓

A-C：Amplatzer シリーズ，A が心筋梗塞後用，B が筋性部用，C が膜様部欠損用（AGA Medical Inc, Plymouth, MN）。**D, E**：The STARFlex/CardioSEAL（NMT Medical, Boston, MA），STARFlex 上にはナイチノロールワイヤーのばねがあり，self-centering 機構をもつ。**F**：The Nit-Occlud coil（PFM Medical AG, Köln, Germany），欠損孔が小さい場合に用いられる。

献では5.8％に合併すると報告されている[11]。この合併症はデバイスの留置時もしくは留置後に起こりうる。完全房室ブロック発症の正確なメカニズムは完全には明らかにされていないが，心筋の浮腫が関与していると考えられている。経口ステロイド投与で，無症候性の完全房室ブロックが改善した例も報告されている[12, 13]。また一過性の完全房室ブロックの症例で恒久的ペースメーカを留置しなかった場合は，再発の恐れがあるので長期間の厳重な経過観察が必要である。

その他，デバイス留置後に起こりうる稀な合併症として，溶血と弁の逆流症がある。デバイス自体が弁や弁下組織にぶつかることによって，三尖弁，大動脈弁，僧帽弁の逆流が起こりうる。デバイス留置の際に TEE 検査を併用して，適切な位置に閉鎖栓を留置することにより，この合併症を防ぐことができる。

手技概論

現在，VSD の治療の中心は外科手術であるが，症例に応じて経皮的閉鎖療法を試みている。対象となる症例は筋性部，膜様部 VSD と術後の残存シャント，心筋梗塞後の VSD である。経皮的閉鎖療法の基本的な手順は，デバイスの種類による違いが多少あるだけで，欠損の種類によらずほぼ同様である。

北米で使用可能なデバイスはナイチノールワイヤーが含まれている Amplatzer Muscular VSD occluder, Amplatzer post-MI VSD occluder（AGA Medical Inc）[7, 14-17]（**図13-4**）と，2枚の傘構造となっている CardioSEAL や STARFlex（NMT Medical Inc, Boston, MA）である[18]。ナイチノールコイルでできた Nit-Occlud VSD（PFM Medical AG, Koln, Germany）というデバイスは，アメリカ国外で使用が可能である。これらに加えて，現在アメリカ国外でのみ使用可能であるが，

膜様部VSDのために，特別にデザインされたAmplatzer membranous VSD occluder（AGA Medical Inc）がある[19,20]。前述のように，デバイスするのにもかかわらず，経皮的閉鎖療法の基本的な手順は同じである。これから各デバイスの特徴，使用方法と基本的な経皮的閉鎖療法の手順を，筋性部VSDを例に述べていく。

デバイス

1. Amplatzer Muscular VSD occluder

このデバイスはナイチノールワイヤーで作られており，自己拡張機構をもつ2枚のディスクからなる（図13-4）。閉鎖栓には径7mmの円筒があり，その左右対称に円筒より径が8mm大きい右室，左室用のディスクがそれぞれついている。血栓化を促進するために2枚のディスクの中には，ポリエステル布が縫い付けられている。右室側のディスクに，デリバリーケーブル装着のためのねじ部分がある。Amplatzerシリーズの閉鎖栓はほぼ同様の構造となっている。デバイスのサイズは円筒部分の長さで規定され，4～18mmまでのサイズが2mmごとにある。シースサイズは，閉鎖栓の長さによって異なり，6～9Frまでとなっている（表13-2）。

Amplatzer post-MI VSD occluder（AGA Medical Inc）はやや異なった構造で，円筒部分の経が10mmと太く，左右のディスクは円筒部分よりもさらに10mm径が大きくなっている。サイズは16～24mmの2mmごとにあり，シースサイズは8～12Frに対応している。

2. The CardioSEAL/STARFlex Double Umbrella

布でできた自己拡張機構をもつ2枚の傘が，ばね部分を足場に対峙するようにデザインされている。STARFlex改良型は，内部に縮んだばね状となっているナイチロールワイヤーが入っており，self-centering（自己中心化）機構をもつ。CardioSEALは対角線の長さで23，28，33mmのサイズ，STARFlex改良型は17mmのサイズがある。欠損孔の1.5～2倍のサイズのデバイスを選択する。

3. Amplatzer membranous VSD occluder

このデバイスは0.003～0.005インチのナイチロールワイヤーでできた2枚のディスクからなり，自己拡張，self-centering機構をもち，再留置も可能である（図13-5）。径1.5mmの円筒と左右の形状記憶ディスクからなる。右室側のディスクは左右対称で，円筒部分より2mm径が大きい。左室側のディスクは非対称で，大動脈端は円筒より0.5mm径が大きくなっているのに対し，左室端は5.5mm径が大きくなっている。

左室側のディスクの左室端には，プラチナ製のガイドマーカーがある。右室側のディスクには平らな部分にねじ部分がついている。これらを用いて白金製のガイドマーカーが左室心尖部に位置するよう留置する。デバイスのサイズは円筒部分の径で4～18mmのサイズが2mmごとにあり，6～9Frのシースに対応している。

デリバリーシステムはデリバリーケーブル，シース，ダイレーター，プッシャー，ローディングデバイス，ピン万力で構成されている。プッシャーカテーテル端には，ディスク側のねじと結合

表13-2　AGA社の筋性部VSD用デバイス使用の際の必要シースサイズ一覧表

シースサイズ	デバイスサイズ
6 French	4，6 mm
7 French	8～10 mm
8 French	12，14 mm
9 French	16，18 mm

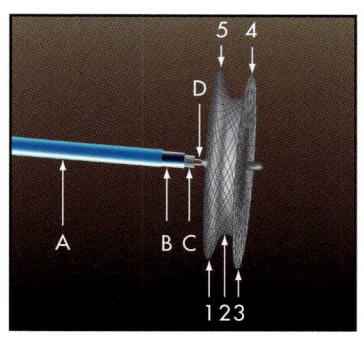

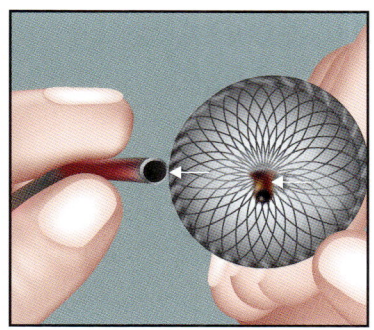

図13-5　膜性部心室中隔欠損用のAmplatzerデバイス

A：デリバリーシース，B：プッシャーケーブル，C：ディスクのねじ部分と結合する金属製部分，D：デリバリーケーブル，1，5：右室側ディスク，2：円筒部分，3，4：左室側ディスク，3の部分にプラチナでできたガイドマーカーがついている。

する金属製部分がある．両者の平らな部分はお互いに1列に並ぶ．プッシャーカテーテル内にデリバリーケーブルを通過させて，デバイスを押し込むのが一般的な方法である．その後デリバリーケーブルを引き抜き，ねじを反対に回す．この工程は，左室側のディスクを左室心尖部の適切な位置に留置するために重要な工程である．デバイスおよびプッシャーカテーテルは，生理食塩水下でローディングカテーテル内に通す[20]。

4. PFM VSD coil（PFM Medical, Köln, Germany）

このデバイスはPFM PAD coilやthe Nit-Occludと同様である（図13-4）．ナイチロールコイルで作られており，円錐状の構造となっている．さらに左室，右室側のコイルはループしており，特に強固となっている．それに加えてポリエステル線維が左室側の円錐には含まれている．左室側10 mm，右室側6 mmのサイズと，左室側18 mm，右室側8 mmのサイズのデバイスがある．

■ デバイス選択

経皮的閉鎖療法の適応は欠損孔の部位によって異なる．一般的には孤立性欠損で，経カテーテルアプローチが容易なもので，経皮的閉鎖療法により外科手術を回避できるものが適応となる．一方，外科手術の際にデバイス留置が行われることもある．いわゆるハイブリッド手術である．これは他の心奇形あるいは心室の修正のためのバイパス手術中に，外科的に病変にアプローチするのが困難な時，例えば心尖部の筋性型欠損に行われる[21]。胸骨正中切開でアプローチし，心拍動下で右室を経由してデバイスを送る．主として幼児の場合に適用となる．

筋性部欠損は，心エコー図検査と血行動態異常によって起こる自覚症状から容易に診断できる．デバイスのディスクが房室弁もしくは半月弁にかかり，弁の機能に影響を及ぼしたり，肺血管病変を起こしたりする位置にデバイスを留置すること，敗血症合併時の経皮的閉鎖療法は禁忌である．

■ 手術計画

心エコー図検査でさまざまな角度から欠損孔を観察し，欠損孔のサイズ，位置，数を評価することが重要である（表13-1）．

筋性部 VSD の手技の実際

- 術中に持続的な TEE 検査が必要なため,一般的な麻酔管理が望ましい[22-24]。
- アクセスルートして大腿動静脈を使用する。筋性部中部,後壁あるいは心尖部 VSD の場合は,右内頸静脈からデリバリーシースを挿入することも可能である。心尖部および筋性部中部 VSD の場合は,心房中隔穿刺を用いたアプローチも可能である(図 13-6, 7, 8)。
- ACT 250 秒以上になるようにヘパリン化を行い,術中もモニタリングを行う。
- 術前に心臓カテーテル検査を行い,シャント率,肺血管抵抗の測定を行う。
- 欠損孔の位置,数を評価するために,左室造影を肝鎖骨位(左前斜位 35 度/頭側方向 35 度)あるいは左室長軸斜位(左前斜位 60 度/頭側方向 20 度)で行う。撮影方法は心室中隔欠損の位置によって変わる。肝鎖骨位は筋性部中部,心尖部,後壁欠損の観察に優れ,左室長軸斜位は前壁と膜様部心室中隔欠損の観察に優れている。
- Amplatzer Muscular VSD occluder の場合,デバイスは血管造影もしくは心エコー図検査の拡張末期で測定した欠損孔より 1～2 mm 大きいものを選択する。
- さまざまな端孔式カテーテル(例:Judkins, Cobra, Amplatzer curve)を用いて,左室側から欠損孔にカテーテルを通過させる。その際,0.035 インチのガイドワイヤー(テルモのガイドワイヤーが最も使いやすい, Termo Medical Corporation, Somerset, NJ)を用いる。いったん欠損孔を通過させたら,ガイドワイヤーを肺動脈の枝に入れる(左肺動脈が最も入りやすい)。そしてスネアを用いてワイヤーを体外に露出させる(後述参照)。心尖部中隔欠損の場合は,上大静脈からのアプローチ経路がデリバリーシースを通過させるのに最も適している(小児の場合は最もよくこの経路を使用している)。しかし,ねじれに耐久性のあるシースの登場によって,特に成人の場合は,この方法が必要ではないかもしれない(図 13-6)。Judkins の左冠動脈用カテーテルの先端の曲がりの角度は,前壁欠損を通過させる際に役立つ。まれに Judkins カテーテルを用いても,欠損孔を通過できないこともある。その場合は先端にバルーンのついた端孔式のカテーテルを用いて,左室内でバルーンを膨らませて通過を試みている。右室内には肉柱が存在し,肉柱にカテーテルが引っかかってしまうためカテーテル操作が難しい。そのため,右室側から欠損孔にカテーテルを通過させることは困難である。
- ワイヤーを回収するためにスネアを使用する時は,端孔式バルーンカテーテルの先端から出ているワイヤーを肺動脈内に移動させ,そこにスネアガイドカテーテルを移動させ回収を行うことが重要である。この操作によりデリバリーシースが右室内で三尖弁の腱索を不注意にも巻き込んでしまうことを防ぐことができる。
- 一度ワイヤーが欠損孔を通過したならば,ワイヤーを肺動脈内に留置しやすくするためにカテーテルを可能な限り左室側から右室側に進める。いったんワイヤーが肺動脈内に入れば,逆行性に挿入しているカテーテルを肺動脈内のワイヤーより奥に進めてよい。この時点で肺動脈内のカテーテル内に交換用ロングワイヤーを通過させる(交換用ロングワイヤーもしくは Amplatzer の noodle wire, AGA Medical Inc)。
- 肺動脈内のワイヤーはさまざまなスネアを用いて回収し,体外に露出させることが可能である。最もよく用いるのは, 3D snare(Entrio snare, Bard, Murray Hill, NJ),もしくは Amplatzer Goose Neck Snare(AGA Medica Inc)である。体外にワイヤーを露出させた時,左室から右室を通って肺動脈内にあるカテーテルを引き抜き,三尖弁を通過させ下大静脈内にカテーテルをもっていくべきである。そして静脈内にワイヤーループを作ってからワイヤーを引き抜くことにより,ワイヤーによる心臓損傷を防ぐ。
- 大腿静脈から体外に露出させたワイヤーに沿って,適切なサイズのデリバリーシース,ダイ

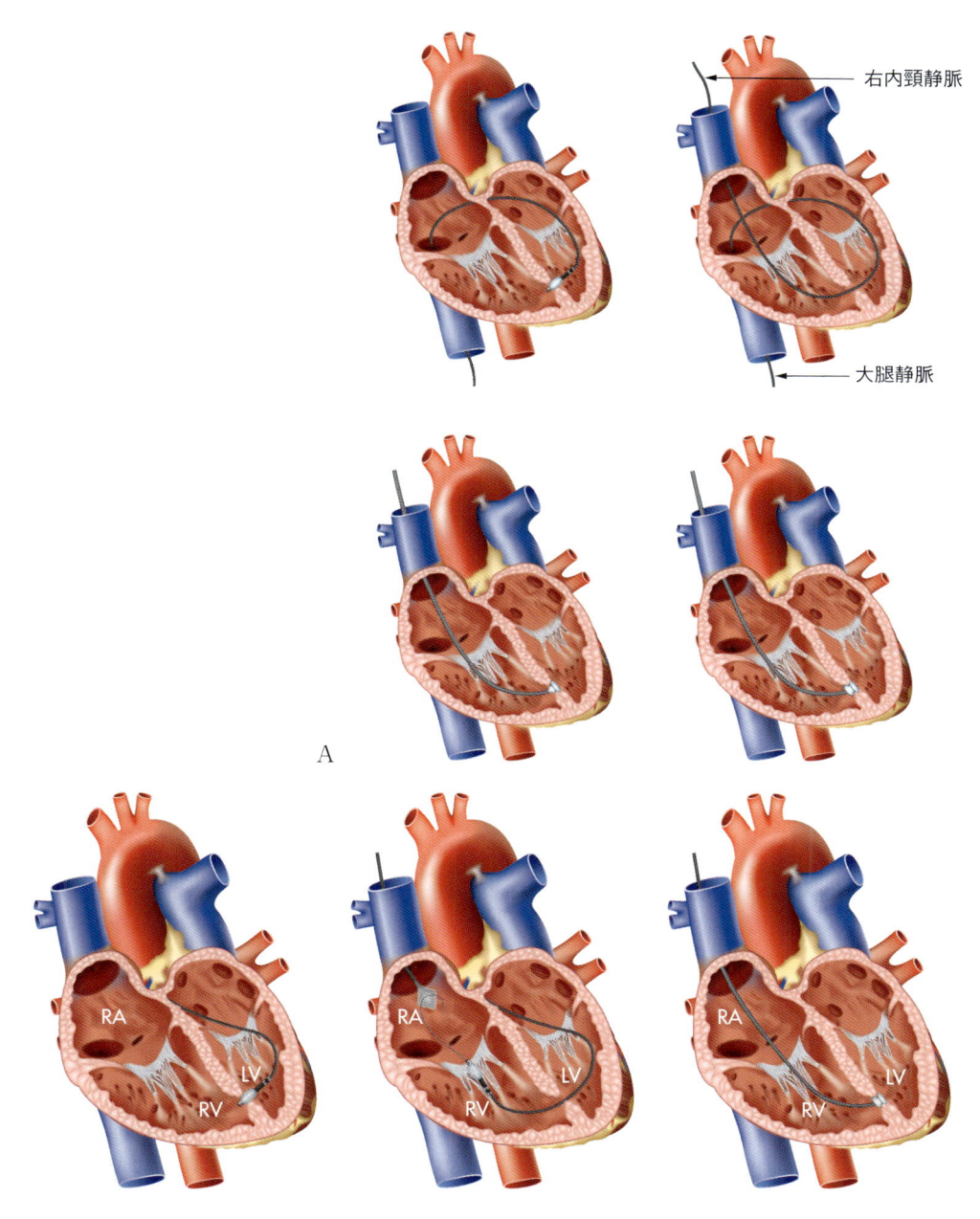

図13-6

A：経静脈的にカテーテルを進め，自然孔もしくは心房中隔穿刺を行い，心房中隔にカテーテルを通過させる。そして僧帽弁を通って左室にカテーテルを送り込む（**上段左図**）。心尖部中隔欠損の場合は，カテーテル内にワイヤーを通し，肺動脈にワイヤーを進める。そしてスネアでワイヤーを回収し，ワイヤーを右内頸静脈から体外に出す（**上段右図**）。そして右内頸静脈からデリバリーシースを挿入し，欠損孔までシースを送り込む（**下段図**）。成人の場合やその他の欠損部位の場合は，右内頸静脈の代わりに大腿静脈を用いる（本文参照）。
B：経動脈的に逆行性にカテーテルを進め，欠損孔にアプローチする（**左図**）。欠損孔をカテーテルが通過（**中央図**，本文参照），カテーテル内にワイヤーを通過させ，右内頸静脈から体外にワイヤーを露出させて，デリバリーシースを挿入する（**右図**）。

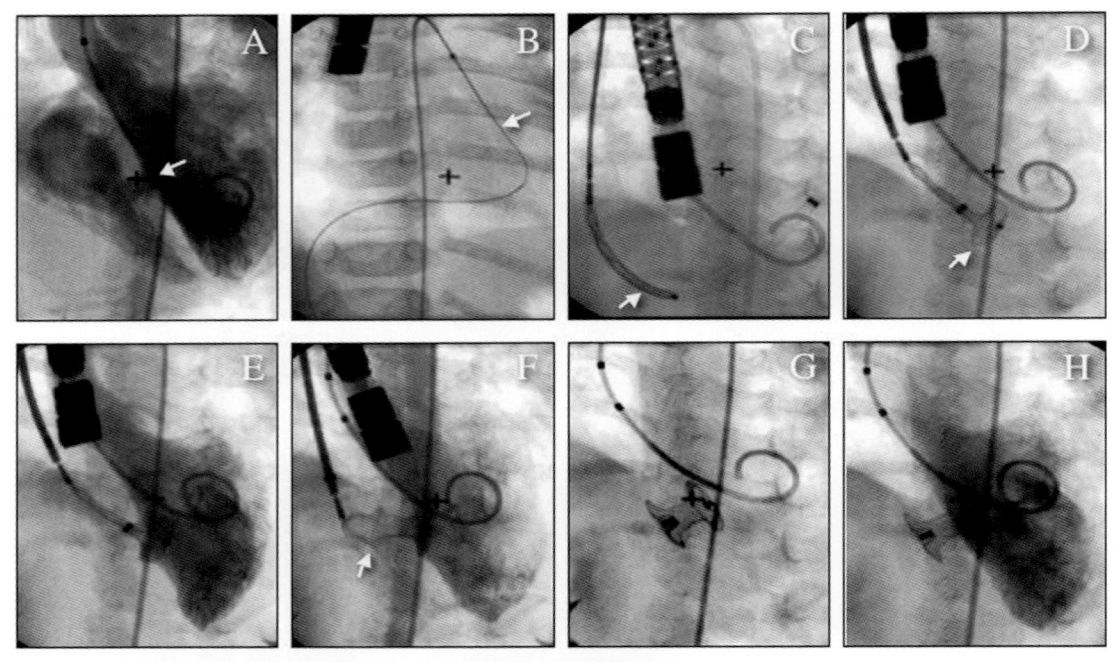

図13-7　X線透視および血管造影を用いた筋性部VSDの閉鎖手順

A：左室造影により単一の筋性部中部VSDを確認。B：左室側から欠損孔にワイヤーを通過させる。C：右内頸静脈よりデリバリーシースを挿入し，左室まで進める。つづいてシース内に閉鎖栓を進めていく。D：まず左室側ディスクを左室内に進める。E：左室造影を行い，左室側ディスクの位置決めを行う。F：右室側ディスクを展開する。G：デリバリーケーブルから閉鎖栓を離脱させる。H：左室造影で欠損孔が完全に閉鎖されていることを確認する。
A図矢印：血管造影上での筋性部VSDの位置。B図矢印：左室側から欠損孔を通過しているワイヤー入りのカテーテル。C図矢印：シース内の閉鎖栓。D図矢印：左室側ディスクが展開されているところ。F図矢印：右室側ディスクが展開されているところ。
(Hijazi ZM, Sandhu SK：Ventricular septal defect closure：state of the art Available at: http://www.fac.org.ar/ccvc/llave/c007/hijazi.php. Accessed June 1, 2011, with permission)

レーター複合体を大静脈内のカテーテルの先端まで進めていく。先端まで進めたら，デバイスデリバリーカテーテルを右室側から欠損孔を通過させて，左室内まで進める。デリバリーシースを大動脈内に留置して行う術者もいる。ダイレーターとワイヤーは，空気混入を避けるため十分にフラッシュし，引き抜く際も慎重に行う。時々，ダイレーターを引き抜く際にデリバリーシースがねじれて，デバイスの通過が困難になることがある。この場合は，0.018インチのガイドワイヤー（テルモ）をシース内に通して，左室内もしくは動脈内まで進め，その中で前方にループを作る。これによりデバイスを通過させる際にシースが伸びて，欠損孔にデリバリーシースとデバイスを通過させるのが容易になる。いったんデバイスが欠損孔を通過し，しっかりと固定させた後にワイヤーを引き抜く。

・デリバリーケーブルを用いてデバイスをシース内に詰めて，脱気を行う。続いてX線透視下で閉鎖栓をシース先端まで進めていく。
・シースを左室内に引き戻す前に，大動脈内で左室側ディスクを展開しておく方法もある。主として前壁の欠損孔の場合に，シースを右室内まで引き抜き過ぎることを防ぐために行われる。シースを左室内に挿入して行う場合は，心エコーもしくはX線透視下で確認をしつつ，左室側ディスクを欠損孔の真ん中に押し出していく。そしてデバイスが僧帽弁組織にかかってい

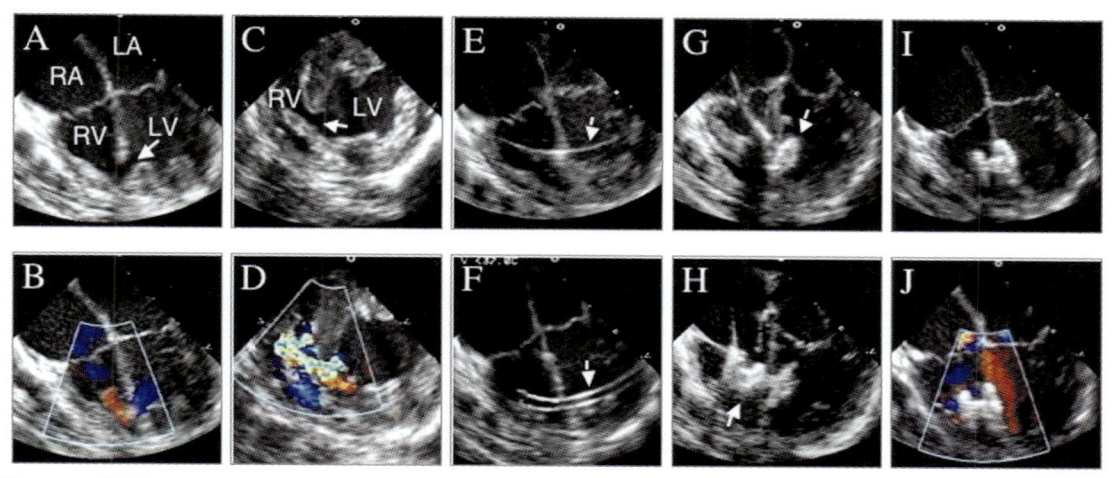

図13-8 筋性部VSD用のAmplatzerデバイスを用いた際の術中の経食道エコー図検査所見

A：心尖部四腔像の筋性部VSD。B：欠損孔を通過するカラードプラ像。C：短軸像での筋性部VSD。D：短軸像で欠損孔を通過するカラードプラ像。E：欠損孔をワイヤーが通過している所。F：欠損孔をシースが通過している所。G：左室側ディスクを左室内で展開した所。H：右室側ディスクを右室内で展開した所。I：閉鎖栓がデリバリーケーブルから離脱された所。J：カラードプラで残存シャント血流がないことが確認できる。
LA：左房，LV：左室，RA：右房，RV：右室
(From Hijazi ZM, Sandhu SK : Ventricular septal defect closure : state of the art. Availabl at: http://www.fac.org.ar/ccvc/.lave/c007/hijazi.Php. Accessed June 1, 2011, with permission)

ないことをしっかりと確認する。もしかかっているようならば，デバイスを回収し，再留置しなければならない。

・シースを回収して，デバイスを中隔の左室側に引き出し，デバイスの中心を欠損孔内にもってくる。
・一度心エコー検査でデバイスの位置を確認してから，右室側ディスクを展開する。右室側ディスクを展開する前に，左室造影を行って位置を確認する方法もある。
・適切な位置にデバイスがあることを確認した後，反時計回転させて閉鎖栓をデリバリーケーブルから離脱させる。
・心エコー検査，造影検査を再度行い，離脱後のデバイスが適切な位置にあること，房室弁の機能，残存シャントの有無，そして他の欠損孔の有無について再度確認を行う。もし他にも欠損孔があるのであれば，同様の手技を繰り返し行う。

心筋梗塞後VSD

心筋梗塞後の心室中隔破裂は，急性心筋梗塞の合併症の中で最も恐れられているものである。急性心筋梗塞に対して血栓溶解療法のみしか行われていなかった時代では，心筋梗塞全体の1～3％に心室中隔破裂合併を認めていた。Gusto-Ⅰトライアルでは，再灌流療法が行われるようになってから心室中隔破裂合併は0.2％まで減ったと報告している[21]。心室中隔破裂の予測因子として，高齢，女性，前下行枝領域の梗塞，非喫煙が知られている。Gusto-Ⅰトライアルでは，30日後の全死亡率が74％と高かった。手術を受けた群の全死亡率は47％であったが，薬物加療を受けた群の全死亡率は94％であった。Shockトライアルでは939人のうち55人が心室中隔破裂を合併しており，合併群の全死亡率は87％であった[22]。手術を受けた群では全死亡率が81％で，薬物加療を受けた群の全死亡率は96％であった。これら2つのトライアルでは手術療法の有効性が示さ

れている。しかし，すべての症例で手術を行ったわけではないということに注意が必要である。すべての手術症例と手術結果は，手術を施行するかしないかという選択バイアスを受けている。

心室中隔破裂を合併した症例は特異性がある。Cummingsは，心筋梗塞患者で心室中隔破裂合併がある群とない群について比較検討を行った。その結果，前壁もしくは下壁梗塞の心室中隔破裂合併群では，右室を巻き込んでいる範囲が大きいことを発見した[23]。心室中隔破裂合併症例の50％は単純な欠損孔である一方，残りの50％は裂け目が蛇行しているとても複雑な欠損孔となっている。

心室中隔破裂合併症例は，CCUで治療を行うのが最善である。なぜならば，しばしば心不全を合併し，さらに急性の自由壁破裂と類似した血圧低下をきたすかもしれないからである。聴診上，汎収縮期雑音を聴取し，しばしばスリルを伴う。これらの患者のおよそ15％に重度の僧帽弁機能不全合併が認められる。診断には，心エコー図検査を用いるのが最も簡便である。以前は肺動脈カテーテルを用いて，上大静脈，肺動脈間の10％の酸素飽和度ステップアップを証明することにより診断していた。肺動脈近位部からサンプルを採取する際には，重度の僧帽弁機能不全からの混入を避けるよう気をつけなければならない。混入により正確なデータが得られなくなるからである。肺動脈楔入圧を記録することによりV波も観察できるかもしれない。V波は僧帽弁閉鎖時の左室からの静脈還流を反映し，肺動脈楔入圧でのV波は心房のV波と比べて遅く出現する。重症の僧帽弁機能不全があるとV波増高が認められる。

最高の治療効果を得るためには，Qp：Qs比を最適化しなければならないと常にいわれている。実際はQsの絶対値のみを改善しても臓器灌流改善が認められ，良好な治療効果を得られる。Qp：Qs比を減らすことがいつもQs値を改善することにつながるわけではない。Qp：Qs比を改善することは，結果としてQs値の改善につながるかもしれない。

全身循環を改善する方法として，例えばNitroprussideを用いて後負荷を減らす方法もある。50～70％の症例が複数の血管病変を合併しているので，血圧低下や冠動脈血流低下を招かないよう慎重に使用すべきである。IABPは後負荷を減らし，冠血流を増加させる有効な方法である。少数ではあるが，Impella device（left ventricular assist device；ABIOMED, Danvers, MA）や，Tandemheart device（Cardiac Assist Inc, Pittsburgh, PA）といった機器を用いた根治療法や心移植までのつなぎの治療というものもある[24, 25]。

AHA/ACCおよびESCのガイドラインでは，心室中隔破裂に対して緊急手術を推奨している[26]。一般的な術式は梗塞部位の切除をまず行い，VSDの右室側を除いて残存心筋にパッチ（たいていは牛の心膜）を縫いつける方法である。この手術の30日後生存率は79％で，8年後の実測生存率は59％である[27]。残念なことにこの結果は例外的で，実際とは異なる。実際は多くの患者が，高齢や併存疾患の存在，末梢臓器不全合併を理由に手術が行われていない。

心筋梗塞後VSDに対する経皮的形成術の役割は，まだ確立されていない。先天性VSDの閉鎖療法を心筋梗塞後VSDに応用することは，誤解を招く恐れがある。というのは，技術的な観点からいえば，病変にデバイスを留置することは可能であるからである。しかし，心筋梗塞後VSDは辺縁が不整で，欠損孔が非幾何学的な形を呈し，欠損孔のサイズもたいてい大きくなっている。辺縁が不整なため，デバイスが中隔に対して過度な圧力をかけてしまい裂け目が広がり，術後に欠損孔が拡大することもある。

数日以内に発症した急性期の患者で，精査の結果，手術不能と判断された症例に対して，保存的治療を行った場合の予後は悪く，30日後の生存率は1桁台である。手術成績が悪い地域は，治療対象を広げていくべきである。循環動態に影響を及ぼさない小欠損に対して，初期治療として経皮的閉鎖療法を行うことは有益と思われる。しかし，これまでに急性心筋梗塞後の心室中隔欠損に

対して，インターベンションを行った生存例の文献報告は少ない．

著者らが異なる2つの群に対して調査を行ったところ，全く異なる結果を得られた．1つ目の群は心室中隔破裂に対して薬物加療を行い6週間生存していた群，2つ目の群は手術を行い，術後に残存シャントのある群である．2つ目の群は薬物治療に良好に反応し，満足のできるよい予後を得られた．ひとたび欠損孔が組織化されて治癒する機会が得られると，治療中もしくは治療後に欠損孔が拡大するリスクは大幅に減る．心筋梗塞後の心室中隔破裂合併患者で，インターベンションを受けずに生存している症例は，全体の数％にしかすぎない．それでも生存率は上昇してきてはいる．著者らのカテ室ではパッチ閉鎖術後の残存シャントも治療対象としている．これらの症例は，複数の欠損孔があり処置をするのが困難であるが，大きな複数の欠損孔を閉鎖することにより，劇的な症状の改善がみられることが多い．残存シャントに対する治療は，治療対象の1つとなる．また手術後の補助療法として，予後改善にもつながる．

インターベンションのタイミングも常に問題となる．初期治療としての外科手術に限っていえば，急性期を乗り越えた患者にのみ手術が行われるほど満足できる罹患率，死亡率にならない限り，緊急手術を延期する理由は見当たらない．早期インターベンションを行う理由として，心室中隔破裂後にしばしば起こる多臓器不全への進行を避けるためというのがある．血行動態の安定化のために，12〜24時間以内のIABPの使用は，インターベンションを待機する際には望ましいが，インターベンションを遅らせる正当な理由にはなり得ない．

デバイスを用いた閉鎖療法を行う予定ならば，追加の画像検査を行い，解剖を明らかにしたうえで，閉鎖療法の適応の有無を検討したほうがよい．著者らは追加の検査としてCT検査を行い，病変部のマージンや複雑さ，サイズを評価している．心エコー図検査はしばしば集中治療室のベッドサイドで行われるので，CT検査まで行える施設は少ないかもしれない．術前，術中の心エコー図検査は徹底的に行い，通常得られる情報に加えて，欠損孔のサイズと形態の分析，欠損孔の種類の確認（単純性か複雑性か），房室弁との距離，心嚢液，心破裂の有無，僧帽弁の状態をエコーで把握しておくべきである．

1. 手技の手順

心筋梗塞後VSDに対する手順は，先天性VSDの場合と比べ，多少の修正点があるが，ほぼ同様である．すべての症例において麻酔下に手術を行うことが望ましい．なぜなら，術中モニタリングのためのTEE検査が容易に行えるようになるからである．TEE検査は造影剤使用量を減らすだけでなく，術中の可逆性の合併症の同定にも役立つ．また残存シャントの評価だけでなく，デバイスの留置部位，安定性の評価にも優れている．しかし血管造影も弁の評価という点では軽視できない．

ほとんどの症例において，左室側から欠損孔にアプローチする方法が容易で，手技にも精通しているため好ましいが，大動脈弁狭窄症などの後天性の病変がある場合は，経中隔的に左室にアプローチする必要が生じる．卵円孔が開存している場合は，この手技は容易に行える．動静脈ループを作る際は細心の注意が必要である．いかなる引力も，特にワイヤーによるものは，ワイヤーがカテーテル内にある場合でさえも，欠損孔には加えてはいけない．心筋梗塞後の心筋はもろく，カテーテル操作だけで容易にさけるので，保護されていないワイヤーを心内に進めてはならない．

これまでに，心尖部VSDに対して内頸静脈アプローチで手技を行う利点も多いが，著者らはすべての病変に対して大腿部からアプローチを行っている．ねじれに耐用性のあるシースを用いて動脈ループを作る方法は，大腿部からのアプローチでも頸部の場合とよく似ているし，頸部アプローチより手技を行い慣れているからである．

AGA post-MI VSDデバイスだけでなく、CardioSEAL/STARFlexデバイスもよく使っている。これらのデバイスの構造については前述している。STARFlexデバイスの注目すべき機能はself-centering機構である。先天性VSDにこの閉鎖栓を用いた場合、目立たないデザインの割には容易にはずすことは困難で、self-centering機構があるので、中隔に圧力をかけることもない。一部では初期選択として好まれて用いられている。他の欠損に用いられるデバイス（PDA，ASDなど）は心筋梗塞後VSDには適さないと考えている。

　デバイス選択の判断材料として最も大きなものは、デバイスのサイズである。中隔を損傷する恐れがあるので、バルーンでのデバイスの拡張は避けている。従来であれば急性期の手術困難とされていた、血行動態を破綻させるほどの大きな欠損孔がある症例に対しても、手技を行えるようになってきた。いくつかの例外を除くと、これらの欠損孔は複雑ではあるが、複数の出口には規則性がある。著者らはたいてい小さいサイズのデバイスを選択してしまう傾向がある。術前にCT検査を行うことにより、病変部に対する理解が深まり、手術成功の手助けとなる。梗塞後6週間経過している症例では、血行動態が代償されているためより小さいサイズのデバイスを選択したり、バルーンのサイズ選択に幅ができたりと、選択に融通が利くようになる。亜急性期には心エコー図検査と血管造影検査のいずれもデバイスの選択に役立つ。同様のことが外科手術6週間後の症例にもいえる。

　前にも少し触れたように、デバイスの展開の準備が整うまで、著者らはルーチンとして冠動脈用ワイヤーか0.018インチのワイヤーをデバイスと平行させてシース内に挿入し、両者ともに欠損孔を通過させている。これで、もし位置決めの最中にデバイスが欠損孔より抜けてしまっても再度動静脈ループを作らなくても済むようになる。この場合はデバイスをシース内に回収し、シースを再度欠損孔に慎重に通過させる。中隔裂傷を避けるために、一度でもよいのでデバイスの安定性を確認する。安定性の確認はデバイスを優しく慎重に押したり引いたりすることで行う。この時点で、著者らはTEE検査と血管造影検査を用いて注意深く中隔の観察を行う。デバイス留置直後は、解剖学的理由と抗凝固療法を行っているため、ごくわずかなシャントですらめったに認められない。デバイスの安定と大きなシャント部分の閉塞を確認後に閉鎖栓を離脱するのが妥当である。もしいずれかが不十分であるならば、再度位置の調整を試みる。もし適切な位置に留置できないのであれば、デバイスを回収するべきである。デバイス離脱前にワイヤーを引き抜く。

結語

　この章では、手術の手順と心筋梗塞後VSDに対する閉鎖療法ばかりでなく、VSDの疫学、手術適応、経皮的閉鎖療法の術前、術中の要点について述べてきた。良き指導者とトレーニングなくして、これらの手技を完璧に行うことは困難である。

　緊急の心筋梗塞後心室中隔破裂の場合でさえも、初心者が手技を行うことは、賢明ではないと思われる。VSDの閉鎖療法は、カテーテル手技の中でも高度な手技に相当する。この章はVSDの閉鎖療法の第一歩を述べたに過ぎない。

文献

1. Lillehei CW, Cohen M, Warden HE, et al. The results of direct vision closure of ventricular septal defects in eight patients by means of controlled cross circulation. *Surg Gynecol Obstet*. 1955;101(4):446–466.
2. Roos-Hesselink JW, Meijboom FJ, Spitaels SE, et al. Outcome of patients after surgical closure of ventricular septal defect at young age: longitudinal follow-up of 22–34 years. *Eur Heart J*. 2004;25(12):1057–1062.
3. Nygren A, Sunnegardh J, Berggren H. Preoperative evaluation and surgery in isolated ventricular septal defects: a 21 year perspective. *Heart*. 2000;83(2):198–204.
4. Lock JE, Block PC, McKay RG, et al. Transcatheter

closure of ventricular septal defects. *Circulation.* 1988;78(2):361–368.
5. Silversides CK, Dore A, Poirier N, et al. Canadian Cardiovascular Society 2009 Consensus Conference on the management of adults with congenital heart disease: shunt lesions. *Can J Cardiol.* 2010;26(3):e70–e79.
6. Visconti KJ, Bichell DP, Jonas RA, et al. Developmental outcome after surgical versus interventional closure of secundum atrial septal defect in children. *Circulation.* 1999;100(suppl 19):II145–II150.
7. Thanopoulos BD, Tsaousis GS, Konstadopoulou GN, et al. Transcatheter closure of muscular ventricular septal defects with the amplatzer ventricular septal defect occluder: initial clinical applications in children. *J Am Coll Cardiol.* 1999;33(5):1395–1399.
8. Hijazi ZM, Hakim F, Al-Fadley F, et al. Transcatheter closure of single muscular ventricular septal defects using the amplatzer muscular VSD occluder: initial results and technical considerations. *Catheter Cardiovasc Interv.* 2000;49(2):167–172.
9. Hijazi ZM, Hakim F, Haweleh AA, et al. Catheter closure of perimembranous ventricular septal defects using the new Amplatzer membranous VSD occluder: initial clinical experience. *Catheter Cardiovasc Interv.* 2002;56(4):508–515.
10. Fu YC, Bass J, Amin Z, et al. Transcatheter closure of perimembranous ventricular septal defects using the new Amplatzer membranous VSD occluder: results of the U.S. phase I trial. *J Am Coll Cardiol.* 2006;47(2): 319–325.
11. Zuo J, Xie J, Yi W, et al. Results of transcatheter closure of perimembranous ventricular septal defect. *Am J Cardiol.* 2010;106(7):1034–1037.
12. Walsh MA, Bialkowski J, Szkutnik M, et al. Atrioventricular block after transcatheter closure of perimembranous ventricular septal defects. *Heart.* 2006; 92(9):1295–1297.
13. Butera G, Gaio G, Carminati M. Is steroid therapy enough to reverse complete atrioventricular block after percutaneous perimembranous ventricular septal defect closure? *J Cardiovasc Med (Hagerstown).* 2009;10(5):412–414.
14. Al-Kashkari W, Balan P, Kavinsky CJ, et al. Percutaneous device closure of congenital and iatrogenic ventricular septal defects in adult patients. *Catheter Cardiovasc Interv.* 2011;77:260–267.
15. Holzer R, Balzer D, Cao QL, et al. Device closure of muscular ventricular septal defects using the Amplatzer muscular ventricular septal defect occluder: immediate and mid-term results of a U.S. registry. *J Am Coll Cardiol.* 2004;43(7):1257–1263.
16. Chessa M, Carminati M, Cao QL, et al. Transcatheter closure of congenital and acquired muscular ventricular septal defects using the Amplatzer device. *J Invasive Cardiol.* 2002;14(6):322–327.
17. Martinez MW, Mookadam F, Sun Y, et al. Transcatheter closure of ischemic and post-traumatic ventricular septal ruptures. *Catheter Cardiovasc Interv.* 2007; 69(3):403–407.
18. Knauth AL, Lock JE, Perry SB, et al. Transcatheter device closure of congenital and postoperative residual ventricular septal defects. *Circulation.* 2004;110(5):501–507.
19. Pedra CA, Pedra SR, Esteves CA, et al. Percutaneous closure of perimembranous ventricular septal defects with the Amplatzer device: technical and morphological considerations. *Catheter Cardiovasc Interv.* 2004;61(3):403–410.
20. Thanopoulos BV, Rigby ML, Karansios E, et al. Transcatheter closure of perimembranous ventricular septal defects in infants and children using the Amplatzer perimembranous ventricular septal defect occluder. *Am J Cardiol.* 2007;99(7):984–989.
21. Crenshaw BS, Granger CB, Birnbaum Y, et al. Risk factors, angiographic patterns, and outcomes in patients with ventricular septal defect complicating acute myocardial infarction. GUSTO-I (Global Utilization of Streptokinase and TPA for Occluded Coronary Arteries) Trial Investigators. *Circulation.* 2000;101(1):27–32.
22. Menon V, Webb JG, Hillis LD, et al. Outcome and profile of ventricular septal rupture with cardiogenic shock after myocardial infarction: a report from the SHOCK Trial Registry. Should we emergently revascularize Occluded Coronaries in cardiogenic shocK? *J Am Coll Cardiol.* 2000;36(suppl 3A):1110–1116.
23. Cummings RG, Reimer KA, Califf R, et al. Quantitative analysis of right and left ventricular infarction in the presence of postinfarction ventricular septal defect. *Circulation.* 1988;77(1):33–42.
24. Patane F, Grassi R, Zucchetti MC, et al. The use of Impella Recover in the treatment of post-infarction ventricular septal defect: a new case report. *Int J Cardiol.* 2010;144(2):313–315.
25. Gregoric ID, Bieniarz MC, Aora H, et al. Percutaneous ventricular assist device support in a patient with a postinfarction ventricular septal defect. *Tex Heart Inst J.* 2008;35(1):46–49.
26. Antman EM, Hand M, Armstrong PW, et al. 2007 Focused Update of the ACC/AHA 2004 Guidelines for the Management of Patients With ST-Elevation Myocardial Infarction: a report of the American College of Cardiology/American Heart Association Task Force on Practice Guidelines: developed in collaboration With the Canadian Cardiovascular Society endorsed by the American Academy of Family Physicians: 2007 Writing Group to Review New Evidence and Update the ACC/AHA 2004 Guidelines for the Management of Patients With ST-Elevation Myocardial Infarction, Writing on Behalf of the 2004 Writing Committee. *Circulation.* 2008;117(2):296–329.
27. David TE, Armstrong S. Surgical repair of postinfarction ventricular septal defect by infarct exclusion. *Semin Thorac Cardiovasc Surg.* 1998;10(2):105–110.

14章

冠動脈瘻，肺動静脈奇形，動脈管開存症の閉鎖術

■ 経カテーテル冠動脈瘻閉鎖術

1. 発症頻度および臨床的影響

　冠動脈瘻（coronary artery fistula：CAF）は冠動脈におけるまれな血管奇形であり，冠動脈が直接心腔，大心臓静脈，肺動脈などへ交通するものである。冠動脈奇形の中では最も一般的であり，成人の冠動脈造影のおよそ500人に1人の頻度で偶発的に指摘される。半数以上は右冠動脈に起こり，うち92％は右心系へ流入する[1]。臨床的影響はCAFの大きさに左右され，小さく血行動態に影響のないものは治療を必要としない[2]。しかし，一度指摘された場合には，特に若年の場合，小さい冠動脈瘻でも時として経過中に大きくなり，臨床的に影響を及ぼすことがあるため，長期間経過観察すべきである[3]。

　大きなCAFは重大な左-右シャントとなり，遠位心筋に対する盗血現象を引き起こす。小児では一般的に連続的心雑音および心拡大，時としてうっ血性心不全を呈する。成人における大きなCAFでは，労作性狭心痛，血栓症，心内膜炎，心筋梗塞，心不全などを呈し，時には冠動脈瘤破裂をきたし心膜血腫を認めることもある。

　時には繰り返して心筋生検を行った場合や，冠動脈バイパス術後，心臓手術により生じることもある。これらに対するインターベンションの適応は先天性CAFのものと同様であり，小さいCAFは経過観察され，大きいものには治療が検討される。

2. 閉鎖術の適応およびガイドライン上の推奨

　大きなCAFに対しては，症状の有無に関係なく経カテーテルまたは外科的閉鎖が検討される（クラスⅠ，エビデンスレベルC）[4]。経カテーテル塞栓術は，これまでのところ最も広く行われている方法である。経カテーテル治療は外科的結紮に比し侵襲度が低いことに加え，CAFの正確な流出部位および栄養動脈に対してすぐれた画像情報を得ることができるためである。

3. 術前評価と画像診断

　大きなCAFの症例では，典型的には動脈管開存に似た連続性雑音を聴取する。心エコーでは拡張した冠動脈を認め，時として近位部は蛇行している。心腔や冠静脈，肺動脈への流出部位はしばしばカラードプラにて観測される（図14-1）。通常心エコー画像で診断は十分であり，心カテーテル検査，造影検査による精査を進める理由となる。偶発的に指摘された，無症候性で近位部の冠動脈の拡張もない，小さいCAFの患者に対する保存的加療や長期経過観察においても，心エコーは有用である。

　経カテーテル閉鎖術が検討されている大きなCAFの患者に対しては，CTやMRAも治療計画に有用となり得る。流出部位，個数，栄養血管の走行，瘤の存在の有無を前もって知ることができる。その他，大動脈基部造影や選択的冠動脈造影は，診断，治療効果判定の確立された方法である。

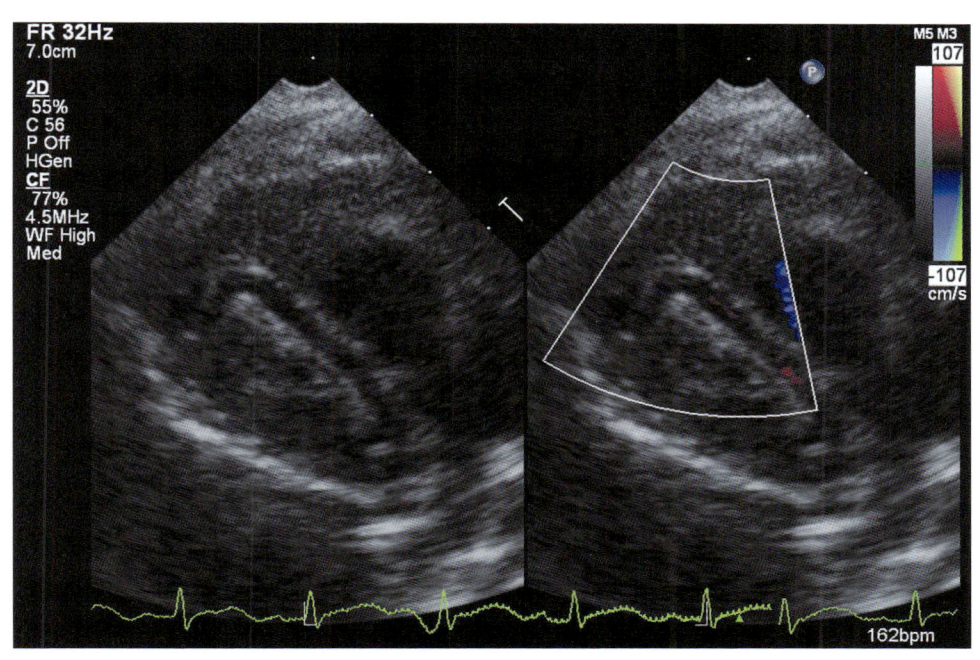

図14-1　右室心尖部に流入する巨大冠動脈瘻の心エコー図
瘻の血流源となる左前下行枝の拡張を認める。

　CAFに対する冠動脈造影所見は，注意深く検討されるべきである．時としてCAFは同側または対側の狭窄と関連しており，近位部の冠動脈の閉塞を伴っていることもある（図14-2）．

4. 閉鎖手技

　初回造影の後，CAFの閉鎖法を決定する．栄養動脈からのアプローチにより塞栓コイルかバスキュラープラグの留置を行うか，または静脈系から逆行性アプローチにより右心房または右心室といった流出部位を閉鎖するかを選択する．

　後者のアプローチにはいくつかの利点があり，欠損口の最も遠位部の1点を閉鎖することにより，より上流の心筋灌流枝の閉塞を最小限に抑えることができる．また，遠位冠動脈への持続的なカニュレーションによる，血栓症や血管損傷のリスクを避けることもできる．もしくは，逆行性アプローチでマイクロコイル専用のカテーテルを用い，コロナリー用のガイドカテーテルを同軸にして栄養動脈に直接挿入する方法でも，良好な結果が得られることもある．

　どちらのアプローチが選択されるにせよ，術中に繰り返して選択的冠動脈造影を行うことで，術者は塞栓術の完成度を知ることができる．特に大きなCAFの場合，完全に血流を止めるためにはある程度時間を要し，忍耐力が必要である．目標である完全な閉塞には，複数のマイクロコイルを詰めて留置する必要がある．バスキュラープラグは適切な大きさが選択されれば，留置後の血管造影で残存シャント血流が認められたとしても，時間が経過すると完全に血流が遮断されることが多い．

　成人では通常手技は意識下に行われる．大腿動脈，大腿静脈アクセスが得られた後，抗凝固薬（ヘパリン100単位/kg）を投与し，活性化凝固時間を治療域に維持する．冠循環全体を明らかにするために，大動脈基部造影または選択的冠動脈造影を適切な角度で行うことが重要である．解剖学的な位置，大きさ，そして流出路の形態の詳細は

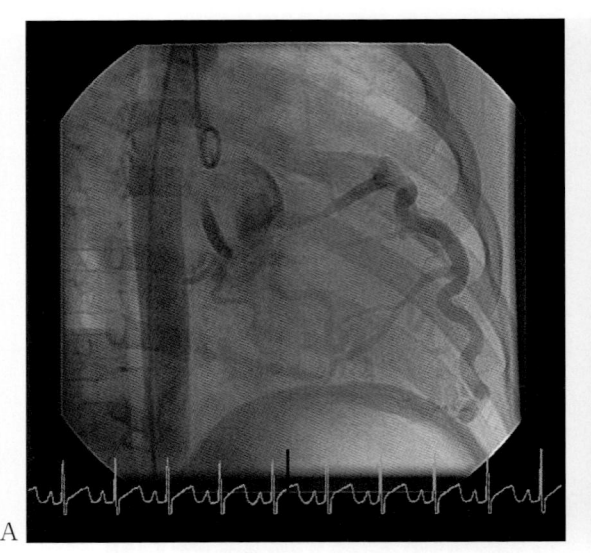

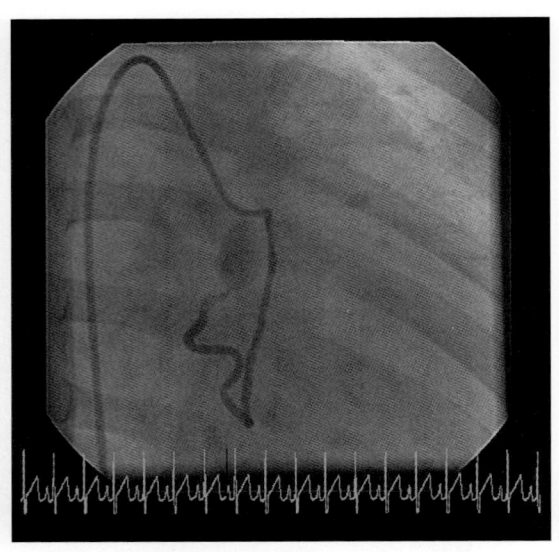

図14-2

大動脈基部造影所見(**A**)：左冠動脈の近位部は拡張し複数栄養血管を出しており，右室流出路前壁への流入部は囊状になっている。
右冠動脈選択造影(**B**)：近位部は低形成で遠位部は慢性完全閉塞であり，拡張したCAFに流入する1本の栄養血管を認める。

重要であり，特に逆行性静脈アプローチでの流出路の閉鎖術が考慮されている場合には，詳細な評価が必要である。経静脈アプローチでの閉鎖術は，時としてカテーテルを直接流出部位まで操作することが必要となる。また，時には動静脈ワイヤーループが必要となる。逆行性動脈カテーテルを留置した後，先端の柔らかい柔軟性の高いガイドワイヤーを瘻孔へ通過させ，スネアにより静脈シースへ取り出す。近位部の冠動脈を損傷しないように，ガイドワイヤーは注意深く進める。このワイヤーは静脈側からコイルデリバリーカテーテル，またはバスキュラープラグ用デリバリーシースを瘻孔の中，流出路のやや先まで運ぶのに使用される。典型例では流出部位は単一の狭い開口部で，その近位部に拡張区域をもつため，コイル塞栓やバスキュラープラグの留置に理想的である(図14-3)。

これら動脈アプローチが用いられる例では，コイルデリバリーカテーテルを同軸に遠位の栄養血管へ安全に運ぶのに十分なサポート力をもつ，コロナリーガイドカテーテルの選択が必要である。

したがって，コイルデリバリーカテーテルおよび冠動脈ガイドカテーテルは術者の塞栓コイルの選択により決定され，例えば0.035インチのGianturcoまたはTornado coil(Cook Inc., Bloomington, IN) (図14-4)は4〜5Frのデリバリーカテーテルと，7〜8Frのガイディングカテーテルが必要である。0.018インチのVortX-18 coil(Boston Scientific Corp, Natick, MA)のようなmicro coilの場合には，より小さな6Frのガイドカテーテルが選択できる。

8Frガイドと5Frエンドホールカテーテル，3Frマイクロコイルデリバリーカテーテルによる3軸のデリバリーシステムは，非常に有用でコイルの出し引きの際に強いサポート力を発揮する。Progreatカテーテル(Terumo Medical Corp, Somerset, NJ)はコイルデリバリーに有用なカテーテルであり，親水コーティングガイドワイヤーが一体化されており，デリバリーカテーテルの先端を越えて操作可能である(図14-5)。このシステムによって，3Frコイルデリバリーカテーテルを冠動脈遠位部にガイドワイヤーに沿わせて進

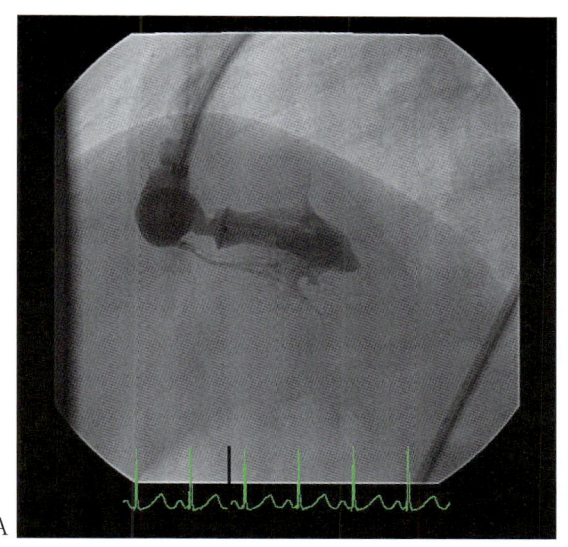

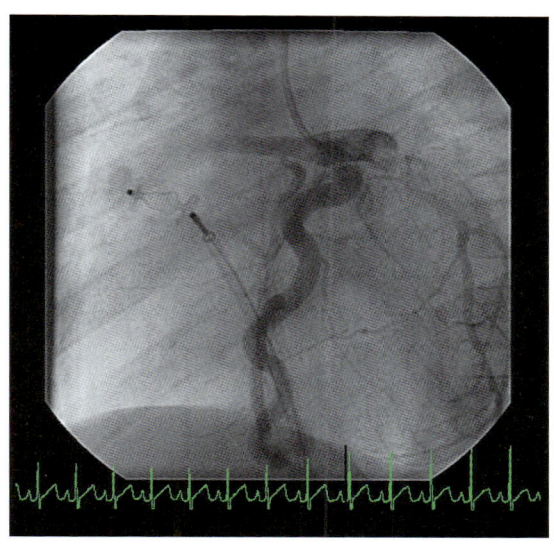

図14-3 冠動脈瘻の遠位流出部位内に留置されたoccluderデバイスの例

A：心室中隔欠損閉鎖用Amplatzer occluder（AGA Medical Inc., Plymouth, MN）の順行性留置：冠動脈瘻は右冠動脈近位部から起こり，右心房へ流入している。留置直後にデリバリーシースから造影剤を注入したところ，造影剤がoccluderを通過し，適切な位置に留置していることがわかる。
B：Amplatzer vascular plug II（AGA Medical Inc.）の逆行性留置：冠動脈瘻は右室へ流入している。左冠動脈から冠動脈瘻を経てワイヤーを右室へ進め，スネアにて静脈シースへ取り出す。4 Frデリバリーシースを大腿静脈から挿入し，図14-2に示すように冠動脈瘻の遠位嚢状部位にもっていく。左冠動脈選択造影ではデバイスのリリース前でも瘻が閉鎖されているのがわかる。

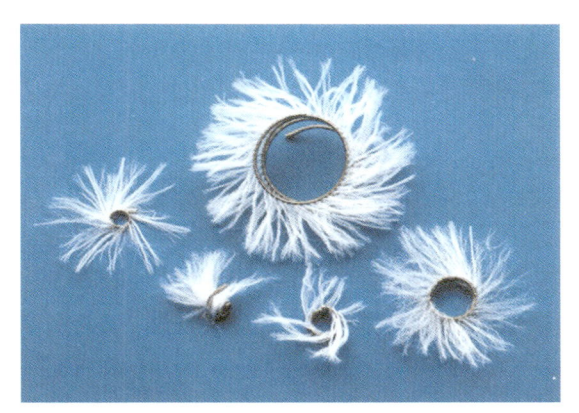

図14-4 Gianturco embolization coil（Cook Inc., Bloomington, IN）

スプリングワイヤーに埋め込まれたポリエステル繊維をもったコイルであり，血栓を促進させ最終的に血管腔で線維化をもたらす。

めることができ，留置してあるフロッピーな冠動脈用ワイヤーを通して，ガイドカテーテル全体をデリバリーカテーテルに交換する作業を省くことができる。コイルの径は塞栓の目標である血管径よりも，およそ20％大きいものが選択される。初めのコイルを足場として留置し，小さなコイルを次々に留置してスペースを埋めていく。時としてCAFの動脈側入口部と静脈側流出部位との距離は，非常に短いことがある。特に冠動脈回旋枝と冠静脈洞間の瘻は非常に短い。このような症例では冠動脈用カバードグラフトステントで栄養動脈血管を塞ぐことにより良好な結果が得られる[5]。

5. カテーテル治療の合併症

CAF塞栓術の合併症は，重篤となり得る。コイルの静脈系への移動やコイルの置き違いによって，正常心筋栄養血管の閉塞などが起こり得る。これらの症例ではST-T変化が認められ，より広い範囲の心筋が巻きこまれた場合には心筋梗塞をきたし得る。冠動脈攣縮，血栓症，空気塞栓，解離，破裂，心膜血腫なども報告されている。注

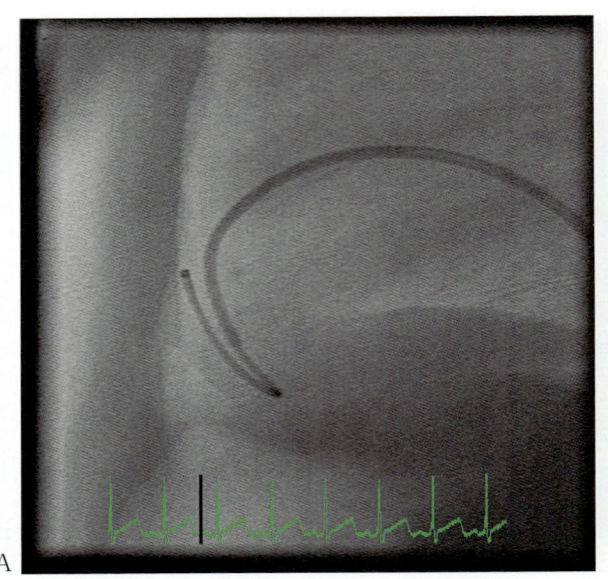

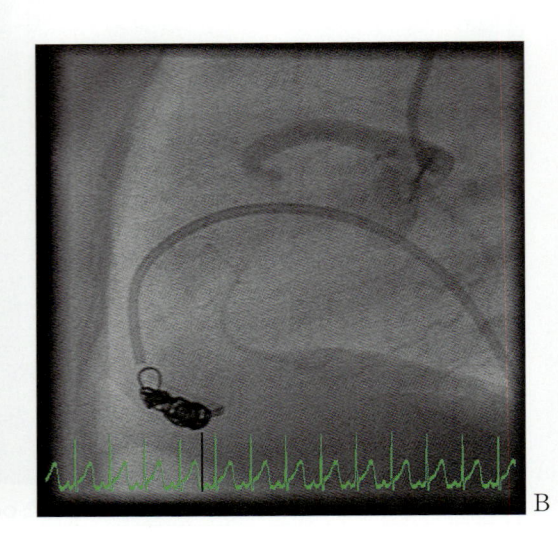

図14-5

A：Progreat catheter（Terumo Medical Corporation, Somerset, NJ）の逆行性留置。左前下行枝から右室へ流入する冠動脈瘻の遠位栄養血管へ，4 Fr ガイディングカテーテルから同軸に挿入していく。
B：多数の 0.018 micro coil による塞栓後，選択的左冠動脈造影で瘻に血流を認めない。

意深いガイドワイヤーおよびカテーテル操作，動静脈ガイドワイヤーループとスネアカテーテルに対する知識と経験，十分な抗凝固，そして忍耐が患者の最上の転帰を得るために必要とされる。

6. 代替治療

時にCAFは，外科手術を必要とするような他の先天性または後天性心疾患に併発していることがあり，このような症例では外科手術と同時に修復可能である[6]。長期にわたるCAFが成人期に指摘された際，特に栄養血管動脈が冠動脈回旋枝遠位部の場合には，より近位部冠動脈の拡張はかなりのものとなっている。このような伸びきった冠動脈のため，遠位部の瘻を閉鎖すると，拡張した冠動脈近位部全体で血栓傾向となり，心筋梗塞を引き起こす。このような症例では閉鎖術は注意深く検討されるべきであり，施行された場合には積極的な抗凝固療法の速やかな導入を考えなければならない[7]。

7. 術後管理とフォローアップ

患者は持続的な心電図モニターが可能な治療室への入院が必要である。抗血小板薬を併用した抗凝固療法を治療の少し前から開始し，冠動脈の拡張が存在する限り継続する。多くの患者では近位部冠動脈は拡張したままであるが，時間経過でリモデリングを生じる例もある。近位部冠動脈が著明に拡張した症例では，ワーファリンを使用した，より積極的な抗凝固療法が好ましい。成人のCAFに対する塞栓術の長期予後に関して利用できるデータは限られているため，持続的かつ定期的な残存心筋に対する評価を行うのが賢明と考えられる。負荷心エコーやその他の心筋灌流イメージングは，塞栓術前の基準としてだけでなく，この治療による慢性期の変化を評価するための定期的な評価法として考慮されるべきである。

経カテーテル肺動静脈奇形閉鎖術

1. 発症頻度および臨床的影響

肺動静脈奇形(pulmonary arteriovenous malformation：PAVM)は，肺循環に起こるまれな先天性血管奇形である．PAVMは孤発性にも存在するが，一般的には遺伝性出血性毛細血管拡張症(hereditary hemorrhagic telangiectagia：HHT)に随伴する．この常染色体優性遺伝の異常は，過去にはRendu-Othler-Weber症候群とされたが，脳や腎臓，鼻腔粘膜や皮膚といった，その他臓器においても臨床的に重要な血管奇形を伴う．罹患した患者本人および1親等の親族には，PAVMのみでなく，出血するまでは臨床症状の出ない脳動静脈奇形に対しても，スクリーニング検査がなされるべきである[8]．

PAVMは，肺内で右-左シャントを形成する．PAVMは時間経過で進行する傾向にあり，右-左シャントに関連した重大な続発症をきたす．息切れを伴う低酸素血症や運動耐容能の低下，奇異性脳塞栓や一過性脳虚血発作，そして大量喀血や血胸を伴う肺出血がある[9]．

2. 閉鎖適応とガイドラインの推奨

PAVMに対する経カテーテル塞栓術は，多量の右-左シャントによる低酸素血症や息切れといった症状の緩和に対して勧められる．また，肺出血，脳卒中を含む奇異性塞栓，一過性虚血発作，心筋梗塞の予防目的にも適応がある．

3. 術前評価と画像診断

患者は肺内における大量かつ長期的な右-左シャントにより，成人期早期にチアノーゼや多血症を呈する．小児期に労作時呼吸困難を認めていることが多い．時として，症状は脳塞栓や全身での奇異性塞栓として現れる．単純X線写真により

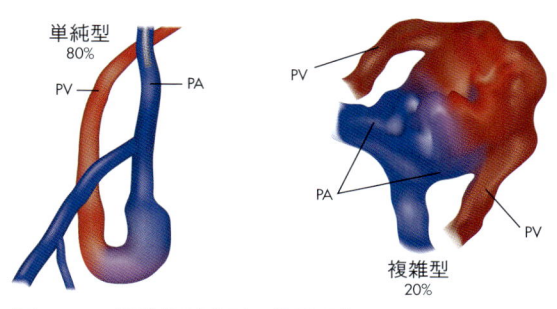

図14-6　肺動静脈奇形の造影分類
PA：肺動脈，PV：肺静脈
(Adapted from Sievert H Qureshi S, Wilson N. Perctaneous Interventions for Congenital Heart Disease. London：Informa Healthcare；2007. p.419.)

PAVMの存在が示唆されるが，CTやMRAはカテーテル治療に必要な栄養血管の場所，数，大きさ，多数の小さい血管奇形の詳細に関する情報がわかる．

100%酸素投与下に，パルスオキシメトリーまたは血液ガスモニタリング下にコントラスト心エコー法は，安静時チアノーゼを呈するすべての患者に対するスクリーニングとして有用である[10]．肺疾患患者では酸素投与により著明な酸素飽和度または酸素分圧の上昇を見るが，肺内で固定化した右-左シャントを有する患者では，上昇はわずかにとどまる．生理食塩水によるコントラスト心エコーも，肺内右-左シャントに対する有用なスクリーニング検査であり，静脈投与から少なくとも3～5拍遅れて左房内に"バブル"が観測される[11]．

4. 閉鎖手技

選択的肺血管造影により，奇形部位，栄養血管，動脈瘤嚢の形と大きさ，流出静脈の数や部位が明らかになる．一般的な形態は，1本の栄養動脈から1本の静脈へ流出し，80%はこの単純型で[12]，動脈瘤に中隔はない．それ以外の奇形は頻度が少ないものの形態は複雑で，栄養血管が多数あり，動脈瘤嚢には隔壁があり，流出静脈は一本でないことが多い(図14-6)．PAVMの動脈瘤嚢は非常に薄く，破裂して出血をきたしやすい．し

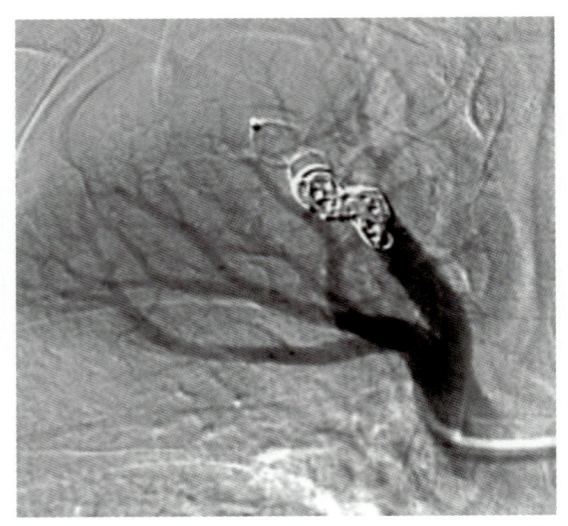

図14-7
繊維状塞栓コイルは右上葉肺動静脈奇形の栄養動脈血管内に密に詰められている。塞栓された血管に残存血流がなく，その他の動脈区域血流は保たれている。

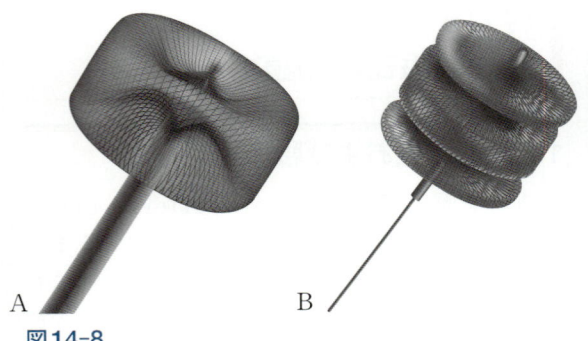

図14-8
A：Amplatzer vascular plug I（AGA Medical Inc., Plymouth, MN）
B：Amplatzer vascular plug II（AGA Medical Inc.）

したがって閉鎖術の目標は，カテーテルまたはガイドワイヤーの動脈瘤囊へのカニュレーションは最低限にしつつ，可能な限り動脈瘤囊近くで栄養動脈または静脈を閉塞させることである。栄養血管をより中枢側で塞栓させてしまい，正常肺への血流まで閉塞させないようにすることも注意が必要である。特に多発性のPAVMの場合，見境なく中枢側血管を閉塞してしまうと，結果的に肺血管床を大幅に減少させることになる。

現在，PAVM閉鎖術の最も一般的なアプローチは，2軸のカテーテルでファイバーコイルを留置する方法である（図14-7）。2軸または3軸カテーテルにより正確なコイル留置が可能となり，中枢側へ位置がずれる危険性を減らしてくれる。デリバリーカテーテルのサポートにガイディングカテーテルを使用することでサポート力が増し，アンカーコイルや足場となるコイルの中に小さいコイルを留置することが可能となる。術中に完全な血流の途絶を得ることが重要で，大きな肺動静脈瘻は血流が速いためにコイルが慢性期に閉塞することがないからである。またカテーテルやガイドワイヤーがカニュレーションされている間は，ヘパリン化に加えて，空気塞栓や血栓塞栓がないよう注意しなければならない。

肺動脈圧測定および造影後，80 cmの7 Frガイディングカテーテルを栄養動脈血管近くに置き，100 cmの5 Frエンドホールコイルデリバリーカテーテルをコイル留置部まで進める。ガイディングカテーテルにより得られたサポートにより，コイルデリバリーカテーテルが塞栓術中に狙っている領域から後退することを防ぎ，コイルをより正確な位置にぴったりと留置させることができる。初めのコイルは小さい側枝へ留置し，コイルの残りの部分は大きな栄養血管内に位置するようにする。これはいわゆるアンカーテクニックと呼ばれ，追加されるコイルが周りに留まるための，しっかりとした足場となる[13]。

代替手段として，血管プラグのAmplatzerファミリー（AGM Medical Inc., Plymouth, MN）も栄養血管を閉塞するのに使用可能であり，特に大きいものや短い栄養動脈の場合に有用である。オリジナルのAmplatzer vascular plug I（AVP I）は径16 mmまでであるが，新世代Amplatzer vascular plug II（AVP II）は径22 mmまで使用可能である。この第2世代のデバイスはマルチセグメントデザインを骨格とした細かく緻密なナイチノールワイヤー製で，大きな肺動静脈瘻でも速やかに完全な閉鎖が可能である（図14-8）。小さいものは5 Frシースで留置できるが，大きいも

のは7～8Frシースを必要とする。もう1つのAVPの利点はフレキシブルデリバリーケーブルから回転させて外す前であれば，位置の修正や回収が可能な点である。近年の連続症例では，75%の肺動静脈瘻はAVP単独で治療に成功し，より小さく蛇行の強い栄養血管の場合にはコイルにて閉塞された[14]。

5. 経カテーテル治療の合併症

経カテーテルインターベンション後の合併症としては，胸膜炎痛，出血，感染，肺梗塞，胸水，塞栓術に使用したコイルや血栓による奇異塞栓で結果として脳梗塞を発症するなどが報告されている[15]。肺動静脈奇形塞栓術後には，脳卒中予防のために短期間の低用量アスピリンの投与が推奨されている[16]。

6. 代替治療

1980年代初頭には冒された肺区域の切除が基本的な治療法であったが，今日では行われていない。複雑またはびまん性である場合は，安全に閉鎖することはできない。このような場合でも，部分的閉鎖や段階的閉鎖により右-左シャントの量を減らし，チアノーゼを低減させ，症状を緩和することが期待できる。また，脳卒中の発症リスクは完全になくなりはしないものの，低下はする。このような症例では長期間の抗凝固が有益と考える。

7. 術後管理とフォローアップ

退院後，低用量アスピリンでの外来加療となる患者が多い。長期経過観察としては，年に一度のパルスオキシメトリー，コントラスト心エコー法，胸部X線が推奨され，未治療領域のPAVMの拡大や治療部位の再灌流の早期発見につながる。術前のスクリーニングにて遺伝性出血性毛細血管拡張症であることが指摘された症例では，他臓器の病変出現に対して生涯経過観察が必要である[17]。

経カテーテル動脈管開存症閉鎖術

1. 発症頻度および臨床的影響

動脈管は胎児期に欠かせないものであり，血液は主肺動脈と近位下行大動脈とを交通させるこの管性の交通により肺循環をバイパスしている。正常では分娩後の動脈血酸素飽和度上昇に反応して収縮し，生後24時間から48時間以内に閉鎖する。閉鎖が不十分であった場合，動脈管開存症（patent ductus arteriosus：PDA）となり，高圧系の体循環から低圧系の肺循環への持続的な左-右シャントが生じる。交通する血流量は，主にPDAの内径により決定される。

乳幼児期を越えて動脈管が開存していることはまれではなく，先天性心疾患に占める割合は約10%である。思春期または成人期の患者のPDAの内径は小さく（＜3.5～4.0 mm），表面上無症状である場合が多い。このような患者は連続性雑音の指摘により診断されることがほとんどである。PDAの内径が大きい患者は，うっ血性心不全や繰り返す肺感染症，肺高血圧症などを呈する。

2. 閉鎖適応とガイドラインの推奨

成人において血行動態的に影響をおよぼすPDAは，細菌性動脈内膜炎の長期的なリスクの排除と，肺への慢性的な過循環，左室の容量負荷の軽減させる目的で，閉鎖術の適応がある（class I，エビデンスレベルC）。肺高血圧症を伴っている症例でも，全体的に左-右シャントであれば，肺高血圧症への内科的加療と並行して経カテーテル閉鎖術が検討されるべきである（class IIa，エビデンスレベルC）。重症肺高血圧症で，右-左シャントとなっている場合（Eisenmenger症候群）は，安全に閉鎖術を施行することができない（class III，エビデンスレベルC）。

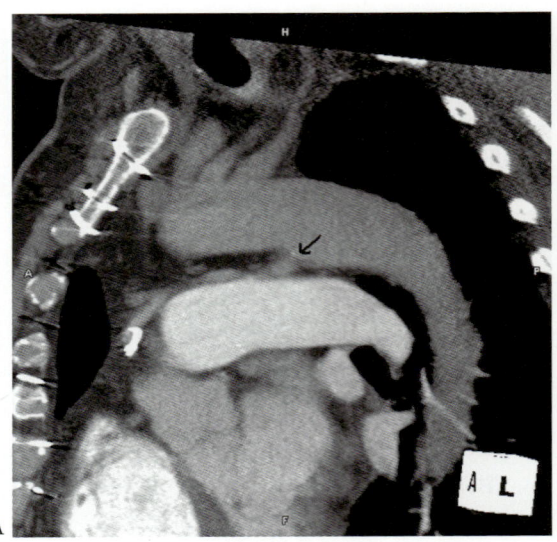

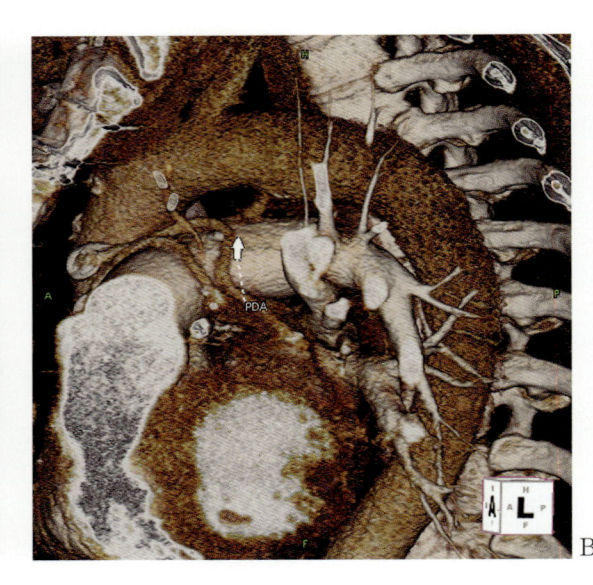

図14-9 成人PDAの造影CT所見
脊柱後彎症のため胸郭と大動脈弓が変形し，PDAはより大動脈弓横面へ移動する。
A：CTで矢印にPDAが示唆される
B：同じ患者の大動脈弓部3D-CT画像

3. 術前評価と画像診断

　詳細な心エコー検査を行うことで，心カテーテル検査および経カテーテル閉鎖術の適応を判断することができる。PDAの大きさ，形，短絡の量と方向，心腔内容量への影響など，すべて評価可能である。成人患者では動脈管と大動脈弓，肺動脈との解剖学的関連性を十分には明らかにできない症例がある。そのような症例では，CTやMRAがインターベンションへの助けとなる。年齢とともに，PDAは瘤状に拡大したり，石灰化することがある。また，加齢により脊柱後彎が強くなった胸腔内では，大動脈の前方への偏位に伴いPDAの位置も変化し，PDAの大動脈開口部は，大動脈らの下面から横面へ移動する（図14-9）。

　経カテーテル閉鎖術において大動脈造影により形態評価を行い，最も適切な閉鎖栓を選択する。PDAの最小径を測るだけでなくPDAの長さや形も評価する。1989年に報告された血管造影による分類は現在でも，PDAの形態を評価するのに用いられている[18]。75％以上が円錐型のtype Aである（図14-10）。

4. 閉鎖手技

　経カテーテル閉鎖術の目標は，手技中に完全閉鎖を得ることにある。塞栓コイルはoff-labelにて1992年から使用されており，小さい（2.5～3.0mm以下）PDAでは有用である[19]。GianturcoコイルやdetachableFlipperコイル（Cook Inc.）は最も一般的に使用されており，肺動脈側からも，逆行性に大動脈（より一般的）からも，アプローチ留置可能である（図14-11）。PDA閉鎖術専用に作成されたコイルとしてpfm Nit-Occlud PDA閉鎖ステム（PFM Medical AG, Köln, Germany）があり（図14-12），4または5Frの小さい軟性カテーテルにより，3.5mm以下のほとんどのPDAは閉鎖可能であるが，現在のところ米国では承認されていない。

　臨床的に問題となる成人のPDA内径は，通常3.5～4.0mm以上であり，これら大きなものに対してはAmplatzer Duct Occluder（AGM Medical Inc.）を用いることが最も安全であり，実際に使

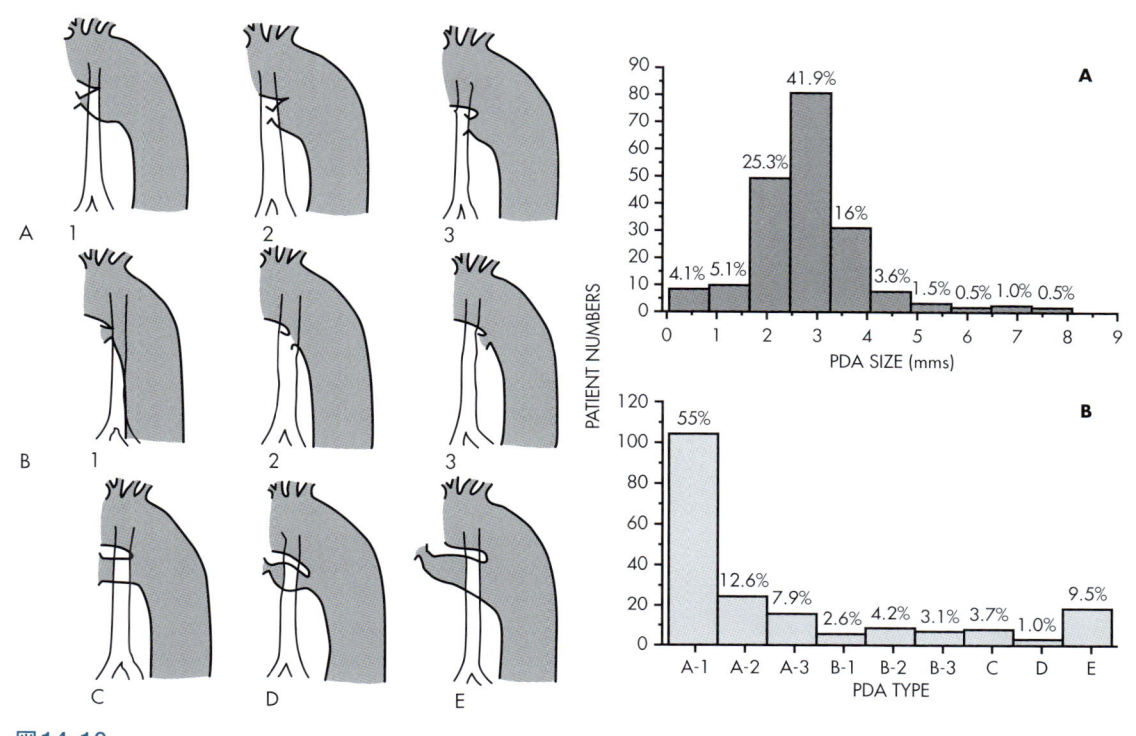

図14-10

A：PDAのKrichenko分類は下行大動脈造影造影の側面像に基づいている。
B：PDAタイプの分布。Aタイプ円錐型が最も一般的である。

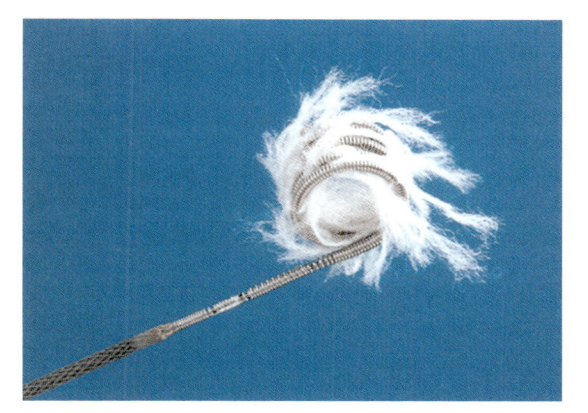

図14-11 Flipper detachable embolization coil (Cook Inc., Bloomington, IN)

コイルは回収および位置の修正が可能である。

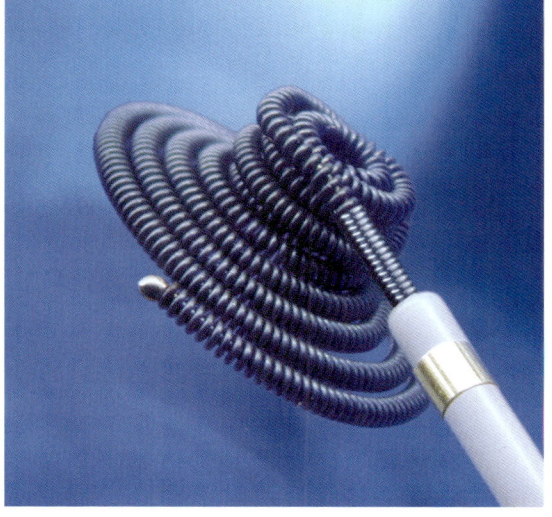

図14-12 Nit-Occlude PDA閉鎖ステム (PFM Medical AG, Köln, Germany)

円錐状のナイチノール製コイルで、軽度から中等度の典型的な形状のPDAに適合するように設計されている。このデリバリーシステムはコイルを正確な位置に留置することが可能である。

用頻度も高い。Amplatzer Duct Occluderは1998年に初めて使用された。このデバイスはナイチノール製ワイヤーの骨格とその内側に縫い付けられたポリエステル製の布で構成されている。先細くなった形状は，一般的な円錐形PDAの形態に適合するように作成されている（図14-13）。

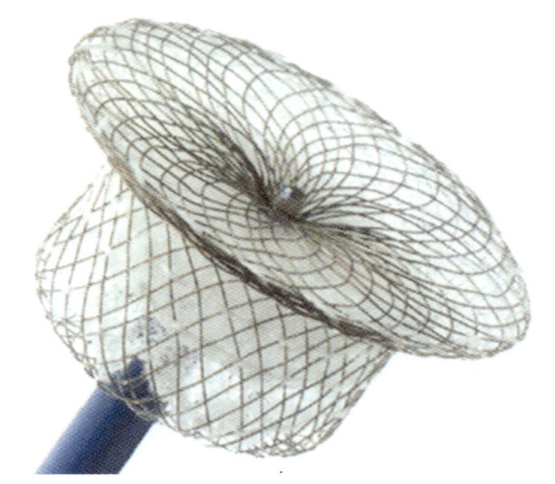

occluderはPDAの最小径よりも2〜3mm大きいものが必要であり，デリバリーケーブルのねじで接合され，あらかじめ肺動脈側からPDAを越えて下行大動脈へ位置したデリバリーカテーテル内を進めていく。デリバリーケーブルを前進させ，occluderの大動脈側の把持スカートを下行大動脈内で開き，デリバリーカテーテルシステム全体を引いてくるとoccluderがPDAへ入る。デリバリーシースをゆっくり肺動脈まで引いて，occluderの残りの部分がPDAの最も狭い部分に留置されるようにする。occluderは切り離す前であればどの時点でも回収でき，位置の修正も可能である。大動脈造影により適切な位置が確認できたら，デリバリーケーブルのねじをゆるめる方向に回し，occluderを切り離す（図14-14）。

時としてガイドワイヤーを大動脈側からPDAを通過させ，主肺動脈内でスネアで捕捉して大腿静脈から取り出すことが必要となる。デリバリーシースを右心から肺動脈，PDAを越えて下行大動脈へ進める際に，この動静脈ガイドワイヤーループが非常に良好なサポートとなる。

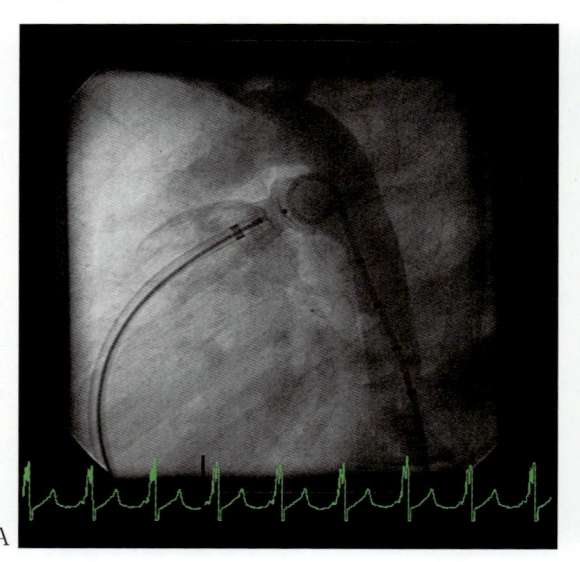

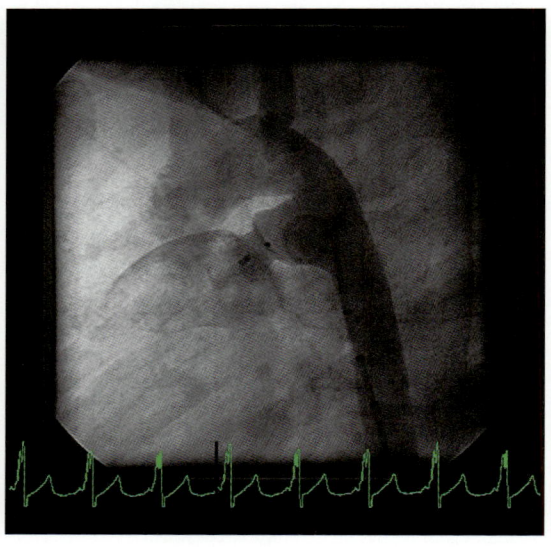

図14-13 Amplatzer Duct Occluder（AGA Medical Inc.）

図14-14
A：12/10 Amplatzer Duct Occluder（AGA Medical Inc., Plymouth, MN）が大きなPDAに適切に留置されている。occluderはまだデリバリーケーブルについている状態である。
B：occluderを解放しても，occluderはPDA内に良好な位置で留まっている。解放直後にはoccluderの繊維越しに残存シャント血流を認めることが重要であり，カラードプラ心エコーによる経過観察が必要である。

非常に大きなPDAで肺高血圧を伴う症例では特に注意が必要であり，肺動脈圧の上昇によりoccluderがはずれてしまい塞栓症が起こりやすくなる。Amplatzer Mascular Ventricular Septal Defect Occluder（AGA Medical Inc.）は先天的心室中隔筋性部欠損に対する経カテーテル閉鎖術として承認されたデバイスであるが，これら肺高血圧を伴うPDAに対する使用でも良好な閉鎖を得ることができる。このoccluderは両側に把持スカートをもつ利点があり，大動脈側と肺動脈側の両側から挟むため，肺動脈圧が有意に上昇しても，PDA内に安全に保持される。

5. 経カテーテル治療の合併症

経カテーテルPDA閉鎖術での合併症の多くは，手技中もしくは術後急性期に起こる。occluderによる塞栓症は不適切なサイジングや不完全留置により起こり得るが，忍耐力があれば，たいていは経皮的に安全に回収可能である。スネアの技術に修練していること，適切な道具の在庫が揃っていることが，この合併症を安全に管理するのに重要である。遺残シャントは，塞栓コイルに比べてまれである。PDA閉鎖術後の遺残シャントは，溶血や心内膜炎を併発することがある[19]。

6. 代替治療

心雑音や心腔の拡大と無関係で，偶発的に指摘された小さなPDAは閉鎖する必要はない。現在，外科的治療は動脈管の大きな瘤状拡大などがなければ施行されないが，このような症例では通常人工心肺が必要である。

7. 術後管理とフォローアップ

多くの患者は退院して外来加療となる。退院前の画像検査（胸部X線，簡易心エコー検査）は留置されたデバイスが安定し，適切であるかを確かめるのに有用である。術後の低用量アスピリンの服用は通常不要である。閉鎖術後内皮化が完了する6か月間は，心内膜炎予防の抗生物質投与が推奨される。経カテーテルPDA閉鎖術の慢性期合併症はごくまれであるものの，特に閉鎖術後初めの1年間は，時々外来を受診してもらうことが推奨される[20,21]。

文献

1. McNamara JJ, Gross RE. Congenital coronary artery fistula. *Surgery*. 1969;65(1):59–69.
2. Sherwood MC, Rockenbacher S, Colan SD, et al. Prognostic significance of clinically silent coronary artery fistulas. *Am J Cardiol*. 1999;83(3):407–411.
3. Takahashi M, Lurie PR. Abnormalities and diseases of the coronary arteries. In: Adams FH, Emmanouilides GC, Riemenschneider TA, eds. Heart Disease in Infants, Children and Adolescents. 4th ed. Baltimore: Williams & Wilkins; 1989:627–647.
4. Warnes CA, Williams RG, Bashore TM, et al. ACC/AHA 2008 Guidelines for the management of adults with congenital heart disease: executive summary: a report of the American College of Cardiology/American Heart Association Task Force on Practice Guidelines (Writing Committee to Develop Guidelines for the Management of Adults With Congenital Heart Disease). *J Am Coll Cardiol*. 2008;52(23):1890–1947.
5. Kilic H, Akdemir R, Bicer A, et al. Transcatheter closure of congenital coronary arterial fistulas in adults. *Coron Artery Dis*. 2008;19(1):43–45.
6. Cebi N, Shulze-Waltrup N, Frömke J, et al. Congenital coronary artery fistulas in adults: concomitant pathologies and treatment. *Int J Cardiovasc Imaging*. 2008;24(4):349–355.
7. Gowda ST, Latson LA, Kutty S, et al. Intermediate to long-term outcome following congenital coronary artery fistulae closure with focus on thrombus formation. *Am J Cardiol*. 2011;107(2):302–308.
8. Bayrak-Toydemir R, Mao R, Lewin S, et al. Hereditary hemorrhagic telangiectasia: an overview of diagnosis and management in the molecular era for clinicians. *Genet Med*. 2004;6(4):175–191.
9. Khurshid I, Downie GH. Pulmonary arteriovenous malformation. *Postgrad Med J*. 2002;78(918):191–197.
10. Kjeldsen AD, Oxhøj A, Andersen PE, et al. Pulmonary arteriovenous malformations: screening procedures and pulmonary angiography in patients with hereditary hemorrhagic telangiectasia. *Chest*. 1999;116(2):432–439.
11. Parra JA, Bueno J, Zarauza J, et al. Graded contrast echocardiography in pulmonary arteriovenous malformations. *Eur Respir J*. 2010;35(6):1279–1285.

12. White RI Jr, Mitchell SE, Barth KH, et al. Angioarchitecture of pulmonary arteriovenous malformations: an important consideration before embolotherapy. *AJR Am J Roentgenol.* 1983;140(4):681–686.
13. White RI Jr. Pulmonary arteriovenous malformations: how do I embolize? *Tech Vasc Interv Radiol.* 2007;10(4):283–290.
14. Hart JL, Aldin Z, Braude P, et al. Embolization of pulmonary arteriovenous malformations using the Amplatzer vascular plug: successful treatment of 69 consecutive patients. *Eur Radiol.* 2010;20(11):2663–2670.
15. Gupta P, Mordin C, Curtis J, et al. Pulmonary arteriovenous malformation: effect of embolization of right-to-left shunt, hypoxemia, and exercise tolerance in 66 patients. *AJR Am J Roentgenol.* 2002;179(2):347–355.
16. Felix S, Jeannin S, Goizet C, et al. Stroke following pulmonary arteriovenous fistula embolization in a patient with HHT. *Neurology.* 2008;71(24):2012–2014.
17. Faughnan ME, Palda VA, Garcia-Tsao G, et al. International guidelines for the diagnosis and management of hereditary hemorrhagic telangiectasia. *J Med Genet.* 2011;48:73–87.
18. Krichenko A, Benson LN, Burrows P, et al. Angiographic classification of the isolated, persistently patent ductus arteriosus and implications for percutaneous catheter occlusion. *Am J Cardiol.* 1989;63(12):877–880.
19. Cambier PA, Kirby WC, Wortham DC, et al. Percutaneous closure of the small (less than 2.5 mm) patent ductus arteriosus using coil embolization. *Am J Cardiol.* 1992;69(8):815–816.
20. Choi DY, Kim NY, Jung MJ, et al. The results of transcatheter occlusion of patent ductus arteriosus: success rate and complications over 12 years in a single center. *Korean Circ J.* 2010;40(5):230–234.
21. Lee CH, Leung YL, Chow WH. Transcatheter closure of the patent ductus arteriosus using an Amplatzer duct occluder in adults. *Jpn Heart J.* 2001;42(4):533–537.

15章

パラバルブ・リーク（弁周囲逆流）閉鎖療法

弁周囲逆流（paravalvular leak：PVL）は，人工弁やリングと本来の周囲組織との離開により起こる逆流とされ，弁置換術後にしばしば起こる合併症として広く知られている。術後の異常な圧力や牽引，特に感染性心内膜炎や弁輪部高度石灰化により起こるといわれている[1]。PVL の頻度は大動脈弁位で 2～10%[2,3]，僧帽弁位で 7～17% と報告され，生体弁よりも人工弁の発症率が高いとされている[2-4]。大部分の PVL は術後 1 年以内に診断されているが，術後 20 年以上経過して現れる症例もあるとされる[2,5]。PVL は人工弁周囲の場所を問わず，1 つもしくは複数のジェットを有する可能性がある。

▌臨床像

PVL の多くは無症候であるが，1～5% の症例で心不全や溶血に伴う症状を認める[6]。うっ血性心不全は PVL を通過する逆流による容量負荷が原因で起こり欠損のサイズに比例する。一方で，溶血は赤血球が弁周囲欠損孔を通る際のシェアストレスが原因として発症し，小さなリーク，とりわけ複数のリークで起こりやすい。

▌理学所見

大動脈弁位における PVL は，第 2～3 肋間で漸減性拡張早期に雑音を聴取することができ，大動脈弁逆流の症例に見られるうっ血性心不全の随伴所見をすべて認めうる。

僧帽弁位の PVL も同様にうっ血性心不全の古典的所見を呈し，高調性の全収縮期雑音を心尖部に聴取される。この僧帽弁逆流の雑音は腋窩に放散する。左室機能障害をきたしている場合には，Ⅲ音を聴取することができる。また容量負荷により 1 回拍出量が増加している場合には，大動脈弁領域で機能性収縮期雑音を聴取することもできる。

▌血液検査所見

症候性 PVL の患者すべてに対し，溶血の程度を知るために血液検査を行うべきである。定期的に血算，ハプトグロビン，LDH，および遊離ヘモグロビンを測定する。血小板減少症もまれではあるが認めることがある。また，NT-pro BNP（N-terminal of the brain natriuretic peptide）もうっ血性心不全の変化を評価するのに有用である。

▌画像診断

1. 心エコー図

PVL の診断において心エコーは，ゴールドスタンダードである[7,8]。PVL の重症度評価は，米国心エコー図学会の提唱する弁逆流評価と同様の評価方法を用いて行う[9]。すなわち，近位心腔内のカラードプラ逆流ジェットの面積（例えば左房内の僧帽弁逆流ジェット），漏出ジェットの最小径（縮流部：vena contracta），近位部等流速表面，スペクトルドプラ容量計測法による逆流量および逆流分画が用いられる。2 次元経食道心エコー（TEE）は PVL の評価として感度の高い検査（感

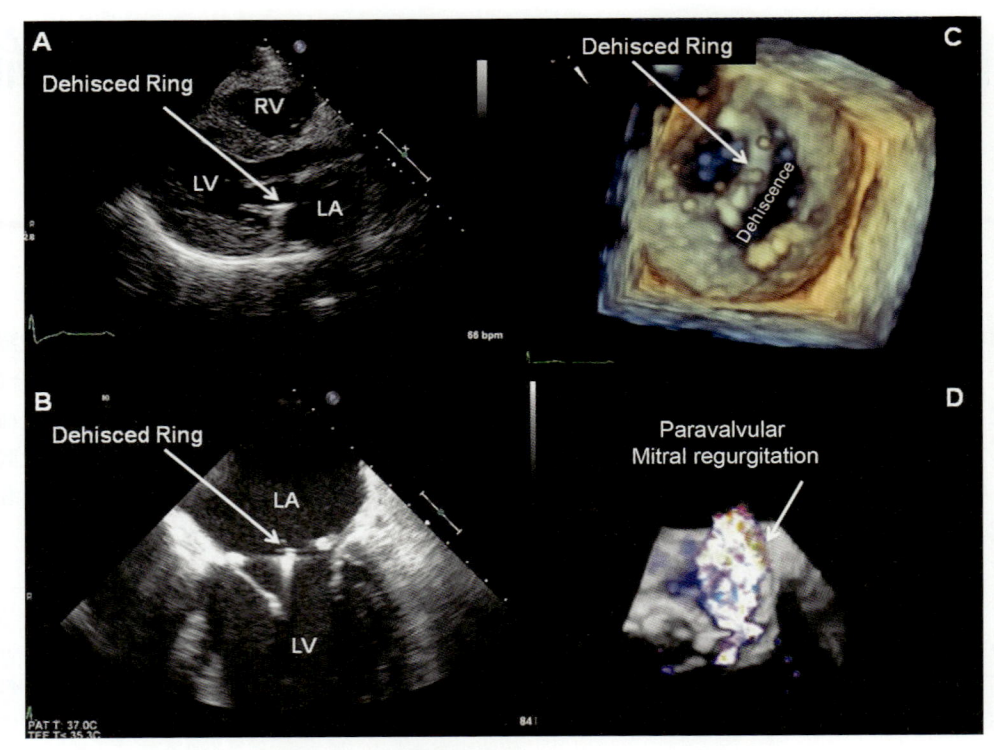

図15-1 心エコーによる僧帽弁リング離解の評価

A：経胸壁心エコー（TTE）傍胸骨左縁長軸像では，僧帽弁輪形成術後のリング離解が生じているのがわかる。リング後壁側に通常の僧帽弁輪と離れたリングを見ることができる。
B：経食道心エコー（TEE）0度において，リングが僧帽弁輪部中央に位置していることがはっきりとわかる。
C：3次元ズームモードで撮影したリアルタイム3次元心エコーでは，僧帽弁リングを左房側から en face view（surgeon's view）で見ることができる。離解したリング形態，サイズ，位置が簡便，明白に把握することができる。
D：3次元カラードプラ法では，中等度以上の僧帽弁逆流がリング離解の部分から認められていることがわかる。

度：88％）であるが[10]，PVL の正確な位置評価は困難であることが多い。

近年，3次元心エコーは2次元心エコーの欠点を補い，PVL の正確な解剖学的位置，数，サイズ，形態（円状，線状，三日月状，不規則）を把握することを可能にした[11]。3Dズームモードを用いて，人工弁僧帽弁位を en face view（surgeon's view：左房から見下ろすビュー）で描出することにより，PVL の逆流口が描出可能である（図15-1C）。

カラードプラ3次元心エコー図法により（リアルタイム法ではないが），カラードプラの人工弁の通過が正常であるのか異常であるのかを把握するのに大変有用である（図15-1D）。3次元心エコーにおいても，大動脈弁位ではリークの把握が困難な場合が多いが，2次元と比較するとさまざまな追加情報を得ることができる。

2. CT アンギオグラフィー

治療前に行う心電図同期CTアンギオグラフィーは，弁周囲逆流の正確な描出に大変有用な検査である。ヘリカルCTにおいて，RR間隔の6.25～5.0％による心電図同期再構築画像により，心臓

の動きの再現に役立つ4次元構築を行うことができる。経皮的インターベンションを施行するうえで、心周期における解剖学的相互関係を理解することは大変重要である。

CTアンギオグラフィーにおける3D/4Dボリュームレンダリングも、経皮的インターベンションを考慮するうえで有用である。CTアンギオグラフィーの情報をもとに（図15-2）、デバイスのサイズ、アプローチ方法、透視位置を術者が術前に計画することができる。

鑑別診断

PVLは人工弁機能不全（パンヌス形成や血栓など）や生理的範囲内の弁口逆流との鑑別を要し、特に縫合部位に発症する逆流との鑑別は重要である。逆流の有無は簡単に診断できるが、弁輪部分に起こる逆流はしばしばPVLと間違われる（図15-3）。それゆえに、手術前に心エコー専門医による診察が重要である。

弁周囲逆流の解剖学的位置体系

著者らは弁周囲逆流の位置を記すために2つの時計盤を用いている[1, 12]。1つは大動脈弁、もう1つは頭側に位置する僧帽弁である。それぞれの時計の12時はmitral-aortic intravalvular fibrosaに位置しており、そこから時計方向にそれぞれネーミングしている（図15-4）。

大動脈弁では、左冠尖が11〜3時方向、右冠尖が3〜7時方向、無冠尖が7〜11時方向に位置している。著者らの経験では、PVLの最好発部位は、中隔膜様体と右線維三角に関連する右冠尖（7〜

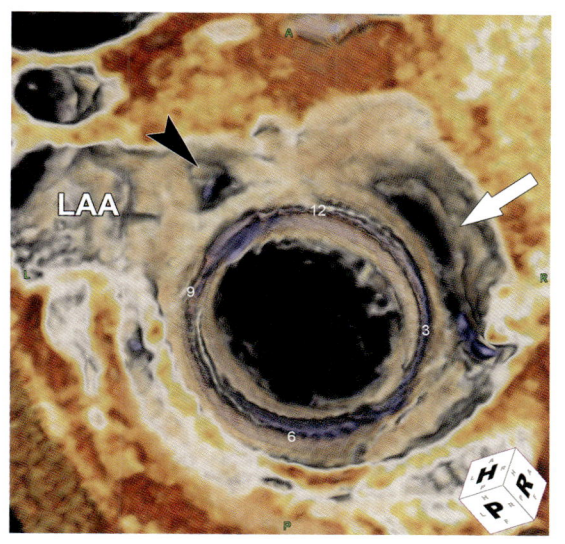

図15-2　3次元ボリュームレンダリングCTアンギオ再構築画像

大きな三日月状僧帽弁周囲逆流を1〜3時方向（白矢印）に、小さな円形のリークを11時方向（黒矢頭）に認めている。
LAA：左心耳

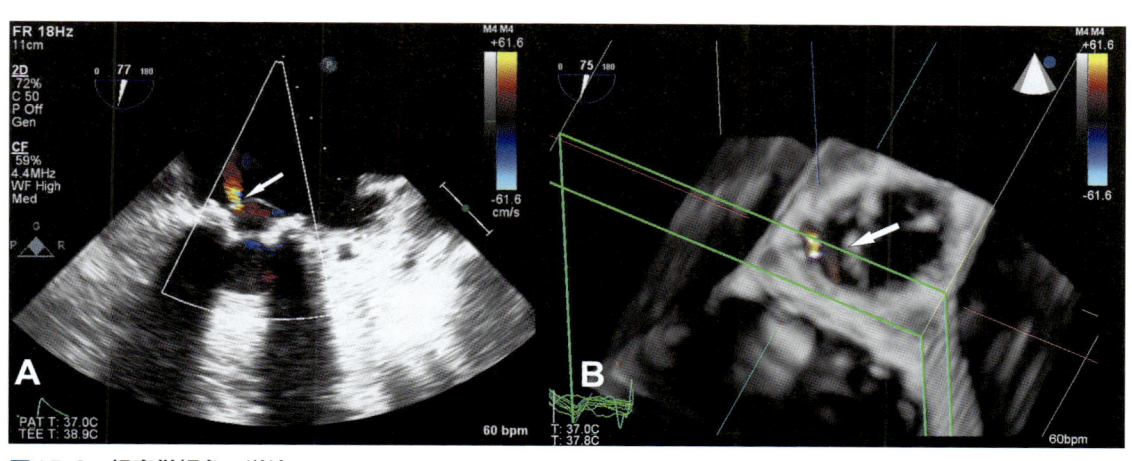

図15-3　軽度僧帽弁口逆流

2次元（TEE）0度（**A**）。フルボリューム，カラードプラ（**B**）75度。欠損は弁縫合部であることがわかる（白矢印）。

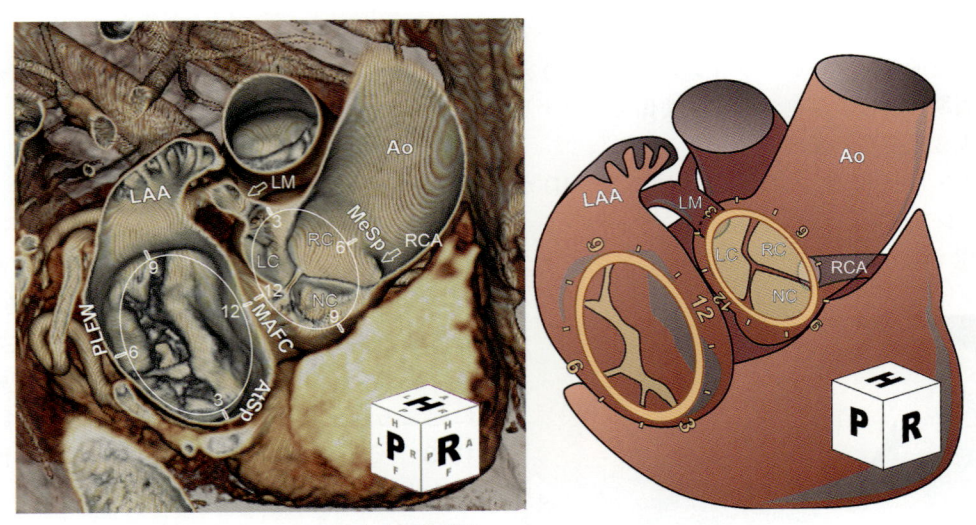

図15-4　surgical view（CTアンギオ画像）

3D再構築画像では，僧帽弁-大動脈弁複合体を後壁側から映している。
僧帽弁：mitral-aortic fibrous continuity（MAFC）が両弁の12時，心房中隔（atrial septum：AtSp）は3時，後側壁自由壁（posterolateral free wall：PLFW）は6時，左心耳（left atrial appendage：LAA）は9時に位置している。
大動脈弁：左冠尖（left coronary sinus：LC）は11時～3時，右冠尖（right coronary sinus：RC）は3時～7時，無冠尖（noncoronary sinus：NC）は7時～11時に位置している。
Ao：aorta, LA：left atrium, LCA：left coronary artery, MeSp：membranous septum, MuSp：muscular septum, RCA：right coronary artery

11時）である[5]。

　僧帽弁では，3時方向に心房中隔，6時方向に後側壁自由壁，9時方向に左心耳が位置している。著者らの経験では，PVLはmitral-aortic intravalvular fibrosaである10～2時方向と後壁である6～10時方向に多い[5]。

治療計画

　PVLは，逆流閉鎖術に加えて心不全加療や貧血改善などの内科的加療も行われる。逆流閉鎖術は，PVL患者のQOLや長期予後を改善する[4]。

1. 外科的加療

　再弁置換，逆流パッチ閉鎖を含む外科的加療は，いまだPVLの治療においてゴールドスタンダードである。これらの手技はPVL再発率が高く（PVL閉鎖初回：20%，再PVL閉鎖：42.1%）[13]，また初めの手術よりも死亡率が高い（PVL閉鎖初回：7.3%，再PVL閉鎖：17.3%）[13-15]。

2. 経皮的閉鎖術

　経皮的PVL閉鎖術は1992年Hourihanらが最初に報告し[16]，手術ハイリスク症例や開胸術困難例には大変魅力的で手術にとって代わる手技となっている。経皮的PVL閉鎖術は技術的に大変難しく，長時間の被曝を受ける可能性がある（平均31～62分[6, 17, 18]）。手技は通常全身麻酔下で行われ，心エコー医，麻酔科医，インターベンション医，看護師の熟練したチームが必要とされる。

　術成功は逆流部位の解剖学的把握，術計画，デバイスの有無に左右される。

a. インターベンションにおけるガイド
①心エコー図
　経食道心エコー（TEE）や心腔内心エコー

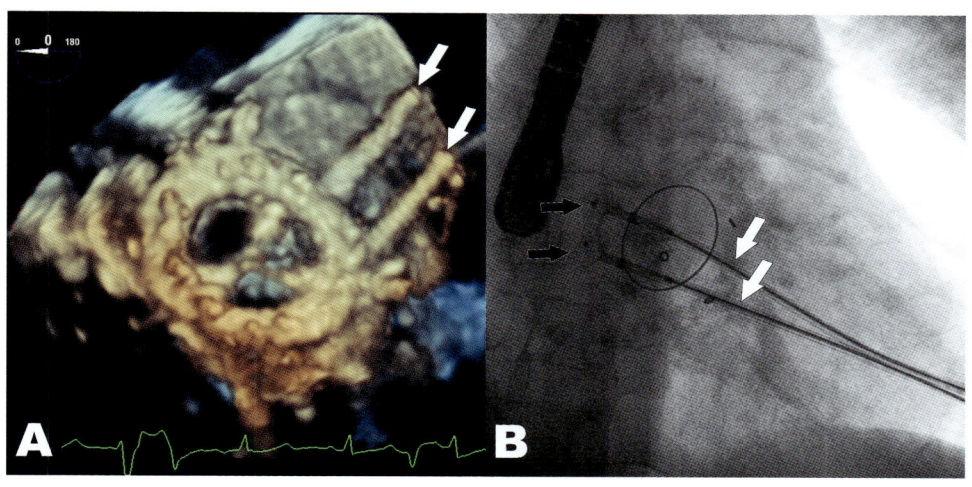

図15-5　2つの閉鎖デバイスを左室から直接アクセスし同時にクロスさせている

A：3次元経食道心エコー（TEE）画像。2つのデリバリーシース（白矢印）が1時と3時に位置しているリークを通過している。B：透視。2つのデリバリーシース（白矢印）が弁周囲逆流を通過し，10/8 mmのAmplatzerオクルージョンデバイス（AGA Medical Inc., Plymouth, MN）が留置されている。

(intra cardiac echocardiography：ICE)は手技のガイドとして使用される。ICEのほうがよいと考えられるが，幾度も位置合わせをしたり，シングルプレーンのみの描出であったり欠点がある。一方，2次元TEEは高いフレームレートで高画質な画像を多断面で描出することができるが，長さやカテーテル先端を正確に描出することが困難である場合が多い。ワイヤー先端やその周囲構造物とPVLとの関係は，かなり正確に評価されるべきである。それらの情報により手技中にワイヤー方向を修正することができ，それは手技時間の短縮や良好な結果につながる（図15-5）。最終的にワイヤーが弁を通過しているのか，それともリークを通過しているのかを確認することができる。3次元TEEが臨床応用され，ワイヤーがリークを通過しているか，人工弁との相互関係，残存リーク，合併症の有無の評価に応用されている。

② CTアンギオグラフィー

4次元ボリュームレンダリングCTは，ワイヤーをPVLへ通す際の補助として使用可能である。著者らのカテラボでは，その4Dイメージを透視と同時に映すことができるようにスクリーンを並べている。CTアンギオ画像が回転や角度を変えることができることにより，CTアンギオと透視画像が手技中に連動するようになっている。CTアンギオ画像上で一度PVL部位を同定すれば，術者が透視画像から推定し追跡することができることで術者に有用な情報を与えることができる（図15-6）。

3. インターベンション技術

カテーテル治療に先立ち，予防的な抗生物質投与は各々の患者に対して行われなくてはいけない。術中はACT 150秒を維持するよう抗凝固療法を行わなくてはいけない。

a. レトログレードアプローチ

経動脈性に，アングルタイプもしくはストレートのガイドワイヤーをPVLに挿入する。一度ガイドワイヤーが病変部を通過した後，別のサポートワイヤーへ変更し（Lunderquist extra stiff wire, Cook Medical Inc., Bloomington, IN），シースを挿入する（Shuttle SL 90 cm, Cook Medical Inc.）。Amplatzerタイプのデバイスを用いて，デバイスの末梢側のディスクを拡げた後に留置す

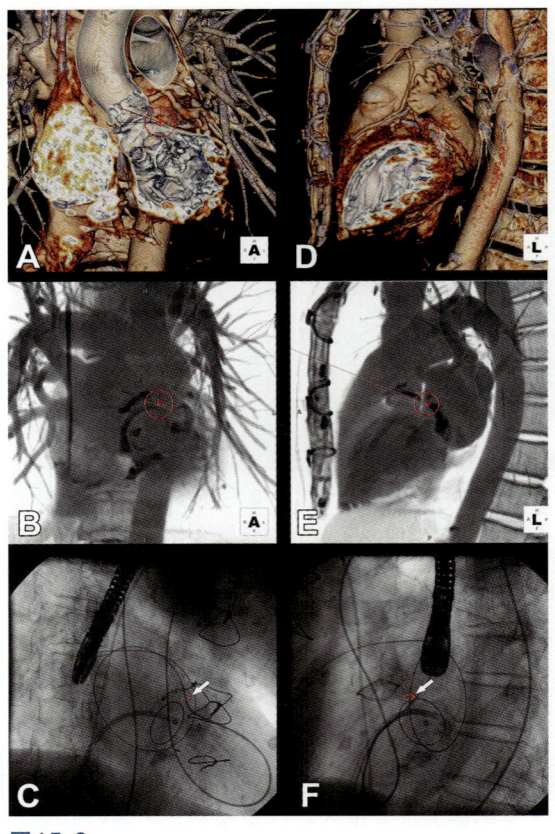

(AGA Medical Inc., Plymouth, MN) や Lunderquist extra stiff wire (Cook Medical Inc.) へ交換する。その際，デバイスのデリバリーに必要なサポートが得られない場合には，動脈側からスネアのワイヤーを用いて通過を試みる（図 15-7）。

c. 経心尖部アプローチ

心尖部穿刺は，術前の 4DCT アンギオ再構築画像や術中 3 次元 TEE によって，慎重に計画を立てなくてはいけない。人工弁に垂直になるよう，胸壁の正確なポイントが要求される。21G の穿刺針と 18 インチのガイドワイヤーを使用し左室内に到達させ，5 Fr のシースを挿入する。Berenstein ショートカテーテルにワイヤーを通し，PVL を通過させることができる。そして，イノウエワイヤー（Toray International America Inc., Houston, TX）など，他のワイヤーへ交換させる。そのワイヤーを用いてデリバリーシースを挿入させ，Amplatzer タイプの閉鎖デバイスを先述したような方法で留置する。デリバリーシステムが 6 Fr を超える場合には，左室にも Amplatzer タイプの閉鎖デバイスが必要である。著者らは 12 Fr を超える心尖部アプローチを行った僧帽弁 PVL 閉鎖術の 30 症例以上で，合併症なく術時間や透視時間を 35％以上減らすことができた[20]。

使用可能デバイス

US/FDA に認可が得られているデバイスはまだなく，オフラベル使用である。Hourihan らにより Rashkind double umbrella デバイス（USCI Angiographics, CR Bard, Billerica, MA）を使用した経皮的 PVL 閉鎖術が報告され，それ以降 CardioSEAL clamshell デバイス（Nitinol Medical Technologies, Boston, MA），Amplatzer family〔Amplatzer septal occlude（ASO），Amplatzer duct occlude（ADO），Amplatzer muscular ventricular septal defect occlude（MVSD），vascular plug Ⅲ（米国以外），AGA Medical Inc.〕や，血管閉鎖デバイスやコイルを用いての閉鎖が

図 15-6
正面像では僧帽弁位 PVL の位置が，3 次元コントラストサブトラクションボリュームレンダリング CT アンギオ上に目印されており（**A**），透視様の画像上にも同位置に目印され（**B**），透視下でカテーテルが PVL を通過している（**C**）。**D-F**：3 次元構築画像，透視様画像，透視のそれぞれ側面像。

る。リリースする前にデバイスが人工弁と干渉していないか，人工弁機能は大丈夫であるかに注意を払わなくてはならない。二葉弁では特に注意を要する。

b. 経中隔アプローチ

経中隔アプローチは以前に報告されているとおり，ブロッケンブロー針や Mullins シースを用いるスタンダードな方法である[19]。左房に到達した後，ガイドワイヤーとチップに可動性のあるシェイピングされたカテーテルを用いて PVL に到達する。PVL 通過後，カテーテルを左室まで到達させ，ワイヤーを Amplatzer super stiff wire

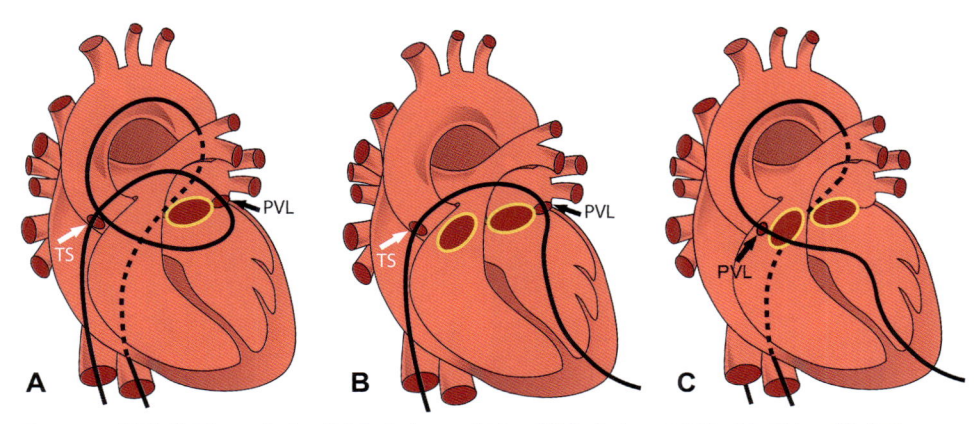

図15-7 動脈-静脈rail（A），静脈-心室rail（B），動脈-心室rail（C）それぞれの模式図

PVL : paravalvular leak, TS : transseptal

報告された[5, 21-25]。

米国ではAmplatzer vascular plug IIIが使用できず，著者らのラボではADOやMVSDをPVL閉鎖に推奨している。MVSD（7 mm）やADO（5～8 mm）はASOと比較してくびれが長く，ディスク長が短いため（MVSD，ADO：5～8 mm，ASO：12～14 mm）である[9]。Coilは小さなリークや2回目以降のカテーテル閉鎖に有用である。Amplatzer vascular plug IIIが使用可能な他国では，大きなPVLには最も適したデバイスであると考えられる。

手技計画

術前に，心エコーやCTアンギオグラフィーから得られる情報により，十分検討し計画を行わなくてはいけない。

1. 大動脈弁位PVL

大動脈弁位PVLのほとんどは，レトログレードアプローチにより容易にワイヤー通過をすることができる。しかし，血管の蛇行，石灰化などによりシースの通過が困難である場合には，心尖部アプローチを選択する。経中隔アプローチも用いられるが，僧帽弁の損傷に十分注意を払わなくてはいけない。レトログレードアプローチの際には，大動脈弁機能との干渉を避けるため，ADOのような先端にアンカーのないデバイスを用いなくてはならない。

2. 僧帽弁位PVL

6～9時方向に認める僧帽弁位PVLに対しては，経中隔アプローチが大変有用である。しかし，1～4時方向にPVLが位置している場合には，経中隔アプローチはより難しくなり，心尖部アプローチが有用である場合が多い。僧帽弁-大動脈線維に位置する10～1時方向にPVLを認める場合には，心尖部アプローチもしくはレトログレードアプローチが有用である。三日月状の大きなリークを認めている場合には，大きなデバイスを用いるよりも小さなデバイスを2つ留置するほうが有用である場合が多い（図15-5，8）。

合併症

多くの合併症は他のカテーテル手技と同様であるが，他と異なるカテーテル，ワイヤー，デバイスを用いることで，手技操作に影響するかもしれない。

・アクセスサイトに関連した合併症：出血，血栓

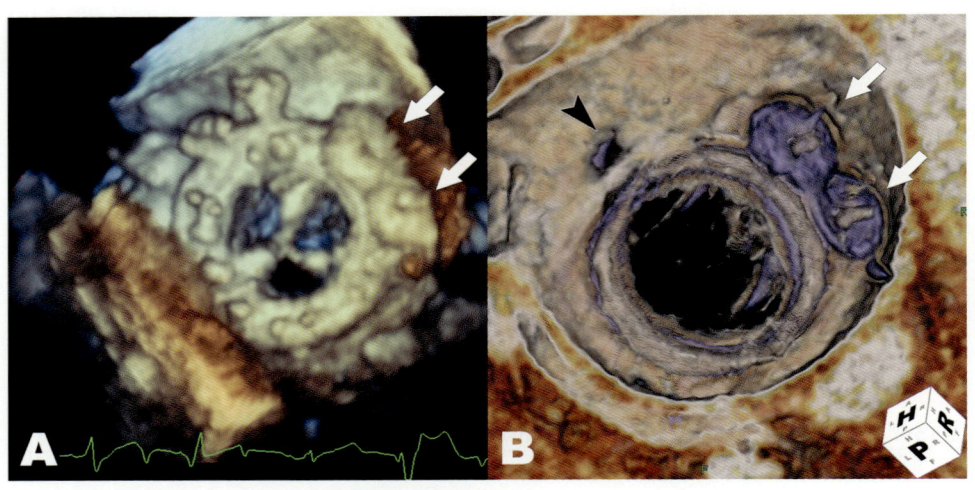

図15-8　三日月状リークに対する経皮的閉鎖術
3次元 TEE（**A**），3次元再構築 CT 画像（**B**）。2つの閉鎖デバイスを1時と3時方向に認めている（白矢印）。未閉鎖の小さな PVL を11時方向に認めている（黒矢頭）。

塞栓，解離や破裂，まれではあるが仮性瘤，動静脈瘻や感染が挙げられる。経中隔アプローチでは，穿孔，タンポナーデ，血気胸，中隔裂孔，伝導異常，不整脈が挙げられる。心尖部アプローチでは，タンポナーデ，血気胸，冠動脈損傷，心筋梗塞が挙げられる。

- デバイス関連合併症：デバイス留置後の急性・亜急性塞栓症，デバイス感染，空気塞栓，デバイスの腐食が挙げられる。
- その他：血栓塞栓や空気塞栓による一過性脳虚血発作や脳梗塞等の脳血管合併症，カルシウム塞栓症，抗凝固薬の使用による出血性合併症。心内膜炎はまれな合併症ではあるが致命的であるため，抗生物質の予防的投与が推奨されている。デバイス周囲やシャントからの残存リークや新規リークによる溶血が数か月持続することがある。

フォローアップ

経皮的 PVL 閉鎖術を施行した患者すべてに，循環器内科医による長期のフォローアップが必要である。多くの患者は，術後1か月以内に症状や心不全は改善する。一方，溶血は閉鎖後持続したり増悪したりする可能性があるため，ヘモグロビンや LDH は慎重な追跡が必要である。著者らは術前の6か月以上前に手術やカテーテルを予定し，エリスロポエチン投与などの貧血に対する加療を行う。PVL の再発や閉鎖デバイスによる塞栓を否定するため，報告されているように，6～12か月ごとに心エコーを施行すべきである[26]。

臨床経過

経皮的 PVL 閉鎖術は，十分な経験がなく報告も限られており，短期成績のみの報告で，いまだ治療として確立されていないのが現状である。近年報告されたいくつかの短期成績を**表15-1**に示す。著者らは42名/47か所（38か所：僧帽弁位，11か所：大動脈弁位）の PVL に対し，57個の閉鎖デバイスの使用経験を報告した[5]。この報告は最大症例数のデータである。手技成功率は86％，そのうち89％が臨床経過も良好であった。非成功例の原因として最も多いのは，弁との干渉のためデバイスデリバリーが困難な例であった。術関連死は1例（2.3％）であり，術後18か月の心関連死回避率は91.9％であった。

Cortes らは，術成功率と PVL の位置との関連

表15-1　経皮的弁周囲逆流閉鎖療法に関する報告

著者	患者数	僧帽弁位	大動脈弁位	デバイス	不成功例	成功例	合併症
Hourihan（1992）[16]	4	0	4	Rashkind	1 留置困難	2	1 溶血＋位置異常
Pate（2006）[6]	10	9	1	ASO, ADO coils	2 ガイドワイヤー通過困難，1 デバイス干渉	7	1 デバイスディスロッジ＋手術，2 溶血持続，1 後腹膜血腫
Hein（2006）[17]	21	13	8	ASO, ADO VSD	1 ガイドワイヤー通過困難	20	1 感染性心内膜炎，1 弁との干渉により手術，2 溶血持続により手術
Sorajja（2007）[18]	16	14	2	ASO, ADO	1 ガイドワイヤー通過困難	15	1 血気胸
Cortes（2008）[27]	27	27	0	ADO	10 ワイヤー通過困難	17	1 心室性頻拍＋電気ショック，1 洞停止，5 出血性合併症，2 脳血管関連，1 心嚢水
Alonso-Briales（2009）[28]	8	4	4	ADO	1 デバイス通過困難	7	3 残存逆流，1 シャントにより手術
Garcia-Borbolla（2009）[29]	8	8	0	ADO	1 ワイヤー通過困難，2 デバイス干渉	5	1 脳梗塞による死亡
Nietlispach（2010）[25]	5	4	1	AVP-Ⅲ	0	5	2 末梢出血
Ruiz（2010）[5]	43	33	10	ADO, ASD, VSD, AVP-Ⅲ	4 ガイドワイヤー通過困難，1 デバイス干渉，1 ワイヤー絞扼	37	2 急性塞栓，2 心穿孔，1 腸骨動脈解離，1 術関連死

ASO：Amplatzer septal occluder，ADO：Amplatzer duct occluder，VSD：Amplatzer ventricular occluder，AVP：Amplatzer vascular plug（AGA Medical Inc, Plymouth, MN）

について解析し，不成功の2/3の患者は側壁のPVLであったとし，その半数が前壁と側壁にリークを認めていると報告しているが，リークが後壁に位置している場合には，83％の症例で成功したと報告している。また，デバイス留置成功例の59％が臨床経過も良好であったと報告している[27]。また有害事象に関しても注意深く観察しており，**表15-1**に示すが，術後1か月，逆流の程度は成功した17症例中8症例で改善していると報告している。

Pateらは，10例中5例が最終的に完全閉鎖することができ，うち4例で2回の手技を必要とし，さらにそのうち2例では残存逆流が残ったと報告している[6]。Heinらの報告同様，95％の手技成功率にもかかわらず，3例で残存逆流による溶血により2回の手技を必要とし，平均14±12か月の追跡期間で45％の症例で中等度以上の残存逆流が最終的に残ったとしている[17]。同研究では初めの手技の際，5例の患者で弁への干渉やデバイスの不安定性から小さなサイズのデバイスとなったと報告している。

Sorajjaらは，16症例19か所に21個のデバイスを用いて，成功率は81％，4例に中等度以上の残存逆流であったと報告[18]した。うち2例は新たな逆流で，1例はデバイスのずれ，1例はアンダーサイズのデバイスであった。このグループは3.1

±2.6か月の追跡で4例の死亡を認め，うち2例は心不全進行，1例は肺炎，1例は術後突然死であったと報告している。

文献

1. De Cicco G, Russo C, Moreo A, et al. Mitral valve periprosthetic leakage: Anatomical observations in 135 patients from a multicentre study. *Eur J Cardiothorac Surg*. 2006;30:887–891.
2. Hammermeister K, Sethi GK, Henderson WG, et al. Outcomes 15 years after valve replacement with a mechanical versus a bioprosthetic valve: Final report of the veterans affairs randomized trial. *J Am Coll Cardiol*. 2000;36:1152–1158.
3. Ionescu A, Fraser AG, Butchart EG. Prevalence and clinical significance of incidental paraprosthetic valvar regurgitation: A prospective study using transesophageal echocardiography. *Heart*. 2003;89:1316–1321.
4. Genoni M, Franzen D, Vogt P, et al. Paravalvular leakage after mitral valve replacement: Improved long-term survival with aggressive surgery? *Eur J Cardiothorac Surg*. 2000;17:14–19.
5. Ruiz CE, Kronzon I, Dudiy Y, et al. Percutaneous closure of paravalvular leaks–techniques and clinical outcomes. In press. *J Am Coll Cardiol*. 2011.
6. Pate GE, Al Zubaidi A, Chandavimol M, et al. Percutaneous closure of prosthetic paravalvular leaks: Case series and review. *Catheter Cardiovasc Interv*. 2006;68:528–533.
7. Meloni L, Aru GM, Abbruzzese PA, et al. Localization of mitral periprosthetic leaks by transesophageal echocardiography. *Am J Cardiol*. 1992;69:276–279.
8. Movsowitz HD, Shah SI, Ioli A, et al. Long-term follow-up of mitral paraprosthetic regurgitation by transesophageal echocardiography. *J Am Soc Echocardiogr*. 1994;7:488–492.
9. Zoghbi WA, Chambers JB, Dumesnil JG, et al. Recommendations for evaluation of prosthetic valves with echocardiography and doppler ultrasound: A report from the American Society of Echocardiography's guidelines and standards committee and the task force on prosthetic valves, developed in conjunction with the American College of Cardiology cardiovascular imaging committee, cardiac imaging committee of the American Heart Association, the European Association of Echocardiography, a registered branch of the European Society of Cardiology, the Japanese Society of Echocardiography and the Canadian Society of Echocardiography, endorsed by the American College of Cardiology Foundation, American Heart Association, European Association of Echocardiography, a registered branch of the European Society of Cardiology, the Japanese Society of Echocardiography, and Canadian Society of Echocardiography. *J Am Soc Echocardiogr*. 2009;22:975–1014; quiz 1082–1014.
10. Matsumoto M, Inoue M, Tamura S, et al. Three-dimensional echocardiography for spatial visualization and volume calculation of cardiac structures. *J Clin Ultrasound*. 1981;9:157–165.
11. Kronzon I, Sugeng L, Perk G, et al. Real-time 3-dimensional transesophageal echocardiography in the evaluation of post-operative mitral annuloplasty ring and prosthetic valve dehiscence. *J Am Coll Cardiol*. 2009;53:1543–1547.
12. De Cicco G, Lorusso R, Colli A, et al. Aortic valve periprosthetic leakage: Anatomic observations and surgical results. *Ann Thorac Surg*. 2005;79:1480–1485.
13. Exposito V, Garcia-Camarero T, Bernal JM, et al. Repeat mitral valve replacement: 30-years' experience. *Rev Esp Cardiol*. 2009;62:929–932.
14. de Almeida Brandao CM, Pomerantzeff PM, Souza LR, et al. Multivariate analysis of risk factors for hospital mortality in valvular reoperations for prosthetic valve dysfunction. *Eur J Cardiothorac Surg*. 2002;22:922–926.
15. Echevarria JR, Bernal JM, Rabasa JM, et al. Reoperation for bioprosthetic valve dysfunction. A decade of clinical experience. *Eur J Cardiothorac Surg*. 1991;5:523–526; discussion 527.
16. Hourihan M, Perry SB, Mandell VS, et al. Transcatheter umbrella closure of valvular and paravalvular leaks. *J Am Coll Cardiol*. 1992;20:1371–1377.
17. Hein R, Wunderlich N, Robertson G, et al. Catheter closure of paravalvular leak. *EuroIntervention*. 2006;2:318–325.
18. Sorajja P, Cabalka AK, Hagler DJ, et al. Successful percutaneous repair of perivalvular prosthetic regurgitation. *Catheter Cardiovasc Interv*. 2007;70:815–823.
19. Roelke M, Smith AJ, Palacios IF. The technique and safety of transseptal left heart catheterization: The massachusetts general hospital experience with 1,279 procedures. *Cathet Cardiovasc Diagn*. 1994;32:332–339.
20. Jelnin V, Einhorn BN, Dudiy Y, et al. Clinical experience with percutaneous left ventricular transapical access for interventions in structural heart defects: A safe access and secure exit. In press. *JACC Cardiovasc Interv*. 2011.
21. Eisenhauer AC, Piemonte TC, Watson PS. Closure of prosthetic paravalvular mitral regurgitation with the gianturco-grifka vascular occlusion device. *Catheter Cardiovasc Interv*. 2001;54:234–238.
22. Martinez CA, Rosen R, Cohen H, et al. A novel method for closing the percutaneous transapical access tract using coils and gelatin matrix. *J Invasive Cardiol*. 2010;22:E107–E109.
23. Pate G, Webb J, Thompson C, et al. Percutaneous closure of a complex prosthetic mitral paravalvular leak using transesophageal echocardiographic guidance. *Can J Cardiol*. 2004;20:452–455.
24. Piechaud JF. Percutaneous closure of mitral paravalvular leak. *J Interv Cardiol*. 2003;16:153–155.
25. Nietlispach F, Johnson M, Moss RR, et al. Transcatheter closure of paravalvular defects using a purpose-specific occluder. *JACC Cardiovasc Interv*. 2010;3:759–765.
26. Ussia GP, Scandura S, Calafiore AM, et al. Images in cardiovascular medicine. Late device dislodge-

ment after percutaneous closure of mitral prosthesis paravalvular leak with amplatzer muscular ventricular septal defect occluder. *Circulation*. 2007;115: e208–e210.
27. Cortes M, Garcia E, Garcia-Fernandez MA, et al. Usefulness of transesophageal echocardiography in percutaneous transcatheter repairs of paravalvular mitral regurgitation. *Am J Cardiol*. 2008;101:382–386.
28. Alonso-Briales JH, Munoz-Garcia AJ, Jimenez-Navarro MF, et al. Closure of perivalvular leaks using an amplatzer occluder. *Rev Esp Cardiol*. 2009;62: 442–446.
29. Garcia-Borbolla Fernandez R, Sancho Jaldon M, Calle Perez G, et al. Percutaneous treatment of mitral valve periprosthetic leakage. An alternative to high-risk surgery? *Rev Esp Cardiol*. 2009;62:438–441.

16章

左心耳閉鎖術

　心房細動(atrial fibrillation : AF)は，ヨーロッパだけでもいまや300万以上の人々に影響を及ぼしている。その頻度は人口の0.4％程度にのぼり，年齢や性別(特に男性)に強く相関する。年齢を調整すると80歳以上では年間5％の発症率となり，その世代では人口のおおよそ9％に心房細動が存在することになる。心房細動の発症リスクは，一生涯で4人に1人である[1]。

　心房細動のメカニズムは，心房組織のバラついて制御できない活性化が特徴とされる。数多くの分類方法が存在するが，現在ではその持続時間や発症タイミングによる分類が単純で整合性がとれているため，最も用いられている(図16-1)。最初に診断されて以降は，再発性心房細動と呼ばれる。7日以内に自然停止する場合には発作性心房細動，7日以上続く場合には持続性心房細動とされる。除細動に抵抗性の場合(除細動を施行していない場合も)は，永続性心房細動と分類される[1]。

■ 治療と予防

1. 内科的治療

　心房細動に対する治療戦略は，2つのコンセプトに基づいている。すなわち症状の管理と合併症の予防である。症状の管理に関しては，心拍数をコントロールするレートコントロールか，リズムそのものをコントロールするリズムコントロールかに分けられる。レートコントロールにはβ遮断薬，カルシウム拮抗薬，ジゴキシンなどの薬物を用いる。薬物が不応性の場合には，房室伝導アブレーションを行ってペースメーカを植込む手法が

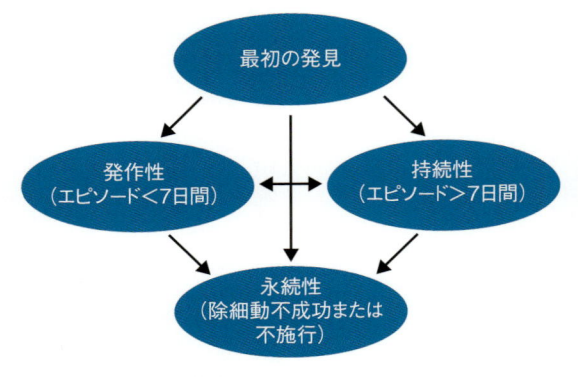

図16-1　心房細動の分類

ある。リズムコントロールの薬物治療としては，ソタロール，ドフェチリド，アミオダロン，ドロネダロンなどがあり，電気的除細動，カテーテルアブレーションも有効である。

　レートコントロール，リズムコントロールといった治療方針の如何を問わず，治療努力は，血栓塞栓症の予防に向けられなければならない。心房細動があると，すべての年齢層にわたって脳虚血イベントが5倍増え，特に50歳以下の患者ではイベントのおよそ1.5％を占め，80歳以上の患者ではイベントの20％以上を占める割合となっている[2]。発作性，永続性を問わず，心房細動患者の脳虚血性イベントの年間発生率は4.5％/年にも上昇する[3]。

　心房細動患者の脳虚血性イベント発生率は明らかにされているが，併せて個人個人のリスクを認識することは重要であり実用性も高い。数多くのリスクモデルがあるが，最も汎用されているのはCHADS$_2$スコアである[4]。このモデルでは，年齢(75歳以上)，高血圧，心不全，糖尿病，塞栓症

表16-1 $CHADS_2$ スコアと関連する脳イベントリスク

$CHADS_2$スコア	脳イベントの年間リスク（95%信頼区間）	推奨される薬物治療
0	0.49%（0.30〜0.78）[5] 1.9%（1.2〜3.0）[4]	アスピリン325 mg 毎日
1	1.52%（1.19〜1.94）[5] 2.8%（2.0〜3.8）[4]	アスピリン325 mg 毎日
2	2.50%（1.98〜3.15）[5] 4.0%（3.1〜5.1）[4]	ワーファリン-標的 INR 2〜3
3	5.27%（4.15〜6.70）[5] 5.9%（4.6〜7.3）[4]	ワーファリン-標的 INR 2〜3
4	6.02%（3.90〜9.29）[5] 8.5%（6.3〜11.1）[4]	ワーファリン-標的 INR 2〜3
5	6.88%（3.42〜13.84）[5a] 12.5%（8.2〜17.5）[4]	ワーファリン-標的 INR 2〜3
6	6.88%（3.42〜13.84）[5a] 18.2%（10.0〜27.4）[4]	ワーファリン-標的 INR 2〜3

危険因子に含まれるもの：年齢＞75歳，糖尿病，高血圧，うっ血性心不全（各々1点）と血栓塞栓症の既往（2点）を加算して合計0〜6点とした。
a：この研究では $CHADS_2$ スコア5点と6点は同じグループであった。

表16-2 CHA_2DS_2VASc スコアと関連する脳イベントリスク（n＝1,084）[7]

CHA_2DS_2VAScスコア	脳イベントの年間リスク（95%信頼区間）	推奨される薬物治療
0	0%（0〜0）	アスピリン単剤または投薬なし
1	0.6%（0〜3.4）	アスピリンまたは経口抗凝固薬
2	1.6%（0.3〜4.7）	経口抗凝固薬
3	3.9%（1.7〜7.6）	経口抗凝固薬
4	1.9%（0.5〜4.9）	経口抗凝固薬
5	3.2%（0.7〜9.0）	経口抗凝固薬
6	3.6%（0.4〜12.3）	経口抗凝固薬
7	8.0%（1.0〜26.0）	経口抗凝固薬
8	11.3%（0.3〜48.3）	経口抗凝固薬
9	100%（2.5〜100）	経口抗凝固薬

危険因子に含まれるもの：血栓塞栓症の既往（2点），年齢＞75歳（2点），年齢65〜74歳（1点），うっ血性心不全（1点），糖尿病（1点），高血圧（1点），血管疾患（1点），女性（1点）；P＝.003

の既往という5つの主要リスク因子によって患者リスクが評価されている（表16-1）。塞栓症の既往は2点，それ以外のリスク因子は1点として計算される。その結果，0〜6点まで点数の上昇と対応してリスクが上昇するようになっている。絶対リスクに関しては報告によって異なるが，ある研究では1,733名のワーファリンを用いていない心房細動患者について，年間の脳虚血イベントが $CHADS_2$ スコア0は1.9%，スコア6は18.2%生じたと報告されている[4]。さらに11,526名のワーファリンを用いていない心房細動患者を集めた，より大規模な研究では，年間の脳虚血イベントが $CHADS_2$ スコア0は0.49%，スコア6は6.9%生じたと報告した[5]。これら2つの研究では異なった患者背景のため，脳虚血イベントも大きく異なったといえるが，研究のコンセプトとしては同じであり，$CHADS_2$ スコアが高い確率で脳虚血イベントの発生と結びついているといえよう。

$CHADS_2$ スコアは現在最も用いられているリスクスコアであるが，特に低リスクの患者群のリスク層別化に関しては批判がないわけではない。これは $CHADS_2$ スコアが1と低いにもかかわらず，ワーファリンやダビガトランといった抗凝固薬が投与されている点にある（後述）[6]。さらに既知の他の危険因子をより強調することによって，脳虚血イベントのリスク層別化に影響する可能性がある。

CHA_2DS_2VASc スコア（表16-2）は9点満点のスケールで，従来の $CHADS_2$ スコアにうっ血性心不全，高血圧，年齢75歳以上，糖尿病および脳卒中の既往を加えたものとなっている。特に年齢を重視しているため，65〜74歳では1点，75歳以上では2点を加えることとなっている。さらに $CHADS_2$ スコアに加えて，血管疾患，性別（女性）も危険因子として挙げている。Lipらによる

表16-3 心房細動患者のための抗血栓療法のオプション[8-10,16]

抗凝固療法	比較グループ	脳イベントリスク	コメント
アスピリン	プラセボ	相対危険度22%低下 (信頼区間2〜38)	プラセボと比較してアスピリン優位
ワーファリン	プラセボ	相対危険度62%低下 (信頼区間48〜72)	プラセボと比較してワーファリン優位
	アスピリン	相対危険度36%低下 (信頼区間14〜52)	アスピリンと比較してワーファリン優位
抗血小板薬併用 (アスピリンとクロピドグレル)	ワーファリン	相対危険 1.44 (95%信頼区間 1.18〜1.76)	ワーファリン優位のため試験早期中止
	アスピリン	相対危険 0.72 (95%信頼区間 0.62〜0.83)	出血リスク 1.57 (95%信頼区間 1.29〜1.92)
ダビガトラン 110 mg 1日2回	ワーファリン	相対危険 0.91 (95%信頼区間 0.74〜1.11)	出血リスク ダビガトランにて低下
ダビガトラン 150 mg 1日2回	ワーファリン	相対危険 0.66 (95%信頼区間 0.54〜0.82)	出血リスク 両群同様の結果

1,084名の解析結果では,塞栓イベントはCHA_2DS_2VAScリスクスコアに応じて増加することが示されている(表16-2)[7]。さらにこのスコアは,すでに7,000名以上の患者を対象にした試験においても実証されている[6]。たしかに,CHA_2DS_2VAScリスクスコアは包括的な評価システムの代表であるかもしれない。しかし,一方でリスクスコアの最大値や最小値において,少数例ではあるが絶対リスクを過大評価したり,過小評価したりする場合もあり得ることを知っておくべきである。

脳虚血イベントを抑制するための抗凝固療法に関しては,アスピリン,クロピドグレル,ワーファリン,新しいXa阻害薬やダビガトランといった多くの薬剤に関する研究が行われ,アスピリンとワーファリンではどちらもプラセボとの比較試験も行われている(表16-3)。1999年にはHartらがメタ解析を発表し,心房細動の患者について,アスピリンとプラセボ,ワーファリンとプラセボ,アスピリンとワーファリンの3点から検討した。1次エンドポイントは脳血管事故であったが,プラセボに対してアスピリンは22%の相対リスク減少を達成した。またその際,1次予防の絶対リスク減少度は1年間で1.5%であった。2次予防に関しては,1年に2.5%のリスク減少であった。ワーファリンとプラセボを比較した試験では,1次予防に関してワーファリン群が62%の相対リスク減少を達成し,年間2.7%の絶対リスク減少となった。2次予防では8.4%の絶対リスク減少を達成した。アスピリンとワーファリンを比較した5つの試験では,ワーファリンが34%の相対リスクの減少化を示し,脳イベントに関してはワーファリンが優れていることを証明した。しかしながら,頭蓋内出血あるいは頭蓋外出血はどちらもワーファリン群に多く生じている[8]。

クロピドグレルも,心房細動患者の間で研究が行われてきた。ACTIVE(Atrial Fibrillation Clopidogrel Trial with Irbesartan for Prevention of Vascular Events)試験では,心房細動患者における抗血小板薬の2剤併用療法に対する有効性と安全性が評価された。また,ACTIVE W試験では,6,726名の心房細動患者において1次エンドポイントを脳血管イベント,心筋梗塞,血管死と設定し,それ以外に1つ以上の血栓塞栓イベントの危険因子をもっている患者を対象として,抗血小板薬2剤併用療法とワーファリンに関する各々の評価が行われた[9]。この試験は早期に中止となったが,それはワーファリン単独群と比較し

て抗血小板薬2剤併用療法群が有意にイベント発生率が高かったためである（相対リスク1.44, 95％CI 1.18〜1.76, P＝.003）。

ACTIVE A試験では，7,554名の心房細動患者に対して脳卒中のリスクはあるがワーファリンの投与が適当ではない患者を対象にして，アスピリン単独群とアスピリン＋クロピドグレル群にランダム化して検討を行った。平均3.6年以上のフォローアップを行い，抗血小板薬2剤併用療法を行った群のほうが有意に複合エンドポイントである脳卒中，頭蓋外塞栓症，心筋梗塞，血管死イベント発生率が低かった（相対リスク0.89, 95％CI 0.81〜0.98, P＝.01）が，出血リスクは増えた（相対リスク1.57, 95％CI 1.29〜1.92, P＜.01）[10]。その結果，抗血小板薬2剤併用療法は，ワーファリン投与が禁忌である患者以外には心房細動の血栓塞栓症イベント予防としては広く用いられてこなかった。

ワーファリンを用いた長期にわたる抗凝固療法は効果的かもしれないが，問題も少なくない。ワーファリンは治療域が狭いことから，出血リスクと有効性との間の微妙なバランスをとらなければならず，頻回の採血を必要とする。加えて数多くの食品や薬品との相互関係があるため，他の慢性疾患のマネージメントが困難となる。また，転倒リスクのある患者には，抗凝固そのものが血栓塞栓症予防のために処方されているものの，逆に出血の高いリスクを背負うことになる。

これらの問題点をまとめると，ワーファリン治療は年間10％程度の出血リスク上昇に関与しており，"黒枠警告"の規制につながっている[11]。加えて，心房細動の40％もの患者が抗凝固療法に対して何らかの禁忌を合併している[12]。さらにワーファリンは十分に服用されているとはいえず，適切な量を見つけることも難しい。脳梗塞の中等度から高リスクの患者群でワーファリン治療によい適応があると思われる患者群でさえ，実際にはその40％のみにしか処方されていない[13]。SPORTIF（Stroke Prevention Using and Oral Thrombin Inhibitor in Atrial Fibrillation）Ⅲ／Ⅳ試験においても，至適用量まで処方されていた患者は30％で，さらに15％はワーファリンの過量投与であった[14]。

このような状況であっても，血栓塞栓リスクが高い心房細動の患者にとっては，ワーファリンが中心的な薬物治療であり続けてきた。心房細動患者の各々の脳卒中リスクと，ワーファリンを投与し続けることによるリスクとのバランスを考えると，脳卒中リスクの低い患者群（$CHADS_2$スコアが0または1，またはCHA_2DS_2VAScスコア0）はアスピリン単剤で治療可能であり，リスクの高い群は出血リスクが高く禁忌がない限り経口抗凝固薬で治療するべきである[15]。

経口投与できるトロンビン拮抗薬のダビガトランには特に注目が集まっている。RE-LY試験（長期抗凝固薬治療のランダム化評価試験）では，18,113名の心房細動のある脳卒中リスクの高い患者（平均$CHADS_2$スコア2点）について検討している。ワーファリンとダビガトラン（110 mgもしくは150 mgを1日2回）を投与することによって，1次エンドポイントである脳卒中と塞栓症を非劣性デザインで比較した試験である。どちらの用量のダビガトランも，ワーファリンに劣らないことが証明された。さらに，ダビガトラン150 mgを1日2回投与群のほうがワーファリン群よりも，1次エンドポイント（相対リスク0.66, 95％CI, 0.53〜0.82, P＜.001）もネットクリニカルベネフィット（1次エンドポイントに出血イベント，死亡を加えたもの）も優れていた（相対リスク0.91, 95％CI, 0.82〜1.00, P＝.04）[16]。このダビガトランの利点は，ワーファリンにてコントロールができていない患者群でより顕著であった。また，薬剤の服薬中止率に関してはワーファリン群よりも，いずれの量のダビガトランも1年後（14.5％ダビガトラン110 mg；15.5％ダビガトラン150 mg；10.2％ワーファリン，P＜.01），2年後（20.7％ダビガトラン110 mg；21.2％ダビガトラン150 mg；16.6％ワーファリン，P＜.01）も有意に高かったことを明記しなければならない[17]。

2. 機械的治療

心房細動の患者に血栓塞栓症が生じた際，その大半の血栓は左心耳（left atrial appendage：LAA）で発生し，特に非リウマチ性心房細動患者では90％以上になるという報告がある[18]。問題点も多い抗凝固療法と左心耳閉鎖術が比較的単純な解剖学的標的治療であることを考えると，外科的あるいは経皮的手段で左心耳の除去を行う戦略に対する興味が近年高まってきた。

3. 解剖学的考察

左心耳は左房の胎生期遺残であるため，多葉性構造を呈して房室間溝の前側壁側に位置し柱状の櫛状筋が並んでいる。葉の数，長さ，容量，入口部の径などの形状はバラエティーに富んでいる[19]。500の剖検心に基づくVeinotらの報告では，左心耳の形状は通常折れ曲がっているか，らせん状になっており，2葉の左心耳は54％，3葉は23％，残りの20％が1葉であるとしている[20]。左心耳の容量は0.7～19.2 mLであり，長さは16～51 mmで，入口部径は10～40 mmであった[20]。

左心耳の多様性を考慮すると，閉鎖手術を成功させるためには明確な画像を描出することが重要である。もちろん直接外科的に視覚化することは可能であるが，非侵襲的な可視化も経食道心エコー（TEE）や心腔内エコー，CTやMRIを用いて可能となる。手技に関連したイメージングでは経食道超音波が主たる方法であり，それには解剖学的なバリエーションはもちろん，デバイスの位置決め，留置後の評価，合併症のモニタリングなども含まれている。

a. 外科的左心耳除去術

外科的左心耳除去術が行われ始めたのは1940年代のことであるが，近年では心臓手術が必要な心房細動の患者の増加に伴い，この手技自体も増加し一般的となった。残念ながら，手技の有効性を示すデータはほとんど公表されておらず，唯一のランダム化試験は2005年に公表された左心耳閉鎖試験（LAAOS）のみである[21]。この試験では77名の心房細動で脳卒中のリスクのある患者が冠動脈バイパス術を受けた際，2対1で左心耳除去群と非除去群にランダム化された。左心耳除去を受けた52名の患者のうち44名がTEEの再検を受けた。フォローアップTEEでは，縫合閉鎖した11名のうち5名のみ（45％）しか閉鎖が成功していなかった。一方，縫合とホチキスを併用した33名中24名（72％）は完全に閉鎖に成功していた[21]。その研究ではイベントの評価ができるほどの規模ではなかったが，複数のテクニックを用いても不完全な閉鎖率の多さや術者のラーニングカーブの重要性が示唆された。

さらに，最近では外科的左心耳閉鎖術を含んだ文献を評価するメタ解析が公表された[22]。特に先に紹介したLAAOS試験を含めた5つの臨床試験を検証しており，論文の著者は現時点で左心耳の閉鎖術をルーチンで行うにはそれを支持するエビデンスが十分ではないと結論付けている。事実，それら5つの試験では，有益と結果がでた試験は1つだけで，3つは不変，1つは有害であるという結論であった。しかし，原因は不完全閉鎖率（平均55～65％）による場合が多いことも示唆していた[22]。ポイントは外科的左心耳閉鎖術が手技時間の延長をもたらし，結果的に患者を危険にさらしている点，また，不完全閉鎖のために引き続き左心耳が血栓塞栓症イベントの原因となっている点であった。

b. 経皮的左心耳閉鎖除去術

心臓手術に伴う外科的左心耳閉鎖に対する臨床試験の結果が否定的であったため，外科的閉鎖術を単独で行うこと自体，推奨されることはなかった。しかしながら経皮的に左心耳を閉鎖することができれば，手技として十分に魅力的なものであるはずである。外科的閉鎖術や内科治療と比較して安全性が高く，同等のあるいはそれ以上に効果的であれば患者にとってもメリットは大きい。このようにして，左心耳の閉鎖に対してはこれまで

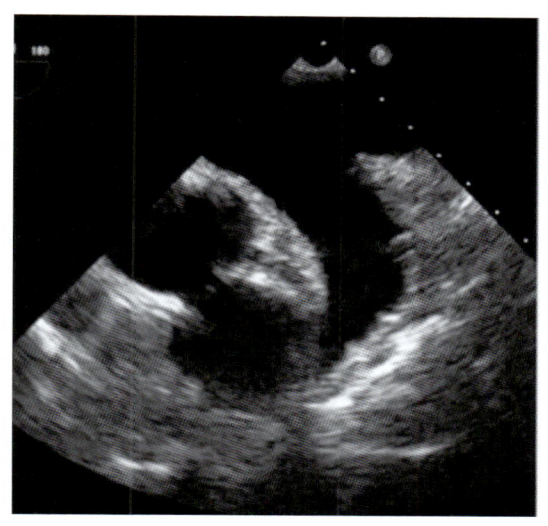

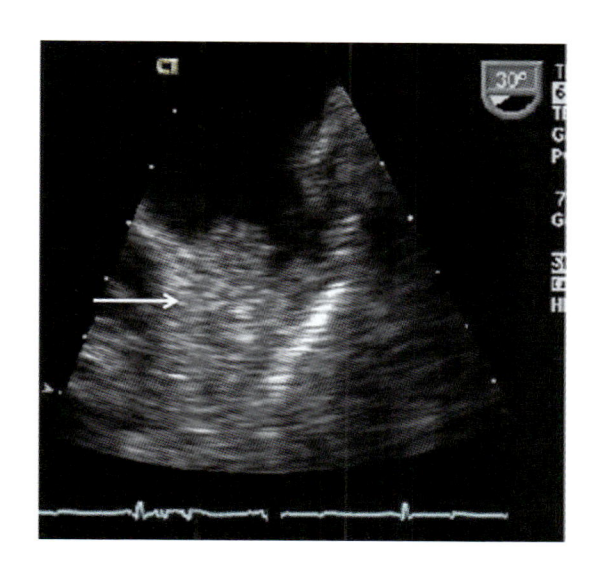

図16-2 左心耳
左：経食道エコーによる通常の左心耳像。右：左心耳内にある塞栓症発症に重要な意味をもつ血栓像（矢印）

に2つのデバイスが開発されている。経皮的左心耳閉鎖栓（percutaneous left atrial appendage occluder：PLAATO；ev3社プリマウス，ミネソタ州，米国）とWatchman左心耳システム（アトリテック社，プリマウス，ミネソタ州，米国）である。さらに，Amplatzerの心房中隔や心室中隔デバイス（AGA Medical社，プリマウス，ミネソタ州，米国）も，もともとは左心耳閉鎖用ではないが，左心耳閉鎖に転用されている。Amplatzer cardiac plugは左心耳閉鎖専用に開発され，最近多くの国で用いられるようになった。transcatheter patch（Custom Medical社，アテネ，ギリシア）はCEマークを取得しているが，正式な臨床試験はいまだ研究発表されていない。

4. 植込みに関する技術的側面

植込まれるデバイスの種類にかかわらず，経皮的左心耳閉鎖術に関する技術的な側面は共通している。まず初めに血栓の有無を確認するため，左心耳をTEEで評価する（図16-2）。もし血栓が存在する場合には手技自体を延期しなければならない。心耳が空であることを確認してから，中隔穿刺を行い左心房にカテーテルを進めるべきである。この時点ではシースは中隔を超えたところに位置し，ピッグテールカテーテルを左心耳に挿入する。多方向からの透視や超音波で心耳の径や角度，深さを正確に測定する。一旦適切なデバイスサイズを決めたらデバイスを左心耳内に位置させ，そこでデリバリーシースのみ引いてきてデバイスの留置ができることになる。留置成功と判断したならばデリバリーシースはデバイスと切り離し，シースを右心房に引き戻す。個々のデバイスに関する詳細は次項にて議論する。

a. PLAATO

PLAATOデバイス（図16-3）はすでに生産中止であるが，ヒトで植え込みに初めて成功した左心耳閉鎖デバイスであった[23]。このデバイスは18〜32 mmの直径で自己拡張型のナイチノールの籠でできており，ポリテトラフルオロエチレンで覆われていた。2005年にOstermayerらは非ランダム化多施設研究を発表し，111名の少なくとも3か月間の非リウマチ性心房細動のある患者を対象にしたものである[24]。PLAATOシステムは97.3％の患者111名中108名で植込みに成功し

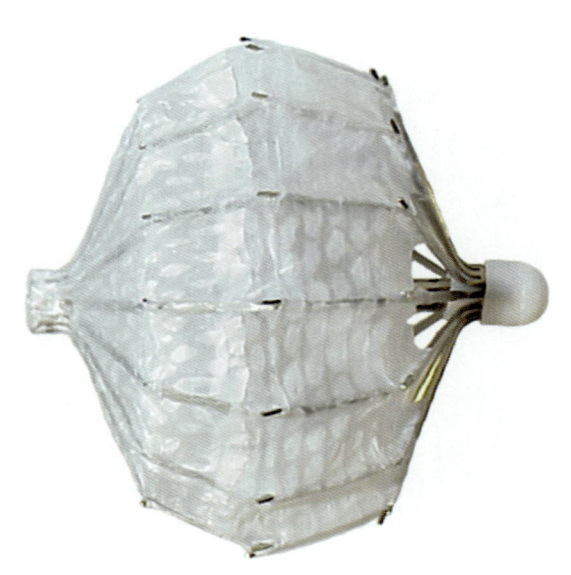

図16-3 PLAATOデバイス（ev3社，プリマウス，ミネソタ州，米国）

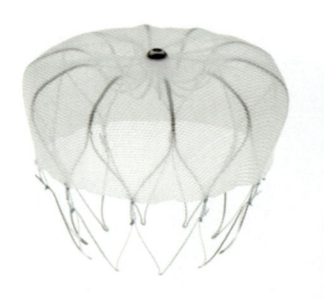

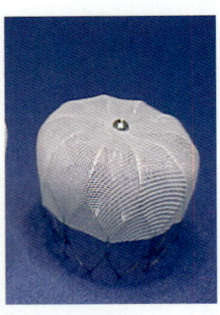

図16-4 Watchmanデバイス（Atritech社，プリマウス，ミネソタ州，米国）

たが，4名の患者に心嚢液貯留または心タンポナーデを認めた。そのうち3名に心嚢穿刺が必要で，1名の患者は血胸を呈し，もう1名は胸水貯留を認めた。6か月フォローアップでは，98％の患者で左心耳の閉鎖に成功していたことをTEEを用いて確認している。1人の患者では薄い血栓がデバイス上に認められ，ルーチンの6か月フォローで見つかったものであった。91人/年のフォローアップ期間にて2名が脳卒中を発症し，左心耳閉鎖術成功後の年間脳卒中発症率が2.2％であった。これはCHADS$_2$スコアによって予測された6.3％の年間脳卒中発症率と比べ，65％の相対リスク減少であった[24]。5年後までフォローアップを延長した結果をBlockらが報告したが，それによると64名が北米コホート研究に登録された[25]。239人/年以上のフォローアップ期間で，これらの患者群（平均CHADS$_2$スコア2.6）における年間脳血管イベントは予測された6.6％と比べ3.8％であった[25]。

b. Watchman

Watchman（図16-4）は，自己拡張型のナイ

チノールフレームに160μmのポリエステル膜で左房側を覆われたデバイスである。左心耳に閉鎖栓を固定するために，固定用のかえしが閉鎖栓中心周囲にとりつけられている。デバイスは直径21～33 mmまでのものがそろっており，Sickらは2007年にWatchmanデバイスの初期成績を報告した。それによると75名中66名の患者に植込みが成功し（88％），左心耳の完全閉鎖は45日目に93％で達成できていた。デバイス塞栓が初期の2名に生じたため固定用かえしのデザインを変更し，その後はデバイスの塞栓症を認めなかった。その他の合併症として，2名の心タンポナーデと1名の空気塞栓，そして外科手術を要したデリバリーワイヤー断裂が1名に生じた。4名の患者にデバイス上に平坦な層状血栓を認め，それは追加の抗凝固療法で溶解可能であった。2名は一過性脳虚血発作を生じたが，フォローアップ期間内では脳血管イベントは生じなかった[26]。

PROTECT-AF試験では，707名のCHADS$_2$スコアが1点以上の心房細動の患者に対して，Watchmanで左心耳を閉鎖し45日目でワーファリンを中止する群と閉鎖なしでワーファリン継続する群とを2対1でランダム化して比較検討した[27]。この臨床研究は非劣性デザインで，有効性1次複合エンドポイントは脳卒中，心血管死，塞栓イベントであった。安全性の1次エンドポイントは出血，心嚢液貯留，デバイス塞栓が含まれた。デバイスは88％の患者（463名中408名）で植

込みに成功し，術後45日目には86％の患者でワーファリン中止が可能となった。1,065患者/年（平均18±10か月）のフォローアップにおいて，有効性1次イベントはWatchman群3.0/100患者/年で，ワーファリン群において4.9/100患者/年で非劣性確率99％以上であった。安全性イベントはWatchman群で多く見られ（相対危険度1.69，95％ CI 1.01～3.19），ドレナージを要する心嚢液貯留が4.8％あった。興味深いことに，ワーファリンが至適治療域（標的INR 2.0～3.0）に入っていた比率は66％しかなかった[27]。これらすべての結果から，Watchmanデバイスによる左心耳閉鎖術は，ワーファリン治療と比べ脳卒中リスクが上昇している心房細動患者群において，妥当な代替治療の可能性であることが示唆された。

c. Amplatzerデバイス

左心耳閉鎖術は，Amplatzer中隔閉鎖栓でも行われてきた。Meierらは，この器具を用いた16名の左心耳閉鎖症例を報告した[28]。留置手技は15名で成功したが，1例でデバイス塞栓を経験した。フォローアップにおいて15名全員の完全閉鎖が確認でき，遠隔期の合併症も見られなかった。

Amplatzer cardiac plug（ACP，図16-5）は心耳の閉鎖専用に開発された。これは遠位部のlobeと近位部のdiscからなり，フレキシブルな中央部のウェストによってつながっている。遠位のlobeは左心耳の内部に留置され，近位のdiscは左心耳の入口部を完全に覆えるようにアングルを変えることができる構造となっている。6組のフックが遠位のlobeについており，左心耳の壁と閉鎖栓がかみ合うようになっている。デバイスは完全に再留置可能かつ再捕捉可能となっている。デバイスのサイジングはlobeのサイズの基づき16～30mmまで2mm刻みとなっている。近位部のdiscはlobeのサイズが16～22mmならば4mm大きく，lobeのサイズが24～30mmならば6mm大きくできている。適切なサイジングはTEEにて測定した最小左心耳入口部径より

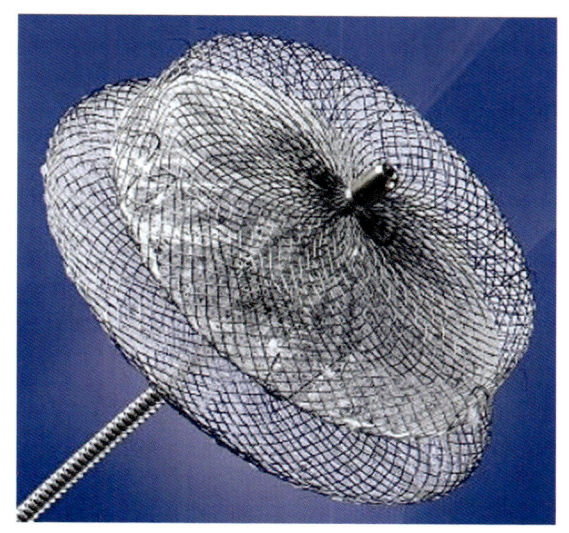

図16-5 Amplatzer cardiac plug（AGA Medical社，プリマウス，ミネソタ）

も10～20％大きいものである（表16-4）。

ACPは近年143名のヨーロッパの心房細動患者で評価された。デバイスの留置は96％（137人中132人）で成功した。24時間以内に生じた重大有害事象は10例（7％）であった。これらは，3例の脳卒中，2例のデバイス塞栓，5例のドレナージを要した心嚢液貯留であった[29]。より長期間での有効性と安全性の評価データが望まれている。

今後の方向性

外科的，経皮的および両者の観点から，左心耳除去に関する新技術とデバイス使用数増加により，その研究はさまざまな段階に入っている。外科的技術に関してはすでに2つの第2相試験が行われ，1つはAtriCure社（ウェチェスター，オハイオ州，米国）がスポンサーとなり，最近，米国食品医薬品局が承認したAtriClipデバイスの評価を行っている。LAAOS II試験はアスピリン＋外科的左心耳除去術とワーファリン治療に関するランダム化試験で，出血と塞栓イベントとをエンドポイントにする予定である。"左心耳閉鎖を促進する心除去閉鎖デバイス評価"は第2相試験

表16-4　WatchmanとACPの技術的側面

	Watchman	ACP
デバイスデザイン	自己拡張型ナイチノールフレーム 左房側はポリエステル膜	自己拡張型ナイチノール遠位葉部と近位ディスクが柔軟なウェストで接続
デバイスサイズ	21〜33 mm	16〜30 mm
デリバリーシース	12 Fr 内径，14 Fr 外径	9〜13 Fr（サイズに依る）
解剖学的な選択基準	LAA 深度＞19 mm，LAA 幅 17〜31 mm	LAA 深度＞10 mm，LAA 幅＜28 mm
サイジング	8〜20％のデバイス圧縮率の達成が必要	最小 LAA 径より 10〜20％大きいもの
位置決め	透視および TEE	透視および TEE
再・位置決めの可否	可能（リリース前）	可能（リリース前）

LAA : left atrial appendage, TEE : transesophageal echocardiography, Fr : French

で，心房細動以外の心臓手術を行う際に施行する左心耳閉鎖バンドの評価を行うものである。

経皮的な観点からは，新しいプラットフォームも含め，多くのデバイスが臨床研究または開発のさまざまなステージに入ってきている。Watchman デバイスはヨーロッパでは承認が下りているが，米国では認可に向けての進捗がない状況である。ただしデバイスのデザインは徐々に進化してきており，さらに，2つの経皮的に留置できる心外膜デバイスも早期開発段階にある。

結語

最も頻度の高い不整脈疾患であるがゆえに，心房細動は全世界で何百万人もの患者に影響を及ぼしている。脳内血栓塞栓イベントは心房細動の最も重大な合併症であり，左心耳は最も血栓が発生する場所である。脳血栓塞栓症のリスクにもよるが，アスピリンやワーファリンといった抗血栓療法は多くの患者にとって脳卒中予防に有効であるものの，抗凝固療法には限界もある。新規抗凝固薬が登場しようとも，機械的に左心耳を閉鎖あるいは除去することには抗凝固療法を凌駕する潜在的なアドバンテージがある。

数多くの経皮的あるいは外科的技術が，左心耳の閉鎖あるいは除去を成し遂げるために発展しつつある。しかし，患者選択や留置テクニック，デバイスの安全性や長期の有効性など多くの疑問がいまだ回答されていない。これから先の研究にて，心房細動のある患者での長期抗凝固療法，経皮的左心耳閉鎖術，外科的左心耳除去術の最終的な役割が明らかにされるだろう。

文献

1. Estes NA 3rd, Halperin JL, Calkins H, et al. ACC/AHA/Physician Consortium 2008 Clinical Performance Measures for Adults with Nonvalvular Atrial Fibrillation or Atrial Flutter: a report of the American College of Cardiology/American Heart Association Task Force on Performance Measures and the Physician Consortium for Performance Improvement (Writing Committee to Develop Clinical Performance Measures for Atrial Fibrillation) Developed in Collaboration with the Heart Rhythm Society. J Am Coll Cardiol. 2008;51:865–884.
2. Lloyd-Jones D, Adams RJ, Brown TM, et al. Heart disease and stroke statistics—2010 update: a report from the American Heart Association. Circulation. 2010;121:e46–e215.
3. Hart RG, Pearce LA, Rothbart RM, et al. Stroke with intermittent atrial fibrillation: incidence and predictors during aspirin therapy. Stroke Prevention in Atrial Fibrillation Investigators. J Am Coll Cardiol. 2000;35:183–187.
4. Gage BF, Waterman AD, Shannon W, et al. Validation of clinical classification schemes for predicting stroke: results from the National Registry of Atrial Fibrillation. JAMA. 2001;285:2864–2870.
5. Go AS, Hylek EM, Chang Y, et al. Anticoagulation therapy for stroke prevention in atrial fibrillation: how well do randomized trials translate into clinical

practice? *JAMA*. 2003;290:2685–2692.
6. Camm AJ, Kirchhof P, Lip GY, et al. Guidelines for the management of atrial fibrillation: The Task Force for the Management of Atrial Fibrillation of the European Society of Cardiology (ESC). *Eur Heart J*. 2010;31:2369–2429.
7. Lip GY, Nieuwlaat R, Pisters R, et al. Refining clinical risk stratification for predicting stroke and thromboembolism in atrial fibrillation using a novel risk factor-based approach: the euro heart survey on atrial fibrillation. *Chest*. 2010;137:263–272.
8. Hart RG, Benavente O, McBride R, et al. Antithrombotic therapy to prevent stroke in patients with atrial fibrillation: a meta-analysis. *Ann Intern Med*. 1999;131:492–501.
9. Connolly S, Pogue J, Hart R, et al. Clopidogrel plus aspirin versus oral anticoagulation for atrial fibrillation in the Atrial fibrillation Clopidogrel Trial with Irbesartan for prevention of Vascular Events (ACTIVE W): a randomised controlled trial. *Lancet*. 2006;367:1903–1912.
10. Connolly SJ, Pogue J, Hart RG, et al. Effect of clopidogrel added to aspirin in patients with atrial fibrillation. *N Engl J Med*. 2009;360:2066–2078.
11. Wysowski DK, Nourjah P, Swartz L. Bleeding complications with warfarin use: a prevalent adverse effect resulting in regulatory action. *Arch Intern Med*. 2007;167:1414–1419.
12. Bungard TJ, Ghali WA, Teo KK, et al. Why do patients with atrial fibrillation not receive warfarin? *Arch Intern Med*. 2000;160:41–46.
13. Brass LM, Krumholz HM, Scinto JM, et al. Warfarin use among patients with atrial fibrillation. *Stroke*. 1997;28:2382–2389.
14. White HD, Gruber M, Feyzi J, et al. Comparison of outcomes among patients randomized to warfarin therapy according to anticoagulant control: results from SPORTIF III and V. *Arch Intern Med*. 2007;167:239–245.
15. Gage BF, van Walraven C, Pearce L, et al. Selecting patients with atrial fibrillation for anticoagulation: stroke risk stratification in patients taking aspirin. *Circulation*. 2004;110:2287–2292.
16. Connolly SJ, Ezekowitz MD, Yusuf S, et al. Dabigatran versus warfarin in patients with atrial fibrillation. *N Engl J Med*. 2009;361:1139–1151.
17. Wallentin L, Yusuf S, Ezekowitz MD, et al. Efficacy and safety of dabigatran compared with warfarin at different levels of international normalised ratio control for stroke prevention in atrial fibrillation: an analysis of the RE-LY trial. *Lancet*. 2010;376:975–983.
18. Blackshear JL, Odell JA. Appendage obliteration to reduce stroke in cardiac surgical patients with atrial fibrillation. *Ann Thorac Surg*. 1996;61:755–759.
19. Hara H, Virmani R, Holmes DR Jr, et al. Is the left atrial appendage more than a simple appendage? *Catheter Cardiovasc Interv*. 2009;74:234–242.
20. Veinot JP, Harrity PJ, Gentile F, et al. Anatomy of the normal left atrial appendage: a quantitative study of age-related changes in 500 autopsy hearts: implications for echocardiographic examination. *Circulation*. 1997;96:3112–3115.
21. Healey JS, Crystal E, Lamy A, et al. Left Atrial Appendage Occlusion Study (LAAOS): results of a randomized controlled pilot study of left atrial appendage occlusion during coronary bypass surgery in patients at risk for stroke. *Am Heart J*. 2005;150:288–293.
22. Dawson AG, Asopa S, Dunning J. Should patients undergoing cardiac surgery with atrial fibrillation have left atrial appendage exclusion? *Interact Cardiovasc Thorac Surg*. 2010;10:306–311.
23. Sievert H, Lesh MD, Trepels T, et al. Percutaneous left atrial appendage transcatheter occlusion to prevent stroke in high-risk patients with atrial fibrillation: early clinical experience. *Circulation*. 2002;105:1887–1889.
24. Ostermayer SH, Reisman M, Kramer PH, et al. Percutaneous left atrial appendage transcatheter occlusion (PLAATO system) to prevent stroke in high-risk patients with non-rheumatic atrial fibrillation: results from the international multi-center feasibility trials. *J Am Coll Cardiol*. 2005;46:9–14.
25. Block PC, Burstein S, Casale PN, et al. Percutaneous left atrial appendage occlusion for patients in atrial fibrillation suboptimal for warfarin therapy: 5-year results of the PLAATO (Percutaneous Left Atrial Appendage Transcatheter Occlusion) Study. *JACC Cardiovasc Interv*. 2009;2:594–600.
26. Sick PB, Schuler G, Hauptmann KE, et al. Initial worldwide experience with the WATCHMAN left atrial appendage system for stroke prevention in atrial fibrillation. *J Am Coll Cardiol*. 2007;49:1490–1495.
27. Holmes DR, Reddy VY, Turi ZG, et al. Percutaneous closure of the left atrial appendage versus warfarin therapy for prevention of stroke in patients with atrial fibrillation: a randomised non-inferiority trial. *Lancet*. 2009;374:534–542.
28. Meier B, Palacios I, Windecker S, et al. Transcatheter left atrial appendage occlusion with Amplatzer devices to obviate anticoagulation in patients with atrial fibrillation. *Catheter Cardiovasc Interv*. 2003;60:417–422.
29. Park JW, Bethencourt A, Sievert H, et al. Left atrial appendage closure with amplatzer cardiac plug in atrial fibrillation—Initial European experience. *Catheter Cardiovasc Interv*. 2010;77:700–706.

Section 4

弁疾患へのカテーテル治療

17章

バルーン大動脈弁形成術：基本テクニックと臨床的役割

先進国において，大動脈弁狭窄症 (aortic stenosis：AS) は，成人における後天性弁膜症で最も一般的な疾患であり，年齢とともに罹患率も増加するといわれている。そのため，大動脈弁狭窄症を有する患者数は，この15年以内に2倍になると予想されている。中等度から重症の大動脈弁狭窄症は，75歳以上で4.6％の症例に認められる[1]。症候性の大動脈弁狭窄症患者において，この10年間は，大動脈弁置換術 (aortic valve replacement：AVR) が標準的治療であり，胸部外科学会 (Society of Thoracic Surgeons) の調査 (1998〜2005年) では，一般人口に対して平均寿命を調整した患者登録群におけるデータベースによると，手術死亡率は3〜4％であると報告されている[2]。しかし，手術の死亡率や合併症併発率は年齢とともに増加し，さらにバイパス手術を必要とする例，駆出率 (EF) 低下例，腎機能障害，糖尿病，その他の併発疾患を有する症例が多い[3]。これらは，症候性大動脈弁狭窄症と診断されたものの手術適応とはならない1/3の患者がかかえる主要な症候であると考えられる[4]。

それらの患者に対して何らかの治療介入をしなければ，予後は極めて不良であり，平均の生存期間は2，3年であったため[5]，インターベンショナル・カーディオロジーの技術が発展するようになった。

経皮的大動脈弁インターベンションであるTAVI (transcatheter aortic valve implantation) は，2002年から開始され[6]，血管形成術以来の循環器疾患に対する革新的な治療の1つであると認識され，現在，広く応用されている。バルーン大動脈弁形成術 (ballon aortic valvuloplasty：BAV) は，1990年代TAVIに先立って出現した。当時としてはAVRを施行するにはあまりに高度であったり，重症すぎると判断された症例の症状を姑息的に軽減する，より侵襲の少ない方法として施行された[7]。当初大きな反響があったが，その後の15年で本法に対する関心は徐々に失われていった[8]。その理由は，症状の軽減に対する有効性が一過性であり，生命予後の改善効果がなかったからである。しかし，現在本法は再度見直されている。

2010年現在，BAVはいまだAVRもしくはTAVIの適応とならない高齢患者に対して，症状の改善や生活の質の向上を目的として，1つの治療法として存在している。TAVIの分野においても，患者の選択や弁置換の際における1つの前ステップとして，BAVは重要な役割を果たしている。

この項では近年のBAVのテクニックを紹介するとともに，テクニックの工夫，最新のデバイスについても言及する。さらに最新のBAVの成績ならびにTAVI時代の重要な役割に関して述べる。

BAVのメカニズムに関して

手技の目標は，予後の決定因子であるAVA (aortic valve area) を2倍近く増加させることである[9]。バルーン拡張でカルシウムの沈着は粉砕され (図17-1)，それにより弁の可動性を改善させ，左室収縮期の血流を増加させることができる[10]。そのためには，バルーンの拡張中に弁尖に最大の圧がかかるように注意することや，的確な

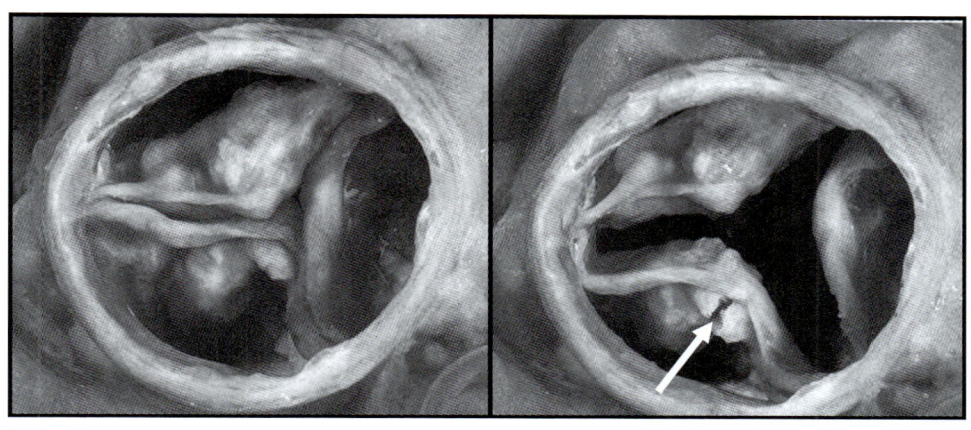

図17-1

自己石灰化大動脈弁への23 mmのバルーン拡張による効果を示す。
バルーン拡張後に大動脈入口部はやや拡大し、矢印で示した石灰化結節が破壊されている。

バルーンサイズの選択、ならびに弁構造との適切な密着が必要となる。

不適切な技術にてBAVを施行すると、治療成績がまちまちとなることが初期の文献をみるとわかる。BAV施行後、数か月経過した晩期再狭窄（late restenosis）は、線維化ならびに骨化を伴う治癒過程での結果生じる[11]。BAV施行後、数時間から数日後に生じる早期再狭窄（early restenosis）は、弁および弁輪の弾性組織の伸展、または不適切なバルーン拡張（サイズ違いや不完全拡張）のために早期リコイルを生じた結果によるものと考えられている。過剰な拡張は、弁尖、弁輪、近接する心筋組織の破壊や亀裂を生じさせ、その結果[12]、大動脈弁閉鎖不全を生じる。

患者が症状の再発を訴える場合には、BAVを再施行することが可能である。大抵、12～24か月後であり、有効な効果や期間が得られない場合でも、連続して拡張を行うことができる[13]。また、ケースによっては、AVR、TAVIのつなぎとして行われている[14]。

BAVのテクニックに関して

BAVは逆行性アプローチが一般的で、この方法は、著者ら（訳注：Cribier）が、1986年成人例を初めて報告した[7]。また、Blockらが末梢血管疾患のため動脈アプローチが困難な患者に対して、初めて順行性縁中隔アプローチを行った症例を報告した[15, 16]。

著者らは、両アプローチともに、重症大動脈弁狭窄症の存在を確認するために、通常はベースラインの血行動態評価を行っている。

1. 逆行性アプローチ

逆行性アプローチの場合、著者らの最新の技術を用いれば、1時間以内に安全に手技を終了することができる。重篤かつ脆弱な高齢者に対して、迅速で安全に手技を遂行できるよう、技術的に役立つ「コツやヒント」を理解し、活用することが重要である。

a. 患者の準備

手技は、ミダゾラムの静注と局所麻酔により意識下鎮静法で行う。未分画ヘパリンは3,000～5,000単位、開始時に静注する。穿刺アクセス部位として、大腿動脈に6 Frのシースを挿入し、大腿静脈に8 Frのシースを挿入する。冠動脈造影を施行し、適応があればPCIも同じルートで行う（通常はBAVの後に施行している）。右心カ

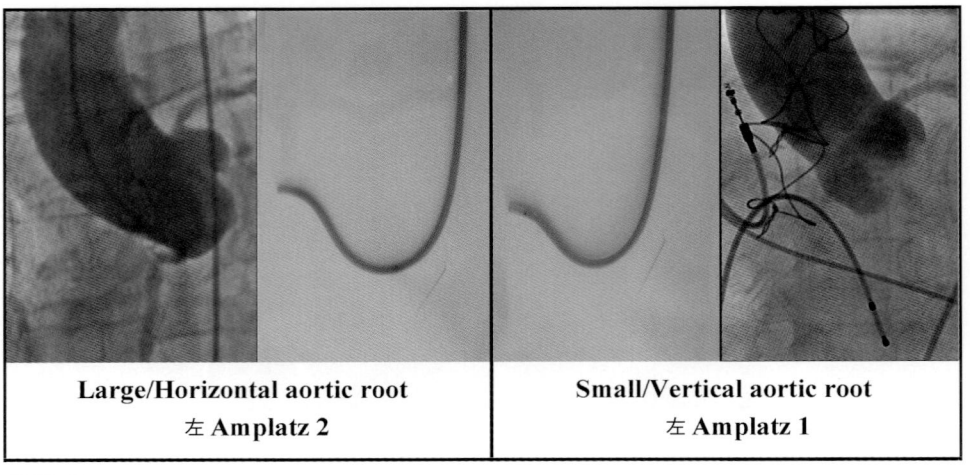

図 17-2

大動脈底部の角度によって，Amplatz 1 または 2 の左冠動脈カテーテル(AGA medical, Plymouth, MN)を，一般的には大動脈弁を通過させる時に選択する。
Large/Horizontal aortic root(広く水平な大動脈底部の場合)→左 Amplatz 2 を選択する。
Small/Vertical aortic root(狭く垂直な大動脈弁底部の場合)→左 Amplatz 1 を選択する。

テーテル検査は，スワンガンツ熱希釈カテーテルを用いて行う。もし，TAVI を将来的に考えている場合には，浅い LAO view にて，大動脈弁上での大動脈造影，腹部大動脈造影，骨盤内の血管造影を行っておく。

b. 自己大動脈弁に対する逆行性ワイヤーの通過方法

著者らは，ほとんどのケースで標準的な Amplatz left 2(AGA Medical Inc. Plymouth, MN)を使用している。Amplatz left 1 は，大動脈起始があまり拡大していない場合に適している(図 17-2)。

尖端がストレートの 0.035 インチガイドワイヤーをカテーテルの先端まで運ぶ。LAO 40 度 view で，カテーテルの先端を弁の上縁に置く。弁平面の中央部へカテーテル先端を方向づけするため，しっかり時計方向に回転をかけながら，ゆっくりカテーテルを引き戻してくる。ガイドワイヤーを慎重にカテーテル先端から出し入れし，連続的に弁の表面をマッピングしたうえで，弁の開口部を探す。一度ワイヤーが弁を通過した場合には，RAO view にして，カテーテルをワイヤーに沿って進め，左室の中間部まで運ぶ(図 17-3)。

大腿動脈の側孔を利用して大動脈圧を計測し，経弁的左室-大動脈圧較差を評価する。通常通り，冷却した生食を使用して熱希釈法による心拍出量を肺動脈内にスワンガンツカテーテルを留置し計測する。大動脈弁口面積は Gorlin の式を用いて計算する[17]。

c. ガイドワイヤーの交換と動脈シース

すべてのカテーテルの交換時に，0.035 インチ/長さ 270 cm の Extra stiff Amplatz ガイドワイヤー(Cook, Bjaeverskov, Denmark)を使用する。バルーンの拡張中，拡張解除および引き抜きの際，バルーンを安定化させるサポートの役割をする。左室内にワイヤーを挿入する前に心室穿孔の予防や期外収縮の発症を減少させるために，鈍的な器具(訳注：例えばペアンなど)を使用してワイヤー遠位側の柔らかい可動性部位をピッグテールの形状に形づけする(図 17-4)。

6 Fr 動脈シースを extra stiff Amplatz ガイドワイヤーを介し，バルーンカテーテルのサイズに

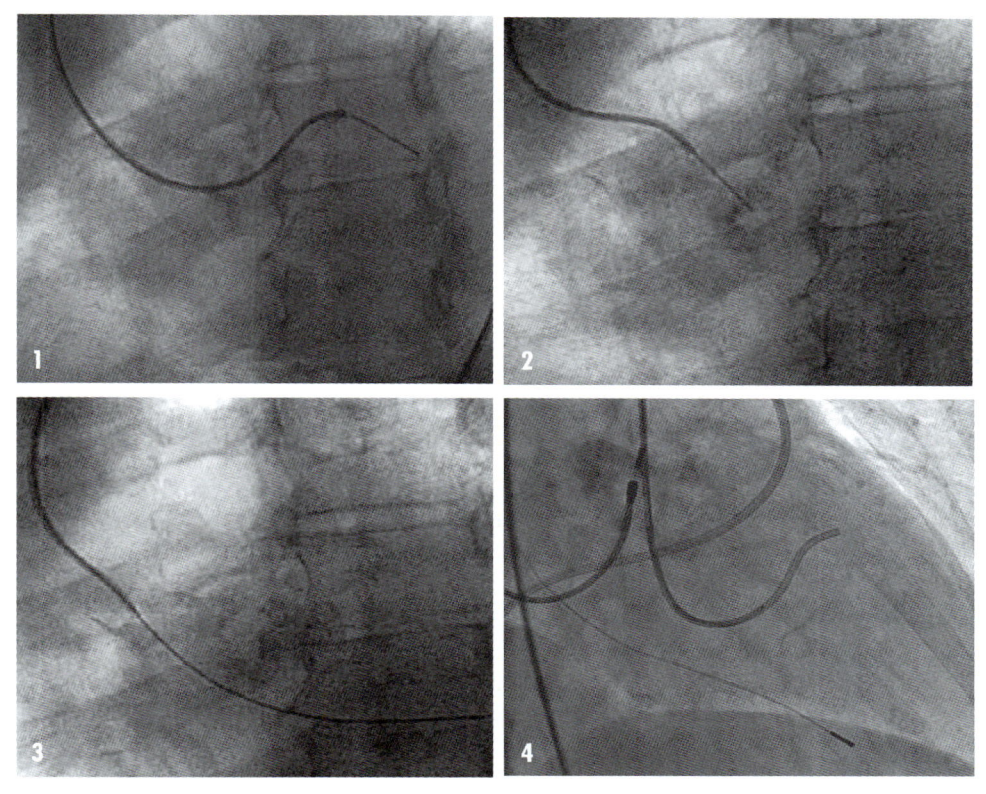

17章　バルーン大動脈弁形成術：基本テクニックと臨床的役割　265

図17-3

Amplatz カテーテル（AGA medical, Plymouth, MN）と 0.035 インチのストレートのガイドワイヤーを用いて大動脈弁を通過させる方法を示す。
弁の上縁から(1)，カテーテルを時計回りの方向に回転させしっかり保持しながらゆっくり引きもどし(2)，弁の形態をワイヤーにて（ワイヤーを引き入れすることによって）マッピングする（左前斜位40度撮影像）。ワイヤーを挿入できれば(3)，Amplatz カテーテルを右前斜位撮影像にて慎重に左室中部レベルまで慎重に押し進める(4)。

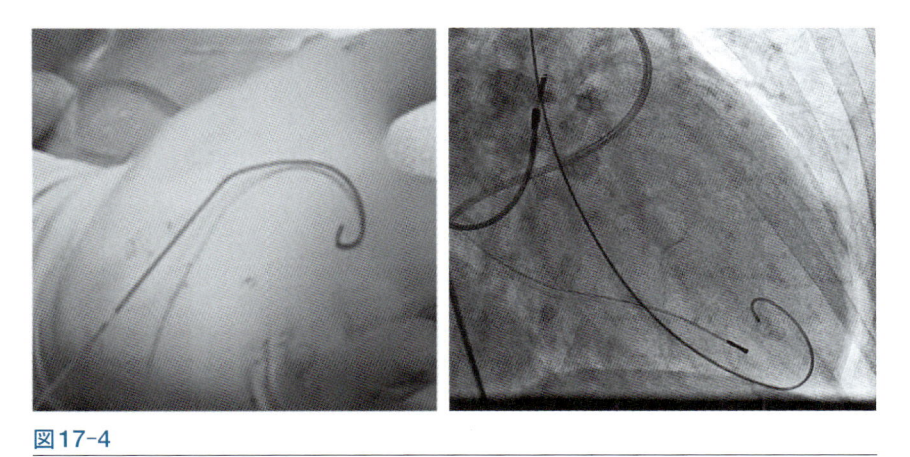

図17-4

0.035 インチの 270 cm 長の Amplatz stiff ワイヤーの柔らかく可動性のある先端部位を，手技を行う前に（図左）のように形作る。ワイヤーを左室内の適切な位置にて保持する。

よって，10 Fr，12 Fr，14 Fr サイズの動脈シースに入れ替える。シースサイズを小さくすると，大腿動脈穿刺部位の局所合併症を減少させることができる。この合併症は以前は報告される最も頻度の高い有害事象であった[18]。10 Fr の Proster デバイス（Abott Vascular, Redwood City, CA）を使用してあらかじめ閉鎖しておくと止血が容易であるため，著者らは最近まで 12〜14 Fr のシースを使用してきた。現在は通常 10 Fr シースで施行可能となり，この場合手技の終わりに 8 Fr の Angioseal デバイス（St. Jude Medical, Belgium）を使用することで止血可能である。

①バルーンカテーテル

著者らがこれまでに経験した BAV 治療の大半は，BAV 専用に作成され，特別にデザインされたバルーンカテーテル「2倍サイズの Cribier-Letac カテーテル」を使用したものである[19]。しかし，このカテーテルの生産が中止されたため，12 Fr または 14 Fr サイズのシースに適応した Z-Med II バルーンカテーテル（NuMED Inc., Hopkinton, NY）を用いるようになった。近年，著者らがさらにサイズを縮小した Cristal バルーンカテーテル（Balt Extrusion, Montmorency, France）を使用している。これは，10 Fr サイズのシースに適応している。直径 20 mm と 23 mm のバルーンは 45 mm 長を有し，直径 24 mm のバルーンは 50 mm 長を有している。一般的に，著者らは 23 mm のバルーンから開始している。弁が顕著な石灰化を有している場合や，大動脈弁輪が心エコーで 19 mm 未満の場合には，直径 20 mm のバルーンを選択する。症例の 25% 程度に，大動脈弁輪が心エコー上 24 mm 以上を有する場合があり，その際には直径 25 mm のバルーンを選択したほうがよりよい結果が得られる。TAVI において Edwards SAPIAN バルブの植え込み術を行う際には，自己弁を同会社（Edwards LifeSiences, Irvine, CA）にて作成された RetroFlex バルーンを用いて前拡張する。そのバルーンは，30 mm のロングバルーンであるが，

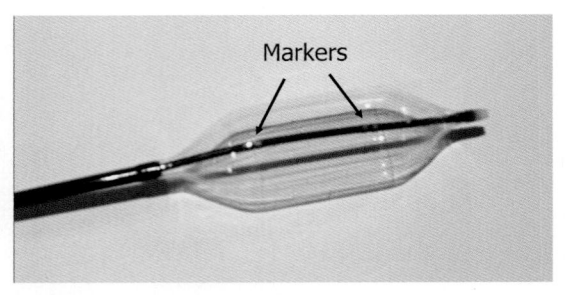

図17-5

30 mm 長で，直径 23 mm の RetroFlex バルーンカテーテル（Edwards LifeSciences, Irvine, CA）が TAVI 前の大動脈弁の前拡張に使用されている。

人工弁のサイズ（23 mm または，25 mm）により，バルーンサイズ（20 mm または，23 mm）も選択可能である（図 17-5）。

インフレーション/デフレーションの一連の作業を容易に行うために，粘稠度を軽減した造影剤 15%：生食 85% の比率の溶液を使用して，付属の 3 方向弁を有する短い延長チューブを使用し，30 mL ロック付きシリンジを接続したうえで，あらかじめバルーン内を満たしておく。

②高頻度心室ペーシング

バルーン拡張中にバルーンを大動脈弁通過状態で安定化・保持することが，長年の重大な課題であった。数々の動物実験において，血流を減少させる方法（大腿静脈のバルーン閉鎖，アトロピンの使用，短時間作用型の β 遮断薬の使用など）の試行錯誤の末，2000 年になり，著者らは高頻度心室バーストペーシング（rapid ventricular pacing：RVP）を開発し，その問題を解決することができた。この技術は，最も効果的かつ容易に，血圧の減少や経弁血流の低下および心臓の動きをバルーン拡張中に調節することができる。現在，一般的に BAV や TAVI の際に使用されている。

8 Fr の静脈ラインを介して，6 Fr の一時的双極ペーシングリードを右室後壁側に留置し，220 bpm までペーシングレートを上昇可能なジェネレーターに接続する（図 17-6）。ペーシング閾値をしっかり確認しておく。ペーシングレー

ト200 bpmでの血圧の反応も評価しておく。RVPは急激な血圧の低下を認め，少なくとも40〜50 mmHgの低下で効果的と判断する。もし200 bpmで血圧の反応が目標に達しなければ，220 bpmで再確認する。もし2：1ブロックが認められたり，心室捕捉が失われた場合（図17-7）は，RVPを180 bpmまで下げるかもしくは，リードの位置を変更する必要がある。ペースメーカーは，RVP以外の手技中はバルーン拡張時の迷走神経反射やAVブロックにより生じうる高度徐脈や心静止のバックアップとして，80 bpmのデマンド設定としておく。

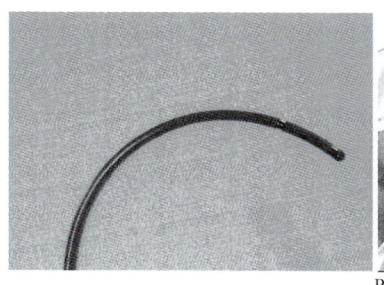

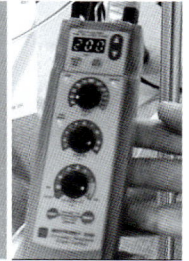

d. バルーンの位置決めと拡張

extra stiffワイヤーを介して診断カテーテルをLVから抜去し，8 Frシースを10 Frシースに置き換える。バルーンを陰圧で処理したのち，バルーンカテーテルを大動脈へ進め，大動脈弁上部で一度，静止させる。バルーンを1回以上，インフレーションとデフレーションを行い，完全に空気を抜いておくことが重要である。上行大動脈内でバルーンの空気抜きをすることは，大動脈弓を

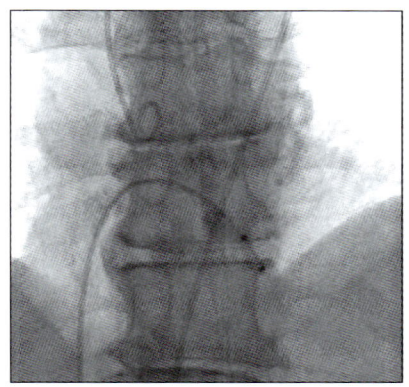

図 17-6
左図：著者らの施設では，メドトロニック社の6 Fr単線双極性ペーシングリード（Medtronic, Minneapolis, MN）が，RVP（右室頻脈刺激ペーシング）のために，使用されている。右図：メドトロニック社の5348ペースメーカーは，220 bpmまで瞬間的にRVPを施行できる。

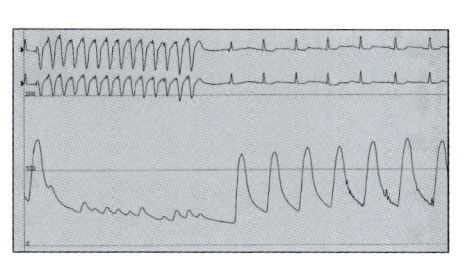

RVP：180〜200 bpmに設定する
重度左室機能障害がある場合には，150 bpmが推奨される

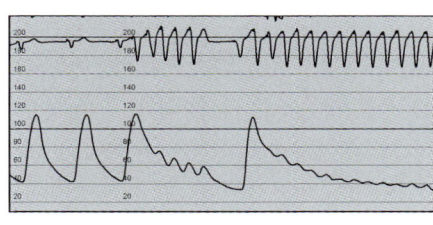

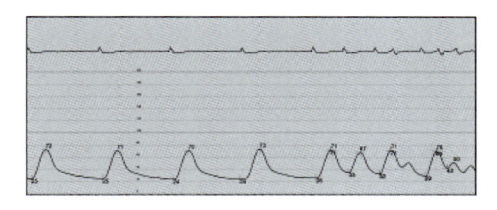

捕捉不全

2：1捕捉

図 17-7
左上図：適切に，右室後壁の中間部にペーシングリードを留置する。右上図：1：1捕捉で，RVPができていれば，通常即座に血圧が低下するはずである。捕捉不全（左下図）や2：1捕捉（右下図）は，絶対に避ける。LV：左室，RVP：心室頻脈刺激ペーシング

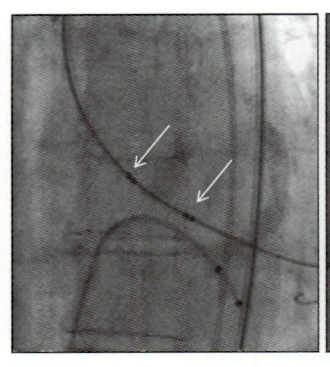

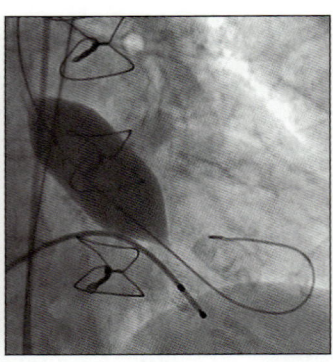

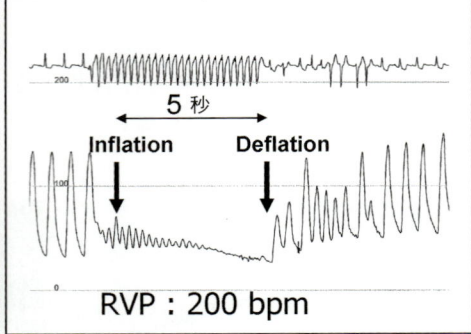

図17-8

バルーン拡張前に，バルーンの位置決めをする。
左図：白矢印のようにバルーンの2つのマーカーの間に弁の中心が来るように位置決めする。中図・右図：バルーンをRVP（心室頻脈刺激ペーシング）下で完全に拡張する。

通過する際に最も縮小したバルーンサイズを維持しておくことができ，動脈硬化性プラークの移動や塞栓症のリスク軽減につながる。大動脈弁を越えてバルーンカテーテルを進め，2つのマーカーの間に大動脈弁がくるように，中央を合わせる（図17-8）。RVPを使用せずにバルーンを拡張すると，LV内に飛ぶように入り込む傾向がある。それが心尖部にぶつかることにより心室穿孔のリスクが増加し，また大動脈内へ飛び出せば動脈硬化性プラークが崩壊する可能性があり，塞栓症をきたしうる。

バルーンカテーテルを操作する術者とペーシングデバイスを操作する助手との間で，わかりやすく意思疎通することが必須である。RVPを開始し，迅速にバルーンを最大拡張させることが必要である（図17-8）。拡張2〜3秒後にバルーンを急速にデフレーションし，大動脈内に回収すると同時にRVPを中止する。

順行性血流の再開が速やかに観察される。迅速なバルーンの拡張解除と血流の復帰は，血行動態が不安定な患者における低血圧や低灌流を最小限にするために重要である。再度，バルーン拡張するかどうかの判断をする前に，脈拍や血圧が拡張前のパラメーター値にしっかり改善しているかどうかを評価する。そのためには，時間を十分にとって検討することが重要である。

e. 結果の評価

もしバルーンが完全に拡張しなかったと思われる場合や，血行動態的に改善が認められなかった場合には，通常，経大動脈弁圧較差を計測する前に，バルーン拡張を繰り返し行う。治療結果を評価する最初の指標は，大動脈圧曲線を観察することである。収縮期圧の上昇や圧の傾きに改善があれば，手技の成功を示唆する。血圧が回復しない，重複切痕の消失を伴う突然の波形の変化，大動脈拡張期圧の低下は，重症の大動脈弁逆流の出現を意味する。

拡張解除したバルーンカテーテルを慎重にシースから回収した後に，左室内にピッグカテーテルを挿入して経大動脈弁圧較差を計測する。顕著な圧較差が残存している場合は，次の大きなサイズのバルーンを選択し，連続して反復拡張する。最終バルーン拡張の後に引き抜き圧も計測する。それから，左室と大動脈内の同時圧を測定し，残存圧較差を評価する（図17-4）。大動脈弁弁口面積（aortic valve area：AVA）を評価するために，ペースメーカーリードを抜去し，心拍出量を測定可能な熱希釈スワンガンツカテーテルに入れ替える。AVAが2倍もしくは，少なくともベースラインと比較して50％程度の圧較差の低下が認められれば，良好な結果が得られたと判断できる。

大動脈弁上の大動脈造影は大動脈弁閉鎖不全の

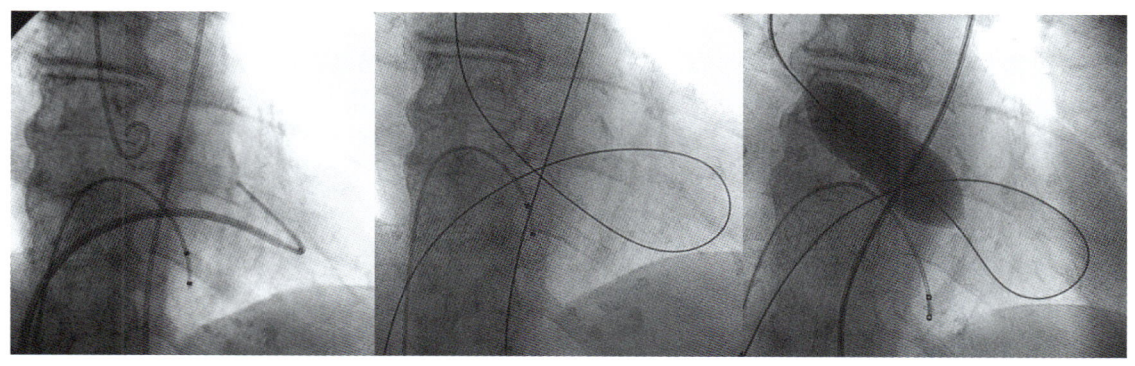

図17-9

順行性アプローチによるバルーン大動脈弁形成術を行うには，3つの段階がある。
左図：経中隔穿刺後に，スワンガンツカテーテルを用いて，大動脈弁を通過させる。
中間図：extra stiff ワイヤーを（スワンガンツカテーテルにそって），大腿静脈から下腹部レベルの大動脈まで挿入する。
右図：バルーン拡張を行う。

存在や程度を評価するために行う。もし，造影剤を使用できない場合には，大動脈弁逆流の存在や程度の把握は経胸壁心エコーにて評価する。

f. 大動脈弁バルーン形成術直後の管理

動脈穿刺部の止血は，止血デバイスを用いて行う。止血デバイスが，技術的に困難な場合には，空気圧迫止血デバイスを使用する（FemoStop II Plus, Radi Medical Systems AB, Uppsala, Sweden）。合併症を認めない場合には，通常患者は2日以内に退院できる。しかし，重症低左心機能症例や心原性ショックの患者にBAVを行った場合には，ICUにて強心薬を併用し，血行動態のモニタリングが必要である。

2. 順行性経中隔アプローチ

著者らの施設では，動脈アクセスができない場合に順行性アプローチを使用している。一部の研究者は，その症例の多くを好んで順行性アプローチで治療している。大きな径のシースが使用でき，大動脈弁の通過が容易であることを根拠に，大動脈弁の拡張にイノウエバルーンを使用することを啓発している[16]。

a. 患者の前処置と手技における第1段階

患者に対して，軽い鎮静薬の静注と局所麻酔を穿刺部位へ行う。大腿静脈穿刺は両側に行い，右大腿静脈に8Frシースを挿入し，左大腿静脈に6Frシースを留置する。可能であれば大腿動脈に，不可能ならば上腕動脈または橈骨動脈に6Frシースを留置し，適応がある場合には冠動脈造影を行っておく。その後，ピッグテールカテーテルを「血圧のモニタリング」および「経中隔穿刺における目印」として，大動脈弁上部に留置しておく。左大腿静脈アクセスはペーシングカテーテル挿入のために使用し，右室にペーシングカテーテルを留置し，前述したようにRVPを行う。

b. 経中隔および大動脈弁の通過

経中隔アプローチは右大腿静脈より行い，8Frマリーンズシースを使用し，ブロッケンブロー針を用いて左側面像にて中隔穿刺する（図17-9）。左房に入ったことが確認できた後，ヘパリンを5,000単位静注する。0.035インチのガイドワイヤー（Edwards LifeSciences）に適応した内腔を有する7Frのスワンガンツカテーテルを用いて，マリーンズシース内を通過させ，さらに僧帽弁から左室内へと進める。経大動脈圧較差は，左室内のスワンガンツカテーテルと大動脈内のピッグテー

ルカテーテルにて測定し，AVA は Gorlin の式を用いて計算する。バルーンカテーテルは，透視下で直接大動脈弁まで進める。スワンガンツカテーテルのバルーンを完全拡張せずに縮めたりすることや，ストレート親水性の 0.035 インチのガイドワイヤーを併用すれば，容易に大動脈弁を通過させることができる。バルーンを拡張した状態でスワンガンツカテーテルを下行大動脈まで進め，Amplatz 0.035 インチ，360 cm 長の extra stiff ガイドワイヤー（Cook）へ入れ替えた後，腸骨動脈分岐までワイヤーを進行させる。その後，スワンガンツカテーテルは抜去する。

左室内で，大きなループを描いたガイドワイヤーの形態をしっかり維持することが，各段階での手技を行うにあたり重要なポイントとなる。僧帽弁と大動脈弁間のガイドワイヤーが直線化した場合，僧帽弁が開口したままの状態となり，重症僧帽弁閉鎖不全を生じ血行動態の不安定化を招く可能性がある。

Cristal バルーンカテーテルを用いてバルーン拡張するために，8 Fr 静脈シースを 10 Fr 静脈シースへ入れ替える（もし NuMED バルーンカテーテルを使用する場合には，12 Fr もしくは 14 Fr シースを選択する）。

c. バルーンによる心房中隔開窓術

心房中隔開窓術の際には，右大腿静脈に留置した 10 Fr のシースを介して直径 8 mm バルーンカテーテルにて拡張する。造影剤希釈溶液（造影剤 15%：生食 85%）を用いて，少なくとも 2 回は 30 秒程度バルーン拡張して前処置しておく。

d. 順行性バルーン大動脈弁形成術

逆行性アプローチで使用したバルーンと同様のバルーンカテーテルを使用し，10 Fr シースを介して，左室内のループを維持しながら大動脈弁まで慎重に進める。バルーンは使用前に空気抜きをしておく。逆行性の手技で述べたように順行性バルーン大動脈弁形成術も，バルーン拡張時には RVP を用いて行う。

この手技では，各々のバルーンサイズで拡張した後に圧較差を容易に計測することができないため，結果は大動脈圧波形にて評価することになる。最も適したサイズで完全に拡張した後（通常は 2 回の拡張後）に，バルーンカテーテルを抜去する。6 Fr ピッグカテーテルを extra stiff ワイヤーを介し大動脈弓部まで進める。これにより，ピッグカテーテルによって大動脈や僧帽弁の損傷を予防し，安全にワイヤーを抜くことができる。最終圧較差は，左室内へピッグカテーテルを挿入し，もう 1 つ別のカテーテルを大動脈内に挿入して計測する。大動脈弁上部で大動脈造影を行う。止血は，大腿動脈も大腿静脈ともにシース抜去後に用手圧迫を行う。順行性バルーン大動脈弁形成術後の管理に関しては，前述同様である。

バルーン大動脈弁形成術の技術を用いた成績

2002 年 1 月～2005 年 4 月までの間，最新の技術を使用し BAV を施行した連続 141 名の患者の著者らの施設の結果[20]（TAVI 症例を除く）と，1980 年代からの大規模な Mansfield[18] や NHLBI 多施設共同試験の結果[21]を比較した。より高齢で脆弱性の高い患者が増えたにもかかわらず，技術や手技の改善により，著者らの施設での結果のほうが血行動態はさらに改善し，合併症も減少していた。

著者らのデータでは，臨床的に有意な脳梗塞の合併は 2% 未満であった。大動脈弁狭窄症に対して，逆行性 BAV の一連の手技を施行した際に発症する脳血管性イベントは介入しなかった場合と同等の発症率に匹敵する[22]。弁にデバイスを通過させる前にヘパリンを使用し，弁の処置を行う際には大動脈弁の構造に最小限の傷害でとどまるような手技を心がけている。多くの患者が術前から脳血管障害を合併している場合が多いため，バルーン拡張中の低血圧，低灌流が引き起こされ，神経学的なイベントを招くこともある。RVP 施行時間を最小限にし，バルーン拡張は一連の手技

の中でも慎重に行う必要があり，さらに，手技中に適切な脈拍，血圧を維持することが最も重要なことである。手技中に予測される迷走神経反応に対する予防，認識，迅速な治療も，低血圧の結果として生じる神経学的障害を避けるためには重要なことである。

弁の再狭窄の問題はいまだ解決されておらず，BAV の主要な限界点の 1 つである。通常 1 年間に 80％の範囲内で再狭窄を生じることが報告されている[23]。再狭窄のために反復して行われる BAV は，得られる効果や症状の改善という点で，あまり初回ほど有効ではないとされる。RADAR スタディでは，外照射による放射線治療が 1 年間で 30％まで再狭窄を減少させることができると報告しているが[24]，大規模スタディでの結果を確認する必要がある。

症状の改善に対して BAV の有益な効果が一定して報告されたとしても，生命予後の改善におけるその役割は，これまでのところ証明されておらず，AS の自然歴を変えない。基本的に，BAV 術後の 1 年生存率：65％，2 年生存率：35％といわれている。

近年のバルーン大動脈弁形成術に対する見解

弁膜性心疾患患者に対する治療の最新の ACC/AHA のガイドラインでは，BAV は class Ⅰにも Ⅱa にも位置しない[24]。BAV は class Ⅱb として推奨されているが，その適応条件も，①AVR を今すぐ行うには血行動態が不安定である患者で手術への架け橋として施行する場合，②AVR の施行を検討するには重症の併発疾患を有しているため姑息的治療として選択した場合，である。AVR の対象であると判断された高齢患者は，すべて外科的 AVR を選択すべきである。しかし，併発疾患を有する繊弱な患者，周術期合併症のリスクが高い患者，患者個人の治療選択における好みの問題（AVR 拒否など），および倫理的・経済的な背景因子などに関して，AVR を行う際には適応をよく検討し，より非侵襲的な方法はないかを考慮するべきである。また，もう 1 つの BAV における潜在的な適応として，危機的な症候性大動脈弁患者に対する治療選択になり得ることである。準緊急の非心臓手術の際に，全身麻酔のリスクを軽減させることが必要な場合などもある。

BAV は重症肺疾患を併発している呼吸困難を有する患者に対して，大動脈弁狭窄症がどの程度その症状に影響しているかの度合いを把握するために用いられるかもしれない。特に AVR や TAVI を行う前段階として，BAV を行うことにより，それらの改善と潜在的リスクの予測をできる可能性がある。

AVR を施行するに当たり，心筋症を合併しているかどうかが不明で低圧較差/低収縮能を有する患者において，心臓収縮予備能の評価を適切な方法で検討すべきである。その理由は，収縮予備能をもたない患者においては，周術期の死亡率は 62％にも及ぶからである[25]。また，低心機能患者において，BAV 術後，左室駆出率の改善をもたらす可能性があるため，BAV 施行 2〜3 週間後

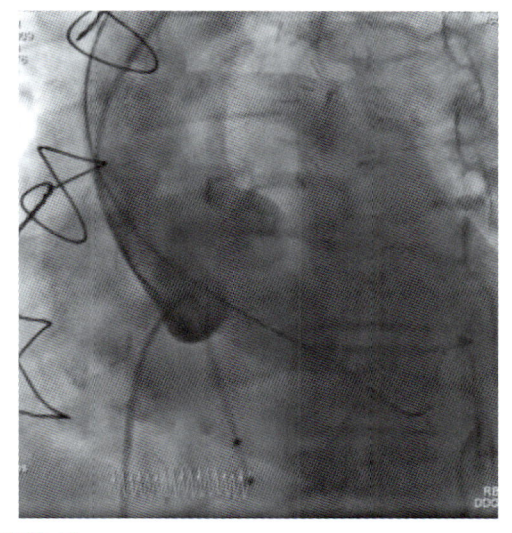

図17-10

TAVI において，最終的な人工弁のサイズ決定や，左主幹部閉塞のリスクおよび弁周囲逆流の有無を評価するために，バルーン前拡張時に大動脈造影を行う（この図は，これらの危険性がないことを示した大動脈造影の 1 例である）。

に，改めて AVR または TAVI の適応を検討するべきである。

　最後に，BAV は TAVI の手技における第 1 段階であり，この手技が再度注目を集めるようになった理由である。心臓人工弁を留置する前に，大動脈弁の前拡張は必須である。バルーンサイズは，通常，大動脈弁輪の約 2 mm 程度小さいものを使用する。拡張したバルーンの直径から大動脈弁輪のサイズを推定することは可能である。したがって，BAV をサイジングの最終的な手段として用いることができる。TAVI 施行時と同様に，バルーンを最大拡張した際に同時に大動脈造影を施行することは，弁周囲逆流や冠動脈閉塞のリスクを評価することに有用である（図 17-10）。

結語

　2010 年現在，BAV は，より簡便かつより安全にできる手技になった。しかしながら，いくつかの技術の改善にかかわらず，その有用性は十分な効果があるとはいえず，さらに一時的なものである。BAV は，①AVR や TAVI の適応にはならない重症な併発疾患を有する高齢患者，②TAVI や AVR への架け橋として選択した患者，③緊急性の高い非心臓疾患患者に対して実行可能な姑息的な手技として存続している。循環器インターベンション専門医や循環器外科医は，TAVI の一連の手技の 1 つとして重要な役割を担う BAV に十分慣れておく必要がある。

文献

1. Nkomo VT, Gardin JM, Skelton TN, et al. Burden of valvular heart diseases: a population-based study. Lancet. 2006;368(9540):1005–1011.
2. Brad CA, Ronald GK, Brockton H, et al. Mortality after aortic valve replacement: results from a nationally representative database. Ann Thorac Surg 2000;70:1939-1945.
3. Langanay T, De Latour B, Ligier K, et al. Surgery for aortic stenosis in octogenarians: influence of coronary disease and other comorbidities on hospital mortality. J Heart Valve Dis. 2004;4:545–552.
4. Iung B, Baron G, Butchart EG, et al. A prospective survey of patients with valvular heart disease in Europe: the Euro Heart Survey on Valvular Heart Disease. Eur Heart J. 2003;24:1231–1243.
5. Turina J, Hess O, Sepulcri F, et al. Spontaneous course of aortic valve disease. Eur Heart J. 1987;5:471–483.
6. Cribier A, Eltchaninoff H, Bash A, et al. Percutaneous transcatheter implantation of an aortic valve prosthesis for calcific aortic stenosis: first human case description. Circulation. 2002;106:3006–3008.
7. Cribier A, Savin T, Saoudi N, et al. Percutaneous transluminal valvuloplasty in acquired aortic stenosis in elderly patients: an alternative to valve replacement? Lancet. 1986;1:63–67.
8. NHLBI Balloon Valvuloplasty Registry. Percutaneous balloon aortic valvuloplasty: acute and 30-day follow-up results in 674 patients from the NHLBI Balloon Valvuloplasty Registry. Circulation. 1991;84:2383–2397.
9. O'Neill WW. Predictors of long term survival after percutaneous aortic valvuloplasty: report of the Mansfield scientific balloon aortic valvuloplasty registry. J Am Coll Cardiol. 1991;17:193–198.
10. Letac B, Gerber L, Koning R. Insight in the mechanism of balloon aortic valvuloplasty of aortic stenosis. Am J Cardiol. 1988;62:1241–1247.
11. Feldman T, Glagov S, Carroll J. Restenosis following successful balloon valvuloplasty: bone formation in aortic valve leaflets. Catheter Cardiovasc Interv. 1993;29:1–7.
12. Lembo NJ, King SB, Roubin GS. Fatal aortic rupture during percutaneous balloon valvuloplasty for valvular aortic stenosis. Am J Cardiol. 1987;60:733–737.
13. Agarwal A, Kini AS, Attani S, et al. Results of repeat balloon valvuloplasty for treatment of aortic stenosis in patients aged 59 to 104 years. Am J Cardiol. 2005;95:43–47.
14. Bonow RO, Carabello BA, Chatterjee K, et al. ACC/AHA 2006 guidelines for the management of patients with valvular heart disease: a report of the American College of Cardiology/American Heart Association Task Force on Practice Guidelines (Writing Committee to Develop Guidelines for the Management of Patients with Valvular Heart Disease). J Am Coll Cardiol. 2006;48:e1–e148.
15. Block PC, Palacios IF. Comparison of hemodynamic results of antegrade versus retrograde percutaneous balloon aortic valvuloplasty. Am J Cardiol. 1987;60:659–662.
16. Sakata Y, Syed Z, Salinger MH, et al. Percutaneous balloon aortic valvuloplasty: antegrade transseptal vs. conventional retrograde transarterial approach. Catheter Cardiovasc Interv. 2005;64(3):314–321.
17. Gorlin R, Gorlin SG. Hydraulic formula for calculations of the area of the stenotic mitral valve, other cardiac valves, and central circulatory shunts. Am Heart J. 1951;41:1–29.
18. McKay RG. The Mansfield Scientific Aortic Valvuloplasty Registry: overview of acute hemodynamic results and procedural complications. J Am Coll Cardiol. 1991;17:485–491.
19. Letac B, Cribier A, Koning R, et al. Results of percutaneous transluminal valvuloplasty in 218 patients with valvular aortic stenosis. Am J Cardiol.

1988;62:1241–1247.
20. Agatiello C, Eltchaninoff H, Tron C, et al. Balloon aortic valvuloplasty in the adult. Immediate results and in-hospital complications in the latest series of 141 consecutive patients at the University Hospital of Rouen (2002–2005). *Arch Mal Coeur.* 2006;99:195–200.
21. [No authors] Percutaneous balloon aortic valvuloplasty. Acute and 30-day follow-up results in 674 patients from the NHLBI Balloon Valvuloplasty Registry. *Circulation.* 1991;84(6):2383–2397.
22. Omram H, Schmidt H, Hackenbroch M, et al. Silent and apparent cerebral embolism after retrograde catheterization of the aortic valve in valvular stenosis: a prospective, randomized study. *Lancet.* 2003;361:1241–1244.
23. Letac B, Cribier A, Eltchaninoff H, et al. Evaluation of restenosis after balloon dilatation in adult aortic stenosis by repeat catheterization. *Am Heart J.* 1991;122:55–60.
24. Pedersen WR, Van Tassel RA, Pierce TA, et al. Radiation following percutaneous balloon aortic valvuloplasty to prevent restenosis (RADAR pilot trial). *Cathet Cardiovasc Interv.* 2006;68(2):183–192.
25. Roques F, Nashef SA, Michel P, et al. Risk factors and outcome in European cardiac surgery: analysis of the EuroSCORE multinational database of 19030 patients. *Eur J Cardiothorac Surg.* 1999;15:816–822.

18章

SAPIEN大動脈弁植込み術

　ヒトにおけるカテーテルを用いた経皮的大動脈弁植込み術（percutaneous transcatheter aortic valve implantation：TAVI）は，2002年にルーアンでCribierによって初めて施行された[1]。経静脈的アプローチであり，心房中隔を介し左心系へ進入し，順行性に僧帽弁を通過したのちに大動脈弁へ至る手技であった。その後，2005年にバンクーバーにて施行された大動脈アプローチからの逆行性の手技が，今日では再現性に勝る手技としてより広く用いられている[2]。さらに，心尖部，腸骨動脈，腋窩動脈，胸部大動脈への直接法といった，その他のアプローチでの手技が施行されている。

人工弁

　第一世代のCribier-Edwards valve（Edwards Lifesciences Inc., Irvine, CA）は，ウマの心膜を縫着したステンレス製のバルーン拡張式ステントにより構成されていた。ステント外側を密閉し，漏出を防ぐため，ステントの心室端に合成織物のカフ（折り返し）を用いた[1-3]。さらにEdwards SAPIEN valveでは，より耐久性のあるウシの心膜弁尖と，より大きな密封カフを用いた。最新のSAPIEN XT transcatheter heart valve（THV）では，再設計されたコバルトクロムの，管状，溝付のフレームが組み入れられた。その結果，放射方向への構造維持力を低下することなく，かしめた（crimped）際の厚みをより小さくし，ストラットを薄くすることを可能にした（図18-1）。ウシの心膜で作成された弁尖も，幾何学的に外科的人工弁と類似した形態とした。その結果，弁尖へのストレスは低減し，部分的に開いた弁デザインにおける弁尖の接合も改善された。心膜には，外科的人工弁と同じ石灰化除去の特殊処理を用いた。大動脈弁輪を密閉し，弁周囲漏出を防ぐデザインの織物で，フレームの一番下の2/3を被包した。最新状況では，20 mm，23 mm，26 mm，そして29 mmの直径の人工弁を用いることが可能である。拡張時の垂直長は，各々14，17そして19.5 mmである。ひとたび拡張されると，弁は数mm短くなるため，最終的な垂直長は約14〜18 mmとなる。生体外での加速摩耗試験では，10年を超える耐久性を示し，これは外科的人工弁の耐久性に相当する。

　SAPIENファミリー弁の血行力学的パフォーマンスは，大部分の外科的心臓弁に相当するか，それ以上である。平均収縮期の圧較差は，一様に10〜15 mm Hg未満である。人工弁のサイズに応じて，有効開口面積は1.2〜1.8 cm^2である[2]。TAVI施行に伴う血行力学的な利点は，左室機能，左室肥大と脳ナトリウム利尿ペプチドが早期から改善し，よい影響が維持される点にある。現時点で加療後5年を超えた患者は少ないが，その中で遅発性の弁構造における不具合はまだ報告されていない。

　すべての生体人工弁は，時間経過とともに変性し機能低下する。変質した外科弁へのTHV移植における限られた経験に基づくが，機能低下した生体人工弁へのvalve-in-valveアプローチの実現性と可能性はあると考えている。TAVIは，経皮的冠動脈形成術と同様に，ある程度は反復可能な治療戦略となりうるかもしれない。

デリバリーシステム

弁各々のサイズに相応したデリバリーシステムを用いる。デリバリーシステムには，長さ30 mmの適切な大きさに設定されたノンコンプライアントかつ高圧拡張可能なバルーンが含まれる。人工弁は，専用の手動かしめ器（crimping tool）を用い，バルーンシャフトのうえに固く密着した状態とする。原型となるRetroFlex transarterial delivery system（generations 1, 2, and 3 ; Edwards Lifesciences Inc）は，固い先端を曲げることのできるカテーテルからなる。その結果，展開するバルーンシャフトは覆い保護され，大動脈弓を越え，狭窄した大動脈弁を通してバルーンに載せた弁を進めることが容易になっている[5]。広く用いられているRetroFlex 3システムでは，23 mmのSAPIEN弁で22 Frのシースを，26 mmのSAPIEN弁で24 Frのシースを必要とした。

現世代のNovaFlexカテーテル（Edwards Lifesciences Inc）は，より新しいSAPIEN XT弁（図18-2）で用いられている。厚みの少ない弁は，いったんバルーンカテーテル・シャフトの上へかしめられる。動脈シースを通過した後に，弁を展開するバルーンの上に移動させ，配置する[6]。NovaFlexシステムでは，20 mmおよび23 mmのSAPIEN XT弁使用の際には18 Frシースを，26 mmのSAPIEN XT弁使用の際には19 Frシースを使用する。

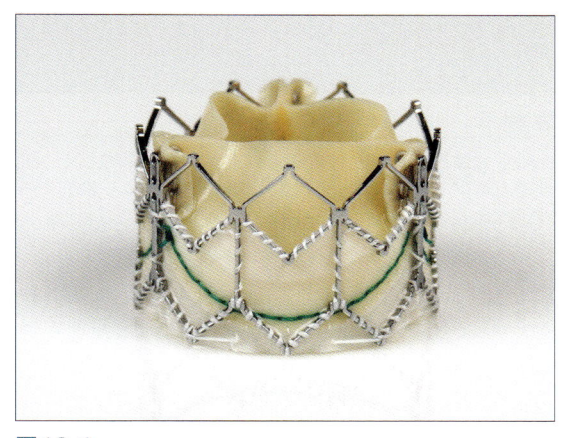

図18-1
SAPIEN XT（Edwards Lifesciences inc., Irvine, CA）は，経カテーテルバルーン拡張式の人工心臓弁である。ウシ心膜弁尖とコバルトクロム製管状フレームに縫着した合成織物による密封カフから構成される。

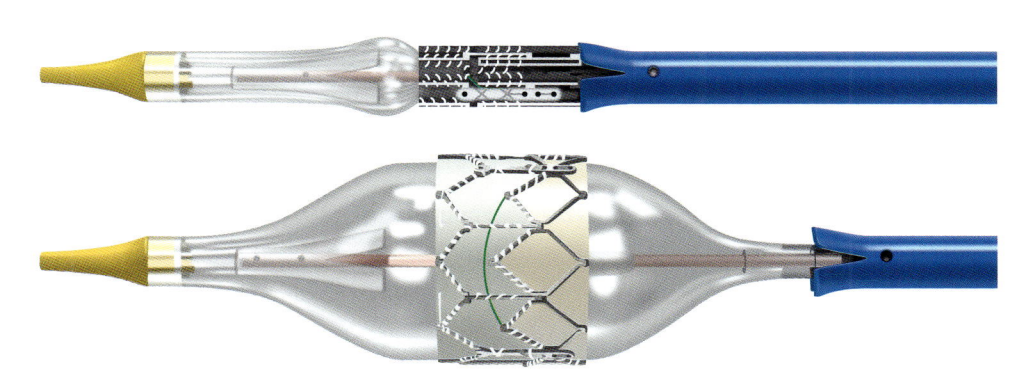

図18-2
NovaFlexカテーテル（Edwards Lifesciences inc., Irvine, CA）は，SAPIEN XT THVを経動脈カテーテル的に留置する際に用いる。

患者評価

1. 患者選択

　手技の技術的な側面からみると，ほとんどすべての高度大動脈弁狭窄患者がTAVIの候補となる．しかし，TAVIは開胸での外科的弁置換に比較すると歴史が浅く，それゆえに臨床結果と耐久性に関する情報は少ないのが現状である．そのため，TAVIは開胸での外科的弁置換に不適と考えられる患者に対して主に施行されてきた．STS（Society of Thoracic Surgeons' estimated 30-day mortality risk）＞10％もしくはlogistic EuroSCORE＞20％がいわゆる"high risk"の定義に用いられる．risk score計算機はオンラインですぐに利用可能である．しかし一般的には有用ではあるものの，これらのrisk scoreでの評価には限界があり，多くの外科的な危険因子，例えば磁器様大動脈，多弁手術の必要性，肝疾患，繊弱性，栄養失調または活動性低下などに関する評価は含まれない．一般に「観察テスト」を取り入れて行う外科的コンセンサスを用いることが，手術危険度の高い患者を見定めるには最もよい方法となることが多い．ランダム化データによれば，開胸手術拒否患者に対してTAVIは強く勧められる．レジストリ・データからは，手術危険度の高い患者へのTAVI施行において良好な結果を得うる可能性が示唆される．手術危険度の高くない患者へのTAVI施行の潜在的役割は，まだ評価されていない．

　TAVIの候補者として判断する基本的な評価は，慎重な病歴聴取，身体所見，経胸壁心エコー図，心臓カテーテル法，大動脈血管造影法やコンピュータ断層撮影（CT）血管造影法によりなされる．

2. エコー検査

　経胸壁心エコー（TTE）により，大動脈弁，形態，疣贅，石灰化，制限，大動脈弁の圧較差，逆流と開口面積を評価する．心肥大，大動脈下狭窄，左室容積と機能，他の心臓障害の存在も，評価しなければならない．大動脈弁以外の弁膜症の存在も，評価する必要がある．冠動脈閉塞の可能性を考慮し，冠動脈入口部に近接する大動脈弁の大きな弁尖に関しても評価をするほうがよいかもしれない．

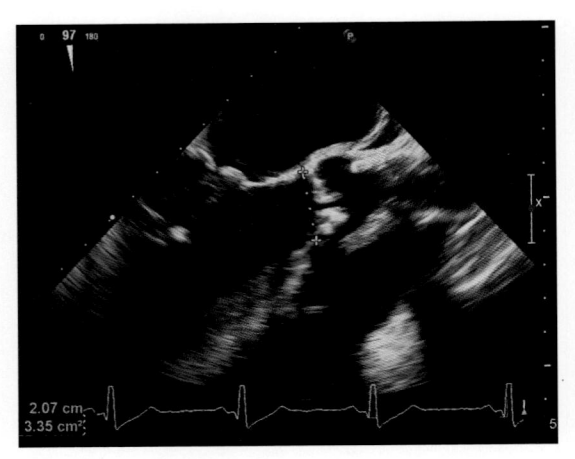

　カテーテル治療では，開胸手術とは異なり，大動脈弁輪径の計測に関して，間接的な方法をとる．通常，大動脈弁輪径は，傍胸骨長軸像における弁尖挿入の部位で測定される（図18-3）．この測定値は，一般に報告されている左室流出路での測定値と一致しないことに注意すべきである．TTEはスクリーニングには有用であるが，経食道心エコー（TEE）での評価を行っているグループが多い．TTEとTEEの違いは平均して1〜2 mmあり[7]，現状ではTEE計測の大動脈弁輪径に対し，10〜20％増の大きさでの人工弁とする．その目的は，安定して固定することと弁周囲を被覆することにある．通常，TEEの計測で大動脈弁輪径を17〜20 mm，18〜22 mm，22〜25 mmもしくは25〜28 mmとした場合，各々に適する人工弁は20，23，26もしくは29 mmと思われる．

図 18-3
大動脈弁輪径は，弁尖付着部で測定される．平均して，経食道心エコー検査での評価では，経胸壁心エコー検査での評価に比して，1〜2 mm上回る．

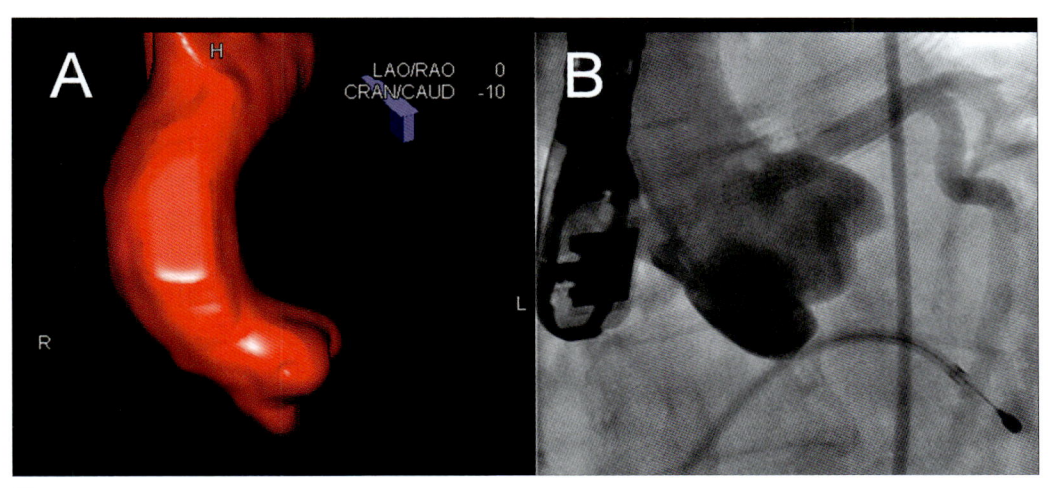

図18-4
A：手技中に3次元再構築画像（Dyna CT, Siemens, Munich, Germany）を作成することによって，弁留置時の至適角度を決めることができる．この症例は，正面10度尾側が選ばれた．B：同一患者の基部造影で3つの弁尖が同一平面に並んでいることがわかる．

3. 心臓カテーテル検査

虚血の可能性と血行再建の必要性の有無を明らかにするために，冠動脈の解剖を評価することは重要である．多くの場合，左冠動脈を2〜3方向，右冠動脈を1〜2方向撮影することで，十分な情報を得，造影剤量も最小限に抑えることができる．もし侵襲的に大動脈弁口面積の評価が必要であるならば，右心カテーテルは臨床的に重要な肺高血圧の存在の評価や心拍出量の測定に有用である．心室造影はあまり必要とはされない．

4. 大動脈基部造影

SAPIEN valveを留置するにあたり，上行大動脈や弓部を評価をすることよりも，大動脈弁とその基部を評価することが重要である．高倍率が用いられることが多いため，無冠尖のカスプにピッグテールを直接留置し，1秒で20 mLの造影剤を注入する．理想的には大動脈弁の水平面に対して直交するように投影して，動脈造影をするべきである．多くの患者の大動脈弁の水平面は前右方に傾いている．つまり，平均して水平面は前方投影において約10度尾側に，画像検知器を20度側方に動かす場合には10度頭側に位置する．もちろん，これらは非常に多様なものであるが，著者らは前後方向の投影は尾側に振ることが，動脈造影を最初に行う場合の妥当な角度設定であると理解している．

動脈造影は3つの弁尖が同一平面に映ることが理想的である．もしそうでなければ，後の弁留置時のことを考慮し，少し角度をずらして動脈造影を繰り返し，至適部位を見出すことを検討してもよいかもしれない．造影に代わるべきものとして，術前のCTアンギオや術中の3次元再構築画像（Dyna CT, Siemens Inc., Munich, Germany）も至適投影を決定するのに有用である（**図18-4**）．大動脈弁の石灰化の状態を詳細に検討し，これがステントの位置決めを行う時の目印として有用となりうる．弁尖が石灰化し動きが制限されることがわかると，圧較差の低い大動脈弁狭窄症患者の重症度を評価する助けとなり得る．弁尖の粗大な石灰化や浅い冠尖，左冠動脈の低い分岐位置（弁尖付着部から左冠動脈主幹部入口部までの距離が13 mm未満）によって，冠動脈閉塞の危険が高まるかもしれない．大動脈が極端に伸展していた

り，水平になっている症例では，人工弁を狭窄した自己弁に通過させ，細かい位置決めを行うことが困難になる。

5. 下行大動脈造影

著者らは，目盛りつきのピッグテール（Beacon Tip Royal Flush Plus High-Flow Catheter, Cook Inc., Bloomington, IN）を用いており，造影の際，腹部大動脈分岐部直上に留置する。30〜40 mLの造影剤を2秒かけて注入し，カテ台を適切に動かし，腸骨動脈から大腿動脈までを撮像する（図18-5）。穿刺部位となる総大腿動脈まで評価することが重要である。高位分岐の大腿動脈の石灰化のような局所的な大腿動脈疾患は，穿刺孔閉鎖の信頼性影響を与える。

腸骨動脈・大腿動脈の最小径の測定は欠かせない。18 Frのシースの外径は7 mm強である。シースを通過させる動脈の全長にわたり，その径が通過させるシース径よりも大きいことが理想である。石灰化があっても特に全周性の石灰化がなく，短い病変であれば，比較的対応可能である。一般的な基準は，18 Frシースの場合は6 mm以上の血管径，19 Frシースの場合は6.5 mm以上の血管径があり，狭窄部位が短く，石灰化が高度でなく，蛇行がきつくないことが重要である（表18-1）。

6. CTアンギオ

CTは大動脈弁と基部を可視化するのに非常に有効である[8, 9]。大動脈弁輪は一般的には楕円であるため，長軸長と短軸長を計測することができる。いずれも，心エコー長軸像で測定された弁輪径よりも長くなることが一般的である。適切な大きさのSAPIEN valveを選択するに際し，これらの計測値の信頼性はいまだ確立したものではな

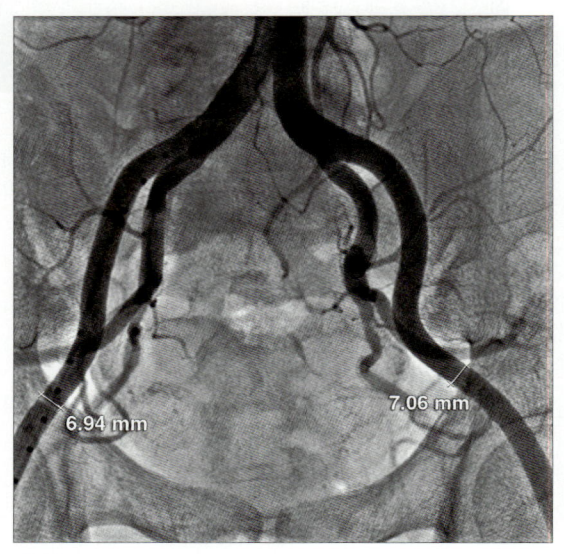

図18-5
上図は腸骨動脈と大腿動脈を確認できる血管造影である。左右とも最小血管径を測らなければならない。上図の場合，全周性の石灰化は認めず，著者らは最小血管径6 mmと6.5 mmを必要とする23 mm/26 mmの人工弁いずれにも十分対応できると判断した。

表18-1　動脈アクセス

弁輪径	バルブの種類	デリバリーシステム	シースサイズ	シースの外径（mm）	最小血管径（mm）
18〜22 mm	23 mm SAPIEN	RetroFlex 3	22 French	8	7
22〜25 mm	26 mm SAPIEN	RetroFlex 3	24 French	9	8
17〜20 mm	20 mm SAPIEN XT	NovaFlex	18 French	7	6
18〜22 mm	23 mm SAPIEN XT	NovaFlex	18 French	7	6
22〜25 mm	26 mm SAPIEN XT	NovaFlex	19 French	7.5	6.5

推奨される最小血管径は，弁輪径や弁のサイズ，デリバリーシステム，血管の蛇行や石灰化の有無により異なる

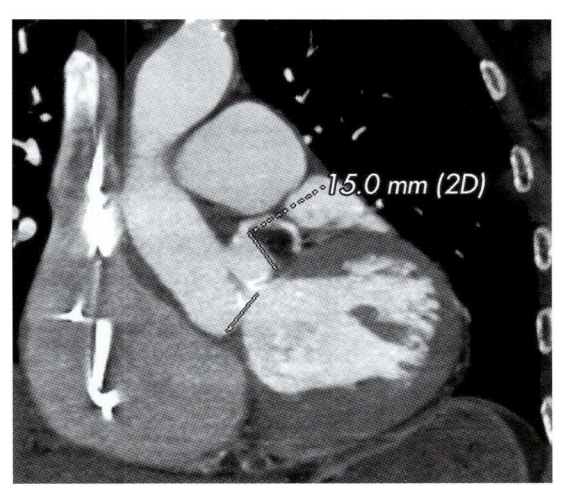

図18-6
CTは最も正確に弁輪部から左冠動脈主幹部入口部までの距離，弁尖の長さ，石灰化の分布と大きさを測定できる。弁尖付着部から左冠動脈主幹部入口部までの距離が12 mm以下であれば，冠動脈閉塞の危険が増すと考えられる。

い。自己弁尖の偏位による左冠動脈閉塞の危険性は，弁輪部から左冠動脈主幹部入口部の距離，弁尖の長さ，石灰化の分布と大きさに規定される（図18-6）[10]。弁輪から左冠動脈主幹部入口部までの距離が12 mm以下は，冠動脈閉塞の危険因子となる。

CTの3次元再構築画像は，自己弁の水平面を認識し，大動脈基部造影と実際の弁留置のための適切な透視角度を予測するのに非常に有効である（図18-7）。これは，大動脈が蛇行し，弁のオリエンテーションが通常通りにいかない場合に特に有効である。

上行大動脈の高度石灰化は，従来の開心術の相対的禁忌となっている。大動脈の高度蛇行は経動脈アプローチの手技的困難さの予測因子である。大動脈瘤は注意深くアプローチすれば，経動脈アプローチも必ずしも禁忌ではない。

CTの最も重要な役割は，血管穿刺部の評価である。大腿の穿刺部から大動脈までの腸骨大腿部の最小血管径は，内腔径の正確な評価ができる短軸方向の造影像で計測しなければならない。動脈径に加え，蛇行と石灰化の程度も十分に考慮しなければならない。石灰化，特に全周性の石灰化（非造影像で最もよく評価できる）の存在によって，小さく，狭窄した血管の拡張能が低下する。同様に，蛇行血管は高度石灰化を伴わなければ，stiff wireとシースで伸展することが多い。

手技

1. 配置と設備

手技は，心カテ室もしくは高精度の透視設備を備えたハイブリッド手術室で行われる。弁留置や動脈修復の可能性があることを考えると，高いレベルでの滅菌が必要となる。インターベンション専門の循環器医と心臓外科医，血管外科医，心臓麻酔科医，体外循環技師，熟練した看護師を含めた総合チームが経カテーテル手技の成功には不可欠である[11]。心嚢穿刺やオクルージョンバルーン，血管用ステントを含めた，冠動脈と末梢血管のインターベンションに必要な緊急救済用の材料はすぐに使用できるようにしておかなければならない。まれに，虚血に伴う左室低心機能に陥り，PCPSが必要となるかもしれない。

一般的に，患者はアスピリン，クロピドグレル，予防的抗生物質の前投与がなされている。患者の安全と不快感を考慮し，また経食道心エコーを容易に行うために，一般的には全身麻酔と気管挿管を行う。しかしながら，安定した経動脈的手技のために，意識下鎮静を好むグループもいる。ヘパリンは手技の間投与され，一般的には拮抗しない。頸部からの中心静脈と橈骨からの動脈ルートを確保することが推奨される。X線透過性の除細動パッドを胸部に貼っておく。手技後，速やかに抜管すべきである。経動脈的手技後は手術台の上で，経心尖部手技後は術後処置室で抜管するのが一般的である。集中治療室での管理は通常は1日であり，その後，早期離床と遠隔モニター管理を2〜3日行う[10]。

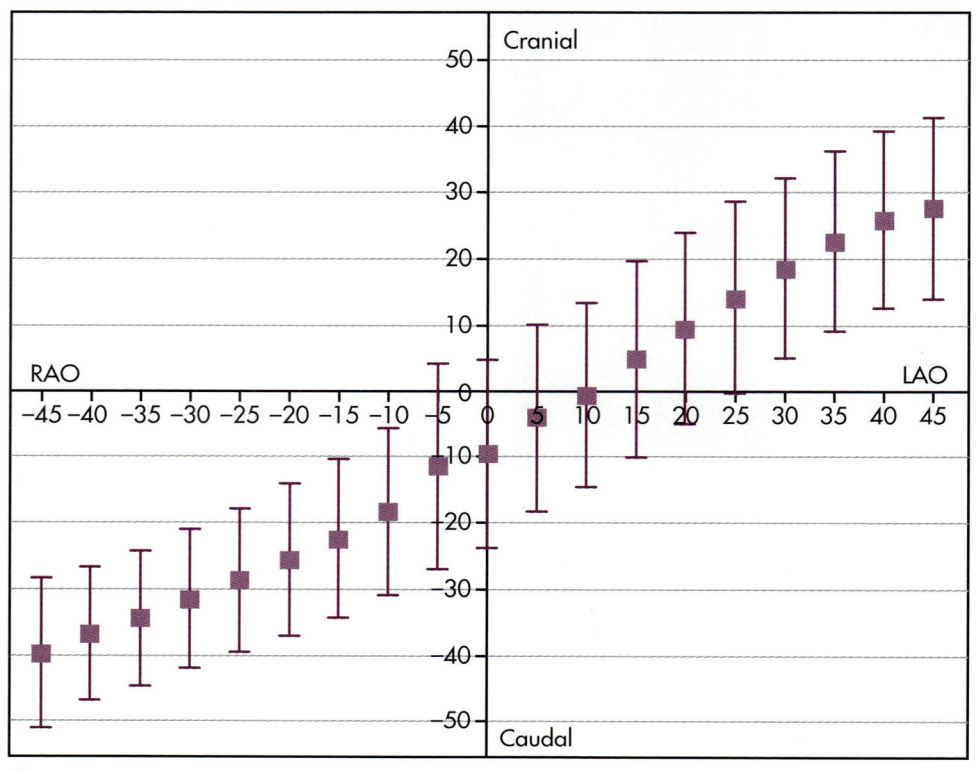

図18-7

上図は大動脈弁の水平面に対して直交する位置を示している。多くの患者に対して，大動脈弁の水平面に対して直交するX線の投影位置を，右前斜位から左前斜位にかけて，実際の撮影で必要であった平均の尾側，頭側の角度で示している。

2. 血管アクセス

浅大腿動脈と深大腿動脈の分岐部より近位側で，圧迫可能な大腿骨頭上の総大腿動脈が穿刺部位となる（図18-8）。この分岐は通常，大腿骨頭中間部より下位に位置するため，動脈穿刺の前に，まず透視画像で穿刺位置を確認するべきである。肥満や動脈硬化，石灰化など大腿動脈分岐位置が高位に位置する条件下では，対側からの動脈造影や微小穿刺法が役に立つ。通常は「前止血」は10 Fr Proster，もしくは2つの6 Fr ProGlide 止血デバイス（Abbott Vascular Inc., Redwood City, CA）で行われる。

特別にデザインされた親水性35 cmのロングシースは，透視下に，stiff wire を用いて胸部大動脈まで慎重に進めなければならない。シース挿入時に抵抗を感じるようであれば，シースに付属されているダイレーターの使用が有効である。現在のNovaFlex システムは，18～19 Fr 内径のシースが必要である。拡張性のある16～18 Fr シースが使用できるようになる予定だが，これは拡張性を有することで弁挿入を容易にすることが可能でありながら，小さな内径であるという利点をもっている。

弁留置が成功したのち，シースを速やかに抜去する。まれではあるが，シースの抜去と同時に起きる突然の血圧低下から，破裂血管が明らかになることがある。もし血管穿孔が疑われるようであれば，シースを介して，もしくは対側に留置したシースから診断的造影を行う。どのような出血に対しても素早く止血操作ができるように，シースやダイレーター，ワイヤー，バルーンを残してお

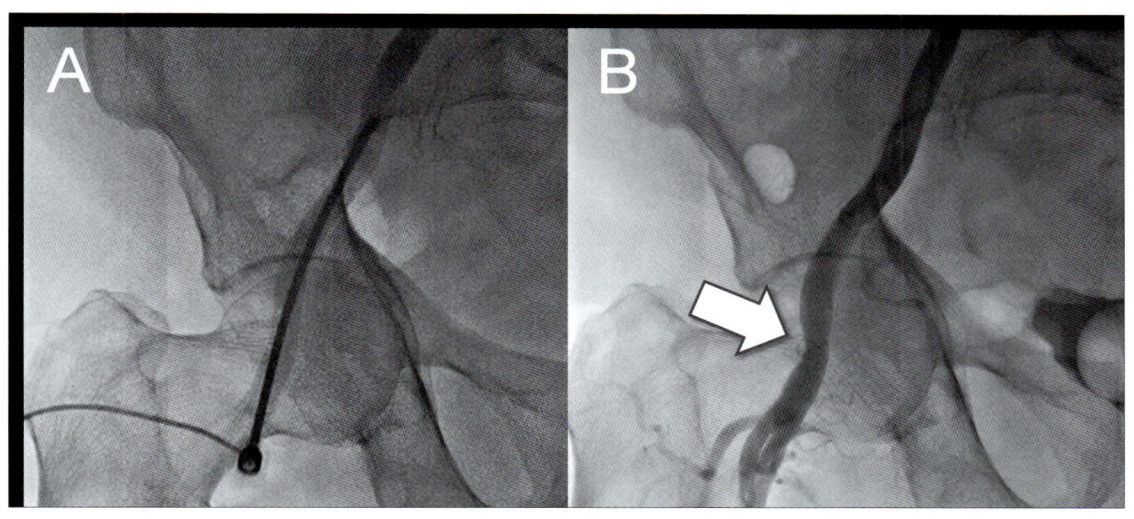

図18-8

A：総大腿動脈穿刺は下腹壁動脈より下で，大腿骨頭（圧迫可能部位）上，浅大腿と深大腿動脈の分岐部より上，さらに石灰化や動脈硬化性変化の少ない部位で行う（動脈損傷のリスク減少のため）。**B**：対側造影はProGlide止血デバイス（Abbott Vascular Inc., Redwood City, CA）での止血後に行い，血管損傷やリークがないことを確認する。矢印の部位では軽度の動脈狭窄を認めている。

く。必要であれば，対側シースから止血バルーンを出血部位，もしくは近位側に進める必要がある。幸いにして，最近の小さなデリバリーシステムではこれらの出血性合併症はまれである。シース抜去時には用手的に圧迫止血を行い，事前に行っていた縫合の縫い合わせを穿刺部まで進め止血を行う。

3. ペーシング法

一時的経静脈的ペースメーカーを右室内に留置する。バルーンでの弁形成，弁拡張時には心拍出量，弁血流，心拍動を低下させる目的で，高出力で180～200/分の促拍心室刺激ペーシングを行う[12]。もし1：1のペーシングが不能であれば，ペーシングレートを段階的に20/分ずつ下げていく。高頻度ペーシング中の虚血性ストレスを最小限にすることが重要である。ペーシングは収縮期血圧が100 mmHg以上あることを確認して開始し，20秒を超えないように行う。ペーシングを行っていない間に血行動態の改善を確認する。弁留置後に新たに出現する房室ブロックが認められ

ないようであれば，安全にペースメーカーを抜去できる。

4. ワイヤー操作

適切な角度のついたカテーテルであるAmplatzer left 1（もしくは水平大動脈ではAmplatzer left 2；AGA Medical Inc., Plymouth, MN）を使用して，先端の柔らかい，親水性0.035インチのストレートのガイドワイヤーで弁を通過させる。Judkins rightやマルチパーパス，ピッグテールカテーテルを使用することもある。先端が直線的なワイヤーは，心尖部に向けて慎重に進める。弁尖でワイヤーが下にそれる場合には，カテーテルを少し引いて位置を変更する必要がある。力強くワイヤー操作することは，弁通過には寄与せず，動脈塞栓のリスクを高くしてしまう。一度通過すれば，診断カテーテルを介してワイヤーを変更し，Amplatzer extra stiff，もしくは0.035インチsuper stiffワイヤーの先端をJカーブに形成したものへ変更する。ワイヤーをできるだけ心室内に深く進めるため，僧帽弁周囲組織に

かからないように，先端は緩やかなカーブの形状がよい。右前斜位からみることで，心室容積の過小評価を避けることができる（左前斜位は最も悪い方向の代表である）。最も大事なことは，人工弁が留置されるまで，ワイヤーは抜去しないことである。

5. 弁形成

人工弁の挿入や位置固定を容易にするため，前拡張することが望ましい。前拡張に用いるバルーンは弁尖裂開を予防するためにも，大動脈弁輪径よりも少し小さいものを選択する。一般的には4 cm長，直径20〜22 mmのバルーンを用いている。より長いバルーンやダンベル型バルーンを使用することは，拡張の安定化に役立つ可能性がある。希釈造影剤（10〜20%）は粘性を下げることで，バルーンの拡張-収縮時間を短縮する。バルーンが弁を通過したのち，促拍心室刺激ペーシングを行い，1：1のペーシングが捕捉された時に（収縮期血圧が60 mmHgより下がり，脈圧が減少した状態），バルーンを素早く拡張し，収縮後，ペーシングを中止し，弁内からバルーンを引くことで，血行動態の安定を得る。

バルーンを拡張している間は，注意深い観察が必要となる。心筋中隔肥大の存在や，ST junctionレベルでの収縮，僧帽弁位の人工物が左室流出路に含んでいる場合には，拡張時のバルーンの移動につながる可能性がある。このことは弁留置時のバルーン拡張に起こりうる干渉に対する懸念を生じさせる。このような干渉は結果として弁の留置位置異常をもたらす。弁形成と同時に行う大動脈造影は左冠動脈主幹部の閉塞のリスクを評価し，大動脈弁輪径を確認することで，留置する弁の選択に役立つ（図18-9）。

6. 人工弁留置

人工弁は前もって，スタッフによってデリバリーシステムに固定されている。デリバリーシステムをシース内に挿入する前に，弁の固定向きが正しいかどうかを確認することが大切である。弁は折り返しで閉塞している側が心室側となり，折り返しのない開放側が大動脈側となる。バルーンカテーテルに固定された人工弁の方向は，経動脈アプローチでは逆行性，経心尖アプローチでは順行性になるため，注意が必要である。

デリバリーシステムをシースに挿入し，胸部大動脈まで進める。その後，留置バルーンを人工弁まで引き抜く。手元のデバイスのハンドルを回転させ，2つの不透過マーカーの中間に人工弁が位置するように調節する。この手技は拡張性シースを使用していれば，シース内で行うこともできる（図18-10）。大動脈弓部まで弁が進んだら，ハンドル回転によって，カテーテル先端を曲げることで通過性をよくする。大動脈弓部を通過する際には，左前斜位での観察が適しているが，弁を留置する際には，自己弁に対して垂直となるような，あらかじめ決定しておいた位置に変更する。

人工弁が左室内に位置したところで，NovaFlex pusher/deflectorカテーテルのアウター部分をバルーンと人工弁から引いていく。透視

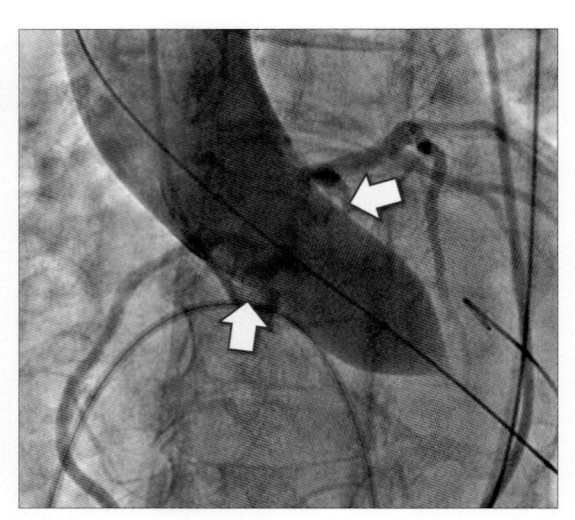

図18-9

バルーンで弁形成を行っている間に造影を行うことで，弁尖（矢印）が確認され，また人工弁留置により，自己の弁尖移動から左主管部の閉塞が起こらないことを確認することができる。

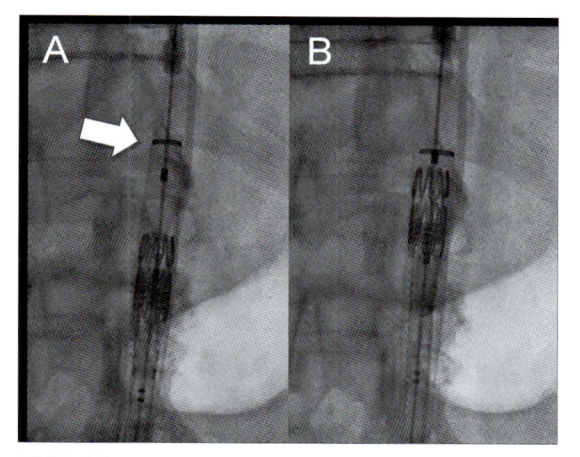

図18-10

A：SAPIEN XT valve（Edwards Lifesciences Inc., Irvine, CA）はバルーンカテーテルのシャフトに固定されている。シースを介して，大動脈内に進めたら，人工弁はより大きなバルーン上まで進められる。矢印部はシースの遠位端で放射線不透過となっている。
B：この症例では，拡張性シース内にて2つの不透過マーカーの中間に人工弁が位置するように調節された。

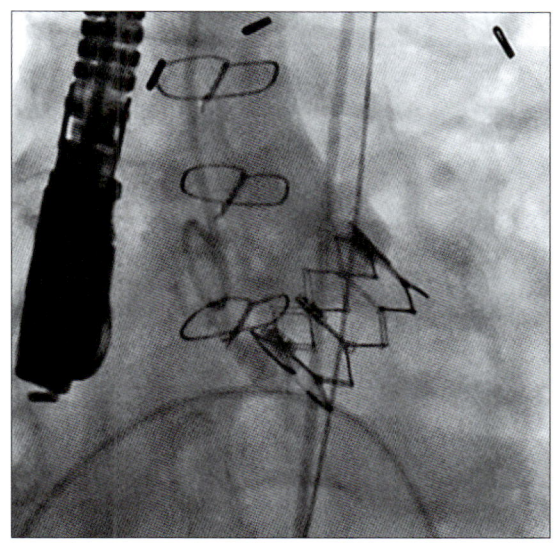

図18-11 SAPIEN XT valve（Edwards Lifesciences Inc., Irvine, CA）留置後の大動脈起始部の造影

おおよそ人工弁の1/2～1/3が最も深い弁尖付着部より下位に位置することで，弁周囲逆流のない，効果的な留置になっている。

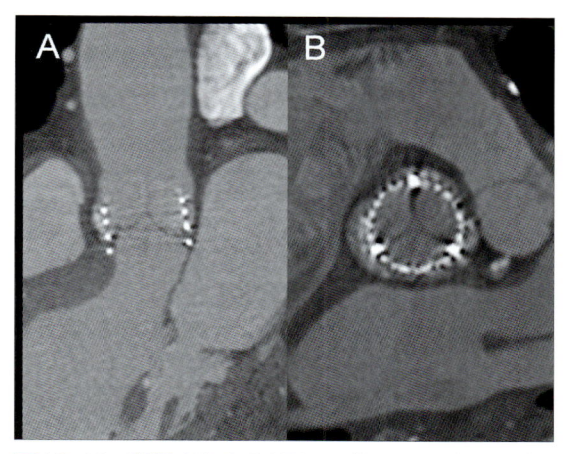

図18-12 留置されたSAPIEN弁のマルチスライスCT像

A：3腔像，**B**：弁の短軸像

画像，無冠尖においたピッグテールカテーテルによる大動脈造影，経食道心エコーにて弁の位置決めを行う。理想的には，自己弁のhinge点より下方の左室側に，人工弁の50％以上が位置しているのが望ましい。

人工弁が理想的な位置にあれば，高頻度ペーシングを行っている間，すばやくバルーンを拡張し弁形成を行う。弁の位置と弁周囲逆流の存在や程度を経食道心エコーや大動脈造影にて確認しておく（**図18-11, 12**）[13]。

7. 経心尖アプローチ

近年，経心尖アプローチは一般的な手技として行われるようになった。左室心尖部からは，小切開左前肋間開胸術で容易にアプローチ可能である[14-16]。フェルトつきの糸を左室心尖部の脂肪のない部分（真の心尖部は脂肪があり薄いため，その場所とは異なる）に縫いつける。動脈用の穿刺針で左室を穿刺したのち，通常の動脈用のシースをワイヤーに沿って左室内に挿入し，透視下にエクストラサポートガイドワイヤーを狭窄した大動脈弁を通過させて下行大動脈まで進める。バルーンによる拡張は，通常バーストペーシング下に行われる。次に，小径のシースを大径の24～26 Fr

のシースに入れ替える。その後で，弁をAscendra delivery catheter（Edwards Lifesciences）に固く密着させて，高頻度ペーシングを用いて透視およびエコーガイド下に弁の留置を行う。留置後は，心尖部と開胸した部位を外科的に閉鎖し，胸腔チューブを留置する。

心尖部アプローチでは，経動脈アプローチと比べて，腸骨動脈もしくは大腿動脈の損傷，動脈弓からのアテローム塞栓症，狭窄した弁の通過困難，位置あわせの際に同軸とならない，留置時に動きやすいといったリスクを減らせる可能性がある。不利な点としては，開胸と胸腔チューブを留置する必要があることの他，心室もしくは腱索を傷つける恐れがあること，出血，全身麻酔，術後の胸部不快，呼吸困難，遅発性の心尖部仮性瘤などがある。経動脈アプローチの成績のほうが通常は優れているため，腸骨大腿動脈に厳しい狭窄がなければ，多くの場合，経動脈アプローチのほうが優先的に選択される[17]。

8. Valve-in-valve

大動脈弁，僧帽弁，肺動脈弁，三尖弁に外科手術で植え込まれた生体弁が劣化した時に，新たに経カテーテル的に生体弁を留置した場合の初期成績は良好である[18]。以前に手術で植え込まれていた生体弁は，次の弁を留置する際のポジショニングを容易にし，弁周囲からの漏れや房室伝導障害の発生に対して保護的な作用がある。しかし，外科手術で植え込まれている生体弁の多くはvalve-in-valveには小さすぎる。もっとも多用されている21 mmの大動脈弁は内径が17 mmであり，新たに留置するSAPIEN valveが十分に拡張できない。結果的に中等度の狭窄が残存する形となり，さらに耐用年数も短くなってしまう。

劣化した場合，正しい位置に留置できなかった場合，径が小さすぎた場合のSAPIEN valveに対する2つ目のSAPIEN valve留置の初期の結果は良好で，2つ目のSAPIEN valveが1つ目のSAPIEN valveの中に良好な機能をもった状態で留置することが可能であることを保証している。

9. 術後のマネージメント

大腿動脈のシースと一時的ペースメーカは手技終了時に抜去する。もし新たな房室伝導障害があれば，それが改善するまで，または恒久ペースメーカが留置されるまで，一時的ペースメーカは留置しておく。気管挿管されている患者は術後すみやかに抜管するのが好ましい。橈骨動脈のラインと末梢動脈ラインは翌朝まで置いておく。データはないが，遅発性の弁血栓塞栓症を予防するために，長期のアスピリンの使用と1〜3か月間のクロピドグレルの投与が標準的なアプローチとなっている。しかし，心房細動といった別の危険因子がある場合には，ワーファリンの投与が必要となる可能性もある。術後6か月間は，菌血症を起こす可能性のある手技に対して，抗生物質の予防的投与が推奨されている。

合併症の回避と対応

1. 術中の低血圧に対する対応

経皮的弁留置手技中に血圧低下が進行することが多く見られる[19]。高頻度ペーシング，心室性期外収縮，造影剤，バルーン形成術，術前の低左心機能，冠動脈疾患，全身麻酔により，心筋虚血や収縮能低下が生じやすい。重症の大動脈弁狭窄症の患者においては，低血圧の治療を行わなければ，すぐに血行動態が破綻する可能性がある。低血圧は，心筋虚血，左室機能低下，さらなる血圧低下という負の連鎖を避けるために，積極的に治療されねばならない。収縮期血圧を100 mmHg以上に保つためには，しばしば低用量の強心薬や血管収縮薬（例えば，ノルエピネフリンやフェニレフリン）が必要である。

変力作用のある薬剤は，大動脈弁狭窄症の存在下においては心筋虚血を悪化させる可能性がある。さらに，予期せぬ低血圧の発生は，動脈穿

孔，カテーテルによる右室もしくは左室の穿孔，冠動脈閉塞，迷走神経刺激，医原性僧帽弁逆流，重症大動脈弁逆流，全汎性の心筋虚血，これらを速やかに考えねばならない[19,20]。

2. 血管損傷

米国以外はシースサイズが現在24〜18 Frに小さくなっているにもかかわらず，穿孔，解離，血栓といった血管の合併症は依然として問題となっている。これらの合併症は，適切な患者選択，正しい血管アクセス，注意深い閉鎖デバイスの使用によって，減少させることができる。それでもなお，大きな解離や穿孔に対して治療を行える機器を容易に使用できるよう準備しておくことは重要である。

通常，解離や血管の閉塞は経皮的な治療がなされる。しかし，穿孔はすみやかな対応が必要となる。シース留置後もしくはシース抜去直後の説明不可能な低血圧は，血管穿孔の重要な手掛かりとなる。太いシースもしくは対側のシースから挿入されたピッグテールカテーテルを用いた，大動脈もしくは腸骨動脈造影が考慮されるべきである。対側の動脈アクセスは，太いシースの抜去後の十分な止血が確認されるまでは留置しておくべきである。もしも動脈穿孔が疑われるような場合は，シースを再挿入する，もしくは出血が疑われる部位よりも上流にオクルージョンバルーンを置くことにより，仮ではあるが容易に止血することができる。一度安定すれば，出血した部位はカバードステントの留置もしくは外科的修復によりコントロールすることができる[19]。

3. 弁周囲逆流

軽度から中等度の弁周囲逆流はTAVI後によく見かけられるが，一般的に問題とならない。過小サイズの弁，不完全な拡張，留置部位が高すぎたり低すぎたりしたこと，これらが弁周囲逆流の大きな要因となっている。重症の弁周囲逆流がある場合には，人工弁が十分拡張できるようにバルーンでの拡張を繰り返すべきである。留置部位が高すぎたり低すぎたりしたことにより生じた重症の弁周囲逆流はまれではあるが，弁周囲逆流のスペースを狭めるために2つ目の人工弁をオーバーラップさせて留置することが必要になる場合もある。しかしながら，TAVI後の弁性逆流と弁周囲逆流が複合した大動脈弁逆流は，通常術後に増加することはなく，しばしば減少する[21]。

4. 房室ブロック

大動脈弁に隣接する心室中隔を走る刺激伝導系の圧排が，新たな房室ブロックの発生に関与している可能性がある[22]。SAPIEN留置に関連する新たなペースメーカ留置の頻度は3〜12%であるが，地域差もみられる。新たな房室ブロック発生の危険因子には，高齢，術前から認められていた右脚ブロックもしくは房室伝導遅延，心尖部からの弁留置，オーバーサイズの弁留置が考えられている[23-25]。完全房室ブロックの発生が遅れて起こることがあるので，TAVI後最低でも48時間は心電図モニター下での管理が推奨される。

5. 脳卒中

TAVIに関連する脳卒中の頻度は，0%という報告からハイリスクの高齢の患者では9%と異なっている[2,4,26,27]。しかしながら，デバイスが改良され専門知識が増えたことにより，脳卒中の割合は低くなってきているようである。大局的にみると，最近の大規模市販後調査であるSOURCE registryでは脳卒中の発生率は2.4%と報告されており，監視下の研究であるPARTNER Bトライアルでは大きい脳卒中（永続的な障害）の発生率は5.0%であった（いずれも初期の頃の径の大きいデバイスを用いた成績である）。

術中に起こる脳卒中の大部分は，自己の大動脈弁からの脆弱な石灰化したdebris，もしくは上行大動脈からのアテローム塞栓が原因となり起こ

る．脳塞栓症を減らす目的でデザインされた治験用機器は，塞栓子を捕捉するようにデザインされた頸動脈フィルターと同様，塞栓子を末梢に流すようにするために大動脈弓の大彎側に置かれた膜である．大動脈弓に大きなアテロームのある患者をスクリーニングすること，もしくは除外することのほうが妥当であるといえる．しかし，脳卒中の発生率を大きく下げるためには，丁寧な手技を行うこと，大動脈の近位部内での操作を最小限に抑えること，血管にやさしいデリバリーカテーテルを開発すること，そして適正な抗凝固療法を行うことによるのかもしれない．

結語

経皮的大動脈弁留置術は，ハイリスクの患者においては通常の外科手術と比べて遜色のない，また外科手術が不可能な患者群においては薬物治療よりも優れた予後をもつ，再現可能な手技へと発展してきた．成績がよくなり続け，より広い患者層にも適応となることが期待される．

文献

1. Cribier A, Eltchaninoff H, Bash A, et al. Percutaneous transcatheter implantation of an aortic valve prosthesis for calcific aortic stenosis: first human case description. *Circulation*. 2002;106:3006–3008.
2. Webb JG, Chandavimol M, Thompson CR, et al. Percutaneous aortic valve implantation retrograde from the femoral artery. *Circulation*. 2006;113:842–850.
3. Cribier A, Eltchaninoff H, Tron C, et al. Early experience with percutaneous transcatheter implantation of heart valve prosthesis for the treatment of end-stage inoperable patients with calcific aortic stenosis. *J Am Coll Cardiol*. 2004;43:698–703.
4. Webb JG, Pasupati S, Humphries K, et al. Percutaneous transarterial aortic valve replacement in selected high-risk patients with aortic stenosis. *Circulation*. 2007;116:755–763.
5. Webb JG, Chandavimol M, Thompson C, et al. Percutaneous aortic valve implantation retrograde from the femoral artery. *Circulation*. 2006;113:842–850.
6. Webb JG, Altwegg L, Masson JB, et al. A new transcatheter aortic valve and percutaneous valve delivery system. *J Am Coll Cardiol*. 2009;53:1855–1858.
7. Moss RR, Ivens E, Pasupati S, et al. Role of echocardiography in percutaneous aortic valve implantation. *JACC Cardiovasc Imaging*. 2008;1:15–24.
8. Wood DA, Tops LF, Mayo JR, et al. Role of multislice computed tomography in transcatheter aortic valve replacement. *Am J Cardiol*. 2009;103:1295–1301.
9. Leipsic J, Wood D, Manders D, et al. The evolving role of mdct in transcatheter aortic valve replacement: a radiologists' perspective. *AJR Am J Roentgenol*. 2009;193:W214–W219.
10. Tops LF, Wood DA, Delgado V, et al. Noninvasive evaluation of the aortic root with multislice computed tomography implications for transcatheter aortic valve replacement. *JACC Cardiovasc Imaging*. 2008;1:321–330.
11. Lauck S, Mackay M, Galte C, et al. A new option for the treatment of aortic stenosis: percutaneous aortic valve replacement. *Crit Care Nurse*. 2008;28:40–51.
12. Webb JG, Pasupati S, Achtem L, et al. Rapid pacing to facilitate transcatheter prosthetic heart valve implantation. *Catheter Cardiovasc Interv*. 2006;68:199–204.
13. Webb JG, Pasupati SJ, Humphries K, et al. Percutaneous transarterial aortic valve replacement in selected high risk patients with aortic stenosis. *Circulation*. 2007;116:755–763.
14. Ye J, Cheung A, Lichtenstein SV, et al. Transapical transcatheter aortic valve implantation: follow-up to 3 years. *J Thorac Cardiovasc Surg*. 2010;139:1107–1113.
15. Ye J, Cheung A, Lichtenstein SV, et al. Six-month outcome of transapical transcatheter aortic valve implantation in the initial seven patients. *Eur J Cardiothorac Surg*. 2007;31:16–21.
16. Lichtenstein SV, Cheung A, Ye J, et al. Transapical transcatheter aortic valve implantation in humans: initial clinical experience. *Circulation*. 2006;114:591–596.
17. Webb JG, Altwegg L, Boone RH, et al. Transcatheter aortic valve implantation: impact on clinical and valve-related outcomes. *Circulation*. 2009;119:3009–3016.
18. Webb JG, Wood DA, Ye J, et al. Transcatheter valve-in-valve implantation for failed bioprosthetic heart valves. *Circulation*. 2010;121:1848–1857.
19. Masson JB, Kovac J, Schuler G, et al. Transcatheter aortic valve implantation: review of the nature, management and avoidance of procedural complications. *JACC Cardiovasc Intervent*. 2009;2:811–820.
20. Kapadia SR, Svensson L, Tuzcu EM. Successful percutaneous management of left main trunk occlusion during percutaneous aortic valve replacement. *Catheter Cardiovasc Interv*. 2009;73:966–972.
21. Leon MB, Smith CR, Mack M, et al. Transcatheter aortic-valve implantation for aortic stenosis in patients who cannot undergo surgery. *N Engl J Med*. 2010;363;1597–1607.
22. Sinhal A, Altwegg L, Pasupati S, et al. Atrioventricular block after transcatheter balloon expandable aortic valve implantation. *JACC Cardiovasc Interv*. 2008;1:305–309.
23. Baan J Jr, Yong ZY, Koch KT, et al. Factors associated with cardiac conduction disorders and permanent

pacemaker implantation after percutaneous aortic valve implantation with the corevalve prosthesis. *Am Heart J.* 2010;159:497–503.
24. Avanzas P, Munoz-Garcia AJ, Segura J, et al. Percutaneous implantation of the corevalve self-expanding aortic valve prosthesis in patients with severe aortic stenosis: early experience in Spain. *Rev Esp Cardiol.* 2010;63:141–148.
25. Godin M, Eltchaninoff H, Furuta A, et al. Frequency of conduction disturbances after transcatheter implantation of an Edwards Sapien aortic valve prosthesis. *Am J Cardiol.* 2010;106:707–712.
26. Grube E, Buellesfeld L, Mueller R, et al. Progress and current status of percutaneous aortic valve replacement: results of three device generations of the corevalve revalving system. *Circ Cardiovasc Interv.* 2008;1:167–175.
27. Grube E, Schuler G, Buellesfeld L, et al. Percutaneous aortic valve replacement for severe aortic stenosis in high-risk patients using the second- and current third-generation self-expanding corevalve prosthesis: Device success and 30-day clinical outcome. *J Am Coll Cardiol.* 2007;50:69–76.

19章

CoreValve大動脈弁植込み術

　CoreValve留置の技術的側面を完全に理解するためには，Medtronic CoreValve ReValving system (Medtronic, Minneapolis, MN)のデザインコンセプトの背景・機能性・特徴が重要である。

　CoreValve ReValving systemのデザインの着想と試作品の製作は1997〜2002年にかけて行われ，2004年前半にプレクリニカル・動物・遺体での技術的確認が終了した。ヒトでの臨床的適合性研究は2004年中に実施された。この最初のデバイス以来，3つの異なる部位，すなわち流出路・弁尖・上行大動脈で患者に固定される，長い・自己拡張型・マルチレベル・ナイチノールフレームというコンセプトが有効であることが証明された。ラーニングカーブ初期に予想外に低く左室流出路に留置された場合も，左室への弁のmigrationは全く起こらず，高度の弁周囲逆流残存もまれで，現在では緊急外科的手術に移行するケースはほとんどない。

　三尖のウシ心膜組織でできた弁を結合させた最初の25 Frデバイスは，14人の患者に植込まれ，最長5.5年のフォローアップで弁の強固な耐久性を証明した。連続した二世代のデバイスで2005〜2006年にかけて安全性・有効性研究が行われ，人工弁は急速に進化した(**図 19-1**)。デリバリーカテーテルは，初代25 Frから第二世代21 Fr(2005年)に小型化され，現在は第三世代18 Fr(2006年)が使用されている。この大きな改善は，主にナイチノール人工弁構造に対する弁尖の接合

第一世代
25F
8 mm

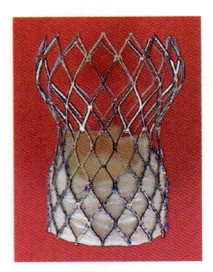

- ウシ心膜-市販弁
- 弁輪内で弁が機能
- 1ピースで被覆
- 弁輪径 20〜23 mm
- カットダウン，GA，Fem-Fem bypass

第二世代
21F
7 mm

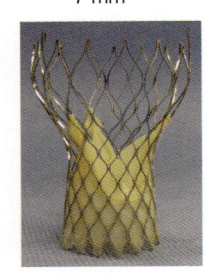

- ブタ心膜-カテーテル弁
- 弁輪より上で弁が機能
- 1ピースで被覆
- 弁輪径 20〜23 mm
- カットダウン，GA，Fem-Fem bypass

第三世代
18F
6 mm

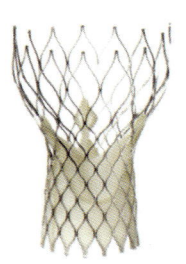

- ブタ心膜-カテーテル弁
- 弁輪より上で弁が機能
- 3ピースで被覆
- 弁輪径 20〜27 mm
- 経皮的，局所麻酔，バイパスなし

図19-1　CoreValve(Medtronic, Minneapolis, MN)デザインの進化

GA：全身麻酔，Fem-Fem：大腿-大腿，TCV：経カテーテル弁

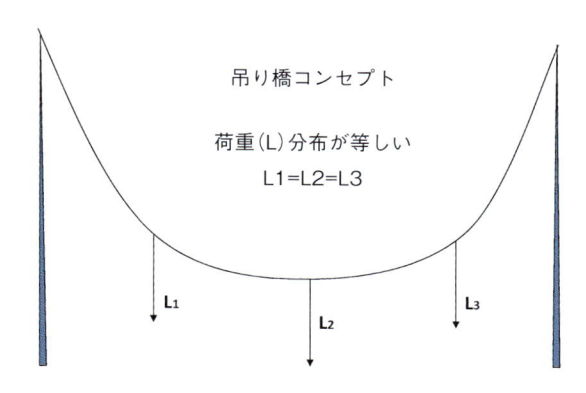

図19-2 CoreValve(Medtronic, Minneapolis, MN) デザイン要素1

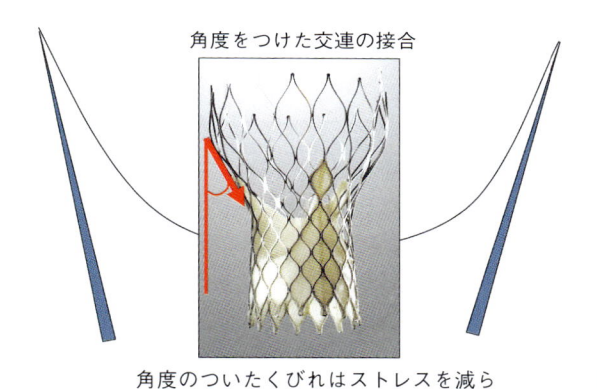

・荷重が弁尖のどの接合部でも均等に吸収される。
・荷重があってもフレームの屈曲なし：静的フレーム。

図19-3 CoreValve(Medtronic, Minneapolis, MN) デザイン要素2

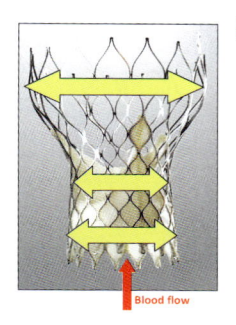

角度のついたくびれはストレスを減らして弁尖の動きを最適化する。

図19-4 自己拡張型多段階フレーム：異なる円周面

・上行大動脈に接するべく最大径。
・冠動脈血流を保持して冠動脈閉鎖を避けるべく最少径。
・弁輪の大きさに適合すべくフレアの付いた弁輪内径。

位置をさらに高くしたことによる。"吊り橋"コンセプト(図19-2)によって，弁が機能する際の弁尖にかかるストレスは著しく減弱しており，このことは弁の耐久性を増強するうえで重要である(図19-3)。

機械的因子とストレスは外科的人工弁変性の主要な原因であり，弁の特定の部分での石灰化を起こしやすくする[1]。弁尖へのストレスを減らすことによって，薄い生体由来の物質を使用しても，長期耐久性を維持することができる。第一世代で使われたウシ心膜は，ブタ心膜に置き換えられた。より薄いブタ心膜は，フレームのより高い位置に取り付けることによりデリバリーカテーテルの径を，第三世代の18 Fr まで細くすることを可能にした。2006年11月には，弁のデリバリーにおける真の"経皮的"大腿動脈アプローチを可能にした。このアプローチは，現在までにMedtronic CoreValve 人工弁で治療された20,000人の患者の90%以上で用いられている。現在，16 Fr の次世代デバイスが開発中である。弁留置の技術的側面を理解するためには，18 Fr 人工弁をより深く理解することが必要である[2,3]。

人工弁の理解

1. フレームおよび人工弁の土台

システムの中心となっているのが，ダイヤモンド形状セルでできたマルチレベル自己拡張型X線不透過ナイチノールフレームであり，内側に生体弁を搭載し，デバイスを固定させる。この非円筒型フレームは，変化する径・radial force・hoop strength の3つの異なったレベルを単一構造に合体させている(図19-4〜6)。

(低位)流入部は radial force が高く，弁輪および自己大動脈弁に固定する機能がある。持続的な外方向への力はリコイルを減らし，フレームはその設計範囲内で自己大動脈弁のサイズ・形状に適合する。この流入部は12 mm の高さを有し，単

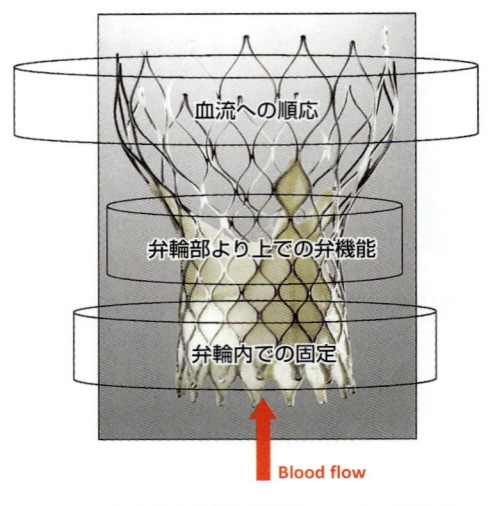

異なる radial force と hoop strength

・デリバリーの角度にかかわらず，弁を血流方向に向ける。

・弁輪の解剖にかかわらず最適化する弁の位置と機能。

・弁輪内での自己弁への固定と異なる弁輪のサイズ・形態への適合。

図19-5　自己拡張型多段階フレーム：異なる radial force と hoop strength

radial force (R)：形や径の構造変化をもたらす生理的特性。

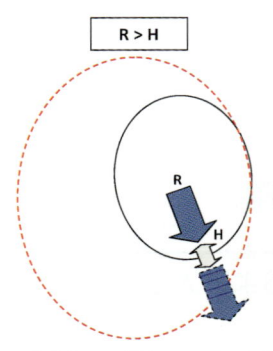

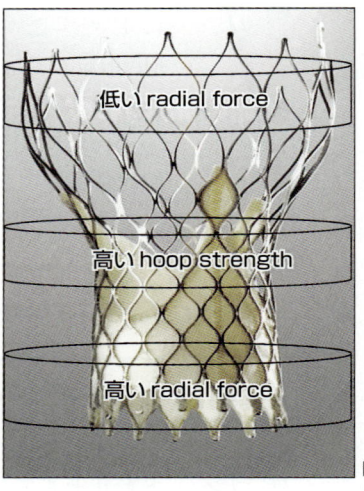

hoop strength (H)：形や径の構造変化に耐える生理的特性。

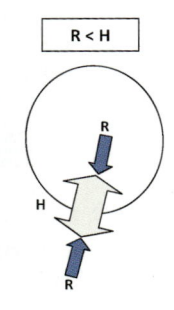

radial force が hoop strength に勝れば構造が変化する。

hoop strength が radial force に勝れば構造は変化しない。

図19-6　radial force と hoop strength

層のブタ心膜でできたスカートで覆われていて，弁周囲逆流を防ぐための被覆を形成している。最下部の径は，small valve 用で 26 mm，large valve 用で 29 mm となっている。

フレームの中央部は弁尖を含んだセグメントであり，サイズ・形状の変形を防ぐように（hoop strength が高く）デザインされている。くびれた

デザインは冠動脈の入口部を避けるようになっており，冠動脈血流および留置後の冠動脈カテーテル挿入を確保している。砂時計様デザインにより，弁交連は上方に向かって冠動脈から離れているため，弁の位置決めをする際に回転する必要はない。弁底部のフレーム外径は，small valve で 23 mm，large valve は 25 mm となっている。最

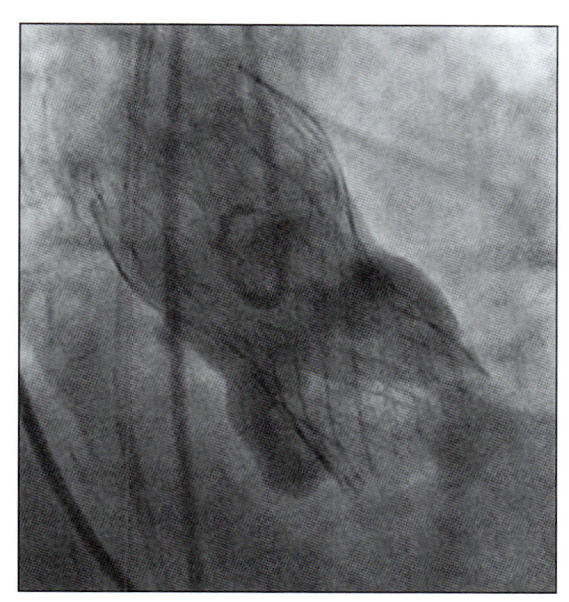

図19-7 CoreValve（Medtronic, Minneapolis, MN）の適切な位置

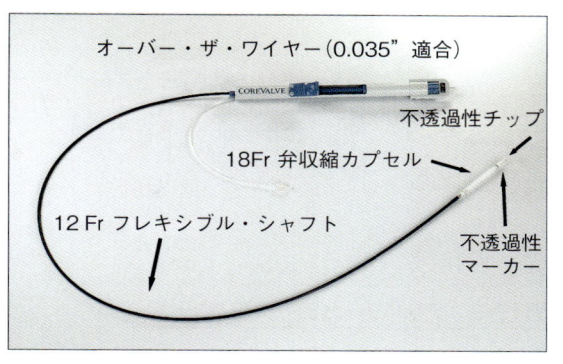

図19-8 デリバリーカテーテル

適な位置決めがなされれば，植込まれた弁のこの位置は冠動脈洞の中間レベルに位置し（図 19-7），弁は弁輪部よりも上で機能する。

（上部）流出部は，上行大動脈に適合するよう最も大きなフレーム径を有しており，radial force はごくわずかである。主な機能は，血流に対する生体弁の適切な位置を確保することである。フレーム上端には，デリバリーカテーテルへ弁をローディングするための2つのループがある。外径は small size 26 mm の弁で 40 mm，large size 29 mm の弁で 43 mm となっている。弁のアンカー部分（スカート部分）と機能部分（弁尖）を分けることで弁を薄くしており，弁輪内への留置だが，弁自体は弁輪部より上で機能するようになっている。弁輪部より上での弁機能は，弁の優れた血行動態機能をもたらすうえで重要な役割をはたしている。

CoreValveの生体弁は，現在2つのサイズが使用可能である。流入部 26 mm モデルは大動脈弁輪径が 20〜23 mm 用に，29 mm モデルは大動脈弁輪径が 23〜27 mm 用に設計されている。近い将来（2011年），流入部 23 mm モデル（16 Fr デリバリーカテーテル）が大動脈弁輪径 18〜20 mm を対象に，流入部 31 mm（18 Fr）が大動脈弁輪径 27〜29 mm を対象に追加される予定である。

2. 18 French デリバリーカテーテルシステム

CoreValve デリバリーシステム（図 19-8）は，オーバー・ザ・ワイヤー・カテーテルであり，0.035 インチワイヤーに適合している。デリバリーカテーテルの先端は，生体弁をローディングする 18 Fr のカプセルとなっている。カテーテルシャフトの遠位部分は，弁収納カプセルのすぐ手前から 12 Fr と細くなっているので，操縦性能や屈曲性能を必要とせずに容易に血管内を通過し，自己大動脈弁へアクセスできる。近位側のカテーテルハンドルは2つのコントロール要素から構成されている（図 19-9）。ゆっくりとシースを動かすローテイティング・ノブ（マイクロ・ノブ）と，速やかにシースを動かすスライド・ノブ（マクロ・スライド）である。どちらのコントロールもシースを前後に動かすことができ，弁の圧縮ローディングやデリバリーの際に相補的に使用することができるが，マイクロ・スライドは弁のデリバリー時には使われることはない。カテーテルチップはX線不透過であり，収納カプセルの遠位端ももう1つの位置マーカーとなっている。人工弁のフレームは，弁のデリバリー中（カテーテルの中でも外でも）に常に透視で確認できる。

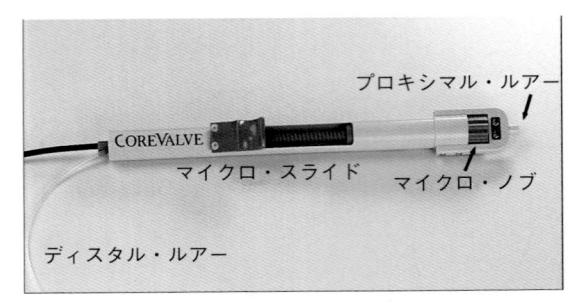

図19-9 デリバリーカテーテルハンドル

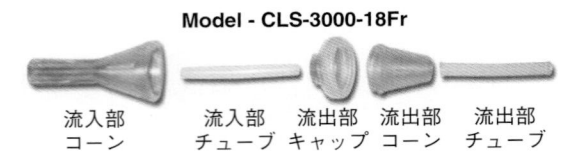

図19-10 使い捨てローディングシステム

3. カテーテルローディングシステム

　第三世代 CoreValve の圧縮ローディングシステムは，完全な使い捨てである（図19-10）。人工弁を圧縮用コーンの中に，均一かつ損傷のないようにローディングする。これは5つの構成部品（流入部コーン，流入部チューブ，流出部コーン，流出部キャップ，流出部チューブ）からなり，ローディング担当術者によって順序通りに使用される。ローディング手技の最中に人工弁は圧縮される必要がある。圧縮作業は，ローディングシステム，デリバリーカテーテルチップおよび人工弁を冷たい生理食塩水（約0〜8℃）に浸した状態で，厳格な無菌状態下で行われなければならない。

4. 解剖学的検討

　弁サイズの選択や適切な位置決めにおいて，解剖学的な特徴や計測に合致する人工弁の径をよく検討すべきである[4]。最も重要なのは，人工弁下部（スカート）と大動脈根基部（左室流出路，弁輪，弁尖）との関係である。人工弁のスカートの丈は，弁サイズに関係なく12 mm となっている。人工弁のこの部位は，人工弁の固定と被覆に重要な役割を果たしている。石灰化した大動脈弁疾患において，留置弁の固定は，自己弁尖が冠動脈洞の下位部分でフレームを圧迫することによって確保されている。固定はさらに弁輪部より下位レベル（重症左室肥大があって流出路が小さければ最大，左室腔拡大があって流出路が大きければ皆無）と，上行大動脈（フレームの上位レベル）によっても得られる。これは上行大動脈径が小さい場合に顕著であり，径が大きいと減少し，フレーム径よりも大きい場合（26 mm モデルで40 mm 以上，29 mm モデルで43 mm 以上）に皆無となる。被覆効果は，左室流出路・弁輪・弁尖を含む患者の解剖に関連した同様の一般法則に従う。

　弁輪径は最重要であり，その正確な測定は極めて重要である。経胸壁心エコー（TTE），経食道心エコー（TEE）およびマルチスライスCTのそれぞれの役割は，いまだ議論されている。弁輪は正円というよりはむしろ楕円であるので[2-4]，マルチスライスCTのような三次元（3D）イメージングのほうが，より正確に測定できるかもしれない[5]。正確な人工弁と患者の適合は，アンダーサイジングに伴う弁塞栓や弁周囲逆流を避けるうえで必須である。十分な radial force を発生させ，大動脈基部の中に固定できるよう，CoreValve デバイスは意図的に大きなサイズとなっている。26 mm の弁は弁輪径20〜23 mm 用に，29 mm の弁は弁輪径23〜27 mm 用に設計されている。

　二番目に重要なのは，人工弁の中心部（弁尖）と冠動脈洞との関係であり，冠動脈入口部を障害する潜在的危険性を評価することである。

　危険性評価は次に基づいている：
　（a）バルサルバ洞の径。
　（b）自己弁尖基部から冠動脈入口部までの高さ。
　（c）大動脈弁の石灰化と肥厚の程度。

　小さいバルサルバ洞，低い位置にある冠動脈入口部，大きな大動脈弁尖，あるいは高度の弁尖石灰化は，一緒になって冠動脈閉塞リスクを上昇させる。弁の中部にあるくびれ部分の周囲に2 mm ほど隙間のあることが推奨されている（最少バル

サルバ洞径は26 mmモデルで27 mm以上，29 mmモデルで29 mm）。加えて，もしも12 mmのスカートが高すぎる位置に留置された場合の冠動脈閉塞を予防するため，冠動脈洞の高さは15 mm必要である。これらの推奨にもかかわらず，冠動脈閉塞のリスクを完全に回避することはいまだ困難である。

人工弁と患者解剖との間にある関係で最後に検討されるものは，人工弁の上位部分とST junctionより上の上行大動脈の解析である。これまでに報告はされていないが，冠動脈バイパスグラフト入口部を危険にさらす潜在的なリスクがあることから，人工弁の高さ（～50 mm）を考慮すべきである。さらに重要なことは，解剖学的な部位が大きすぎると（例えば大きな上行大動脈，大きな大動脈基部，自己弁尖にほとんど石灰化がないなど），弁塞栓の潜在的リスクとなることである。上行大動脈の最小径は26 mmの弁で40 mm，29 mmの弁で43 mmと定義されている。

理想的な位置は，留置される弁の心室側が大動脈根基部から4 mm（ダイヤモンド1/2個）下方で，弁の底部が大動脈根基部から8 mm（ダイヤモンド1個）上方で，弁が弁輪よりも上方で機能していることである。小さい冠動脈洞を伴う小さい大動脈基部の場合は，弁を左室流出路内やや低めに留置して冠動脈閉塞の潜在的リスクを減らすべきであるが，逆に伝導障害のリスクは上昇する。とても大きな大動脈根のケースでは，自ずとやや高めに留置されやすい。深めの留置は，伝導障害のリスクを上昇させる重要な因子である。ヒス束および左脚は，膜性中隔直下の無冠動脈洞の6 mm下方で膜性中隔の直下から心内膜面にでてくる[6]。

■ 物品の選択とポイント

1. ガイドワイヤー

ガイドワイヤー選択と操作は軽視してはならない。というのもそれによって合併症なしで安全に手技が行われ成功するのか，心室穿孔を起こして患者を死に至らしめるのかが，左右されるからである。多くのガイドワイヤーはinner coreとouter layerによってcoilが形成されている。硬いinner coreは遠位で徐々に細くなりガイドワイヤー先端の手前で終わっていて，遠位のコイル先端は柔軟かつ非外傷的となっている。重要なことは，ワイヤーの遠位部分を除くすべての部分が通常のワイヤーと比べて硬くなっており，屈曲した末梢血管を介したデリバリーシステムの運搬を容易にしていることである。

最も一般的に使用されているワイヤーは，Amplatz Super Stiff guideワイヤー（Boston Scientific Inc., Natick, MA）である。この0.035 inch，260-cmのワイヤーは，ステンレススティールのcoreとポリテトラフルオロエチレンコーティングからなり，1 cm・3 cm・6 cmのfloppy straightもしくはJ tipがある。ガイドワイヤーのfloppy tipを，あらかじめピッグテール型の形状に形作らなければならない。その他によく使われるワイヤーとしては，Amplatz Extra Stiff（Cook Medical Inc., Bloomington, IN），Lunderquist Extra Stiff（Cook Medical Inc.），そしてAmplatz Ultra Stiff（Cook Medical Inc.）などがある。これらのワイヤーはより硬い芯軸（core）をもつ一方で，先端の柔軟性は維持されている。

ガイドワイヤー選択と同じくらい重要なことは，常にガイドワイヤーをコントロールすることが，いかに重要であるか理解しておくことである。これは，第1術者と第2術者の連携に決定的に依存している。第2術者がガイドワイヤー操作にあまり慣れていないと，成否に影響してくるかもしれない。先端の安定を維持してあらかじめつけたカーブを保つことによって，心室穿孔・心嚢液貯留・タンポナーデのリスクは最小限となるが，完全になくなることはない。

2. イントロデューサー

　CoreValveデリバリーシステムの遠位部ノーズコーンの通過には，18 Frのシースが必須であり，主に使用されているものには次の2種類がある。St. Jude Medical Ultimum EV Hemostatic Introducer 30 cm length（St. Jude Medical Inc., St. Paul, MN）と，Cook sheath（Cook Medical Inc.）である。いずれのシースも大腿動脈もしくは鎖骨下動脈からのアプローチで使用することができ，細かな違いが特別な状況で役立つこともある。St. Jude sheathはごくわずかに薄いため，血管径が境界域（6 mm）の場合には有利かもしれない。ねじれに強いCook sheathは蛇行の強い血管とりわけ鎖骨下動脈アプローチで有用かもしれない。St. Jude sheathへの弁の回収はより困難であり，シースへの回収に先立って総腸骨動脈もしくは鎖骨下動脈へ弁を引き込み，そこで患者の解剖を利用して弁を圧縮しなければならない。高度に石灰化した動脈ではこの方法を断念して，大腿動脈アクセスの場合は腹部大動脈内での留置，鎖骨下動脈アクセスの場合は上行大動脈内の留置を強いられるかもしれない。

　シースを挿入するためには，stiffワイヤーを用いて屈曲した解剖を直線化することが必要である。特別なコツは，シースの遠位1/3にカーブを付けることである。シースを回しながら優しく押し進めることによって，あらかじめ形付けたシースは蛇行した血管であっても，stiffワイヤーに追従して容易に進めることができる。

3. 弁形成に用いるバルーン

　これまで，留置前に行うバルーン形成術で用いるバルーンの選択は，議論の的となってきた。必要とされるのは経カテーテル大動脈弁を完全に留置できるよう適切に弁口を拡げることであり，完全な血行動態の改善は必要ではない。バルーンによる弁形成は，過去3か月以内に行われている，変性した生体弁の中に留置する，あるいは大動脈弁逆流のみの症例などでは必要ないかもしれない。よく使用される弁形成用バルーンは，TyShack（NuMED Inc., Hopkinton, NY），Z-MED（NuMED Inc.），Cristal（BALT, Montmorency, France）である。これらのバルーンはストレート形状であり，頻拍心室ペーシングによって心拍出量を低下させない限り，拡張中に大動脈弁から大動脈側に押し出されやすい。しかし，経カテーテル大動脈弁留置術（TAVI）の出現以前からのバルーン弁形成術を行っている術者は，弁を完全に拡張できる性能をもったこれらのバルーンを好む。

　使用頻度の高いNucleusバルーン（NuMED Inc.）は，操作性や追従性を最大限とするよう設計されている。同軸シャフトデザインにより，柔軟性のある遠位チップを伴いつつ，強力な縦方向の強さとプッシャビリティーを獲得している。このバルーンはドッグボーン型にふくらみ，拡張の間は大動脈弁中央にとどまる。それほど速いペーシングでなくてよいが，心室ペーシング中にバルーンを拡張する必要がある。ペーシングなしでの拡張は，限られた状況以外では勧められない。バルーンの素材は薄くてデフレーション後のプロファイルは小さいが，一方で定格破裂圧が低く容易に超えてしまう。バルーン破裂に伴ってシャフトからバルーンの破片が飛散したという報告がある。22 mmと25 mmのバルーンは4気圧で，28 mmのバルーンでは2気圧となっている。バルーンの中に注入する造影剤量は説明書の量を超えてはならず，守らなければバルーン破裂のリスクがかなり高くなる。

　バルーンサイズの選択は，どのバルーンを使用するかに依存する。もしストレートバルーンが使用されるのであれば，TEEで測定した弁輪径よりわずかに小さいもの勧める。22 mmのNucleusバルーンはsmall size CoreValve（26 mm）で，25 mmのNucleusバルーンはlarge size CoreValve（29 mm）で使用されるべきである。Nucleusバルーンは，推奨拡張圧ではバルーン体部は設定されたサイズ以下にしか拡がらないことに注意が必要で

あるが，バルーンは推奨拡張圧まで拡張するだけで十分である。

4. アクセスストラテジー

2006年以降，経皮的大腿動脈アクセスは，CoreValve人工弁のアクセス部位の第一選択肢として確立されてきた。しかしながら，デバイスはいまだ比較的大きくて扱いにくく，高齢者において末梢動脈疾患の合併率が高いこともあわせると，より多くの患者を治療するためには代替アクセスが求められている。現在，CoreValve留置のアクセスオプションには，総大腿動脈，腋窩/鎖骨下動脈，上行大動脈がある。心尖部アクセスおよび頸動脈アプローチは，CoreValveではごく限られているので，その有効性について結論は出せない。

a. 大腿動脈アクセス

患者にTAVIを考慮するにあたり，最初に考えなければならないことは大腿動脈ルートの可否と安全性を評価することである。複雑な大腿動脈の解剖においては，個々の症例で用心深くアプローチしていく必要がある。シンプルなアルゴリズムは存在せず，また末梢血管病変を処理する技術的レベルは一様でない。大腿動脈ルートの可否と安全性を評価するには，手技のすべての段階と起こりうる合併症の完全な分析が必要なのである。

・総大腿動脈以下の末梢動脈病変に関して，浅大腿動脈の慢性完全閉塞を伴った患者などでの末梢虚血のリスク
・大腿動脈穿刺部位に関して，石灰化もしくは径の小さい場合の閉塞や出血のリスク
・腸骨動脈に関して，非常に石灰化が強い場合の血管破裂のリスク
・胸部および腹部大動脈に関して，弁のmalpositionの場合の弁回収の際に起こりうる末梢塞栓のリスク
・大動脈弓および自己大動脈弁の角度や石灰化に関して，留置位置異常，脳卒中，大動脈解離，心タンポナーデのリスク

大腿動脈穿刺のためには，総大腿動脈の直径が6.0 mm以上あり，浅腹壁動脈と大腿動脈分岐部の距離が15 mm以上あり，高度の石灰化がないことを確認しなければならない。この最小限の要件を守ることが，安全な穿刺と血管縫合時の10 French ProStar（Abbot Vascular Inc., Redwood City, CA）の使用に際して高い成功率につながる。これら基準の正確な評価は，目盛り付きピッグテールカテーテルによる血管造影，CT，MRIのいずれかによって可能である。

第2のステップは，18 Frイントロデューサーを，腸骨動脈を通して進めるに当たり，その可否と安全性を評価することである[7]。動脈破裂のリスクに直接的に関連する3つの要点は，小血管径，強い蛇行，高度石灰化である。このように，もしも腸骨動脈径が6 mm未満で，外腸骨動脈の蛇行と全周性石灰化があるならば，大腿動脈アクセスは避けるべきである。

第3のステップは，確実に安全で正確に弁を留置できるよう，18 Fr CoreValveカテーテルを下行大動脈や上行大動脈の中を進めて自己弁尖を通過させ，（そして必要な場合には）部分的に展開した弁を安全に回収できるかどうか，その可否と安全性を評価することである。ほとんどの場合，18 Fr CoreValveカテーテルを，18 Frイントロデューサーの中を通して，自己弁までうまく進めることは可能である。まれに大動脈根の角度が大きくなる水平大動脈で，高度の蛇行と石灰化によって，18 Frカテーテルの前進が危ういこともある。この場合は，"グースネック"スネアカテーテルを使ってデリバリーシステムの先端を反らせることで克服できるが，その後のカテーテルに残ったテンションによって弁のスムーズな展開が危うくなることがある。

b. 腋窩/鎖骨下動脈アクセス

腋窩動脈はアテロームがないことが多く，たいていは18 FrイントロデューサーおよびCoreValveデリバリーシステムを挿入するのに

十分な径があることから，著しい末梢動脈疾患がある患者において代替ルートとなりうる．鎖骨下動脈解離，穿孔，血管破裂などの潜在的リスクがあるため，腋窩アプローチの除外する血管の基準としては，血管径6mm未満，強い蛇行，高度もしくは全周性の石灰化などがある．

ペースメーカー移植後や開存している左内胸動脈(LIMA)グラフトの存在は，絶対的な禁忌ではないものの，さらなる専門的技術が必要である．開存している内胸動脈があるケースでの，腋窩動脈アプローチの安全性評価基準は次の通りである．

- 鎖骨下動脈起始部からグラフト入口部(LIMA or RIMA)まで6.5mm以上の径がある．
- 著しい蛇行がない．
- グラフトの近位側に全周性石灰化や動脈硬化病変がない(解離のリスク)．
- バルーン拡張術が必要となる動脈硬化病変がない．

右腋窩動脈アクセスが考慮される場合は，左腋窩動脈の場合同様の判定基準で腕頭動脈ルートが評価されなければならない．右腋窩動脈アプローチでは，18Frシースとデリバリーカテーテルは硬いため，垂直な走行を取りやすく，このことがとりわけ水平な走行の大動脈において弁の留置を難しくするかもしれない．原則として，大動脈弁輪面の角度が水平面から30度以上ある場合，右腋窩動脈アプローチは不適格である．逆に，左腋窩動脈アクセスは，大動脈弁輪面の角度に制限されない．

ネイティブ大動脈弁狭窄への留置テクニック：step by step

ここから先は，高齢者の石灰化した三尖大動脈狭窄における留置テクニックの説明に入る．まず手技は細かい計画を立てることから始まる．これは術者や第一助手だけでなく，心臓胸部外科医・麻酔科医・救急医，呼吸器内科医，腎臓内科医などを含む，TAVIチーム全体を含むべきである．

患者がカテーテル検査室に入室する前に，患者の併存疾患，心臓および大動脈の解剖，末梢血管の解剖について，完全かつ詳細な評価が明確になされているべきである．特に好ましいとして選択された血管アクセスに関わる問題は，明確にしておくべきである．

1. 事前準備

弁輪サイズは正確に認識されていなければならず，必要であれば治療直前にTEEで確認するべきである．弁のサイズはあらかじめ選択しておくべきだが，手技中の新たな情報によっては修正することもある．弁輪径20〜23mmに対しては，small sized(26 mm inflow)CoreValveが推奨される．弁輪径23〜27mmに対しては，large sized(29 mm inflow)CoreValveが推奨される．もしも弁輪径が両者の中間である23mmである場合，植込む弁のサイズは患者の全体像を参考にして決定されることが重要である．例えば，"患者の体形は大きいのか小さいのか？"，"大腿動脈は大きいのか小さいのか？"など．一般的に大きな大腿動脈を有する場合は，large sized CoreValveが必要になる．バルサルバ洞の径も重要である．もしもその径が28mm以下の場合は，冠動脈血流へ障害を起こすリスクがあるため，small sized CoreValveを選択したほうがよい．しかしながら，バルサルバ洞の径が29mm以上ある場合は，フレームは冠動脈入口部と離れているので，large sized CoreValveは留置可能となる．

麻酔法については，気管挿管とTEEを伴う完全な全身麻酔から，局所麻酔を併用した軽い意識下鎮静までさまざまである．どちらを選択するかは施設の習慣や好みに大きく依存するが，特異的な患者に関連した問題が考慮されることもある．例えば，術後早期に動かす必要があったり，気管挿管と人工呼吸器が困難であったりする場合は，手技中の注意深い麻酔科の監視のもとで意識下鎮静がよいと思われる．

患者はアスピリンが前投与されるべきであるが，クロピドグレルを前投薬するかどうかについてはさまざまである。たいていの患者は術前から両方の抗血小板薬を投薬されているが，TAVI を受ける患者の多くは血管異形成による胃十二指腸出血あるいは前立腺肥大による前立腺出血などを患っている。このような患者では，プロトンポンプ阻害薬の投薬や β 遮断薬の中止が勧められる。

　もしも手技が全身麻酔下で行われる場合は，TEE を同時に施行することで弁輪径と弁の解剖を評価することができる。気管挿管と麻酔の導入に引き続き，内頸静脈ラインを中心静脈圧モニタリングと投薬目的のために，そして右内頸静脈シースをペーシングワイヤー挿入目的のために留置する。一般的にペーシングリードは内頸静脈から留置するのがよいとされる。その理由は，第 1 に，左大腿静脈からよりもこのアプローチのほうが右室心尖部へのアプローチが非侵襲的かつ安全に行うことができるからである。第 2 に，手技後ペーシングワイヤーを患者内に残す場合でも，早期に体を動かせるからである。著者らとしては，St. Jude 5 Fr balloon tip pacing ワイヤーを推奨している。

2. 穿刺法，シーステクニック

　ここからの記述は，弁のデリバリーを右総大腿動脈アプローチで行うと仮定する。6 Fr シースを左大腿動脈内に挿入し，5 Fr ピッグテールカテーテルを大動脈分岐部まで進める。ピッグテールカテーテルを右総腸骨動脈に向けて操作し，総大腿動脈まで進める。この跨ぎテクニックは，大腿動脈合併症に緊急対処するうえで非常に有用である重要な技術であり，インターベンション治療医は習得しておく必要がある。

　18 Fr シースを挿入するための右大腿動脈穿刺のテクニックは，極めて重要である。多くのインターベンション治療医が馴染んでいる位置よりも，高いところで穿刺する必要がある。たいていは，鼠径のしわより上方でかつ鼠径靱帯より下方である。右大腿動脈の造影は，左大腿動脈からの跨ぎテクニックで置かれた目盛り付きピッグテールからを行うとよい。メスで皮膚に小さな切れ込みを入れ，透視下に前腹壁の上に穿刺針をおいて，右総大腿動脈への最もよいアプローチ部位を確認する。右総大腿動脈の中のピッグテールカテーテルのループをガイドとして利用する。透視ガイド下にピッグテールの真ん中で血管を穿刺するように心がけ，0.035 インチ J ワイヤーをやさしく下行大動脈まで進める。9 Fr イントロデューサーシースを挿入し，ワイヤーとダイレーターを残してモスキート鉗子で鈍的に拡げる。これによってシース周囲の組織が完全に解除されていることを確認するが，コツはイントロデューサーを中に残して硬い状態のままシースの周囲全体を拡げることである。それから，目盛り付きピックテールカテーテルを無冠動脈洞内に進め，真正面の透視で最も左側側面に達するようにする。動脈圧は左大腿動脈シースの枝からモニターすることが可能であり，目盛り付きピッグテールカテーテルはパワーインジェクターに接続する。

　ほとんどの場合，大腿動脈は ProStar 血管縫合デバイスを用いて，事前に処置される。用手圧迫でガイドワイヤーをそこに残しながら，9 Fr 動脈シースとダイレーターを取り除く。10 Fr ProStar を，モノレールポートが皮膚の刺入部にくるまでワイヤーに沿って右大腿動脈内に進める。そして，ワイヤーを抜去し，ProStar をゆっくりと回しながら進める。デバイスの finger and thumb pads を握り，3 つすべての tubing ports から血液の逆流が見えるまで，ダイアルを回す。Mosquito clamp は indicator port のところにかけ，そこでは血液の穏やかな拍動が見られる。ProStar デバイスが血管内に入ったら，透明なプラスチックリングを反時計回りに 90 度，水平から垂直に回転させ，針をかけるためにリングを抜く。透視によって，4 つの針がかかったことを確認できる。一旦針がかかったら，透視をよけ，スポットライトを当てて，ニードルホルダーを使って針をつかみとる。長いニードルホルダーを使う

のがよく，それをProStarのへりの断端にのせて，梃の原理を使って針をデバイスから抜く。そして針は縫合糸末端から切断する。重要なのは針糸の位置であり，動脈に対する距離が維持されなければならない。この時点で，縫合のゆるみはそれぞれの縫合糸の両端を交互に引くことにより解消される。それからProStarを10 cm引き，それぞれの縫合糸を回収して，血管内での糸のかかった位置に相当する四分円を締める。モノレールポートが1 cm皮膚から外に出るまでデバイスをさらに引き，0.035インチJワイヤーをProStarの中を通して下行大動脈へ進める。そしてProStarを取り除き，9 Frシースを0.035インチワイヤーにのせて進める。

肥満患者では，皮膚と動脈の間に距離があるので，その距離を短くするために血管穿刺を垂直かつ浅いところで行うべきである。肥満患者では，針をかける間ProStarを前に押した状態で維持することも大切である。というのも，皮下脂肪の圧でデバイスが血管外に外れることがあるからである。

この時点でヘパリンを体重にあわせて，2,000ないし4,000単位の投与が適切である。術者の習慣によって異なるが，この時点で18 Frシースを留置する術者もいる。また，弁をワイヤーが通過しAmplatz Super Stiffワイヤーが左室内に固定されるまで，18 Frシース留置を待つ術者もいる。この時点で18 Frシースを挿入する利点は，シース周囲の出血を（9 Frシースと比べて）最小限に抑えられることである。18 Frシースを血管内に挿入する操作は，stiffワイヤーが左室を穿孔するリスクを除くため，super stiffワイヤーが左室内ではなく下行大動脈内にある状態で行う。もしもこの時点で18 Frシースを挿入するのであれば，診断カテーテルを0.035インチJワイヤーにのせて下行大動脈内におくとよい。0.035インチJワイヤーを取り除き，super stiffワイヤーを診断カテーテルの中を通して，下行大動脈内に安全に固定する。血管刺入部を用手圧迫しながら，診断カテーテルと9 Frシースを抜去する。そして，この時点で18 Frシースを大腿動脈内にうまく進めていくことができる。

動脈内に18 Frシースをうまく進めるためのテクニックは，極めて重要である。シースに適切なカーブをつけるのがコツであり，これによってスムーズにシースを挿入できるか，解離・血管破裂などを起こすかが分かれる。テクニックとしては，左手でやさしく押し込みながら，右手でシースの近位ハブをやさしく回転させることである。一旦シースが挿入されてしまえば，動脈圧を側枝からモニターすることが可能となる。

次の手技成功の鍵は，透視および術者の心の目で弁輪面をよい角度で出して，質の高い大動脈造影を得ることである。弁石灰化の良好なビューを得ることが重要であり，どの角度で大動脈石灰化の幅が狭く見えるか確認するため，大動脈造影を行う前に造影剤なしでイメージ・インテンシファイヤーを回転させる。この画面で，弁が画像に対して垂直となる。たくさんの方法が使われるが，石灰化バンドの幅は最小となるべきである。目盛り付きピッグテールはピッグテールのマーカー間距離が均一となっていれば，大動脈は画面に対して垂直であることを意味する。ピッグテールのリングは，斜位すなわち楕円形ではなく完全な円に見えるようにする。そして，大動脈造影はいくつかの異なる方向で行い，最も良好な画像を確保するとよい。15 mL/秒・20 mLの造影剤で十分である。重要なのは，3つの洞が同じレベルにあるようにすることである。

3. 大動脈弁の通過

次のステップは大動脈弁を通過することである。この作業は，5 Fr Amplatzer L1（AL1）カテーテルとストレートのsoft tipワイヤーを使用して行うとよい。AL 1カテーテルの先端を左冠動脈入口部の下にもっていき，カテーテルを引き抜きながら時計回りに回転させ，やさしくストレートワイヤーを進める。最も石灰化の強い弁ですら，このテクニックを使うことによってかなり素早く

通過させることができる。いったん弁を通過させたら、AL-1カテーテルを進め、カテーテルの先端が後ろ向きになるか弁の方向を向くよう押し進めておき、このカテーテルを通してsuper stiffワイヤーを設置する。または、単純にAL-1カテーテルを通して、交換用の長さの0.035インチJワイヤーを左室内に設置する。もしもAL-1カテーテルを通してsuper stiffワイヤーを設置する場合は、カテーテルの先端が大動脈か左房を向いていなければならない。ストレートワイヤーを取り除き、先端をループ状に形成したAmplatzer super stiffワイヤーを、鋭いエッジや肩が心内膜に悪影響しないように左室内に留置する。経験の少ない術者は、ピッグテールカテーテルを使ってsuper stiffワイヤーを左室内に置くことを好むかもしれないが、その場合は交換用Jワイヤーにのせて設置させる必要がある。手技のこの段階で起こりうる問題は心嚢液貯留・緊急手術・死亡であり、stiffワイヤーにどのような形のカーブをつけるとよいか学ぶことはとても重要である。ワイヤーに形をつける時は、ワイヤーのコアを壊さないように、そして尖った角を作らないようにすることが大切である。理想的には、super stiffワイヤーを安全にコイル状に左室内に固定し、弁留置のための硬く安定したプラットフォーム（足場）を保持できるとよい。

4. 大動脈弁のバルーン拡張
　　—CoreValveのデリバリー

　次のステップは大動脈弁の拡張である。前述の通りNucleusバルーンが使用されることが多い。レート150〜180/分でペーシングテストを行い、適切な血圧低下とその後の回復を確認する。標準的なテクニックでバルーンの準備と脱気を行い、陰圧がかかった状態で進める。弁の拡張を行う前に、助手が弁の準備が完全に整えていることを確認することが重要である。弁形成バルーンの中央マーカーが大動脈弁の石灰化の真ん中に位置するようにして、頻拍ペーシング中に完全な弁形成を行う。特にラーニングカーブの途中では、弁形成に先立ってAmplatzer super stiffの位置がずれることもまれでない。その場合は、弁形成する前にピッグテールカテーテルを用いてワイヤー位置を修正することが大切である。

　ここでようやく準備されたCoreValveの留置が可能となる。第2術者がワイヤー遠位の固定を確保していることに特に気を配りながら、ワイヤーに沿ってCore Valveを進める。たいてい、シースの入口と出口である程度の抵抗を感じる。この時点で、無冠動脈洞の目盛り付きピッグテールカテーテルは残しておく。弁を愛護的に押しながら少しずつ動かして、大動脈弁を通過させる。弁が大動脈弓を通過する様子を透視で見る必要はなく、それよりも重要なのは、弁が大動脈弓を通過して上行大動脈に進める際、ワイヤーの先端位置を透視画像に出すことである。弁を進めて大動脈弁を通過させ、弁のカルシウムの中ほどにくるようにする。この時点で明らかな高度大動脈弁逆流がないのに血圧が下がるようであれば、弁を上行大動脈まで引き上げ、血圧を上げるために昇圧薬を投与する。弁の留置は収縮期圧が100mmHgを超えてから開始するのがよい。この時点で、もしも目盛り付きピッグテールカテーテルが無冠動脈洞からずれているようであれば、弁の留置を開始する前に正したほうがよく、そのためにガイドワイヤーを必要とすることもある。一旦、目盛り付きピッグテールカテーテルと弁が正しく位置されたら、いよいよ弁の留置を開始する。

　大動脈内の弁の並びを確認するためのさらなるコツは、バルブデリバリーシステムの遠位端が楕円ではなく1本線に見えることを確認することである。もしも遠位マーカーが楕円に見えるのであれば、弁輪を通過する時に大動脈の中でバルブデリバリーシステムが幾分斜めになっていることを示唆している。イメージインテンシフィアをわずかに動かすことによって、石灰化の見え方を妥協して、楕円形に見えるマーカーが一直線になることを確かめる必要もある。石灰化が最も細く見え

るところと遠位マーカーが1本に見えるところが異なる場合が多いので，2つの理想的位置の間で妥協する必要が出てくる。

　第2術者はバルブデリバリーシステムのマイクロノブを細かく回転させて留置を開始する。弁の先端に変化が見られるまでかなり回転しなければならないが，徐々にシースの遠位マーカーが移動し始めるはずである。それと同時に，術者は右手をシースのハブのところでバルブデリバリーシステムの上にしっかりと固定させ，親指と人差し指の間の小さな絞り込む動きを使って弁をゆっくり引く必要がある。左手はシース自体にしっかり固定させる。弁フレームのセルが1つ開いた時点で，助手は弁の留置を停止する必要がある。弁が前に進んだかどうかは明瞭となる。留置によって弁はほんの少し前方へ動いているであろう。この時点で，弁の位置を確認するために大動脈造影を行う。もし，患者が血行動態的に安定していて位置が満足のいくものであれば，弁フレームの1/3が留置されるまでさらにマイクロノブの回転操作を行う。この手技の間に弁の遠位部分の展開が見られ，通常は再度幾分弁が前に進むだろうが，第一術者はうまく調整しなければならない。弁の前向きの動きは，オリジナルのものよりもAccutrak delivery catheter（Medtronic）で少なくなっている。この時点で血行動態は安定している場合がほとんどである。

5. CoreValveの留置からデリバリーシステムの回収

　次のステップは，弁自体を留置することである。助手はさらに回転を続けてフレームの2/3まで展開する。1/3から留置点までは，弁は機能しておらず自己の弁も閉塞しているため躊躇してはならない。血圧の低下が見られるが，弁が2/3まで留置されると弁が正常に機能し始めて血圧が回復する。この時点で大動脈造影を行う。もしもこの時点で弁をより高い位置に引き上げる必要があれば，途切れ途切れの動きではなく持続的にゆっくりとした動きで愛護的に引く。術者は，引き上げる力を加えたらそこで停止して，引き上げる力が弁まで伝わるのを待つべきである。もしも2/3を留置した時点で満足できる位置にあれば，目盛り付きピッグテールを大動脈弓まで引き，弁の留置を完成させる。弁の留置に続けて，弁フレームの近位にある2つのループが，カテーテルから完全に離れていることを確かめる必要がある。もしも片方が外れていない場合はフレームが一直線とならず，幾分ねじれていて，デリバリーシステムを愛護的に進めても，ループやワイヤーのねじれが増すだけである。そのため，もしもその懸念があれば，カテーテルをゆっくり進めて回すとよい。ループを外すには，進めたり回したりする操作を何度か必要とする。ループが完全に外れたかどうかを見極めるには，イメージインテンシファイアを側面に動かすとよい。もう1つのテクニックは，ワイヤーを押してデリバリーシステムを大動脈の真ん中にくるようすることであり，フレームを一切引っ掛けることなくデリバリーシステムを安全に除去することができる。

　ワイヤー先端の位置を維持し，バルブデリバリーシステムを下行大動脈まで回収する。デリバリーシステムのマイクロ・スライド（thumb control）を進めて，デリバリーシステムの遠位カプセル（nose core）をデリバリーシステムのシースまで引く。もしカプセルで容易に収納できない場合は，カテーテルを優しく回転させるとよい。そしてデリバリーシステムを抜去する。ガイドワイヤーに沿ってピックテールカテーテルを進めて弁を通過させ，圧較差を測定する。カテーテルを弁フレームの中まで引き抜き，弁の最終位置を確認するための大動脈造影を行う。

6. 血管修復

　次のステップはProStarによる血管修復を行うことである。コツは，穿刺部位にたくさんの生理食塩水をかけることであり，これによって縫合糸が濡れてシースの滑りもよくなる。結び目を白糸

につくり，それから緑糸につくり（フィッシャーマンズ・ノットもしくはラボール・ノット），結び目が自由に動くかどうかテストする。この時点でのコツは，モスキート鉗子を縫合糸の断端にかけ，引っ張れるようにすることである。動脈シースをゆっくり完全に取り除き，結び目を締める前に1～2秒出血させる。大腿動脈の近位側をバルーンで圧迫させてこの時点で出血しないようにするよう勧める術者がいれば，この時点で動脈圧を低下させることを勧める術者もいる。著者らのアドバイスとしては，どちらのテクニックも使わず，単純に縫合することである。縫合は締めすぎないようにし，一糸もしくは両糸の縫合後に少量の滲出が見られてもよい。もしも滲出が見られるなら，5分間の用手圧迫で大部分の出血を解決することができる。止血が完了したら，縫合糸は切断する。目盛り付きピッグテールは右総腸骨動脈まで操作し，動脈造影を行う。実際，術者の多くは，18 Fr を抜去する前にピックテールカテーテルを右総腸骨動脈に置いておき，シース抜去後に解離・破裂・出血が明らかになってもすぐにアクセスできるようにする。もしもこれらの合併症がシース抜去後にもある場合は，ガイドワイヤーを速やかに大腿動脈まで進め，跨ぎテクニックでバルーン閉鎖を行う。もしも末梢血管インターベンションテクニックで満足のいく対処ができない場合は，カバードステントを留置するか血管外科から助言を得ることが必要かもしれない。しかしながら，大多数の合併症はバルーンを使った閉鎖やステント留置などによって対応することが可能である。

7. 大動脈弁逆流の対処法

大動脈造影によって，大動脈弁逆流が明らかとなることもあるかしれない。もしもフレームのゆがみがなく grade 1～2 の大動脈弁逆流であれば，留置した CoreValve をバルーンで拡張する必要はない。しかしながら，もし grade 3 以上の大動脈弁逆流がある，もしくは収縮期血圧低下や拡張期血圧低下などの血行動態破綻が見られる（とりわけフレーム拡張不良の証拠を伴う）ならば，その時はバルーン拡張術を行う。small sized CoreValve に対しては 25 mm までの Nucleus バルーンが，large sized CoreValve に対しては 29 mm までのバルーンが使用可能である。もし完全にフレームが拡張していても重篤な大動脈弁逆流の所見が見られるならば，弁は低すぎる位置に留置されている可能性があり，この対処法についてはこの章で述べてきたとおりである。

8. 解剖的に留置が困難な場合

難しい解剖に対しては，特別なテクニックが必要となる。その1つが水平になっている大動脈であり，このような解剖では高めに留置されやすいので弁を引きすぎないことが重要である。むしろ，あらかじめ低位留置を視野に入れて，フレームの1/3が留置されたら弁を引かないようにするのがよいかもしれない。弁をフレームの2/3まで留置し，必要であればこの時点で位置を修正すればよい。このような状況では右前斜位（RAO）もしくは後前尾側像（posteroanterior caudal projection）が有用である。

理想的な留置は，CoreValve フレームの一番低いところが弁輪面より 4 mm 下方となることである。これは，ダイヤモンドセル1個の3/4に相当する。弁輪面より 12 mm（すなわちセル1.5個）下方が推奨されていた当初のテクニックとは異なる。弁輪面よりダイヤモンド1個分以上下方へ下位留置すると房室ブロックを合併しやすいことから，当初よりも幾分高めに留置するほうがよい。例えば弁輪径が CoreValve の規定サイズの上限にかかる場合，フレームの幅が最大となる部分を弁輪にあわせるように留置するとよい。逆に，もし弁輪に対して弁が大きすぎる場合は低位留置（例えば弁輪よりもダイヤモンド1個分下方）にするのが理想的である。

9. その他のポイント

　これまでの記述は，大腿動脈からの段階的留置テクニックについて概要を述べたものである．もしも鎖骨下動脈からの留置であれば，心臓血管外科もしくは血管外科に鎖骨下動脈上をカットダウンしてもらい，血管を確保してもらう．直視下に針で血管を穿刺し 0.035 インチ J ワイヤーを大動脈弁まで進める．まず，Arrow シース（Teleflex, Limerick, PA）を挿入し，それから 18 Fr Cook sheath に変更するのがよい．5 Fr AL1 診断カテーテルを併用して，ストレートワイヤーを弁の中を通過させて進める．それから前述のテクニックを使って super stiff ワイヤーを左室内に設置し，18 Fr シースを stiff ワイヤーにのせて上行大動脈まで進める．シース先端が 8～10 cm 弁より上方となっていなければならず，シースの有効部分が動脈の外に出ていることになる．留置のテクニックは大腿動脈の時と同様であるがむしろ容易であり，その理由は留置中にフレームが前に進みやすい傾向が少ないからである．

特別なケース

1. 大動脈弁逆流

　この手技の適応は，外科手術の対象とならない大動脈弁逆流（aortic regurgitation：AR）の患者まで拡大する可能性がある．第一に考慮すべき点は，弁輪部の径が留置可能な弁輪径の範囲内であることを確認することである．大動脈弁逆流の大多数の症例は，弁輪や大動脈根が拡大していることから，適していない症例もある．

　植込みに関しては，2 つの考慮すべき点がある．留置の目印となる弁の石灰化がない場合があり，その際には他の放射線やエコーによるガイダンスを考慮しなければならない．放射線での目印は，ピッグテールカテーテル，ペーシングワイヤー，以前に行われた冠動脈バイパス術時の胸骨ワイヤーなどである．何よりもどこに弁輪があるのかを明確にとらえる必要があり，弁留置の間も頻回に大動脈造影を行う必要となる．

　もう 1 つの考慮すべき点は，頻拍心室ペーシングによって心拍出量を減少させている間に弁を留置することである．大動脈弁逆流の患者を治療する場合，留置中に弁のずれを生じる可能性が高くなる．その理由は，留置の途中で弁のフレームが引っ掛かるような石灰化がなく，かつ強力な大動脈弁逆流ジェットがあるため，弁のずれを引き起こすかもしれないからである．心拍出量を最小限にするため，弁を 1/3～2/3 まで留置する間，高頻度心室ペーシングを施行すべきである．

2. 左室中隔肥大

　上部中隔の肥大は，高齢の大動脈弁狭窄症患者で極めてよく見られ，このことが難関となることがある．なぜならば，中隔肥厚の突出は階段のように作用してフレーム下部が不完全に拡がり，結果として弁が上方にずれるからである．流出路の大部分を占めるような高度の中隔肥厚は，CoreValve 留置の禁忌となり得る．高度の中隔肥厚を伴った患者に CoreValve を留置する場合のテクニックとしては，中隔肥厚の上部に効果的に固定できるよう流出路の十分に低い位置から弁の留置を開始することである．十分に低い位置からの留置を確認するには，通常は左前斜位からの透視を用いる．もしも上方に弁がずれたら，2/3 の弁留置の段階で弁の回収準備をする必要がある．心拍出量を減少させて弁が上方にずれにくくするため，高頻度心室ペーシング中に留置することを勧める術者もいる．

3. 二尖弁

　二尖弁の解剖は，高齢者の石灰化した弁とは大きく異なる．弁輪上部での断面を見ると，二尖弁の弁尖は典型的には楕円形状のドームを形成している．二尖弁患者に対する CoreValve 留置の原則は，比較的高い位置，すなわち弁輪もしくは弁

輪面より上方に弁を留置することである。もしも低い位置に留置した場合，二尖弁の解剖学的特徴によってフレームが歪められ，完全にフレームが拡張できない。このことは，不完全に拡張されているもしくは歪んでいるフレームの中にある人工弁機能へ影響を与える。

それゆえ，テクニックとしては，通常よりも高い位置で留置を開始し，弁フレームの第1セルを石灰化部位にあわせ，フレームの低位部分が弁輪部もしくはそのわずか上方に留置されるよう，展開しながら弁を引き上げることである。大動脈二尖弁の解剖でもCoreValveフレームを弁輪内に固定させ，満足のいく弁機能を有する安定したポジションを確保できる。満足のいく弁の機能があっても，断面で見ると弁のフレームはやや正円ではなく（おそらく楕円形）を呈する可能性がある。小さめの弁形成バルーンで前拡張しておくのが妥当である。26〜27 mmといった大きな弁輪径をもつ二尖弁は避けたほうがよい。

4. 人工弁

外科的人工弁へのCoreValve留置は，再手術がハイリスクもしくは外科的治療不可能な患者に対して，特に有効な適用といえる。人工生体弁に対する留置は，いくつかのポイントを考慮すれば自己弁への留置よりも単純である。第1に，完全な円形のフレームの中に自己拡張型CoreValveを留置するので，弁周囲逆流はより少なくなる可能性がある。第2に，フレームの拡張が人工生体弁によって制限されるため，左室流出路や房室結節へのフレームによる障害がごくわずかとなり，房室ブロックの発生は最小限となる。第3に，人工弁素材が明確な目印として役立ち，CoreValveをどこに留置すればよいかの道標になる。

効果的に被覆するため，理想的にはCoreValveのフレームが生体弁フレームの下端の直下にくるのがよい。手技の重要な要素は，生体弁を透視画面と垂直な面で捉える透視角度にすることである。Carpentier Edwards生体弁の場合は，フレームの底部がイメージ・インテンシファイヤーに対して垂直な面にくると，透視によって明瞭な一本線が見える。Mosaic valve（Medtronic）の場合は，弁の配置がイメージ・インテンシファイヤーに対して垂直な面にくると，人工弁の先端に3つの丸いマーカーが完全に一直線に見える。それぞれの生体弁で異なるX線マーカーが現れる。生体弁の内径を知っておくことが重要であり，この情報はすべての弁で入手可能である。多くの場合，人工生体弁内への留置にはsmall sized CoreValveを選択することになる。生体弁の種類によって考慮する点があり，例えばMitroflow（Carbomedics Inc., Arvada, CO）やステントレス人工弁（Toronto SPV valve）では，valve-in-valveした場合の冠動脈閉塞の可能性に注意が必要であり，TEEは絶対不可欠である。人工生体弁の中に留置する際の2番目に重要な考慮点は，一旦CoreValveを留置し始めたら，人工生体弁との相互作用のため引きあげることができないことである。それゆえ，高めで留置を開始して，高位留置を目指す必要がある。

人工生体弁の中に留置する場合，CoreValve留置後にわずかの圧較差が残ることもまれではないが，特に気にする必要はない。より重要なことは，人工生体弁の前拡張を避けることであり，シンプルにCoreValve留置を行うことである。その理由は人工生体弁の弁尖は極端に石灰化してもろい傾向にあり，弁形成の間に激しく損傷する可能性があるからである。

弁留置の評価

1. 血管造影

自己弁輪に対する留置弁の位置や弁輪周囲からの大動脈弁逆流の程度を評価するため，留置に続いて大動脈造影が行われる。ある程度の情報は心エコー，とりわけ術中経食道心エコーからも得られるが，心エコーで弁周囲逆流の性状や重症度を評価するには課題もある。それゆえ，たいていは

大動脈造影が最初の評価となる。造影による大動脈弁逆流の評価は，ガイドラインおよび経験に基づいて行われるが，CoreValveのさらなる拡張によって大動脈弁逆流の減少が起こる可能性もあるので，数分間は待つべきである。大動脈造影はCoreValveフレーム内の生体弁直上に置いたピッグテールカテーテルで行われるが，その位置はフレームの最も低い部分と流出路を完全に造影できるよう十分に低く，かつ弁の機能を邪魔しない程度に十分に高くしなければならない。

画面に対して完全に垂直にフレームが見える透視方向が選択させるべきであり，フレームが斜めに見えないようにする。そして手技のステップごとに標準的な造影剤量（基本は20 mL）を使用し，特に重篤な大動脈弁逆流の疑いがある場合，最後の大動脈造影で30〜40 mLを使うとよい。最終的に有用な撮影法は，弧を描くようにイメージ・インテンシファイヤーを回転させて透視撮影することであり，CoreValveフレームの拡張を三次元的に確認することができる。

2. 経食道心エコー（TEE）

TEEは，もし患者が全身麻酔下で手技が受けていると植込みの際に使用することができ，ラーニングカーブ期間中は特に有効な助けとなりうる。植込みに続いてTEEを使うことによって，左室流出路内のフレーム位置や僧帽弁前尖へのあらゆる影響を明瞭に描出することができる。また，TEEはフレームと冠動脈入口部の間隔やフレームと大動脈根との関係も描出することができる。弁周囲逆流については，ジェットの三次元的性質からTEEでは捉えきれず，完全に評価することは困難かもしれない。カラージェットを介した連続波ドプラは大動脈弁逆流ジェットの血行動態的特徴を描出することができ，評価の助けとなり得る。カラードプラは間違った情報を伝えることもあるが，もし流出路に向けて長く伸びる幅広のジェットが見られたら，これは高度の弁周囲逆流を示唆している。TEEはフレーム底部と僧帽弁前尖の関係や僧帽弁逆流を評価するのにも有用である。

3. 血行力学的圧評価

CoreValve留置後は収縮期で左室と大動脈の圧波形が完全に重なり，圧較差は消失している。大動脈弁逆流を評価するに当たって，次の2つの特徴が有用であり，それは大動脈圧波形におけるdicrotic notchの有無と拡張期の圧である。弁留置後の拡張期圧はやや低くなる傾向にあるが，50 mmHgより低い場合は血行動態的に有意な大動脈弁逆流の可能性を示唆する。

不十分な留置を修正する方法

術者は深い知識をもち，救済措置に必要なテクニックや物品を熟知していなければならない[8]。

1. 弁のmalposition

CoreValve人工弁の留置は，前述のとおり，決められた段取りで行われる。すでに述べたとおり，弁の位置決めはいまだに最も難しい課題の1つである。あらゆる必要な注意点を守ったとしても，弁のmalpositionは起こりうるものである。そして，まれではあるがmalpositionが実際に患者の血行動態を危うくすることがある。malpositionの程度はTEEもしくは造影によって正確に評価することができる。"大動脈弁輪"（すなわち自己大動脈弁尖が付着する基底線の高さ）に対する人工弁の位置を良好に識別するためには，最低20 mLの造影剤が必要である。標準的にCoreValveは，"大動脈弁輪"からおおよそ4 mm（0〜12 mmの間）下方にあわせて留置するのがよい。

"低すぎる"留置とは，弁フレームの遠位端が弁輪より12 mm以上低い位置にくることをいう。目盛り付きピッグテールを用いた定量的血管造影テクニックを用いるか，"大動脈弁輪"の下にあ

るセル数に注目することで推定することができる。"高すぎる"留置とは，流入面が弁輪より高い位置にくることをいう。

2. 低位留置

重度の左室肥大のケースを除けば，低位留置は一般的に大動脈造影による中等度（grade 2）から高度（grade 3-4）の大動脈弁逆流と関連する。TEE によって逆流の性質を確認することができる（例えば弁周囲か弁輪内か）。逸話的で極めてまれだが，植込み後の TEE で観察される中等度から高度の僧帽弁閉鎖不全と比較的"低い"留置との関係は，CoreValve 人工弁の流入部分による僧帽弁前尖の影響といった解剖学的考察ではなく，血行動態変化（例えば左室後負荷）に関連しているようである。著しい大動脈弁逆流と血行動態不安定に関係する"低すぎる"留置の場合，最初に目指すことは，①"グースネックカテーテル"を用いて弁の位置を修正することである。もしうまくいかないなら，次に考慮しなければならないのは，②最初の弁の中に2個目の弁をやや高めで留置（すなわち valve-in-valve technique）することである。

a. "Lasso" Technique（最も推奨される方法）

透視角度の選択は極めて重要であり，弁フレームができる限り完全な一直線になるようにする。こうすることで，弁の再調整時の信頼性の高い指標ラインを得ることができる。5 Fr マルチパーパスカテーテルに 0.035 インチガイドワイヤーを通して無冠動脈洞に位置させると，特に石灰化がほとんどないもしくは全くない大動脈弁の場合などで，弁輪の目印となる。植込んだ弁の"ループ"の1つを通すため，通常の20～35 mm の"グースネック"カテーテルを単独で，もしくは7 Fr ガイディングカテーテルの中を進める。

この手技の成功は，軸方向の力（これはしばしば弁を上行大動脈へ引き出してしまう）を加えるよりも，むしろフレームにねじれを加えることに

よる（ねじりながら抜く）。このような理由から，2本のグースネックカテーテルを同時使うことは，極力控えるべきである。ループの理想的な位置は，正面の透視でループが前と後に位置していることである。最悪の位置は，1つのループが上行大動脈の外側カーブにかかっている時である（グースネックカテーテルではほとんど届かない）。その他のループはグースネックカテーテルで容易に通すことができるが，弁フレームには軸方向以外の力を加えることは不可能である。ループを引っ掛けるに当たっては，造影透視ガイドのもと，グースネックカテーテルへの丁寧にゆっくりねじり/牽引を増していく。途中，心拍動がカテーテル全体を通して感じられるほどの牽引レベルに達することもまれではない。次に素早く短く間欠的なねじり/牽引を加えていく。弁が満足のいく位置に動くまで徐々に力を加えていく。透視での解剖の描出の良し悪しに依存するため，弁の移動を確認するために手技の異なるステージごとに繰り返しコントロール動脈造影が必要となる。血行動態解析・血管造影・TEE によって確認した後，グースネックカテーテルを慎重に離して回収する。

b. Valve-in-Valve Technique（代替法として）

もしも弁の位置修正がうまくいかない，ループが好ましくない位置にあり危険性が高い場合，重度の大動脈弁逆流の改善は，最初の CoreValve の中にやや高い位置で2個目の CoreValve を留置することによって得られる。前述のテクニック同様，適切な透視撮影が必要不可欠であり，弁のフレームはできる限り一直線に見えるようにしたほうがよい。2個目の弁を最初に留置した弁の中に進めて，2つの弁の重なる距離を測定する。遠位（流入）面に集中しながら，1/3 が留置されるまで弁を展開する。それから2個目の弁の近位（流出）面に集中して，最初の弁と2個目の弁のフレームループが適切な距離になるよう決定する。重要なことは，弁の遠位面（流入）に集中しないことで，なぜならストラットの"十文字"模様が

個々の弁フレームを区別しにくくしているからである。いったん，流出部間の適切な距離が決定されたら，2つのフレームの定めた距離を維持しながら弁の残りを展開する。個々のフレームのフレームループは，最も有用なマーカーとなる。2個目の弁が完全に展開されたら，もはや著しい大動脈弁逆流は見られなくなるはずである。もしも大動脈弁逆流（grade 2以上）が見られる場合（一般的には，蛇行した解剖において2個目の弁留置が試見られた場合など）は，コントロールTEEと回転透視撮影を用い，2個目の弁の不完全に拡張と軸方向を疑って評価しなければならない。弁留置後の後拡張を考慮する必要がある。

3. 高位留置

留置過程の4/5までは完全に弁を修正できる可能性があるが，下記のような手技の最終段階で技術的な過ちをしてしまうと修正が困難になる。

1. 両側のフレームループがデリバリーカテーテルから完全に外れていないこと気づかず，カテーテルを引き抜いてしまう。
2. 弁留置成功後，人工弁の中でデリバリーカテーテルの遠位チップ（すなわちnose cone）をうまく扱えず，弁フレームまで移動させてしまう。
3. 高頻度ペーシングなし，もしくはバルーンがある程度インフレーションされている間に高頻度ペーシングを止めてしまうことにより，バルーンと弁が一体になって上行大動脈に押し出されてしまう。

残念ながら高位留置の場合は，低位留置の時と同じような有効な補正方法が存在しない。"高すぎる"留置になったとしても，容認できるパラメーターの基準を最初に明らかにしておくことが重要である。ある程度，フレーム周囲の石灰化した自己大動脈弁による被覆効果によって，"高すぎる"留置が大動脈弁逆流ゼロから軽度，もしくは中等度のよい状態まで完璧に適合していくことがある。コントロール造影および血行動態解析による容認できる結果の基準は，次の通りである。①大動脈弁逆流 grade 2以下，②左室-大動脈圧較差なし，③冠動脈閉塞なし。最後の基準は，異なる方向からの大動脈造影，あるいは冠動脈血流を確認するため冠動脈入口部への選択的造影が追加で必要となる可能性がある。CoreValve植込みのため患者をプレスクリーニング解析する際には，"高位留置"のオプションについても予め評価しておくことが重要である。弁の位置が絶対的に高すぎて容認できない場合は，弁を上行大動脈まで移動させることがある。2本のグースネックカテーテルを用いて弁を修正することも可能だが，そのような手技は動脈を損傷する可能性が高いので極力控えるようにする。最初にやるべきことは，2個目の弁を留置するための安全な場所を確保することである。2個目の弁の拡張が高度に制限されたり，2つの弁が連続して置かれることによって，長いスカートを形成し冠動脈血流に障害がおきたりする。2個目の弁の機能が危うくならないために，最初に留置された弁を上行大動脈の高い位置に修正する必要がある。

サイズにもよるが，CoreValve人工弁はおおよそ50〜53 mmの高さがあるので，離す距離としては弁輪から50 mm以上が適切である。弁をより高く修正するための"Lasso technique"は前述のとおりである。解剖的に小さな上行大動脈ではスペースがなく，フレームループを通して加えられた軸方向の力が無効となるため，このテクニックは適さないかもしれない。そのような場合は，グースネックカテーテルをフレームストラット越しに流入面へ向けて進め，そこで引っ掛ける。ここでグースネックカテーテルを引けば効果的に弁を修正することができる。

次に，さらなる安全のため，2個目の弁が最初の弁の中を通過する際に，グースネックカテーテルを用いて最初の弁を適正な位置すなわち上行大動脈の高い位置にしっかり固定させておくのがよい。これは通過の際に最初の弁が動くのを避けるため極めて重要である。結果として，もし2つの弁の間に50 mm以上の安全な距離が得られると，

2個目の留置による冠動脈虚血や中長期的な弁機能不全のリスクは最小限になる。

"Lasso technique"で修正できないまれなケースでは，完全に留置された弁を外科的に開胸して取り除く必要がある。もしも冠動脈血流が弁の組織・フレームによって障害されているなら，心筋虚血に備えて適正な灌流圧を確保できるよう心循環バイパスを施行するべきである。この場合，大腿血管にセルディンガー法でカニューレを挿入する。その他の場合は，胸骨切開を行い大動脈および右房にカニューレを挿入して，低体温体外循環を確立する。大動脈がクランプされたら心臓を停止させ，血管に対して水平な切開を加える。人工弁のステントフレームが切開の直下にあるかもしれないので，かなり大きな大動脈の場合などでは，ホッケースティック切開も考慮する必要がある。弁輪の上にある人工弁はたいてい過度の力を要することなく容易に引き上げることができる。弁の引き上げは，氷で冷やした水で弁をすすぐことにより容易となる。"Lasso technique"による手技によって血管外膜へのステントフレーム貫通が多発していないかどうか特別な注意を払う必要がある。ワイヤー切断ペンチで，ステントフレームの流出路面を切断する必要があるかもしれない。まれには，上行大動脈置換が必要となる。誤って留置された弁を取り除いた後は，標準的な大動脈弁置換術を行う。陶器様大動脈の患者では大動脈をクランプできないため，開胸による弁の修正は極めて困難な挑戦となる。このようなケースをなんとか成し遂げる唯一の安全なオプションは，短い低体温下心臓循環停止の間にダクロン人工血管を大動脈弓近位に縫合することである。それからダクロン人工血管をクランプして，弁を含む大動脈近位部を置換する。しかしながら，このアプローチは超高齢者や病状のかなり病状の悪い患者において，脳障害や多臓器不全にさらす高い危険性があり，バランスを考えて注意深く決定しなければならない。

まれながら人工弁のmalpositionに対する外科的な修正が必要になる際は，循環器科医，心臓外科医，麻酔科医からなるチームで行うべきである。さらに，ハイブリッド手術室は，これらの手技を行うにあたって速やかな介入を可能にする理想的な場所であるということが，各々の医学専門学会の共同声明にて強調されている。

4. 弁周囲逆流

このセクションでは，低位留置に伴う弁周囲逆流への対処や技術的エラーの結果生じる弁輪内逆流は割愛し，適切な弁留置後に生じるgrade 2以上の大動脈弁逆流への対処法について述べる。

本当の意味での合併症ではないものの，造影もしくはTEEでのgrade 2以上の大動脈弁逆流は決してまれではない（全症例の20％以上）。これは，次のような理由で生じる。

1. 弁の低位留置。
2. 重度石灰化大動脈弁におけるフレームの拡張不良。
3. 弁輪測定の過小評価。

重要なことは，フレーム（ナイチノール）の自己拡張性により留置後も持続的なフレーム拡張が起こり，弁輪や自己弁のリモデリングも起こるかもしれないことを銘記しておくことである。結果として，多くの場合，弁留置直後のコントロール造影と手技終了時点でのコントロール造影との間では時間が経過し，大動脈弁逆流の明らかな減少が見られるが，このことは，CoreValve留置後の解剖学的リモデリングの概念が正しいことを立証している。大動脈造影では大動脈弁逆流の重症度は注意深く評価されるべきであり，そのための最低限の基本的原則は次の通りである。

1. 少なくとも20 mLの造影剤を注入する。
2. 右前斜位からの透視でみる。
3. 大動脈弁逆流を過小評価するリスクを最小限にするため，ピッグテールカテーテルの位置は留置された弁の機能部分からわずか上方とする。

これら原則の遵守にもかかわらず，血圧・心拍数・左室機能低下など異なるパラメーターが大動

脈弁逆流の程度に影響を与えることがある。弁留置の際の大動脈弁逆流の重症度は過小評価され，後のフォローアップで異なる血行動態のもとにより，重篤な大動脈弁逆流に直面する可能性がある。TAVIでもバルーン形成術と同様なのは，左室肥大の存在下では grade 3 の大動脈弁逆流でも耐えられるが，低左心縮能では grade 2 の大動脈弁逆流でも耐えられない点である。TEEと大動脈造影で大動脈弁逆流の重症度を評価し，血行動態解析を行って大動脈弁逆流を容認できるか評価する必要がある。弁留置前後での左室と大動脈圧を測定し，CoreValve 留置後に大動脈弁逆流 grade 2 以上に直面した場合の戦略を決めるのがよい。

弁留置後の grade 2 以上の大動脈弁逆流残存に伴う血行動態不良を予知するため，次のようなシンプルな基準は提案されており，バルーンによる後拡張の考慮に役立つ。

1. 左室拡張終期圧が植込み前よりも 10 mmHg 以上上昇する，もしくは絶対値が 25 mmHg より高い。
2. 大動脈収縮期圧が同程度であるのに，大動脈拡張期圧が植込み前よりも 10 mmHg 以上低い，もしくは拡張期圧絶対値が 50 mmHg より低い。
3. 大動脈圧波形に dicrotic notch が見られない。
4. 頻拍となっている。

バルーンによる弁の拡張を行うかは，弁の位置移動・弁組織への障害などの潜在的な悪影響に関して常に慎重に評価されるべきである。それらは，中期的どころか長期的なフォローアップですら明らかになりにくいかもしれない。

5. 冠動脈閉塞

手技中の冠動脈閉塞はまれであり，患者の約 2% にみられる。この潜在的な悲劇的出来事の原因には，次のようなものが含まれる。

(a) 低位で開口している冠動脈において，弁留置中に冠動脈入口部の手前をカルシウムの固まりや大きな自己の大動脈弁尖が塞いでしまう。
(b) カルシウム片の冠動脈内塞栓。
(c) 大動脈解離から亀裂が冠動脈内膜へ続き，結果として起こる閉塞。
(d) 高位に留置された人工弁。加えて冠動脈空気塞栓も，心筋虚血を引き起こすことがある。

最初に見られる臨床的徴候は，たいてい ST 上昇，もしくは突然の完全房室ブロックや心室細動などのリズム障害である。これらのケースでは，たいてい重篤な心抑制が起こり，患者は心原性ショックに陥るかもしれない。大動脈基部での造影は冠動脈閉塞を明らかにすることがあり，続けて選択的造影と冠動脈入口部へのバルーン拡張もしくはステント留置を行う。もしも弁が高すぎる位置に留置されて，弁のスカートによって冠動脈血流が障害された場合，閉塞を解除するために人工弁を速やかに上行大動脈へ引き上げなければならない。大多数のケースでは，緊急で人工心肺を回して緊急冠動脈バイパスあるいは外科的人工弁除去が必要となる。

術後管理

術後管理は手技成功の要である。TAVIに求められるものは厳しいが，植込み自体が問題となることはさほど多くない。これらの患者は元々複数の併存疾患があり，しばしば呼吸器機能や腎機能や心機能が障害されているのである。

細心の術後血管管理，細部にわたる注意深さ，手技後数日にわたる細かい観察は，簡潔な手技後の成功率に影響を及ぼす必要不可欠な要素である。術後に考慮しなければならない領域は，低血圧，血管穿刺部位合併症，不整脈，神経学的合併症，腎機能障害，呼吸機能障害，そして感染である。

術後の急激な低血圧は，たいてい大動脈弁閉鎖不全，心嚢液貯留，左心機能不全，心筋虚血，出

血，あるいは細胞外液量の減少によるものである。患者は急激に悪化することがあるので，迅速に診断して有効な治療を行うことが必要である。すぐに心エコーを施行すれば，大動脈弁逆流，心嚢液貯留，局所の左室収縮異常，左室の充填不足を鑑別することが可能である。血管穿刺部の合併症としては，出血や破裂があり，速やかに対処しなければならない。手技の後に血管造影を行うことの重要性はすでに強調した通りである。

TAVI後の心室性不整脈はまれであるが，心房細動はまれではなく，通常どおりの方法で治療する。手技後に房室ブロックが出現する可能性があるため，24～48時間はペーシングワイヤーを留置しておくべきである。永久ペースメーカを植込むかどうかの判断は，手技後の十分な時間経過をもって判断されるべきである。もしも患者がペーシングに依存したままであれば，離床および退院を目的として，早期のペースメーカ植込み術が推奨される。また，新規に左脚ブロックが出現することもまれではない。手技時に1度房室ブロックと左脚ブロックを呈した患者の多くは，そのうち正常に伝導に回復することを認識しながらも，新規左脚ブロックが1度房室ブロック，すなわちPR間隔延長と関連する場合はペースメーカ植込みを念頭におく。

神経学的合併症は，最も恐れられている問題である。手技中の心血管イベントでは，たいていの場合，ある程度の神経障害が永続的に残る。頸動脈保護が可能になるまでは，大動脈弁形成・大動脈基部での機器操作，弁留置における塞栓のリスクを避けることはできない。もしも，術後の患者に神経学的異常が現れた場合は，速やかに神経内科へコンサルトする必要がある。

腎機能は，術後細かく観察されるべきである。TAVIは他の侵襲的血管造影手技と同様，造影剤が使用されることから，造影剤腎症を起こす可能性がある。併存疾患が多く不安定な血行動態が見られる患者では，腎機能の低下が予想される。造影剤腎症のリスクがある患者では，24～48時間は1日の腎機能，尿量，体内水分のバランスをモニターすることや，施設の方針に則った輸液や他の薬剤を含めた標準的な周術期管理が施されなければならない。しかしながら，著者らの経験では，TAVI後に透析が必要となる可能性は極めて低い。

術後の胸部感染はまれではなく，一般的な方法で治療されるべきである。胸膜痛があり息切れを呈する患者では，肺塞栓が疑われるべきであり，入院中は手技後の標準的な血栓予防治療がなされるべきである。併存疾患が多い患者は周術期感染を起こしやすいが，胸部感染を除いてはそれ以外の部位の感染は極めてまれである。実施病院のプロトコールに従って，標準的な弁留置に対する抗生物質の予防的投与を行うべきである。手技後のCRP（C-reactive protein）上昇は非常によく見られるが，これは必ずしも感染ではなく人工弁に対する炎症反応かもしれないことも銘記すべきである。

文献

1. Flameng W, Herregods MC, Vercalsteren M, et al. Prosthesis-patient mismatch predicts structural valve degeneration in bioprosthetic heart valves. *Circulation*. 2010;121:2123–2129.
2. Piazza N, Grube E, Gerckens U, et al. Procedural and 30-day outcomes following transcatheter aortic valve implantation using the third generation (18fr) corevalve revalving system: results from the multi-centre, expanded evaluation registry 1-year following ce mark approval. *EuroInterv*. 2008;4:242–249.
3. Grube E, Buellesfeld L, Mueller R, et al. Progress and current status of percutaneous aortic valve replacement: results of three device generations of the corevalve revalving system. *Circ Cardiovasc Intervent*. 2008;1:167–175.
4. Piazza N, de Jaegere PP, Schultz C, et al. Anatomy of the aortic valvar complex and its implications for percutaneous implantation of the aortic valve. *Circ Cardiovasc Interv*. 2008;1:74–81.
5. Tops LF, Wood DA, Delgado V, et al. Noninvasive evaluation of the aortic root with multislice computed tomography implications for transcatheter aortic valve replacement. *JACC Cardiovasc Imaging*. 2008;1:321–330.
6. Baan J Jr., Yong ZY, Koch KT, et al. Factors associated with cardiac conduction disorders and permanent

pacemaker implantation after percutaneous aortic valve implantation with the corevalve prosthesis. *Am Heart J*. 2010;159:497–503.
7. Van Mieghem NM, Nuis RJ, Piazza N, et al. Vascular complications with transcatheter aortic valve implantation using the 18 fr medtronic corevalve system(r): the rotterdam experience. *EuroIntervention*. 2010;5: 673–679.
8. Vavuranakis M, Vrachatis D, Stefanadis C. CoreValve aortic bioprosthesis: repositioning techniques. *JACC Cardiovasc Interv*. 2010;3:565; author reply 565–566.

20章
経カテーテル大動脈弁植込み術の臨床成績

　重症大動脈弁狭窄症（severe AS）に対して，薬物治療では予後が不良であることが知られている[1]。手術が可能な患者に対しては，外科手術（surgical aortic valve replacement：sAVR）は長期予後を改善し，現在の標準治療となっている[2,3]。しかしながら，30％以上の症候性重症大動脈弁狭窄症（symptomatic severe AS）に罹患する患者は，多くの併存疾患を理由に，sAVRを受けていない[4]。最近，transcatheter aortic valve implantation（TAVI）は，外科手術リスクが高い患者に対して，sAVRの代替治療として行われるようになった。Dr. Alain Cribierによって2002年初めてのTAVI治療が施行され[5]，現在20,000例以上に対してTAVI治療が行われている。いくつかの観察研究，症例報告によって[6-16]，severe AS症例に対してTAVIは安全で有効な治療であることが示されている。最近になり，最初の無作為化比較試験が報告され[17]，この新しい治療法は注目を集めている。

　現在のところ，経大腿動脈（TF），経心尖部アプローチ（TA）によるballoon expandableタイプのEdwards SAPIEN（Edwards Lifesciences Inc, Irvine, CA），経大腿動脈（TF），経鎖骨下動脈アプローチ（TS）のSelf expandableタイプのCoreValve（Medtronic, Minneapolis, MN）といった2種の異なるシステムが治験を終了している（図20-1）。現在の臨床成績をこの章でまとめた（表20-1）。

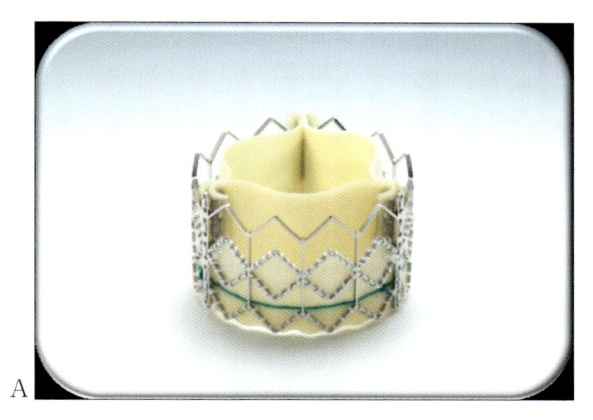

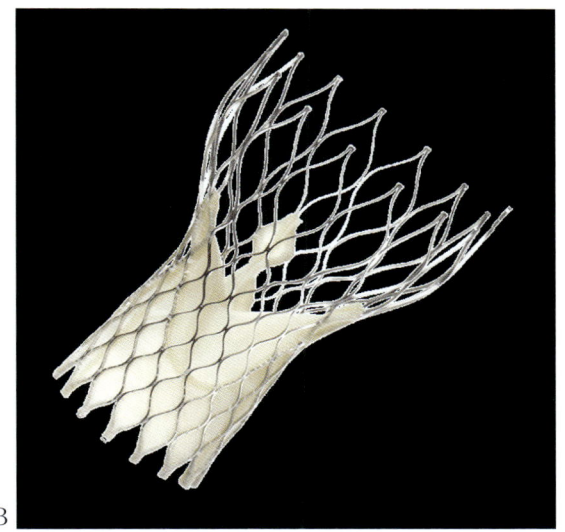

図20-1

A：SAPIEN transcatheter heart valve（Edwards Lifesciences Inc., Irvine, CA）．**B**：CoreValve（Medtronic, Minneapolis, MN）システム

表20-1 TAVIの臨床成績一覧

著者	試験デザイン	被験者数	STS	Logistic EuroSCORE	フォロー期間	手技成功率	30日死亡率	1年死亡率	主要血管合併症	脳梗塞	新規ペースメーカー植込み
Edwards SAPIEN：TF											
Lefevre et al.[12]	レジストリー	61	11.3%	25.7%	12か月	95.4%	8.2%	21.3%	16.4%	3.3%	1.8%
Eltchaninoff et al.[16]	レジストリー	95	17.4%	25.6%	1か月	98.3%[a]	8.4%	—	6.3%	4.2%	5.3%
Himbert et al.[65]	レジストリー	51	15%	25%	12か月	90%	8%[b]	19%	12%	6%	6%
Rodes-Cabau et al.[11]	レジストリー	113	9%	—	24か月	90.5%	9.5%	25%	13.1%	3%	3.6%
Thomas et al.[14,25]	レジストリー	463	—	14.5%	1か月	95.2%	6.3%	18.9%	22.9%	2.4%	6.7%
Leon et al.[17]	無作為化比較試験	179	11.2%	26.4%	12か月	—	6.4%[c]	30.7%[d]	16.2%	6.7%[e]	3.4%
Edwards SAPIEN：TA											
Walther et al.[22]	フィージビリティースタディ	168	—	27%	12か月	95.8%	15%	37%	1.2%	2%	2.3%
Svensson et al.[20]	フィージビリティースタディ	40	13.4%	35.5%	6か月	87.5%	17.5%	—	—	5%	—
Lefevre et al.[12]	レジストリー	69	11.3%	33.8%	12か月	96.4%	18.8%	50.7%	5.8%[f]	1.5%	3.8%
Eltchaninoff et al.[16]	レジストリー	71	18.4%	26.8%	1か月	98.3%[a]	16.9%[b]	—	5.6%[g]	2.8%	5.6%
Himbert et al.[65]	レジストリー	24	18%	28%	12か月	100%	16%[b]	26%	8%	0%	4%
Rodes-Cabau et al.[11]	レジストリー	177	10.5%	—	1か月	96.1%	11.3%	22%	13%[g]	1.7%	6.2%
Thomas et al.[25]	レジストリー	575	—	16.3%	1か月	95.7%	10.3%	27.9%	4.7%	2.6%	7.3%
Medtronic CoreValve：TF											
Grube et al.[10]	レジストリー	86	—	21.6%	1か月	88%	12%	—	1.2%	10%	—
Piazza et al.[13]	レジストリー	646	—	23.1%	1か月	97.2%	8%	—	1.9%	1.9%	9.3%
Eltchaninoff et al.[16]	レジストリー	66	21.3%	24.7%	1か月	98.3%[a]	15.1%	—	7.5%	4.5%	25.7%
Petronio et al.[15]	レジストリー	460	—	19.4%	6か月	98.4%	6.1%	11.4%	2%	1.7%	16.1%
Medtronic CoreValve：SC											
Eltchaninoff et al.[16]	レジストリー	12	21%	24.6%	1か月	98.3%[a]	8.3%	—	8.3%	0%	25%
Petronio et al.[15]	レジストリー	54	—	25.3%	6か月	100%	0%	6.7%	0%	1.9%	18.5%
Zahn et al.[26h]	レジストリー	697	—	20.5%	1か月	98.4%	12.4%	—	19.5%	2.8%	39.3%[i]

[a] 全手技成功率（SAPIEN TF/TA, CoreValve TF/SA）98.3%
[b] 院内死亡率
[c] 30日死亡率 6.4%（11/173），30日死亡 5%（9/179）（ITT解析）
[d] 1年死亡率（ITT解析）
[e] 脳梗塞
[f] 血管合併症
[g] 心尖部関連合併症
[h] 全群での報告 566（81.2%），CoreValve TF, 22（3.2%）CoreValve trans-subclavian, 106（15.2%）SAPIEN TF.
[i] CoreValve 42.5%, SAPIEN 22%.

TAVI：transcatheter aortic valve implantation, STS：Society of Thoracic Surgeons, EuroSCORE：European System for Cardiac Operative Risk Evaluation, PPM：permanent pacemaker, TF：transfemoral, TA：transapical, SC：subclavian

初期の経験

1. first-in-human(FIM)と初期の報告

2002年，Cribierとその同僚は手術が困難である患者に対して，中隔穿刺で順行性アプローチによるバルーン拡張型大動脈弁を用い，TAVIを初めて施行し，経皮的アプローチを用いた治療が実現可能であることを証明した[5]。2年後，Cribierらは順行性アプローチにより6人のうち5人で手技成功を収めたことを報告した[18]。2005年にはGrubeらが，逆行性アプローチによる自己拡張型のCoreValve留置(first in human)を発表した[19]。

間もなく，この領域での2人のパイオニアが初期研究を発表した。Webbらは，Cribier Valve(Edwards Life science Inc, Irvine, CA)で，逆行性アプローチを用いて，ハイリスク連続18症例に対して行った初期治療報告を行った[7]。78%(14/18)の患者で手技は成功し，術中死症例はなく，89%(16/18)の症例が観察期間中(中央値75日)生存していた。同様に，Grubeらは，第一世代CoreValveを用いた連続25症例の初期成績を報告した[9]。この報告では，84%(21/25)で手技は成功したが，20%(5/25)の症例が入院中に死亡した。

2003～2005年の間，I-REVIVE(Initial Registry of EndoVascular Implantation of Valves in European)試験とRECAST(Registry of Endovascular Critical Aortic Stenosis Treatment)試験といった，単一施設で施行された2つのパイロット試験が行われた[6]。36症例の承認前のコンパッショネートでの使用となった。そのうち，27人は順行性(経中隔アプローチ)での植込みを行い，成功率は85%(23/27)であった。逆行性アプローチで7症例は行われ，57%(4/7)の手技成功が得られた。30日死亡率は16.7%(6/36)であった。

2. Feasibility Studies

2005～2008年にかけて，Edwards SAPIENを用いた3つの多施設研究，REVIVAL(percutaneous EbdoVascular Implantation of VALves)試験[20, 21]，the TRAVERCE(the initial multicenter feasibility trial for TAVI)試験[22]，REVIVE試験が米国，欧州で行われた。REVIVAL試験は，米国でsAVRがハイリスクである95症例に対して行われ，40症例は経心尖部アプローチ(trans apical : TA)[20]，55症例は経大腿部アプローチ(trans femoral : TF)[21]で行われた。植込み成功率は，TA群で87.5%，TF群で87%であった。30日生存率は，それぞれ82.5%と92.7%であった。同様に欧州3施設で行われたTAアプローチの168例が登録されたTRAVERCE試験では，手技成功が95.8%得られ，30日死亡率は15%であった。ハイリスクにもかかわらず，第1世代デバイスを用いた初期治療成績は，TA, TFアプローチにおけるTAVIは短期間において実現可能(feasible)かつ有益であることを示した。

同様に，Grubeらは21, 18 FrサイズのCoreValve systemを用いたTFアプローチのTAVIで，手技成功74%，30日死亡率12%と安全性，実現可能性を示した[10]。

3. 鎖骨下動脈アプローチの可能性

解剖学的に腸骨動脈領域がTAVIに適さない，または広範な狭窄を認める症例に対して，TA同様，鎖骨下動脈アプローチ〔subclavian approach(TS)〕によるTAVIが可能となっている。実際，Petronioの報告によると，54症例で，手技成功100%，術中死0%，30日死亡0%，6か月死亡9.4%であった[15]。TSに伴う特別な血管合併症は認めなかった。現在，TSはCoreValveシステムのみで可能である。

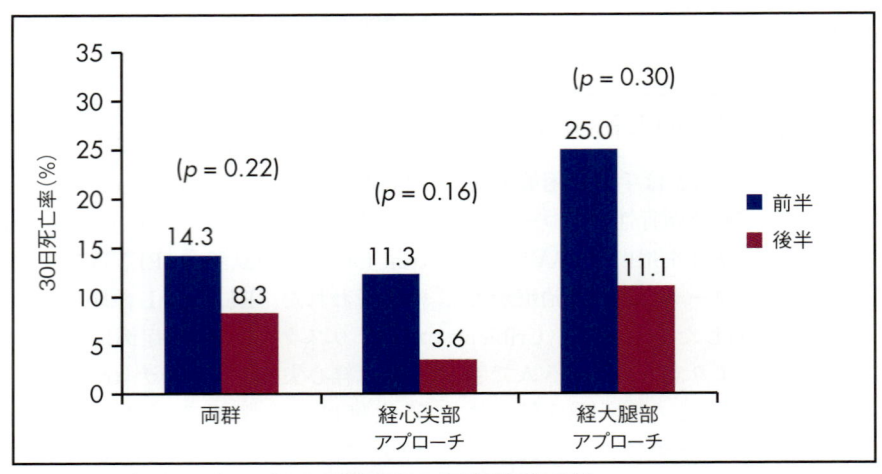

図20-2 バンクーバーにおける連続168症例の初期成績

4. 初期の臨床経験から学ぶべきこと

多数の単一施設からのTAVIに関するFIM, feasibility study, 初期の報告は, TAVIオペレーターの初期成熟過程を反映している. 大動脈弁径, 腸骨大腿動脈径, リスク評価, 有害事象の予測因子同定といった十分なスクリーニング, 適切な症例選択, 手技をより理解したことで, 結果は劇的に改善した. Webbらは, 最近, 彼らの初期168症例を報告し, learning curveの重要性を明らかにした[23]. 30日死亡はTFで11.3%, TAで25%あったが, 後半の成績はTFで3.6%, TAで11.1%と改善していた(図20-2).

同様にGrubeらは, 単一施設での3世代間を比較したCoreValveシステム136症例の成績を報告している(図20-3A)[24]. 手技成功率は, 18Frである第3世代CoreValveで98.2%であり, 第1世代(25 Fr)の90.4%と比較すると著明に改善し, さらに手技時間も40%短くなっている(図20-3B). こういった報告は, TAVI治療を成功させるために, オペレーターの経験と技術革新が重要であることを示している.

レジストリー試験

1. Edwardsレジストリー

現在までにEdwards SAPIENを用いた3つの大きなレジストリーが発表された. 欧州9施設から130症例(61 TF, 69 TA)が登録されたPartner EUレジストリーは, ウシ心嚢膜を用いた第2世代バルーン拡張型valveを用いて行われた[12]. 患者すべて, 死亡予測20%以上の手術ハイリスク, または平均30日STS score 11.6%で手術が難しいと判断された症例であった. 30日, 12か月生存率は, TFで91.8%と78.7%, TAで81.2%と49.3%であった. 30日死亡の主な理由は, 合併症に由来した非心臓死であった. このレジストリーの問題として, 各施設の登録数が少なく, 術者のlearnig curveの影響が挙げられる.

同様にRoodes-Cabauらは, Canadian compassionate clinical use programを用いてTAVIを行ったカナダ6施設での339症例(162 TF, 177 TA)を報告した[11]. TFで手技成功は90.5%, 30日死亡率は9.5%であり, 一方TAでは96%, 11.3%であった. 興味深いことに, 1年生存率は両群で同じであり〔TF 75%(95%CI 68〜82%), TA 78%

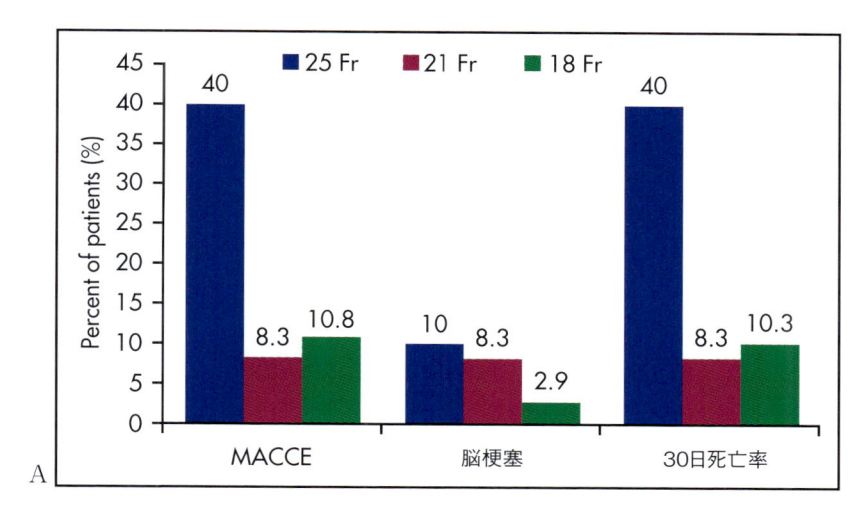

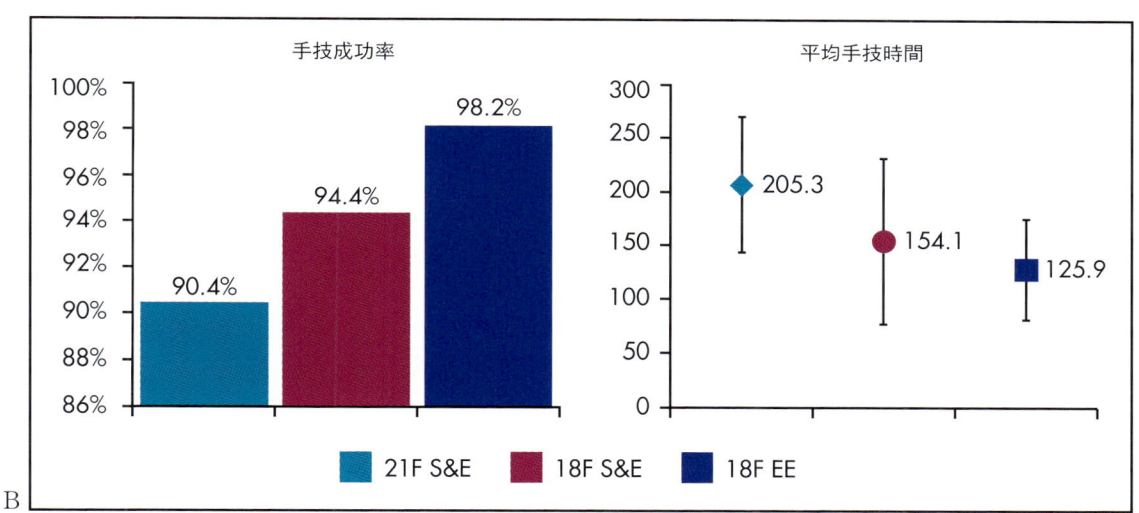

図20-3 3世代間のCoreValve（単一施設での136症例）の臨床成績（A），3世代間での手技時間の比較（B）

（95% CI 53〜75%）］，同様のリスク背景をもった患者に対して，TF，TAアプローチにかかわらずTAVIプログラムは同様の短期，長期の利益をもたらすことが示唆された。

最も大きなレジストリーであるSOURCE（SAPIEN Aortic Bioprosthesis European Outcome）は，市販後の欧州におけるEdwards SAPIENの初期成績を評価するためにデザインされている[14,25]。欧州32施設で1,038症例が登録され，TF 463症例，TA 575症例であった。TAアプローチで治療された症例は，TFアプローチと比べより多くの合併症をもっており，結果として統計学上有意にEuroScoreが高かった（29.1% vs. 25.7%, $p<0.001$）。手技成功は，TF 95.2%，TA 92.7%であった。TAで高い30日死亡が観察された（10.3% vs. 6.3%）が，これはTA症例のリスクがベースラインで高いことに起因している。このレジストリーの大きな問題は，70%以上の施設がTAVI治療の経験がなく，そこから登録された症例が全症例の50%以上を占めていること

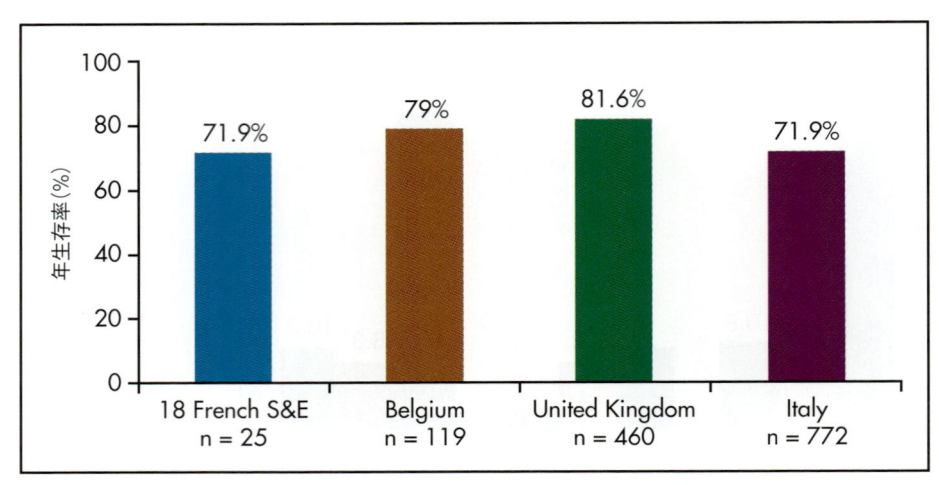

図20-4 EuroPCR（2010. 5月, Paris, France）で発表されたCoreValve（Medtronic, Minneapolis, MN）レジストリーの1年生存率の一覧

である。さらに全有害事象はコアラボでの評価ではなく, 施設ごとの評価報告であった。最近, 1年後の結果が報告され, 1年生存率は全体で76.1%, TAで72.1%, TFで81.1%であった。1年後に生存している患者の73.5%は, NYHA Class I/IIであった[25]。

2. CoreValve's レジストリー

2007年4月から2008年4月まで, 欧州51施設から646症例が多施設レジストリーに登録された[13]。18 Fr 第3世代CoreValveを用い, 手技成功は97.2%, 術中死亡率1.5%, 30日全死亡8%, 脳梗塞1.9%であった。以前の報告と比べ, 血管合併症は著明に低く（1.9% vs. 20%）, 新規ペースメーカー植込みもまた比較的低かった（9.3% vs.40%）[15, 16, 26]。しかしながら, この報告では, コアラボによる臨床結果の評価がなされていないのと同様, 有害事象の不一致と過小に有害事象を報告しているという問題点が指摘されている。

最近のEuroPCR（2010年5月25～28日）において発表された, 各国のCoraValve Systemレジストリーでは1年生存率は71.9～81.6%の間であった[27-30]。

■ 無作為臨床試験

重要なPARTNER試験（Placement of Aortic Transcatheter Valves）は, severe ASにおけるハイリスク手術症例において, TAVIと標準治療を比較した初めての多施設無作為試験である。全体研究デザインを図20-5に示した。2つのコホートが明示され, コホートAは, ハイリスクであるものの, sAVRは可能であると考えられる症例が含まれた。コホートBは, sAVRが適していない患者を含んでおり, ①STSスコアが10%またはそれ以上, ②予想される30日死亡率が15%またはそれ以上と予測される合併症の存在, ③予測される30日の死亡率または重篤なmorbidityが50%以上と関連すると考えられる合併症のため外科手術の適応と考えられない時に, 症例は手術ハイリスクと考えられた。この試験の除外基準として, 二尖弁, 非石灰化大動脈弁, クレアチニン3.0 mg/dLまたは透析の重症腎不全, 血行再建が必要な冠動脈疾患, 左室機能低下（EF 20%以下）, 大動脈弁径18 mm以下または25 mm以上, 重症僧帽弁逆流症（>3+）, 大動脈弁逆流症（>3+）, 6か月以内に起きた一過性虚血発作または脳梗塞が挙げられている。2つのコ

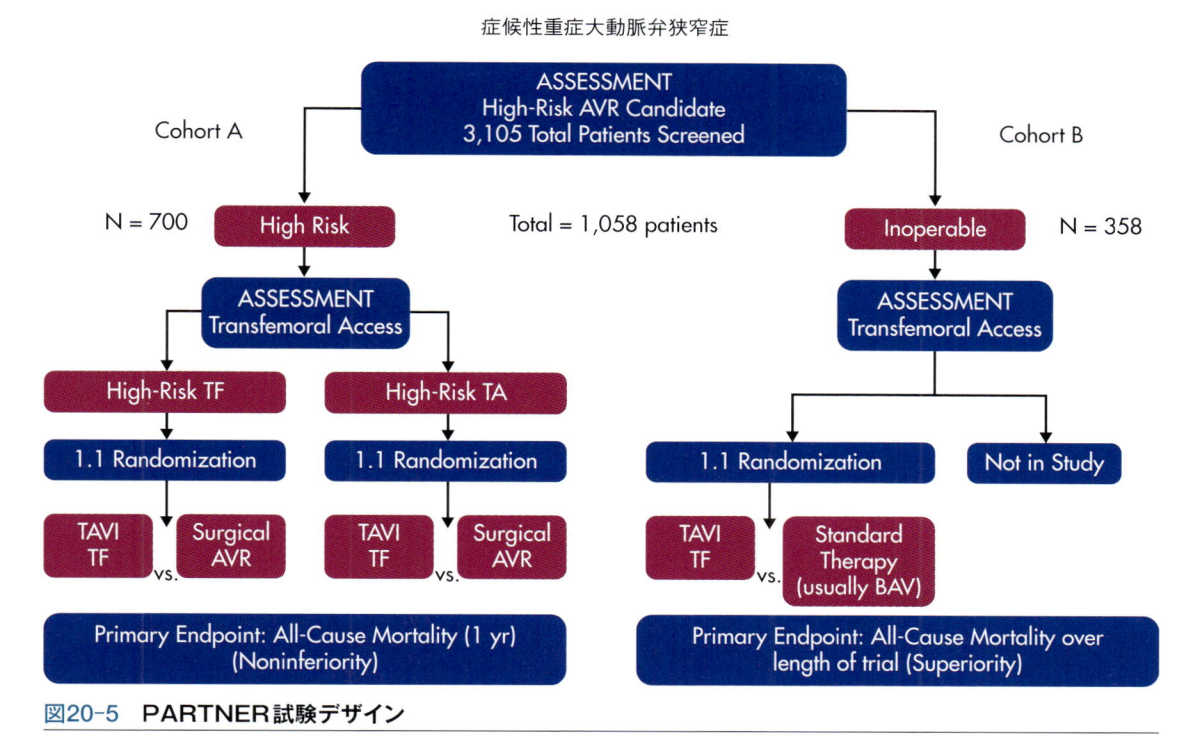

図20-5 PARTNER試験デザイン

AVR：aortic valve replacement, BAV：balloon aortic valvuloplasty, TA：transapical, TAVI：transcatheter aortic valve implantation, TF：transfemoral

ホートのPrimary Endpointは研究期間中の全死亡であり，Co Primary Endpointは全死亡，再入院を合わせた複合イベントであった。

最近，PARTNER試験の非手術群（コホートB）が報告された[17]。主要研究結果は，TAVIは標準治療より優れ，全死亡を46％（P＜0.0001），心血管死を61％（P＜0.0001），全死亡と再入院を54％（P＜0.0001）減少させる（図20-6）。さらに標準治療より有意差をもって，TAVI治療群で症状を改善した。標準治療を受け生存している症例で42％が無症状または軽度の心不全症状であったのに対し，TAVIを受けて1年生存した患者の74.8％が無症状または軽度心不全症状だった（NYHA class Ⅰ/Ⅱ）。しかしながら，TAVIは主要血管の合併症（16.2％ vs. 1.1％, P＜0.0001），主要出血イベント（16.8％ vs. 3.9％, P＜0.0001），そして脳梗塞（5.0％ vs. 1.1％, P＝0.06）といった30日合併症が多かった。血管・神経合併症が多いものの，

今回の結果はTAVIの普及を後押しし，次世代のデバイスと同様，現在のテクノロジーの改良（小型化，脳梗塞予防デバイス）はこういった合併症を減少させる。

臨床成績の実際について

1. 血管合併症

血管合併症はTFアプローチのTAVIの大きな問題である。大口径のカテーテルを用いること，そして現在の治療対象がハイリスク症例であることから，血管合併症が高率に発生する。小血管径，重篤な動脈硬化，石灰化，および蛇行した血管は，TAVIにおける血管合併症の主な原因である。Edwards SAPIEN（23, 26 Frシース，外径9, 10 mm）を用いた主要血管合併症の発生頻度は8.3〜23％であり[11, 14, 17, 31, 32]，CoreValve system

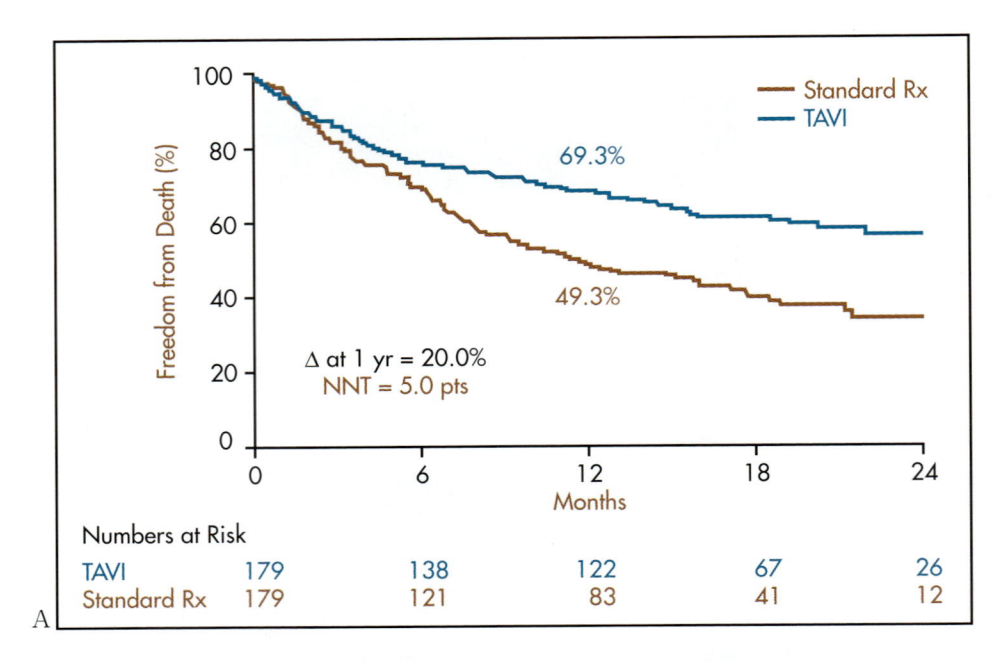

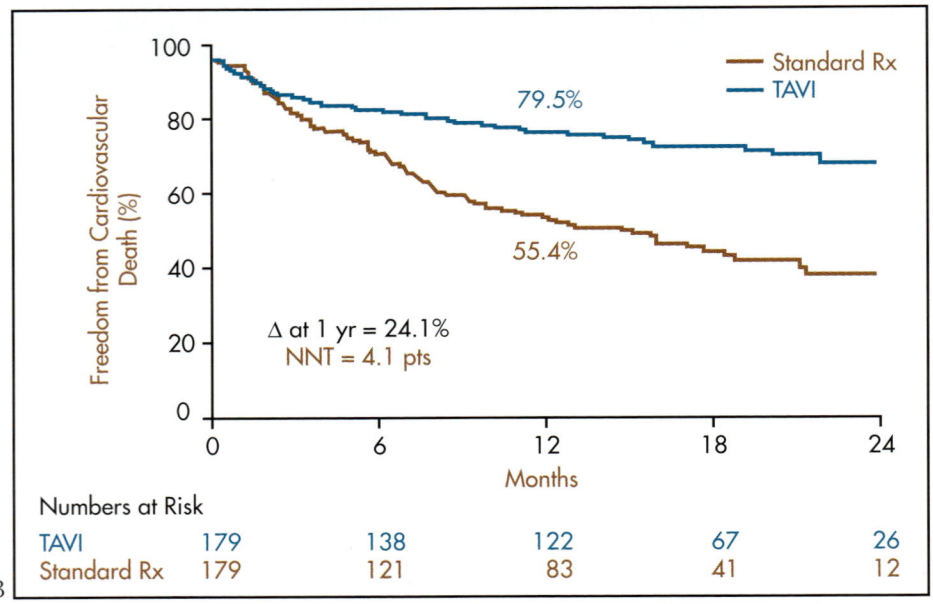

図20-6 PARTNER試験コホートBにおける1年生存率(A), PARTNER試験コホートBにおける心血管死回避率(B)

TAVI：transcatheter aortic valve implantation, NNT：number needed to treat

(18 Fr シース，外径 7 mm)は 1.9〜14%である[13,15,32,33]。しかしながら，血管合併症の同定に自施設での任意の定義を使用しているため，体系的に報告することは難しく，現在の文献の解釈を困難にしている。

一般的な血管合併症は，大動脈解離，止血デバ

イスの失敗，止血デバイスに伴う動脈の狭窄，および穿刺部血腫を含む．血管剥離，後腹膜血腫を引き起こす血管穿孔，大動脈解離，大動脈弁破裂，そして左室穿孔は，もし迅速に治療しなかった場合，致命的で重篤な合併症である．緊急外科手術が主要血管合併症の治療に必要となる場合もあるが，腸骨動脈の近位部をバルーンで血流遮断し，時には末梢血管ステント留置といった，革新的な経皮的アプローチがそういった問題を予防し，対応するのに非常に有効であると提案されている[34, 35]．主要血管合併症，または主要出血と生存の関係は，何人かの著者によって証明されている（図20-7）[11, 17, 31, 32]．

したがって十分なスクリーニングが最も重要であり，そのことが動脈解離，穿孔を著明に減少させる．一定頻度の血管合併症は不可避ではあるが，より小さなデリバリーシステムとシースといった技術の進歩により，血管合併症は減少していくであろう．

2. 脳卒中

TAVI中の症状のある脳梗塞発症は，致命的な合併症である．定義によるが，現在報告されている脳梗塞発症率は1.7～6.7%と異なっている[11, 13-17]．脳梗塞発症の正確な機序は不明であるが，大口径のカテーテルが大動脈弓を通過する時，逆行性に高度狭窄した大動脈弁を通過させる時，大動脈弁拡張時，rapid pacing中の血行動態に伴うもの，デバイス留置といった，恐らく手技中の異なる時間に，いくつかの因子によって起きている可能性がある．さらに現在のTAVIを行う症例は，心房細動，動脈硬化病変の割合が高い非常に高齢患者を含んでおり，手技に伴う脳梗塞イベントを増加させている[17, 36, 37]．最近，2つの研究があり，TFアプローチに伴うTAVIはdiffusion-weighted magnetic resource imaging（DW-MRI）により評価すると，新規の脳梗塞発症が70%以上発生しているということが報告されている[38, 39]．Rodes-Cabauらは，60人の患者においてDW-MRIによってTAで71%，TFでも66%と同様の結果であり，脳梗塞の分布が一致していることを証明した[40]．しかしながら，ほとんど臨床的な症状を伴わないため，長期の予後（結果）については不明であり，臨床的に重要かどうかを決定するためにはさらなる研究が必要である．いくつかの脳梗塞予防デバイスが開発中であり，初期報告では，TAVI後の無症候性，症候性脳梗塞を減少させると期待されている[41]．

3. リズム障害

TAVI後の伝導障害について報告したレポートがいくつかある[42-51]．左室流出路の深くに留置するうえに，長期間続く強いradial forcesによって，自己拡張型のCoreValveはEdwards SAPIENよりも新規ペースメーカを必要とする頻度が高いことが一般的に認められている．TAVI後のリズム障害についての現在のエビデンスは，CoreValve留置後は約20%，Edwards SAPIEN留置後は5%の患者に新規ペースメーカの植込みが必要となることが知られている[51]．しかしながら，報告されている文献によって，この発生率は非常に異なっている．

Zahnらによって報告されたシリーズでは，Edwards 22%と比較して，CoreValveシステムでは42.5%の高いペースメーカ植込みとされていた[26]．反対に，最近の重要なPARTNER試験では，SAPIEN Valve留置後にペースメーカを必要とする患者は3.4%と，より低いペースメーカ植込み率を示した[17]．Piazzaらは，646人のCoreValveシステムを用いた最も大きな研究を発表し，30日間の新規ペースメーカ植込みは9.3%であったと報告した[13]．基本的なデバイス構造の違い，そして心房心室伝導システムに与える影響は，2つの現在のデバイスの間に存在しているものの，内科医の間での手技の多様性，そしてペースメーカ適用基準もまた，新規ペースメーカ留置率の文献における不一致をある程度説明できるだろう．

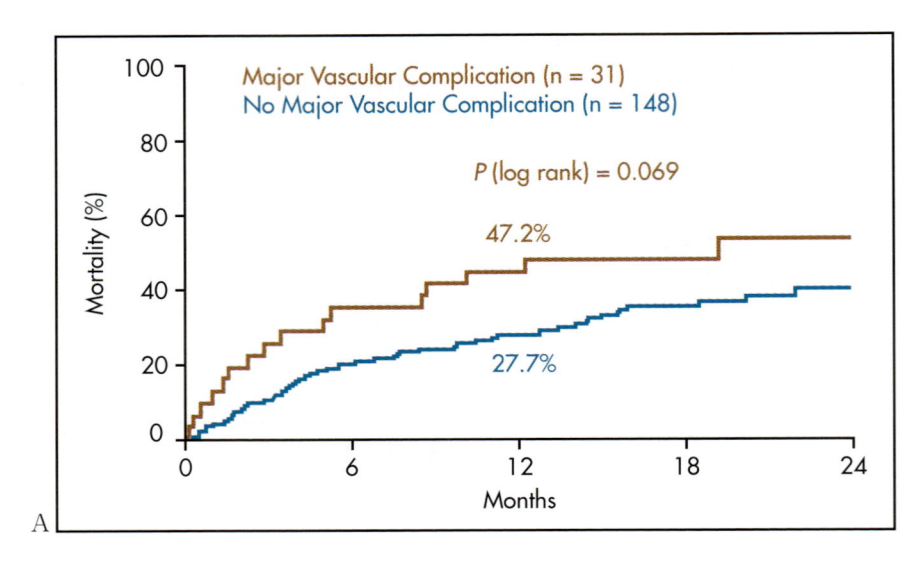

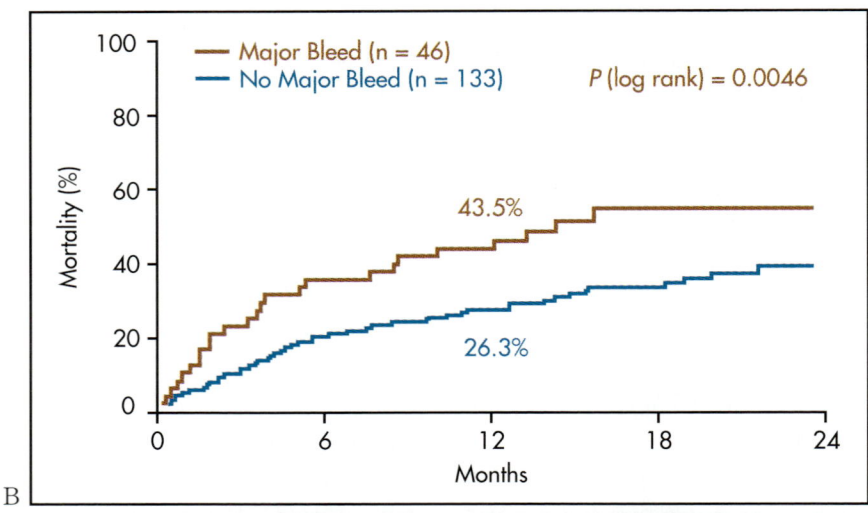

図20−7 PARTNER試験コホートBにおける主要血管合併症の予後への影響（A），PARTNER試験コホートBにおける主要出血合併症の予後への影響（B）

　持続する新しい左脚ブロックは，TAVI後の最も明らかな心電図上の所見であると報告されている。CoreValve留置後1か月の55％の症例で[52]，そしてSAPIEN留置後1か月の20％の症例において認められる[47]。しかしながら，この所見の長期の臨床的重要性については，よく知られていない。面白いことに，主に，前，側壁誘導における一時的なST上昇はTAアプローチのTAVI直後に，約20％の患者で報告されており，恐らく心尖部への挿入および縫合に関係している[42]。右脚ブロック，低い位置での弁の留置，植込まれた弁と比較して，小さな大動脈弁径，手技中の完全房室ブロック，そしてCoreValveはTAVI後の完全房室ブロックの予測因子であると示されている[43, 46]。著者らの現在の知見より，継続した手技後の心電図モニターは最低72時間，TAVI後の

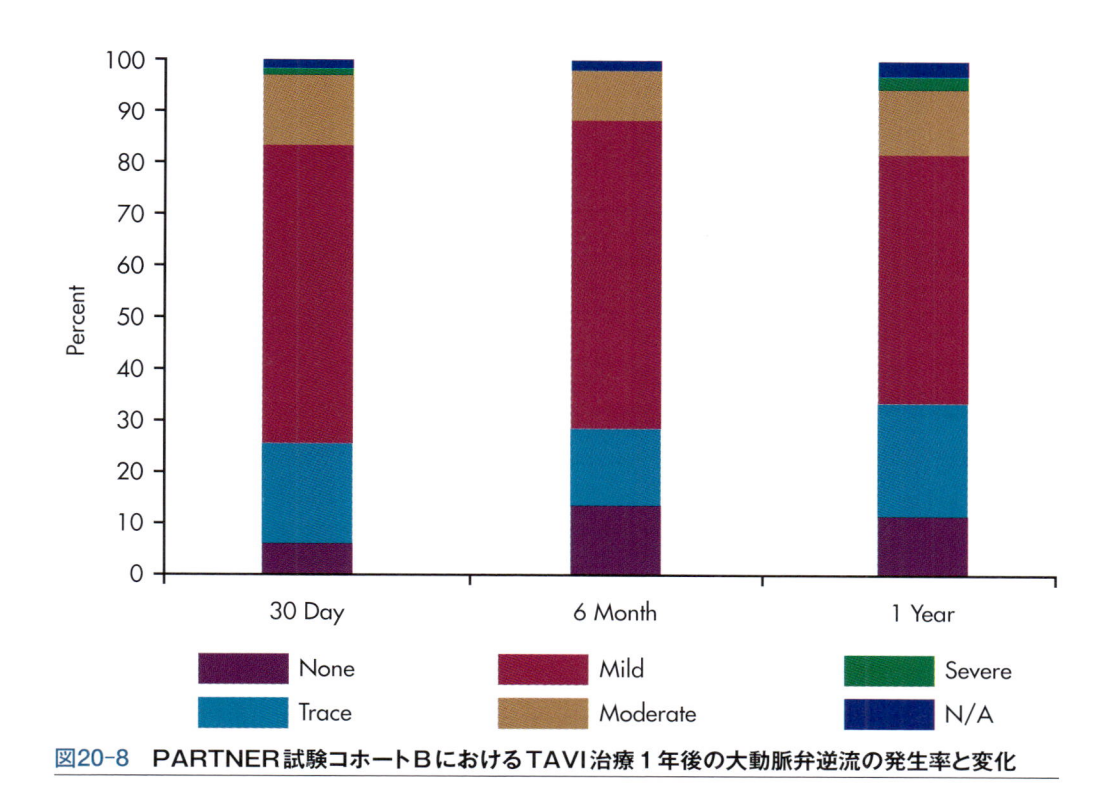

図20-8 PARTNER試験コホートBにおけるTAVI治療1年後の大動脈弁逆流の発生率と変化

4. Paravalvular Regurgitation

 paravalvular regurgitation (PR) は，臨床的な影響ははっきりしていないものの，TAVI後に一般的に見られる。大動脈弁逆流は，TAVIの場合，80〜96%で起こると報告されている[17,53-56]。多くの症例でmild ARであるが，moderateからsevere ARは7〜24%の患者で観察される。Edwards SAPIENとCorevalve systemを比較した試験はないものの，文献によると2つのデバイスで同等の結果となっている。TAVI後のARが，長期成績に与える影響を示したデータは非常に限られている。SAPIEN Valveにおいて，PARTNER試験では30日と1年後で，moderate, severeなARの割合は増加していない（図20-8）[17]。同様にGurvitchは，Edwards SAPIEN留置後3年まで30人の患者を観察したが，有意なARの増悪，改善は認めなかった[53]。Rajaniらは，1年でCoreValve後のAR改善を報告した。46%の患者はARが改善し，一方で31%の患者が増悪した。改善，増悪ともほとんどの症例が1段階の変化であった[54]。SAPIEN Valve留置後のPRの決定因子は，大きな大動脈弁径，男性，年齢，cover index〔100×(prosthesis diameter − TEE annulus size)/prosthesis diameter〕が，mild以上のPRの予測因子であると報告されている。この研究では，cover area＞8%であれば，少なくともmoderate PRは認めなかった[56]。CoreValveシステムでは，左室流出路の角度がARに関係しており，一方で無尖弁と比較して10 mmの深さ以内への留置はPRを減少させている[57]。PRを改善させる治療は，balloon

患者すべてに行われるべきであり，この合併症の高いリスクのある患者は退院するまで行わなければならない。

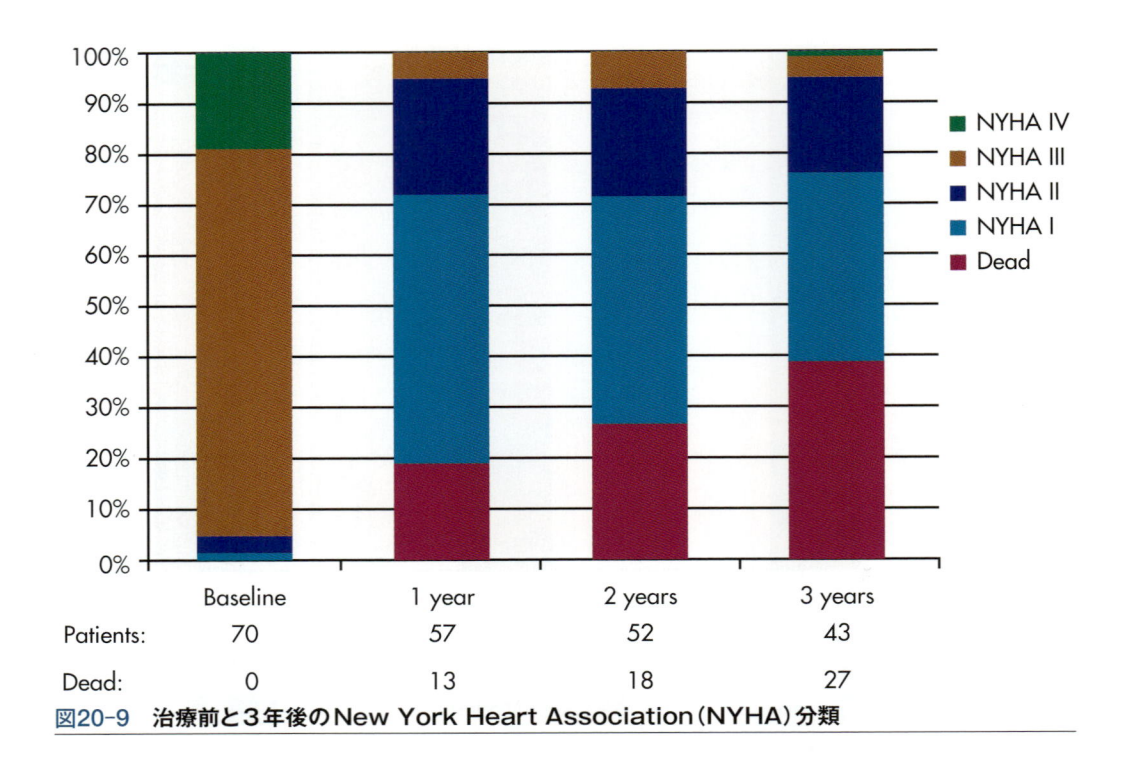

図20-9 治療前と3年後のNew York Heart Association (NYHA) 分類

expandable valve に対する後拡張，弁中央からの逆流に対して新しい valve の追加留置が挙げられる。

5. 冠動脈閉塞

　左主幹部冠動脈閉塞はまれであるが，非常に重篤な合併症である。石灰化弁が左主幹部をまたぐ，弁フレーム，または密閉カフが直接冠動脈をまたいで留置された時に，起きやすい。また，BAV 中および TAVI 中に起こり得る。大動脈弁輪と冠動脈主幹部の距離は，分厚い石灰化弁と同様に重要な予測因子となる。症例報告では，急性冠動脈閉塞に対して迅速な PCI，またはバイパス手術で救命された報告がされている[58-61]。心エコー，CT での慎重な評価が，この致命的な合併症を避けるために必要である。

6. 症状の改善について

　TAVI 後の胸部症状，NYHA Class の改善は，短期・中期とともに報告されている[13, 14, 17]。3年フォローアップが報告されており，症状の改善は一致して継続している（図20-9）。当初，症例の86％が NYHA class Ⅲ/Ⅳ を示していたが，生存している症例の93％は1年後には NYHA class Ⅰ/Ⅱ に変化していた。同様に，無作為割付けされた PARTNER 試験では，標準的な薬物治療を施行された患者よりも TAVI で治療された患者のほうが，1年後に症状の改善を認めていた。実際，1年後の NYHA class Ⅲ/Ⅳ は，標準薬物療法群で58.0％，TAVI 群で25.2％の症例で認められた（P<0.001）。

7. バルブの耐久性と血行動態

　TAVI は，30日，1年での valve 構造の劣化な

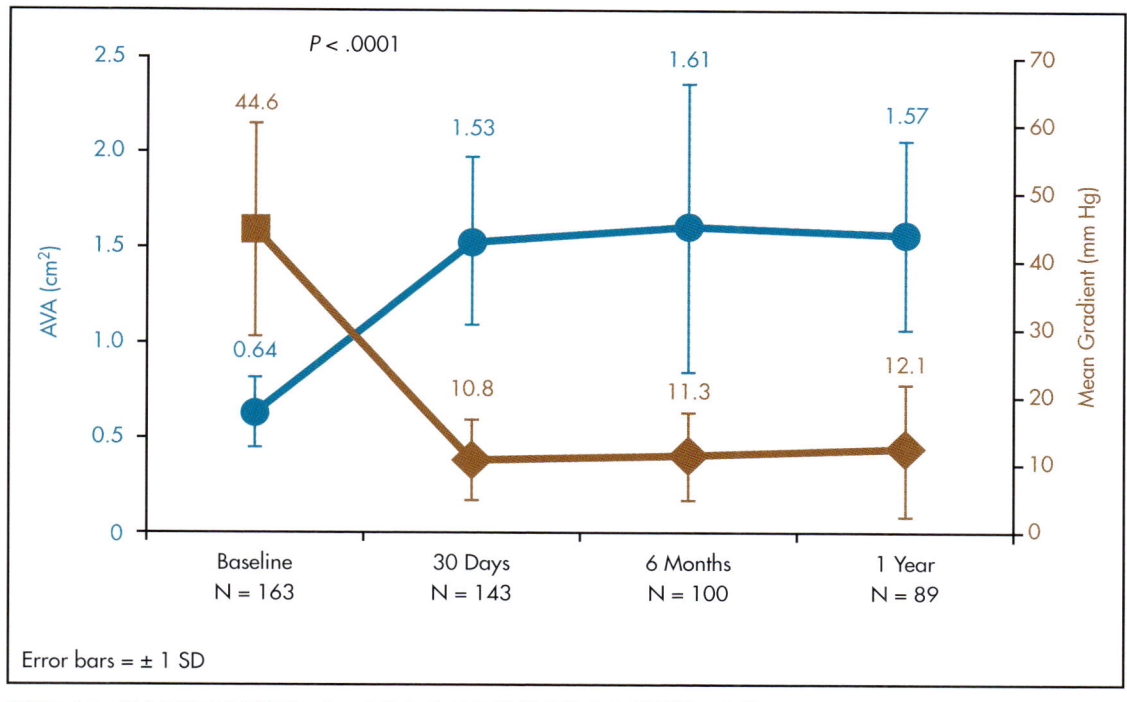

図20-10 PARTNER試験コホートBにおけるTAVI後の血行動態の変化

く，急性期，短期における植込み弁の良好な耐久性は証明されている[11, 13, 14, 17]。3年フォローが発表され，弁口面積，圧較差の継続した改善を示し，TAVI治療効果を後押ししている（図20-10）[53]。Gurvitchらは，最低3年以上のフォローアップされたSAPIENによるTAVI（TFアプローチ）70症例を評価した[53]。左室大動脈弁間の圧較差は，3年後直後10 mmHgから12.1 mmHg（P＝0.03）に増加した。弁口面積は，直後1.7±0.4 cm^2，3年1.4±0.3 cm^2（P＜0.01）であった。植込み後のARは微少，もしくは中等度のものが全体の84％で認められ，時間経過でも変化しなかった。弁構造劣化，ステント断裂，バルブの変形，遊走は認めなかった。Yeらは，3年経過したTAアプローチ症例で同等のデータを報告している[62]。

結語

現在使える2つのデバイスを直接比較した研究はないものの，生体弁の血行動態性能，症状改善，短中期での生存率については，両弁とも有効であるようにみえる。しかしながら，CoreValveシステムで新規ペースメーカ植込みの頻度が高く，一方で第1世代SAPIEN valveで血管合併症がわずかに多いようだが，これは主にCoreValveシステム（18 Fr）と比較して主に大きなデバイスシステム（22, 24 Fr）であることに起因する。現在，sAVRとTAVIとを直接比較した研究はなされていない。sAVRとTF，TAアプローチTAVIを比較したPARTNER cohort Aは，2009年10月に登録が終わり，結果はすぐに発表となる。初期のレポートが，TAVI実現性評価（feasibility），安全性を証明した一方で，観察研究は，旧世代デバイスを用い，少ない症例数，TAVIオペレーターのlearning curve，自施設で

の報告，標準化されていないエンドポイントといった問題がある。重要臨床エンドポイントの定義が標準化され適応[63, 64]されるとともに，技術の進歩によって，意味ある比較試験，無作為試験が可能になるであろう。

文献

1. Ross J Jr, Braunwald E. Aortic stenosis. *Circulation*. 1968 Jul;38(suppl):61–7.
2. Bonow RO, Carabello BA, Kanu C, de Leon AC, Jr., Faxon DP, Freed MD, et al. ACC/AHA 2006 guidelines for the management of patients with valvular heart disease: a report of the American College of Cardiology/American Heart Association Task Force on Practice Guidelines (writing committee to revise the 1998 Guidelines for the Management of Patients With Valvular Heart Disease): developed in collaboration with the Society of Cardiovascular Anesthesiologists: endorsed by the Society for Cardiovascular Angiography and Interventions and the Society of Thoracic Surgeons. *Circulation*. 2006 Aug 1;114(5):e84–231.
3. Vahanian A, Baumgartner H, Bax J, Butchart E, Dion R, Filippatos G, et al. Guidelines on the management of valvular heart disease: The Task Force on the Management of Valvular Heart Disease of the European Society of Cardiology. *Eur Heart J*. 2007 Jan;28(2):230–68.
4. Bach DS, Siao D, Girard SE, Duvernoy C, McCallister BD, Jr., Gualano SK. Evaluation of patients with severe symptomatic aortic stenosis who do not undergo aortic valve replacement: the potential role of subjectively overestimated operative risk. *Circ Cardiovasc Qual Outcomes*. 2009 Nov;2(6):533–9.
5. Cribier A, Eltchaninoff H, Bash A, Borenstein N, Tron C, Bauer F, et al. Percutaneous transcatheter implantation of an aortic valve prosthesis for calcific aortic stenosis: first human case description. Circulation. 2002 Dec 10;106(24):3006–8.
6. Cribier A, Eltchaninoff H, Tron C, Bauer F, Agatiello C, Nercolini D, et al. Treatment of calcific aortic stenosis with the percutaneous heart valve: mid-term follow-up from the initial feasibility studies: the French experience. *J Am Coll Cardiol*. 2006 Mar 21;47(6):1214–23.
7. Webb JG, Chandavimol M, Thompson CR, Ricci DR, Carere RG, Munt BI, et al. Percutaneous aortic valve implantation retrograde from the femoral artery. *Circulation*. 2006 Feb 14;113(6):842–50.
8. Webb JG, Pasupati S, Humphries K, Thompson C, Altwegg L, Moss R, et al. Percutaneous transarterial aortic valve replacement in selected high-risk patients with aortic stenosis. *Circulation*. 2007 Aug 14;116(7):755–63.
9. Grube E, Laborde JC, Gerckens U, Felderhoff T, Sauren B, Buellesfeld L, et al. Percutaneous implantation of the CoreValve self-expanding valve prosthesis in high-risk patients with aortic valve disease: the Siegburg first-in-man study. *Circulation*. 2006 Oct 10;114(15):1616–24.
10. Grube E, Schuler G, Buellesfeld L, Gerckens U, Linke A, Wenaweser P, et al. Percutaneous aortic valve replacement for severe aortic stenosis in high-risk patients using the second- and current third-generation self-expanding CoreValve prosthesis: device success and 30-day clinical outcome. *J Am Coll Cardiol*. 2007 Jul 3;50(1):69–76.
11. Rodes-Cabau J, Webb JG, Cheung A, Ye J, Dumont E, Feindel CM, et al. Transcatheter aortic valve implantation for the treatment of severe symptomatic aortic stenosis in patients at very high or prohibitive surgical risk: acute and late outcomes of the multi-center Canadian experience. *J Am Coll Cardiol*. 2010 Mar 16;55(11):1080–90.
12. Lefevre T, Kappetein AP, Wolner E, Nataf P, Thomas M, Schachinger V, et al. One year follow-up of the multi-centre European PARTNER transcatheter heart valve study. *Eur Heart J*. Nov 12.
13. Piazza N, Grube E, Gerckens U, den Heijer P, Linke A, Luha O, et al. Procedural and 30-day outcomes following transcatheter aortic valve implantation using the third generation (18 Fr) corevalve revalving system: results from the multicentre, expanded evaluation registry 1-year following CE mark approval. *EuroIntervention*. 2008 Aug;4(2):242–9.
14. Thomas M, Schymik G, Walther T, Himbert D, Lefevre T, Treede H, et al. Thirty-day results of the SAPIEN aortic Bioprosthesis European Outcome (SOURCE) Registry: A European registry of transcatheter aortic valve implantation using the Edwards SAPIEN valve. *Circulation*. 2010 Jul 6;122(1):62–9.
15. Petronio AS, De Carlo M, Bedogni F, Marzocchi A, Klugmann S, Maisano F, et al. Safety and efficacy of the subclavian approach for transcatheter aortic valve implantation with the CoreValve revalving system. *Circ Cardiovasc Interv*. Aug;3(4):359–66.
16. Eltchaninoff H, Prat A, Gilard M, Leguerrier A, Blanchard D, Fournial G, et al. Transcatheter aortic valve implantation: early results of the FRANCE (FRench Aortic National CoreValve and Edwards) registry. *Eur Heart J*. Sep 15.
17. Leon MB, Smith CR, Mack M, Miller DC, Moses JW, Svensson LG, et al. Transcatheter aortic-valve implantation for aortic stenosis in patients who cannot undergo surgery. *N Engl J Med*. Oct 21;363(17):1597–607.
18. Cribier A, Eltchaninoff H, Tron C, Bauer F, Agatiello C, Sebagh L, et al. Early experience with percutaneous transcatheter implantation of heart valve prosthesis for the treatment of end-stage inoperable patients with calcific aortic stenosis. *J Am Coll Cardiol*. 2004 Feb 18;43(4):698–703.
19. Grube E, Laborde JC, Zickmann B, Gerckens U, Felderhoff T, Sauren B, et al. First report on a human percutaneous transluminal implantation of a self-expanding valve prosthesis for interventional treatment of aortic valve stenosis. Catheter Cardiovasc Interv. 2005 Dec;66(4):465–9.
20. Svensson LG, Dewey T, Kapadia S, Roselli EE,

Stewart A, Williams M, et al. United States feasibility study of transcatheter insertion of a stented aortic valve by the left ventricular apex. *Ann Thorac Surg.* 2008 Jul;86(1):46–54; discussion -5.
21. Kodali SK, O'Neill WW, Moses JW, Williams M, Smith CR, Tuzcu M, et al. Early and late (one year) outcomes following transcatheter aortic valve implantation in patients with severe aortic stenosis (from the United States REVIVAL trial). *Am J Cardiol.* 2011 Apr 1;107(7):1058–64.
22. Walther T, Kasimir MT, Doss M, Schuler G, Simon P, Schachinger V, et al. One-year interim follow-up results of the TRAVERCE trial: the initial feasibility study for trans-apical aortic-valve implantation. *Eur J Cardiothorac Surg.* 2010 Jul 14.
23. Webb JG, Altwegg L, Boone RH, Cheung A, Ye J, Lichtenstein S, et al. Transcatheter aortic valve implantation: impact on clinical and valve-related outcomes. *Circulation.* 2009 Jun 16;119(23):3009–16.
24. Grube E, Buellesfeld L, Mueller R, Sauren B, Zickmann B, Nair D, et al. Progress and current status of percutaneous aortic valve replacement: results of three device generations of the CoreValve Revalving system. *Circ Cardiovasc Interv.* 2008 Dec;1(3):167–75.
25. Thomas M, Schymik G, Walther T, Himbert D, Lefevre T, Treede H, et al. One-Year Outcomes of Cohort 1 in the Edwards SAPIEN Aortic Bioprosthesis European Outcome (SOURCE) Registry: The European Registry of Transcatheter Aortic Valve Implantation Using the Edwards SAPIEN Valve. *Circulation.* 2011 Jul 11.
26. Zahn R, Gerckens U, Grube E, Linke A, Sievert H, Eggebrecht H, et al. Transcatheter aortic valve implantation: first results from a multi-centre real-world registry. *Eur Heart J.* Sep 23.
27. Eltchaninoff H. TAVI French Registry, EuroPCR; May 2010; Paris, France.
28. Ludman P. TAVI United Kindom Registry; EuroPCR; May 2010; Paris, France.
29. Petronio A. TAVI Italian Registry; EuroPCR; May 2010; Paris, France.
30. Bosmans J. TAVI Belgian Registry; EuroPCR; May 2010; Paris, France.
31. Ducrocq G, Francis F, Serfaty JM, Himbert D, Maury JM, Pasi N, et al. Vascular complications of transfemoral aortic valve implantation with the Edwards SAPIEN prosthesis: incidence and impact on outcome. *EuroIntervention.* 2010 Jan;5(6):666–72.
32. Tchetche D, Dumonteil N, Sauguet A, Descoutures F, Luz A, Garcia O, et al. Thirty-day outcome and vascular complications after transarterial aortic valve implantation using both Edwards Sapien and Medtronic CoreValve bioprostheses in a mixed population. *EuroIntervention.* Jan;5(6):659–665.
33. Van Mieghem NM, Nuis RJ, Piazza N, Apostolos T, Ligthart J, Schultz C, et al. Vascular complications with transcatheter aortic valve implantation using the 18 Fr Medtronic CoreValve System: the Rotterdam experience. *EuroIntervention.* Jan;5(6):673–9.
34. Masson JB, Al Bugami S, Webb JG. Endovascular balloon occlusion for catheter-induced large artery perforation in the catheterization laboratory. *Catheter Cardiovasc Interv.* 2009 Mar 1;73(4):514–8.
35. Sharp AS, Michev I, Maisano F, Taramasso M, Godino C, Latib A, et al. A new technique for vascular access management in transcatheter aortic valve implantation. *Catheter Cardiovasc Interv.* 2010 Apr 1;75(5):784–93.
36. Kronzon I, Tunick PA. Aortic atherosclerotic disease and stroke. *Circulation.* 2006 Jul 4;114(1):63–75
37. Karalis DG, Quinn V, Victor MF, Ross JJ, Polansky M, Spratt KA, et al. Risk of catheter-related emboli in patients with atherosclerotic debris in the thoracic aorta. *Am Heart J.* 1996 Jun;131(6):1149–55.
38. Kahlert P, Knipp SC, Schlamann M, Thielmann M, Al-Rashid F, Weber M, et al. Silent and apparent cerebral ischemia after percutaneous transfemoral aortic valve implantation: a diffusion-weighted magnetic resonance imaging study. *Circulation.* Feb 23;121(7):870–8.
39. Ghanem A, Muller A, Nahle CP, Kocurek J, Werner N, Hammerstingl C, et al. Risk and fate of cerebral embolism after transfemoral aortic valve implantation: a prospective pilot study with diffusion-weighted magnetic resonance imaging. *J Am Coll Cardiol.* Apr 6;55(14):1427–32.
40. Rodes-Cabau J, Dumont E, Boone RH, Larose E, Bagur R, Gurvitch R, et al. Cerebral embolism following transcatheter aortic valve implantation comparison of transfemoral and transapical approaches. *J Am Coll Cardiol.* 2010 Dec 28;57(1):18–28.
41. Nietlispach F, Wijesinghe N, Gurvitch R, Tay E, Carpenter JP, Burns C, et al. An embolic deflection device for aortic valve interventions. *JACC Cardiovasc Interv.* Nov;3(11):1133–8.
42. Gutierrez M, Rodes-Cabau J, Bagur R, Doyle D, DeLarochelliere R, Bergeron S, et al. Electrocardiographic changes and clinical outcomes after transapical aortic valve implantation. *Am Heart J.* 2009 Aug;158(2):302–8.
43. Erkapic D, Kim WK, Weber M, Mollmann H, Berkowitsch A, Zaltsberg S, et al. Electrocardiographic and further predictors for permanent pacemaker requirement after transcatheter aortic valve implantation. *Europace.* Aug;12(8):1188–90.
44. Bleiziffer S, Ruge H, Horer J, Hutter A, Geisbusch P, Brockmann G, et al. Predictors for new-onset complete heart block after transcatheter aortic valve implantation. *JACC Cardiovasc Interv.* May;3(5):524–30.
45. Latsios G, Gerckens U, Buellesfeld L, Mueller R, John D, Yuecel S, et al. "Device landing zone" calcification, assessed by MSCT, as a predictive factor for pacemaker implantation after TAVI. *Catheter Cardiovasc Interv.* Sep 1;76(3):431–9.
46. Ferreira ND, Caeiro D, Adao L, Oliveira M, Goncalves H, Ribeiro J, et al. Incidence and predictors of permanent pacemaker requirement after transcatheter aortic valve implantation with a self-expanding bioprosthesis. *Pacing Clin Electrophysiol.* Nov;33(11):1364–72.
47. Godin M, Eltchaninoff H, Furuta A, Tron C, Anselme F, Bejar K, et al. Frequency of conduction disturbances after transcatheter implantation of an Edwards Sapien aortic valve prosthesis. *Am J Cardiol.* Sep 1;106(5):707–12.
48. Piazza N, Nuis RJ, Tzikas A, Otten A, Onuma Y,

Garcia-Garcia H, et al. Persistent conduction abnormalities and requirements for pacemaking six months after transcatheter aortic valve implantation. *EuroIntervention*. Sep;6(4):475–84.
49. Haworth P, Behan M, Khawaja M, Hutchinson N, de Belder A, Trivedi U, et al. Predictors for permanent pacing after transcatheter aortic valve implantation. *Catheter Cardiovasc Interv*. Nov 1;76(5):751–6.
50. Roten L, Wenaweser P, Delacretaz E, Hellige G, Stortecky S, Tanner H, et al. Incidence and predictors of atrioventricular conduction impairment after transcatheter aortic valve implantation. *Am J Cardiol*. Nov 15;106(10):1473–80.
51. Bates MG, Matthews IG, Fazal IA, Turley AJ. Postoperative permanent pacemaker implantation in patients undergoing trans-catheter aortic valve implantation: what is the incidence and are there any predicting factors? *Interact Cardiovasc Thorac Surg*. Nov 23.
52. Piazza N, Onuma Y, Jesserun E, Kint PP, Maugenest AM, Anderson RH, et al. Early and persistent intraventricular conduction abnormalities and requirements for pacemaking after percutaneous replacement of the aortic valve. *JACC Cardiovasc Interv*. 2008 Jun;1(3):310–6.
53. Gurvitch R, Wood DA, Tay EL, Leipsic J, Ye J, Lichtenstein SV, et al. Transcatheter aortic valve implantation: durability of clinical and hemodynamic outcomes beyond 3 years in a large patient cohort. *Circulation*. 2010 Sep 28;122(13):1319–27.
54. Rajani R, Kakad M, Khawaja MZ, Lee L, James R, Saha M, et al. Paravalvular regurgitation one year after transcatheter aortic valve implantation. *Catheter Cardiovasc Interv*. May 1;75(6):868–72.
55. Godino C, Maisano F, Montorfano M, Latib A, Chieffo A, Michev I, et al. Outcomes after transcatheter aortic valve implantation with both Edwards-SAPIEN and CoreValve devices in a single center: the Milan experience. *JACC Cardiovasc Interv*. Nov;3(11):1110–21.
56. Detaint D, Lepage L, Himbert D, Brochet E, Messika-Zeitoun D, Iung B, et al. Determinants of significant paravalvular regurgitation after transcatheter aortic valve: implantation impact of device and annulus discongruence. *JACC Cardiovasc Interv*. 2009 Sep;2(9):821–7.
57. Sherif MA, Abdel-Wahab M, Stocker B, Geist V, Richardt D, Tolg R, et al. Anatomic and procedural predictors of paravalvular aortic regurgitation after implantation of the Medtronic CoreValve bioprosthesis. *J Am Coll Cardiol*. Nov 9;56(20):1623–9.
58. Stabile E, Sorropago G, Cioppa A, Cota L, Agrusta M, Lucchetti V, et al. Acute left main obstructions following TAVI. *EuroIntervention*. May;6(1):100–5.
59. Gogas BD, Zacharoulis AA, Antoniadis AG. Acute coronary occlusion following TAVI. *Catheter Cardiovasc Interv*. Dec 3.
60. Walther T, Falk V, Kempfert J, Borger MA, Fassl J, Chu MW, et al. Transapical minimally invasive aortic valve implantation; the initial 50 patients. *Eur J Cardiothorac Surg*. 2008 Jun;33(6):983–8.
61. Kukucka M, Pasic M, Dreysse S, Hetzer R. Delayed subtotal coronary obstruction after transapical aortic valve implantation. *Interact Cardiovasc Thorac Surg*. Oct 22.
62. Ye J, Cheung A, Lichtenstein SV, Nietlispach F, Albugami S, Masson JB, et al. Transapical transcatheter aortic valve implantation: follow-up to 3 years. *J Thorac Cardiovasc Surg*. May;139(5):1107–13, 13 e1.
63. Leon MB, Piazza N, Nikolsky E, Blackstone EH, Cutlip DE, Kappetein AP, et al. Standardized endpoint definitions for transcatheter aortic valve implantation clinical trials: a consensus report from the Valve Academic Research Consortium. *Eur Heart J*. Jan 6.
64. Leon MB, Piazza N, Nikolsky E, Blackstone EH, Cutlip DE, Kappetein AP, et al. Standardized endpoint definitions for transcatheter aortic valve implantation clinical trials a consensus report from the valve academic research consortium. *J Am Coll Cardiol*. Jan 18;57(3):253–69.
65. Himbert D, Descoutures F, Al-Attar N, Iung B, Ducrocq G, Detaint D, et al. Results of transfemoral or transapical aortic valve implantation following a uniform assessment in high-risk patients with aortic stenosis. *J Am Coll Cardiol*. 2009 Jul 21;54(4):303–11.

付録

重要な臨床転帰を評価するための標準化された定義
（VARC：Valve Academic Research Consortium）

付録表20-1　デバイス植込み成功（VARC*）

1. 動脈アクセス，デリバリー，デバイス留置，デリバリーシステム回収の成功
2. 適切な解剖学的位置へのデバイス留置
3. 植え込み後生体弁の性能（弁口面積 1.2 cm^2 以上，平均圧較差 20 mmHg 以下，最大流速 3 m/s 以下かつ moderate 以上の AR を認めない）
4. デバイス 1 つのみでの適切な留置

*VARC：Valve Academic Research Consortium

付録表20-2　血管合併症（VARC*）

主要血管合併症

1. 大動脈解離
2. 死亡，4単位以上の輸血，予定されていない PTA，外科手術，不可逆的な臓器障害を引き起こしたアクセス部位，またはアクセスに関連する血管障害（解離，狭窄，穿孔，破裂，動静脈瘻，仮性動脈瘤，血腫，不可逆的神経障害，コンパートメント症候群）
3. 外科手術，または下肢の切断が必要となった，または不可逆的臓器障害を引き起こした末梢塞栓症（脳梗塞を除く）

副次的血管合併症

1. 死亡，PTA，外科手術，不可逆的な臓器障害を伴わないアクセス部位，またはアクセスに関連する血管障害（解離，狭窄，穿孔，破裂，動静脈瘻，圧迫，トロンビン投与で処置可能な仮性動脈瘤，2単位以上4単位までの輸血を必要とする血腫）
2. 切断，不可逆的な臓器障害を伴わない塞栓，血栓除去で治療可能であった末梢塞栓
3. 死亡，4単位以上の輸血，不可逆的な臓器障害を伴わないが，PTA，外科手術が必要となった止血不全

付録表20-3　出血（VARC*）

生命を脅かす，または機能不全を起こす出血

1. 致死的出血
   または
2. 致命的な部位，臓器での出血（脳内，脊髄内，眼球内，心嚢穿刺が必要な心嚢内，コンパートメント症候群となった筋肉内出血）
   または
3. 外科手術，血管収縮薬が必要であった循環血液量の低下，低血圧を引き起こした出血
   または
4. ヘモグロビン5 g/dL以上の低下，または4単位以上の輸血が必要となった出血源の特定された出血[*a]

大出血

1. ヘモグロビン3 g/dL以上の低下，または2，3単位の輸血が必要となった出血源の特定された出血
   かつ
2. 生命を脅かす，または機能不全を起こす出血の定義を満たさない出血

小出血

1. 生命を脅かす，または機能不全を起こす出血，大出血の定義を満たさないものの，臨床的に意味のある出血（穿刺部血腫など）

*a：赤血球1パックが血中ヘモグロビンレベルを1 g/dL以上上昇させると仮定し，予想ヘモグロビン減少量を計算。

付録表20-4 脳梗塞（VARC*）

診断基準

1. 下記症状の少なくとも1つ以上を伴う局所または全体の神経欠損
   意識レベルの変化，片麻痺，半身のしびれ，感覚障害，発語障害，失語症，半盲，一過性黒内症，他の脳梗塞に一致する神経症状
2. 24時間以上持続する局所または全体の神経欠損，または治療（血栓溶解療法，頭蓋内血管治療）を行った場合は24時間以内も含む
   または，
   イメージングでの新規出血，梗塞
   または
   神経欠損での死亡
3. 症状をきたす非梗塞性疾患（脳腫瘍，外傷，感染，低血糖，末梢病変，薬物）が否定できる*a
4. 下記に記された確定診断を1つ以上満たすこと
   神経内科，脳神経外科専門医による診断
   MRI，CT，脳アンギオを用いた診断
   腰椎穿刺による脳内出血の髄液所見

脳梗塞定義

一過性脳虚血発作（TIA）
24時間以内（通常1～2時間で）に急速に改善した新しい局所神経症状
組織障害を認めない画像所見

脳梗塞（stroke）
上記診断に従うが，可能であれば画像所見が陽性であること
Minor：30～90日時点でのModified Rankin Scoreが2点以下*b
Major：30～90日時点でのModified Rankin Scoreが2点以上

*a：明白な画像所見のない非局所的脳疾患は脳梗塞には含まない。
*b：Modified Rankin Scoreは確実なプロセスに従って各々評価されるべきである。30日と90日のModified Rankin Scoreが異なった場合，major/minorの最終決定はclinical events committeeの神経専門メンバーによって行われる。

付録表20-5 死亡（VARC*）

心血管死

以下の1つでも満たす場合
1. 心筋梗塞，心タンポナーデ，心不全増悪といった心臓に関連するすべての死亡
2. 目撃証言のない，または理由のはっきりしない死亡
3. 手技中合併症に対する治療での合併症も含む，すべての手技に関連した死亡
4. 脳血管死，肺塞栓症，大動脈瘤破裂，大動脈解離，他の血管関連した非心臓血管死

21章

新しい経カテーテル大動脈弁植込み術

　TAVI(transcatheter aortic valve implantation)は，開胸手術がハイリスクの重症大動脈弁狭窄症患者にとって有効な治療である。現在使用可能なTAVIのシステムは，バルーン拡張型のEdwards valve(Edwards Lifesciences, Irvine, CA)と，自己拡張型のCorevalve(Medtronic, Minneapolis, MN)である。両者ともに，コバルトクロム合金もしくはナイチノール製のステントフレームに生体弁が接着されている。これらの弁は一度弁を留置すると弁の位置修正が不可能であり，冠動脈閉塞や僧帽弁損傷，弁塞栓などを引き起こすリスクもある。また，自己大動脈弁との圧着が十分でないと，弁留置後に弁周囲から重大な大動脈弁逆流が生じる症例も散見される。このため，新たな経カテーテル大動脈弁の必要性が高まっており，以下の改善点が重要である。

・一旦留置した後も留置位置の修正や取り出すことが可能なこと
・デバイスの縮小化，ロープロファイル
・術後の弁周囲からの大動脈弁逆流を最小限にすること。弁塞栓のリスクがない位置を確保できること
・最終的な弁留置前に，弁機能の評価が可能なこと
・弁の位置決めや留置中に血流の干渉を受けにくく，高頻度ペーシングによる心停止の必要がないこと

　これらの改善点によって，第2世代のデバイスは第1世代と比べて機能や安全性や耐久性の面で上回ることが期待されている。

Direct Frow Medical

　Direcr Flow Medical valve (Santa Rosa, CA)は，第2世代のデバイスの中で唯一，金属製ではない弁である(図21-1)。

　Direct Flow Medical valveは3枚のウシ心嚢膜からなり，ポリエステル製のカフで周囲が包み込まれている。カフは大動脈側と心室側にそれぞれ独立して分かれ，バルーンで拡張できる輪(リング)となっている。2つのリングは大動脈側のリング経由でのみ拡張可能な管状の構造となっており，互いに接続されている。デバイスの留置の際は，2つのリングが自己大動脈弁を取り囲んで捕捉し固定する。デバイスの正確な位置決めには2つのリングが独立して拡張する必要があるため，取り外し可能な3つの管(position fill lumens：PFLs)が大動脈側のリングに外周120度ごとに接続されている。このデバイスシステムは18Frのマルチルーメンカテーテル(図21-2)

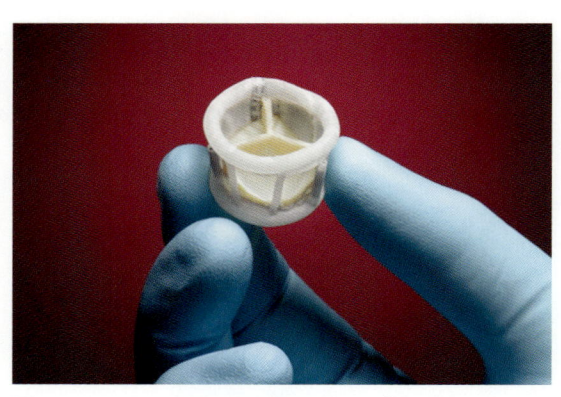

図21-1　Direct Flow Medical(Santa Rosa, CA)経皮的大動脈弁

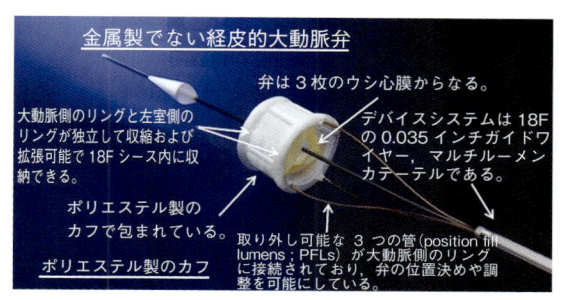

図21-2 Direct Flow Medical（Santa Rosa, CA）経皮的大動脈弁の特長

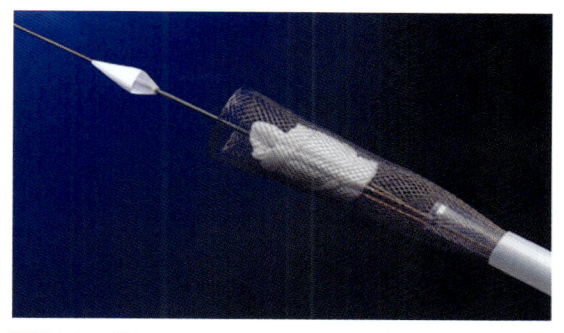

図21-3 Direct Flow Medical（Santa Rosa, CA）経皮的大動脈弁
ナイチノール製メッシュのバスケットにより，バルブの回収が可能となっている。

で，0.035インチのガイドワイヤーを通して運ぶことができる。先端は血管に傷をつけにくい構造で，なめらかな形状となっている。このシステムにはナイチノール製のバスケットが組み込まれたリカバリーシースが含まれており，もし必要であればバルブを回収することが可能である（図21-3）。

1. バルブ留置手技

18Frシースを経皮的に大腿動脈に挿入し，対側から5Frもしくは6Frのピッグテールカテーテルを透視下に上行大動脈～弁輪部に留置する。自己狭窄弁に対してバルーンで前拡張を行い，super stiffワイヤーを通したデリバリーシステムを左室内まで挿入する。外側のシースを引き抜き，バルブを露出させる。リングを拡張するために生食と造影剤を50：50の割合で混合し，バルーンに充填する。バルブの位置決めを行った後，心室側のリングを拡張し固定する。

この時点ですでに留置したバルブは完全に機能しており，高頻度ペーシングなしで最終的な位置決め可能である。位置決めはPFLsを独立して操作することにより，大動脈弁輪の左室側に心室側リングを固定する。大動脈側リングも同様の割合の生食と造影剤で拡張し，理想的な位置でバルブを固定した後に弁機能評価を行う。機能評価は，透視や経食道心エコー，大動脈造影にて行う。バルブが冠動脈にかかっていないか，有意な弁周囲逆流や左室大動脈圧較差がないかチェックを行う。この時点で，バルブは大動脈側のリングの拡張を解除することによって簡単に再度位置決めが可能である。もし異なったサイズのバルブが必要であれば，左室側リングの拡張を完全に解除し，ナイチノール製のバスケットの中に引きこんで回収することが可能である。最終的な位置決めが終了し留置したバルブの機能も問題ないことが確認された後，リング内の生食と造影剤をポリマーで置き換える必要がある。ポリマーに置換中はリングの拡張圧を8～9気圧に維持する。10分経つとポリマーは固定され，24時間以内にバルブは永久的に固定される。造影剤をポリマーに加えると，透視下でリングは容易に識別可能である。PFLsをそれから外し，デリバリーシステムを体外へ引き抜いて終了となる。

2. Direct Flow Medicalの現状

Direct Flow Medical弁は100例の動物および死体での実験を行った後に，初めての臨床試験を南アフリカにて9例施行した。2例は開胸で，7例を経皮的に植込んだ[1]。経大腿動脈的アプローチで2例の回収にも成功した。これをうけて2007年10月～2008年8月にかけ，ヨーロッパで2つの治験施設による前向き臨床試験が開始された。この試験の目的は，開胸手術がハイリスクな

症候性大動脈弁狭窄症例（logistic EuroSCORE≧20％）に対する Direct Flow Medical 弁の安全性と有効性を検討することであった。31 例の症例がエントリーされ[2]，このデバイスが適正に使用でき位置決めが容易で回収も可能であることが示された。術後の血行動態も良好であった。新しい 18 Fr シースによる臨床試験が，2011 年末に開始される予定である。

JenaValve

JenaValve（Munich, Germany）は，Friedrich Schiller 大学の Hans-Reiner Figulla 教授と Markus Ferrari 医師によって開発された。このデバイスは経心尖部アプローチと経大腿動脈アプローチ用デバイスが開発されている。それぞれのシステムは，デリバリーカテーテルと自己拡張型のバルブでできている。経心尖部型・経大腿動脈型ともに，折り畳み可能なブタの心嚢膜で作られた生体弁をナイチノール製のステント（JenaClip）に組み込んで作られている。

JenaValve の基本的特長は以下のように挙げられる。

・デバイスの縮小化，ロープロファイルなデザイン
・術者の感触をもとに位置決めが可能
・独特な JenaClip による弁の固定メカニズム
・再度位置決めが可能であること，体内から取り出すことが可能であること
・放射線不透過

これらの特長は，TAVI をさらに正確にかつさらに簡単に施行するために重要な事項である。

1. JenaValve の仕様

JenaClip（図 21-4）は 3 つのクリップが 2 列に並ぶ 2 層構造となっており，1 列目には生体弁組織がステントに縫い付けて固定してあり，2 列目のクリップで狭窄弁の弁葉と弁輪部に固定し正確な位置決めが可能である。このクリッピングシステムはステント長を短くし，ラディアールフォー

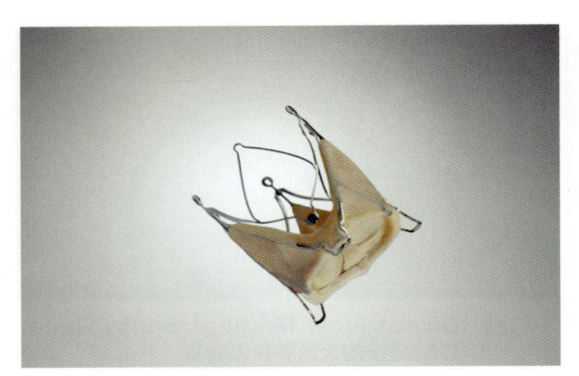

図 21-4 JenaValve 生体弁（Munich, Germany）経心尖部アプローチ用

スを減らすことを可能にした。結果として，術後の AV ブロック発生を避けることが可能である。弁輪径は 21～27 mm まで対応できるようになっている。

2. JenaValve システム

経心尖部，経大腿動脈の両方のデリバリーシステムは，over-the-wire デザインとなっている。シースとカテーテルが一体型の仕様で，18 Fr の経大腿動脈用シースには 10 Fr の柔軟なシャフトの部分があり，蛇行の強い血管でも大動脈弁まで到達させることができる。経心尖部用カテーテルは短い 28 Fr の仕様で，長い柔軟性のある尖端部分でガイドワイヤー下にバルブを大動脈弁輪まで到達させることができる。両方のシステムともに人間工学に基づいたハンドグリップ型になっており，安全で術者の意図通りのバルブの位置決めや留置が可能である（図 21-5）。この 2 つのデリバリーシステムは，手技的に単純な 3 つのステップからなることが共通している。

3. 留置手技

大動脈弁へデバイスを運ぶ前にカテーテルシースを，経大腿動脈アプローチでは引き抜き，経心尖部アプローチでは前方に押す。これは，バルサ

ルバ洞内で位置決めのために操作を行うために必要な3つの感触子（positioning feelers）をリリースするためである（図21-6, 7 step 1）。透視とエコーガイド下に加えて，この感触子による感覚により術者は正確なバルブの位置決めが可能である。

感触子を適切に使用し，デバイスの位置が決まった時に自己弁葉は大動脈壁方向に押され，デバイスを固定し動かないようにするためのクリップにより自己弁は挟み込まれる。それからこの自己弁に固定したシステムを引き離すためにシースを進め（step 2），そのまま続けると完全にバルブがリリースされる（step 3）。

一時的にいったんリリースされるとバルブは完全に広がり，最大限の保持力を発揮し弁として機能する。植え込み中に高頻度ペーシングや循環のサポートは必要ではない。最終的なバルブのリリースまで位置決めのやり直しやバルブの回収も可能である。

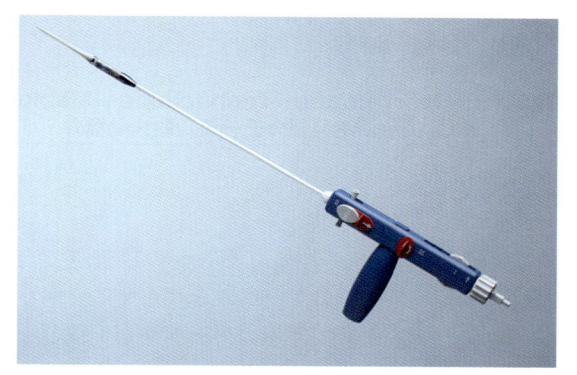

図21-5　JenaValveカテーテルシステム（Munich, Germany）経心尖部アプローチ用

4. JenaValveの現状

ヒトに対する初めての植込みでは，感触子を使

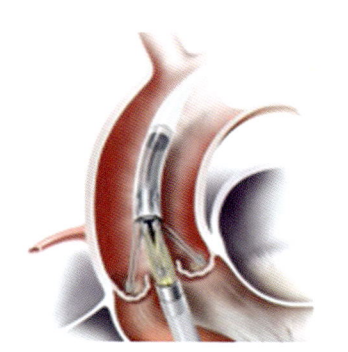

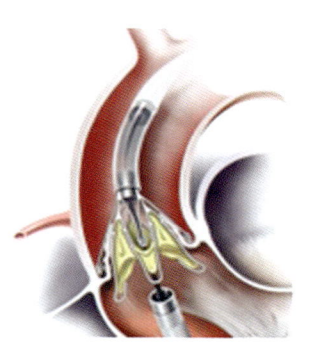

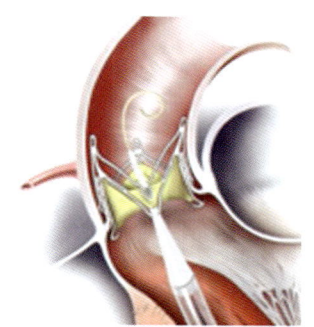

図21-6　経心尖部アプローチでの植え込み手順

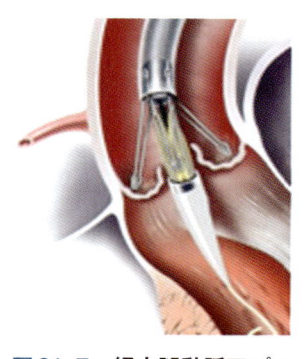

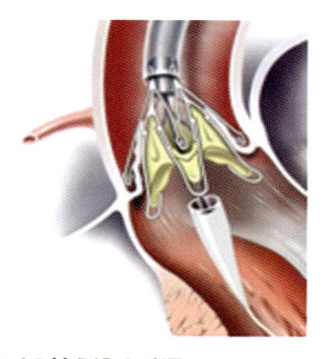

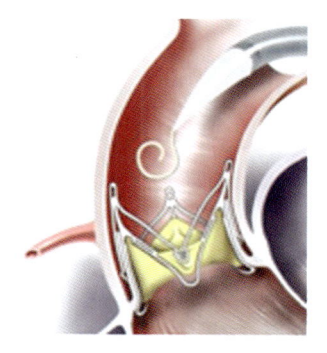

図21-7　経大腿動脈アプローチでの植え込み手順

用した安全かつ簡単な3つのステップによって，正確な位置と方向づけが可能であることが示された。感触子を進めたり回転させ，バルブの再度位置決めを可能にしたり，カテーテルシステム内にデバイスを回収したりすることもできる。このシステムは術者の感覚による直接操作ができることに利点があり，いわゆる"landing zone"に正確に留置することが可能である。この特有なクリップのシステムにより，デバイスはしっかりと固定される。冠動脈閉塞やAVブロックは観察されなかった。安全性と有効性についての臨床試験が現在進行中である。

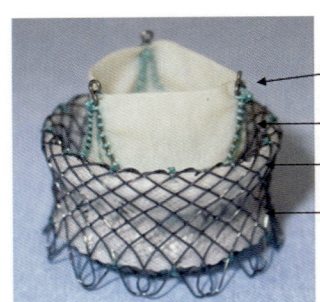

図21-8 Heart Leaflet Technologies（Maple Grove, MN）経カテーテル的大動脈弁

Heart Leaflet Technologies

The Heart Leaflet Technologies（HLT；Maple Grove MN）経カテーテル大動脈弁は，3枚のブタ心囊膜が自己拡張型かつ自己回転型のナイチノール製の構造物に固定されている生体弁である（図21-8）。デバイスは16Frもしくは17Frシステムで留置できる。位置決め用のデバイス（backstop）により，高頻度ペーシングが不要である。バルブは留置手技中に再度位置決めを施行したり，完全に回収することが可能である。

HLTバルブは4つの要素からなる。
・架橋された3尖のブタ心内膜でできた生体弁
・生体弁の形をサポートする弾力性の強いナイチノール製ワイヤー
・自己弁輪内にバルブを固定するのをサポートする弾力性の強いナイチノール製メッシュ
・留置後の弁周囲逆流を予防するためのメッシュ内に編みこまれたポリエステルライナー

弁留置システムは，6つの要素からなる（図21-9）。デリバリーシステムは16～17Frの大きさで，0.035インチのガイドワイヤーを通して先端部をスムーズに大動脈弁まで到達させることができる。また，システムはバルブの充填やデリバリー中にブタ心膜組織を傷つけないような漏斗状の構造となっており，システム全体の容易な自己弁通過が可能である。いったんバルブの留置位置を決めた後は，HLTバルブを3つの接着点で自己弁に固定するためのケーブルを使用する。漏斗状のカテーテルと弁固定用のケーブルが一体となったローダーカテーテルは，デリバリーカテーテル内にバルブを込め，バルブをカテーテル内で先進させる役割を果たす。backstopはバルブを自己弁輪の心室側の適切な位置に置くために使われる。バルブをデリバリーする他に，backstopはデバイスを拡張する器具としても使用される。このbackstopは血流が通過可能で，かつ血流を妨げないナイチノール製メッシュでできており，それゆえにバルブ拡張の際に高頻度ペーシングを必要としない（図21-10）。

1. 留置手技

HLTバルブ留置は大腿動脈アプローチで行う。両側大腿動脈を穿刺し，対側大腿動脈より5Frもしくは6Frのピッグテールカテーテルを挿入しバルーン大動脈拡張を行った後，HLTバルブのデリバリーカテーテルとダイレーターを0.035インチのsuper stiff typeガイドワイヤー下に自己大動脈弁まで到達させる。

カテーテルは，心室側壁の穿孔を避けるために心室中隔の方向に置く。ダイレーターを引き抜き，HLTバルブとbackstopが一体となったデバイス，ローダーカテーテルをデリバリーカテーテルの先端に装填する。デリバリーカテーテルを進

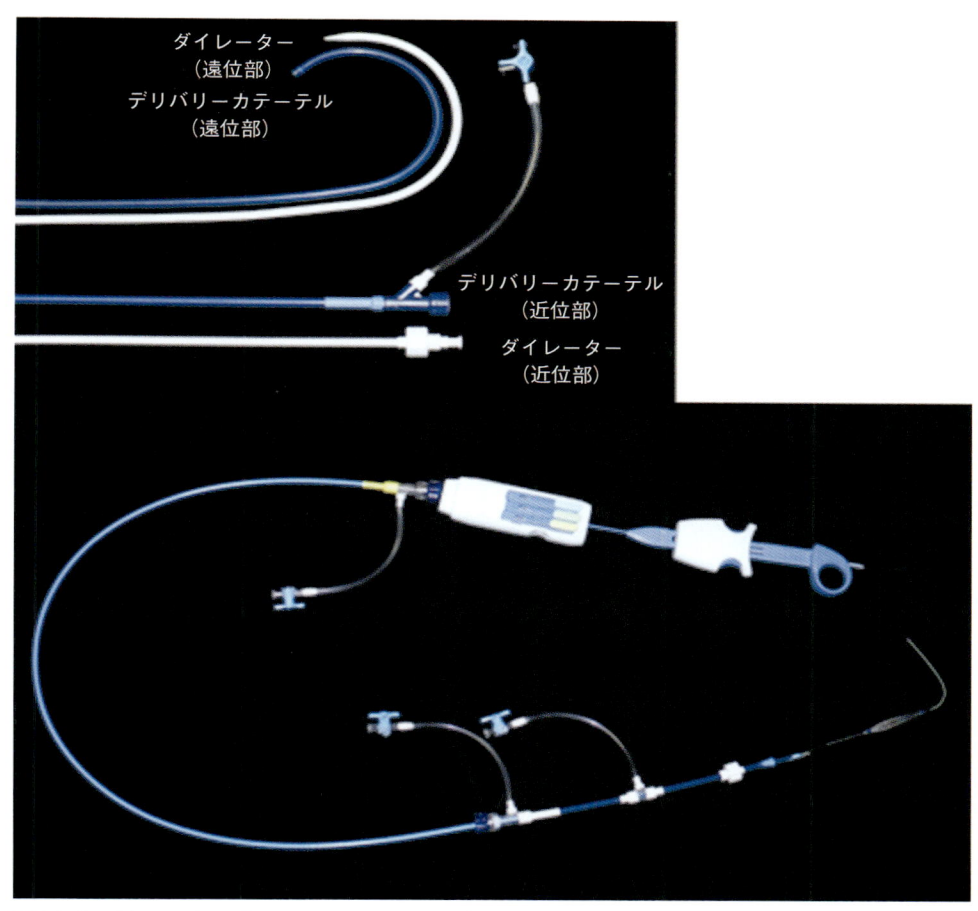

図21-9　Heart Leaflet Technologies（Maple Grove, MN）デリバリーシステム

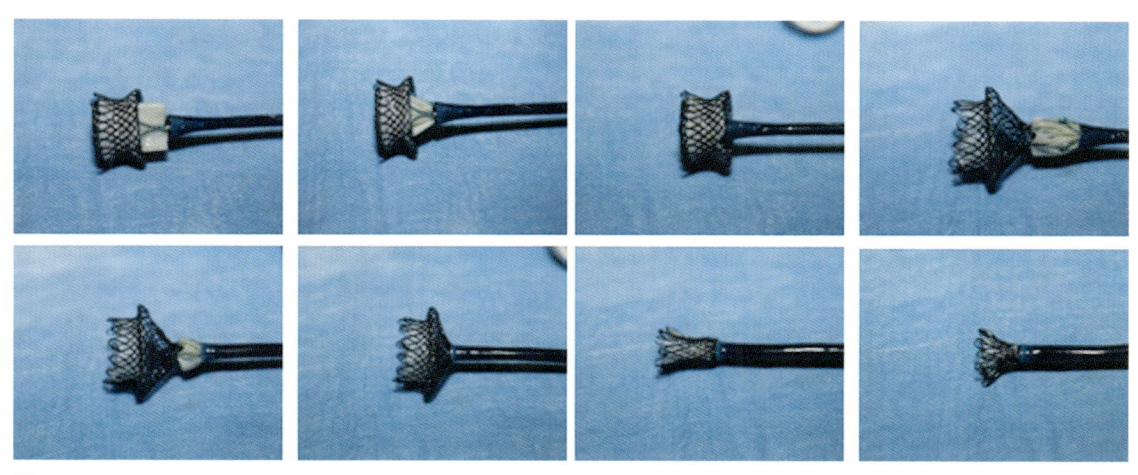

図21-10　Heart Leaflet Technologies（Maple Grove, MN），バルブのローディングとデリバリー手順

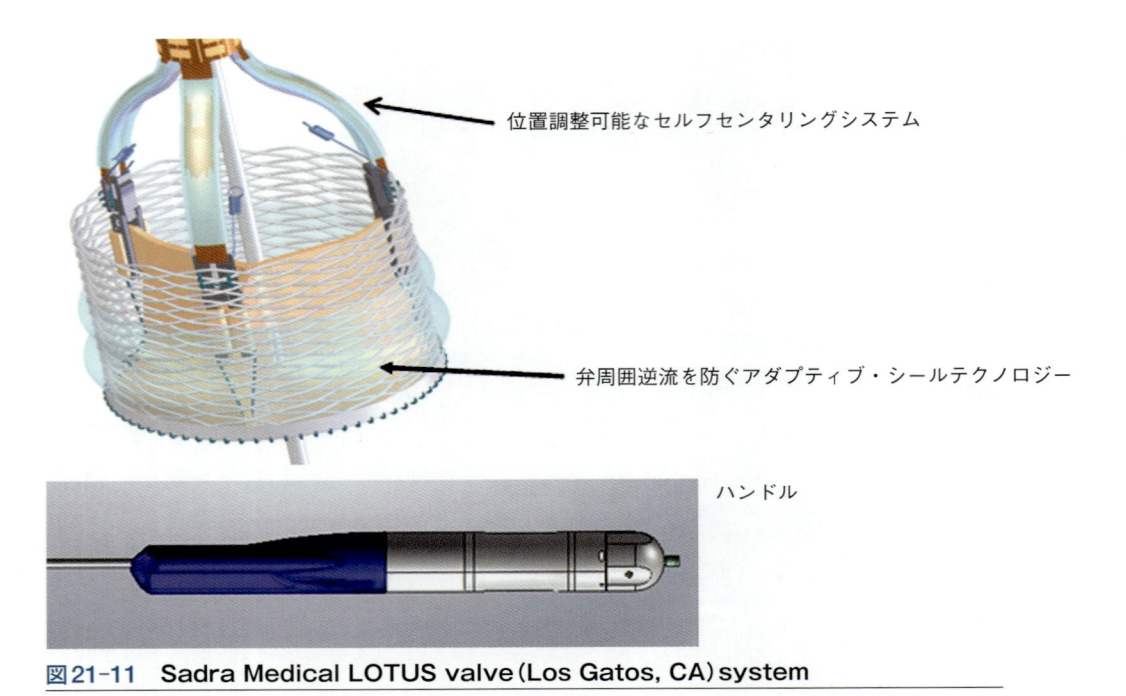

図21-11 Sadra Medical LOTUS valve (Los Gatos, CA) system

めて自己大動脈弁を通過させた後，backstopを弁輪の心室側に広げる．デバイス全体は押すとbackstopと対になる形でカテーテルの外に露出する．十分にカフが展開されると同時に，バルブは自己拡張力を高めながら自然に反転する．その後，HLTバルブはカテーテルより完全に押し出される．正しい位置に展開されているかどうか，完全に機能しているか経食道心エコーおよび透視画像で確認する．バルブが正しい位置に展開されていれば，backstopは術後の弁周囲逆流を防止するために大動脈弁輪レベルで十分に密着し，バルブの正円形を保つために自己拡張する役割ももっている．この時点で，もしも良い位置で展開していなければ，バルブは回収が可能である．満足する結果が得られれば，バルブ保持ケーブルを外し留置手技は完了する．

2. HLTバルブの現状

動物実験では一定期間経過すると，カフは自己弁輪と一体となって線維化がなされていることが確認され，弁機能も正常であった．HLTバルブのヒトへの最初の植込み症例は，2009年にハンブルグにて施行された．2011年から，さらなる臨床試験が予定されている．

LOTUS valve system

LOTUS valve system（Sadra Medical, Los Gatos, CA）はバルブが適切な位置に留置できるようにデザインされた，位置調整可能なセルフセンタリングシステムである．バルブは留置中も機能し，完全にリリースするまではいつでもシース内に回収し，体外へ取り出すことが可能である．

LOTUS valve systemは，ウシ心嚢膜で作られた三尖の生体弁とデリバリーカテーテル，および植込みの位置決めのガイダンスとなるデリバリーシステムで構成される．

ナイチノール製の自己拡張型の構造がバルブの型と位置を保ち，さまざまな形状の弁輪に対応す

ることが可能である（図 21-11）。ナイチノールの外側に配備されたアダプティブ・シールテクノロジーによって，弁周囲逆流は最小限に留められる。

1. 留置手技

デリバリーカテーテルは，経皮的に大腿動脈から挿入する。システム全体を，大動脈弓を通過し大動脈弁まで挿入する。その後，ハンドルの操作によってバルブ留置が開始される。この過程で，僧帽弁前尖と冠動脈入口部の位置を参照しながらバルブの位置決めを行う。バルブの拡張中は，術者はいつでもバルブの位置を変えることができる。バルブを最後まで拡張し完全にリリースする前に，血行動態の評価が可能である。もし留置位置の変更が必要になったり，違ったバルブサイズに変更する必要がある場合は，バルブをシース内に引き戻すことが可能である。最終的にバルブの留置位置が決まった後は，デリバリーシースからバルブを外し，システム全体を体外へ抜去する。

2. LOTUS valve system の現状

ヒトに対する初めての留置は，Dr Grube と Dr Müller により Sieburg にて 2007 年 7 月に施行された。初期臨床試験では LOTUS valve の正確な位置決めが可能な機能の他に，再位置決めが可能な機能や回収機能が確認された。その後も安全性と有効性を確認するため，さらに数名の患者が LOTUS valve による治療を施行された。

文献

1. Low RI, Bolling SF, Yeo KK, et al. A Direct Flow Medical percutaneous aortic valve: proof of concept. *Eurointervention.* 2008;4:256–261.
2. Schofer J, Schlüter M, Treede H, et al. Retrograde transarterial implantation of a nonmetallic aortic valve prosthesis in high-surgical-risk patients with severe aortic stenosis. A first-in-man feasibility and safety study. *Circ CardiovascInterv.* 2008;2:126–133.

22章

経皮的僧帽弁交連切開術（PTMC）

　1984年までは，僧帽弁狭窄症に対して外科的治療のみが唯一の治療であった[1]。しかし，その後，さまざまな病態の数多くの患者に対して，経皮的僧帽弁交連切開術（percutaneous mitral commissurotomy：PTMC）を用いて治療されるようになり，今ではその治療の有効性や危険性を評価できるようになった[2]。

テクニック

　治療の危険性を低減したり，対象患者の選択を改善したりといった治療手技管理の改善を図るためには，手技を行う施設を経験豊富な施設に集約化することが最適と思われる[3]。

1. アプローチ

　経静脈的，つまり順行性アプローチが最も多用される。通常は大腿静脈から，例外的に頸静脈からも行われる。中隔を通したカテーテル治療は透視ガイド下に行われ，多方向から確認することが望ましい。連続的圧モニターの使用が推奨される。心エコーは中隔を通したカテーテル治療の際に必須ではないが，特に術者の経験が浅い場合には安全性を高める可能性がある。心エコーは，当初食道を経由したアプローチ（経食道心エコー：TEE）で行われてきた。しかしながら，経食道アプローチもカテーテル室で行うのは容易ではないので，技術的に難しい症例（解剖学的に高度に湾曲した症例など）のみに限定して行われるべきであろう。現在，心腔内エコー（intra cardiac echocardiography：ICE）は使用を考慮される画像機器ではあるが，価格が足かせとなってしまう場合が多い。最近のデータによれば，リアルタイム3次元経食道心エコーは，中隔の良好な描出を可能にするため，中隔穿刺の際の位置決めが容易になるとされている[4]。

　中隔穿刺を必要としない逆行性テクニックは，良好な成績で重大な合併症がなく行われてきたが，その適用は広まってはいない。

2. イノウエ・テクニック

　イノウエバルーンはナイロンと網目の細かい弾性ゴムから作られており，位置決めが容易で，圧で拡張され，サイズは大きく（直径24～30 mm），プロファイルは小さい（4.5 mm）。このバルーンは3個の異なったパーツから構成されており，それぞれが特有の伸縮性をもち，順次に拡張されるようになっている。この順次拡張が，僧帽弁位での迅速かつ安定した位置決めを可能にしている。イノウエバルーンには4つのサイズがあり（24, 26, 28, 30 mm），いずれも拡張圧に依存しており，状況に応じて直径を最大4 mmまで変えることが可能である。

　主な手順は次のとおりである。

①中隔穿刺後，硬いガイドワイヤーを左房に挿入する。
②硬いダイレーター（14 Fr）を用いて，大腿の挿入部と心房中隔を拡張する。
③バルーンを左房に挿入する。

　井上は，心エコーガイド下に段階的拡張テクニックを推奨した。バルーンサイズは，患者の身長によって選択される（26 mmは超低身長者や小児

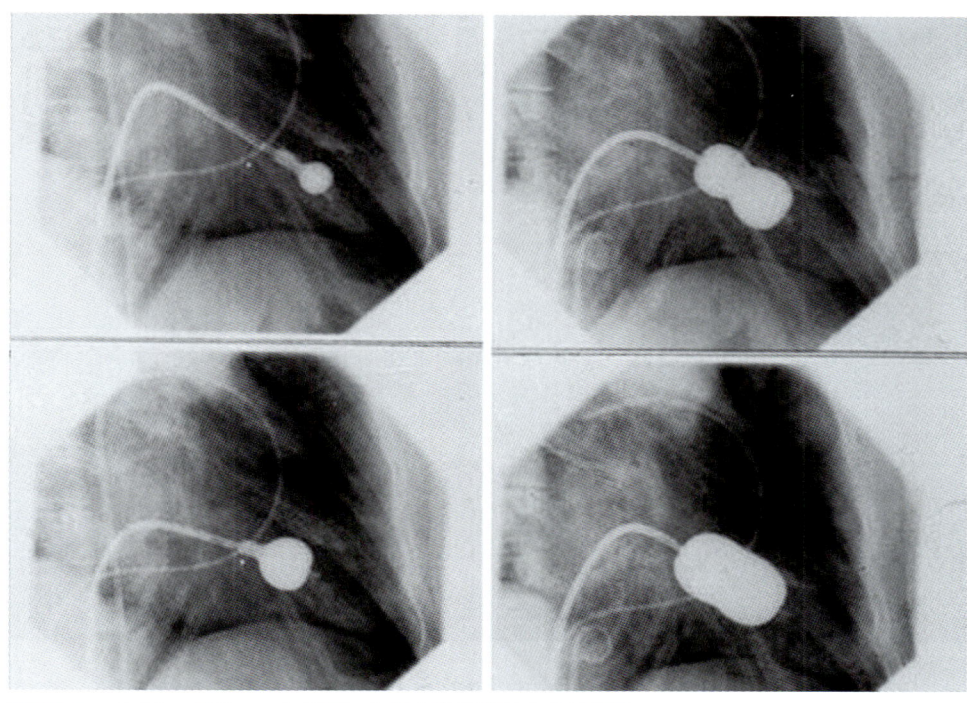

図22-1 イノウエテクニックを用いた経皮的僧帽弁交連切開術
僧帽弁を横切ってのイノウエバルーンの順次拡張。

に，28 mm は身長160 cm より小さい患者に，30 mm は160 cm より大きい患者に選択する）。バルーンは段階的に拡張する。最初に，希釈した造影剤1～2 mL で遠位部のバルーンを拡張する。それが，僧帽弁を通過させる際に浮いたバルーンカテーテルとして作用する。2番目に遠位部をさらに拡張し，バルーンを僧帽弁開口部まで引き戻す。続いて，近位部レベルのバルーンが拡張し，最後に中央部分が拡張し，最終拡張が得られた時にはバルーン中央部のくびれが見られなくなる（図22-1, 2）[1]。

最初の拡張はバルーンの最大サイズより4 mm 小さいサイズで行い，その後バルーンサイズを1 mm ずつ拡大させていく。バルーンを収縮させた後には，左房内まで引き抜く。カラードプラの心エコーで評価し，僧帽弁閉鎖不全症がⅠ度以上の増加がなく，弁口面積が体表面積1 m^2 あたり1 cm^2 以下であった場合には，バルーンを再度僧帽弁に通過させ[5]，バルーン径を1 mm 増加させてPTMC を繰り返す。手技終了の基準は，十分な弁口面積が得られた場合か，僧帽弁閉鎖不全が増加した場合である。

イノウエテクニックは，すでに全世界で最も一般的な治療方法となっており，10,000 症例以上に施行されてきている。結局，心エコーガイド下に段階的に行うことにより，イノウエバルーンは最も使用される医療器具となり，その結果治療成績も良好なものとなっている。

3. 他のテクニック

Multi-Track システム（NuMed Inc, Hopkinton, NY）を用いたダブルバルーンテクニックや，金属性交連切開術などは，現在ほとんど施行されなくなっている。

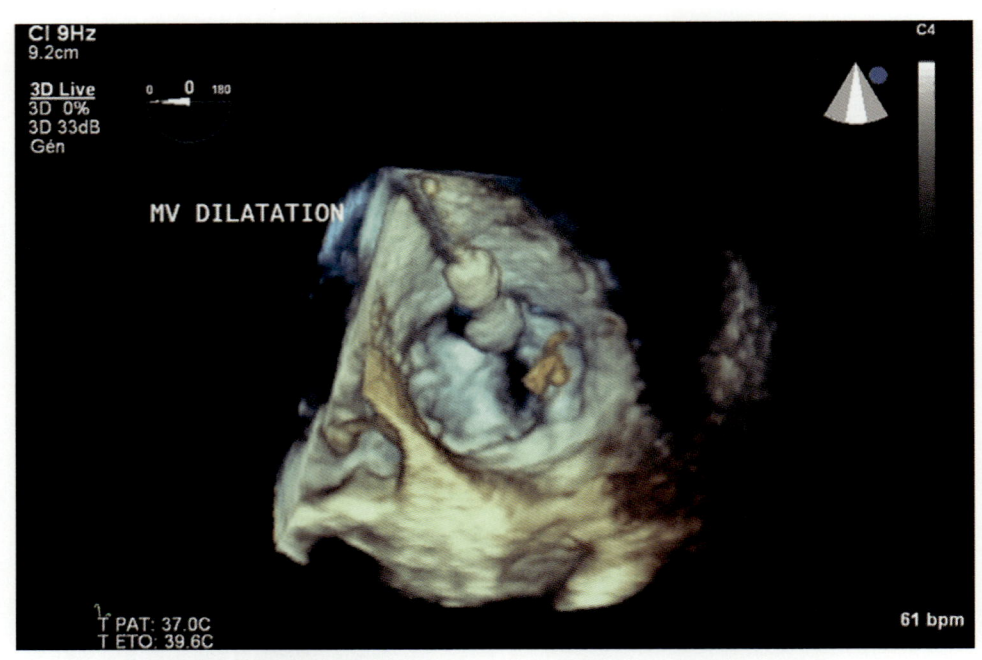

図22-2　経皮的僧帽弁交連切開術

"手動の3次元経食道心エコー法"を用いた術中超音波モニター画像。イノウエバルーンが，僧帽弁に面して左心房に位置している。

4. 術中モニタリング

手技をモニターするために，以下のことが推奨されてきた。まず第一に平均左房圧や平均弁間圧較差を使用することは，変動が起こりうるため的確でない可能性がある。特に心拍数や心拍出力の変化による影響を受けやすい。第二に，患者の状態が不安定であったり，心房内シャントや僧帽弁閉鎖不全症が存在する際には，Gorlinの式が不正確となる。そのため，術中に血行動態測定により弁口面積を繰り返し測定することは，実用性に欠け誤った解釈をする原因になりうる。PTMC中のドプラ測定法の正確性は低いため，2次元エコーによる平面面積測定法が技術的に可能であれば有用な選択肢と思われる。カラードプラによる評価は，逆流の変化を経時的に観察するのに有用な方法である。主な観察指標である交連の開放の程度は，通常経胸壁心エコー（TTE）による胸骨傍からの短軸像で評価される。短軸像を用いた開放の程度を評価するためには，リアルタイム3Dエコーが最も正確な方法である（図22-3A, B)[5]。

次の基準が，望ましい手技のエンドポイントとして提唱されてきた。

(a) 僧帽弁口面積が体表面積 $1\,m^2$ あたり $1\,cm^2$ 以上
(b) 少なくとも1つの交連が完全に開放していること
(c) I度以上の逆流が新たに出現あるいは増加

ただし，個々の症例の状況により，戦略が調整されることは不可欠である。

治療後，弁口面積の最も正確な評価は心エコーによって得られる。治療後最初の24時間にわずかに戻ってしまうことも見越して，PTMC施行後1〜2日後に，平面面積測定法や圧半減時間法や連続方程式法を用いた弁口面積の評価が行われるべきである。逆流程度の評価は，最終的に血管造影か，カラードプラ法によって行われる。シャントの最も鋭敏な評価方法は，カラードプラ法で

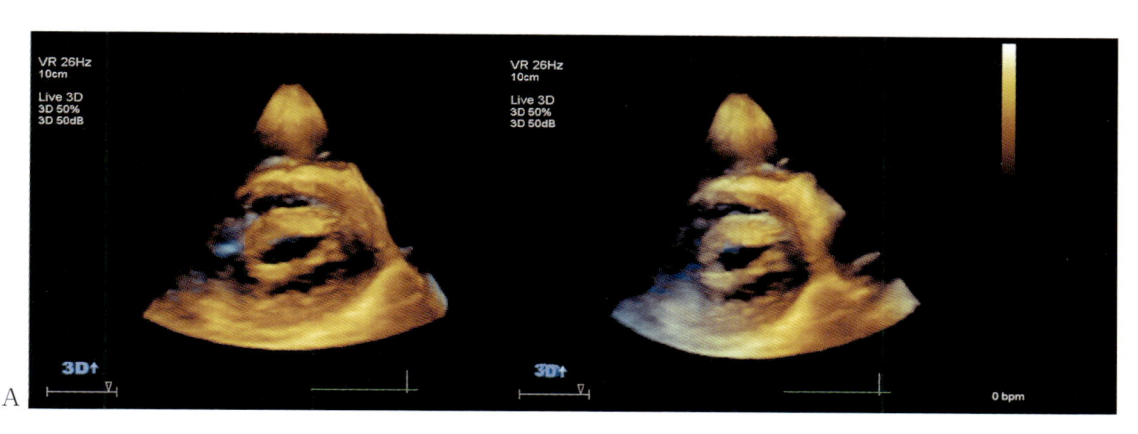

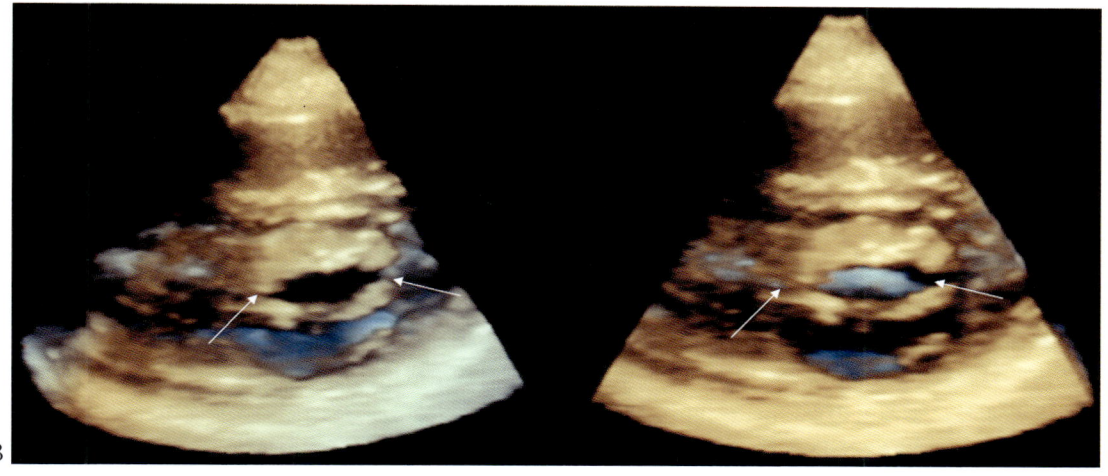

図22-3

A：段階的イノウエテクニック。3次元経胸壁超音波モニター画像。短軸：最初の拡張後の僧帽弁前交連の開大。
B：段階的イノウエテクニック。3次元経胸壁超音波モニター画像。短軸：僧帽弁両交連の開大（矢印で示す）。

ある。

経験豊富な施設では，治療を静脈のみからのアプローチと非観血的モニターのみで行うことが可能である。そのことにより，危険性，不快感，費用を抑制することができる。

短期成績

1. 血行動態

PTMCによって，通常弁口面積は100％以上増加する（**表22-1**）。肺動脈圧や肺血管抵抗の緩徐な減少も見られる。

PTMCは，運動耐容能の面でも有効である。また，自然に観察される左房内でのエコー輝度の違いも減少する。

2. 不成功率

不成功率は，1～17％と報告されている。不成功例の多くは，術者の経験が浅い時期に起きている。

3. 合併症

手技死亡率は，多くの報告では0～3％である

表22-1　PTMCの短期成績：僧帽弁口面積の増加

筆者	患者数	年齢(歳)	僧帽弁口面積(cm^2)	
			(PTMC)術前	(PTMC)術後
Chen, et al[8]	4832	37	1.1	2.1
Arora, et al[7]	4850	27	0.7	1.9
Palacios, et al[6]	879	55	0.9	1.9
Lung, et al[3]	2773	47	1.0	1.9

表22-2　PTMCの重大合併症

筆者	患者数	年齢(歳)	院内死亡(%)	心タンポナーデ(%)	塞栓イベント(%)	重症僧帽弁逆流(%)
Chen, et al[8]	4,832	37	0.1	0.8	0.5	1.4
Arora et al[7]	4,850	27	0.2	0.2	0.1	1.4
Palacios, et al[6]	879	55	0.6	1.0	1.8	9.4
Lung, et al[3]	2,773	47	0.4	0.2	0.4	4.1

(表22-2)。死亡の主たる原因は，左室穿孔と患者の全身状態の不良である。

心膜血腫の発症率は，0.5〜12.0%と報告されている。心外膜腔への出血は，心房中隔を介するカテーテル手技によるものか，over-the-wire テクニックを用いてデバイスを大きく出し入れする際にガイドワイヤーやバルーンによって左室心尖部に穿孔するものかに関連して起きている。しかし，イノウエバルーンを用いることによって，左室心尖部の穿孔はほぼ見られなくなっている。PTMC中に低血圧が見られた場合は，心膜血腫を疑い，直ちに心エコーを行わなければならない。

塞栓症は，0.5〜5.0%に見られる。それにより症状が永続的に残ることはまれであり，さらに死亡まで至ることはほとんどない。塞栓症の頻度は低いが，それによって起こりうる結果は重篤なものであるため，予防のために万全の対策を講じるべきである。頭蓋内塞栓症に対する治療は，脳卒中センターと協力して行うほうがよい。

重度の僧帽弁逆流はまれで，頻度は2〜19%であり[2,3,6-10]，多くの場合，予測困難である。外科的な知見によれば，後尖や前尖など非交連部の断裂が関与していると報告されている(図22-4)。重症の僧帽弁逆流の進展は，逆流の重症度よりも，形態的変化の分布に依存することが多いことが示唆されてきた。重症の逆流は，多くの場合は内科的治療抵抗性で，手術を考慮しなければならない。大部分の症例では，基礎の弁疾患が重症であるために，弁置換が必要となる。

心房中隔欠損は，高速血流を伴い，通常は小さく，限定的なものである。一時的な完全房室ブロックの発症率は1.5%であり，永久ペースメーカの植込みを要することはまれである。経静脈的アプローチ後の血管合併症は，例外的なものといえる。PTMCに起因する合併症により，24時間以内に緊急手術が必要となることは非常にまれである。しかしながら，心嚢穿刺では対応できないほどの左室穿孔による巨大な心膜血腫や，さらにまれではあるが，血行動態の破綻を伴ったり，治療抵抗性の肺うっ血を伴ったりする重症の僧帽弁逆流に対しては，外科的手術を必要とすることもありうる[9]。

全般的に，不成功率やタンポナーデのような重症合併症率は，経験に依存していることが明らかである。経験を積んだチームによって，的確に選択された症例に施行される場合には，PTMCは

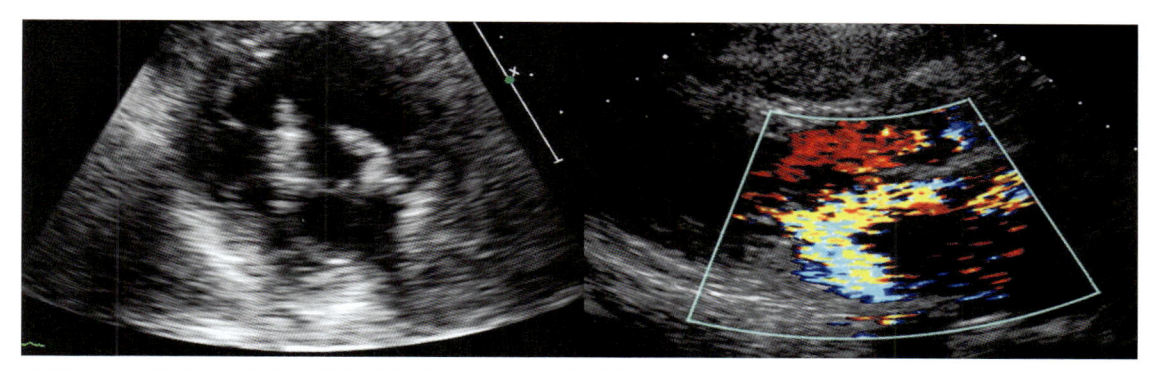

図22-4　PTMC後の弁尖の断裂（経胸壁心エコー，短軸像）
左：前尖の断裂．右：弁尖断裂部位からの僧帽弁逆流の分散ジェット．

表22-3　PTMC後の慢性期成績

筆者	患者数	年齢（歳）	経過年数（年）	無事故生存率（%）
Iung et al.[12]	1,024	49	10	56[a]
Palacios et al.[6]	879	55	12	33[a]
Song et al.[25]	329	49	9	90[b]
Fawzy et al.[16]	493	31	13	74[a]

[a] 追加インターベンションなく，NYHA心機能分類ⅠかⅡ度の生存
[b] 手技成功後

比較的危険性の低い手技である．

4. 短期成績の予測因子

良好な短期成績の定義は，報告によって異なっている．最も広く受け入れられている定義は，2/4以上の僧帽弁逆流がなく，最終的な僧帽弁口面積が1.5 cm²以上というものである．

結果の予測は，多面的なものである．いくつかの研究によると，形態的要素に加えて，年齢，外科的交連切開術の既往，心機能クラス，小さな僧帽弁面積，PTMC前の僧帽弁逆流の存在，洞調律，肺動脈圧，重度の三尖弁逆流の存在などすべての術前要素が，バルーンサイズなどの術中因子とともに短期成績を規定する予測因子だと報告されている[6, 11]．

予後に関連するこれらの要素を確認することにより，短期成績の予後予測の感度を高めることができるようになる．しかしながら，特異度は低く，短期成績が悪いか否かを的確に予測することは困難である．そのため，重度の僧帽弁逆流を正確に予測することができないことに影響している．

長期成績

現在17年までのフォローアップ成績を解析することが可能であり[6, 10-16]，それにより長期成績が示されている（**表22-3**）．

PTMCの中期成績は良好であり，術後10～15年の事故回避生存率は35～70%である．長期成績の予測因子も多面的なものであり，年齢，心エコースコアにより評価された弁の解剖学的形態，疾患の重症度合いに関連した因子（弁形成術前のNYHAクラススコアが高いことなど），以前の交連切開術の既往，重症三尖弁逆流，心拡大，心房

細動，肺血管抵抗の高値，最終弁口面積による治療結果，交連開放の質[14]，僧帽弁逆流の存在[10]などの臨床的指標がある．一般に，長期成績の質は，手技技術とは関係しないと考えられている．

PTMCが成功した場合は生存率は良好であり，二次的に手術を要することはまれで，大部分の症例で心機能の改善がみられる．また，ほとんどの症例では，弁機能の改善は安定している．

再狭窄発生については定義が存在していない．PTMC後の再狭窄は，一般に弁口面積 1.5 cm^2 以下で，当初の開大値の50％以上の再狭窄と定義されてきた．PTMC成功後の再狭窄発生率は通常低く，3～10年の観察期間で，2～40％である[13,15]．年齢，PTMC後の僧帽弁口面積，解剖形態が再狭窄の予測因子と考えられている．僧帽弁狭窄が再発した場合には，PTMCを繰り返し施行することができるということも，この治療法の利点の1つである．もし，再狭窄が有症候性で，PTMC成功後数年を経過しており，再狭窄の主たる原因が交連の再癒合だとすれば，PTMCの再施行を考慮してもよい．そのような場合，PTMCに適した性状を有する患者であれば，短期および中期予後は良好である．PTMCに不適な性状を有する患者においては，結果はやや悪いものの，手術のハイリスクな患者ではPTMCの再施行は姑息的治療としての役割はある．これまでの結果は良好なものであるが，PTMC再施行の役割を正確に検討するには，さらに大規模かつ長期間の観察データを要する[17]．

もし短期成績が不十分なものであったら，一般に中期の心機能結果も不良である．外科的交連切開術やPTMC後に重度の僧帽弁逆流を有する患者の予後は一般に不良であり，症状の軽減は得られず，客観的データの悪化もみられる．通常数か月以内には，外科的治療を要することとなる．

十分に弁の開大が得られない症例では，心臓以外の状態が許すのであれば，一般的には外科的治療が施行される．このような場合，初期成績不良の原因が弁の解剖形態にあるため，ほとんどすべての症例で弁置換が必要となる．

経過観察を行った研究によれば，概して僧帽弁逆流の程度は，経過観察の期間中，不変か，あるいはわずかに悪化する程度であることが示されている．心房中隔欠損は，心房間の圧較差が減少するために，大部分の症例で術後にたいていは閉じる．

PTMCの効果により左房の血液うっ滞が改善され，その結果として血栓塞栓症の危険性が低下することが期待される[18]．しかし現状では，PTMCにより心房細動の発症率を減らすという直接的なエビデンスはない[19]．心房細動が発症して間もない，左房の著明な拡大がない場合には，PTMC成功後早期に電気的除細動を施行することが推奨される．

特別な患者群におけるPTMC

1. 外科的交連切開術後のPTMC

以前に外科的交連切開術施行の既往[20]がある患者では，既往のない患者よりはやや劣るものの，成績は良好である．成績がやや劣るのは，おそらく手術の既往のある患者群にPTMCに適さない性状があるためと考えられる．

手術既往のある患者におけるPTMCの適応は，初回のPTMCと同様である．しかし，再狭窄が重度の交連の再癒合ではなく，主に弁の硬直によって起きている患者を除外するために，心エコーを慎重に行う必要がある．僧帽弁閉鎖不全症を修復するため，リングによる形成術を施行された既往のある患者にみられる，まれな僧帽弁狭窄症の症例においては，弁の硬直を見落とさないようにすべきである．

2. 重症肺高血圧症を合併する患者におけるPTMC

予備的な報告によれば，PTMCは安全かつ有効に施行可能であることが示唆されている．このような患者群では，弁の開放が十分に得られなかっ

たとしても，肺動脈圧の低下が得られ，手術の危険性を低減させることができる．

3. 高齢患者における PTMC

手術がハイリスク，もしくは禁忌の患者でも，生命予後が十分に見込める場合には，PTMC は姑息的であったとしても有用な選択肢である．PTMC に適した解剖形態を有する患者では，最初に PTMC を施行し，結果が不十分であれば手術を考慮する．その他の患者では，手術が第 1 選択として適している．一方，末期の病態の高齢患者では，術後成績は非常に悪いことから，内科的治療のほうがよいと考えられる．

4. 妊娠中の PTMC

数百症例の妊娠中の患者に対する PTMC の経験に基づき，以下のことが示唆される[21]．技術的にみると，妊娠最終週付近に手技を行うことは困難を伴うかもしれないが，大部分の症例には有効であり，通常分娩が可能である．放射線被曝の観点からは，患者の腹部を全周性に保護し遮蔽したうえで，20 週以降に手技を行うことで，PTMC は胎児にとって安全に施行可能である．放射線の問題に加えて，PTMC には低血圧に関連する危険性と，緊急手術を要するような避けられない合併症がある．僧帽弁狭窄症を有している，内科的治療でも心不全のコントロール不能な妊娠中の患者への治療として，PTMC は有用な手法となりうることが，これまでのデータから明らかになっている．

5. PTMC と左房内血栓

左房内血栓が存在すると，一般に PTMC は禁忌であると考えられている[22,23]．血栓が浮遊していたり，左房腔内に存在したりする場合は，明らかに禁忌である．血栓が心房中隔に位置する場合も，やはり禁忌である．血栓が左心耳に存在する場合（図 22-5）は，経食道心エコーガイド下にイノウエテクニックで PTMC を行ったとしても，塞栓症の危険性を回避できるかについては満足のいく結果はえられていない．左房内血栓に僧帽弁狭窄症を伴う患者に対しては，臨床的に病態が安定していれば，まず抗凝固療法を 2～6 か月行い[24]，その後でもう一度経食道心エコーを行い，血栓が消失していることを確認してから PTMC を施行すべきである．

患者選択

PTMC の適用は，患者の臨床病態と，弁の解剖形態によって決まる．

1. 臨床病態

臨床病態の評価としては，機能障害の程度，心房中隔を介したカテーテル手技に対する禁忌の存在，心臓あるいは心臓以外の機能による手術の危険性を考慮しなければならない．テクニックに起因したわずかであっても避けられない危険性のために，重症僧帽弁狭窄症を有していても全く症状のない患者では（すなわち運動負荷テストで正常の運動耐容能を有する患者），通常 PTMC の適応にはならない．ただし，非心臓手術を緊急に要する患者，若年女性で妊娠が見込まれる患者，塞栓症の危険性が高い患者は例外である．最終的に，無症候の患者であっても，安静時（収縮期肺動脈圧＞50 mmHg）[22,23] あるいは労作時（収縮期肺動脈圧＞60 mmHg）[22] のどちらかに肺高血圧をきたす患者には PTMC を試みてもよい．このような状況では，解剖形態が適している場合に，経験豊富なインターベンション治療医によって施行されるべきであり，そうすることで安全に有効な手技を行うことができる．

心房中隔を介したカテーテル手技の禁忌は，左房内血栓が疑われる症例，重症の出血性疾患を有する症例，重度の心胸郭形態異常を有する症例である．左房内血栓は，治療の数日前に，経食道心

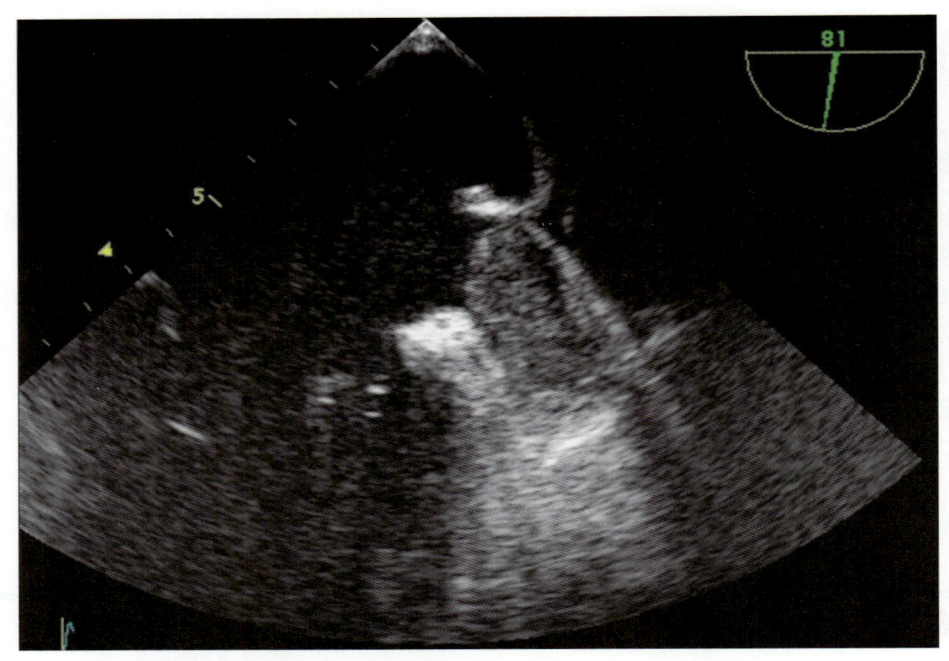

図22-5 左房内血栓の経食道心エコー画像

エコーを計画的に行うことで除外しておかなければならない。心臓に起因（外科的交連切開術や大動脈弁置換術の既往）する，あるいは心臓以外に起因（呼吸不全や高齢）する，手術の危険性を高める因子を有する場合には，手術よりもPTMCが適している。少なくとも，手術が完全に禁忌の場合には第1選択治療，かつ唯一の治療方法としてPTMCが適している。

2. 弁の解剖形態

手技に対して解剖学的禁忌（表22-4）がないことを確認することが必須である。解剖学的禁忌の第1は，左房内血栓の存在である。第2は，1/4より重度の僧帽弁逆流である。ただし，妊娠中の患者などのように手術の危険性が高い場合には，Ⅱ度の僧帽弁逆流を有していても，限定した患者に対してはPTMCを施行することも可能である。第3は，僧帽弁狭窄症と重度の大動脈弁疾患の合併である。外科的治療の禁忌がない場合には，手術の適応であることは明白である。中等度

表22-4　PTMCの禁忌

左房内血栓
僧帽弁逆流＞1/4
広範なあるいは両交連にまたがる石灰化
僧帽弁狭窄症に合併した重症大動脈弁膜症，あるいは重症三尖弁狭窄症兼閉鎖不全症
冠動脈バイパス術を要する重症冠動脈疾患の合併

の大動脈弁疾患と重度の僧帽弁狭窄症の合併の場合には状況が異なり，後になって避け難い両弁に対する手術を先延ばしする意味でPTMCは適している。

第4として，心不全の臨床徴候があり，重度の三尖弁狭窄症と三尖弁閉鎖不全症を有する場合には，両弁に対する手術が選択される。一方，三尖弁閉鎖不全症の合併は，そのものはPTMCの禁忌にはならないが，予後増悪因子ではあり，特に重度の右房拡大と心房細動を合併している場合には予後は悪い[25]。

PTMCの禁忌の判断として，弁口面積の閾値を用いることは不確定である。そのため，弁口面積と平均圧較差を計測することに加えて，患者の

表22-5 僧帽弁の解剖学的分類（マサチューセッツ総合病院, Boston, MA）

弁尖の可動性
- 弁尖先端のみの開放制限で十分に可動性が保たれた弁
- 弁尖の中央部と基部で可動性が低下している
- 主に基部での、拡張期の弁尖の前方への運動
- 拡張期の弁尖の前方運動が無いかわずか

弁の肥厚
- 弁尖はほぼ正常（4〜5 mm）
- 弁尖中央部の肥厚、弁尖端の著明な肥厚
- 弁尖全体に拡がる肥厚（5〜8 mm）
- 弁尖全組織の著明な肥厚（>8〜10 mm）

弁下組織の肥厚
- 弁直下の腱索構造のわずかな肥厚
- 腱索長の1/3以上に拡がる腱索肥厚
- 腱索の遠位部1/3まで拡がる肥厚
- 乳頭筋にまで及ぶ広範な肥厚と腱索全体の短縮

弁の石灰化
- 一部分のみのエコー輝度の上昇
- 弁尖端に限局した輝度上昇の散発
- 弁尖の中央部にまで拡がる輝度上昇
- 弁尖組織の大部分にわたる広範な輝度上昇

表22-6 僧帽弁の解剖学的分類（ビシャー病院, Paris）

- 超音波分類1：柔軟な非石灰化僧帽弁前尖と軽度弁下病変（すなわち、薄い腱索>10 mm長）
- 超音波分類2：柔軟な非石灰化僧帽弁前尖と重度弁下病変（すなわち、厚い腱索<10 mm長）
- 超音波分類3：X線透視で評価した、いかなる拡がりでも僧帽弁の石灰化。弁下組織の状態は問わない。

身長、機能障害の程度、安静時の肺動脈圧や疑問のある場合には、運動時の肺動脈圧も考慮しなければならない。著者らの見解では、僧帽弁口面積>1.5 cm^{2}の患者に対しPTMCを施行することは、おそらくベネフィットよりもリスクが上回っていると考える。

予後の観点からは、多くの研究者がWilkinsスコア（表22-5）[6]を用いており、一部の研究者[3]はもっと概括的な弁の解剖評価法を用いている（表22-6）。心エコーによる分類法には、すべて以下の同様の限界がある。

(a) スコアが半定量的なものであるために、再現性が困難であること。
(b) 病変を過小評価しうること、特に弁下病変の評価の際に顕著である。
(c) 全体的な弁の形態異常の程度を評価するスコアを使用することは、重症の僧帽弁逆流の危険性を高める可能性のある弁器官の特定の一部分（弁尖、特に交連部）に限局した変化を確認できないかもしれないこと。

3. 潜在的適応

手術が禁忌である患者、あるいは弁そのものは柔軟で、弁下に中等度病変のみを有する（心エコースコア<8）若年成人患者のような"PTMCに理想的な対象患者"の場合には、手技の適応に全く問題はない[26]。PTMCと外科的交連切開術を比較した無作為化試験によれば、PTMCは有効性においては少なくとも外科的交連切開術と同等であり、疑いの余地なく患者にとっては負担が少ない[27,28]。日常臨床において、PTMCは実質的に外科的交連切開術に置き換わってきている[29]。さらに、再狭窄が起きた場合にも、PTMCで治療された患者は心膜癒着や胸壁の手術痕などに由来する障害や危険性もなく、再度PTMCを受けることも可能であるし、手術を受けることも可能である。

一方、他の患者群、特に欧米により多く見られるような解剖学的に不適な患者群に対する適応を精緻なものにするためには、多くの課題が残されている。これらの患者群に対しては、PTMCの結果に満足しないことを理由に速やかな手術を望む医師もいれば、一部の患者に対して第1選択治療としてPTMCを選択し、うまくいかなかったり慢性期に悪化したりした場合には手術を選択することを支持する医師もいる[30]。

これらの患者群においては、成績を予測する多因子の状態を鑑みた個別のアプローチが好ましいと思われ、特に二交連や高度の石灰化を有する患

者には手術が治療選択として考慮しうるというのが現在の見解である．一方，著者らの考えでは，弁下組織が広範に障害されていたり，中等度か片方の交連のみの石灰化を有していたりする患者に対しては，PTMC を第 1 選択として施行することは可能で，臨床状態が適している場合にはいっそう PTMC が適している．しかし，結果が不十分であったり，二次的に悪化したりした場合には，合理的に早期に手術を考慮すべきであると考えている．

結語

発展途上国においては，PTMC に適した解剖形態を有する患者が多く，かつ僧帽弁狭窄症が数多く発症しているため，PTMC が広く行われるようになることは有益である．

先進国においては問題は異なっており，多くの対象患者は高齢で，PTMC にやや不適な解剖形態を有しているからである．PTMC と弁置換術それぞれの適応を明確に定義するためには，これらの患者群における短期および長期成績を慎重に評価することはいまだに必要である．また，この治療法自体も，よりよいイメージング，特に 3D エコーによって改善されていくであろう．左心耳閉鎖術，肺静脈アブレーション，あるいは随分先の将来になるであろうが PTMC 不成功例や術後増悪した場合に経皮的僧帽弁置換術などのインターベンション手技と PTMC を組み合わせることで，さらなる改良がなされる可能性もある．

PTMC によって良好な結果が得られてきたことで，現在では，この治療は僧帽弁狭窄症の治療において重要な地位を占め，そして実質的に外科的交連切開術に取って代わったということができる．最後に，著者らの見解では，僧帽弁狭窄症を治療する際に，PTMC と弁置換術はライバルと考えるのではなく，補完的なテクニックと考え，適切な病期にそれぞれを適用しなければならない．

文献

1. Inoue K, Owaki T, Nakamura T, et al. Clinical application of transvenous mitral commissurotomy by a new balloon catheter. *J Thorac Cardiovasc Surg*. 1984;87:394–402.
2. Marijon E, Iung B, Mocumbi AO, et al. What are the differences in presentation of candidates for percutaneous mitral commissurotomy across the world and do they influence the results of the procedure? *Arch Cardiovasc Dis*. 2008;10:611–617.
3. Iung B, Nicoud-Houel A, Fondard O, et al. Temporal trends in percutaneous mitral commissurotomy over a 15-year period. *Eur Heart J*. 2004;25:701–707.
4. Silvestry FE, Kerber RE, Brook MM, et al. Echocardiography-guided interventions. *J Am Soc Echocardiogr*. 2009;22:213–231.
5. Messika–Zeitoun D, Brochet E, Holmin C, et al. Three-dimensional evaluation of the mitral valve area and comissural opening before and after percutaneous mitral commissurotomy in patients with mitral stenosis. *Eur Heart J*. 2007;28:72–79.
6. Palacios IF, Sanchez PL, Harrell LC, et al. Which patients benefit from percutaneous mitral balloon valvuloplasty? Prevalvuloplasty and postvalvuloplasty variables that predict long-term outcome. *Circulation*. 2002;105:1465–1471.
7. Arora R, Kalra GS, Sing S, et al. Percutaneous transvenous mitral commissurotomy: immediate and long-term follow-up results. *Catheter Cardiovasc Interv*. 2002;55:450–456.
8. Chen CR, Cheng TO. Percutaneous balloon mitral valvuloplasty by the Inoue technique: a multicenter study of 4832 patients in China. *Am Heart J*. 1995;129:1197–1202.
9. Varma PK, Theodore S, Neema PK, et al. Emergency surgery after percutaneous transmitral commissurotomy: operative versus echocardiographic findings, mechanisms of complications, and outcomes. *J Thorac Cardiovasc Surg*. 2005;130:772–776.
10. Kim MJ, Song JK, Song JM, et al. Long-term outcomes of significant mitral regurgitation after percutaneous mitral valvuloplasty. *Circulation*. 2006;114:2815–2822.
11. Cruz-Gonzalez I, Sanchez-Ledesma M, Martin-Moreiras J, et al. Predicting success and long-term outcomes of percutaneous mitral valvuloplasty: a multifactorial score. *Am J Med*. 2009;122:581.e11–e19.
12. Iung B, Garbarz E, Michaud P, et al. Late results of percutaneous mitral commissurotomy in a series of 1024 patients. Analysis of late clinical deterioration: frequency, anatomic findings, and predictive factors. *Circulation*. 1999;99:3272–3278.
13. Song JK, Song JM, Kang DH, et al. Restenosis and adverse clinical events after successful percutaneous mitral valvuloplasty: immediate post-procedural mitral valve area as an important prognosticator *Eur Heart J*. 2009;30:1254–1262.
14. Messika-Zeitoun D, Blanc J, Iung B, et al. Impact

of degree of commissural opening after percutaneous mitral commissurotomy on long-term outcome. *JACC Cardiovasc Imaging.* 2009;2:1–7.
15. Wang A, Krasuski RA, Warner JJ, et al. Serial echocardiographic evaluation of restenosis after successful percutaneous mitral commissurotomy. *J Am Coll Cardiol.* 2002;39:328–334.
16. Fawzy ME, Shoukri M, Al Buraiki J, et al. Seventeen years clinical and echocardiographic follow up of mitral balloon valvuloplasty in 520 patients, and predictors of long-term outcome. *J Heart Valve Dis.* 2007; 16:454–460.
17. Turgeman Y, Atar S, Suleiman K, et al. Feasibility, safety, and morphologic predictors of outcome of repeat percutaneous balloon mitral commissurotomy. *Am J Cardiol.* 2005;95:989–991.
18. Chiang CW, Lo SK, Ko YS, et al. Predictors of systemic embolism in patients with mitral stenosis: a prospective study. *Ann Intern Med.* 1998;128:885–889.
19. Krasuski RA, Assar MD, Wang A, et al. Usefulness of percutaneous balloon mitral commissurotomy in preventing the development of atrial fibrillation in patients with mitral stenosis. *Am J Cardiol.* 2004;93:936–939.
20. Fawzy ME, Hassan W, Shoukri M, et al. Immediate and long-term results of mitral balloon valvotomy for restenosis following previous surgical or balloon mitral commissurotomy. *Am J Cardiol.* 2005;96:971–975.
21. Esteves C, Munoz J, Braga S, et al. Immediate and long-term follow-up of percutaneous balloon mitral valvuloplasty in pregnant patients with rheumatic mitral stenosis. *Am J Cardiol.* 2006;98:812–816.
22. Bonow RO, Carabello BA, Chatterjee K, et al. ACC/AHA 2006 guidelines for the management of patients with valvular heart disease: a report of the American College of Cardiology/American Heart Association Task Force on Practice Guidelines. *J Am Coll Cardiol.* 2006;48:e1–e148.
23. Vahanian A, Baumgartner H, Bax J, et al. Guidelines on the management of valvular heart disease: The Task Force on the Management of Valvular Heart Disease of the European Society of Cardiology. *Eur Heart J.* 2007;28:230–268.
24. Silaruks S, Thinkhamrop B, Kiatchoosakun S, et al. Resolution of left atrial thrombus after 6 months of anticoagulation in candidates for percutaneous transvenous mitral commissurotomy. *Ann Intern Med.* 2004;140:101–105.
25. Song H, Kang DH, Kim JH, et al. Percutaneous mitral valvuloplasty versus surgical treatment in mitral stenosis with severe tricuspid regurgitation. *Circulation.* 2007;116(suppl):I246–I250.
26. Gamra H, Betbout F, Ben Hamda K, et al. Balloon mitral commissurotomy in juvenile rheumatic mitral stenosis: A ten-year clinical and echocardiographic actuarial results. *Eur Heart J.* 2003;24:1349–1356.
27. Ben Fahrat M, Ayari M, Maatouk F. Percutaneous balloon versus surgical closed and open mitral commissurotomy: seven-year follow-up results of a randomized trial. *Circulation.* 1998;97:245–250.
28. Song JK, Kim MJ, Yun SC, et al. Long-term outcomes of percutaneous mitral balloon valvuloplasty versus open cardiac surgery. *J Thorac Cardiovasc Surg.* 2010;139:103–110.
29. Iung B, Baron G, Butchart EG, et al. A prospective survey of patients with valvular heart disease in Europe: The Euro Heart Survey on valvular heart disease. *Eur Heart J.* 2003;13:1231–1243.
30. Iung B, Garbarz E, Doutrelant L, et al. Late results of percutaneous mitral commissurotomy for calcific mitral stenosis. *Am J Cardiol.* 2000;85:1308–1314.

23章

経皮的僧帽弁形成術：edge-to-edgeアプローチ

　1991年，Alfieriらは前尖と後尖のmiddle scallopを糸で縫い合わせる，いわゆる二重あるいは二口の僧帽弁を作成することによるedge-to-edgeテクニックを用いて，僧帽弁前尖の逸脱症を外科的に形成することを初めて報告した（図23-1）[1-3]。時としてedge-to-edge修復と呼ばれるが，この手技の臨床的成功と簡便さはカテーテルを基本とした技術の発展において重要性をもたらし，インターベンション治療医がカテーテル検査室で経皮的に血管内から弁の修復を行うことが可能となった。ここ10年間，MitraClip（Abbott Laboratories社，Abbott Park, IL）は，経心房中隔アプローチで僧帽弁のedge-to-edge修復を行う経皮的な方法として急速に発展してきた[4-9]。MitraClipはCEマークをすでに取得しており，外科手術のハイリスク症例が高比率であるヨーロッパで広く使用されている。米国で最終的にこのデバイスが適用されるかは，無作為化試験Endovascular Valve Edge-to-edge Repair Study（EVEREST）II試験の結果によるであろう。

■ デバイスとシステムの説明

　MitraClipのシステムは，操作可能なガイドカテーテルと取り外しのできるクリップ自身を含む，クリップのデリバリーシステム（clip delivery system：CDS）で構成される（図23-2）。クリップは，CDSの調節機能で開閉される2つのアームをもつダクロンで被覆された機械的デバイスである。クリップの幅は4 mmであり，2つのアームが弁尖を捕捉するために開かれると約2 cmの間隔となる（図23-3）。クリップの内側にはそれぞれのアームに対応するU字型をした"グリッパー"があり，クリップを閉じている間，弁尖が捕捉された際に心房側から弁尖を静止させることを補助する。弁尖はアームとグリッパーの間に固定され，クリップは閉じられ2つの弁尖の接合に効果をもたらし接合を維持するよう固定される（図23-3）。

　ガイドカテーテルの先端は，経心房中隔アプローチを用いて，ガイドワイヤーと先端が細くなっているダイレーターを通して左房までデリバリーされる。ガイドカテーテルの手前は24 Frであり，心房中隔を通過する部分は22 Frにテーパリングされている。ガイドカテーテルの近位端にある＋/－とマーキングされているつまみにより，遠位端の屈曲や動作が調節できる。

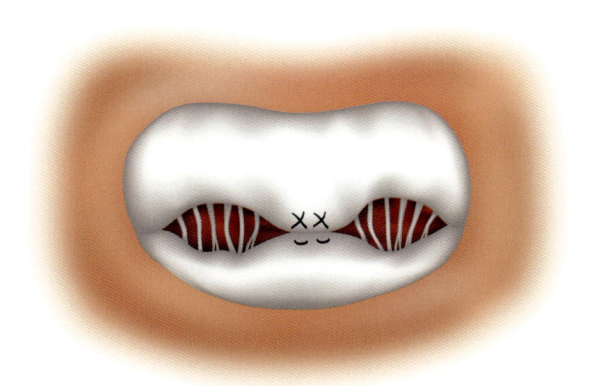

図23-1　縫合による二口の外科的僧帽弁形成術
前尖と後尖のmiddle scallopを糸で縫い合わせる，いわゆる二重あるいは二口の僧帽弁を作製するedge-to-edgeテクニックを用いた僧帽弁前尖の逸脱症の外科的形成術。

MitraClip system

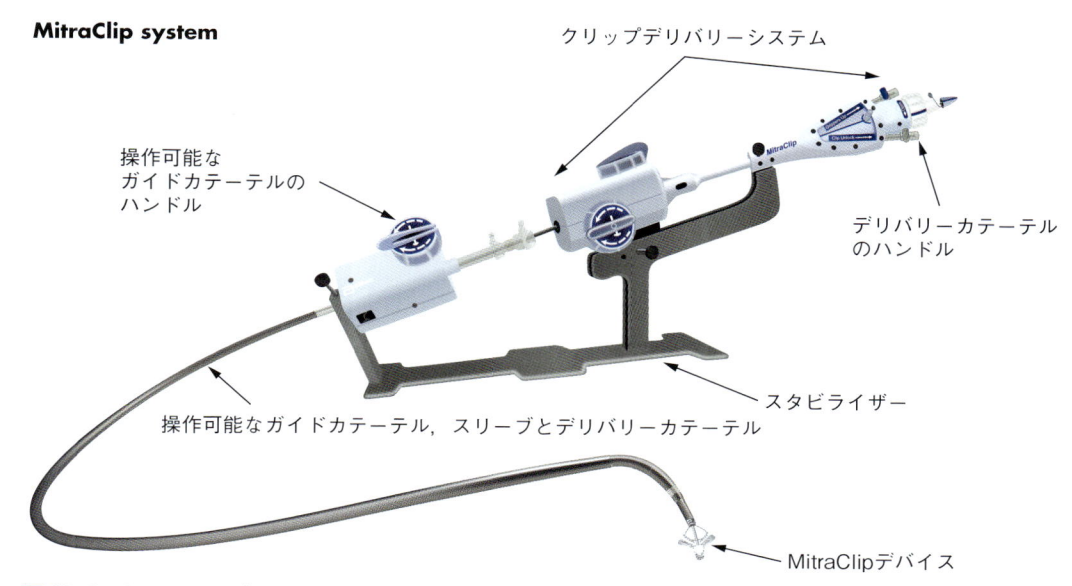

図 23-2　MitraClip（Abbott Laboratories 社，Abbott Park, IL）のシステムの構成要素
弁修復システムは，操作可能なガイドカテーテルとクリップデリバリーシステムからなる 3 軸のカテーテルシステムと，着脱可能なクリップから構成される。

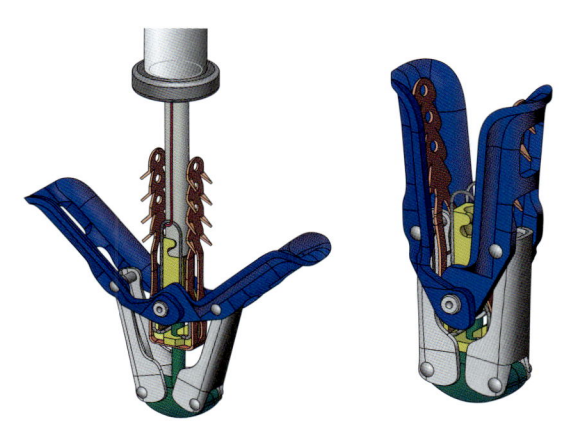

図 23-3　クリップの構成要素のシェーマ
クリップの内側には，それぞれのアームに対応する U 字型をしたグリッパーがあり，クリップを閉じている間，弁尖が捕捉された際に心房側から弁尖を静止させることを補助する。弁尖はアームとグリッパーの間に固定され，クリップは閉じられ 2 つの弁尖の接合に効果をもたらし，接合を維持するよう固定される。

■ 手技のステップ

MitraClip による弁修復手技は，主に 4 つの主なステップからなる。

1. 経心房中隔穿刺，中隔穿刺部の拡大，操作可能なガイドカテーテルの挿入
2. ガイドカテーテルと CDS の操作と位置決定
3. 弁尖の捕捉，弁尖の挿入の評価，クリップの閉鎖
4. Mitraclip の留置とシステム抜去

手技は全身麻酔下で，透視像と最初は経食道心エコー（TEE）を用いて行われる。正確な意思疎通が維持されるように，オペレーターとエコー施術者との間で共通の用語を用い，TEE の基本像についての理解があることが大切である。

1. 血管アクセス

6 Fr 動脈シースと 8 Fr 静脈シースを，それぞれ左大腿動静脈に留置する。経中隔アプローチとガイドカテーテルのデリバリーのため，14 Fr シースを右大腿静脈に留置する。左大腿部の血管アクセスにより，7 Fr のバルーンのついたカテーテルと 6 Fr のピッグテールカテーテルを，それ

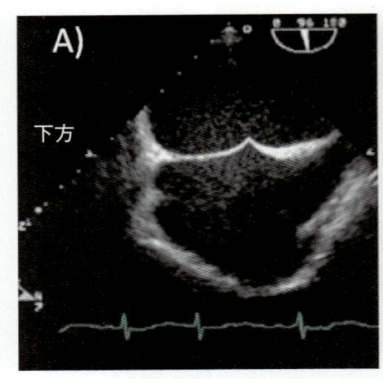

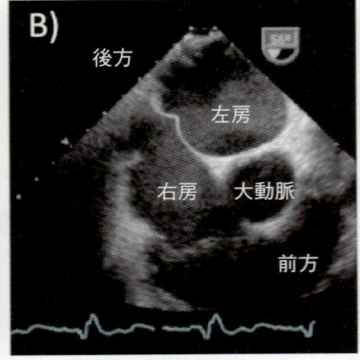

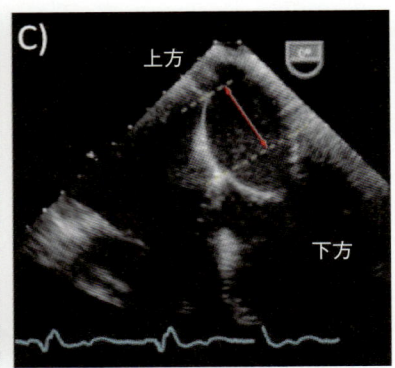

図23-4　経食道エコー(TEE)ガイドによる経心房中隔穿刺
中部食道上下大静脈像(**A**)と，心基部の短軸像(**B**)を用いて穿刺部位を評価する。心房中隔のテンティング(テント状に見えること)は，穿刺針が心房中隔に押し付けられた際に観察される。テンティングが短軸像で卵円窩の後方縁付近，中部食道上下大静脈像で上方縁付近になるようにするべきである。その後，長軸像，四腔像(**C**)を用いてカテーテル先端が卵円窩内に留まっている限り，できるだけ高位(僧帽弁平面から少なくとも3cm以上)に移動させるべきである。これらの像両方で，テンティングがはっきりと確認できた状況でのみ，経中隔穿刺を施行するべきである(**B**，**C**)。

ぞれ肺動脈と左室内に挿入する。心拍出量とベースラインの肺動脈楔入圧，左室内圧，そして肺動脈圧を測定する。活性化凝固時間(activated clotting time：ACT)を30分ごとに測定し，手技中は250～300秒の間に維持する。

2. 経心房中隔穿刺とガイドカテーテル挿入

初めに8 FrのMullinsシースを，その後に心房中隔穿刺針を右房内に進める。僧帽弁のすべての3つの弁尖に対して，適切な角度でアプローチする必要のために(僧帽弁弁尖の捕捉を正確に成功させることを確実にするために)，心房中隔穿刺部位を卵円窩の後方かつ高位にすることが大切である。高位を穿刺することにより，ガイドカテーテルの操作やクリップの開放，弁尖の捕捉の際にクリップを引き戻す操作のために，適当な作業スペースと距離が得られる(僧帽弁輪面から穿刺部位までの高さが3.5～4cmであるのが理想的である)(図23-4A～C)。仮に穿刺部位が低すぎた場合，ガイドカテーテル先端は僧帽弁輪面の直上に位置し弁に近接し過ぎている。それゆえ弁面上方に十分なスペースがないことから，引き続きクリップを適切な位置に置いて弁尖を捕捉するため，CDSを方向づけることができなくなる恐れがある。ガイドカテーテル先端が弁尖の接合ラインの近傍になるように，穿刺部は前後方向から見て卵円窩の縁の後方にするべきである(図23-4B)。心基部のTEE短軸像を描出することにより，針を進めるのに先立ち穿刺可能な部位を評価する。心房中隔の"tenting"(テンティング：テント状に見えること)は，穿刺針が心房中隔に押し付けられた際に見ることができる(図23-4B)。長軸像，四腔像を用いて，カテーテル先端をそれが卵円窩内に留まっている限り，できるだけ高位に移動させるべきである(図23-4C)。これらの像両方で，テンティングがはっきりと確認できた状態でのみ，経中隔穿刺を施行するべきである(図23-4B，C)。ACTが250秒以上になるよう，ヘパリンを静注する(50～70単位/kg)。適切に中隔穿刺を完了し左房左室圧を測定した後に，0.035インチ，260cmのextra stiff J型ワイヤーを左上肺静脈内に留置するのが理想的であるが，その代りとしては左房内にループ上にしておく(図23-5)。

Mullinsシースとダイレーターを抜去した後に，Evalveガイドカテーテル(Abbott Laboratories

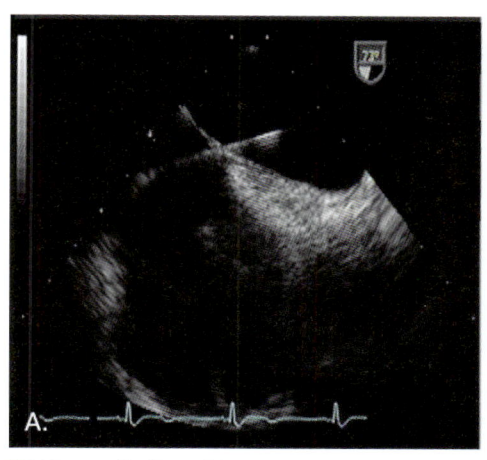

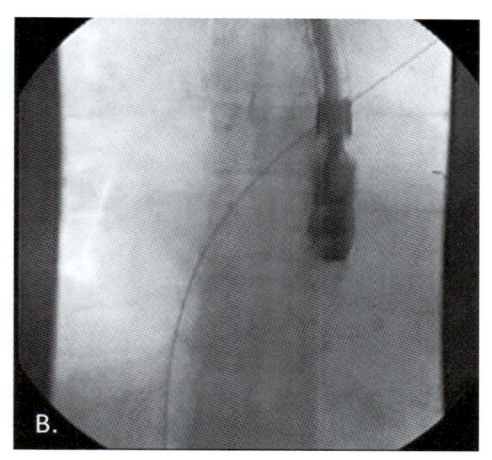

23章 経皮的僧帽弁形成術：edge-to-edge アプローチ 353

図 23-5 ガイドワイヤー下の Mullins シースとダイレーターの左房内への挿入

経心房中隔穿刺後，8 Fr Mullins シースとダイレーターを 260 cm，0.035 インチの extra stiff J 型 Amplatzer ガイドワイヤー（AGA Medical Corporation, Plymouth, MN）を使用し左房内へ進める（**A**）。理想的にはガイドワイヤー先端は左上肺静脈内に留置する（**B**）。

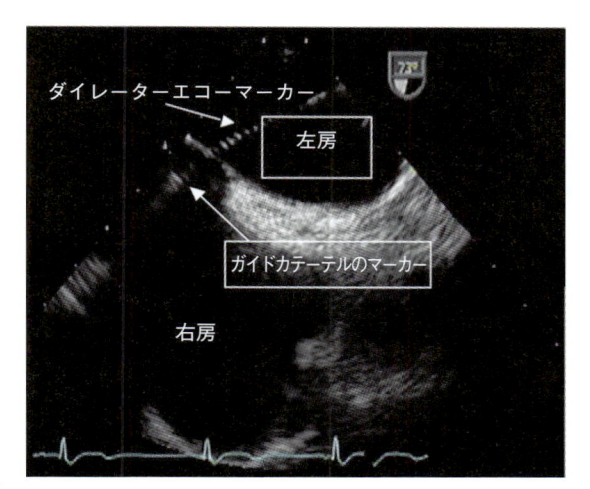

図 23-6 中隔の拡張

ダイレーターと操作可能なガイドカテーテルのアセンブリーキットを左房内へ徐々に進めることによって，先端は心房中隔を通過してゆっくりと進む。ダイレーターはその先端のエコーシグナルにより視認でき，くぼんだらせん状の外観を呈している。

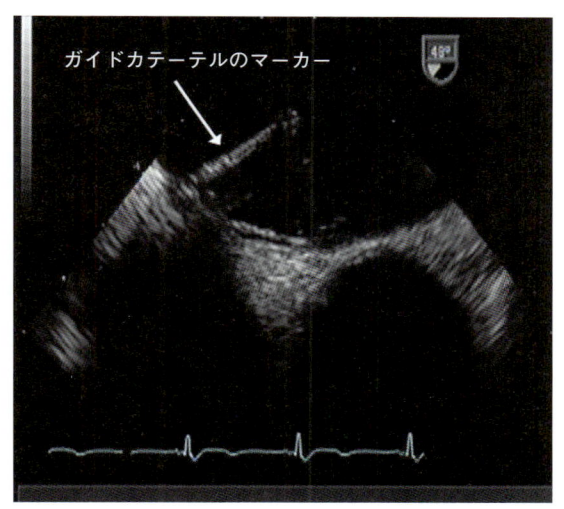

図 23-7 左房内へのガイドワイヤーの挿入

ガイドカテーテル先端を左房壁に接触しないように，左房の奥深くまで進めないことが大切である。むしろ心基部短軸像で左房の中心あたりの心房中隔から 1～2 cm の位置に先端を置くようにする。

社）とダイレーターのアセンブリーキットを心房中隔に進め，ダイレーター先端を前方にやさしく押すことにより，穿刺部位を 22 Fr ガイドカテーテルが通過するように拡張する。ダイレーター先端は，先端のエコー源性コイルにより視認できる（図 23-6）。一度ダイレーター先端を中隔の 1/2 から 3/4 まで進めたら，数秒間，時間をおくこと

が心房中隔を引き延ばすために有用である。そうすると，ガイドカテーテル先端を中隔に通過させることが容易になる。ガイドカテーテル先端を左房の深くまで進めないことが大切であり，むしろ心基部短軸像において，心房中隔から 1～2 cm の位置に先端を置くようにする（図 23-7）。

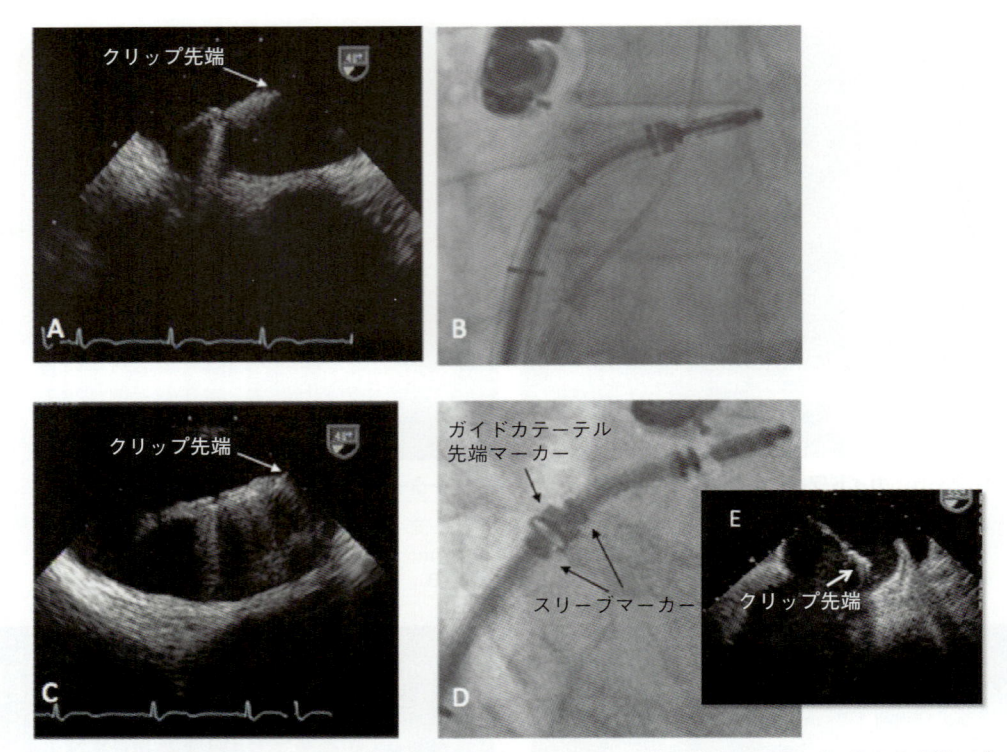

図23-8 左房内でのMitraClip（Abbott Laboratories社，Abbott Park, IL）のクリップデリバリーシステム（CDS）の操作と位置決め

CDSは透視下で，その先端がガイドカテーテル先端と一致するまで進める。それからTEE心基部短軸像または交連像でMitraClipが組織と接触しないように，CDSをさらに左房まで進める（**A, B**）。CDSは透視下で，ガイドカテーテル先端マーカーがスリーブマーカーの中央に位置するまでさらに進める。その後，CDSを僧帽弁に向かって操作する（**C〜E**）。

3. 僧帽弁接合ラインに対するガイドカテーテルとクリップデリバリーシステムの操作

僧帽弁平面に対するガイドカテーテルの遠位端の位置は，TEEの短軸像と長軸像を用いて決めなければならない（短軸像は平行に対して長軸像は垂直）（**図23-8A**）。理想的には，最初のガイドカテーテルの位置は，僧帽弁平面に対して垂直であることがよい。その場合には，時計方向回転により先端がTEE短軸像の外に移動する。仮にガイドカテーテル先端が僧帽弁平面に垂直ならば，先端の屈曲はTEEの短軸像内においてガイドカテーテルを曲げているように確認できる。

ガイドカテーテル先端が心房中隔を越えて1〜2 cm先に位置したら，CDSを進める前に，ダイレーター一式を抜いた際にガイドカテーテル内を慎重にエア抜きすることが大切である。CDSがガイドカテーテルの先端にある時に，クリップの先端が心房壁から離れていることを確認するのにTEEと透視像が必要である（**図23-8A〜D**）。中部食道二腔像，僧帽弁交連像により，クリップの位置が僧帽弁接合ラインに沿って中心より，あるいは外側よりであるかの評価ができる（**図23-8E**）。中部食道長軸像により，クリップが僧帽弁口の前方または後方に位置しているかを評価できる。経胃短軸像がクリップのアーム部のオリエンテーションに最も適した像であり，僧帽弁接合線に対するデバイスの位置を評価するのに，中部食道僧帽弁交連像にとって代わる像である。CDS

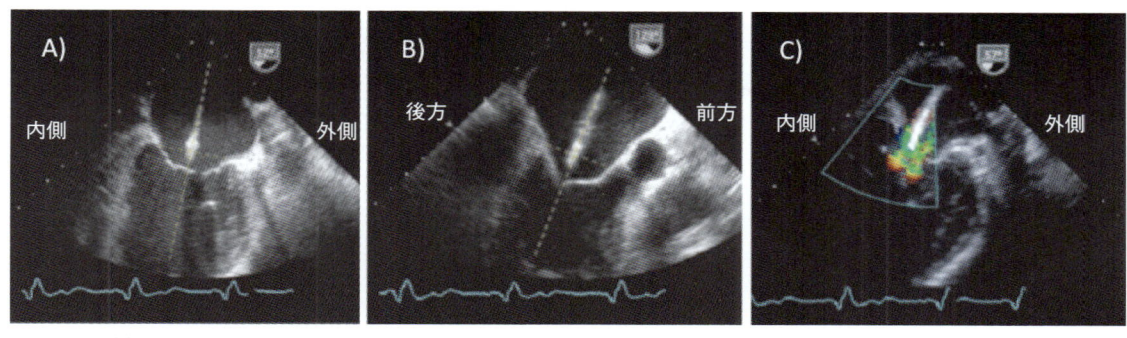

図 23-9　僧帽弁方向へのクリップの操作

MitraClip（Abbott Laboratories社，Abbott Park, IL）は，中部食道長軸像（前後方向）と交連像（内外側方向）の両方で僧帽弁輪のヒンジ部を結んだ線に垂直になるように操作される（A, B）．クリップは僧帽弁逆流ジェットを二分するようにその発生源を超えたところに配置される（C）．ML：内外側方向．

を引いてくる際に捕捉される弁尖は，開かれたクリップのアームに前尖，後尖が捕捉されることを観察するために，中部食道長軸像で最も良く確認できることが多い．

　いったんクリップとCDSがガイドカテーテル先端から安全に出て，CDSのスリーブマーカーがガイドカテーテル先端のX線不透過マーカーを透視上，適切に跨ぐように見えたら（図23-8D），最初の位置調整はクリップを心尖部に向かって内側に向けるように行う．そうすることによって，クリップは僧帽弁口方向に向かう．これはMノブ（CDSを内側へ屈曲させる）を回し，ガイドカテーテルを左房後壁と前方にある大動脈基部に接触しないように，時計方向回転（後方）にゆっくりトルクをかけることにより可能となる（図23-8C）．

　CDSの操作可能なシースを屈曲させると，CDSのデリバリーカテーテルは前方へ進む傾向があり，それゆえデリバリーカテーテルのハンドルを繰り返し引く必要がある．

　クリップとデリバリーカテーテルを一直線にして心臓の長軸に平行にし，僧帽弁の開口部に向かってに垂直になるようにすることで，少しずつ良好な操作調整ができるようになってくる．CDSを少しずつ内方へ操作する，もしくはゆるやかにガイドカテーテルを押し引きすることにより，クリップ先端を僧帽弁A2とP2をほんの少し越え

たところに置くことができる．中部食道長軸像を用いて，クリップを適切な位置に移動するために，ガイドカテーテルを少し回転（反時計方向は前方で，時計方向は後方である）するか，もしくはA/Pノブを使用し，さらに前後方向の良好な操作ができる（図23-9A, B）．1つの断面の動きがそれと直交する断面においてカテーテルの位置が変化しないことを確かめるため，これらの像は何回か確認されなければならない．

　その後，デリバリーカテーテルをクリップの軌道を評価するのに1〜2 cm進める．両断面（中部食道長軸像と中部食道僧帽弁交連像）で正しい位置になったら，逆流ジェットを評価する．クリップの位置付けが正しければ，クリップは両断面で僧帽弁逆流（mitral regurgitation：MR）ジェットを二分する（図23-9C）．固定されたプラットフォームを押し引きすることにより，ガイドカテーテルとCDSは一体となってわずかに進めたり引いたりすることができる．デリバリーカテーテルの軌道を大きく変化させることなく，クリップをMRの発生源を覆うように配置するのに有用である．前方に進めるのはシステムを外側に進めるのに対して，引くことは内側の交連方向に進めることになる．ガイドカテーテルの時計方向/反時計方向の操作は，デリバリーカテーテルの軌道に大きな影響を及ぼすことなく，前後方向のデバイスの位置を調整するのに役立つ．その後，クリップ

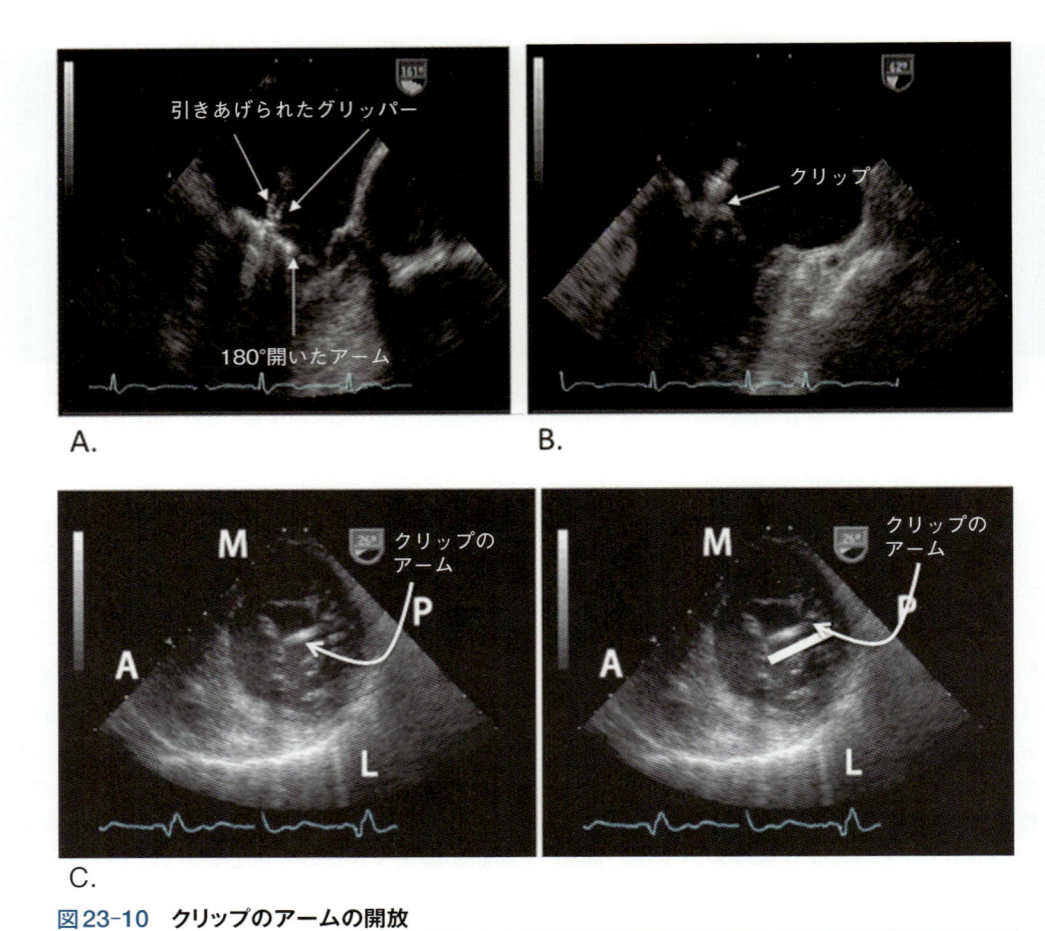

図23-10　クリップのアームの開放

クリップのアームは180度まで開かれ，中部食道長軸像で接合ラインに垂直になるよう配置される。中部食道長軸像で開かれたアームが視認でき，対称的になるようにする（A）。アームの配置は交連像で再度確認され，経胃短軸像でも確認される（B, C）。

を180度開き，グリッパーを透視画像と経食道心エコーを見ながら十分に引き上げる（図23-10A, B）。

クリップの位置が接合線に垂直になるようにクリップを回転させるには，経胃短軸像を用いる（図23-10C, D）。垂直方向から大きく偏移した場合は，一方の僧帽弁弁尖の捕捉が不十分になるため，この手順は大切である。クリップのアームの位置調整やCDS内に溜りやすいトルクの解放を行うために，クリップを回転する間，デリバリーカテーテルのハンドルを何回も短く交互に動かす。クリップのアームが垂直になったら，クリップのアームが僧帽弁弁尖の自由端の下にくるよう

に，左室内にクリップを進める（図23-11A, B）。弁尖端の自由な動きを覚えておくことは大事であり，クリップにより弁尖が制限を受けていると，クリップが弁尖の捕捉を成功させるのに不十分であり，弁尖端の下には位置していないことを意味している。一般的にグリッパーの最も近位部は，弁尖より下に位置していなくてはならない。

中部食道長軸，短軸像を用いて，僧帽弁に対して左室内にあるクリップのアームが偏移していないことを確認し，垂直方向であることが最終的に確認される（図23-11A, B）。もし偏移があれば，クリップのアームを閉じて，クリップを左房内に引いて位置の再調整ができる。クリップが左室内

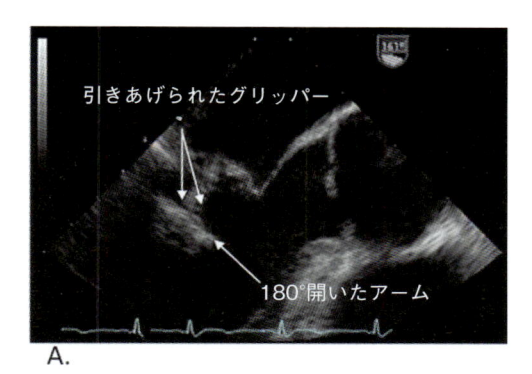

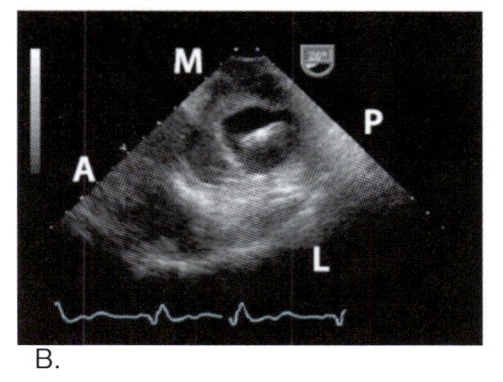

図23-11　クリップの僧帽弁の通過

適切にクリップが配置できたら，クリップのアームが僧帽弁尖の自由端の下に位置するようにクリップは左室内へ進められる（A）。弁尖端の自由な動きを覚えておくことは大事であり，クリップにより弁尖が制限をうけていることは弁尖の捕捉が成功するのに十分なほど，クリップが弁尖端の下には位置していないことを意味している。中部食道長軸，短軸像を用いて僧帽弁に対して左室内にあるクリップのアームが偏移していないことを確認し，垂直方向であることが最終的に確認される。

にある時は位置調整が非常に制限され推奨されないため，左房内から再挿入することで別の左室内へのアプローチが可能となる。

4. 弁尖の捕捉，弁尖の挿入の評価ならびにクリップの閉鎖

クリップが約120度開かれている間，中部食道長軸像内でデリバリーカテーテルを引くことにより弁尖を捕捉できる（図23-12A, B）。弁尖はクリップを単純に引く時に，クリップ内に落ち込みやすい。クリップを引く動作は，弁尖端を捕捉する

のにゆっくりと円滑に行うべきである。心房細動の場合は，両方の弁尖を捕捉するのに2回以上チャレンジすることが必要になる。開かれたクリップのアームが弁尖を固定するのに成功したら，グリッパーを素早く下げて，クリップを約60度に閉じる（図23-12C～E）。これに成功することで僧帽弁を捕捉し，2つの僧帽弁口が形成されて，即座にMRの程度が軽減される（図23-12F）。中部食道長軸像をスローモーションにして注意深く観察することが，両方の弁尖がクリップのアームにしっかりと捕捉されているのを確信するのに重要である（図23-12B）。僧帽弁尖がクリップ内に入っている時にかなり大きく動いてしまうと，結果として得られた捕捉は長期成績が得られないかもしれない。クリップを離して再度，捕捉することが必要になる。弁尖が安定しており，クリップが挟まっているところで固定されていれば，適切な捕捉が達成されている。安定した2つの弁口は経胃短軸像で確認するべきである（図23-12F）。

カラードプラとパルスドプラを用いた多断面のTEEにより，MRの軽減は評価すべきである。この時点ではクリップは完全には閉じられていないが，大幅なMRジェットの軽減が予測できる。クリップを60度に閉鎖して適切な弁尖の挿入が確認されたら，クリップを弁尖が接合するまでゆっくりと閉じ，MRは最大限軽減される。弁尖の挿入の評価を中部食道長軸像，僧帽弁交連像そして経胃短軸像で繰り返し評価する。

5. MitraClipの留置とシステム抜去

クリップを外す前に，α作動薬を使用し患者の収縮期血圧を上昇させるべきであり，僧帽弁逆流の程度を再評価するべきである。後負荷を上昇させることは，患者のベースラインの血圧と後負荷でもMRの軽減が継続するのを確認するのに重要である。また同様に残存MRの量を適切に評価するために，少しCDSを進めデリバリーカテーテルと弁尖からのテンションをとることも重要である。一度望ましい最終地点が決まったら，

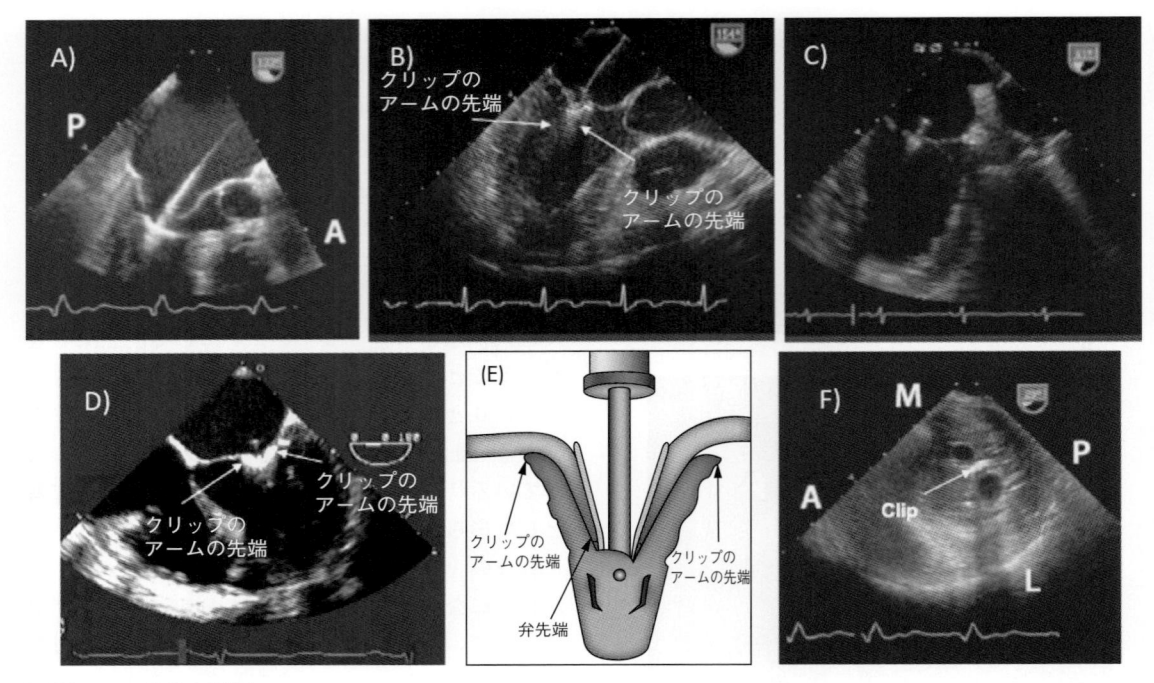

図23-12 弁尖の捕捉

中部食道短軸像で僧帽弁が収縮期に閉鎖している時に，デリバリーカテーテルをゆっくり引き上げることにより弁尖を捕捉する（**A, B**）。開かれたクリップのアーム部により弁尖の動作性を低下させるのに成功したら，グリッパーをすばやく下げてクリップは60度まで閉じられる（**C-E**）。弁尖がしっかりと挿入されている時は，交連像で弁尖がクリップの中央に入っているように見え，弁尖はクリップの内側そして外側で安定している（**C**）。これは中部食道四腔像でも確認できる（**D, E**）。最終的に MitraClip（Abbott Laboratories 社，Abbott Park, IL）は，経胃短軸像でクリップのアームが接合ラインに垂直になっているのを確信するために左室内で評価される。拡張期に弁尖がクリップに近接する間，前尖と後尖の間で内側および外側の接触があるのがよい。**F**：短軸像では二口が観察される。

透視ガイド下にクリップを外す（図23-13A）。外す前にロック機構を解放ポジションに向かって反時計方向に回転させ，クリップが閉鎖されたままでロックされているのを見て正常に作動するか確認する。それからロックコントロールラインをゆっくり引くことで抜去する。その間，施術者は各心拍動でラインが引きこまれるのを感じる。クリップを外してから，グリッパーラインをゆっくりと引き，ロックラインと同様の手順で抜去する。これら2つのラインの抜去は手順の最後の段階であり，クリップの装着が不可逆的になる。

クリップを留置した後，クリップの閉鎖の程度を確認したり，ロックラインとグリッパーラインを抜去する際に，デリバリーカテーテル先端とクリップの間にある程度の間隔があることを確認するために，クリップの側面像として RAO caudal view または LAO cranial view が使われる。クリップを留置しラインが抜去されてはじめて，CDS は抜去することができる。CDS の先端が左房を傷つけないよう，慎重にガイドカテーテル内に引き込むことが重要である。TEE を用いて CDS をガイドカテーテル内にゆっくりと引き込み，慎重に後退操作を行う（図23-13B）。CDS が引き込まれたらガイドカテーテルを右房内に引き（図23-13C），ガイドカテーテルは数時間後に経皮的8の字縫合を用いて挿入部位から抜去する。約40％の症例が，残存 MR が2度以下を目指して2本目のクリップの留置が必要となる。もしそうであれば，2つ目の CDS は僧帽弁を通過する間以外は，前述した方法でガイドカテーテルを経由し

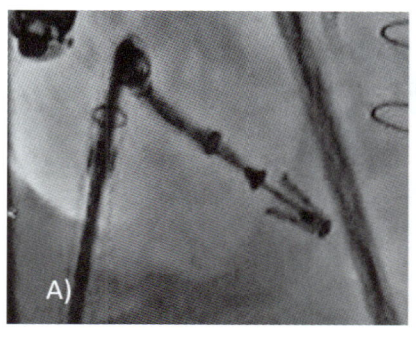

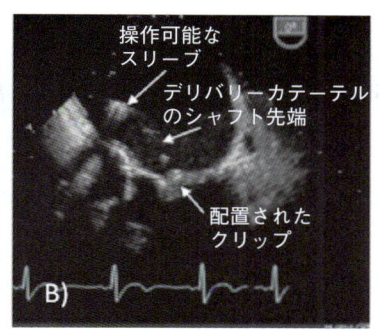

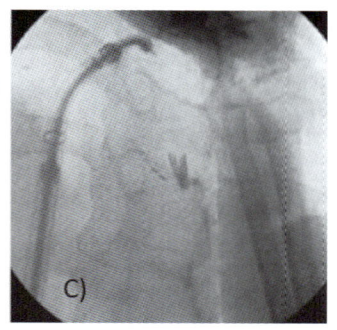

図23-13 MitraClip（Abbott Laboratories社，Abbott Park, IL）の留置とシステム抜去

一度MRジェットが適切に軽減されたら，クリップは透視下に解放される（**A**）。クリップ留置後，クリップの側面像としてはRAO caudal viewまたはLAO cranial viewが使われる。
CDSの先端が左房を傷つけないよう，慎重にガイドカテーテル内に引き込むことが重要である。ガイドカテーテル内にCDSをゆっくりと引き込む後退操作は慎重になされるべきで，TEEを用いて行われる（**B**）。いったんCDSが引き込まれたら，ガイドカテーテルを右房まで引いて抜去する（**C**）。クリップ留置後に血行動態，主に左室圧と肺動脈楔入圧の同時測定を再度行う。

て進める。残りの段階は重要な注意事項を含めて，同様の手順である。最初のクリップが左房から左室内に通過する時にはクリップのアームを180度開いていたのに対して，2つ目のクリップを左房から左室内に進める時には，最初のクリップが外れるのを避けるため閉鎖した状態で進める。

患者選択

心エコーにて僧帽弁尖の構造を慎重に評価することが，適した患者選択をするのに重要である（図23-14）。変性によるMRあるいは機能的MRの患者は，首尾よく治療されてきた。弁尖の接合部長は少なくとも2 mmあるのが理想的である。したがって，両方の弁尖からのある程度の組織が接触しているべきであり，そのためクリップで捕捉される組織が存在することになる。それより短い接合部長の弁尖を捕捉することは可能ではあるが，このような状態での長期成績に関する経験はほとんどない。弁がうまく接合していない動揺性の僧帽弁の場合は，10 mmを超えないflail gapと短軸像での15 mm以下のflail widthもまた重要な解剖学的特徴である。MRジェットは短軸カラードプラ像で観察した際に，接合線中2/3から吹いていなければならない（図23-15）。臨床で行われる経胸壁心エコー（TTE）の大部分では通常，短軸像で僧帽弁のカラードプラ法を省略するか，やってもわずかである。この治療にとっての適切な評価とは，ジェットの起源が中心寄りで，理想的には比較的限局しているのを確信するため，僧帽弁で形成される漏斗を注意深く観察することである。クリップを留置すると僧帽弁口を著しく縮小するため，ベースラインの僧帽弁口は4 cm^{2}以上あるべきである。このことに留意することは，クリップ留置後の僧帽弁狭窄症を回避するのに不可欠である。患者スクリーニングと患者選択の際にベースラインの僧帽弁口に慎重に注意しているため，著者らの経験データでは臨床的に重篤な僧帽弁狭窄は合併していない。

MitraClipのトライアル結果

MitraClipは米国の第1相，2相臨床試験（EVEREST）でよい成績をのこしている[8-17]。EVERESTのデータとして組み込まれた患者は，米国心臓協会（AHA）ガイドライン上の外科的僧帽弁形成術の推奨を参考に選択された。米国心エコー図学会の定量的スコアリングシステムを用いた逆流の程度の定量評価によって判断された，中

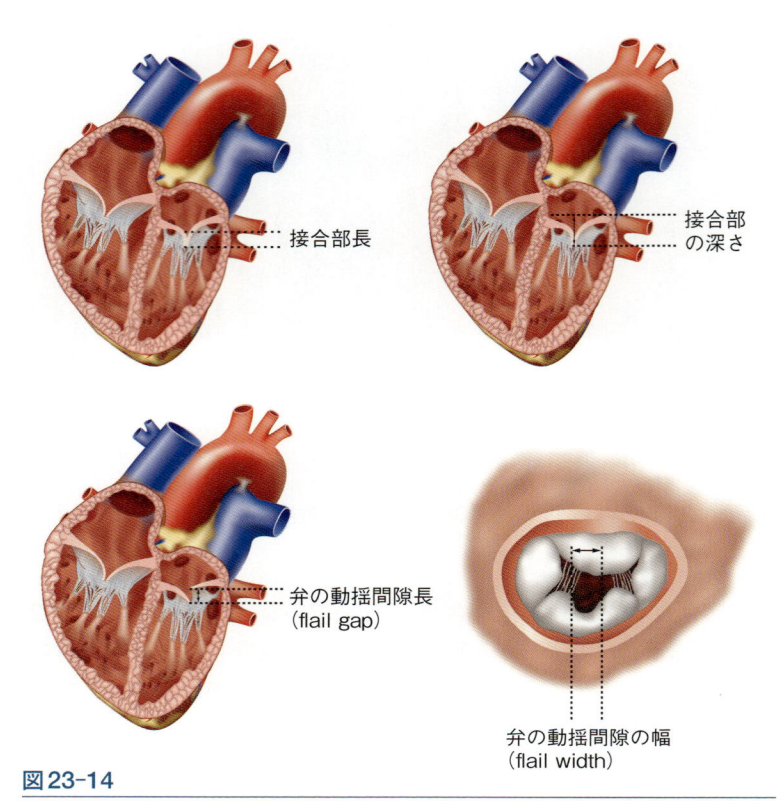

図 23-14

接合部長

接合部の深さ

弁の動揺間隙長（flail gap）

弁の動揺間隙の幅（flail width）

Evalve MitraClip（Abbott Laboratories 社，Abbott Park, IL）が成功する可能性を高めるためには，僧帽弁の特定の構造的特徴が必要である。クリップで弁尖を捕捉するには，2 mm 以上の接合部長がなくてはならない。10 mm 以上の flail gap があると MR の適切な軽減が得られない可能性が高く，15 mm 以上の flail width があっても同様である。ある程度の接合部長が必要になるため，極端に僧帽弁輪が拡大した患者は適応外である。これらの内腔と弁輪の拡大を伴った左室不全は，弁尖端が牽引され離解することの原因となる。このような解剖学的状態では弁輪形成術が必要になる可能性が高い。

等度から重症（3〜4＋）の MR 患者が含まれている。エコー画像はすべてコアラボで解析された。心エコーの構造的な登録基準は，ある程度の弁組織が利用できるか判断するのに，特定の弁尖の構造所見と MR ジェット発生源の位置（接合ラインの中央 2/3 から）が含まれている。患者は症候性であるか，仮に無症候性であっても，MitraClip による治療の登録基準として左室機能不全のあるほうが選択されている。

第 1 相試験，EVEREST I は 55 人の患者コホートで完了した。107 人の非無作為化患者群と同時に，78 人のハイリスク患者コホートのうちの 21 人の結果によってレジストリーデータが報告され

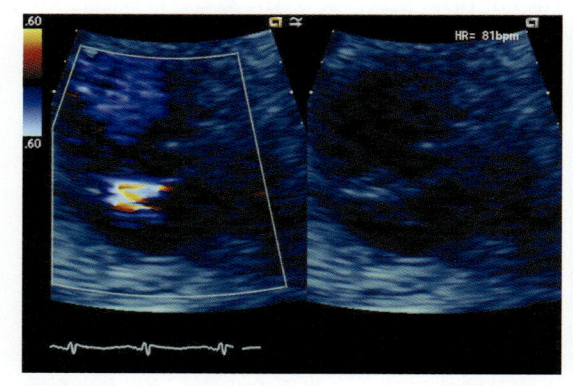

図 23-15

短軸像のカラードプラ法で描出すると，僧帽弁逆流ジェットは，僧帽弁接合ラインの中央 2/3 から発生していなくてはならない。

ている。EVEREST I のプライマリーエンドポイントは，術後 30 日の安全性である。安全性として定義されているのは，死亡，心筋梗塞，心タンポナーデ，クリップまたはデバイスの不成功による心臓外科手術，クリップ脱落，脳梗塞，敗血症からの回避率である。約 90% の症例でクリップの留置は成功した。MR の適切な軽減（残存 MR2 度以下）と定義される急性期の手術成功が達成されたうち，2 年間のフォローアップで 2/3 は生存しており，再手術の必要性はなかった。78 人のハイリスク患者群では，NYHA クラスの改善に加えて，左室拡張期径，収縮期径の減少を伴う好ましい左室リモデリングと入院の必要性の減少が示された。外科手術がハイリスクと考えられマッチングさせた対照群と比較して，1 年生存率は改善していた。

intent-to-treat 解析では，107 人の EVEREST 登録患者のうち 96 人（90%）がクリップまたはクリップ後に行った僧帽弁手術のいずかにより，MR の軽減が達成されていた。急性期手術成功が得られた患者のうち，64% が軽度 MR（1＋）で退院し，13% が軽度から中等度（1〜2＋）の MR であった。したがって，77% が 2 度以下の MR であった。約 40% の患者は 2 つのクリップが挿入された。有効性に関する主要評価項目（以下の回避率：2 度以上の MR，弁不全による心臓外科手術，1 年のプロトコール上での死亡）は 66% であり，外科手術に移行したものは含んでいない。3 年間の再手術の回避率は 80% をわずかに下回った。これらの結果は，変性による MR と機能的 MR とで同様であった。

EVEREST での院内および 30 日間の合併症の中には，107 人中 9% の主要有害事象がある。手技に伴う死亡はなかった。輸血を要する出血は最も多くみられ，有害事象のほぼ半分を占める。1 件の周術期の脳卒中と，1 件の術後死亡があった。MitraClip の手技が不成功になり僧帽弁形成術後 19 日で弁修復が失敗していたため再手術を施行した患者と，20 日間人工呼吸器管理が必要であった患者がそれぞれ 1 人ずついた。どの時点でもクリップによる塞栓は発生しなかった。手技に伴う最も重篤な機械的トラブルは，部分的なクリップの脱落である。これは最初のコホートにおいて 9% 発生し，プロトコールで定められている 30 日後のエコー検査で最も頻繁に発見された。一般的にこれらの部分的脱落は症状を伴わない。ほとんどは外科手術で治療されたが，最近のレジストリーやヨーロッパでの経験ではもう 1 つクリップが留置されるようになった。手技の際，クリップへの弁尖の挿入の評価法が改良された結果，クリップの部分的脱落は 3% 以下になった。

クリップと外科的僧帽弁形成術，置換術を比較した，第 2 相ランダム化試験（EVEREST II）が終了した。この試験では 279 人の適合患者が 2：1 の割り付けで経皮的修復術と外科手術に前向きにランダム化されて，臨床像と超音波所見によってフォローされている。本試験は前向き試験であり，コアラボで評価されてイベントが観察された。過去の外科的僧帽弁修復術の試験で，intension-to-treat 解析とコアラボを用いた前向きな試験は存在しない。したがって，大部分の外科手術の報告では置換術が最終的に施行された患者の他，形成が意図された患者の割合が明確にされていない。外科的僧帽弁形成術による MR の軽減は，コアラボを通して MR の定量的なグレードを使用した客観的な基準では評価されていない。したがって，第 2 相試験 EVEREST II は経皮的治療の発展においてのみならず，多施設共同試験において外科手術の結果を明らかにすることにおいても草分け的存在である。2009 年に患者登録は終了し，すべての患者は 1 年フォローアップの時点まで到達した。本試験の結果はまだ論文化されていないが，2011 年の American College of Cardiology Annual Scientific Sessions で発表された。安全性の評価項目は外科手術群は 50%，MitraClip 群では 15% に達し，intention-to-treat 解析により経皮的アプローチの安全性が上回ることが示された。1 年間におけるプロトコール上の有効性に対しての複合評価項目としては，死亡，僧帽弁外科手術，僧帽弁機能不全に対しての再手

術が含まれ，規定された有効性の範囲において外科手術患者では約3/4，MitraClip患者では約2/3に達した．外科手術群の大多数は，1年後のMRの程度は0～1+であった．1年後，両群でNYHAクラスの改善と同じく左室容量と左室径の減少が達成された．

　MitraClipはヨーロッパで承認されており，初期はおもにハイリスク患者に使用される傾向があった．2/3は機能的MRで，1/3は変性によるMRであった．初期にヨーロッパで治療された患者は，一般的に外科医により委託された．

　この手技の限界として挙げられるのは，デバイスのサイズが大きいこと(24 Fr ガイドカテーテル)，技術的に大変な処置であること，そして結果の長期予後が不確かであることであり，なぜなら3年以降の結果はまだ報告されていないからである．外科的僧帽弁形成はほとんどすべて弁輪形成術を伴い，心臓外科グループでは弁輪形成をしないことがこのアプローチの重大な限界であるとみなしている．加えて，この技術の実現可能性と有効性は厳密な適応のある解剖学的構造に限られており，リウマチ性疾患や乳頭筋断裂を含めた特殊な患者サブセットにおいて適用できるわけではない．

結語

　患者にとってどの治療が安全性と有効性のバランスがベストであるかという議論には，薬物治療か外科治療かを決定することが不可欠なものであり，外科手術が選択肢である場合は，形成術か置換術かということの決定が不可欠なものになってきた．外科治療がハイリスクである患者のうち，限られた群において変性によるMRと機能性MRのための外科治療にとって代わる新しい経皮的治療として，MitraClipの手技は最近認知されるようになった．

文献

1. Alfieri O, Maisano F, DeBonis M, et al. The Edge-to-Edge technique in mitral valve repair: a simple solution for complex problems. *J Thorac Cardiovasc Surg*. 2001;122:674–681.
2. Maisano F, Torracca L, Oppizzi M, et al. The Edge-to-edge technique: a simplified method to correct mitral insufficiency. *Eur J Cardiothorac Surg*. 1998;13:240–245.
3. Maisano F, Schreuder JJ, Oppizzi M, et al. The double orifice technique as a standardized approach to treat mitral regurgitation due to severe myxomatous disease: surgical technique. *Eur J Cardiothorac Surg*. 2000;17:201–215.
4. Fann JI, St. Goar FG, Komtebedde J, et al. Beating heart catheter-based-edge-to-edge mitral valve procedure in a porcine model; efficacy and healing response. *Circulation*. 2004;110:988–993.
7. St. Goar FG, James FI, Komtebedde J, et al. Endovascular edge-to-edge mitral valve repair: short-term results in a porcine model. *Circulation*. 2003;108:1990–1993.
8. Feldman T, Wasserman HS, Herrmann HC, et al. Percutaneous mitral valve repair using the edge-to-edge technique: six-month result of the EVEREST Phase-I Clinical Trial. *J Am Coll Cardiol*. 2005;46:2134–2140.
9. Feldman T, Kar S, Rinaldi M, et al. EVEREST Investigators. Percutaneous mitral repair with the MitraClip system: safety and midterm durability in the initial EVEREST (Endovascular Valve Edge-to-Edge REpair Study) cohort. *J Am Coll Cardiol*. 2009;54(8):686–694.
10. Mauri L, Garg P, Massaro J, et al. The EVEREST II Trial: design and rationale for a randomized study of the Evalve MitraClip system compared with mitral valve surgery for mitral regurgitation. *Am Heart J*. 2010;160:23–29.
11. Dang NC, Aboodi MS, Sakaguchi T, et al. Surgical revision after percutaneous mitral valve repair with a clip: initial multi-center experience. *Ann Thorac Surg*. 2005;80(6):2338–2342.
12. Argenziano M, Skipper E, Heimansohn D, et al. Surgical revision after percutaneous mitral repair with the MitraClip device. *Ann Thorac Surg*. 2010;89:72–80.
13. Herrmann H, Kar S, Siegel R, et al. Effect of percutaneous mitral repair with the MitraClip device on mitral valve area and gradient. *EuroInterv*. 2009;4:437–442.
14. Herrmann HC, Rohatgia S, Wasserman HS, et al. Effects of percutaneous edge to edge repair for mitral regurgitation on mitral valve hemodynamics. *Cathet Cardiovasc Diagn*. 2006;68:821–826.
15. Foster E, Wasserman HS, Gray W, et al. Quantitative assessment of MR severity with serial echocardiography in a multi-center clinical trial of percutaneous mitral valve repair. *Am J Cardiol*. 2007;100:1577–1583.
16. Silvestry S, Rodriguez L, Herrmann H, et al. Echocardiographic guidance and assessment of percutaneous repair for mitral regurgitation with the Evalve MitraClip: lessons learned from EVEREST I. *J Am Soc Echo*. 2007;20:1131–1140.
17. Feldman T, Mauri L, Foster E, et al. For the EVEREST II investigators: primary safety and efficacy endpoints of the EVEREST II randomized clinical trial. American College of Cardiology Scientific Sessions. Atlanta, GA; March 14–16, 2010.

24章

僧帽弁形成術/置換術の実験的なアプローチ

経皮的僧帽弁形成術および置換術領域は，MitraClip（Abbott Laboratories, Abbott Park, IL）を除き，ようやく循環器の臨床現場に参入してきたばかりである。しかし，この領域には，多くの患者に寄与する可能性のある数々の新しい技術の開発に関して，活発な研究が行われている。虚血性あるいは非虚血性心筋症により引き起こされる，機能的僧帽弁逆流（mitral regurgitation：MR）を主たる対象疾患としている。中等度から高度MRは，心筋梗塞後のおよそ12％，虚血性心筋症の20％に生じることから，日常臨床で遭遇する一般的な疾患である。これは，独立した予後規定因子でもある[1,2]。この患者に対する外科的僧帽弁形成術あるいは置換術は，手術実施にはリスクが高すぎる場合が多い。重篤な症候性MRのおよそ半数が，合併症，特に年齢と左室機能低下のため外科医に手術の依頼がなされない[3]。

経皮的僧帽弁治療の目的は，外科的治療のリスクが高い症例に対して，低侵襲で，より安全かつ外科的治療と同等の有効性を提供することである。これまで数多くの経皮的僧帽弁形成術が提案されてきたが，それらの術式の多くは外科的僧帽弁形成術にならったものである。僧帽弁形成に対する方法として，これらの大部分は無効ないしは適応が限定的なものであったが，一部は治療選択肢になりえる可能性もある。本章では，実験的な経皮的僧帽弁形成術および置換術の現状を解説する。経皮的僧帽弁形成術に対するアプローチは，種々の僧帽弁装置を構成する要素の治療を行う部位に，基づいて分類される。これには，弁尖，弁輪，弁下部組織（腱索と乳頭筋），左室，左房が含まれる。すべてが僧帽弁の機能において重要であり，潜在的に経皮的僧帽弁形成術の対象となりえる。種々の経皮的治療の現状が表24-1に示されている。

弁尖の形成術

現時点では，経皮的治療による複雑な弁尖形成術は不可能である。症例の多い施設においては，僧帽弁逸脱症や腱索断裂によるMRに対する外科的形成術の手術成功率は高く，再発率は低い[4]。しかし，比較的単純な僧帽弁前尖中央と後尖を縫合し，2つの開口部を作製するAlfieri[5]手術による弁尖修復術は，経皮的方法により施行できる可能性がある。

今日までに，2つの経皮的僧帽弁尖修復術が検討されてきた。Mobius（Edwards Lifescience Inc., Irvine, CA）は経中隔的カテーテルを用いたデバイスであり，吸引部を用いて僧帽弁尖を捕捉し，僧帽弁尖の縫合を行う。このデバイスは，可能性は示されていたものの，手技が複雑であり，最終的に開発は中止された[6]。対照的に，僧帽弁のedge-to-edge形成術であるMitraClipは，手技の安全性と有用性が証明された[7]。

僧帽弁のedge-to-edge形成術に関する潜在的な問題点は，多数指摘されている。中期的な効果は示されているが，長期的効果は不明である[7]。外科医の多くは，外科的僧帽弁edge-to-edge形成術，また経皮的僧帽弁edge-to-edge形成術に加えて，交連部の弁輪形成術が必要であると考えている[8,9]。外科的僧帽弁形成術が必要になった場合に，遠隔期の僧帽弁尖の障害について危惧がある。しかし，MitraClip植込み後の外科的僧帽

表24-1　実験段階の経皮的僧帽弁形成術／置換術

術式	デバイス	適応疾患	アプローチ部位／技術的側面	進行状況
edge-to-edge 形成術	Mobius（Edwards Lifescience Inc., Irvine, CA）	退行性変化と機能的MR	経中隔的，経食道心エコー	開発中断
冠状静脈洞経由の僧帽弁輪形成術	MONARC（Edwards Lifesciences Inc.）	機能的MR	経右内頸静脈，冠動脈造影	開発中断
	CARILLON（Cardiac Dimensions Inc., Kirkland, WA）	機能的MR	経右内頸静脈，冠動脈造影	安全性と有効性の検討中（TITAN）
	PTMA（Viacor Inc., Wilmington, MA）	機能的MR	経右内頸静脈，冠動脈造影	安全性と有効性の検討中
直達的僧帽弁輪形成術	Cardioband（Valtech Cardio, Tel Aviv, Israel）	機能的MR	経中隔的，経心尖部的	前臨床試験
	Mitralign（Mitralign Inc., Tewksbury, MA）	機能的MR	14Frを用いた逆行性経動脈的，経食道心エコー	初回臨床試験
	AccuCinch（Guided Delivery Systems Inc., Santa Clara, CA）	機能的MR	14Frを用いた逆行性経動脈的，経食道心エコー	初回臨床試験
僧帽弁開口部面積の減少法	Mitral spacer（Cardiosolutions Inc., Stoughton, MA）	機能的MR	経心尖部的，経中隔的，経食道心エコー	前臨床試験
心房リモデリング	経皮的中隔短縮デバイス（Ample Medical, Foster City, CA）	機能的MR	経右内頸静脈	開発中断
心室リモデリング	iCoapsys（Myocor Inc., Maple Grove, MN）	機能的MR	経剣状突起下	開発中断
人工腱索移植術	V Chordal 調節システム（Valtech Cardio）	退行性変化と機能的MR	経心尖部的，経中隔的，経食道心エコー	前臨床試験
経皮的僧帽弁置換術	Endovalve（Endovalve Inc,. Princeton, NJ）	退行性変化と機能的MR	経静脈的，経心尖部的，小開胸術，経食道心エコー	前臨床試験
	Cardi AQ（CardiAQ Valve Tschnologies Inc., Irvine, CA）			
	ValveMed			
僧帽弁位のvalve-in-valve 置換術	SAIPEN（Edwards Lifesciences Inc.）	変性した生体弁	経心尖部的，経食道心エコー	臨床使用

弁形成術も施行されてきている[10]。この手技の詳細については，本書の他項で記述されている。

■ 冠状静脈洞経由の僧帽弁輪形成術

リングを用いた外科的僧帽弁輪形成術は，僧帽弁形成術の中でよく確立された術式である[11]。僧帽弁輪に対して冠状静脈洞が近接していることを利用して，外科的僧帽弁輪形成術の効果を再現しようと，多くの経皮的デバイスが開発されてきた。冠状静脈洞による僧帽弁輪形成術は，僧帽弁輪と冠状静脈洞が隣接していることを利用して僧

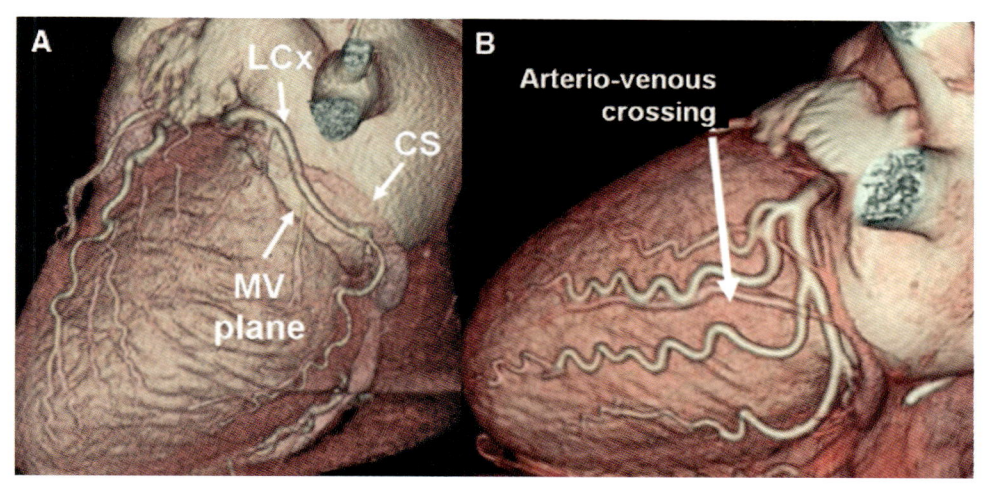

図24-1 僧帽弁(MV),左回旋枝(LCx)と冠状静脈洞(CS)の関係を示した三次元再構成されたCT画像

A：冠状静脈洞は僧帽弁の心房側にある。冠状静脈洞を使用した僧帽弁輪形成術の困難さを示している。
B：冠状静脈洞と左回旋枝は近接している。冠動脈の圧迫と閉塞が冠状静脈洞を使用した僧帽弁輪形成術において問題となる患者が存在する。
MV plane：僧帽弁断面，Arterio-venous crossing：冠動脈と冠静脈の交差を認める

帽弁輪形成術を行う間接的な方法である。冠状静脈洞と大心静脈は，僧帽弁輪の後側壁側に沿って並走している(図24-1)。心外膜側の冠静脈は，最終的に右房に直接開口しており，内頸静脈から直接アプローチが可能である。冠状静脈洞に隣接する僧帽弁後尖を僧帽弁前尖へ移動させ，その結果として僧帽弁尖の接合を改善するというコンセプトに基づいて，さまざまなデバイスが冠状静脈洞へ植え込まれた(図24-2)。

特に経静脈的アプローチと透視下での手技という単純さから，冠状静脈洞を利用した手技は魅力的である。しかし，いくつかの潜在的な問題点を有する。冠状静脈洞と大心静脈は，典型例では僧帽弁輪の同一断面というよりは，むしろ左房側に位置する(図24-1)。さらに僧帽弁輪に対する冠状静脈洞の解剖学的関係は，極めて多様である[12,13]。左回旋枝の分枝が大心静脈の下を走行する患者も半数以上おり，さらなる危惧を生じさせている[12]。冠動脈の圧迫と閉塞を生じる可能性もあり，結果として，冠動脈造影とCTによる解剖学的評価が一般的に行われている。

MONARC経皮的僧帽弁輪形成デバイス(Edwards Lifesciences Inc.)は，大心静脈に留置されるステント様のアンカー部と接続部，冠状静脈洞近位部に留置される第二アンカー部から構成される。折りたたまれたデバイスは，ロングシースを使用して，内頸静脈より挿入が可能である[14]。冠静脈内に留置され，シースが抜去されると，自己拡張型のナイチノール性アンカーが拡張することで固定される(図24-2B)。ナイチノール性接続部は，生体吸収性spacerを用いてスプリングのように働く。数週間かけてspacerが消失し，アンカーが引っ張られ冠状静脈洞は短縮する。小規模なフィジビリティー試験と大規模なEVOLUTION I試験において，MRの重症度は減少し，機能的MRを有する患者の機能的状態の改善が報告された。しかし，その有用性は小さく，現在，本デバイスの検討はなされていない。

CARILLON僧帽弁輪形成システム(Cardiac Dimensions Inc., Kirkland, WA)は，ワイヤーで接続された2つのらせん状の自己拡張型ナイチノール性アンカーを用いている。冠状静脈洞に遠位部アンカーを留置し，接続部のワイヤーを用手的に牽引する。そして，近位部アンカーを留置す

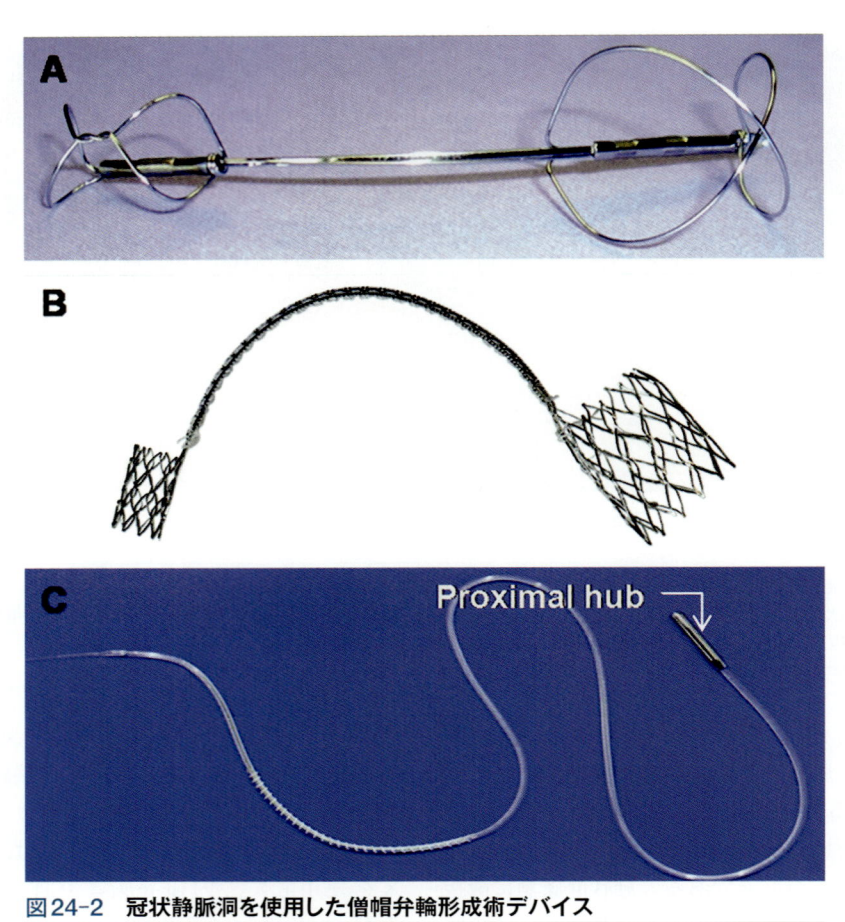

図24-2　冠状静脈洞を使用した僧帽弁輪形成術デバイス
A：CARILLON XE（Cardiac Dimensions Inc., Kirkland, WA），B：MONARC（Edwards Lifesciences Inc., Irvine, CA），C：Percutaneous Transvenous Mitral Annuloplasty（Viacor Inc., Wilmington, MA），Proximal hub：近位端接続部

る（図24-2A）。冠状静脈洞の短縮がすぐに起こるため，MRに対する効果と冠動脈閉塞を，心エコーと冠動脈造影により手技時に評価することができる。必要に応じて，牽引する力を修正したり，デバイスを離脱する前に回収することが可能である。最初の検討では，僧帽弁輪径の縮小と僧帽弁閉鎖不全の改善が示された[15, 16]。中等度から高度の機能的MRを有する43例を対象としたAMADEUS試験において，改良型のCARILLON XEが評価された。30％の症例において，冠動脈に対する合併症，MRに対する不十分な急性効果，固定不良のため，デバイスは留置されなかった。合併症（死亡，心筋梗塞，冠状静脈洞解離・穿孔，塞栓症）が15％に生じた[17]。植込み後6か月の時点で，定量的解析においてMRと心機能は改善していた。

Percutaneous Transvenous Mitral Annuloplasty（PTMA）（Viacor Inc., Wilmington, MA）は，僧帽弁輪形成術における第三の方法といえる。カテーテルが冠状静脈洞へ挿入され，僧帽弁輪後壁部を前方に移動させるカテーテル内に，種々の長さと硬さの金属性の内筒が留置される。次に，ペースメーカー植込みと同様の方法で留置された皮下留置部を通して，適切な内筒に交換される。一時的植込みの有効性が示されている。続いて行われたPTOLEMY 1試験では，19

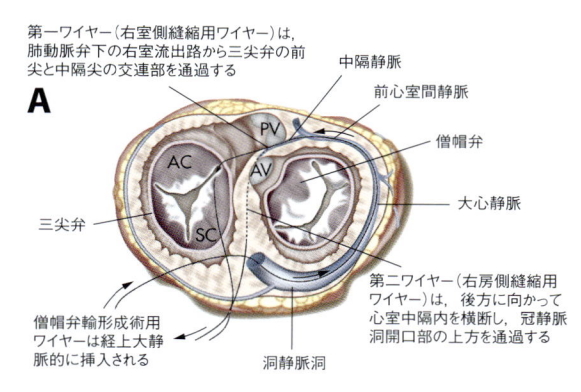

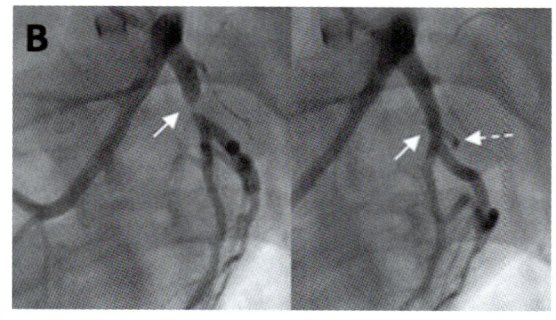

図24-3 僧帽弁締結弁輪形成術

A：ガイドワイヤーを右室あるいは，より挑戦的な経路であるものの，右房へ挿入する。しかし，僧帽弁輪を締結する縫合部が三尖弁輪と交差すると，三尖弁機能を障害する可能性がある。B：ナイチノール性の接合部（点線矢印）が冠動脈を圧迫している（実線矢印）ことが示されている。

例中13例において，少なくとも1度以上のMRの改善が認められた[18]。公表されていないが，29例を対象としたPTOLEMY 2試験（Viacor社の厚意による）では，手技成功率は84％であり，73％の症例で6か月後に1度以上のMRの改善が認められた。

心房リモデリング

　冠状静脈洞のデバイスを用いて右房に影響を与えることにより，僧帽弁輪にかかる力の向きを変える試みを行うグループもある。経皮的中隔短縮デバイス（PS3, Ample Medical Inc., Foster City, CA）は，経静脈的方法を用いて僧帽弁尖P2に隣接した冠状静脈洞にアンカーを留置するものである。心房中隔を穿刺し，第二アンカーを心房中隔に留置する。磁力を用いることで，これら2つのアンカーをつなぐワイヤーの留置がしやすくなり，これらが引き合うことで，僧帽弁輪径を縮小させる[19]。次に，アンカーを冠状静脈洞を通過させ，僧帽弁尖P2に隣接する心筋内へ直接的に留置し，第二セットのスクリューを後内側三角部近傍の右房に留置する。2つのアンカーの間にある鎖の牽引力によって，僧帽弁輪のリモデリングが生じる[20]。僧帽弁締結弁輪形成術は，ガイドワイヤーを右房から冠状静脈洞と大心静脈に挿入する第三の方法である。ガイドワイヤーが中隔枝経由で右房内へ挿入され，右房内においてワイヤーを捕捉し，牽引しながら治療を行うための縫合デバイスに交換される（図24-3）[21]。動物実験では，これらの方法は実施可能であり，僧帽弁閉鎖不全症を改善する可能性が示されている。しかし，手技の複雑さと有効性の程度から，これらの方法は積極的に検討されていない。

直達的僧帽弁輪形成術

　僧帽弁輪を直接修復する方法は，外科的僧帽弁輪形成術を経皮的に再現しようとするものである。間接的僧帽弁輪形成術を施行された症例で見られた，冠動脈の障害に対する危惧を回避しようとするものである。これらの方法は，弁輪拡大の多数を占める線維化の少ない後壁側僧帽弁輪を対象としている。MRの有意な改善には，中隔側壁

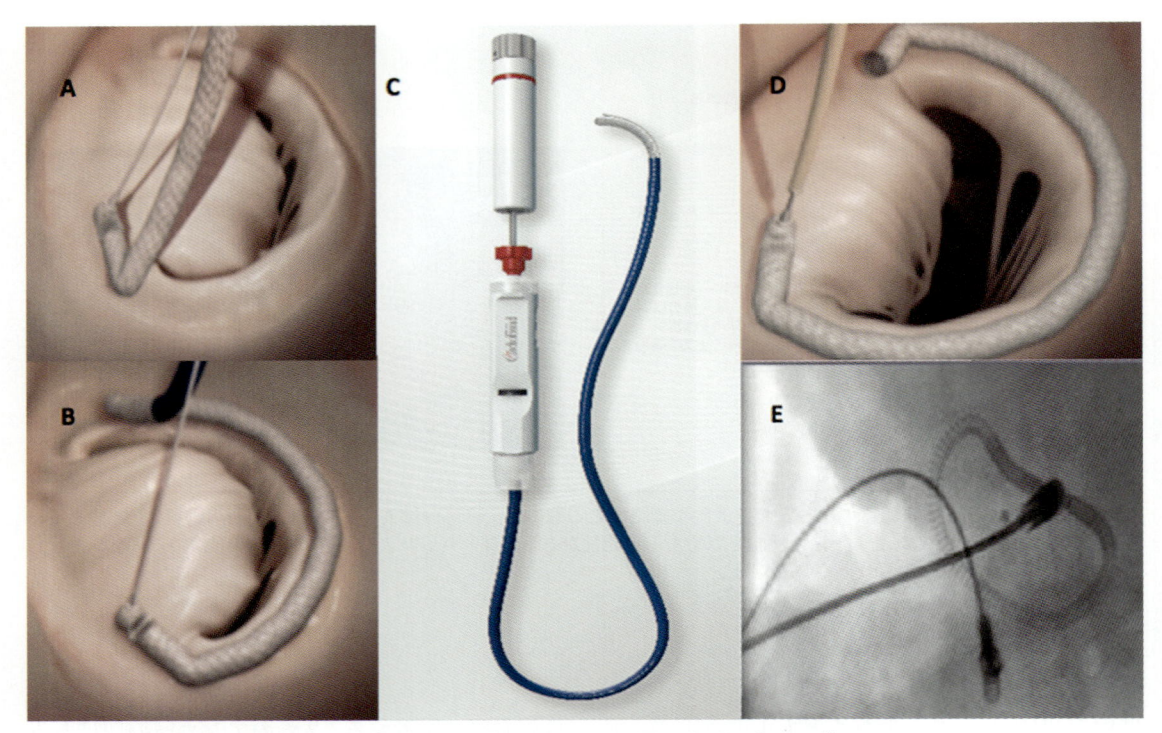

図24-4 経大腿的Cardioband（Valtech Cardio Ltd., Tel Aviv, Israel）
A：折り曲げ可能なリングが僧帽弁輪後壁の左房側に挿入される。B：リングが金属製のスクリューによって固定される。C：内腔にリングを有するデリバリーカテーテルシステム。D：拍動心においてリングの寸法が調整される。E：初期プロトタイプの透視下での画像

間の僧帽弁輪径を約20％縮小させることが必要であると報告されている[22]。

経大腿アプローチによる僧帽弁輪縫縮リングを用いたCardioband経皮的弁輪形成術（Valtech Cardio Ltd., Tel Aviv, Israel）は，動物実験レベルまで到達している。Cardiobandは，デリバリー用カテーテルを用いて，経中隔的ないしは経心尖部的に留置される，部分的に柔軟性を有する半円形上のリングである（図24-4）。デバイスは，僧帽弁輪後壁の左房側に沿って留置され，金属性のスクリューにより固定される。リングの大きさは，MRの減少を最適化するため，心エコーにより調節される。ヒトでの検討が期待される。

Mitralign経皮的僧帽弁輪形成術（Mitralign Inc., Tewksbury, MA）は，直接僧帽弁輪を縫合しようとするものである。現在，この方法は，経食道心エコーガイド下に，逆行性経動脈的方法を用いて，僧帽弁輪後壁側を短縮させるために折り畳もうとする僧帽弁尖の2つの場所，P1とP3の左室側にアンカーを植込むものである（図24-5）。AccuCinch（Guided Delivery Systems Inc., Santa Clara, CA）も，直接的僧帽弁輪形成術であり，経食道心エコーガイドと左室へのアクセスのため経動脈的方法が必要である。僧帽弁輪後壁の左室側に沿って，複数のアンカーが留置される。最初（遠位）のアンカーにより，僧帽弁輪の縫合糸がしっかりと固定される。それ以降のアンカーは，この縫合糸上に留置される。そして，縫合がベルトのように締められ，僧帽弁輪後壁径を短縮する（図24-6）。いずれの手技も，動物実験で実施可能であることが示されている。ヒトに対して留置することにより僧帽弁逆流症を改善できることが示されてきている。

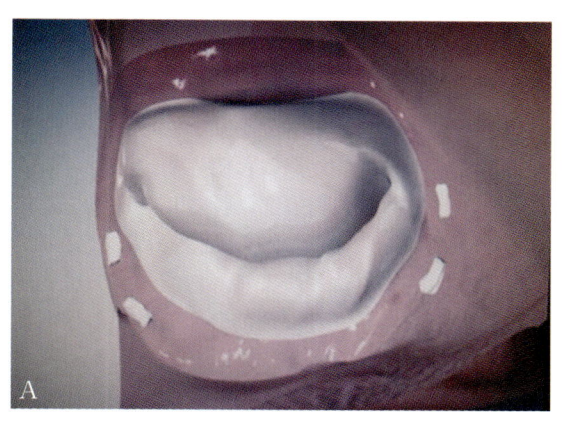

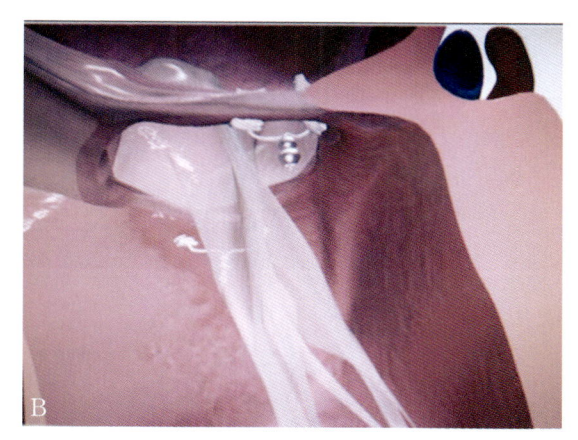

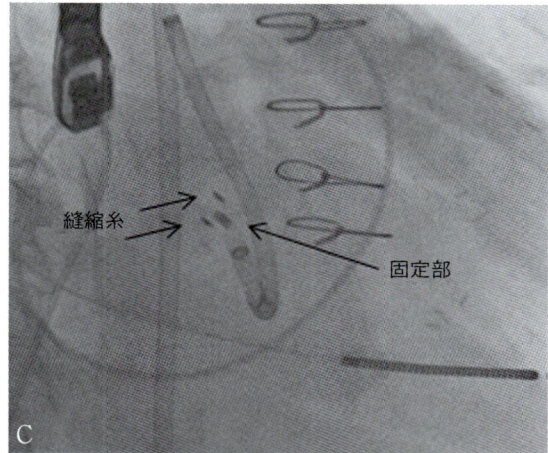

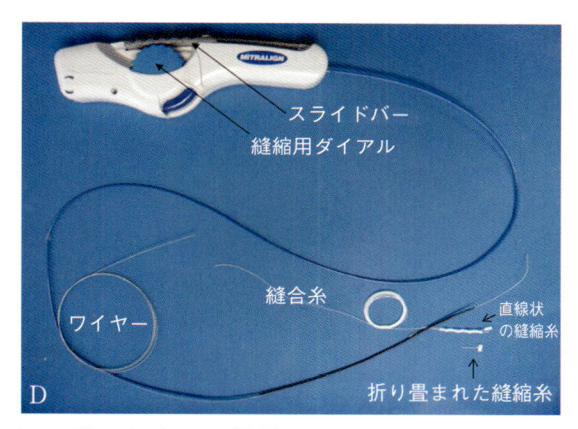

図24-5 Mitralign経皮的僧帽弁輪形成術（Mitralign Inc., Tewksbury, MA）

A：左房面。それぞれ1対の縫合糸により縫縮を行う。1対の縫合糸はP1とP2の間に，もう一方はP2とP3の間に位置している。**B**：Mitralignの縫縮システムは，心室側に位置している。**C**：透視画像。**D**：Mitralignデリバリーシステム

加熱による僧帽弁輪のリモデリング

　膠原線維組織を変性させるため，焼灼に至らない程度の加熱を直接僧帽弁輪部の心内膜側へ行い，僧帽弁輪径を縮小させるというコンセプトで，2つのデバイスが開発されてきた。ReCor（ReCor Medical Inc., Ronkonkoma, NY）は，治療のために超音波を使用する。Deflectableカテーテルを操作し，僧帽弁輪を通過させる。カテーテル先端には，超音波プローブを内蔵したバルーンがついている。超音波プローブは，僧帽弁輪の中央に置かれる。動物実験では実施可能であり，最初のヒトへの応用がなされている。QuantumCor（QuantumCor Inc., Lake Forest CA）は，僧帽弁輪後壁にRFエネルギーを応用したカテーテルを用いたデバイスである[2]。動物実験において，実施可能であることが示されている。

心室リモデリング

　iCoapsys（Myocor Inc., Maple Grove, MN）は，心外膜側から左室を圧迫することにより，リモデリングした虚血性心筋症の左心室形態を改善する

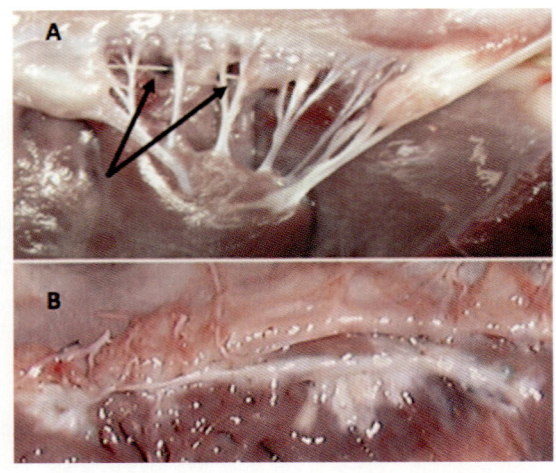

図24-6 AccuCinch(Guided Delivery Systems Inc., Santa Clara, CA)

A：動物実験における植込み急性期の所見。後部僧帽弁輪直下の縫縮用ケーブル(矢印)とともに留置されたアンカーが示されている。B：僧帽弁腱索と後尖を取り除いた後の，植込み後の治癒像。

ことを目的としたデバイスである。これにより僧帽弁尖のテザリングを最小化させ，僧帽弁輪径を減少させる。前向き無作為化試験であるRESTOR-MVにおいて，虚血性心筋症による機能的MRを有する症例に対する外科的iCoapsysの植込みは，冠動脈バイパス術に僧帽弁形成術を追加するまたは追加しない手術と比較して，術後2年時の生命予後を改善することが示されている(87% vs. 77%, p<.05)。デバイスは，MRと左室容積の減少にも関与していた[23]。経皮的システムでは，左室前壁と後壁の表面にパッドを留置するため，改良された位置決めシステムとともに剣状突起下からのアクセス法が採用された。左室穿刺を行うことにより，牽引用のケーブルがこの2つのパッドをつなぐ。ケーブルを引っ張ることにより，2つのパッドが牽引される。実行可能で明らかに有用であるにもかかわらず，複雑な経皮的手技のため，現時点では検討されていない。

僧帽弁腱索修復術

僧帽弁尖のテザリングと腱索組織の張りは，MRの潜在的原因として重要である(図24-7)[24]。僧帽弁輪のテザリングと不完全な弁尖の接合を生じさせる，乳頭筋の位置異常を伴う左室リモデリングの進行により，外科的なリングを用いた僧帽弁輪形成術の持続的効果には限界が生じる可能性がある[25]。僧帽弁尖先端部に付着し，逸脱を防止する第一腱索を保存しながら，弁尖基部に付着する腱索を切断することにより，僧帽弁尖の可動性が改善し，僧帽弁尖の接合部を増加させる可能性がある。左室機能の悪化による弁心室間相互作用により，負の効果を生じる可能性が除外されていないものの，外科的データによれば急性効果が報告され[24]，経皮的方法が開発中である[26]。

外科的人工腱索移植術が，腱索断裂による僧帽弁逸脱症に対して用いられてきた。この治療法は心筋保護液使用下の心停止状態で行われており，至適腱索長を決定することは容易ではない。動物実験においては，経心尖部的人工腱索移植術中の心エコーにより，僧帽弁閉鎖不全症をリアルタイムの評価が実施可能であると示されている[27]。カテーテルデバイスであるV Chordal(Valtech Cardio Ltd.)は，拍動下で腱索移植術を行うデバイスであり，僧帽弁閉鎖不全症の減少効果を最大にするため，移植される腱索の長さを調節することができる(図24-8)。術中に実施可能であることが示されており，経心尖部ないし経中隔的アプローチを用いたヒトでの研究が期待される。

僧帽弁開口部面積の減少法

Mitral spacer(Cardiosolutions Inc., Stoughton, MA)は，僧帽弁輪部に浮遊された円柱状のバルーンであり，左室心尖部に固定された金属製の錨により僧帽弁輪部に係留される(図24-9)。収縮期に僧帽弁尖がバルーンと接合することで，逆流する弁開口部の面積を減少し，MRを改善する。バルーンは柔軟性の高いポリマーでできており，生理食塩水を用いて拡張される。左室内へのバルーンの逸脱，僧帽弁閉鎖，左室心尖部損傷の可能性が危惧されている。動物実験により，MRに

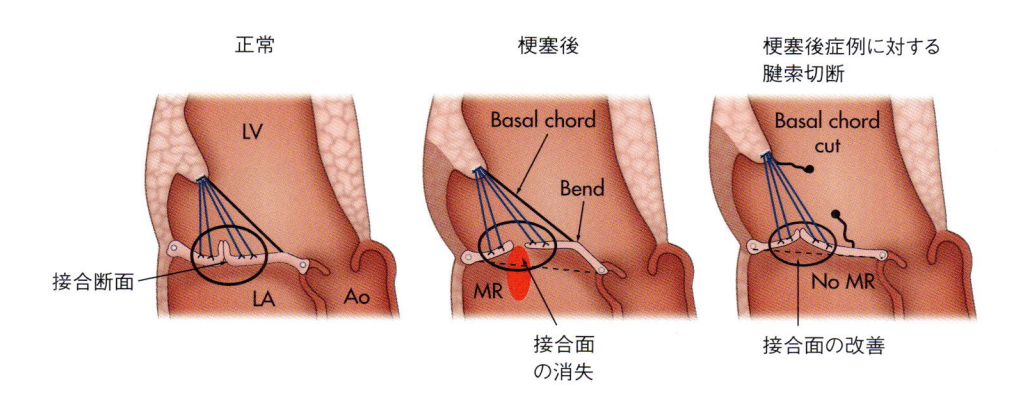

図24-7 乳頭筋不全と僧帽弁尖のテザリングによる機能的虚血性僧帽弁閉鎖不全症

僧帽弁尖の接合面に対する basal 腱索切断の効果が示されている。Ao：大動脈，LA：左心房，LV：左心室，MR：僧帽弁逆流

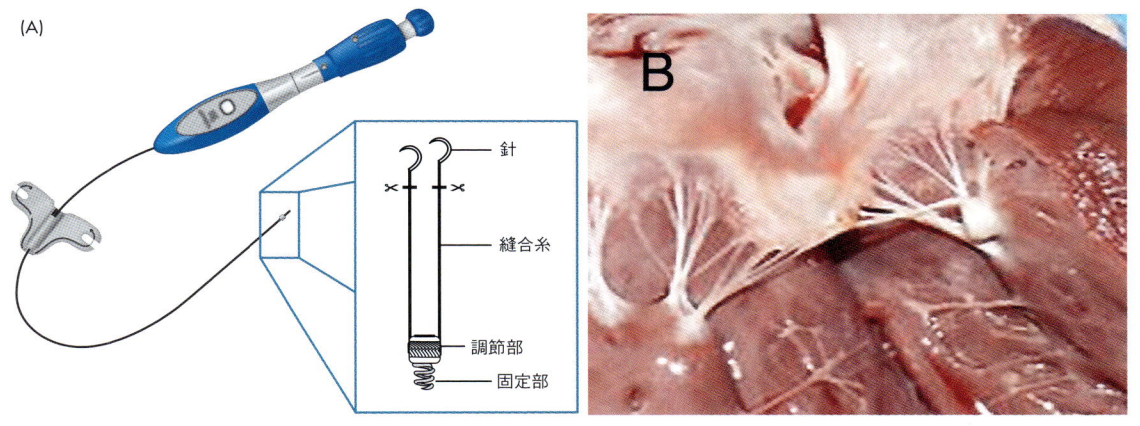

図24-8 V Chordal 調整システム（Valtech Cardio Ltd., Tel Aviv, Israel）（A）と動物実験での肉眼所見（B）

対する急性効果と安全性が示されている。術中の経心尖部アプローチによる検討が始まっている。重症大動脈弁狭窄症を有する多くの症例は，比較的軽いMRを有するのみであることから，この方法は経心尖部アプローチによる大動脈弁置換術に追加する手技として有用である可能性もある。経中隔的アプローチのシステムも開発中である。

経カテーテル僧帽弁置換術（mitral valve replacement：MVR）

外科的僧帽弁形成術は確立された術式であり，経皮的僧帽弁形成術が，近い将来において同じレベルの有効性を有するようになるとは考えにくい。経カテーテルMVRは，経皮的僧帽弁形成術にあるいくつかの問題点を克服して初めて可能性がみえてくる。複数の研究者が，経カテーテル的に使用できる僧帽弁を開発しており[28-30]，近々臨

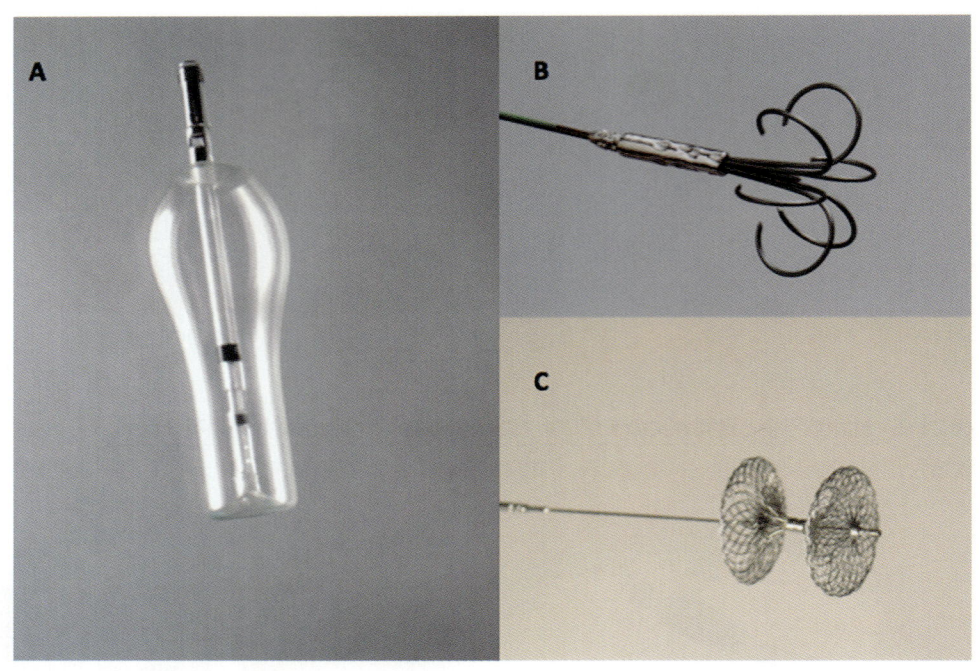

図24-9 Mitral spacer
A：僧帽弁口に浮遊するバルーン，B，C：左室心尖部に留置する金属製の錨より構成されている。

床試験が期待されている．大動脈弁に比べて，僧帽弁位へのステント植込みはまだチャレンジングといえる．経皮的大動脈弁移植術（TAVI）はradial forceを用いて，硬い大動脈弁輪と上行大動脈壁にステントを固定している．対称的に僧帽弁輪は鞍状であり，弾力性に富み，心周期を通じて大きく変化するため，僧帽弁への固定は困難を伴う．大動脈弁では拡張期に生じる弁周囲の逆流が比較的許容されるのに対して，僧帽弁位の収縮期弁周囲逆流は圧勾配が大きく，機械的負荷がより強いため当てはまらない．さらに克服すべきものとして，左房内での血栓形成の危険性と乳頭筋，腱索組織，左室心筋および左室流出路の障害になる可能性が挙げられている．

経カテーテル的に使用する僧帽弁の初期型が，Lozonschiらにより提示された[29]．このデバイスは，僧帽弁輪周囲に固着させる金属製のスプリングを有する心房側固定システム，生体弁を含むナイチノール製の自己拡張型フレームを有する本体部，心室壁に付着した腱索を利用した心室側固定システムから構成されている．経食道心エコーガイド下に，経心尖部アプローチにより植込まれる．動物実験において，挿入の難しさ，不十分な固定，金属疲労などの問題が挙げられている．

他のグループは，左房の輪郭に沿うように自己拡張するナイチノール製の外枠とポリフッ化ビニリデン製の中空の本体から構成される，ステントを用いない圧縮方式のシステムを開発している[30]．このシステムは僧帽弁輪から肺静脈まで拡張し，ブタ心膜弁が外枠に縫着されており，僧帽弁輪に隣接した左房内に留置される．動物実験では実施可能であることが報告されている．この方法の理論的長所は，弁下部組織や左室流出路の障害にならないことである．このシステムは，元々の僧帽弁の残存機能を保持し利用するが，個々の左房の形態に合わせて人工的左房留置物を個別に作製する必要があることや，血栓塞栓症など，問題点は多く存在する．

Endovalve（Endovalve Inc., Princeton, NJ）は，固定のためのグリップを有するナイチノール製の

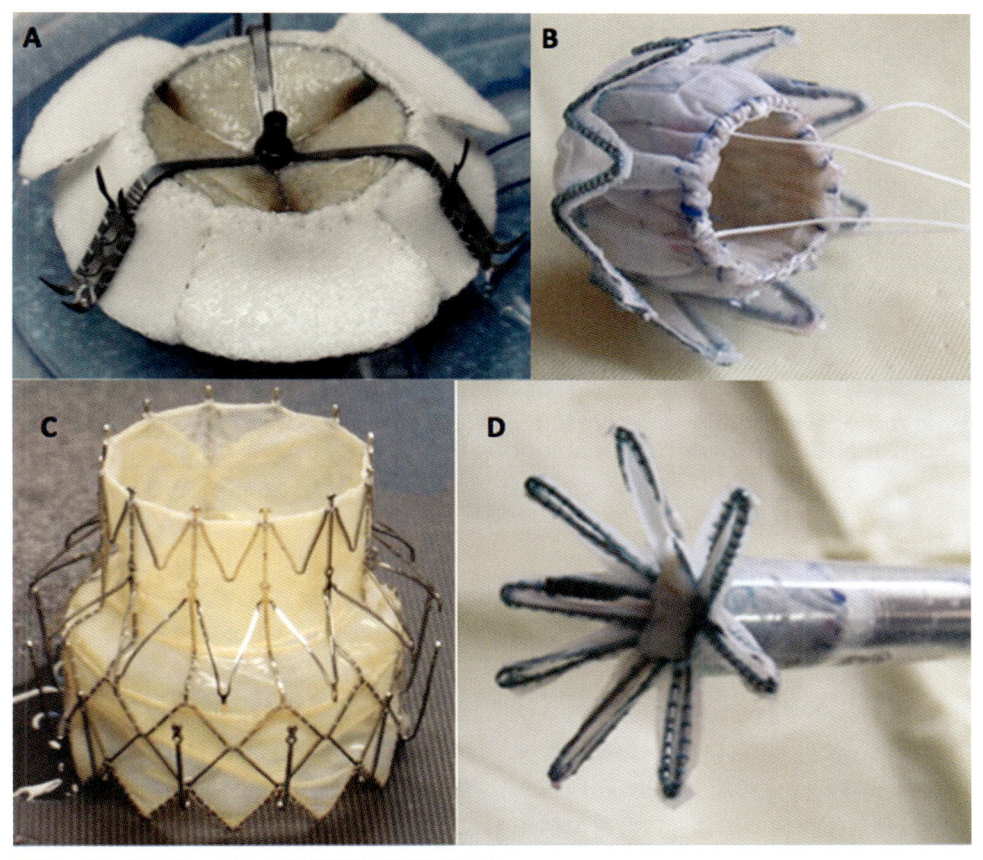

図24-10　経カテーテル的僧帽弁移植術システム
A：Endovalve (Endovalve Inc., Princeton, NJ)。**B, D**：Lozonschi らによる人工弁。**C**：CardiAQ valve (CardiAQ Valve Technologies Inc., Irvine, CA)

折り畳み式の骨格と生体弁からできている。縫着された布製のスカート部分により，弁周囲の密封性が保持される。カテーテルベースのシステムは，小開胸と左房切開により挿入される。CardiAQ Valve Technologies 社の経カテーテル的僧帽弁システム(Irvine, CA)は，自己拡張型のフレームとブタ心膜を用いた生体弁からできており，経中隔的順行性アプローチ法により植込まれる。Endovalve と CardiAQ を用いた動物実験では，正確な植込み位置と安定した固定，左室流出路狭窄を生じることなく良好な血行動態を維持したまま僧帽弁移植が可能であると報告されている(図24-10)。他の研究グループでも，経カテーテル的僧帽弁移植システムの開発が進行しており，近々，ヒトでの第1例目の植込みが期待されている。

僧帽弁のバルブ・イン・バルブ置換術（valve-in-valve）

僧帽弁内へ経カテーテル的にステントをきちんと固定させるという問題は，変性した僧帽弁位の生体弁に対しては克服されている。生体弁は経カテーテル的に植込まれた人工弁を radial force によってしっかり固定するための土台として働き，かつ透視下で人工弁の留置部位を明確にしてくれる。いわゆる valve-in-valve といわれる変性した生体弁に対する TAVI は，比較的安全で手技

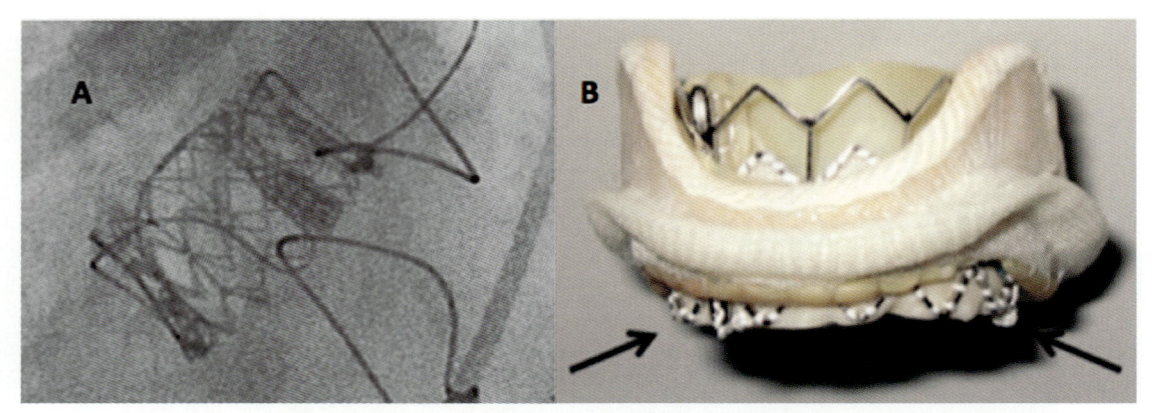

図24-11 経カテーテル的valve-in-valve植え込み（Carpentier-Edwards弁内への経カテーテル的SAPIEN植込み [Edwards Lifesciences Inc., Irvine, CA]）

A：透視画像。B：安全な固定のための正確な位置。経カテーテル的人工弁は，外科的生体弁の縫合リングに重なっている（矢印）。

成功率が高い。術後の弁機能は良好であり，機能分類も改善することが次々と示されてきている[31]。

僧帽弁に対する経中隔的および逆行性アプローチでは，現在使用可能なバルーン拡張型であるEdwards SAPIEN大動脈弁（Edwards Lifesciences Inc.）を僧帽弁位の生体弁に対して同軸に留置することが技術的に困難であり，技術的に限界がある。そのため，これまでは同軸性を保持しやすい経心尖部アプローチが用いられてきた。肋間の小開胸を用いて，左室を穿刺し，変性した僧帽弁位の人工弁内へ逆行性にガイドワイヤーを通過させる。ガイドワイヤーを用いて大動脈弁移植術用に作成された，標準的なAscendra Transapicalデリバリーシステム（Edwards Lifesciences Inc.）を進め，経食道心エコーと透視下に位置決めを行う。弁を通過する血流と心臓の拍動を減少させるため，右室 rapid pacing下に拡張される（図24-11）。

正確な位置決めとvalve-in-valveの固定を確実にするため，種々の僧帽弁位の生体弁のデザインと不透過マーカーの位置についての明確な理解が求められる。SAPIENの外径は，20，23，26，29 mmのサイズがあり，経デバイスの外径は変性した生体弁の内径をわずかに超えるべきである。現在，植込まれる外科的人工弁の多くが生体弁であり，再開胸術が高リスクであることから，僧帽弁位でのvalve-in-valve置換は変性した生体弁に対する治療において，重要な役割を果たすことが期待される。

結語

現時点で，臨床において僧帽弁疾患を経皮的に治療することは，MitraClipを用いたedge-to-edge形成術と，変性した生体弁に対するvalve-in-valveの手技に限られる。僧帽弁疾患患者の増加は，この領域の研究が持続的に行われている動機づけとなっている。ヒトでの臨床研究まで到達しているデバイスがある一方で，MRに対する効果が不十分，あるいは技術的に困難であることから，臨床研究まで進めなかったものもある。これらの手技が将来的にどうなるかは明らかではない。しかし，この領域は現在進行形で活発な研究が行われている領域である。

文献

1. Bursi F, Enriquez-Sarano M, Nkomo VT, et al. Heart failure and death after myocardial infarction in the community: the emerging role of mitral regurgitation. *Circulation*. 2005;111:295–301.
2. Robbins JD, Maniar PB, Cotts W, et al. Prevalence and severity of mitral regurgitation in chronic systolic heart failure. *Am J Cardiol*. 2003;91:360–362.
3. Mirabel M, Iung B, Baron G, et al. What are the characteristics of patients with severe, symptomatic, mitral regurgitation who are denied surgery? *Eur Heart J*. 2007;28:1358–1365.
4. Johnston DR, Gillinov AM, Blackstone EH, et al. Surgical repair of posterior mitral valve prolapse: implications for guidelines and percutaneous repair. *Ann Thorac Surg*. 2010;89:1385–1394.
5. Maisano F, Torracca L, Oppizzi M, et al. The edge-to-edge technique: a simplified method to correct mitral insufficiency. *Eur J Cardiothorac Surg*. 1998;13: 240–245; discussion 245–246.
6. Webb JG, Maisano F, Vahanian A, et al. Percutaneous suture edge-to-edge repair of the mitral valve. *EuroIntervention*. 2009;5:86–89.
7. Feldman T, Kar S, Rinaldi M, et al. Percutaneous mitral repair with the MitraClip system: safety and midterm durability in the initial EVEREST (Endovascular Valve Edge-to-Edge REpair Study) cohort. *J Am Coll Cardiol*. 2009;54:686–694.
8. Bhudia SK, McCarthy PM, Smedira NG, et al. Edge-to-edge (Alfieri) mitral repair: results in diverse clinical settings. *Ann Thorac Surg*. 2004;77:1598–1606.
9. Fedak PW, McCarthy PM, Bonow RO. Evolving concepts and technologies in mitral valve repair. *Circulation*. 2008;117:963–974.
10. Argenziano M, Skipper E, Heimansohn D, et al. Surgical revision after percutaneous mitral repair with the MitraClip device. *Ann Thorac Surg*. 2010;89: 72–80.
11. Savage EB, Ferguson TBJ, DiSesa VJ. Use of mitral valve repair: analysis of contemporary United States experience reported to the Society of Thoracic Surgeons National Cardiac Database. *Ann Thorac Surg*. 2003;75:820–825.
12. Tops LF, Van de Veire NR, Schuijf JD, et al. Noninvasive evaluation of coronary sinus anatomy and its relation to the mitral valve annulus: implications for percutaneous mitral valve annuloplasty. *Circulation*. 2007;115:1426–1432.
13. Choure AJ, Garcia MJ, Hesse B, et al. In vivo analysis of the anatomical relationship of coronary sinus to mitral annulus and left circumflex coronary artery using cardiac multidetector computed tomography: implications for percutaneous coronary sinus mitral annuloplasty. *J Am Coll Cardiol*. 2006;48:1938–1945.
14. Webb JG, Harnek J, Munt BI, et al. Percutaneous transvenous mitral annuloplasty: initial human experience with device implantation in the coronary sinus. *Circulation*. 2006;113:851–855.
15. Kaye DM, Byrne M, Alferness C, et al. Feasibility and short-term efficacy of percutaneous mitral annular reduction for the therapy of heart failure-induced mitral regurgitation. *Circulation*. 2003;108:1795–1797.
16. Duffy SJ, Federman J, Farrington C, et al. Feasibility and short-term efficacy of percutaneous mitral annular reduction for the therapy of functional mitral regurgitation in patients with heart failure. *Catheter Cardiovasc Interv*. 2006;68:205–210.
17. Schofer J, Siminiak T, Haude M, et al. Percutaneous mitral annuloplasty for functional mitral regurgitation: results of the CARILLON Mitral Annuloplasty Device European Union Study. *Circulation*. 2009;120:326–333.
18. Sack S, Kahlert P, Bilodeau L, et al. Percutaneous transvenous mitral annuloplasty: initial human experience with a novel coronary sinus implant device. *Circ Cardiovasc Interv*. 2009;2:277–284.
19. Rogers JH, Rahdert DA, Caputo GR, et al. Long-term safety and durability of percutaneous septal sinus shortening (The PS[3] System) in an ovine model. *Catheter Cardiovasc Interv*. 2009;73:540–548.
20. Sorajja P, Nishimura RA, Thompson J, et al. A novel method of percutaneous mitral valve repair for ischemic mitral regurgitation. *JACC Cardiovasc Interv*. 2008;1:663–672.
21. Kim JH, Kocaturk O, Ozturk C, et al. Mitral cerclage annuloplasty, a novel transcatheter treatment for secondary mitral valve regurgitation: initial results in swine. *J Am Coll Cardiol*. 2009;54:638–651.
22. Tibayan FA, Rodriguez F, Liang D, et al. Paneth suture annuloplasty abolishes acute ischemic mitral regurgitation but preserves annular and leaflet dynamics. *Circulation*. 2003;108 (suppl 1):II128–II133.
23. Grossi EA, Patel N, Woo YJ, et al. Outcomes of the RESTOR-MV Trial (Randomized Evaluation of a Surgical Treatment for Off-Pump Repair of the Mitral Valve). *J Am Coll Cardiol*. 2010;56:1984–1993.
24. Messas E, Yosefy C, Chaput M, et al. Chordal cutting does not adversely affect left ventricle contractile function. *Circulation*. 2006;114:I524–I528.
25. Bouma W, van der Horst IC, Wijdh-den Hamer IJ, et al. Chronic ischaemic mitral regurgitation. Current treatment results and new mechanism-based surgical approaches. *Eur J Cardiothorac Surg*. 2010;37: 170–185.
26. Slocum AH, Bosworth WR, Mazumdar A, et al. Design of a catheter-based device for performing percutaneous chordal-cutting procedures. *J Med Device*. 2009;3:25001.
27. Maisano F, Michev I, Rowe S, et al. Transapical endovascular implantation of neochordae using a suction and suture device. *Eur J Cardiothorac Surg*. 2009;36:118–122; discussion 122–123.
28. Ma L, Tozzi P, Huber CH, et al. Double-crowned valved stents for off-pump mitral valve replacement. *Eur J Cardiothorac Surg*. 2005;28:194–198; discussion 198–199.
29. Lozonschi L, Bombien R, Osaki S, et al. Transapical mitral valved stent implantation: a survival series in swine. *J Thorac Cardiovasc Surg*. 2010;140:422–426.e1.
30. Goetzenich A, Dohmen G, Hatam N, et al. A new approach to interventional atrioventricular valve therapy. *J Thorac Cardiovasc Surg*. 2010;140:97–102.
31. Webb JG, Wood DA, Ye J, et al. Transcatheter valve-in-valve implantation for failed bioprosthetic heart valves. *Circulation*. 2010;121:1848–1857.

25章

成人における肺動脈弁植込み術

経皮的人工弁植込み術は，2000年に12歳の男子に初めて行われた。この患者は右室-肺動脈間の導管の機能異常のため，従来であれば開心術を受けなくてはならないと考えられた[1]が，右室流出路(RVOT：right ventricular outflow tract)-肺動脈幹間に経皮的にステントバルブを留置する手技が選択された。以来，世界中で約2,000例の経皮的肺動脈弁植込み術(percutaneous pulmonary valve implantation：PPVI)が行われてきたが，およそ10年前に米国，ヨーロッパ，カナダではMelodyデバイス(Medtronic, Minneapolis, MN)が発売され，多くの患者がこの新しい経皮的カテーテル治療を受けてきている。ここ数年は，安全性が向上し有用性が示されたため[2]，中核病院では通常の手技として行われるようになった。

Melody device以外では，Edwards SAPIEN transcatheter heart valve(Edwards Lifesciences Inc, Irvine, CA)の肺動脈弁位への留置が増えてきており[3,4]，今後，米国において臨床試験の実施が予定されている。

この章では，MelodyデバイスとSAPIEN transcatheter heart valveにおける，右室流出路から主肺動脈幹の機能異常に対するカテーテル治療の適応，手技，短期および中長期の成績について述べる。

PPVIの原理および臨床的役割

複雑な先天性心疾患術後の成人，および新生児期を過ぎた患者における右室流出路と肺動脈幹の問題は，流出路狭窄，または肺動脈弁逆流であることが多い。

現在，開胸手術による弁付きグラフト(biologic valve, xenografts, homograftsなど)を用いた肺動脈弁置換術が，右室流出路異常に対する治療として行われてきた。外科的肺動脈弁置換術は，非常に安全で死亡率の低い治療であるが，デバイスが劣化するのが欠点である。文献的には耐久性は約10年といわれているため[5-9]，多くの患者は生涯で数回の開胸手術を受けなくてはならない。そのため，外科的手術の回数が最小限になるように治療戦略を立てていくことになるが，右室負荷により右室機能異常，運動耐容能低下，突然死といった非可逆的な病態になりうることも考慮しなくてはならない[10-13]。

MRIによる評価で肺動脈弁置換術後の右室容積は正常化されないことを述べた論文[14-16]はあるが，右室機能，運動耐容能，長期生存率を改善させるための治療至適時期についての明確な見解はないため，侵襲的治療の指針はいまだ確立されていない。

右室流出路/肺動脈幹に対するBare-metal stent留置は，開胸手術を先延ばしすることができる有効な治療とされてきた[17-20]。しかし，右室圧負荷を減少させるのと引き換えに，肺動脈弁逆流が出現し，さらに増悪することが懸念された。

PPVIの導入によって，カテーテルによる右室流出路/肺動脈幹の導管の狭窄を解除，また弁機能を回復させる治療が可能となったため，右室流出路/肺動脈幹に機能不全のある小児および成人において外科治療を回避できると期待が寄せられている。

25章　成人における肺動脈弁植込み術

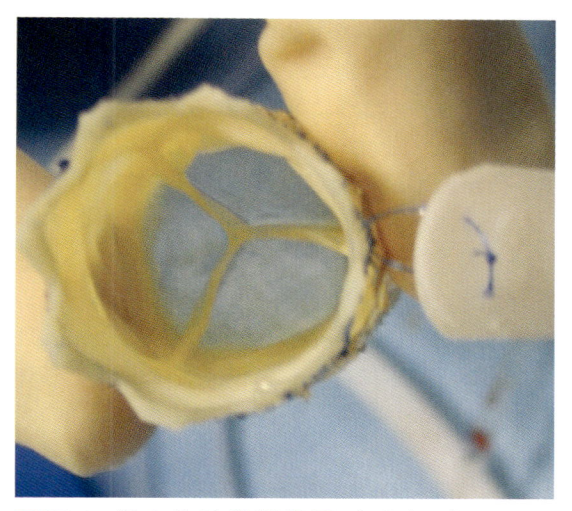

図25-1　経皮的肺動脈留置デバイス(Melody, Medtronic, Minneapolos, MN)

図25-2
(A)肺動脈弁は2 mLのシリンジにクリンプして，(B, C) Balloon-in-Balloonデリバリーシステムにマウントした後，(D)外シースで被覆する。

The Melody Transcatheter Pulmonary Valve

1. セットアップ

　The Melody Transcatheter Pulmonary Valveは，ウシの頸静脈，および静脈弁で構成されている(図25-1)。静脈はプラチナ-イリジウムからなる高さ34 mmのステントの内側に縫着されており，バルーンにクリンプする(折りたたむ)と6 mmとなり，拡張すると22 mmとなる。8つのジグザグの王冠型のストラットが6つ重なるような形で構成されており，接合部を金で溶接することで補強している。静脈弁とステントは連続縫合でinflow，outflow，またストラットごとに全周性に縫着されている。縫合糸は透明であるが，outflowはデバイスの端であることが認識できるように青い糸を使用している。

　ステントバルブはballoon-in-balloonデリバリーシステム(Ensemble, Medtronic)の遠位端にクリンプする(図25-2)が，バルーンの大きさは18 mm，20 mm，22 mmの3つから選択することができる。システムの先端は青で，Outflowの縫合糸と対応しており，正しい位置にあるかを確認できる。システムは高分子弾性体(エラストマー)の内腔で補強された編組み線が入ったワンピースのテフロンシースでできている。デリバリーの際はステントバルブを外シースに収納し，留置直前に引き出すようになっている。留置時の位置確認のため，デバイスの側孔から造影剤を流すことができる。近位部にはポートが3つあり，それぞれガイドワイヤー用(緑)，内側バルーン拡張用(青)，外側バルーン拡張用(オレンジ)である。

　PPVIはバイプレーンでの撮影が可能なカテーテル室が好ましく，緊急時にもその場で開心術が可能な清潔度が必要と考えられる。出血の多い症例には自動輸液キット(胸腔ドレナージキット，セルセーバー)が必要であるが，PPVIにおける重大合併症の頻度は極めて低い。したがって，外科処置のプロトコールは設けていないが，PPVIはECMO(Extracorporeal Membrane Oxygenation Equipment)を使用できる経験豊富な施設で行われなくてはならない。

2. 患者選択基準

　右室流出路/肺動脈幹の機能不全に対する治療

の明確なガイドラインはない。PPVIの臨床的適応を以下にまとめるが，それは主にインターベンションのタイミングに関する著者らのアプローチを示すものである。これは多くの施設で採用されているアプローチに合致するものであるが，今のところ本法の長期成績に関するデータが不足しているため，これを第一選択の適応基準とは考えないでもらいたい。著者らの適応は，右室流出路および肺動脈幹の閉塞または逆流のいずれか，あるいは両者が合併している症例に対するPPVI後の急性期と中期の生理学的効果を評価した複数の研究に依拠している[2, 21-23]。

右室圧負荷と右室流出路/肺動脈幹狭窄については，有症状下で体血圧の65%以上，無症状の場合は体血圧の75%以上でPPVIを行っている[2]。肺動脈弁逆流においては，エコーないしMRIで評価を行い，逆流が高度であり，かつ(a)高度右室拡大，(b)高度右室機能不全，(c)有症状，(d)運動耐容能低下のうち，1つでも満たせば，PPVIを行っている[2, 24]。

適応基準を決定するプロトコールは，スクリーニングとして心エコーを用い，右室流出路圧較差，半定量的な肺動脈弁逆流の評価を行う。また，右室圧，および右室/体血圧比の推定を行うことも有用である。運動耐容能の評価としては，rampプロトコール（直線漸増負荷法）でのエルゴメーターを用いた心肺運動負荷試験により，客観的に評価を行う。予測最大酸素摂取量の65%以下は，運動耐容能低下と考えてよいと思われる。禁忌がなければMRI検査を行い，高度肺動脈弁逆流により右室拡張末期容積が$>150\ mL/m^2$ないし，右室左室拡張末期比が>1.7となった際は右室拡大と診断している。またMRIで，右室乳頭筋を分離した右室容積の測定，短軸画像での心内膜をトレースした拡張末期，収縮末期容積の測定はエコーと比較すると，15%以上差が生じるということを銘記しておくべきである。さらにMRIで肺動脈血流速度を測定することで，肺動脈弁逆流の重症度を正確に定量化することができる。また12誘導心電図，24時間Holter心電図で不整脈の有無，QRS幅を評価する。

臨床的適応とは別であるが，形態学的適応については，以下の2つに集約される。

a. 右室流出路/肺動脈幹サイズ

ステントバルブは22mmまで拡張することができるが，それ以上はステントバルブの接合不全を起こすため，解剖学的にPPVIの適応外と考えられる。ほとんどのnativeの流出路は22mm以上であり，導管に対するPPVI以外は適応を外れるものが多い[2]。導管のサイズは手術後に径の変化を示すこともあるため，MRIにて流出路の立体的構造と合わせて評価することが重要である。しかし，心電図同期（拡張期）と非同期による計測値では，誤差が生じてくることを知っておかなくてはならない。右室流出路と肺動脈幹の直径は，直行する二平面で撮影されたシネ画像で最も正確に測定できる。この方法によりPPVIを行う部位の最大径を決定することができる。

もしMRIによる測定結果が疑わしい場合やボーダーラインである場合には，カテーテルの際にバルーンによるサイジングを行うことができる。この方法については後述する。

b. 冠動脈近位部の走行

右室流出路/肺動脈幹に対する治療で，右室流出路を拡張する際は，冠動脈閉塞の可能性を考えなくてはならない[19, 25, 26]。複雑心奇形や開心術による冠動脈再建後は，冠動脈が右室流出路/肺動脈幹近位部を走行している可能性があるため，PPVI前に右室流出路/肺動脈幹と冠動脈近位部の位置関係を評価することが重要である。MRIによる3D whole imageで，冠動脈とステントバルブ留置部位の解剖学的関係を評価することができる。必要に応じて大動脈造影やバルーン拡張を行いながら，冠動脈の選択的造影を行う（後述）（図25-3）。

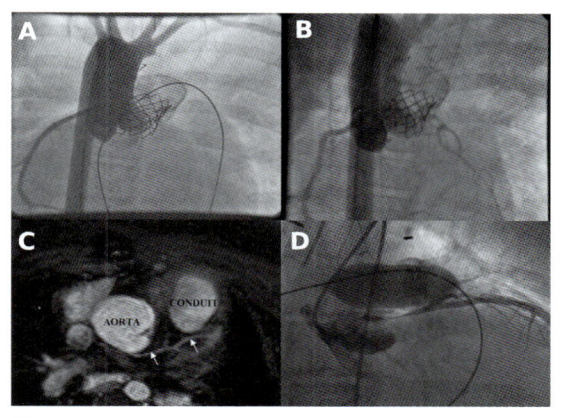

図25-3

A：大動脈造影（LAO）にて複雑心奇形であるDILV（double inlet left ventricle）症例にてPPVI後に左冠動脈主幹部が閉塞し、ショック、心肺停止となり蘇生が必要となった。B：心臓マッサージにより左冠動脈主幹部は再灌流した。その後、状態は安定化したため手術室に移動しデバイス抜去、外科的肺動脈弁置換術を行った。この症例は右室流出路バルーン拡張時の冠動脈造影を行っていなかった。C：MRIによる3D画像によりPPVIを検討している症例にて、右室流出路が左冠動脈主幹部と前下行枝が隣接していることがわかる。D：圧前斜位頭側20度による血管造影にて、導管内のバルーン拡張が左前下行枝を圧迫していることが確認できる。つまりPPVIは禁忌となる。

3. カテーテル検査

PPVIは全身麻酔下で、その簡便性から大腿動静脈を確保して行われることが多いが、内頸静脈からも行うことができる。

標準的な外科的無菌操作にて、感染性心内膜炎予防として広域スペクトラムの抗生物質の単回投与を行う。50 IU/kg、成人例であれば5,000 IUのヘパリンを手技前に投与し、必要であれば追加を行う。初めに右心カテーテルを含めた標準的な酸素化測定、圧測定を行う。主な測定部位は右室、肺動脈、大動脈であるが、末梢肺動脈狭窄の鑑別のため、肺動脈近位と遠位部でそれぞれ圧測定を行う。0.035インチのAmplazter Ultra stiff（AGA Medical, Plymouth MN）や0.035インチのBack-up Meier（Boston Scientific Corp, Natick, MA）などのstiff wireをアンカーとして用いて、デリバリーシステムを先進させるとよい。

肺動脈弁逆流、およびデバイス留置部位評価のため、Multi-Track Catheter（NuMed Inc., Hopkinton, NY）を肺動脈弁直上まで先進させ、バイプレーン画像で血管造影を行う。術前MRI評価にて流出路径が大きい場合は、柔らかいサイジングバルーン（PTS sizing balloon catheter, NuMed）を拡張した状態でも血管造影を行う。

上記で述べたように、冠動脈が閉塞する可能性は必ず否定しておかなくてはならないため、著者らの施設ではMRIでの冠動脈評価に加え、すべての症例に大動脈造影も行っている。バイプレーン画像であれば肺動脈と冠動脈の位置関係を評価することができる。MRI、血管造影で冠動脈閉塞のリスクを十分に評価できなければ、留置部位でのバルーン拡張下で冠動脈造影を行う。これによりデバイス留置における冠動脈閉塞の可能性を予測することができるため、リスクが高い場合は手技中止を検討する（図25-3）[25]。

4. 留置

ステントバルブは2 mLの滅菌処理されたシリンジに用手的にプレクリンプした後、デリバリーシステムにクリンプする。ステントバルブの青いラインにデリバリーシステムの青い部位を合わせることで、正しく位置されているかを容易に確認できる。十分にクリンプしたら、システム内のエアー抜きをするために側面にあるポートから生理食塩水を十分に流しながらステントバルブを覆う形になるように外シースを進める（図25-2）。Multi-track catheterを抜去した後、大腿静脈を22 Frで拡張し、透視下でフロントローディングのデリバリーシステムを右室流出路に先進させる。

導管の入口部までデリバリーシステムを移動させたら、右房内でループを作ると先進しやすい。この手技により、デリバリーシステムが導管に入り込むための前方方向への力を得ることができる。システムが遠位側に行ってしまった場合は、システムを引くのではなく、ガイドワイヤーを押

すことで微調整を行う。ステントバルブを適切な留置位置まで進めることができたら，外シースを手前に引くとステントバルブが露出される。シース先端に不透過マーカーはついていないため，デリバリーシステムの近位部にあるマーカーにてステントバルブが露出したかを確認する。

用手的に内側バルーンを拡張し，ステントバルブを右室流出路に一時圧着し，正しい位置に留置されていれば，次に外側バルーンを用手的に拡張し完全圧着させる。バルーンを完全に脱気した後，体外に出し血管造影，圧測定を行う。

5. その他の手技に関する事項

a. 前拡張

導管内に高度狭窄を伴う場合は前拡張を考慮するが，バルーンの拡張不十分な部位，すなわちそれがデバイスのLanding zoneとなるため，解剖学的な評価としても用いることができる。前拡張を行うことでステントバルブ留置後の血行動態を予測することができるが，一方ではホモグラフトの破裂の可能性もある。ホモグラフトの破裂による高度出血は2.5％以下とされているが，これについては別途後述する。一方，導管へのステントバルブ留置による部分破裂は比較的よく認められるが，結果的にステントバルブが破裂部位を覆うため，ほとんどの症例は大きな合併症とはなっていない。しかし，バルーン単独による拡張で破裂した症例については高度出血を招くこととなるため，各症例ごとに有用性をよく検討しなくてはならない。

b. Bare-metal stent 留置

右室流出路/肺動脈幹にステントバルブを留置すると，種類にかかわらず約40％程度はフラクチャーを起こすといわれている[19]。ほとんどの症例は臨床的に問題ないが，再狭窄，ステントバルブ塞栓を起こす可能性は考慮すべきである[27]。著者らの経験でも，フラクチャーは20％の頻度で発症している[27]。石灰化の軽度な右室流出路，全周性でないホモグラフトなどは可動性が強く，ステントバルブのフラクチャーの可能性が高まる（治療については後述）[27]。このような症例にステントを留置することで，フラクチャーが減少する可能性を考え，著者らは昨年からは多くの症例にステント留置を行っている。後ろ向き研究では，右室流出路や石灰化の形態に合わせてステント留置を行うことによりステントバルブのフラクチャーが減少したという結果であった[28]。今のところ長期成績，前向き研究の結果は示されていないが，血行動態を改善する完璧な位置合わせが可能となることも含めて，PPVI前にはBare-metal stent留置を推奨している（図25-4）。

著者らが使用しているBare-metal Stentは，balloon-in-balloonデリバリーシステムにマウントするバルーン拡張型のIntra Stent（Max LD, ev3, Plymouth, MN）である。このバルーンはPPVIよりも小径であることから，PPVIが圧着する余地を残すことができ，また破裂するリスクを回避することができる。元のグラフトよりも大きく拡張する際は，Covered stent（CP Stent, NuMEDなど）を使用することで破裂する可能性を回避する。

c. 後拡張

以前から右室流出路/肺動脈幹の残存狭窄は，再インターベンション，再手術を行っても予後不良といわれてきた[2]。そのため，PPVI後の右室流出路の残存狭窄に対しては，積極的な介入が必要である[29]。Melodyの後拡張はステントバルブによりカバーされているため，高圧であっても比較的安全と考えられている。著者らは，Mullinsハイプレッシャーバルーン（NuMED）をIndeflatorとともに使用しているが，血行動態を適正化するため，デバイスが良好に拡張するために色々なパターンの狭窄病変に対応した後拡張用のデバイスが考慮される（図25-4）。

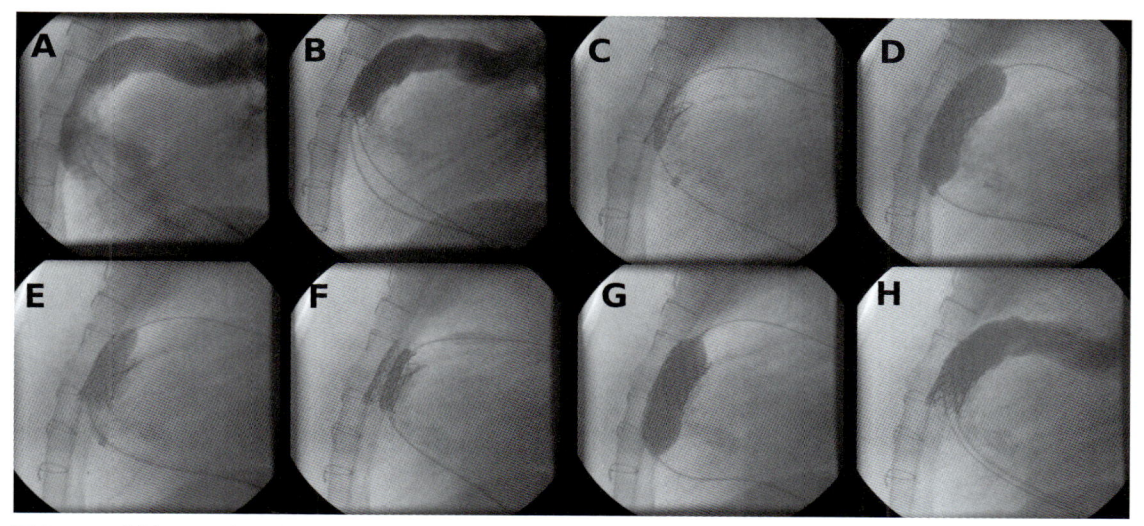

図25-4　症例は22歳の肺動脈閉鎖症の男性

小児期に2回の開心術を受けていたが，NYHA 心機能分類Ⅲ度の著明な運動耐容能の低下（予測最大酸素摂取量の40％）を認めた．血管造影上は，**A**：右室流出路から肺動脈幹の 25 mm のホモグラフト内に高度狭窄を認めた．胸骨/肋骨が隣接していたため，著者らの経験が浅かったこともあり，Bare Metal Stent の留置なしに経皮的肺動脈弁留置術（PPVI）が行われた．**B**：PPVI 後は良好な拡張を得た．**C**：留置から1年後，エコー上，体血圧を上回る右室圧の上昇を認めた．透視下で確認すると，ステントバルブが高度に圧迫されてフラクチャーを起こしていた．右室圧は 123 mmHg であった．ホモグラフト内のラディアルフォースを強くするため，ステントバルブの再留置前に，留置されたステントバルブ内に IntraStent［Max LD, ev3, Plymouth, MN］を留置した．**D**：2つ目の Stent，IntraStent を留置し，バルーンを拡張しているところ．**E**：バルーン拡張時に比べて，balloon-in-balloon デリバリーシステムを deflate すると明らかに再狭窄をきたしてきている様子がわかる．そのため，3つ目の Bare Metal Stent を留置することになった．**F**：3つ目のステントが留置され，良好な拡張を得ることができたため，その後，PPVI を行った（F では留置されているステント内に位置決めを行っている様子がわかる）．**G**：Mullins ハイプレッシャーバルーン（NuMed, Hopkinson, NY）にて後拡張．**H**：最終造影では，良好なホモグラフトの良好な拡張と弁機能を確認した．血行動態評価でも右室圧は 123 mmHg から 51 mmHg まで改善を認め，症状も軽快した．その後は無症状で3年が経過している．

6. 手技中の合併症

米国の 124 症例を含む Melody 試験[30]，著者らの 242 症例はともに6％の合併症が報告されている．

366 例のうち，Major complication は，
- 血行動態の保たれたグラフトの破裂（n=5），血行動態が破綻したグラフトの破裂（n=3）
- デバイス塞栓（n=2）
- 高二酸化炭素血症，および機械的サポートが必要な左室圧上昇（n=1）
- 左冠動脈主幹部閉塞（n=1）
- 冠動脈解離（n=1）
- 除細動が必要な WideQRS の頻脈性不整脈（n=1）
- 大腿静脈血栓症（n=1）
- 右肺動脈近位部閉塞（n=1）
- 左肺動脈破裂による出血（n=1）
- ガイドワイヤーの肺動脈損傷による気管出血（n=3）
- デリバリーシステムのトラップによる三尖弁腱索損傷，逆流増悪（n=2）

bail out のための外科治療は計7名であったが，死亡例は認めなかった．冠動脈解離を呈した一例は，高度の心臓同期不全があると診断されていた．PPVI の術前カテにて外科的に留置された，弁付き導管により左冠動脈主幹部が閉塞していたことがわかり，蘇生を行いながら冠動脈にステントを留置し，肺動脈幹に PPVI を行った．人工心

肺を離脱することができたが，最終的には頭蓋内出血で死亡した。

バルブ塞栓の症例は，比較的初期に起こった合併症である．術前のMRI，留置前のバルーンサイジングを行うことで，このような合併症が減少することがわかってきている．冠動脈閉塞についても，回避できることがほとんどであるが致命的な合併症であり，完全に回避しきれていない問題点でもある．

ホモグラフトの破裂は完全に回避することは困難と考えられ，事前のリスク評価という面で今後も追加の検討が必要な項目である．現時点ではホモグラフト破裂のリスクファクターが解明されていないので，患者選択やリスク低減に関して推奨できることは何もない．上記のごとく，合併症対策をどのように行っていくかが論点となってくる．

7. 合併症に対する回避，対処法

a. ホモグラフト破裂による出血

著者らの経験から，出血性ショックに対する処置は以下を推奨する．第一段階として，術者は出血点を確認することが必要である．一般的には心嚢内よりも胸腔内が多いが，胸腔内出血は透視下で容易に診断が可能である．出血が確認できたら速やかに（セルセーバーなどを用いた）血管内への返血を行うため，胸腔穿刺，ドレナージを準備する．多くの症例では自己血輸血が確立されれば，その他の処置も行うことができ，経過観察が可能な症例もあるが，急変時は病態を改善させるのに時間を要することもある．著者らの経験では，集中的な自己血輸血が十分に行われた後で，出血が止まるか，ある程度の量まで減少した場合には，安全に手術室へ移送することができる場合がある．しかし，著者らは急性期に開胸し外科的インターベンションを行うことを推奨しない．その理由は，その処置によって出血部位が減圧されて出血源の特定が余計に難しくなるからである．

b. 三尖弁損傷

デリバリーシステムがトラップされ，腱索が断裂して三尖弁が高度に損傷されることはまれである．しかし，デリバリーシステムが三尖弁を通過する際は，十分に注意しなくてはならない．特にまだ経験の浅い術者の場合は，スワンガンツカテーテルなどのバルーン付きカテーテルを用いて，ワイヤーや各種カテーテルが三尖弁，その他の弁下組織にトラップされないようにしなくてはならない．

c. 肺動脈内におけるUltla Stiffワイヤーの取り扱い

デリバリーシステムを安全に先進させるためには，硬いワイヤーを使用する必要があるが，肺動脈末梢の損傷，穿通に気をつけなくてはならない．術者は，ワイヤーの先端が肺動脈の安全な場所に位置しているかを注意しておく．また，デリバリーシステムを先進させる際に，ワイヤーの先端位置が変わった場合は，システムを再度進める前にワイヤーの位置を元に戻し，安全な位置にあることを確認し再度進めなくてはならない．また，初めはカテーテルのサポート下にワイヤーを肺動脈まで先進させるのが望ましい．

8. 血行動態

すでに発表されているPPVIに関する研究で最大規模の2つの論文の中で示されているPPVIが血行動態にもたらす効果を表25-1にまとめた．ステントバルブ留置後は弁機能が改善し，右室収縮期圧が著明に低下，肺動脈拡張期圧は上昇した．また，血流が増加したことで，体血圧（収縮圧）は上昇したと考えられた．多くの症例で血管造影上，肺動脈弁逆流の著明な改善を認めた[2, 31]．弁周囲漏出は極めてまれで，50例に1例程度だった．

表25-1　2つの異なった適応下でのPPVIの報告（治療後の侵襲的血行動態評価）

	London Experience[2] (n=151)								
	肺動脈弁逆流(n=46)			肺動脈弁狭窄(n=61)			（狭窄，逆流）複合疾患(n=44)		
Parameter	Pre	Post	P value	Pre	Post	P value	Pre	Post	P value
右室収縮期圧	48±13	43±12	.002	72±16	46±13	<.001	62±15	46±12	<.001
肺動脈収縮期圧	31±10	31±9	.917	25±11	26±9	.373	25±9	29±13	.027
肺動脈拡張期圧	11±5	15±6	<.001	10±4	12±4	.003	9±4	13±6	<.001
右室-肺動脈間最大圧較差	20±13	13±9	<.001	48±18	19±12	<.001	37±18	17±8	<.001
大動脈収縮期圧	94±14	102±16	.002	92±15	98±14	.004	94±17	105±17	.001
右室/大動脈圧比	52±15	42±11	<.001	81±16	47±12	<.001	67±11	44±15	<.001

	The US Melody Valve Trial[30] (n=124)					
	肺動脈弁逆流(n=65)			肺動脈弁狭窄または複合疾患(n=59)		
Parameter	Pre	Post	P value	Pre	Post	P value
右室収縮期圧	61±21	47±15	.001	69±13	45±11	.001
肺動脈収縮期圧	35±15	35±13	.94	30±17	32±11	.9
右室-肺動脈間最大圧較差	28±16	13±7	.001	44±11	14±6	.001
大動脈収縮期圧	94±14	113±21	.001	90±13	105±17	.001
右室/大動脈圧比	65±19	42±12	.001	78±15	43±12	.001

PPVI : percutaneous pulmonary valve implantation

9. 機能評価

　いくつかの研究で，PPVI後のNYHA心機能分類は肺動脈弁逆流群，右室流出路狭窄群の両者において著明な改善を認めた[29,30]。一方，MRIと運動負荷試験において，両者は異なった結果となった。

　術前および術後1か月以内に施行したMRIでは，両室機能と心拍出量に関して比較を行った。右室流出路狭窄群（40.6±11.0 VS 46.8±8.0 mL/m², P<0.001），および肺動脈弁逆流群（37.1±6.2 VS 44.7±7.5 mL/m², P<0.001）の両者において，右室拍出量の改善を認めた[29]。右室流出路狭窄群においては，右室の収縮末期容積の減少，著明な後負荷の軽減による右室収縮能の改善を認めた。一方，逆流群では，両心室の有効拍出量は逆流量に関係なく改善を認めているものの，右室の駆出率は著変を認めなかった（逆流率はMRIで評価し有意に減少39.0%±8.6% VS 3.0%±4.7%, P<0.001）[29]。つまり，右室容量負荷が減少することで右室拡張末期容量が低下しても，逆流が主体の症例では右室拍出量は低下していた。これは，肺動脈弁逆流に対して肺動脈弁置換術を施行した患者における報告と一致している[14,32]。心肺運動負荷試験では，肺動脈弁狭窄群においてのみ最大酸素摂取量が改善した[29]。これは，運動により顕在化した右室流出路狭窄が心拍出量を規定し，運動耐容能を低下させているためと考えられた。また，PPVI後の右室流出路の圧較差減少は，早期の運動耐容能改善の唯一の独立した規定因子であった[29]。肺動脈弁逆流群においては，最大負荷にて逆流比，逆流量はともに減少したが，これは運

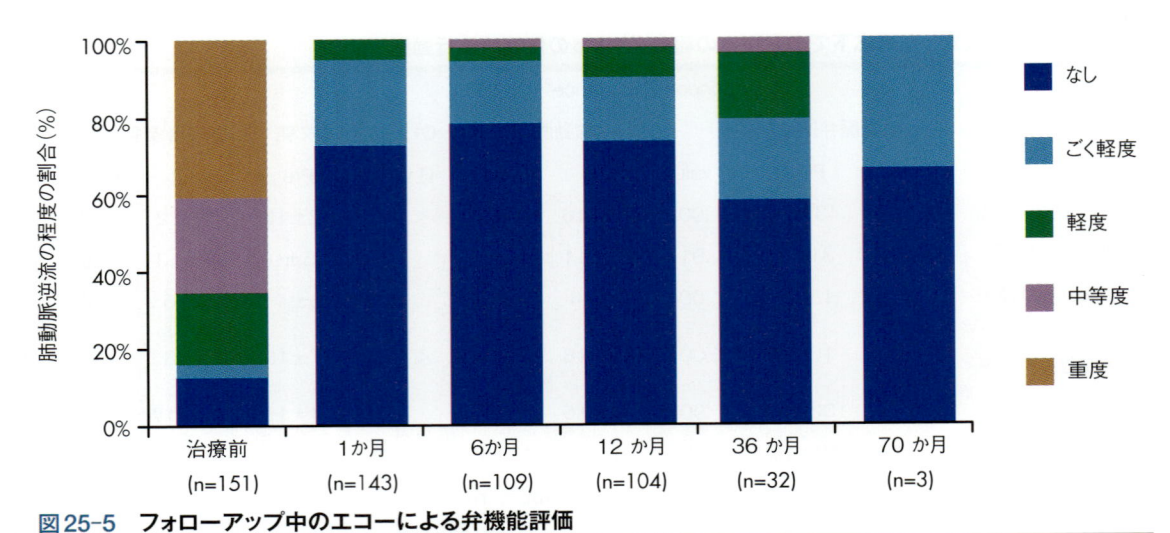

図 25-5 フォローアップ中のエコーによる弁機能評価

肺動脈弁逆流は，「なし」「ごく軽度」「軽度」「中等度」「重度」がパーセンテージで記載され，施行前，1 か月，6 か月，12 か月，36 か月，70 か月まで評価している。
(Lurz P, Coats L, Khambadkone S, et al. Percutaneous pulmonary valve implantation : impact of evolving technology and learning curve on clinical outcome. Circulation. 2008 ; 117 : 1964-1972 より改変)

動中は拡張期が短縮し，肺血管抵抗が低下するためと考えられた[33]。つまり肺動脈弁逆流群においては，純粋に PPVI で肺動脈弁逆流を治療しても右室収縮率の改善なしでは，急性期の PeakVo$_2$ は改善しないと考えられた[4]。このように，病態の違いで運動耐容能の改善の有無は説明される。

PPVI 手技直後と 1 年後の MRI での右室容積，右室機能，運動耐容能は，いずれも改善を認めていないことは特記すべきことである[23]。また前述のように，外科治療，カテーテル治療のいずれも右室流出路/肺動脈幹狭窄病変に対する治療は，長期成績を欠くためいまだ明らかでない。しかし上記結果からいえることは，肺動脈弁逆流症については，右室機能異常や運動能耐容能低下を起こす前に治療しなくてはならないということである。

10. デバイスの機能のフォローアップ

再カテーテル治療ないし再外科的治療を受けていない群では，デバイスを通過する血流の最大速度は，術後 1〜36 か月で緩徐に最大圧較差が上昇している (p=0.7)。1 か月，6 か月，12 か月，36 か月で，最大右室流出路流速はそれぞれ 2.64±0.6 m/s (n=107)，2.7±0.59 m/s (n=86)，2.66±0.5 m/s (n=83)，2.89±0.74 m/s (n=25) であった。エコーでは心内膜炎の患者にのみ Mild 以上の弁機能不全を認めた (図 25-5)。

11. 再手術，再カテーテル治療

著者らの経験した最初の 155 例の 28 か月の中間フォローアップでは，10 か月，30 か月，50 か月，70 か月で，それぞれ 93% (±2)，86% (±3)，84% (±4)，70% (±13) の再手術回避率，95% (±2)，87% (±3)，73% (±6)，73% (±6) の再カテーテル治療 (バルーン拡張ないし再 PPVI) 回避率であった[2]。米国での試験でも，同様の成績が得られている (図 25-6)。いずれの群においても再カテーテル治療の最大の理由は再狭窄あったが，多くはステントフラクチャーによるものだった (後述)。米国の Melody valve 試験での再カテーテル治療の独立した規定因子は，治療後の平均右室流出路圧較差の高値 (エコー)，留置時の年齢が若

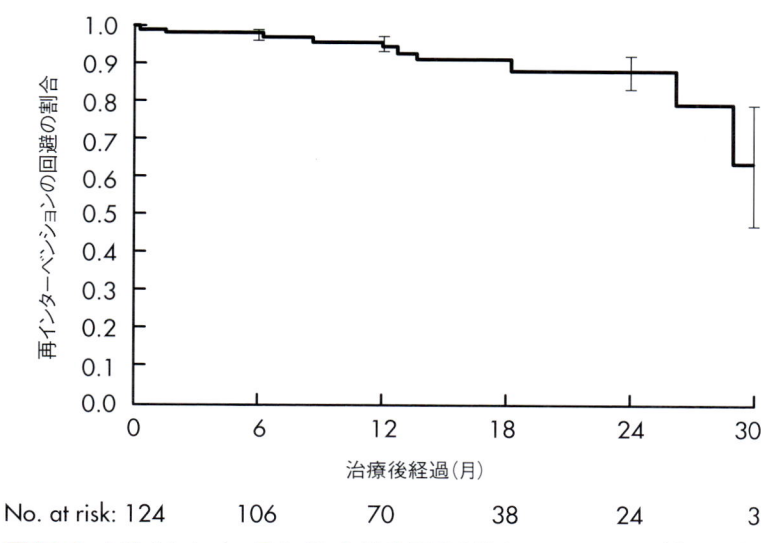

図25-6 US Melody TrialにおけるPPVI後のフォローアップ中の再治療回避率(外科,および経カテーテル的治療を含む)

(McElhinney DB, Hellenbrand WE, Zahn EM, et al. Short-and medium-term outcomes after transcatheter pulmonary valve placement in the expanded multicenter US Melody valve trial. Circulation. 2010 ; 122 : 507-516 より改変)

いこと,(逆流症の患者に比して複雑な病態の)右室流出路狭窄症に対する初回留置であった[30]。

12. フラクチャーと valve-in-valve

前述のごとく,bare-metal stent を右室流出路に留置したために起るステントフラクチャーは,フォローアップにおける最大の合併症である。文献的[19]には43%程度といわれているが,著者らの施設では20%程度[27]と低値である。多くはステントバルブの圧較差の増加を伴わない,臨床的には無症候性のものである。しかし,ごく一部はステントフラクチャーによりデバイス間の圧較差が出現し,右室圧上昇を伴うことがある[34]。そのような症例では2回目のPPVIが必要である。ステントフラクチャーに対する valve-in-valve は安全かつ実施可能な治療である。著者らの施設でも1例経験があるが,留置されているステントバルブに再狭窄がなくても,連続性が絶たれているのであれば塞栓を起こす可能性があるので,すべての症例に2つめのステントバルブを留置するのがよいと考えている。治療後は2方向の胸部X線,心エコーなどにて厳重に経過観察が必要である。

2回目の手技は基本的には初回とほぼ同じであるが,1つめのステントがよいランドマークになる。右室流出路に再狭窄を繰り返す場合は,導管の長期的な十分な開存を得るため,右室流出路内に何重にも重ねてステントを置き,ラディアルフォースを強くすることも考慮しなくてはならない。

Edwards SAPIEN Transcatheter Heart Valve

SAPIEN valve は,2002年に初めて大動脈弁位に留置されたことで知られている弁である[35]。それ以来,技術の向上とデバイスの改良により,従来の開心術がハイリスクの症例に対する治療として確立されていった[36]。大動脈弁位においては全世界で5,000例以上の経験があるが,肺動脈弁位については80例程度にとどまっているものの,

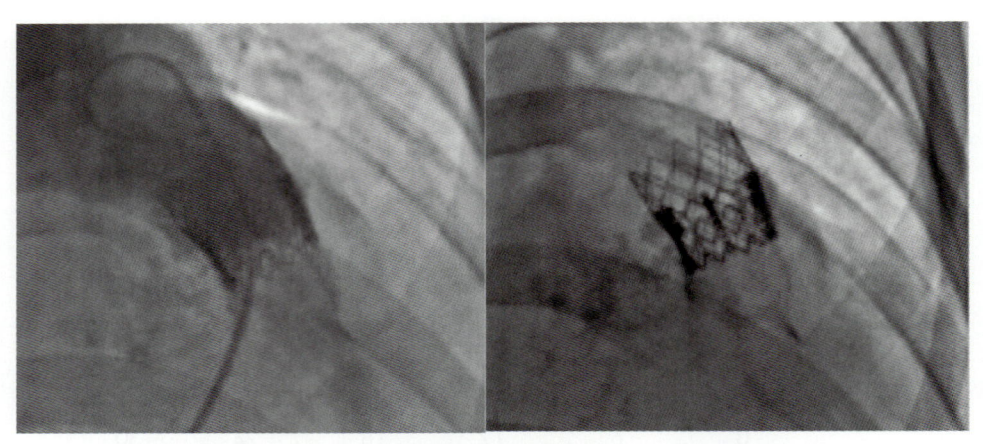

図 25-7 肺動脈に留置したホモグラフト導管内の狭窄部に対して SAPIEN transcatheter heart valve（Edwards Lifescience Inc., Irvine, CA）を留置

(左)は最終造影，(右)は PPVI 前に留置した Bare Metal Stent 内にステントバルブが留置されているところ。
(Boone RH, Webb JG, Horlick E, et al. Transcatheter pulmonary valve implantation using Edwards SAPIEN transcatheter heart valve. Catheter Cardiocvasc Interv. 2010；75：286-294 より改変)

今後増加してくることが予想されている。

1. 準備

　デバイスとデリバリーシステムの使用方法は，大動脈弁留置術の項に譲る。Edwards SAPIEN valve はステンレスのフレームに 3 枚の手縫いのウシ心膜弁を縫いつけたものであり，弁周囲漏出を防ぐ，また石灰化した留置部位を覆う目的で，弁の下部にカフが当てられている。現在使用されている弁の大きさは 23 mm と 26 mm の直径のもので，高さはそれぞれ 14.5 mm と 16 mm である。

　最新式のデリバリーシステム，Retroflex II は 22 Fr，24 Fr の親水コーティングをしたデリバリーシースである。このガイドカテーテルは，コントロールノブを用いて屈曲させることで，三尖弁位から右室，右室流出路と先進させることができる。先端が変形するため心室やステント内，石灰化，狭窄病変などを損傷することなく通過，留置させ使用することができる。バルーンカテーテルは 23 mm，26 mm バルブ用にそれぞれ用意されている。

2. 患者選択

　SAPIEN valve を使用した PPVI の臨床的適応は，Melody と同様である。導管狭窄による右室圧負荷（体血圧の 75％），著明な肺動脈弁逆流，右室拡張容積の増加（MRI で 150 mL/m^2 以上）が挙げられる。形態的には 18 mm から 30 mm 以下であるもので，導管が狭窄を起こしているものが適応である。

3. 手技

　SAPIEN valve は短いステントであるため，Melody で必要であった術前の冠動脈評価は必要ない。しかし，短い SAPIEN valve は右室流出路のすべての病変をカバーすることはできないため，ほとんどの症例であらかじめ Bare Metal Stent を留置した後に，弁を重ねて留置している（図 25-7）。

4. 結果

　74 名の留置例で手技による合併症は認めなかった[3]。Bare Metal Stent 留置は，事前のカテー

テルないし同手技中に行い，ほぼ全例で行われていた。術後は右室-体血圧比は78%から39%に減少した。透視時間は16〜49分で，手技時間は110〜237分であった。

術直後と平均10か月後のフォローアップ（30日から3.5年）で肺動脈弁逆流は認めず，ステントフラクチャーの報告も見られなかった。

結語

限られたデータであるが，SAPIEN heart valveの肺動脈弁位における結果は良好であった。特記すべきことは，これまで述べてきたMelody留置後に観察されたステントフラクチャーが，肺動脈弁位で留置されたSAPIENでは，全く報告されていない点である。しかしながら肺動脈弁位でのこのデバイスの使用に関しては，フォローアップ時にステントフラクチャーの頻度もまた安全性・有効性と併せて評価する必要があり，より多くの症例をより長期間にわたり観察するなど，さらなる研究が必要である。

考察

PPVIの目的は，右室から肺動脈に外科的に留置された導管を長持ちさせることである。著者らの患者の70%以上が，PPVIを行うことで再治療を回避している。このように導管の寿命が延びることで外科治療が先延ばしになり，先天性心疾患を有する青少年の生涯の開胸手術の回数を減少することができ，彼らの平均余命を改善することができるであろう。

しかしPPVIにはいくつか問題点がある。1つは経皮的に肺動脈弁留置をした短期および長期成績の著明な改善はみられるものの，ステントフラクチャー，ホモグラフトの破裂についてはまだ十分な分析がなされていない。またMelody，SAPIENいずれにしても，この手技によりメリットを得る患者は，肺動脈弁機能不全を伴う症例の15%に満たないため，十分な治療数とはいえない状況である。ファロー四徴症術後で肺動脈弁機能不全が長期である症例は，流出路および肺動脈幹の拡大が強く，現在の経皮的治療でデバイスを安全に留置することは困難である。しかし，2009年1月には，動物モデルにおける拡張した右室流出路への自己拡張型のデバイスを留置することに成功したため[37]，今後はこのような症例に対しても，PPVIが可能となっていくことが期待される。

最後になるが，右室流出路機能不全に対する治療は，循環器内科，心臓血管外科，画像専門医，専門技師などの協力により今後も発展していくことが期待される。

文献

1. Bonhoeffer P, Boudjemline Y, Saliba Z, et al. Percutaneous replacement of pulmonary valve in a right-ventricle to pulmonary-artery prosthetic conduit with valve dysfunction. *Lancet*. 2000;356:1403–1405.
2. Lurz P, Coats L, Khambadkone S, et al. Percutaneous pulmonary valve implantation: impact of evolving technology and learning curve on clinical outcome. *Circulation*. 2008;117:1964–1972.
3. Boone RH, Webb JG, Horlick E, et al. Transcatheter pulmonary valve implantation using the Edwards SAPIEN transcatheter heart valve. *Catheter Cardiovasc Interv*. 2010;75:286–294.
4. Garay F, Webb J, Hijazi ZM. Percutaneous replacement of pulmonary valve using the Edwards-Cribier percutaneous heart valve: first report in a human patient. *Catheter Cardiovasc Interv*. 2006;67:659–662.
5. Boethig D, Thies WR, Hecker H, et al. Mid term course after pediatric right ventricular outflow tract reconstruction: a comparison of homografts, porcine xenografts and Contegras. *Eur J Cardiothorac Surg*. 2005;27:58–66.
6. Brown JW, Ruzmetov M, Rodefeld MD, et al. Right ventricular outflow tract reconstruction with an allograft conduit in non-ross patients: risk factors for allograft dysfunction and failure. *Ann Thorac Surg*. 2005;80:655–663; discussion 663–664.
7. Powell AJ, Lock JE, Keane JF, et al. Prolongation of RV-PA conduit life span by percutaneous stent implantation. Intermediate-term results. *Circulation*. 1995;92:3282–3288.
8. Rastan AJ, Walther T, Daehnert I, et al. Bovine jugular vein conduit for right ventricular outflow tract reconstruction: evaluation of risk factors for mid-term

outcome. *Ann Thorac Surg*. 2006;82:1308–1315.
9. Tweddell JS, Pelech AN, Frommelt PC, et al. Factors affecting longevity of homograft valves used in right ventricular outflow tract reconstruction for congenital heart disease. *Circulation*. 2000;102:III130–III135.
10. Gatzoulis MA, Balaji S, Webber SA, et al. Risk factors for arrhythmia and sudden cardiac death late after repair of tetralogy of Fallot: a multicentre study. *Lancet*. 2000;356:975–981.
11. Frigiola A, Redington AN, Cullen S, et al. Pulmonary regurgitation is an important determinant of right ventricular contractile dysfunction in patients with surgically repaired tetralogy of Fallot. *Circulation*. 2004;110:II153–II157.
12. Carvalho JS, Shinebourne EA, Busst C, et al. Exercise capacity after complete repair of tetralogy of Fallot: deleterious effects of residual pulmonary regurgitation. *Br Heart J*. 1992;67:470–473.
13. Meadows J, Powell AJ, Geva T, et al. Cardiac magnetic resonance imaging correlates of exercise capacity in patients with surgically repaired tetralogy of Fallot. *Am J Cardiol*. 2007;100:1446–1450.
14. Oosterhof T, van Straten A, Vliegen HW, et al. Preoperative thresholds for pulmonary valve replacement in patients with corrected tetralogy of Fallot using cardiovascular magnetic resonance. *Circulation*. 2007;116:545–551.
15. Buechel ER, Dave HH, Kellenberger CJ, et al. Remodelling of the right ventricle after early pulmonary valve replacement in children with repaired tetralogy of Fallot: assessment by cardiovascular magnetic resonance. *Eur Heart J*. 2005;26:2721–2727.
16. Therrien J, Provost Y, Merchant N, et al. Optimal timing for pulmonary valve replacement in adults after tetralogy of Fallot repair. *Am J Cardiol*. 2005;95:779–782.
17. O'Laughlin MP, Slack MC, Grifka RG, et al. Implantation and intermediate-term follow-up of stents in congenital heart disease. *Circulation*. 1993;88:605–614.
18. Aggarwal S, Garekar S, Forbes TJ, et al. Is stent placement effective for palliation of right ventricle to pulmonary artery conduit stenosis? *J Am Coll Cardiol*. 2007;49:480–484.
19. Peng LF, McElhinney DB, Nugent AW, et al. Endovascular stenting of obstructed right ventricle-to-pulmonary artery conduits: a 15-year experience. *Circulation*. 2006;113:2598–2605.
20. Sugiyama H, Williams W, Benson LN. Implantation of endovascular stents for the obstructive right ventricular outflow tract. *Heart*. 2005;91:1058–1063.
21. Lurz P, Puranik R, Nordmeyer J, et al. Improvement in left ventricular filling properties after relief of right ventricle to pulmonary artery conduit obstruction: contribution of septal motion and interventricular mechanical delay. *Eur Heart J*. 2009;30:2266–2274.
22. Lurz P, Nordmeyer J, Muthurangu V, et al. Comparison of bare metal stenting and percutaneous pulmonary valve implantation for treatment of right ventricular outflow tract obstruction: use of an x-ray/magnetic resonance hybrid laboratory for acute physiological assessment. *Circulation*. 2009;119:2995–3001.
23. Lurz P, Nordmeyer J, Giardini A, et al. Early versus late functional outcome after successful percutaneous pulmonary valve implantation—are the acute effects of altered right ventricular loading all we can expect? *J Am Coll Cardiol*. 2011;57:724–731.
24. Lurz P, Bonhoeffer P. Percutaneous implantation of pulmonary valves for treatment of right ventricular outflow tract dysfunction. *Cardiol Young*. 2008;18:260–267.
25. Sridharan S, Coats L, Khambadkone S, et al. Images in cardiovascular medicine. Transcatheter right ventricular outflow tract intervention: the risk to the coronary circulation. *Circulation*. 2006;113:e934–e935.
26. Maheshwari S, Bruckheimer E, Nehgme RA, et al. Single coronary artery complicating stent implantation for homograft stenosis in tetralogy of Fallot. *Cathet Cardiovasc Diagn*. 1997;42:405–407.
27. Nordmeyer J, Khambadkone S, Coats L, et al. Risk stratification, systematic classification, and anticipatory management strategies for stent fracture after percutaneous pulmonary valve implantation. *Circulation*. 2007;115:1392–1397.
28. Nordmeyer J, Lurz P, Khambadkone S, et al. Pre-stenting with a bare metal stent before percutaneous pulmonary valve implantation: acute and 1-year outcomes. *Heart*. 2011;97:118–123.
29. Lurz P, Giardini A, Taylor AM, et al. Effect of altering pathologic right ventricular loading conditions by percutaneous pulmonary valve implantation on exercise capacity. *Am J Cardiol*. 2010;105:721–726.
30. McElhinney DB, Hellenbrand WE, Zahn EM, et al. Short- and medium-term outcomes after transcatheter pulmonary valve placement in the expanded multicenter US melody valve trial. *Circulation*. 2010;122:507–516.
31. Khambadkone S, Coats L, Taylor A, et al. Percutaneous pulmonary valve implantation in humans: results in 59 consecutive patients. *Circulation*. 2005;112:1189–1197.
32. Frigiola A, Tsang V, Bull C, et al. Biventricular response after pulmonary valve replacement for right ventricular outflow tract dysfunction: is age a predictor of outcome? *Circulation*. 2008;118:S182–S190.
33. Roest AA, Helbing WA, Kunz P, et al. Exercise MR imaging in the assessment of pulmonary regurgitation and biventricular function in patients after tetralogy of fallot repair. *Radiology*. 2002;223:204–211.
34. Nordmeyer J, Coats L, Lurz P, et al. Percutaneous pulmonary valve-in-valve implantation: a successful treatment concept for early device failure. *Eur Heart J*. 2008;29:810–815.
35. Cribier A, Eltchaninoff H, Bash A, et al. Percutaneous transcatheter implantation of an aortic valve prosthesis for calcific aortic stenosis: first human case description. *Circulation*. 2002;106:3006–3008.
36. Leon MB, Smith CR, Mack M, et al. Transcatheter aortic-valve implantation for aortic stenosis in patients who cannot undergo surgery. *N Engl J Med*. 2010;363:1597–1607.
37. Schievano S, Taylor AM, Capelli C, et al. First-in-man implantation of a novel percutaneous valve: a new approach to medical device development. *EuroIntervention*. 2010;5:745–750.

Section 5

その他の治療

26章

大動脈縮窄症の経皮的治療

大動脈縮窄症(coarctation of the aorta : CoA)は，大動脈弓遠位と，下行大動脈の移行部，もしくは左鎖骨下動脈の分岐直下に好発する先天性心疾患である。縮窄の結果，上下肢血圧の違いが起こり症状が現れる。縮窄はまれに腹部大動脈にも起こる。

CoAは出生時に0.02～0.06％の割合で出現し，5～8％は他の先天性心疾患を合併する[1,2]。男児が多く，男女比は1.3～1.7：1である。遺伝子異常が関係することもあるが，一定ではない〔Tuner症候群(45，XO)の約35％にCoAを合併する〕。成人の発見例では，大動脈二尖弁(約85％)，僧帽弁奇形，乳頭筋位置異常，パラシュート型僧帽弁，脳動脈瘤(3～5％にWillis動脈輪動脈瘤を合併)，右異所性鎖骨下動脈(5％)など先天性心疾患がほとんどである[3]。患者の平均余命は34歳であり，小児期を生存した症例の75％が46歳前に，92％が60歳前に死亡する[3]。その原因は長期間の高血圧による左室機能不全，大動脈破裂，大動脈解離，若年性冠動脈疾患，脳出血である。成人および思春期のCoA患者は無症状であり，診断は通常，高血圧によるものであるが，成人患者の場合には唯一，間歇性跛行の症状がでる場合もある。最初のCoA修復手術の成功は1944年Crafoordによる[4]。その後は40例あまりで，1982年にSingerなどによって施行された最初のバルーン治療まで唯一の治療法であった[5]。1990年初頭，血管内ステントの導入はCoAに対するカテーテル治療の新たな選択肢となった[6,7]。思春期および成人CoAに対するステント治療およびバルーン治療に関する多くの報告がされ，多くの施設で標準治療になってきた。

臨床分類

1. 自己大動脈縮窄症

古典的な自己CoAは，遠位胸部大動脈から左鎖骨下動脈に認める(図26-1)。血管壁の後側壁の分水嶺様狭窄によって形作られ，動脈管挿入部もしくは動脈管索に位置する。縮窄の遠位血管は拡張しており(狭窄後拡張)，鎖骨下動脈起始部が狭窄部となっている症例もある。非古典的な自己大動脈縮窄症は，狭窄部が長く，大動脈弓峡部を含み，通常は大動脈の低形成として知られる(図26-2)。この形状は左室肥大を引き起こす。

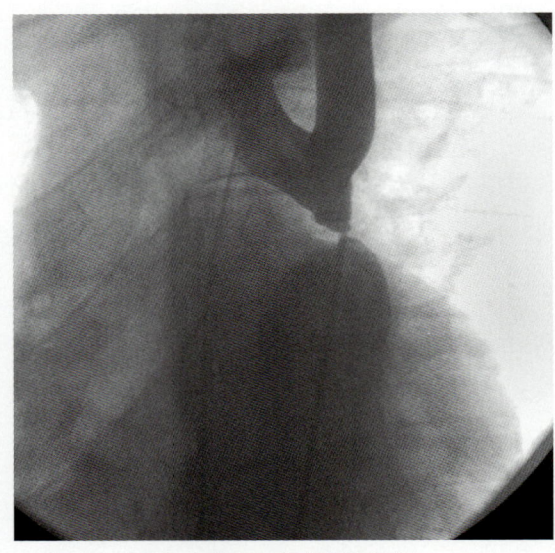

図26-1 限局した高度の大動脈縮窄症
最も強い狭窄は古典的な部位，すなわち左鎖骨下動脈の遠位に存在している。

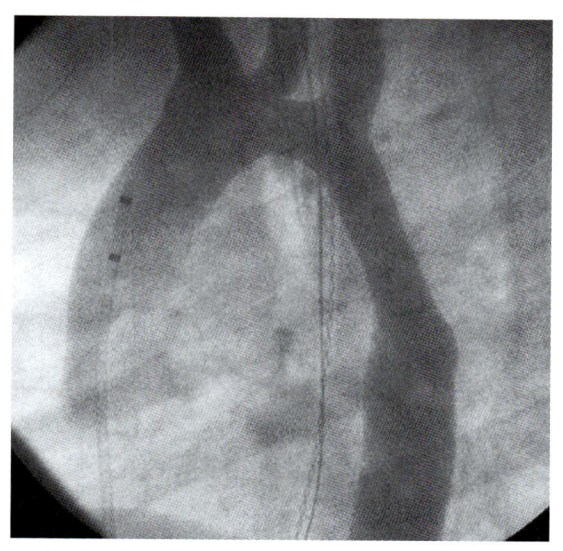

図26-2　大動脈の管状低形成
大動脈弓横行部と峡部は中等度の低形成を示している。

2. 再発/縮窄残存による大動脈縮窄症

手術やカテーテル治療後の成人における再縮窄は，2次的な残存縮窄もしくは再狭窄と考えられ，不用意な治療により非典型的な再縮窄が起こる。血管修復術後の再縮窄は約10%である[8]。原因は多種にわたり，不十分な修復，縫合線が成長しないこと，大動脈弓横行部の低形成などが考えられる。

血管内治療の適応

下肢血圧との圧較差が20 mmHgを超える上肢高血圧が最も適応がある。加えて圧較差が20 mmHg以下であっても有意な高血圧の既往がある場合や，運動後の血圧の異常な反応(平均+2SD以上の上昇)を示す症例で，心エコー上圧室肥大を呈するか，収縮能低下が認められる症例も血管内治療を考慮すべきである。成人サイズの留置が可能なロープロファイルのバルーン，ステントなどの適切なデバイスを用いることで，ステント留置の血管合併症が減少する。現在の技術では，25〜30 kg(8〜10歳)の患者にステント留置が可能である。

画像診断

CoAに対する血管内治療を考慮された患者はすべて，解剖学的な位置関係および心機能を精査する。成人患者においては，心エコーが必須検査であり，MRI/CTは非侵襲的検査として推奨される。最新のMRIはCoAの解剖学的な重症度や長さが詳細に判別でき，病変部隣接の径，鎖骨下動脈，脳血管とCoAとの関係性もよくわかる。5 mm以上の病変が長いセグメントの縮窄と考えられているのに対し，限局した縮窄は任意に5 mm未満の病変として定義されている。病変が大動脈弓横行部にかかっている症例では縮窄部位の径と横隔膜レベルの大動脈径の比が0.6以下の場合，狭窄が有意と考える。

大動脈縮窄症の経皮的治療

青年および成人患者において，バルーンによる血管形成術およびステント留置はほとんどの施設で自己/再発CoA治療の第一選択と考えられている。年長児や成人では外科的修復は，回復期間が長い，鎮痛剤投与の必要性，潜在的な横隔神経と反回神経損傷，また非常にまれではあるが深刻なものとして，手術中に虚血性脊髄損傷に続発する下半身の麻痺などの問題がある。これら合併症はCoA修復術の手術患者の0.5%に起こり，合併症が起こると動脈側副血行路の修復は困難である。術中死亡率は，大動脈壁の変化，冠動脈疾患と慢性の体高血圧による終末器官の障害のため，年齢が高い患者ほど高くなっている。

バルーンによる血管形成術は，内膜と中膜の一部を意図的に裂き，結果として血管径の改善をもたらす。バルーンによる血管形成術は限局性CoAに限られ，峡部低形成や病変部が長い場合には再度のインターベンション治療の確率が高くなる。バルーンによる血管形成術は正常な血管の直径よりも大きなサイズのバルーンが必要であり，9%を超える症例で瘤の形成が発生するという報告もある[9-15]。

末梢血管へのステント植込み術は，年長児や成人の自己および再縮窄部位に使われるようになってきている。

CoAに対するバルーン血管形成術後の再発において，重要な要素と考えられる内側への反跳力に対して，ステントは抵抗する力を与える。また，大動脈に隣接する部位ではステントの径により縮窄部位の拡張を制限することで，大動脈壁の損傷，瘤形成の可能性を最小限にすることができる。縮窄部位では長期的には瘤形成を起こす可能性があるが，バルーン形成術に比べると，明らかに少ないように思われる。ステントを用いることは，これまでバルーン形成術では成績の悪かった，長い病変のCoAにも有効ではないかと考える。

機器に関する解説

1. バルーン

現在では，ステント留置を目的として，さまざまな拡張機能をもつバルーンがある。以前は，ステント留置を目的とした場合，大きな径のバルーンは1つしかなかった。大きなバルーンで拡張すると，ステント留置時には血管壁の損傷やラプチャーを引き起こすこととなった。

balloon-in-balloon：BIB（NuMed, Hopkinton）の開発は，大口径ステントをデリバリーする技術に大きな進歩をもたらした。このカテーテルは，インナーバルーンとその直径の2倍ある，1cmほど長いアウターバルーンが特徴である。アウターバルーンのサイズは8～24 mmで，カテーテルは8～9 Frである。シングルバルーンカテーテルに比べ，BIBバルーンはステント留置の際にはメリットが多かった。インナーバルーンがステントよりも短いため，ステントの端が無駄に拡がることなくバルーンを拡張でき，穿孔や壁損傷のリスクを減らすことができた。インナーバルーンを拡張することでアンカーとしての機能が得られ，アウターバルーンの拡張時にもより正確に操作することができるようになった。BIBカテーテルはシングルバルーンカテーテルよりも大きなプロファイルであるため，より大きなシースの導入が必要となった。

2. シース

用手的にバルーンに装着されたステントを経大腿動脈からデリバリーするにはロングシースが必要であり，現在数種類のシースが市販され使用できる。最も一般的に使用されているのは，Mullinシース（Cook, Bloomington）である。このシースは先端が放射線不透過であるため透視下で視認しやすい。さらにサイドポートがあるので，血圧のモニタリングが可能で，ステントデリバリーの際にバルーンの位置を評価する目的で造影剤を用手的に注入することもできる。バルーンをシースに入れる際にステントがずれることを回避するため，使用するシースの種類にかかわらず大きなサイズのハブが必要である。Mullinシースには16 Frまでの種々のサイズがあるが，9 Fr以上のものが十分な大きさのハブを備えている。

3. ステント

現在，数種類の血管内ステントが市販されているが，成人の大動脈径まで拡張可能な製品はほとんどない。正常に成長した成人の大動脈弓の直径の平均値は，女性で21.1 mm（±3.2），男性で26.1 mm（±4.3）である[16]。しかしながらCoA症例の多くは少なからず大動脈弓の低形成を伴っているため，大動脈弓は通常正常径に達しない。著者らの施設では，過去10年間CoAの治療に3種類の血管内ステントを使用してきた。

a. Palmaz XL 10-シリーズステント：3110, 4010, 5010（Johnson & Johnson, New Brunswick）

最初の2つの数字は非拡張時のステント長をミリメートルで表示している（それぞれ長さ31, 40, 50 mm）。後ろの2つの数字は拡張時に最低でも確保すべき最小径を示しており，いずれも

10 mm である。これらのステントは最大径 25〜28 mm まで拡張可能である。Palmaz ステントはステンレス鋼製であり，レーザーカットによるスロットは拡張時ダイヤモンド型のセルになる。植込み時のバルーンの破裂を最小限にするため，ステントのエッジは丸く面取りされている。Palmaz XL ステントを使用する最大の利点は，その良好な半径方向強度（radial strength）にある。しかしこのステントは，そもそも非直線領域に追従するために必要な柔軟性がない硬いステントであり，大きく拡張するほど短縮する。

b. Palmaz Genesis XD（Cordis, Johnson & Johnson）ステント

このステントもステンレス鋼をレーザーカットして製造され，個々のセルは閉鎖しているが，セル同士はS字状の蝶番で結合されている。この特性は半径方向強度を減じることなく，このステントにさらなる柔軟性を付与している。また，拡張中にS字状の蝶番が伸長することにより過剰な短縮を防いでいる。他のステントに比べてステントフラクチャーの発生率は高いものの，半径方向強度は良好である。Palmaz Genesis XD ステントは現在5種類の公称長で販売されているが（19, 25, 29, 39, 59 mm），それ以上に重要なことは，このステントが 18〜19 mm 以上，拡張できないということである。この構造上の限界があることによって，むしろ大動脈が正常サイズまで成長しないと予測される CoA 症例の治療において Genesis XD ステントはよい選択肢となり得る。

c. IntraStent LD Max（ev3, Plymouth）

このステントの導入により，直径 24〜26 mm まで拡張可能な大径ステントのカテゴリーに新しい製品が追加された。拡張時の大動脈壁の傷害およびバルーンの破裂リスクを軽減する目的で，セルエッジは丸く面取りされている。このステントは解放型のセルデザインを有しているが，このために拡張時の短縮は有意に減少し，さらに大きな径でも柔軟性を損なうことなく良好な半径方向強度が保たれている。本ステントは現在 16, 26 および 36 mm 長が使用できる。開放型のセルデザインに加えてエッジが丸く面取りされているため，バルーン拡張時にステントがスリップするリスクが他のステントに比べて高い可能性がある。

d. Cheatham-Platinum（CP）ステント（NuMed, Hopkinton）

このステントは世界中で広く使用されてきた。米国では現在このステントの臨床使用に関して，多施設共同研究が行われている。CP ステントはジグザグ・デザインで，プラチナ-イリジウム合金製のワイヤーで製造されており，任意の長さでオーダーできる。推奨される本ステントの最小拡張径は 8 mm であり，30 mm 径まで拡張可能である。CP ステントの推奨最大拡張径は 24 mm で，この径において 20% 短縮する。カバード・バージョンの CP ステントも使用できるが，このバージョンも米国外では CoA の治療に使用されてきた。このステントは，ポリテトラフルオロエチレン（PTFE）のカバーが装着されている。カバード・ステントを使用する主な適応は，外科あるいはカテーテルインターベンション後の動脈瘤の救済的治療，ほとんど途絶しかかっている症例や病変が長い区域にわたる症例など，CoA の解剖が複雑で大動脈壁合併症のリスクが高い患者である。カバードステントを使用することは，大動脈瘤や有意な内膜裂孔など大動脈壁合併症の減少に関して有益である。しかしながら，例えば，偶発的に主要な頭部への動脈枝や，重要な下行大動脈の枝にかかってしまった場合など，カバードステントを誤った位置に留置すると重大な合併症をきたしうる。

e. Advanta V12 LD ステント（Atrium Medical, Hudson）

このステントは米国で使用できないもう1つのカバードステントである。これはステンレス鋼製の開放型セルのステントで，展開された PTFE がステントの内面と外面を覆っている。本ステントはあらかじめ 12, 14, 16 mm 径のバルーンにマウントされており，22 mm まで拡張可能で，この径では約 25% 短縮する。Adventa ステントは，カバード CP ステントよりも小径のデリバリーシ

ステム（12 mm ステントは 8 Fr）で植込むことが可能であるため，より小さな体格の患者に使用することができる[17]。

テクニック

著者らの施設では，CoA に対するバルーン血管形成術あるいはステント植込み術などの手技は，すべて全身麻酔下に施行している。その理由は体動脈をバルーンで拡張する際，拡張部位に疼痛を生じて患者に体動が起こることで，手技の成否に関わる可能性があるためである。右側あるいは左側の大腿動脈アクセスは，通常の方法で行う。本法では大きなサイズのシースを使用するため，後腹膜血腫や大腿動脈閉塞などの血管合併症のリスクが高い。不適切な高位穿刺あるいは低位穿刺を避けるために，大腿動脈アクセスの際には特別の注意が必要である。アクセスが得られたら，静注でヘパリンを投与する（100 単位/kg，5,000 単位まで）。活性化凝固時間（ACT）は 30 分ごとに測定し，ACT レベルが 250 秒以上を維持するようにヘパリンのボーラス投与を追加する。右心カテーテル検査を施行した後で，右冠動脈用カテーテルあるいはマルチパーパスカテーテルをシースから下行大動脈に進める。通常 CoA 壁の層は正常ではないので，その内膜は傷害を受けやすい。硬めのワイヤーで動脈壁に裂孔を作ってしまうことを避けるため，CoA 部位を通過する際には先端の柔らかいワイヤーを注意深く使用している。上行大動脈内にカテーテルを進めたら，ワイヤーを使って高流量ピッグテールカテーテルに交換する。上行大動脈から始めて，全大動脈弓全体のすべての異なるレベルで圧測定を行うため，カテーテルを注意深くプルバックする。大動脈弓が低形成の患者では，時に CoA の典型的な部位ではない領域に，ある程度の圧較差が観察される場合があるからである。病変のすぐ近位部でピッグテールカテーテルを使用して，二方向血管造影を行う。最初の血管造影は X 線カメラを右前斜位と側面に置いて撮影する（図 26-3）。必要であれば病変が最長に描出されるように，異なる角度で撮影を繰り返す。シネアンギオマシーンによる自動校正が利用できない場合には，信頼できる校正を得るために血管造影用の目盛付きマーカー・カテーテルを血管造影の視野内に置く。どちらの方法を採るにせよ，正確な校正が最も重要であり，計測して得られた値に基づいて使用するバルーンとステントのサイズを決定するからで，小さな誤差が合併症のリスクを増大しうるためである。血管造影像が得られたならば，使用するステントとバルーンのタイプを選択するために，大動脈の異なる複数の点で計測を行う。縮窄近位側の正常大動脈の最少径より 1～2 mm 以上大きなサイズのバルーンを使用してはならない。時にこの領域が非常に短くしかも縮窄を巻き込んでいることがあるため，正確に計測することができないことがある。このような症例では，大動脈弓横行部と横隔膜レベルの大動脈径を基準にする。縮窄遠位の胸部大動脈の狭窄後拡張は一般によくみられる所見であるが，この領域をバルーンのサイズの決定に使ってはならない。大動脈壁合併症の発生

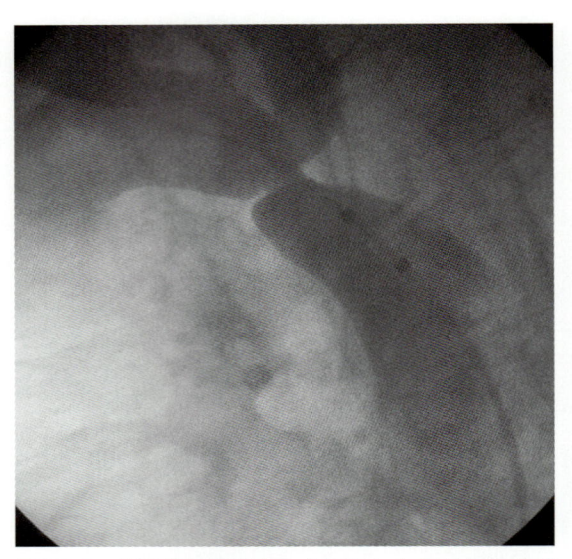

図 26-3 側面像で描出された限局した高度の大動脈縮窄症

左鎖骨下動脈の入口部は，最も狭窄がきつい部分のすぐ隣にある。

リスクを低減するため，著者らは常にステント植込みに先立って縮窄病変のコンプライアンスを検査している．

症例によってはCoA前後の圧較差の重要な構成要素が，縮窄領域の大動脈壁の折り返し（襞）に起因している場合がある．このような病変の特徴として非常にコンプライアンスが高く，1回の手技で企図した直径まで完全に拡張することができる．反対にそれ以外の症例では，長いセグメントのCoA，あるいは限局しているCoAのいずれであっても，手技が困難となる．このような症例では，ステントを完全に拡張するためにバルーンにより高い圧をかける必要が生じた場合，大動脈壁合併症が発生するリスクが増大する．したがってこのような症例に関しては，2期的に治療することを推奨している．CoAのコンプライアンスを評価するためには，植込みを企図しているステントより2mm小さいバルーンを縮窄部位で4～6気圧で拡張してみるとよい．もしバルーンに有意なくびれが残る場合には，少し小さめのバルーンを用いてステントを留置し，6か月後にもう一度カテーテルを施行して完全に拡張する．

ステントの選択は，複数の因子とそれぞれのステントの特性をもとに検討されるが，併せて大動脈の解剖も十分に考慮されなければならない．縮窄領域の直径が治療の時点で20mm以上ある場合，あるいは将来的に20mm以上に達すると予測される場合には，大きな直径を有するステントを選択すべきで，選択肢はPalmaz XLステントとev3 open-cellステントに限られる．著者らは，硬いPalmaz XLステントを大動脈の直線部に存在しているCoAに対して使用し，より柔軟性のあるev3を屈曲領域に存在する病変に対して使用することを推奨する．NuMed CPステントも同様に大きな直径まで拡張可能であるが，米国では現在のところ使用できない．大動脈が直径18mm以上に成長しないと予測される症例では，Genesis XDを使用することができる．バルーン径とステントの種類が決まったら，次にステントの長さを決める．ステントの長さは，縮窄の長さと選択したバルーン径で予想されるステントの縦方向の短縮に基づいて選択するべきである．すべてのステントは，留置後直径が徐々に増大するので，それに伴って進行性に長さが短縮することから（Palmaz XLステントが最も短縮する），ステントを選択する際にこの現象も併せて考慮しなければならない．それぞれのステントのメーカーは，一定の径におけるステント長の予測値を一覧表にして提供している．ステント長に従ってバルーン長が決定されるが，バルーンはできるだけ短いものを選択すべきで，しかもステントよりわずかに長くなくてはならない．ステント長に対するバルーン長の比率が大きくなればなるほど，拡張時のバルーン破裂のリスクが高くなる．

シースを挿入する前に，用手的にステントをバルーンにマウントする．ステントをシースに挿入してその中を進めていくときに，ステントがバルーン上で移動してしまうリスクを軽減するため，滅菌したアンビリカルテープをループ状にしてステントとバルーンに巻き付けることで，ステントをバルーンにしっかりと絞め付けて固定することができる．エッジの部分でステントを絞め付けると，バルーンにつき刺さってしまうため，この部位で行ってはならない．もう1つのテクニックは，バルーンのエッジがステントをより強く把持するように，1～2気圧でバルーンをわずかに拡張する方法である．ステントのバルーンからの脱落に対してこれらの方法は一助になるかもしれないが，通常はワイヤーを適切な位置に置き，適切なシースを選択し，そしてマウントされたステントをシース内に注意深く挿入し進めることでステントの脱落は防止できる．

ステントとバルーンカテーテルの準備が整ったら，先端孔付きカテーテルを操作して逆行性に縮窄を通過し，左右どちらかの鎖骨下動脈の遠位部まで進める．ワイヤー先端の柔らかい部分が，鎖骨下動脈起始部からずっと遠位にあることを確認しながら，長い（260 cm）スーパースティフ・ワイヤーをその位置に留める．病変が大動脈弓横行部にかかっているような症例では，ワイヤーを

右鎖骨下動脈に挿入すると，より良好な緩やかなカーブを描くため，拡張中にバルーンの位置が安定しやすい。病変がかなり遠位に存在して下行大動脈にあるときには，左鎖骨下動脈にワイヤーを通過する。左右どちらの鎖骨下動脈を用いるにせよ，バルーンの頭側端はワイヤーを支えている鎖骨下動脈の起始部より遠位に置く必要がある。それは，鎖骨下動脈内に先端がある状態でバルーンを拡張すると，バルーンが移動してしまうからである。スティッフ・ワイヤーの先端を置く場所として，上行大動脈を使用してはならない。この位置では，拡張中にバルーンが前後に動きやすく，良好な固定と安定を得ることができないためである。いずれにしてもワイヤーを適切な位置に置くことが，手技の成功に関して最も重要である。この時点で通常のシースを長いステントデリバリー用シースに交換する。ステントをマウントしたバルーンに適合させるためには，デリバリーシースはバルーン・カテーテル単体用の表示よりも1〜2Fr大きなサイズでなければならない。縮窄の存在部位がよく見える大動脈造影の静止画を，ロードマップとして利用する。その先端が病変を超えて数cmのところまで，ロングシースを逆行性に進める。ダイレイターを抜去した後，シース内に大きな気泡が残っていることがあるため，シースをよくフラッシュすることが重要である。バルーンの拡張時にステントが動くことを防ぎ，正確な位置決めを確実にするために，1回拍出量と血圧を低下させる方法としてアデノシンの投与や高頻度右室ペーシングを含む種々の手技が報告されている[18]。これらの方法は，軽症から中等症のCoAに対して行い，重症のCoAでは拡張時にステントが移動する危険性が低いため必要がない。右室ペーシング法では，ペーシング・カテーテルを右室に置き，ペーシング頻度180〜200/分で開始する。収縮期血圧が100mmHg以下となった時点でバルーンを拡張し始める。インナー・バルーンとアウター・バルーンが拡張している間は右室ペーシングを続け，両者がデフレーションした時点でできるだけ早く停止する。

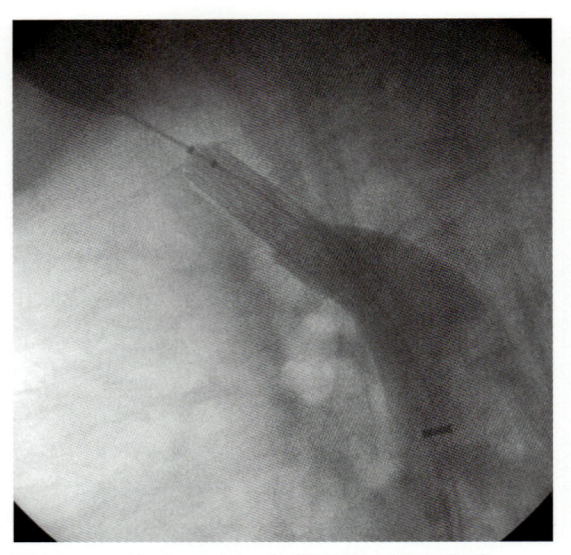

図26-4　インナーバルーン拡張後の血管造影像
ステント位置を評価することができる。

　縮窄部位を越えて正確な位置まで，バルーンにマウントされたステントをシース内で進める。次にステントからシースを引く。このとき，バルーンの尾側端が完全にシースの外に出ていることを確認する。バルーンの位置を評価するため，シースから用手的に血管造影を行うことができる。

　BIBバルーンを使用する場合には，インナー・バルーンが拡張した時点で，繰り返してシースから血管造影を行うことでステントの位置を確認することができる（図26-4）。この時点でも，まだバルーン-ステントの位置を直すことができる。次いで，アウター・バルーンを拡張してステントを病変に固定する。その後，両方のバルーンをデフレーションし，バルーンをワイヤーから抜去する（図26-5）。バルーン拡張中にバルーンのピンポイント破裂を起こした場合には，ステント移動のリスクを低下させるために，バルーン内の圧力を上げてできるだけステントを拡張するために，術者はバルーンをインフレーションし続ける必要がある。

　ステント前後で圧較差が残存していないか，再度引き抜き圧を記録する。もし圧較差が残っている場合には，ステントをさらに大きなバルーンあ

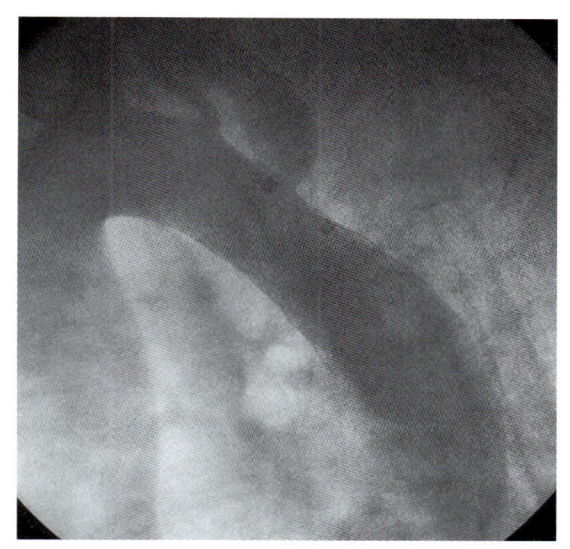

図 26-5
ステント留置後の血管造影像で、縮窄は解除された。ステントは左鎖骨下動脈の入口部を覆っているが、同血管への血流は障害されていない。

るいはさらに高い圧力で愛護的に拡張することは問題ない。ステントの尾側端は狭窄後拡張のある大動脈内で、時に大動脈壁に完全に圧着されない状態で浮いてしまうことがある。著者らは、ルーチンにステントをラッパ状に広げることを推奨していない。この方法は血行動態上何ら有益性をもたらさないばかりでなく、大動脈壁傷害のリスクを大きくするからである。大動脈弓横行部が低形成の症例や CoA が左鎖骨下動脈入口部近傍に存在する症例では、左鎖骨下動脈、左総頸動脈および腕頭動脈の 1 本あるいは複数に、ステントの一部がかかってしまうのは技術的に避けがたい。このような場合、遠位塞栓の潜在的リスクとなる可能性が、長い間インターベンション治療医の間で憂慮されてきた。しかしながら、ステントが頭頸部や上腕への動脈にかかってしまっても、早期および中長期の追跡調査では当該動脈に末梢塞栓や血流障害が発生した例はいまだ報告がない。したがって、このような症例であってもステント留置術の適応から除外すべきではない。

治療結果

1990 年代初頭このモダリティが導入されて以来、CoA の初回治療もしくは再発に対する治療にステント留置術を施行された患者の大多数において、本法が術直後および長期にわたり優れた治療成績を示したことは諸家が一致して報告している通りである[19-23]。過去に実施された成人の CoA をバルーン血管形成術で治療した研究でも、CoA の管理に関して結果は良好であった[11, 24-26]。さらにステントを使用することで術後の圧較差はより低くなり、CoA 部位の直径はより大きくとれるようになった。これはバルーン血管形成術後に共通してみられる弾性反跳(elastic recoil)を、ステントが軽減するためである。手技を成功させるためには、通常、重大な合併症の発生がなく、以下の 2 つの基準の両方またはいずれかを満たすことと定義されている。

(i) ピークの収縮期圧較差が 20 mmHg 未満
(ii) CoA 径/大動脈径の増加が 0.8 以上

Congenital Cardiovascular Interventional Study Consortium(CCISC)において、17 施設が参加した最近の多施設共同研究によると、565 例の初回および再発性の CoA 症例に対するステント留置術の手技の成功率は 97.9%(553/565)と報告されている[22]。手技が不成功に終わった 12 症例(2.1%)の内訳は、以下のとおりである。

- 縮窄前後のベースラインの圧較差が 60 mmHg 以上ある症例:5 例。
- 上行-下行導管に対するステント植込み:2 例(うち 1 例は大動脈破裂をきたし死亡)
- 大動脈解離に対して緊急手術が必要:1 例

この研究の結果、手技成功の定義を残存するピークの収縮期圧較差を 10 mmHg 未満と定義した場合、成功率は 92.2%(521/565)に低下する。このコホート研究では、より高い成功率と関連する因子は以下のとおりだった。

限局性 CoA はトンネル状 CoA より成功率が高い(成功率はそれぞれ症例の 94.6% 対 84.6%)(図 26-6, 7)。

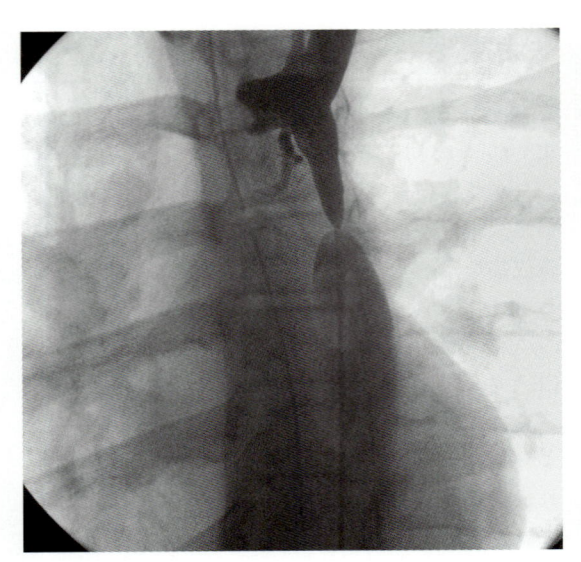

図26-6
管状大動脈縮窄症で，長いセグメントの狭窄が峡部に存在している。

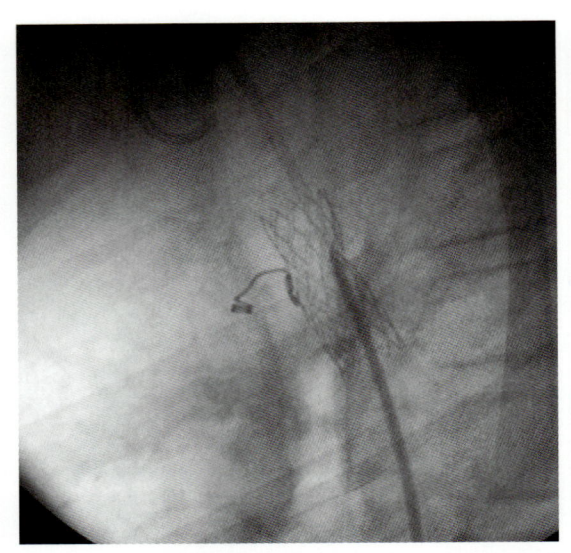

図26-8　全周性フラクチャーによりステントの部分的な圧潰に続発したステント留置後の再縮窄
動脈管開存はステント留置の際に，コイルで閉鎖されている。

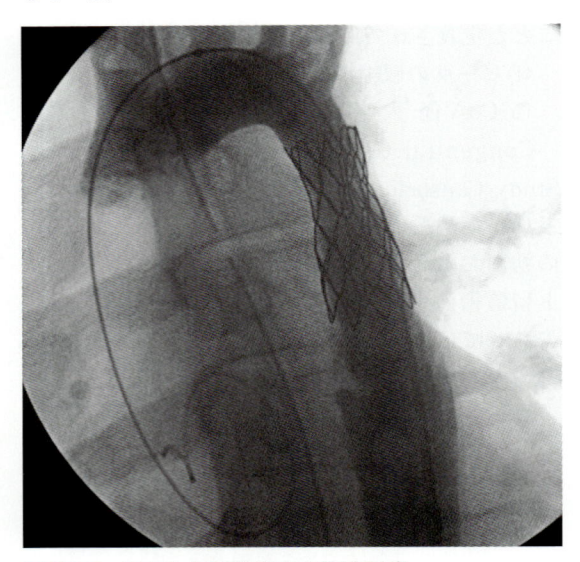

図26-7　ステント留置後の血管造影像
ステントは良好な位置に留置され，峡部の直径は有意に増大している。

手技前の縮窄の直径が大きいほうが，またベースラインのピーク収縮期圧が低いほうが高い成功率と関連していた。

中長期の追跡における，画像診断と非観血的血圧測定あるいは血行動態測定による評価を行った

複数の研究結果では，引き続き良好な成績が維持されている[19, 20, 27-29)]。ステント留置後のすべての患者に対して，MRIかCTによる大動脈弓の画像診断を術後6か月，その後は1年ごとに施行すべきである。ステントフラクチャーや内膜増殖に起因するステント留置後の再狭窄は，ほとんど見られない。Palmaz XLステントは，追跡時にステントフラクチャーの頻度が最も低い。X線写真上セルのアームが1つか2つ破断した限局性のステントフラクチャーが認められることもあるが，この現象は全く血行動態には影響しない。全周性のステントフラクチャーは，再インターベンションを要するステントの圧潰を招くが，実際の患者における発生頻度は極めて低いと報告されている（**図26-8, 9**）[23)]。追跡造影でステント内にある程度の内膜増殖を認めることがあるが，成人の症例で有意な閉塞をきたすことはまれである。

内膜増殖をきたした症例や2期的に治療を受ける症例においては，バルーンによる再拡張は安全に施行することができ，良好な結果をもたらしている[20, 30)]。しかしながら，最終的に閉塞をきたし

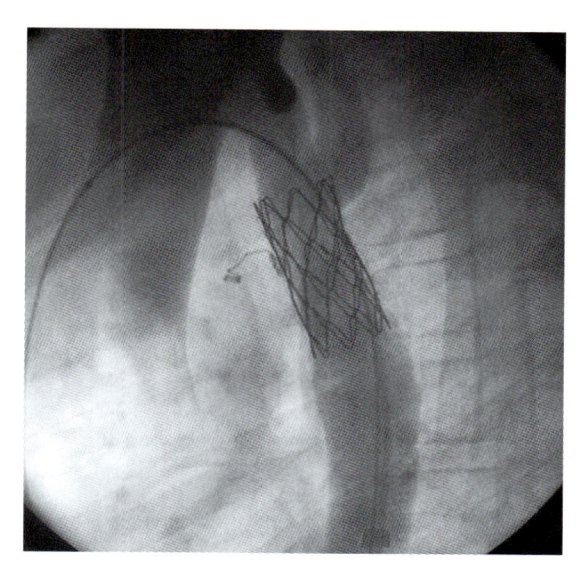

図 26-9　ステント留置後の血管造影像
ステントは良好な位置に留置され，再縮窄は解除された。

たステントフラクチャーの症例において，再度バルーンで拡張することも可能ではあるが，2本目のステントを留置するほうが好まれる。

　CoA に対するステント留置後も，症例の約 1/3 は高血圧が改善しない。そのような症例では，血圧をコントロールするために，降圧薬の内服を継続する必要があるものの，投与量は減らせるかもしれない。ステント留置直後の高血圧は，できれば集中治療室で厳重にモニターすべきであり，収縮期血圧は 150 mmHg 未満，拡張期血圧は 90 mmHg 未満を維持するように治療を行うべきである。内服薬の服用が可能になるまでは，静注薬として通常ニトロプルシドかエスモロールが投与される。

合併症

　CoA に対する血管内ステント留置は重大な有害事象を発生する可能性があるため，速やかに心臓胸部手術が施行可能で，経験の豊富な施設においてのみ実施すべきである。急性期合併症の発生頻度は研究により異なるが，最大で手技の 14.2% に発生するとの報告がある[11, 20-22, 28]。CoA に対するステント留置術に関連する合併症は，①大動脈壁の合併症，②技術的な合併症，③その他の血管合併症の3つのカテゴリーに分類される。

1. 大動脈壁の合併症

　縮窄部位での大動脈壁の合併症には，裂孔形成，解離および動脈瘤の形成があり，CCISC の登録症例の 3.9% に発生した[22]。バルーンの拡張に高圧を要した症例と，40歳以上の症例で大動脈壁合併症が発生するリスクは高い。手技を行う際にバルーン/縮窄比＞3.5 の症例も，同様に追跡時に大動脈壁に傷害が発生している頻度がより高い。このことから，狭窄が高度な例やノンコンプライアントな病変の症例では，何回かに分けて拡張を追加することで完全な開大を得るというような，安全を第一に考えた方法が適応されるべきである。縮窄部位のコンプライアンスを評価するために，低圧（4気圧以下）で拡張を行うことは，大動脈壁傷害のリスクを高めることはない。

a. 内膜裂孔

　バルーンで拡張すると縮窄領域内にある程度の裂孔形成が生じることは想定されるが，通常ステントストラットにより大動脈壁に圧着される。この場合，通常再インターベンションを要することはない。CCISC 研究では 8 例に内膜裂孔が発生した（1.4%）と報告されているが，うち 1 例は同じ手技中に 2 本目のステントを追加して留置する必要があった。他の 1 例は数か月後に裂孔部位に有意な閉塞をきたしたため，2 本目のステントを追加して留置した。

b. 大動脈解離

　大動脈解離は重篤な合併症であり，高い死亡率を伴う。大動脈壁が縦隔内で破裂することを防ぎ，解離のフラップが大動脈の主要枝におよぶ危険を回避する目的で，通常緊急でインターベンションが行われる。特にフラップが総頸動脈に及んだ場合，不可逆的な神経学的傷害をきたしうる。

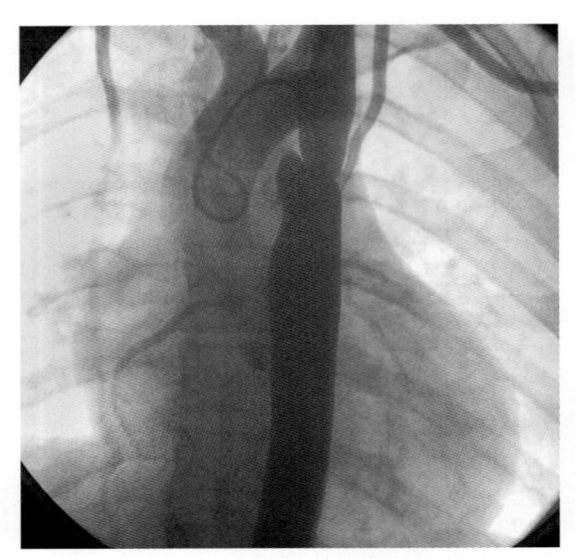

図26-10 バルーン血管形成術後の晩期動脈瘤
この症例は再縮窄の徴候のため受診した。動脈瘤は偶然発見された。

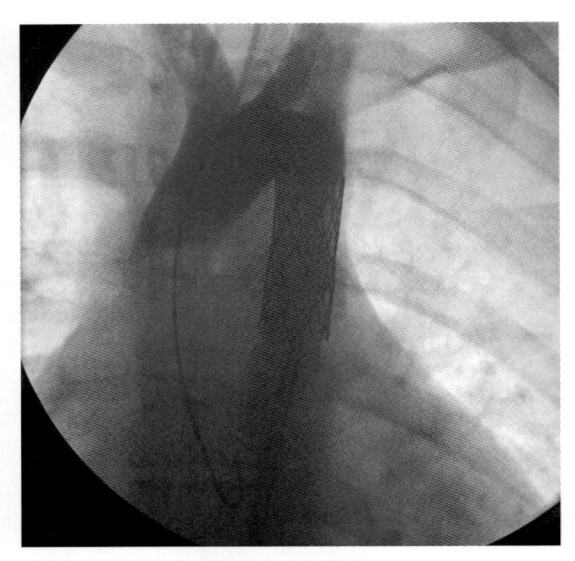

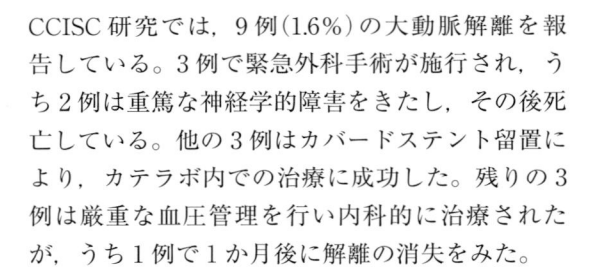

図26-11 カバードステント留置後
動脈瘤は循環から遮断された。残存縮窄も認められない。

CCISC研究では，9例（1.6％）の大動脈解離を報告している．3例で緊急外科手術が施行され，うち2例は重篤な神経学的障害をきたし，その後死亡している．他の3例はカバードステント留置により，カテラボ内での治療に成功した．残りの3例は厳重な血圧管理を行い内科的に治療されたが，うち1例で1か月後に解離の消失をみた．

c. 大動脈瘤

大動脈瘤は，手技の前には存在しておらず，大動脈の拡張で，通常ステントの外径あるいは正常大動脈の外径より10％以上拡張しているものと定義されている．大動脈瘤は手技中に拡大する場合もあり，継時的な追跡の際に進行している場合もあるが，通常縮窄の一番高度な部位に生じる．ステント留置後の大動脈瘤の頻度は，3％程度である（図26-10）[29]．大動脈瘤の多くは小さく，保存的な経過観察で管理される．しかしながら，ステント留置の手技中に大動脈瘤が増大する場合，経過観察中に大動脈瘤の急速な増大が観察された場合には，カバードステントあるいは外科手術による介入の適応となる（図26-11）．

2. 技術的な合併症

過去何年かにわたるデバイスのデザインの改良により，技術的な合併症は減少した．ステントの遊走とバルーン破裂の両方，またはいずれか一方が手技中に発生しうるが，技術的合併症にはこれらが含まれる．ステントの遊走は使用するバルーンのサイズが大きすぎる，あるいは小さすぎる場合や拡張時のバルーン破裂に関連して発生する．ステント遊走の発生が最も頻度の高いのは，縮窄近位部の大動脈径より2mm大きなバルーンでステントがデリバリーされた場合に発生するものである（CCISC研究ではステント遊走24例中の14例）．縮窄部位での大動脈の折り返し（襞）や仮性縮窄などのコンプライアントな病変の症例で，ステント留置に際してアンダーサイズのバルーンを使用した場合が，ステント遊走の2番目に頻度の高い原因である．バルーン破裂はまれな合併症で，CCISCコホートでは13/565（2.2％）に発生したに過ぎない．バルーン破裂のリスクは，Palmazシリーズのような非常に堅いステントやシングルバルーンのカテーテルを使用した場合

に，より高い確率でみられる。遊走したステントは，縮窄部位に再度位置決めできる場合が多い。ステントの位置を修正できない症例では，腹部大動脈の分枝入口部にかからないように，実施可能な範囲で最も安全な部位にて拡張する必要がある（例えば胸部下行大動脈）。

3. 血管合併症

大腿動脈の傷害は，出血，血栓性合併症および血管損傷などで症例の2〜10%に発生する。血管合併症のリスクの増加に関連する手技上の要因は，大きすぎるシース径，抗凝固薬の過剰投与，総大腿動脈のより遠位での穿刺と鼠径靭帯より頭側での穿刺などである。多くの症例は保存的に対処が可能である。大腿動脈閉塞は成人例では非常にまれで，ヘパリンの通常静注投与で治療可能である。わずかでも下肢のバイアビリティが問題となる場合には，血管外科にコンサルテーションする適応がある。後腹膜血腫は生命にかかわる合併症になりうるが，多くは高位の大腿動脈穿刺により発生する。患者が術後数時間で強い腰痛や腹痛を訴えた場合，血算と腹部CTで後腹膜血腫の有無に関して評価しなければならない。脳血管障害は症例の約1%に発生するが，通常大動脈壁傷害，ステント迷入，バルーンの移動あるいはワイヤーの位置などの合併症に関連して発生する。高齢者のほうが脳血管障害の発生リスクがより高い。

結語

CoAの管理において，血管内ステント植込み術は比較的安全で非常に効果的な治療のモダリティである。近年のカテーテルとステントの技術的な改善の恩恵を受けて，合併症の発生率は減少したが，この治療法はいまだに技術的に改善すべき点が多い手技である。血管内ステント留置術は，初発あるいは再発性のCoAの治療において，多くの成人で代表的な選択肢である。

文献

1. Keith JD. Coarctation of the aorta. In: Keith JD, Rowe RD, Vlad P, eds. *Heart Disease in Infancy and Childhood*. 3rd ed. New York: Macmillan; 1978.
2. Nadas AS, Fyler DC. *Pediatric Cardiology*. 3rd ed. Philadelphia: W.B. Saunders; 1972.
3. Perloff JK, Child JS, eds. *Congenital Heart Disease in Adults*. 2nd ed. Philadelphia: W.B. Saunders; 1998.
4. Crafoord C, Nylin G. Congenital coarctation of the aorta and its surgical treatment. *J Thorac Surg*. 1945;14:347.
5. Singer MI, Rowen M, Dorsey TJ. Transluminal aortic balloon angioplasty for coarctation of the aorta in the newborn. *Am Heart J*. 1982;103:131–132.
6. Morrow WR, Smith VC, Ehler WJ, et al. Balloon angioplasty with stent implantation in experimental coarctation of the aorta. *Circulation*. 1994;89(6):2677–2683.
7. Grifka RG, Vick GW 3rd, O'Laughlin MP, et al. Balloon expandable intravascular stents: aortic implantation and late further dilation in growing minipigs. *Am Heart J*. 1993;126(4):979–984.
8. Midulla M, Dehaene A, Godart F, et al. TEVAR in patients with late complications of aortic coarctation repair. *J Endovasc Ther*. 2008;15(5):552–557.
9. Walhout RJ, Suttorp MJ, Mackaij GJ, et al. Long-term outcome after balloon angioplasty of coarctation of the aorta in adolescents and adults: is aneurysm formation an issue? *Catheter Cardiovasc Interv*. 2009;73(4):549–556.
10. Fawzy ME, Awad M, Hassan W, et al. Long-term outcome (up to 15 years) of balloon angioplasty of discrete native coarctation of the aorta in adolescents and adults. *J Am Coll Cardiol*. 2004;43(6):1062–1067.
11. Pedra CA, Fontes VF, Esteves CA, et al. Stenting vs. balloon angioplasty for discrete unoperated coarctation of the aorta in adolescents and adults. *Catheter Cardiovasc Interv*. 2005;64(4):495–506.
12. Mookerjee J, Roebuck D, Derrick G. Restenosis after aortic stenting. *Cardiol Young*. 2004;14(2):210–211.
13. Golden AB, Hellenbrand WE. Coarctation of the aorta: stenting in children and adults. *Catheter Cardiovasc Interv*. 2007;69(2):289–299.
14. Ovaert C, Benson LN, Nykanen D, et al. Transcatheter treatment of coarctation of the aorta: a review. *Pediatr Cardiol*. 1998;19(1):27–44; discussion 45–47.
15. Hornung TS, Benson LN, McLaughlin PR. Interventions for aortic coarctation. *Cardiol Rev*. 2002;10(3):139–148.
16. Garcier JM, Petitcolin V, Filaire M, et al. Normal diameter of the thoracic aorta in adults: a magnetic resonance imaging study. *Surg Radiol Anat*. 2003;25(3–4):322–329.
17. Bruckheimer E, Birk E, Santiago R, et al. Coarctation of the aorta treated with the Advanta V12 large diameter stent: acute results. *Catheter Cardiovasc Interv*. 2010;75(3):402–406.

18. Daehnert I, Rotzsch C, Wiener M, et al. Rapid right ventricular pacing is an alternative to adenosine in catheter interventional procedures for congenital heart disease. *Heart.* 2004;90(9):1047–1050.
19. Hamdan MA, Maheshwari S, Fahey JT, et al. Endovascular stents for coarctation of the aorta: initial results and intermediate-term follow-up. *J Am Coll Cardiol.* 2001;38(5):1518–1523.
20. Suárez de Lezo J, Pan M, Romero M, et al. Immediate and follow-up findings after stent treatment for severe coarctation of aorta. *Am J Cardiol.* 1999;83(3):400–406.
21. Johnston TA, Grifka RG, Jones TK. Endovascular stents for treatment of coarctation of the aorta: acute results and follow-up experience. *Catheter Cardiovasc Interv.* 2004;62(4):499–505.
22. Forbes TJ, Garekar S, Amin Z, et al. Procedural results and acute complications in stenting native and recurrent coarctation of the aorta in patients over 4 years of age: a multi-institutional study. *Catheter Cardiovasc Interv.* 2007;70(2):276–285.
23. Forbes TJ, Moore P, Pedra CA, et al. Intermediate follow-up following intravascular stenting for treatment of coarctation of the aorta. *Catheter Cardiovasc Interv.* 2007;70(4):569–577.
24. Phadke K, Dyet JF, Aber CP, et al. Balloon angioplasty of adult aortic coarctation. *Br Heart J.* 1993;69(1):36–40.
25. Fawzy ME, Dunn B, Galal O, et al. Balloon coarctation angioplasty in adolescents and adults: early and intermediate results. *Am Heart J.* 1992;124(1):167–171.
26. Fawzy ME, Sivanandam V, Galal O, et al. One- to ten-year follow-up results of balloon angioplasty of native coarctation of the aorta in adolescents and adults. *J Am Coll Cardiol.* 1997;30(6):1542–1546.
27. Thanopoulos BD, Hadjinikolaou L, Konstadopoulou GN, et al. Stent treatment for coarctation of the aorta: intermediate term follow up and technical considerations. *Heart.* 2000;84(1):65–70.
28. Harrison DA, McLaughlin PR, Lazzam C, et al. Endovascular stents in the management of coarctation of the aorta in the adolescent and adult: one year follow up. *Heart.* 2001;85(5):561–566.
29. Suárez de Lezo J, Pan M, Romero M, et al. Percutaneous interventions on severe coarctation of the aorta: a 21-year experience. *Pediatr Cardiol.* 2005;26(2):176–189.
30. Zanjani KS, Sabi T, Moysich A, et al. Feasibility and efficacy of stent redilatation in aortic coarctation. *Catheter Cardiovasc Interv.* 2008;72(4):552–556.

27章

閉塞性肥大型心筋症に対する中隔アブレーション

　アルコールによる中隔アブレーションは左室流出路（left ventricular outflow tract：LVOT）閉塞を軽減する目的で施行され，現在閉塞性肥大型心筋症を管理するうえで考慮すべき治療法の1つである。アルコール中隔アブレーション（alcohol septal ablation：ASA）の施行を企図しているインターベンション治療医は，さまざまな臨床像を呈しかつ種々の特徴を有する，この疾患を深く理解することが非常に重要である。本章ではまず肥大型心筋症（hypertrophic cardiomyopathy：HCM）の病態を概説し，ASAに関してその手技的な側面に焦点を当てる。

定義

　HCMは非常に多様な臨床像を呈する心血管疾患である。本症を正確に診断し適切に治療するためには，症状のコントロール，心臓突然死（sudden cardiac death：SCD）のリスク，血縁者との関わりなど，本症のもつ数々の側面を正確に評価する必要がある。本症では表現型の発現様式が非常に多様であるため，本症に罹患している患者の管理は難しく，HCMの治療に当たる循環器医には広範な知識と技術が要求される。

　1つの定義でHCMのすべてを表現することは困難である。臨床的な見地からは，二次的に心筋肥大をもたらす基礎疾患，すなわち高血圧症や大動脈弁狭窄症などを合併せず，左室肥大を認める症例をHCMとしてきた。本症をこのように定義すると，著者ら臨床医は曖昧な臨床的状態，例えばレベルの高いアスリートの左室肥大や軽症もしくはコントロールされた高血圧症患者の左室肥大をHCMと誤認することになる。

　さらに頻度としてはまれではあるが，数多くの遺伝性疾患あるいは浸潤性疾患（蓄積症を含む）もHCMに酷似している。HCMの遺伝学に関して包括的な理解が進めば，より正確な定義が可能になるかもしれない。しかしながら現在のところ，HCMの臨床的特徴を有する症例で遺伝子の変異が同定されるのは35～65％に過ぎない[1]。したがって，HCMを診断するための指標を定義することには曖昧さが存続している。

疫学

　一般人口におけるHCMの有病率は，最大で0.2％程度と見積もられている[2]。HCM遺伝子の表現型は，新生児期から高齢者まで全年齢層の患者に関して記述されている。ある研究によると，HCMと診断された患者の中でその男女比は3：2とやや男性に多かった[3]。しかし，これは女性でHCMが過小診断されていることと関連しているように思われる。

　HCMは多数の民族，すなわち白色人種（コーカシアン），アフリカ系アメリカ人，東洋人さらにアメリカ先住民で記載され，人類に遍在しているように思われる（ユビキタスに存在する疾患であろう）。

HCMの自然歴

　通常のHCMの集団を対象とした複数の調査で，大多数の症例は良好な経過をとり，その死亡率はおおよそ年間0.6～1.3％程度であることが示

されている[4]。ハイリスクな症例には，SCDのリスクファクターを有する症例と同様に進行した心不全徴候を呈する症例も含まれる[3]。左室流出路閉塞の存在は，心不全症状増悪の進行および死亡の独立した予測因子である[5]。

病態生理

複数の病態生理学的機序が，HCMに付随する臨床像の発現に関与している。その機序には左室流出路閉塞，僧帽弁逆流，微小血管レベルでの虚血，拡張障害，収縮障害が含まれる。1つ1つの機序の重要性は個々の症例ごとに異なっており，本症の臨床像に多様性をもたらしている。

左室流出路閉塞は特異な病態生理学的機序で，本症のうち最大で70％の症例にその存在が証明される[6]。肥大した心室中隔，僧帽弁前尖，容積が増大し時に異常な形態を呈する乳頭筋〔これが結果として収縮期前方運動(systolic anterior motion：SAM)をもたらすのだが〕，これらの3者の複雑な相互作用の結果，左室流出路閉塞は発生する。

僧帽弁，特に僧帽弁前尖の異常な動きが左室流出路の断面積を狭小化し，結果として弁下閉塞を生ずる。この閉塞のプロセスは動的であり，閉塞の重症度には変動が起こり得る。すなわち低容量，頻脈，血管拡張および心収縮能の増強で増悪する傾向にある。

臨床的な特徴

HCMの症状が発現する場合，その表出の仕方はいくつかのカテゴリーに分類される。
(a) SCDと心室性不整脈
(b) 狭心症，失神，呼吸困難の症状
(c) 拡張障害あるいは収縮障害に起因する進行性の心不全
(d) 心房細動(AF)[7]

1. 突然死

HCMの合併症で最悪のものは，心室頻拍や心室細動に起因する突然死である。

一般的なHCMの集団では，突然死の発生はわずかである。そのため，突然死の危険性が最も高い群を決定することが，長い間多くの研究者にとって最終的な目標だった。

突然死の危険性が高い症例を特定するために用いられる主要な臨床的リスクファクターは，心停止の既往，突然死の家族歴，他の原因で説明のつかない失神，左室壁厚が30 mm以上の症例，運動負荷試験で低血圧をきたす場合，ホルター心電図上非持続性心室頻拍が認められる場合である[8]。これらの主要リスクファクターを有していなければ，突然死のリスクが低いことが示されている[8]。

HCMの突然死を予防するために植込み型除細動器(implantable cardioverter defibrillator：ICD)を用いることの有効性に関しては，いまだ確立していない。しかし，ICDによる突然死の一次予防が必要か否かを決める際に，考慮すべき複数の要素が個々の症例に存在している。すなわち，心臓移植を目標としている末期HCM，MRI上遅延相のガドリニウムによる造影効果を呈する場合および左室心尖部瘤の存在である[9]。

2. 狭心症

狭心症はHCMの29％に発生する頻度の高い症状である[3]。冠動脈造影では，通常冠動脈の主要枝に器質狭窄を認めることはない。HCMにおいて，細動脈の中膜肥厚，冠動脈の拡張能障害および肥厚心筋の需要増大の三者が相互に作用した結果，心筋虚血を生ずるという機序が想定されている[10]。

心筋血流の途絶が高度な場合があり，梗塞さえ生じうる。剖検に基づく研究によると，最大でHCMの15％に梗塞巣が認められている[11]。

3. 失神

HCMの失神にはいくつかの機序がある。失神は，悪性の心室性頻拍性不整脈のサブストレートを有する症例の徴候である場合がある。失神によりICDの植込みを考慮するきっかけとなることが多く，かつ植込みの適応の根拠にもなる。

もう1つの機序として，一部の症例では左室流出路閉塞が失神の病態生理学的機序になりうる。HCMの失神では，これら2つの機序のどちらが原因か特定できない場合がある。ICDの植込みは心室性不整脈に対しては有効だが，左室流出路閉塞を伴う症例で適切に管理されない場合，失神を繰り返すことがある。

4. 呼吸困難

失神と同様に，HCMに伴う呼吸困難にも原因としていくつかの機序がある。主に拡張障害が原因で呼吸困難をきたす症例もある。この場合，体液貯留を伴う場合もあれば，伴わない場合もある。左室流出路閉塞は呼吸困難のもう1つの機序であるが，特に労作時息切れの原因である。中でも安静時に圧較差が全くないか，あってもごくわずかである症例で，誘発により有意な圧較差が生じる場合，時に左室流出路閉塞を見逃してしまうことがある。

僧帽弁のSAMは時に僧帽弁逆流をきたしうる。SAMは動的プロセスであり，弁下閉塞を伴うことが多い。さらに，HCMは末期収縮障害をきたしうる疾患であるということも注意が必要である。

5. うっ血性心不全

HCMではうっ血性心不全をきたす症例があるが，その原因は拡張障害の場合も収縮障害の場合もある。拡張障害は，軽度の拡張期心不全から重症の拘束性心筋症まで幅広く存在する。HCMの症例で，拘束性心筋症の症状が前景に立つ症例が占める割合は，すべてのHCM患者の中でわずかな比率にすぎない。

ドプラ心エコー法で観察される左室充満パターンが拘束性を呈する場合は，予後不良の目印であり，心房細動，血栓塞栓症の合併，突然死，末期心不全さらに心移植に至るリスクが高い[12]。HCMには，その終末像として拡張型心筋症に進行する症例もある。収縮障害が存在している場合も同様に予後不良の前兆であり，死亡，ICDの作動，心移植の確率が高い[13]。

6. 心房細動と血栓塞栓症

心房細動はHCMに合併することが多く，その頻度は年間〜2％で，一般にHCM症例における有病率は〜22％とされている[14]。HCM患者で心房細動を合併する症例は，より進行した症状を呈する。だが心房細動が進行した疾患の目印なのか，あるいは1つの促進因子なのかははっきりしていない。

心房細動とHCMが合併した症例は，典型的な危険因子を欠く場合でさえ血栓塞栓症の発症リスクが高い。ある研究では，心房細動を合併したHCM症例で抗凝固療法あるいは抗血小板療法を受けない群では，39％にのぼる症例が虚血性脳卒中を発症したが，ワーファリンの投与を受けた群では，その発症率は10％に留まった[14]。HCMにおいて，心房細動の合併は突然死と直接関連しないが，実際には心房細動が心不全関連死の可能性を高くしている。

鑑別診断

HCMが疑われる患者を評価する場合，いくつかの疾患を考慮する必要がある。一般に体高血圧症あるいは大動脈弁狭窄症が存在せず，左室肥大が認められる場合にHCMと診断する。しかしながら患者に高血圧があっても，その病歴が短期間である，軽症である，あるいはコントロールが良好であるなど，左室肥大を説明できない場合には

HCMを考慮する必要がある。

レベルの高い運動選手に見られる，軽度から中等度の左室肥大も臨床的なジレンマの1つである．スポーツ選手，なかでも持久力を要する競技の選手では，左室壁厚の軽度の増大を認めうる（最大で16 mmに及ぶ）．スポーツ心臓（アスリート・ハート）とHCMの間の差異は明確ではないが，心エコーで以下の所見が認められた場合は，病的な診断が支持される．すなわち，心肥大に非対称性や限局性を認める場合，左室拡張終期容積が正常より小さい場合（スポーツ心臓の場合，軽度に拡大していることが予想される），ドプラ所見が拡張障害の存在を示す場合である．両者の差異は時に非常に微妙であり，鑑別が困難な場合がある．このような症例の場合，左室肥大が改善するかどうかを見るため，トレーニングを休むように指示する場合もある[15]．

HCMの心肥大によく似た所見を呈する浸潤性疾患も多数存在している．このような疾患の症例では，左室流出路狭窄を呈する場合さえある．心アミロイドーシス，糖原病〔Pompe病（糖原病Ⅱ型），Forbes病（糖原病Ⅲ型，Cori病）〕，Anderson-Fabry病，ミトコンドリア病，AMP活性化プロテアーゼγ2（PRKAGγ2）遺伝子変異関連疾患，Friederich失調症，Noonan症候群およびDanon病がこれらの疾患に含まれる．非筋節タンパクの突然変異が関与するこれら遺伝性の疾患では，患者の多系統にわたる表現型に関して検討すべきである[1]．

検査

それぞれの患者が診断される状況はさまざまであるが，一般にHCMの診断は心エコーによってなされる．心臓血管専門医は患者を評価するうえで，リスクの層別化と管理を適切に行うために不可欠な突出した情報を集めることに焦点を当てなければならない．

1. 心電図

HCMを検出する能力に関して，12誘導心電図（ECG）には限界がある．HCMに高い特異性をもつ心電図所見はない．左室肥大に矛盾しない心電図変化があるかもしれないが，いつでも認められるわけではない．そのうえ，心電図に見られる左室肥大の変化は，必ずしも心エコーでの計測値と相関しないのである．

Yamaguchi病とも呼ばれる心尖部肥大型心筋症は，典型的な心電図所見を呈し，著明なT波の陰転化を全胸部誘導で認める．

2. 心エコー

心エコーはHCMを診断するうえで主要な診断モダリティである．それだけでなく，心エコーは疾患の経過における予後と病態生理に関する重要な情報をもたらす．

HCMにおける最も特徴的な所見は左室肥大であり，典型的に左室の壁厚は13 mm以上である．肥大のパターンはさまざまであり，典型例では心室中隔の肥大を伴う．中隔の肥大は少なくとも3種類の明瞭なパターンがあり，S状型[sigmoidal]（主に心基部側が肥大），背向曲線型[reverse curve]（半月型，凸面が左室内腔に突出するような形で肥大），通常型[natural]（中隔は均一に肥大）である[16]．その他に，尖部型HCM（Yamaguchi病）だけでなく，前壁側壁の肥大が顕著な病型も含まれる．

左室肥大は，通常拡張障害を伴う．82％に及ぶ症例において，パルスドプラ法による僧帽弁流入血流速度は，拡張早期（E波）の最大速度の減少と拡張後期（A波）の速度の増加を示し，（E波）減衰時間の延長を伴う[17]．症例によっては拡張障害のより重篤な様式を示すが，パルスドプラ心エコー法による拘束型も含まれる[18, 19]．この所見を認める症例は，より進行した症状を伴い心不全をきたしやすいので，重要な予後の予測因子である．

閉塞性，非閉塞性を問わず，HCMにおいて僧

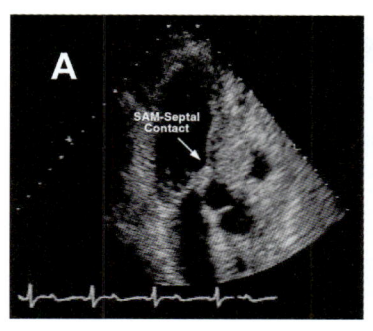

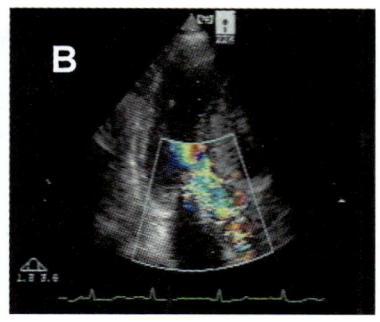

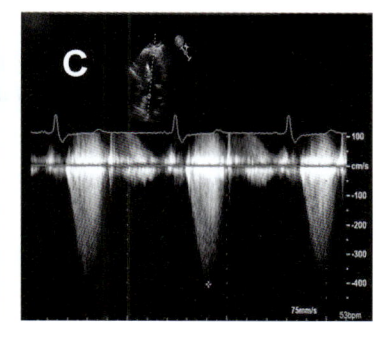

図 27-1
A：僧帽弁前尖収縮期前方運動(SAM)を示す心尖部長軸像。収縮期に僧帽弁前尖および後尖が中隔に接触している。
B：同じ心尖部長軸像のカラードプラ法で，血流の加速が中隔と僧帽弁の接触する点から始まっているのがわかる。
C：心尖部五腔断層像の大動脈弁を通過する連続波ドプラで，典型的な"短剣形"を呈しており，動的流出路狭窄に合致する所見である。

帽弁の SAM という生理的現象は必発の所見ではないが，70%におよぶ症例で認められるとされている[6]。SAM は 2 次元(2D)あるいは M モード心エコーで確認されるが，この現象は収縮期に僧帽弁前尖が心室中隔の方向に異常運動を示すものである(図 27-1A)。症例によっては弁尖の前方運動が，後方に向かう僧帽弁逆流の原因となる。SAM は左室流出路閉塞の原因となりうるが，これはカラードプラ法の血流加速により示され(図 27-1B)，連続波ドプラ心エコー法により定量化される。このような性質の動的弁下閉塞は，大動脈弁通過血流の連続波ドプラの輪郭が典型的な"短剣形"を呈し，大動脈弁狭窄症と区別される(図 27-1C)。

HCM で弁下最大圧較差が 30 mmHg 以上を示した場合，予後不良を意味する[20]。閉塞のメカニズムには，中隔肥大の重症度，僧帽弁前尖の過長ないしは異常，乳頭筋の異常が含まれる。臨床家にとって弁下閉塞の重症度を定量化するのと同等に重要となるのが，個々の症例において閉塞に最も関与しているメカニズムは何かを特定することである。左室流出路閉塞に対するインターベンションを施行する際，閉塞の発生に最も働いているメカニズムをつきとめることによって，どのインターベンションが最も有効であるかがわかる。例えば，有意な僧帽弁逆流が存在している場合で，特に僧帽弁自体に異常がある場合には，経皮的インターベンションより外科手術のほうが有効である。同様に SAM のメカニズムで乳頭筋の異常が前景に立つ症例においては，外科的修正が適切である。

3. 負荷心エコー法

歩行可能な症例で，特に弁下圧較差が全くないかあっても低い症例では，運動負荷心エコーの実施を検討すべきである[6]。

安静時の心エコーで SAM および左室流出路閉塞が認められない症例でも，運動負荷やドブタミンあるいは亜硝酸アミルを用いた薬物による誘発で閉塞が出現することがある。運動負荷心エコーの利点は，患者の機能的な状態(functional status)を客観的に分類できることであり，臨床家は生理的な状態における動的左室流出路閉塞の有無を知ることができる。安静時圧較差が大きい症例や悪性の心室性頻脈性不整脈の恐れのある症例では，運動負荷は避けるべきで，実施する場合には十分注意して行わなければならない。

4. 心臓 MRI

心臓 MRI により HCM の症例の形態，生理お

よび組織性状に関する情報が得られる。シネ撮影は肥大の存在，その局在そして形態を正確に描出する。心臓 MRI は心エコー法と比較しても，左室前側壁に存在する肥大のように，心臓 MRI でなければ見逃してしまうような部位の肥大をも特定することができる。それだけでなく画質が優れているため，壁厚の正確な評価が可能となる。

心臓 MRI のシネ撮影により，SAM および左室流出路閉塞の有無が確認できる。心臓 MRI では閉塞の重症度を定量化することはできないが，組織性状診断能が向上したため，閉塞のメカニズムをより正確に特定できるようになった。このことは，乳頭筋の異常の特定に特に有用である。心臓 MRI の遅延造影像は瘢痕の存在を証明することができるが，特に瘢痕が心室性頻脈性不整脈や突然死のリスクと関連する場合，その予後を推定するうえでの有用性が大いに注目されている[21, 22]。

HCM の症例に対して，心臓 MRI をルーチンで撮影することに関しては異論もある。MRI 撮影を支持する人たちは，心エコー単独では得られない診断的情報および予後に関する情報が得られると主張する。その根拠として，心肥大を正確に計測することができ，肥大の局在を決定することができるうえに，瘢痕の存在も特定できるという点が含まれていると思われる。

MRI のルーチン使用に反対する人たちは，これら 2 つのモダリティで情報がオーバーラップする点とコストの増加，さらに予後予測のうえでの有益性がいまだ不明である点を挙げている。

5. ホルター心電図

ほとんどの HCM の症例に対しては，ルーチンでホルター心電図を施行することを考慮すべきである。非持続性心室頻拍の存在は突然死のリスクであり，ICD の植え込みを検討する根拠とするべきである。

6. 遺伝子検査

HCM は遺伝子疾患であるが，遺伝子検査は現在までのところ患者を管理するうえで限られた役割しかない。HCM のうち現在市販されている検査で検出可能な遺伝子の異常を有しているのは，その 35〜65％に過ぎない[1]。特定の遺伝子型と臨床的転帰を結びつけるデータも限られている。特定の遺伝子型を有する症例の予後に関しては不明な点が多く，浸透度のばらつきが想定されている。今のところ遺伝子検査の最も重要な役割は，まず発端患者において責任遺伝子を特定し，後日遺伝子の変異の有無を決定するために血縁者に検査を行うことである。

大多数の症例において HCM の遺伝子の基礎的変異となっているのは，β ミオシン重鎖，ミオシン結合タンパク C，トロポニン T，トロポニン I などの筋節タンパクにおける遺伝子変異である[1]。心筋細胞の Z 板の遺伝子およびカルシウム・ハンドリング遺伝子の変異が，HCM の表現型につながるということも知られている。

HCM の血縁者に対する説明は，段階的な過程を踏んで行われる。ここで重要なことは，発端者の遺伝子変異を特定することである。発端者で遺伝子変異が特定された場合，問題の変異の有無を見るため危険性がある家族に対してスクリーニング検査を行う。変異遺伝子のキャリアーであると確認された血縁者は，HCM の表現型の発現を早期に発見するため定期的な心エコーでスクリーニングされる。遺伝子変異が特定されていない家系に関しても，危険性のある血縁者は定期的な心エコーでスクリーニングを受けるべきである。

7. 心臓カテーテル検査

今日では他の検査法が高度に進歩したため，HCM の診断の目的に心臓カテーテル検査が用いられることは少なくなっている。

現在侵襲を伴うカテーテルの役割は，ASA の計画・実施および中隔心筋切除術の術前検査に限

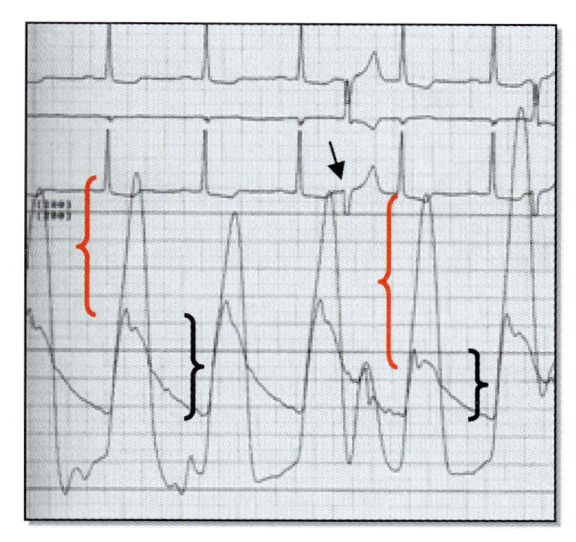

図 27-2
大動脈圧と左室圧の同時記録における Brockenbrough-Morrow-Braunwald 徴候。心室性期外収縮（黒い矢印）後の心拍で左室流出路圧較差が増大する（赤い波括弧）現象で，大動脈の脈圧の低下を伴う（黒の波括弧）。

られる。限られた状況において，心カテーテルは弁下閉塞の確定と定量化に用いられる。

HCM の血行動態上の所見には，大動脈弁下の圧較差の証明も含まれる。圧較差の証明は，側孔のないカテーテル（Judkins right や multipurpose カテーテル）を心尖部から大動脈弁まで引き抜きながら，連続して圧測定を行う方法が最も優れている。この方法は，他の診断モダリティで圧較差の測定が適切に行えなかった場合，および ASA 施行後の効果判定の際に最も有用である。

もう 1 つの血行動態所見は，Brockenbrough-Morrow-Braunwald 徴候である（図 27-2）。これは，心室性期外収縮後の心拍で左室流出路圧較差が増大する現象で，体血圧の脈圧の低下を伴う[23]。

まれではあるが，この現象により弁下狭窄と大動脈弁狭窄症を鑑別するのに役立つことがある。すなわち，大動脈弁狭窄症患者では，心室性期外収縮後の心拍で左室流出路圧較差は増大するが，体血圧の脈圧も増大する。

HCM 症例に対する冠動脈造影法の意義は多様である。通常の HCM 症例では冠動脈疾患の合併は少ないが，冠動脈造影法を施行するべき症例がある。HCM の症例では，心外膜冠動脈と心筋壁内冠動脈のいずれにも冠動脈造影上いくつかの特徴的な像を呈するが，これらの所見は一般に感度が低く診断アルゴリズムには入っていない。有意な左室流出路閉塞を伴う HCM 症例における冠動脈造影法の最も重要な役割は，ASA の適応症例か否かに焦点を当てて，中隔穿通枝の解剖を明らかにすることにある。

患者管理

HCM は多面的な特徴を有するが，本症と診断された症例は個々に，(a)突然死のリスク，(b)左室流出路閉塞の有無を評価し症状を管理すること，(c)血縁者への説明について検討しなければならない。

以下，HCM 患者の基礎的な管理に焦点を当てる。前述したこと以上に，遺伝相談と患者家族の管理に関してさらに掘り下げて論ずることはしない。同様に，治療に反応せず進行した心不全の症例やインターベンションの対象にならない症例に関しては取り扱わない。重篤な収縮障害あるいは拡張障害を伴う HCM 症例に対しては，心臓移植を検討すべきである。

左室流出路閉塞を管理するうえでの原則については特別な考察を要する。左室内腔容積を減少させるような手技は，左室流出路閉塞を増悪させる傾向にある。これらの中には低容量状態，頻脈および血管拡張なども含まれるが，これらの現象を引き起こす状況は回避するか適切に治療しなければならない（例えば出血，脱水，頻脈性心房細動，敗血症など）。

以上の理由から，左室流出路閉塞を伴う症例に対する利尿薬の投与は熟慮して行わなければならない。同様に純粋な血管拡張薬の使用も慎重に行う必要がある。重症の左室流出路閉塞があり，重篤な状態を呈している場合には，陽性変力作用をもつ薬剤も投与を避けるべきである。このような症例の低血圧は，純粋な血管収縮薬で治療すべき

である．左室流出路閉塞があり心原性ショックに陥った症例では，左室収縮障害で禁忌とされている治療，すなわちβ遮断薬，容量負荷および血管収縮薬がむしろ適応となる．

1. 突然死のリスク

a. 植込み型除細動器（ICD）

1次予防，2次予防のいずれにおいても，HCMの突然死を予防するうえで主要なモダリティはICDである．HCMと診断された症例は，突然死のリスクファクターについて評価を行う必要がある．すなわち心停止の既往，モニター上の非持続性心室頻拍，心室中隔の著明な肥厚（>30 mm），運動負荷によって血圧低下をきたす症例，突然死の家族歴，原因不明の失神の既往である．

病歴の聴取とホルター心電図，心エコー，運動負荷心電図などの臨床検査は，当然これらのリスクファクターの追求に焦点を当てなければならない．一般的にこれらのリスクファクターを1つでも有すると，その症例はハイリスクに分類され，ICDの植込みの根拠となる．その他に左室流出路閉塞の存在，ASAの既往あるいは予定，左室瘤の存在，MRI像上の瘢痕の存在，心移植待機症例などの他の要因がICD植込みの候補者の決定に役立つことがある．ICD植込みを検討することに加えて，突然死のリスクファクターの有無にかかわらず，一般的にHCM患者に対しては競技スポーツを控えるように説明する．これはICD植込み後の症例であっても同様である．

2. 狭心症，呼吸困難および左室流出路閉塞

a. 薬物療法

狭心症や呼吸困難の症状を管理する目的で，β遮断薬，カルシウム拮抗薬，ジソピラミドの3種類の薬剤がHCM症例に対して使用される．これらの薬剤を評価した臨床試験のほとんどが，生理学や症状に関する結果をみる小規模なものである．つまり死亡率やその他のハード・エンドポイントに関して，1つの薬剤がより有効であるということを証明した大規模試験はほとんどない．

HCMに対するβ遮断薬を評価した試験の多くが，ナドロールやプロプラノロールなどの$β_1$非選択性のβ遮断薬を採用してきた．とはいえ多くの臨床家にとっては，日常的に使用している$β_1$選択性のβ遮断薬のほうが有益であろうと考えられる．β遮断薬は運動耐容能を向上させ，狭心症症状を緩和し，左室流出路閉塞の重症度を軽減することが示されている[24,25]．

ベラパミルも，呼吸困難の症状と運動耐容能を改善することが研究により示されている[26,27]．ベラパミルとナドロールの直接比較を行った研究があるが，心機能分類に関して有用であるとする主観的な記載はあるが，客観的な評価に関しては明らかな有用性は認められない[24]．左室流出路閉塞の管理におけるベラパミルの果たす役割に関しては，議論の分かれるところである．ベラパミルの投与で左室流出路閉塞が改善したという，いくつかの研究がある．しかしながら，理論的には血管拡張作用が閉塞を悪化させるのではないかという懸念があり，圧較差の大きい症例に対してベラパミルを使用し有害な結果が認められたという報告も複数ある[28]．

ジソピラミドは陰性変力作用と血管収縮作用を有しているため，重症左室流出路閉塞症例に対し治療上有力な選択肢となる．侵襲的中隔縮小法を施行せずに保存的に管理された症例においても，ジソピラミドの投与により圧較差を50%まで低下させうるという報告が複数なされている[29-31]．

以上を総括すると，軽い狭心症や呼吸困難のある症例に対して，β遮断薬を第1選択薬として使用することは理にかなっているといえよう．狭心症が顕著な症例にはベラパミルを選択するほうがより効果が大きいかもしれないが，重症左室流出路閉塞の症例に対する使用はおそらく避けたほうがよいであろう．症状が主として左室流出路閉塞に起因する症例に対しては，ジソピラミドがよい選択となる．この場合，β遮断薬と併用すること

が多い．

b. 中隔心筋切除術

安静時あるいは誘発下で圧較差が 50 mmHg 以上の左室流出路閉塞があり，NYHA class（ニューヨーク心臓協会心機能分類）Ⅲ～Ⅳの症状を有する症例に対しては，侵襲的中隔縮小法が適応となる．

中隔心筋切除術は，中隔縮小法のゴールドスタンダードになっている．本法の1つに大動脈弁の大動脈側から直視下に触診して，筋性中隔を切除する方法がある．切除は，心室中隔の最基部から中隔-僧帽弁近接（septal-mitral contact）に関与する内腔面を含む範囲で行うが，時に切除範囲が後内乳頭筋の基部にまで及ぶことがある[32]．いくつかの非無作為試験で，左室流出路閉塞の低下に一致して心機能分類も改善することが示されている[33-35]．中隔心筋切除術を施行された群のほうが施行されなかった群に比べて，生存に関しても有利であったという観察研究もある[34]．

症例によっては僧帽弁や僧帽弁弁下組織の異常のため，中隔心筋切除術では左室流出路閉塞が完全に解除されないことがある．

多様な問題に対処するため，僧帽弁修復術/ひだ形成術，および乳頭筋再配置術/切除術など，多くの術式が検討されている．僧帽弁自体に重大な異常があるような症例では，小径の人工弁による僧帽弁置換術が施行される．

c. アルコール中隔心筋アブレーション（alcohol septal ablation：ASA）

①患者の選択と転帰

1995年に初めて記載されて以来，ASAは左室流出路閉塞を伴うHCM症例の治療における重要なツールとしての地位が確立された[36]．本法は，中隔穿通枝にエタノールを注入することで，左室流出路閉塞の原因となっている肥大した心室中隔の一部にコントロールされた心筋梗塞を生じさせるものである（図27-3）．

この治療の対象となるのは，NYHA Ⅲ～Ⅳ度

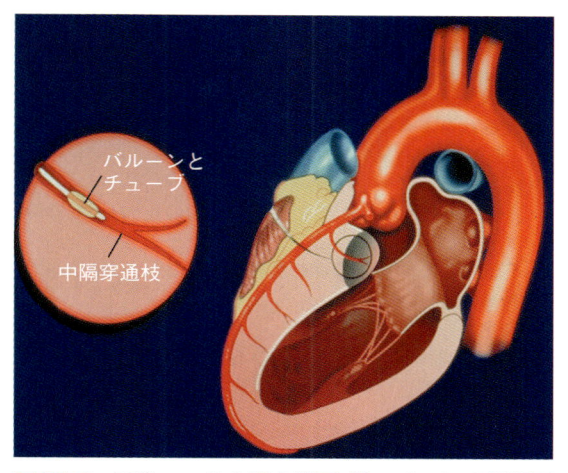

図27-3　アルコール中隔心筋アブレーションの詳細図

アルコールはバルーン・カテーテルを通じて，中隔-僧帽弁の接触および左室流出路閉塞に関与している心室中隔の部位を栄養している中隔穿通枝に注入される．

の症状を有する症例である．基部中隔が少なくとも18 mmある症例で，安静時あるいは誘発時に左室流出路圧較差が 50 mmHg 以上あり，それが原因で症状が起きていると考えられる場合である．さらに手技に適した中隔穿通枝の解剖を有していなければならず，直径が 1.0 mm 以上の近位部の中隔穿通枝が最低1枝なければならない（表27-1）．中隔穿通枝の左前下行枝からの分岐角に注意する必要があり，分岐角が90度以上の場合には手技は技術的に難しくなると予想される（図27-4）．

個々の症例の術前評価は，その症例の左室流出路閉塞のメカニズムに焦点を当てて行わなければならない．肥大した中隔が左室流出路閉塞の主要な病態である症例が，ASAの対象としては理想的である．しかしながら，他のメカニズムが左室流出路閉塞を引き起こしている症例もあり，僧帽弁前尖あるいは僧帽弁弁下装置の過長，乳頭筋頂部の前屈，乳頭筋の僧帽弁への直接付着という場合もある．動的僧帽弁逆流は珍しくないが，症例によってはSAMに非依存性の中等症から重症の僧帽弁逆流を合併しており，この場合，ASA単独では治療が困難である．このような生理学的・解剖学的な問題が懸念される症例については，

表27-1 アルコール中隔心筋アブレーションの症例の選択基準

- 最大限の薬物療法を行ったにもかかわらず重症心不全症状がある場合
  （すなわちNYHAクラスIII～IV）
- 心室中隔肥厚＞18 mm
- SAMが原因の大動脈弁下圧較差＞50 mmHg（安静時または誘発下）
- 乳頭筋あるいは僧帽弁の異常がない（例えば乳頭筋の付着異常）
- 有意な冠動脈疾患がない
- 中隔穿通枝の解剖が適している
- 外科的心筋切除術に相対的禁忌（年齢，合併症）

NYHA : New York Heart Association
SAM : Systolic anterior motion of mitral valve

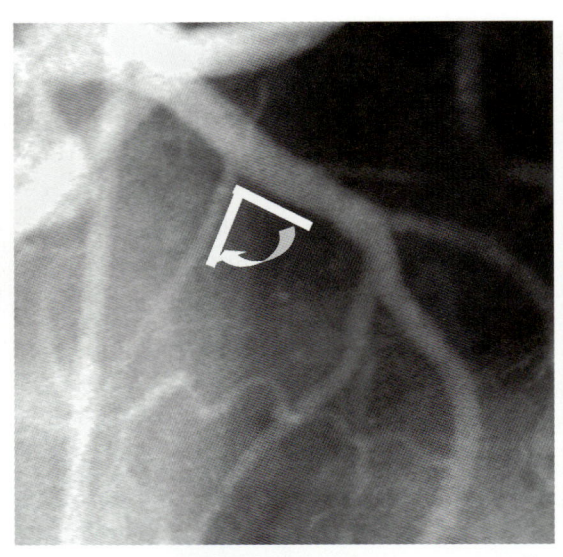

図27-4 左前下行枝と中隔穿通枝のAP cranial像（頭側前後像）

標的枝の選択において，中隔穿通枝の大きさと左前下行枝からの分岐角が重大な意味をもつ．

ASAを検討する前に外科的心筋切除術を考慮すべきである．

もう1つの重要な考慮すべき事項は，突然死である．ASAによって生じた瘢痕が，心室性頻脈性不整脈のサブストレートを残す可能性があることが，理論的に懸念されている．この理論上のリスクは，実際にASAを施行された症例で明らかになっていない[37-40]．

心筋切除術とASA間のランダム化比較試験はない．両者の比較を試みた非ランダム化試験はいくつかあるが，ASAを施行された群と外科的心筋切除術を施行された群が異なるため，選択バイアスによって正しく解釈できない．これらのデータを集積したメタ解析によると，高度に選択された2群間で術後の転帰に関して差はなかった[41]．この研究によると，術後のペースメーカ植込みと左室流出路圧較差の減少に関しては，統計学的有意差をもって外科的心筋切除術のほうが良好な成績を示した．NYHA心機能分類の改善に関しては，両群間で同様の結果だった．短期および長期の死亡と心室性不整脈に関しては，両群間で統計学的に有意差はなかった（**表27-2**）．

今なお，外科的心筋切除術とASAそれぞれの優位性を主張する2つのグループがあるが，この議論の決着がつくのにはまだ時間を要するであろう．個々の症例についていずれの方法を選択するかに関しては，最終的には臨床家/施設の傾向，左室流出路閉塞のメカニズム，そして患者自身の希望にかかってくる．

② 手技上のテクニック

手技は，左室流出路圧較差の血行動態の評価から始まる．側孔のないカテーテルの先端を左室心尖部に置き，左室圧と大動脈圧を測定しながら左室流出路から大動脈まで徐々に引き抜いてくる方法による．もう1つの方法として，ロングシースを大動脈まで挿入し，側孔のないカテーテルを左室に入れることにより，大動脈圧と左室圧を同時に測定する方法もある．主に潜在性の圧較差に対しては，閉塞の重症度を正確に評価するためにイソプロテレノール，ドブタミンあるいは亜硝酸アミルの負荷が必要になることがある．診断を確定しインターベンションの成否を判定するうえで，血行動態を確認することは非常に重要である．

次に術者は冠動脈造影に注意を向け，中隔穿通枝の解剖を詳細に評価し，同時に狭窄性の動脈硬化性病変を合併していないかを詳細に観察する．もし冠動脈に狭窄性病変がある場合，術者は，特

表27-2 アルコール中隔心筋アブレーションと外科的心筋切除術の比較[全体(こみにした効果の推定)]

転記	使用した推定	こみにした推定	95%信頼区間	P値[b]
短期の死亡率	リスク差	0.01[a]	−0.01〜0.03	.35
長期の死亡率	リスク差	0.02[a]	−0.05〜0.09	.55
ペースメーカー植込み	オッズ比	2.57	1.68〜3.93	<.001
心室性不整脈	オッズ比	1.34	0.54〜3.32	.52
NYHA クラス	標準化平均差	0.30[a]	−0.03〜0.63	.08
LVOT 圧較差減少	標準化平均差	0.45[a]	0.13〜0.77	<.01

[a] 負値はアルコール中隔心筋アブレーションを支持し正値は中隔心筋切除術を支持する。
[b] P<0.05が有意と考えられる。
NYHA : New York Heart Association class, LVOT : left ventricular outflow tract obstruction
〔Adapted from Agarwal S, Tuzcu EM, Desai M, et al. Updated meta-analysis of septal alcohol ablation versus myectomy for hypertrophic cardiomyopathy. J Am Coll Cardiol. 2010;55(8):823-834.〕

に近位部病変では合併症の発生リスクが増大することを警戒し，直ちに血行再建を行うべきである．理想的な中隔穿通枝は基部中隔に存在し，1.0〜2.0 mm の径を有しているものがよい．それより小さな径の動脈では，バルーンの挿入が難しい可能性があり，より大きな動脈では心筋の範囲が広すぎる可能性がある．すでに述べたが，中隔穿通枝の分岐角がもう1つの重要なポイントである．分岐角が90度以上の場合には，バルーンの位置決めに難渋する可能性が高い．これらの解剖学的な諸問題は，RAO cranial 像（頭側右前斜位像）あるいは AP cranial 像（頭側前後像）でよく描出される．中隔穿通枝が大きな分枝を有している場合には，術者は分枝が中隔の左側あるいは右側のいずれを栄養しているかを確定しなくてはならない．中隔の左室側を栄養している分枝が，最も適している．この解剖を適切に検討するためには，LAO cranial 像（頭側左前斜位像）が必須となるかもしれない．

次のステップでは，経静脈的一時的ペースメーカのリードを留置し，術後の心ブロックに備える．リードは内頸静脈から留置するのが最もよく，最低でも48時間留置する．passive fixation リードは時間とともに位置が動きやすいので，著者らは通常 active fixation リードの留置を選択している．

こうして中隔枝の解剖が確定し，一時的ペースメーカ・リードが挿入されたら，ガイディング・カテーテル（例えば6 Fr あるいは7 Fr XB3.5 など）を左冠動脈主幹部（left main coronary artery）にエンゲージする．0.014 インチガイドワイヤーを標的の中隔穿通枝に通過させる（図 27-5A）．次に，その中隔穿通枝が栄養している心筋の範囲を確定する作業にとりかかる．通常 1.0〜2.0 mm 径で 10 mm 長の over-the-wire バルーンを中隔穿通枝に通過させる．中隔穿通枝の分岐角が90度以上の場合，左前下行枝から中隔穿通枝へバルーンを進める際に通過が困難であることがと判明する場合がある．このような場合には，大きなサポート力を得る目的でよりかたいガイドワイヤーを使用するとよいかもしれない．意図した血管内でバルーンを 10〜12 気圧でインフレーションして，中隔枝を完全に閉塞する（図 27-5B）．中隔穿通枝の枝が完全に閉塞されている否かの確認は，冠動脈造影により行われる．造影剤をワイヤールーメンから動脈内に緩徐に注入するが，その速度はエタノールの注入の際の速度と同じにする（図 27-5C）．術者は左前下行枝に造影剤が逆流しないか，側副血行路を通って他の動脈（例えば後下行枝）に流れないかを注意深く観察する．こ

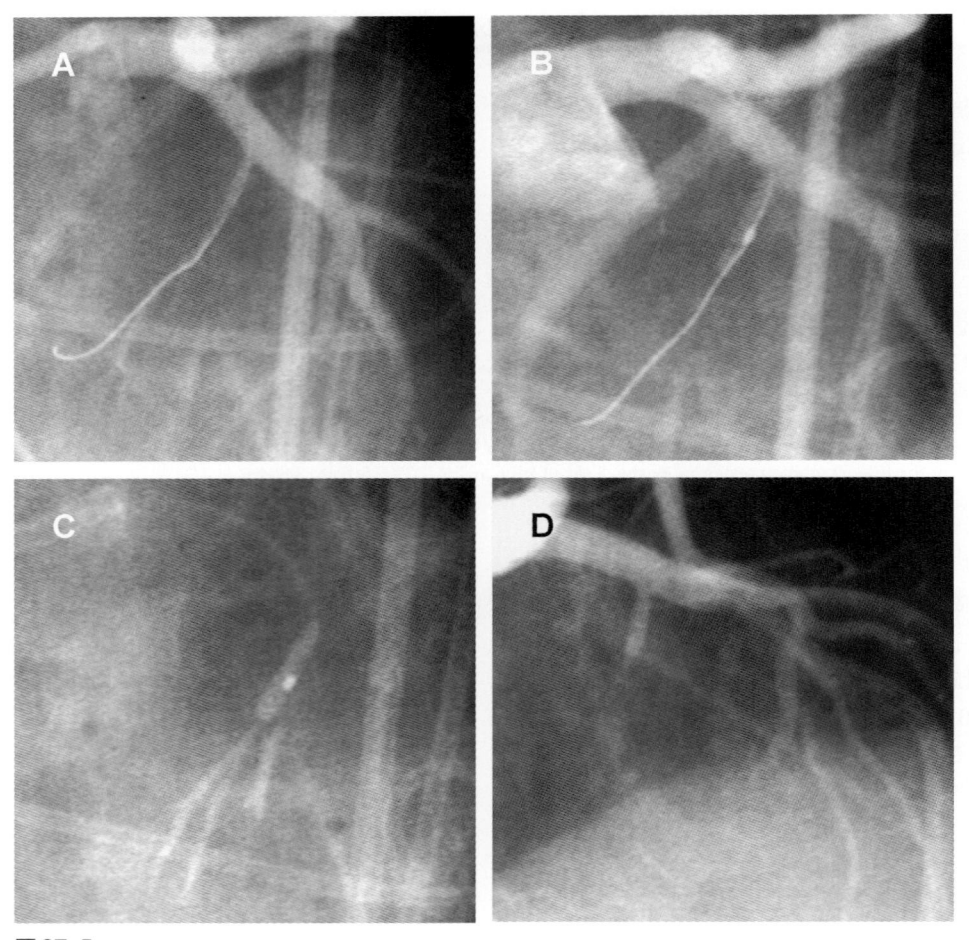

図27-5

A：0.014インチガイドワイヤーを標的中隔枝に通過させる。
B：2.0 mm径15 mm長のover-the-wireバルーンを中隔穿通枝に通過し，インフレーションする。左前下行枝から中隔枝へ造影剤は流れていない。over-the-wireバルーンをインフレーションしたまま，中隔穿通枝に造影剤を注入する。
C：この作業により中隔穿通枝が完全に閉塞され左前下行枝へ流出しないことを確かめて，エタノールの注入が安全であることを確認する。
D：エタノール注入後，中隔穿通枝の遠位部が途絶している。

のような場合，意図していない動脈にエタノールの傷害が生ずる可能性を示唆する。

造影剤の染影は，梗塞に陥る心筋のサイズと部位を予測するうえで参考になる。造影剤のウォッシュアウトの速度は，当該心筋への側副血行の血流量を示しているが，他の枝からの側副血行が多い場合には，対象とする部位に心筋梗塞を作成する際に妨げとなることがある。

心エコー上での造影は，対象とする動脈によって栄養される区域の輪郭をさらに明確にする目的で行われる。体表心エコー法は，標準的な傍胸骨長軸像，心尖部五腔断層像，心尖部長軸像を施行し，基部中隔に注目する。以前は，第1世代の心エコー造影剤のAlbumex（Mallinckrodt Medical, St. Lous, MO）を中隔枝に注入し体表心エコーで観察を行った（**図27-6**）。残念ながらAlbumex

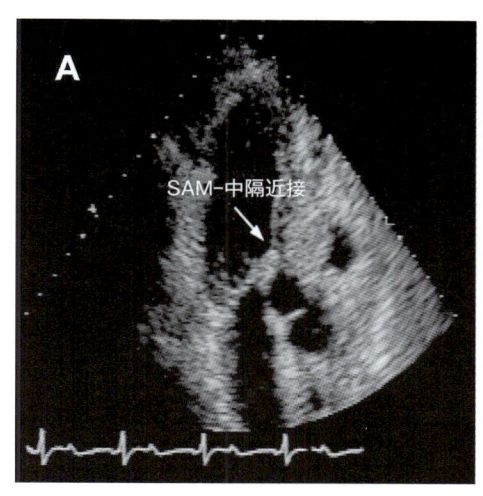

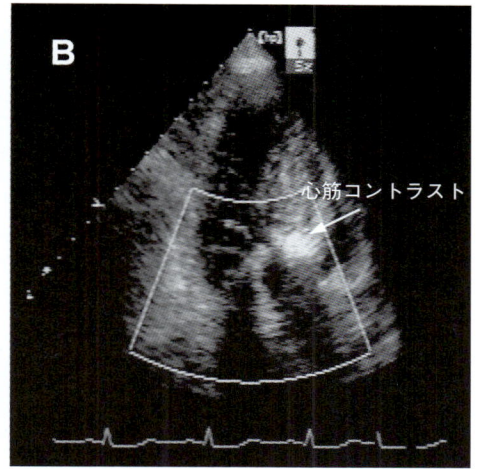

図27-6
A：心尖部長軸像で心室中隔と僧帽弁の接触を示す。
B：エタノール注入を行う中隔穿通枝に心筋造影剤を注入すると，中隔-僧房弁接触に関わる中隔の一部に造影効果が現れる。この際，他の領域に造影効果が認められないことを確認することを忘れてはならない。

は多くの国でもはや入手できなくなっている。代わりに第2世代，第3世代の薬剤が使用されているが，本法での使用には問題があることが証明されている。これらの薬剤は毛細血管床を早く通過してしまうため，心室の非透過度を増し，"shadowing"と呼ばれる現象を起こして読影が困難になってしまう。著者らのカテラボでは，心エコー造影剤の使用の10～15分前にボトルを開けて，造影剤の効力を減ずるようにしている。注入する前に造影剤を生食で，5～10倍に希釈することも行っている。造影剤中のマイクロバブルが急速に壊れないようにするため，超音波ビームのメカニカルインデックスは下げておいたほうがよい。

造影剤を注入した後，術者は造影される領域を特定する。SAMの際に心室中隔の中隔-僧帽弁近接に関わる部位だけが造影されるのが理想的である。右室，左室下壁，左室乳頭筋など当該領域以外の場所が造影される場合，予定していた範囲以外に梗塞が及ぶ可能性が示唆される。このように適切な中隔枝の選択を確実にするためには，注意深く体表心エコー像を観察することが不可欠である。

3番目，そして最後の確認事項は，標的の中隔枝でバルーンを長時間インフレーションしながら，左室流出路の圧較差を測定することである。一般的には30％以上の減少が認められれば，適切な中隔枝と確定して良いと考えられている。バルーンのインフレーション単独で圧較差の減少が30％以下の場合であっても，必ずしも手技が不成功に終わるというわけではない。

エタノールを注入する直前に，バルーンが移動していないかを目視で確認しなければならない。同時に一時的ペースメーカ・リードの捕捉閾値が適切であるかを確認する必要がある。これらが確認された後，1～3 mLのエタノールを1～5分かけて注入する。心筋染影が側副血行路から急速にウォッシュアウトされる場合には，エタノールをゆっくり注入したほうがよい。エタノールを注入し終わったら，0.3～0.5 mLの生食を注入し，ワイヤールーメンに残ったエタノールをフラッシュする。さらに10分間バルーンをインフレーションしたままにするが，その目的は左前下行枝にエタノールが逆流するのを防ぐことと，エタノールが心筋組織と接触する時間を十分確保することで

成功と考えられている（図27-7）。圧較差が十分減少しない場合に、もし適応な枝があれば別の中隔穿通枝に再度手技を行うことを推奨する術者もいる。一方でエタノールが適切な領域に注入された場合には、3か月待ってから再手術の方針を決定するという方法を採用している術者もいる。

バルーンを抜去する前に、再度ガイドワイヤーを挿入し中隔枝に残しておくべきである。どのような手技上の合併症が生じても対処できるように、左主幹部や左前下行枝にアクセスするためガイドワイヤーを残したまま冠動脈造影を行うことが推奨される。最終造影で中隔穿通枝はしばしば閉塞して見えるが、注意深く見ると減少した血流が認められ引き続き開存している（図27-5D）。

手技後は、ただちに集中治療室で術後管理を始め、48時間にわたって急性心筋梗塞後に見られる合併症をモニタリングしなければならない。通常、クレアチンホスホキナーゼ（CPK）の最高値は700〜2,100 IU/Lまで上昇するが、これは生じた梗塞巣の大きさに相関している[42]。重大な心ブロックや徐脈性不整脈が認められない場合には、一時的ペースメーカのリードは48時間後に抜去してよい。その後患者は通常48〜72時間にわたり一般病棟で経過観察する。まれではあるが遅発性心室頻拍が起こることがある。

ASA術後の左室流出路閉塞の生理学的な変化は、段階的に起こる（図27-8）。心筋のスタニングのため左室流出路の圧較差はただちに反応を示し、カテラボにいる間に観察される。術後早期には左室流出路の圧較差が元に戻ってしまうことがあるが、基部中隔に高度の組織浮腫が生じて閉塞が増悪するためである。最終的に数週間かけて、退縮と瘢痕形成という形で梗塞のプロセスが完成する（図27-8, 9）。ASAが総合的に見て成功したか否かは、この時点でようやく判断することができる。左室流出路閉塞が改善するメカニズムは術直後と長期では異なるが、急性期に改善を示した場合、長期的にも成功が期待できる[44]。逆に術直後に圧較差が残っている場合には、長期的にも不成功に終わる可能性を予測させる。総合すると、

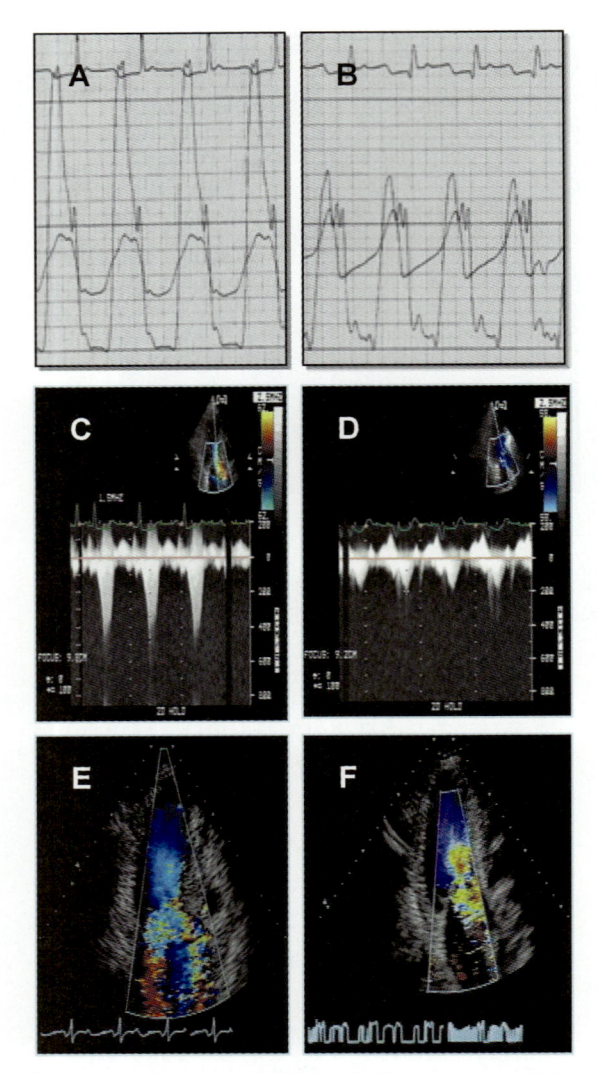

図27-7 アルコール中隔心筋アブレーションによる左室流出路（LVOT）圧較差の減少

手技中、その経過は左室と大動脈の同時圧測定を経時的に行うことにより明瞭に示される。
術前の圧較差（A）。エタノールの注入後著明に減少している（B）。心尖部長軸像で連続波ドプラを測定すると同様の所見を呈し、術前に左室流出路を通過する早い速度の血流が認められるが（C）、術後に血流速度は有意に低下している（D）。これらの所見はカラードプラ法でも認められ、左室流出路での血流の加速と後方へ向かう僧帽弁逆流を示しているが（E）、この2つの所見はアルコール中隔アブレーション後に軽減している。

ある。ここでもう一度圧較差を測定するが、安静時の圧較差が30 mmHg未満になった場合と誘発時の圧較差が50％以上減少した場合が、手技的

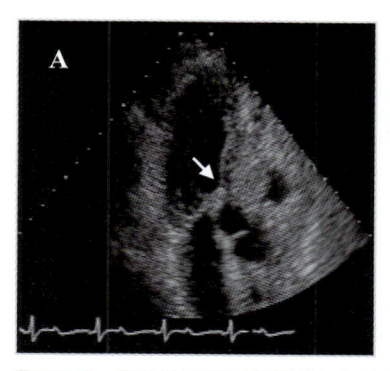

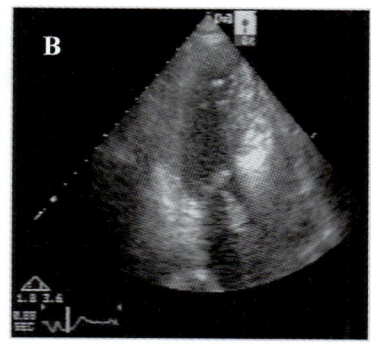

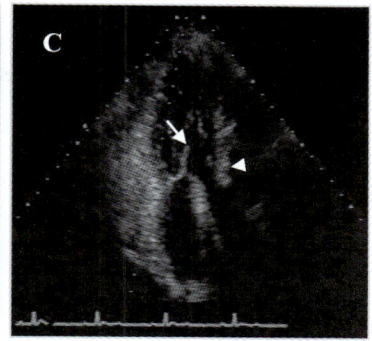

図27-8　異なる時相で記録された心尖部長軸像

A：アブレーション前，中隔−僧房弁近接（矢印）を伴う重度の僧帽弁収縮期前方運動（SAM）が認められる。B：アブレーション直後，SAMの辺縁が縮小している。C：SAM（矢印）におけるLVOT閉塞の縮小に加え，梗塞が成熟し中隔の壁厚が縮小している（矢頭）。

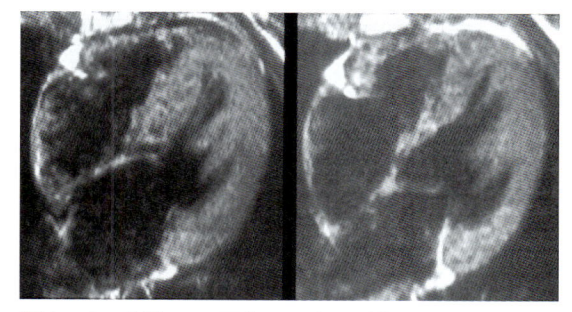

図27-9　心臓MRI画像で示す四腔像

症例は心室中隔に重度の肥大を有する（A）。中隔アブレーション後，上方中隔の壁厚が有意に縮小している（B）。

ASA術後3か月の心エコーで圧較差が減少していれば，長期にわたる圧較差の減少が期待できるといえる[43]。

ASAに関連する重篤な合併症はまれである。施設間で異なるが，手技に関連する死亡率は1〜4%とされる[44]。右脚ブロックはしばしば発生し，36%に観察されたという報告もある[45]。

もともと左脚ブロックがあると，術後に完全房室ブロックを起こすリスクが高い[46]。急速にエタノールを注入することは，より高度心ブロックの発生と関連する[46]。恒久的ペースメーカの植込みが必要となる症例は，全体の10〜33%である[46]。近年多くの術者が使用するエタノールの量を減らしているのに伴い，術後にペースメーカの植込みを要する症例の頻度は15%未満にまで減少している。まれではあるが極めて深刻な合併症に，冠解離，エタノールの左前下行枝本幹への流出，心タンポナーデを伴う心破裂，心室中隔穿孔がある。心室性不整脈は術中にも発生しうるが，術直後から発生することもある（48時間以内）。前述したように，ASA後の長期の突然死のリスクは今のところ不明である。

結語

HCM患者の管理は包括的な評価が必要であり，種々の薬剤を使用しつつ一定の活動を制限することが必要である。そして必要に応じてICDの植込みを行う。左室流出路閉塞の解除が必要な場合，外科的アプローチと経皮的アプローチは競合するモダリティではなく，補完的な術式である。症例ごとに適切な手技を選択するために，数多くの因子を考慮する必要がある。すなわち症例の年齢と合併症，中隔，僧帽弁および乳頭筋の形態，実施する施設の能力，そして患者自身の選択である。症例選択を厳密に行えば，アルコール中隔アブレーションは安全に実施可能で，優れた結果が期待される。

文献

1. Bos JM, Towbin JA, Ackerman MJ. Diagnostic, prognostic, and therapeutic implications of genetic testing for hypertrophic cardiomyopathy. J Am Coll Cardiol. 2009;54(3):201–211.
2. Maron BJ, Gardin JM, Flack JM, et al. Prevalence of hypertrophic cardiomyopathy in a general population of young adults. Echocardiographic analysis of 4111 subjects in the CARDIA Study. Coronary Artery Risk Development in (Young) Adults. Circulation. 1995;92(4):785–789.
3. Olivotto I, Maron MS, Adabag AS, et al. Gender-related differences in the clinical presentation and outcome of hypertrophic cardiomyopathy. J Am Coll Cardiol. 2005;46(3):480–487.
4. Maron BJ, Casey SA, Poliac LC, et al. Clinical course of hypertrophic cardiomyopathy in a regional United States cohort. JAMA. 1999;281(7):650–655.
5. Maron MS, Olivotto I, Betocchi S, et al. Effect of left ventricular outflow tract obstruction on clinical outcome in hypertrophic cardiomyopathy. New Engl J Med. 2003;348(4):295–303.
6. Maron MS, Olivotto I, Zenovich AG, et al. Hypertrophic cardiomyopathy is predominantly a disease of left ventricular outflow tract obstruction. Circulation. 2006;114(21):2232–2239.
7. Maron BJ. Hypertrophic cardiomyopathy: a systematic review. JAMA. 2002;287(10):1308–1320.
8. Elliott PM, Poloniecki J, Dickie S, et al. Sudden death in hypertrophic cardiomyopathy: identification of high risk patients. J Am Coll Cardiol. 2000;36(7):2212–2218.
9. Maron BJ. Contemporary insights and strategies for risk stratification and prevention of sudden death in hypertrophic cardiomyopathy. Circulation. 2010;121(3):445–456.
10. Maron BJ, Wolfson JK, Epstein SE, et al. Intramural ("small vessel") coronary artery disease in hypertrophic cardiomyopathy. J Am Coll Cardiol. 1986;8(3):545–557.
11. Basso C, Thiene G, Corrado D, et al. Hypertrophic cardiomyopathy and sudden death in the young: pathologic evidence of myocardial ischemia. Hum Path. 2000;31(8):988–998.
12. Biagini E, Spirito P, Leone O, et al. Heart transplantation in hypertrophic cardiomyopathy. Am J Cardiol. 2008;101(3):387–392.
13. Thaman R, Gimeno JR, Murphy RT, et al. Prevalence and clinical significance of systolic impairment in hypertrophic cardiomyopathy. Heart. 2005;91(7):920–925.
14. Olivotto I, Cecchi F, Casey SA, et al. Impact of atrial fibrillation on the clinical course of hypertrophic cardiomyopathy. Circulation. 2001;104(21):2517–2524.
15. Maron BJ, Pelliccia A, Spirito P. Cardiac disease in young trained athletes. Insights into methods for distinguishing athlete's heart from structural heart disease, with particular emphasis on hypertrophic cardiomyopathy. Circulation. 1995;91(5):1596–1601.
16. Lever HM, Karam RF, Currie PJ, et al. Hypertrophic cardiomyopathy in the elderly. Distinctions from the young based on cardiac shape. Circulation. 1989;79(3):580–589.
17. Maron BJ, Spirito P, Green KJ, et al. Noninvasive assessment of left ventricular diastolic function by pulsed Doppler echocardiography in patients with hypertrophic cardiomyopathy. J Am Coll Cardiol. 1987;10(4):733–742.
18. Kubo T, Gimeno JR, Bahl A, et al. Prevalence, clinical significance, and genetic basis of hypertrophic cardiomyopathy with restrictive phenotype. J Am Coll Cardiol. 2007;49(25):2419–2426.
19. Biagini E, Spirito P, Rocchi G, et al. Prognostic implications of the Doppler restrictive filling pattern in hypertrophic cardiomyopathy. Am J Cardiol. 2009;104(12):1727–1731.
20. Maron MS, Olivotto I, Betocchi S, et al. Effect of left ventricular outflow tract obstruction on clinical outcome in hypertrophic cardiomyopathy. New Engl J Med. 2003;348(4):295–303.
21. Adabag AS, Maron BJ, Appelbaum E, et al. Occurrence and frequency of arrhythmias in hypertrophic cardiomyopathy in relation to delayed enhancement on cardiovascular magnetic resonance. J Am Coll Cardiol. 2008;51(14):1369–1374.
22. Kwon DH, Setser RM, Popovi ZB, et al. Association of myocardial fibrosis, electrocardiography and ventricular tachyarrhythmia in hypertrophic cardiomyopathy: a delayed contrast enhanced MRI study. Int J Cardiovasc Imaging. 2008;24(6):617–625.
23. Brockenbrough EC, Braunwald E, Morrow AG. A hemodynamic technic for the detection of hypertrophic subaortic stenosis. Circulation. 1961;23:189–194.
24. Gilligan DM, Chan WL, Joshi J, et al. A double-blind, placebo-controlled crossover trial of nadolol and verapamil in mild and moderately symptomatic hypertrophic cardiomyopathy. J Am Coll Cardiol. 1993;21(7):1672–1679.
25. Harrison DC, Braunwald E, Glick G, et al. Effects of beta-adrenergic blockade on the circulation with particular reference to observations in patients with hypertrophic subaortic stenosis. Circulation. 1964;29:84–98.
26. Spicer RL, Rocchini AP, Crowley DC, et al. Chronic verapamil therapy in pediatric and young adult patients with hypertrophic cardiomyopathy. Am J Cardiol. 1984;53(11):1614–1619.
27. Rosing DR, Kent KM, Maron BJ, et al. Verapamil therapy: a new approach to the pharmacologic treatment of hypertrophic cardiomyopathy. II. Effects on exercise capacity and symptomatic status. Circulation. 1979;60(6):1208–1213.
28. Epstein SE, Rosing DR. Verapamil: its potential for causing serious complications in patients with hypertrophic cardiomyopathy. Circulation. 1981;64(3):437–441.
29. Sherrid MV, Barac I, McKenna WJ, et al. Multicenter study of the efficacy and safety of disopyramide in obstructive hypertrophic cardiomyopathy. J Am Coll Cardiol. 2005;45(8):1251–1258.
30. Pollick C. Muscular subaortic stenosis: hemodynamic and clinical improvement after disopyramide. New Engl J Med. 1982;307(16):997–999.
31. Pollick C, Kimball B, Henderson M, et al. Disopyra-

mide in hypertrophic cardiomyopathy. I. Hemodynamic assessment after intravenous administration. *Am J Cardiol.* 1988;62(17):1248–1251.
32. Dearani JA, Danielson GK. Septal myectomy for obstructive hypertrophic cardiomyopathy. *Semin Thorac Cardiovasc Surg Pediatr Card Surg Annu.* 2005: 86–91.
33. Smedira NG, Lytle BW, Lever HM, et al. Current effectiveness and risks of isolated septal myectomy for hypertrophic obstructive cardiomyopathy. *Ann Thorac Surg.* 2008;85(1):127–133.
34. Ommen SR, Maron BJ, Olivotto I, et al. Long-term effects of surgical septal myectomy on survival in patients with obstructive hypertrophic cardiomyopathy. *J Am Coll Cardiol.* 2005;46(3):470–476.
35. Merrill WH, Friesinger GC, Graham TP, et al. Long-lasting improvement after septal myectomy for hypertrophic obstructive cardiomyopathy. *Ann Thorac Surg.* 2000;69(6):1732–1735; discussion 1735–1736.
36. Sigwart U. Non-surgical myocardial reduction for hypertrophic obstructive cardiomyopathy. *Lancet.* 1995;346(8969):211–214.
37. Noseworthy PA, Rosenberg MA, Fifer MA, et al. Ventricular arrhythmia following alcohol septal ablation for obstructive hypertrophic cardiomyopathy. *Am J Cardiol.* 2009;104(1):128–132.
38. Cuoco FA, Spencer WH, Fernandes VL, et al. Implantable cardioverter-defibrillator therapy for primary prevention of sudden death after alcohol septal ablation of hypertrophic cardiomyopathy. *J Am Coll Cardiol.* 2008;52(21):1718–1723.
39. Leonardi RA, Kransdorf EP, Simel DL, et al. Meta-analyses of septal reduction therapies for obstructive hypertrophic cardiomyopathy: comparative rates of overall mortality and sudden cardiac death after treatment. *Circ Cardiovasc Interv.* 2010;3(2):97–104.
40. Klopotowski M, Chojnowska L, Malek LA, et al. The risk of non-sustained ventricular tachycardia after percutaneous alcohol septal ablation in patients with hypertrophic obstructive cardiomyopathy. *Clin Res Cardiol.* 2010;99(5):285–292.
41. Agarwal S, Tuzcu EM, Desai MY, et al. Updated meta-analysis of septal alcohol ablation versus myectomy for hypertrophic cardiomyopathy. *J Am Coll Cardiol.* 2010;55(8):823–834.
42. Hage FG, Aqel R, Aljaroudi W, et al. Correlation between serum cardiac markers and myocardial infarct size quantified by myocardial perfusion imaging in patients with hypertrophic cardiomyopathy after alcohol septal ablation. *Am J Cardiol.* 2010;105(2): 261–266.
43. Yoerger DM, Picard MH, Palacios IF, et al. Time course of pressure gradient response after first alcohol septal ablation for obstructive hypertrophic cardiomyopathy. *Am J Cardiol.* 2006;97(10):1511–1514.
44. Chang SM, Lakkis NM, Franklin J, et al. Predictors of outcome after alcohol septal ablation therapy in patients with hypertrophic obstructive cardiomyopathy. *Circulation.* 2004;109(7):824–827.
45. Talreja DR, Nishimura RA, Edwards WD, et al. Alcohol septal ablation versus surgical septal myectomy: comparison of effects on atrioventricular conduction tissue. *J Am Coll Cardiol.* 2004;44(12):2329–2332.
46. Chang SM, Nagueh SF, Spencer WH, et al. Complete heart block: determinants and clinical impact in patients with hypertrophic obstructive cardiomyopathy undergoing nonsurgical septal reduction therapy. *J Am Coll Cardiol.* 2003;42(2):296–300.

索 引

和 文

あ
アイゼンメンジャー化，ASD 191
アスリート・ハート，HCM 406
アブレーション，ASD 190
アブレーション治療，経中隔カテーテル法
　　　　　　　　　　　　140, 144
アルコール中隔心筋アブレーション
　　　　　　　　　　　　403, 411
　──，血行動態 129
　──，心エコーガイド 102
アレンテスト 156
アンカーテクニック，PAVM 232
アンダーサイジング，CoreValve 292
圧波形のアーチファクト 120

い
イノウエバルーン 99, **338**
　──，BAV 269
イメージングディスプレイ 22
インジェクションプログラム 24
イントロデューサー，CoreValve 294
位相コントラスト法（PC 法） 67, 74
遺伝子検査，HCM 408
遺伝性出血性毛細血管拡張症 231
一次孔欠損心房中隔欠損 94, 184
一時的経静脈的ペースメーカー，SAPIEN 281

う
うっ血性心不全
　──，CAF 226
　──，HCM 405
　──，PVL 239
右脚ブロック，ASA 417
右脚ブロック，TAVI 320
右室虚血，ASD 187
右室ペーシング法，CoA 396
右室流出路 44, 61, 376
　──，ICE 110
右室流出路圧較差，PPVI 378
右室流出路サイズ 378
右心房 52
植込み型除細動器，HCM 404, 410
運動負荷試験，ASD 190
運動誘発性，PFO 93

え
エブスタイン奇形，TR 45
永久ペースメーカ，CoreValve 309
永久ペースメーカ，PTMC 342
永続性心房細動 250
液体充填システム 120
腋窩下動脈アクセス，CoreValve 395
円錐腱索 31

か
カラードプラ法，PTMC 340
カルチノイド症候群，TR 45
ガイドワイヤー，CoreValve 293
下行大動脈造影，SAPIEN 278

下大静脈 52, 91, 162
下大静脈-三尖弁輪間峡部 54
下板縁 141
仮性大動脈瘤，CT/MRI 75
仮性動脈瘤，動脈アクセス 158
仮想平面 31
解剖学的空間用語 51
解剖学的大動脈左室接合部 31
解剖学的弁口面積 37
外腸骨動脈の穿孔 158
拡張期血圧低下，CoreValve 301
拡張期雑音，ASD 188
拡張期流入時間 122
活性化凝固時間，MitraClip 352
合併症
　──，ASA 417
　──，ASD 201
　──，CAF 塞栓術 229
　──，CoA 391
　──，MitraClip 359
　──，PDA 237
　──，PFO 閉鎖術 179
　──，PPVI 381
　──，PVL 242
　──，VSD 214
　──，経皮的僧帽弁交連切開術 127
　──，動脈アクセスの 157
完全房室ブロック
　──，ASA 417
　──，CoreValve 308
　──，TAVI 320
　──，VSD 215
冠解離，ASA 417
冠状静脈洞による僧帽弁輪形成術 364
冠状断面 51
冠静脈洞心房中隔欠損 185
冠動脈入口部 33
　──，ICE 110
冠動脈近位部，PPVI 378
冠動脈洞，CoreValve 292
冠動脈バイパス，CoreValve 308
冠動脈閉塞，CoreValve 308
冠動脈閉塞，TAVI 322
冠動脈瘤破裂，CAF 226
冠動脈瘻 226
間歇性跛行 390
感染性心内膜炎
　──，ASD 199
　──，PVL 239
　──，TR 45
関心領域（ROI），CT/MRI 69

き
キアリ網 91
奇異性塞栓 59
　──，PFO 171
　──，ASD 187
機能性三尖弁逆流 45
機能性僧帽弁逆流 41, 363
偽腱索 40
逆流ジェット，MitraClip 355
逆流パッチ閉鎖，PVL 242

逆流分画 100
逆流弁口面積 100
逆流量 100
逆行性アプローチ，CAF 227
逆行性アプローチ再狭窄，BAV 263
急性下肢虚血，動脈アクセス 158, 160
急性大動脈弁閉鎖不全症，BAV/ 血行動態
　　　　　　　　　　　　124
虚血性，MR 疾患 41
狭窄部後拡張 48
狭小弁口面積 122
狭心症，HCM 404, 410
胸部 X 線写真，ASD 188
胸部感染，CoreValve 309
境界面 31
筋性部心室中隔欠損 74, 214
筋性部中隔 31, 211
筋性部肉柱部中隔 211

く
クロピドグレル 252
グラフト，CFA アクセス 148
空間分解能，CT/MRI 69
空気塞栓，ASD 199

け
外科的交連切開術後の PTMC 344
外科的左心耳除去術 254
外科的人工腱索移植術 370
外科的人工弁除去，CoreValve 308
外科的摘出，PFO デバイスの 181
経胃短軸像，MitraClip 356
経カテーテル冠動脈瘻閉鎖術 226
経カテーテル左心耳閉鎖術 56
経カテーテル僧帽弁置換術 371
経カテーテル僧帽弁治療，経中隔カテーテル法 146
経カテーテル動脈管開存症閉鎖術 233
経カテーテル肺動静脈奇形閉鎖術 231
経カテーテル肺動脈弁置換術，ICE 117
経胸壁心エコー 87
　──，SAPIEN 276
経食道心エコー 87
　──，CoreValve 304
　──，PVL 242
　──，SAPIEN 276
経心尖部アプローチ 313
　──，SAPIEN 283
　──，PVL 244
経心尖部の人工腱索移植術 370
経心房中隔穿刺，MitraClip 352
経大腿部アプローチ 313
経大動脈弁圧較差，BAV 268
経中隔アプローチ，MitraClip 351
経中隔アプローチ，PVL 244
経中隔カテーテル法 140
　──の合併症 146
　──の適応 144
経中隔シース 141
経中隔穿刺 142
　──，心エコーガイド 89
経皮的 PVL 閉鎖術 242

経皮的血行再建術, CFA アクセス　148
経皮的左心耳閉鎖除去術　254
経皮的左心耳閉鎖栓　255
経皮的僧帽弁形成術　363
経皮的僧帽弁交連切開術　338
　　——, 血行動態　124
　　——, 心エコー　88
　　——, 心エコーガイド　98
経皮的僧帽弁尖修復術　363
経皮的大動脈弁植込み術　262, **274**
経皮的大動脈弁バルーン形成術, 血行動態　122
経皮的大動脈弁留置術, CFA アクセス　149
経皮的中隔短縮デバイス　367
経皮的肺動脈弁植込み術　376
経弁の左室-大動脈圧較差, BAV　264
傾斜人工弁, CT/MRI　80
欠損孔の測定, ASD　196
血管アクセス　148
　　——, MitraClip　351
　　——, SAPIEN　280
血管イメージング　20
血管解離, 動脈アクセス　158, 160
血管合併症 (VARC)　327
　　——, CoA　401
　　——, TAVI　317
血管修復, CoreValve　300
血管穿孔
　　——, SAPIEN　280
　　——, TAVI　319
　　——, 動脈アクセス　158
血管損傷, SAPIEN　285
血管剥離, TAVI　319
血行動態　119
　　——, CoreValve　301
　　——, HCM　409
　　——, PPVI　382
　　——, TAVI/BAV　121
　　——, 大動脈弁狭窄症と弁形成術の　122
　　——, 弁機能不全の　120
血行動態モニター　25
血行力学的圧評価, CoreValve　304
血栓塞栓症, HCM　405
血栓塞栓症, 動脈アクセス　161
血栓塞栓リスク, AF　253
血栓付着, PFO デバイス　180
腱索, 三尖弁　45
腱索, 僧帽弁の　40
腱索断裂　363
原発性僧帽弁逆流　41
原発性肺高血圧症, ASD　185

こ

コイル留置, PAVM　232
コッホ (Koch) の三角　35, 54
コブラヘッド・フォーメーション, ASD　199
コントラスト経食心エコー像　93
呼吸困難, HCM　405, 410
交連切開術, 合併症　127
交連部, 僧帽弁　38
抗凝固療法
　　——, AF　252
　　——, CAF　230
　　——, HCM　405
抗血小板療法, CoreValve　297
抗血小板療法, HCM　405

抗血栓療法, PFO　181
抗生物質の予防的投与, SAPIEN　284
拘束性心筋症, HCM　405
後拡張, PPVI　380
後尖 (前) 外側弁帆　39
後尖中央弁帆　39
後尖 (後) 内側弁帆　39
後天性弁膜症　262
後内側乳頭筋　40
後腹膜血腫, CoA　401
後腹膜血腫, TAVI　319
恒久的ペースメーカ, ASA　417
恒久的ペースメーカ, VSD　215
高位留置, CoreValve　306
高血圧, CoA　399
高所肺水腫, PFO　171
高度右室収縮不全　124
高度石灰化　35
高頻度心室バーストペーシング　266
高頻拍心室ペーシング　123
梗塞後 VSD, CT/MRI　75
構造的心疾患　2
混合静脈血の酸素飽和度　136

さ

左脚ブロック, TAVI　320
左室拡張期圧波形, HOCM　131
左室拡張終期容積, HCM　406
左室拡張末期圧　119
左室穿孔, PTMC　342
左室穿孔, TAVI　319
左室-大動脈圧測定　121
左室短軸像, ICE　114
左室中隔肥大, CoreValve　302
左室長軸像, ICE　114
左室肥大, HCM　405
左室非同期, MR　41
左室流出路　31, 61
左室流出路圧較差, HOCM　129
左室流出路狭窄, HOCM　129
左室流出路閉塞　403
　　——, HCM　404, 410
左心系指示薬希釈法　136
左心耳　54, **254**
　　——, ICE　110, 117
左心耳内血栓形成　56
左心耳閉鎖術　254
　　——, 経中隔カテーテル法　140, 146
左心耳閉鎖デバイス　58
左心室　61
左心房　54
左房圧, VSD　212
左房-左室間圧較差　120
左房ディスク, ASD　198
左房内血栓, PTMC　345
左右心房の血行動態　138
左右短絡率, VSD　212
鎖骨下アプローチ, ICE　109
鎖骨下動脈アクセス, CoreValve　295
鎖骨下動脈アプローチ　313
再狭窄
　　——, BAV　263, 271
　　——, CoA　398
　　——, PTMC　344
再発性心房細動　250
再弁置換, PVL　242

細菌性動脈内膜炎, PDA　233
最大圧較差　37
最大径, 弁輪の　32
最大肺動脈弁圧較差　47
撮像視野, CT/MRI　69
三角部分, 大動脈弁尖　31
三尖弁逆流症　45
三尖弁狭窄症, PTMC　346
三尖弁損傷, PPVI　382
三尖弁病変, ASD　189
三尖弁閉鎖不全症, ASD　186
三尖弁閉鎖不全症, PTMC　346
残存圧較差, BAV　268
残存シャント　95
　　——, PFO デバイス　180
　　——, パッチ閉鎖術後の　223
残存リーク, VSD　210

し

シーステクニック, CoreValve　297
シャント計算方法　136
シャント疾患, 心エコーガイド　92
シャント率, 血行動態　134
ジェット速度, AS　37
ジソピラミド, HCM　410
止血デバイス
　　——, BAV　269
　　——, CFA アクセス　154
　　——, SAPIEN　280
　　——, 解離　160
矢状断面　51
自然予後, ASD　186
脂肪塞栓, PFO　171
自己大動脈縮窄術　390
自己中心化機構　216
持続性心房細動　250
時間分解能, CT/MRI　69
失神, ASD　187
失神, HCM　405
収縮期駆出時間　122
収縮期血圧低下, CoreValve　301
収縮期雑音　120
収縮期前方運動　103
　　——, HCM　404
収縮駆出　120
収縮駆出雑音, ASD　188
収縮性心膜炎, TR　46
重症大動脈弁狭窄症　311
重症大動脈弁閉鎖不全症　32
重症度評価, PVL の　239
重症肺高血圧症, PTMC　344
重複僧帽弁口　100
出血 (VARC)　328
出血性合併症, 動脈アクセス　158
出血性ショック, PPVI　382
出産, ASD　191
順行性経中隔アプローチ, BAV　269
小切開左前肋間開胸術, SAPIEN　283
症候性重症大動脈弁狭窄症　311
上行大動脈, CoreValve　293
上肢アプローチ, SHD　156
上室性不整脈, ASD　187, 201
上大静脈　52, 91
上板縁　140
上腕動脈アクセス　157
静脈血栓症, PFO　171

静脈穿孔, ICE 175
静脈洞型心房中隔欠損 184
静脈洞欠損, ASD 94
心アミロイドーシス, HCM 鑑別 406
心エコー
　——, HCM 406
　——, PVL 239
　——, TR 46
　——, 僧帽弁 42
　——, 肺動脈弁 48
心エコー検査, AS 37
心エコーガイド, SHD インターベンションにおける 89
心筋血流イメージング 70
心筋梗塞, CAF 229
心筋梗塞後心室中隔欠損 96, 210, 221
心筋コントラストエコー 103
心筋生検, CAF 226
心筋中隔肥大, SAPIEN 282
心筋のスタニング, ASA 416
心腔内エコー 18, 92, **108**
　——, PTMC 338
　——, PVL 242
心腔内血栓 56
心原性ショック, CoreValve 308
心室細動, CoreValve 308
心室細動, HCM 404
心室充満波, 血行動態 120
心室性期外収縮, HOCM 133
心室性不整脈, ASA 412, 417
心室性不整脈, CoreValve 309
心室穿孔, BAV 268
心室中隔欠損 210
　——, CT/MRI 74
　——, ICE 117
心室中隔欠損閉鎖術, 心エコーガイド 96
心室中隔穿孔, ASA 417
心室中隔穿孔, 心筋梗塞後 210
心室中隔破裂 221
心室頻拍, HCM 404
心室捕捉 267
心室リモデリング 369
心尖肉柱部 61
心尖部肥大型心筋症, HCM 406
心臓 CT 68
心臓 MRI 67
心臓カテーテル検査
　——, ASD 189
　——, HCM 408
　——, SAPIEN 277
　——, VSD 212
心臓収縮予備能, BAV 271
心臓突然死, HCM 403
心タンポナーデ
　——, ASA 417
　——, Helex/PFO 176
　——, MitraClip 359
　——, PFO 閉鎖術 179
　——, PTMC 342
　——, 経中隔カテーテル法 146
　——, 左心耳閉鎖 256
心伝導障害, PFO 閉鎖術 179
心電図, ASD 188
心電図, HCM 406
心内膜炎, PVL 246
心内膜床 184

心嚢液貯留, VSD 214
心嚢液貯留, 左心耳閉鎖 256
心嚢水 89
心嚢水貯留, 経中隔カテーテル法 146
心肺運動負荷試験, PPVI 378
心ブロック, ASD 201
心房間交通孔 2
心房細動 250
　——, ASD 186, 187
　——, CoreValve 309
　——, HCM 405
　——, MitraClip 357
　——, PFO 172
　——, PTMC 344
心房性不整脈
　——, ASD 186
　——, PFO 閉鎖術 179
　——, 左心耳 56
心房穿孔, PFO デバイス 180
心房穿孔, 経中隔カテーテル法 146
心房粗動, ASD 187
心房大動脈瘻, PFO デバイス 180
心房中隔 58, 140
　——, ICE 110, 114
心房中隔イメージング, 経中隔カテーテル法 142
心房中隔開窓術, BAV 270
心房中隔欠損 184
　——, CT/MRI 72
　——, 血行動態 134
　——, ICE 110
心房中隔欠損閉鎖術, 心エコーガイド 94
心房リモデリング 367
心膜血腫, CAF 226
心膜血腫, PTMC 342
神経学的合併症, CoreValve 309
神経学的傷害, CoA 399
真の膜性部欠損 211
人工弁, CoreValve 303
人工弁機能不全, PVL 241
人工弁周囲逆流閉鎖術 146
腎性全身性線維症 68

す

スイスチーズ型欠損, VSD 214
ステントのはみ出し, LMT 34
ステントフラクチャー, CoA 398
ステントフラクチャー, PPVI 385
スポーツ心臓, HCM 406
スリップ, BAV 124
頭痛, ASD 201
水平断面 51
睡眠時無呼吸症候群, ASD 187
睡眠時無呼吸症候群, PFO 170

せ

正常圧波形 119
脊柱後彎, PDA 234
石灰化
　——, CFA アクセス 150
　——, CoreValve 295
　——, SAPIEN 278
接合距離 101
接合深度 101
先天性筋性部欠損 212
先天性心奇形, VSD 210

先天性二尖弁性大動脈弁狭窄症 35
先天的筋性中隔 96
穿孔, SAPIEN 285
穿刺法, CoreValve 297
潜水病, PFO 170
線維三角 31, 32
線維性膠原質 31
線維性骨格, 心臓の 31
線維弾性欠損症 41
線維弾性組織 32
前外側乳頭筋 40
前拡張, PPVI 380
前止血, SAPIEN 280
前板縁 140

そ

組織性状診断, CT/MRI 69
早期再狭窄, BAV 263
僧帽弁 38
　——, ICE 110, 117
　——の弁輪面積 38
僧帽弁圧較差 120, 127
僧帽弁位 PVL 245
僧帽弁位人工弁周囲逆流, 心エコー 102
僧帽弁逸脱, ASD 189
僧帽弁逸脱症 363, 370
僧帽弁開口部面積の減少法 370
僧帽弁逆流(症) 41
　——, HCM 405
　——, PTMC 342
　——, 心エコーガイド 99
僧帽弁逆流ジェット, MitraClip 355
僧帽弁狭窄(症) 40, 338
　——, ASD 189
　——, 血行動態 124
　——, 心エコー 88
　——, 心房中隔 141
僧帽弁形成術, ICE 117
僧帽弁腱索修復術 370
僧帽弁交連像, MitraClip 354
僧帽弁交連部像 42
僧帽弁接合ライン, MitraClip 354
僧帽弁尖のテザリング 370
僧帽弁前尖 31, 61
僧帽弁締結弁輪形成術 367
僧帽弁バルーン拡張術, 経中隔カテーテル法 140
僧帽弁バルーン形成術, 心エコー 88
僧帽弁閉鎖不全症, PTMC 127
僧帽弁弁口面積, PTMC 98
僧帽弁弁口面積の計算 127
僧帽弁流入血流速度, HCM 406
僧帽弁輪形成術 364
僧帽弁輪石灰化 31
僧帽弁輪縫縮リング 368
総大腿静脈 148, 162
総大腿動脈 148
総腸骨動脈 153
造影 MRA 67
造影剤腎症, CoreValve 309
造影剤注入プロトコール 68
造影剤マネージメントシステム 24
促拍心室刺激ペーシング, SAPIEN 281
速度時間積分値 37
塞栓コイル, CAF 227
塞栓コイル, PDA 234

塞栓症
　――, PTMC　342
　――, VSD　214
　――, 経中隔カテーテル法　146
続発性僧帽弁逆流　41
卒後医学教育認定委員会　3

た

ダイレーターテクニック, ASD　200
ダウン症, ASD　185
ダビガトラン　251
多孔性の二次孔欠損 ASD の閉鎖　201
多孔性 ASD　94
多断面再構成法(MPR 法)　67, 70
体高血圧, HCM　405
耐久性, TAVI　323
大血管転位, CT/MRI　80
大腿静脈アプローチ, ICE　109
大腿-大腿動脈バイパス術既往, CFA アク
　セス　148
大腿動脈, SAPIEN　278
大腿動脈アクセス, CoA　394
大腿動脈アクセス, CoreValve　295
大腿動脈の解離, 動脈アクセス　160
大腿動脈閉塞, CoA　401
大値投影法(MIP 法)　70
大動脈圧, BAV　264
大動脈圧曲線, BAV　268
大動脈圧波形, CoreValve　304
大動脈解離, CoA　399
大動脈解離, TAVI　319
大動脈拡張期圧, BAV　268
大動脈基部　31
大動脈基部造影, SAPIEN　277
大動脈弓の低形成, CoA　392
大動脈縮窄症　390
大動脈穿孔, 経中隔カテーテル法　146
大動脈短軸像, ICE　114
大動脈-腸骨動脈領域の解剖学的評価,
　CFA アクセス　149
大動脈庭　58
大動脈二尖弁　36
大動脈壁合併症, CoA　399
大動脈壁傷害, CoA　397
大動脈弁位 PVL　245
大動脈弁位人工弁周囲逆流, 心エコー　102
大動脈弁逆流　302
　――, CoreValve　301, 302
　――, SAPIEN　285
大動脈弁逆流ジェット, CoreValve　304
大動脈弁狭窄症　35, 262
　――, HCM　405
　――, 血行動態　122
　――, 心房中隔　141
　――の重症度　37
大動脈弁口面積　37
　――, BAV　264, 268
大動脈弁石灰化　36
大動脈弁尖の交連部　31
大動脈弁僧帽弁カーテン　31, 39
大動脈弁短軸像, ICE　114
大動脈弁置換術　262
大動脈弁と LVOT の速度比　97
大動脈弁の通過, CoreValve　298
大動脈弁破裂, TAVI　319
大動脈弁閉鎖不全症, BAV/血行動態　124

大動脈弁弁葉　33
大動脈弁面　30
大動脈弁輪　31
大動脈弁輪径　31
　――, SAPIEN　276
大動脈瘤, CoA　400
脱落, PFO デバイス　180
弾性反跳　397

ち

チアノーゼ, ASD　188
遅発性心室頻拍, ASA　416
中隔縁柱　45
中隔心筋切除術, HCM　411
中隔心房束　54
中隔穿刺, BAV　269
中隔穿刺, ICE　117
中隔穿通枝, ASA　411
中隔肺静脈束　54
中隔肥厚, CoreValve　302
中隔面　140
中心線維体　212
中心大動脈圧　121
中部食道僧帽弁交連像, MitraClip　355
中部食道長軸像, MitraClip　355
中部食道二腔像, MitraClip　354
超音速 cine-CT, ASD　189
超音波トランスデューサー, ICE　108
超高速 CT　68
腸骨動脈
　――, CoreValve　295
　――, SAPIEN　278
　――の解離, 動脈アクセス　160
腸骨動脈ステント, CFA アクセス　148
腸骨動脈穿孔の対処法　158
腸骨動脈損傷, CFA アクセス　150
直線漸増負荷法, PPVI　378

て

テベシウス弁　54
テンティング, MitraClip　352
デジタルサブトラクション機能　153
デバイス
　――の位置決め, ASD　198
　――の選択, ASD　197
　――の展開, ASD　198
　――のリキャプチャー, ASD　201
デバイス植え込み成功(VARC)　327
デバイス塞栓, ASD　199, 201
デバイス留置, ICE　117
デバイスリリース, ASD　198
デリバリーシステム, CoreValve　291
デリバリーシステム, SAPIEN　275
低位留置, CoreValve　305
低血圧, SAPIEN　284
定常状態自由歳差運動法(SSFP 法)　67
伝導系障害, TAVI　35
電気生理学, 経中隔カテーテル法　142, 144
電気的除細動, PTMC　344

と

トラブルシューティング, ASD　199
トランスデューサー, ICE　108
透視ガイド下心房中隔穿刺　143
等容収縮期　119
盗血現象, CAF　226

橈骨動脈アクセス　157
　――, アルコール中隔アブレーション
　　　156
糖尿病, HCM 鑑別　406
洞不全症候群, ASD　187
動静脈ループ, VSD　96
動脈アクセスの合併症　157
動脈管開存症　233
突然死, HCM　404

な

内頸静脈アプローチ, VSD　223
内皮化, PFO デバイス　180
内膜増殖, CoA　398
内膜裂孔, CoA　399

に

二次孔欠損心房中隔欠損　94, 184
二次中隔　184
二尖弁, CoreValve　302
二尖弁, CT/MRI　80
逃がし弁, VSD　213
肉柱, 右心室　60
乳頭筋　40
妊娠, ASD　191

ね

熱希釈法　122
粘液腫性変性　41

の

脳虚血性イベント発生率, AF　250
脳血管障害　401
脳血管性イベント, BAV　270
脳梗塞(VARC)　329
　――, PAVM　233
　――, TAVI　319
脳卒中
　――, HCM　405
　――, MitraClip　359
　――, PFO　170
　――, SAPIEN　285
　――, TAVI　319
脳動静脈奇形, PAVM　231

は

ハイブリッド手術室　9
ハイレートインジェクター　24
ハブ・アンド・スポーク方式　6
バスキュラープラグ, CAF　227
バブルスタディ, PFO　175
バルーン拡張　282
　――, CoreValve　299
バルーン形成術, CoreValve　294
バルーン血管形成術, CoA　392
バルーン僧帽弁形成術　40
バルーン大動脈弁形成術　262
　――, 心エコーガイド　97
バルーン肺動脈弁形成術　47
バルーンアシストテクニック, ASD　201
バルーンサイズ, ICE　114
バルサルバ手技, ASD　187
バルサルバ洞　31, 32
バルサルバ洞径, CoreValve　292
バルサルバ負荷, PFO　175
バルブ・イン・バルブ置換術, 僧帽弁の　373

索　引　425

バレンタイン的心臓　52
パッチ閉鎖術，VSD　210
パルスシークエンス，MRI　67
パンヌス形成，PVL　241
跛行，下腿の　148
肺血管抵抗，VSD　212
肺高血圧症
　——，ASD　187
　——，ICE　110
　——，PDA　233
　——，PR　47
　——，TR　46
　——，VSD　213
肺静脈還流異常，ASD　189
肺塞栓，CoreValve　309
肺塞栓，PFO 閉鎖術　179
肺体血流比，VSD　212
肺動静脈奇形　231
肺動静脈瘻　232
肺動脈圧，VSD　212
肺動脈下欠損　212
肺動脈下漏斗部　61
肺動脈幹　376
肺動脈幹サイズ　378
肺動脈狭窄，CT/MRI　80
肺動脈狭窄症　47
肺動脈形成術，ICE　117
肺動脈楔入圧　120
　——，VSD　212, 222
肺動脈閉鎖，CT/MRI　80
肺動脈弁　47
肺動脈弁逆流(症)　47, 376
肺動脈弁形成術，血行動態　124
肺動脈弁口面積　47
肺動脈弁置換術　376
　——，CT/MRI　80
肺動脈弁閉鎖不全症，ASD　190
肺動脈弁面　30
肺動脈弁輪　31
半径方向強度　393
半月状ライン　31
汎収縮期雑音，ASD　188
晩期再狭窄，BAV　263

ひ

ヒス束　35
ヒンジ部，弁の　31
ビーム-ハードニング，アーチファクト　68
非造影 MRA　68
非リウマチ性心房細動患者　254
左冠尖　31, 33
左冠動脈洞　31, 32
左主幹部　34
左主幹部冠動脈閉塞，TAVI　322
左主幹部入口部，SAPIEN　277, 279
左線維三角　31
左肺静脈，ICE　110
左-右シャント
　——，ASD　185
　——，CAF　226
　——，PDA　233
　——，血行動態　135
左-右心房間の交通路　170
頻拍心室ペーシング，CoreValve　294, 299

ふ

ファロー四徴症　212
フィルター，CFV アクセス　162
ブリッジ療法，BAV/心エコーガイド　97
ブロッケンブロー針　141
不完全右脚ブロック，ASD　188
負荷心エコー法，HCM　407
分界稜　54

へ

ベラパミル，HCM　410
ベルヌーイ方程式　37, 68
ペーシング法，SAPIEN　281
ペースメーカ植込み，TAVI　35, 319
ペースメーカ植込み，ASA　412
平均圧較差　37
平均経肺動脈弁圧較差　47
平均僧帽弁圧較差　99
平面面積測定法，PTMC　340
閉塞性肥大型心筋症　48, 403
　——，血行動態　129
　——，心エコー　102
米国心臓血管造影検査インターベンション学会議　2
米国内科試験委員会　2
片頭痛，PFO　170
変性石灰化性大動脈弁狭窄症　35
弁下性 PS　47
弁間線維性骨格　35
弁逆流症，VSD　215
弁血栓塞栓症，SAPIEN　284
弁口面積，PTMC　340
弁口面積の計算　122
弁周囲逆流　**239**
　——，CoreValve　307
　——，SAPIEN　285
弁周囲逆流閉鎖療法，心エコーガイド　101
弁周囲漏出，CT/MRI　77
弁上性 PS　47
弁性 PS　47
弁尖　31
弁尖修復術　363
弁尖接合線　101
弁付きグラフト　376
弁の位置修正，CoreValve　305
弁帆　39
弁葉，三尖弁　44
弁葉，僧帽弁　39
弁輪下間隙　40
弁輪径，CoreValve　292, 296
弁輪，三尖弁　44
弁輪の最大径　32
弁輪部高度石灰化，PVL　239

ほ

ホッケースティック切開，CoreValve　307
ホモグラフト破裂，PPVI　382
ホルター心電図，HCM　408
ボリューム 3D 画像　21
ポリテトラフルオロエチレン　174, 202, 393
放射線被曝　26
房室結節，TAVI　35
房室中隔　211
房室ブロック
　——，CoreValve　309

　——，SAPIEN　281, 285
　——，VSD　210
発作性心房細動　250

ま

マリーンカテーテル　143
マルチスライス CT　68
マルファン症候群，TR　45
マンドレル，Helex/PFO　174
麻酔法，CoreValve　296
膜様部中隔　31, 211
膜様部欠損　96, 212
膜様部心室中隔欠損　211, 214
末梢血管疾患，CFA アクセス　148
末梢血管造影検査　153
末梢性肺動脈狭窄　47

み

ミトコンドリア病，HCM 鑑別　406
右冠尖　31, 33
右冠動脈　35
右冠動脈洞　32
右線維三角　31
右大腿静脈アクセス PFO　173
右肺静脈，ICE　110
右-左シャント
　——，ASD　185
　——，PAVM　231
　——，PFO　171
　——，VSD　213

む

無冠尖　31, 33
無冠尖付着部　34
無冠動脈洞　31, 32

も

モーションアーチファクト　69
モデレーターバンド　75

や・ゆ

薬物療法，HCM　410

ユースタキオ弁　54, 91, 188
有効肺血流量　136
有効弁口面積　37
有窓化，ASD　94

よ

溶血，PVL　239
溶血，VSD　215

ら

ラピッドプロトタイピング　61
卵円窩，ICE　110
卵円窩縁　58
卵円窩底部　58
卵円孔　170, 184
卵円孔開存(閉鎖術)　32, 59, **170**, 185
　——，ICE　110
　——，経中隔カテーテル法　146
　——，血行動態　134
　——，心エコーガイド　92

り

リアルタイム 3 次元心エコー　88

――，PTMC 340
リウマチ性僧帽弁逆流症 41
リウマチ性僧帽弁狭窄症 40
リウマチ性大動脈弁狭窄症 35
リズムコントロール，AF 250
リズム障害，TAVI 319
両半月弁下欠損 212

れ

レートコントロール，AF 250
レトログレードアプローチ，PVL 243
連続的心雑音，CAF 226

ろ

ローディングシステム，CoreValve 292
ロードマップ機能 153
労作時息切れ，ASD 186
漏出ジェット，PVL 239
漏斗部欠損症 212
漏斗部中隔 211

わ

ワーファリン 252
ワイヤー操作，SAPIEN 281

数字・欧文

数字

0度オムニプレーン 100
1次予防，HCM 410
Ⅰ度房室ブロック，ASD 188
2D planimetry法 97
2次予防，HCM 410
Ⅱ音，ASD 188
3D modeling 70
4D画像 21
8の字縫合，CFV アクセス 164
45度右前斜位 30
45度左前斜位 30

A

A波，血行動態 119
A/x圧波形，血行動態 119
Accrediatation Council for Graduate Medical Education(ACGME) 3
AccuCinch 368
activated clotling time(ACT)，MitraClip 352
ACTIVE 252
――A試験 253
――W試験 252
acute limb ischemia(ALI)，動脈アクセス 160
Advanta V12 LD ステント，CoA 393
AGA devices, VSD 214
alcohol septal ablation(ASA) 403, 411
――，血行動態 129
――，心エコーガイド 102
Alfieri手術 363
American Board of Internal Medicine (ABIM) 2
AMP活性化プロテアーゼγ2(PRKAGγ2)遺伝子変異関連疾患，HCM鑑別 406
Amplatzer cardiac plug ACP，左心耳 257
Amplatzer delivery system 192
Amplatzer duct occluder，PDA 234

Amplatzer exchange(rescue)system 193
Amplatzer family デバイス，PVL 244
Amplatzer goose neck snare 200
Amplatzer membrane VSD occluder 214, 216
Amplatzer Muscular VSD occluder 215, 216
Amplatzer PFO occluder 177
Amplatzer post-MI VSD occluder 215, 216
Amplatzer septal occluder(ASO) 177, 191
Amplatzer super stiff exchange guidewire 193
Amplatzer サイジングバルーン 193
Anderson-Fabry病，HCM鑑別 406
Angioseal 154
anterior coronary prongs 38
anterior limbus 140
anteroapical displacement 40
anteroposterior(AP) 30
aortic annulus 31
aortic prosthesis perivalvular leak，心エコー 102
aortic regurgitation(AR)，CoreValve 302
aortic stenosis(AS) 35, 262
aortic valve area(AVA) 37, 262
――，BAV 268
aortic valve calufication(AVC) 36
aortic valve replacement(AVR) 262
aortomitral curtain 31, 39
aortoventricular junction 31
arteriovenous loop，VSD 96
ascendra transapical デリバリーシステム 374
atrial fibrillation(AF) 250
atrial septal defect(ASD) 184
――，CT/MRI 72
――，血行動態 134
――，二次孔(secundum)欠損 94
――閉鎖術，ICE 110
atrial septum 58
AtriClip デバイス 257
atrioventricular septum(AVS) 211
AV fistula，動脈アクセス 158

B

Bachmann束 54
ballon aortic valvuloplasty(BAV) 262
――，心エコーガイド 97
balloon-in-balloon(BIB)，CoA 392
bare-metal stent 留置，PPVI 380
Barlow's disease 41
basal chordae 40
bright-blood シネ法，MRI 67
Brockenbrough-Morrow-Braunwald 徴候，HCM 409
bulky calcification 35
button, VSD 214

C

CardiAQ valve technologies 372
Cardioband 経皮的弁輪形成術 368
CardioSEAL 179, 215
CardioSEAL clamshell デバイス，PVL 244
CardioSEAL/STARFlex Double Umbrella 216
Carillon 僧帽弁輪形成システム 365
C-arm CT 84, 21
Carpentier の病型，MR 41

caudal 30
cavotricuspid isthmus 54
CHA_2DS_2VASc スコア 251
$CHADS_2$ スコア 250
Cheatham-Platinum(CP)ステント，CoA 393
Chiari network 91
chorclae tendinea 40
clear zone 39
clip delivery system(CDS) 350
CLOSURE I試験 172
coaptation depth 101
coaptation length 101
coaptation line 101
coarctation of the aorta(CoA) 390
commissural chordae 40
common femoral artery(CFA) 148
――アクセス 148
――穿刺 154
common femoral vein(CFV) 148, 162
――アクセス 162
common iliac artery(CIA) 153
Congenital Cardiovascular Interventional Study Consortium(CCISC) 397
conus ligament 31
CoreValve 288
CoreValve ReValving system 288
CoreValve's レジストリー 316
coronary artery fistula(CAF) 226
cranial 30
Cribier valve 313
Cribier-Edwards valve 274
crista terminalis 54
Crochegate 188
CT
――，AS 36
――，ASD 189
――，TR 46
――，僧帽弁 43
――，肺動脈弁 48
CT アンギオ，CFA アクセス 149
CT アンギオ，PVL 240
CT アンギオ，SAPIEN 277, 278

D

Danon病，HCM鑑別 406
dark-blood T2強調画像，MRI 67
detachable Flipper コイル，PDA 234
device-erosion, ASD 198
dicrotic notch，CoreValve 304
DiGeorge症候群，ASD 185
dimensionless index 37
direcr flow medical valve 330
double orifice mitral valve 100
double-inversion recovery 法 67
DW-MRI，TAVI 319
DynaCT 22
――，SAPIEN 277

E

early restenosis 再狭窄，BAV 263
Ebstein 奇形，ASD 189
ECG phase dose modulation 69
ECG 同期 MDCT 36
echo fallout 188
edge-to-edge 形成術 350, 363
edge-to-edge 僧帽弁形成術，心エコーガ

イド　99
Edwards SAPIEN，僧帽弁　374
Edwards SAPIEN transcatheter heart valve　274, 385
Edwards レジストリー　314
effective pulmonary blood（EPB）　136
Eisenmenger 症候群　213
─，PDA　233
Ellis-Van Creveld 症候群，ASD　185
Endovalve　372
Ensnare　200
EVEREST Ⅱ 試験　350, 359
ePTEF　202
ev3 open-cell ステント，CoA　395
e-Valve デバイス　99
extracorporeal membrane oxygenation equipment（ECMO）　377

F
fenestration, ASD　94
fibroelastic deficiency　41
fibroelastic tissue　32
fibrous triangle　32
Fick 法　122, 136
─，VSD　212
five-chamber view　31
flail gap　101
flap valve　58
Forbes 病，HCM 鑑別　406
free edge　40
Friederich 失調症，HCM 鑑別　406

G
Gerbode 欠損　214
Gianturco coil, CAF　227
─，PDA　234
Gorlin の公式　122
─，BAV　264
gradient-recall echo（GRE）法　67

H
Hakke の公式　123
Hausdorf シース，ASD　200
heart leaflet technologies（HLT）　334
Helex septal occluder　174, 202
hereditary hemorrhagic telangiectagia（HHT）　231
Holt-Oram 症候群，ASD　185
Home View, ICE　110
homograft, ICE　117
hoop strength, CoreValve　289
hybrid OR　9
hyper trophic obstructive cardiomyopathy（HOCM）　48
─，血行動態　129
─，心エコー　102
hypertrophic cardiomyopathy（HCM）　403

I
IABP, VSD　222
iCAST　159
iCoapsys　369
impella device, VSD　222
implantable cardioverter defibrillator（ICD），HCM　404, 410
inferior limbus　141

inferior vena cava（IVC）　52, 91, 162
infundibular septum（IS）　211
InnovaCT　22
intensity inversion threshold 法　71
intervalvar fibrous skeleton　35
intra cardiac echocardiography（ICE）　18, 92, 108, 243
─，PTMC　338
─ プローブ　108
intraStent LD Max, CoA　393
I-REVIVE 試験　313

J・K
JenaValve　332

Koch's triangle　35
Krichenko 分類，PDA の　235

L
LA roof テクニック，ASD　200
LAAOS Ⅱ 試験　257
"Lasso" technique, CoreValve　305
late restenosis 再狭窄，BAV　263
lateral view, TR　45
leaflets　33, 39
left anterior ablique（LAO）　30
─ 像，AS　36
─ 像，僧帽弁　41
left atrial appendage（LAA）　54, **254**
left atrium　54
left coronary cusp（LCC）　33
left main trunk（LMT）　34
─ 閉塞のリスク，TAVI　34
left ventricle　61
left ventricular end diastolic（LVEDP）　119
left ventricular outflow tract（LVOT）　31, 403
logistic EuroSCORE　276
LOTUS valve system　336
LV dyssynchrony, MR　41
LV stroke work loss　37

M
magnetic resonance venogram（MRV）　162
malapposition　40
malposition, CoreValve　304
Maze 手術，ASD　190
mean valvular gradient（MVG）　122
melody transcatheter pulmonary valve　377
Melody 試験　381
membranous septum（MS）　211
micro coil, CAF　227
middle scallop　350
MIST 試験　171
MitraClip　350
─，CFV アクセス　162
─ ガイダンス　19
mitral annular calcification（MAC）　31
mitral prosthesis perivalvular leak, 心エコー　102
mitral regurgitation（MR）　41, 363
─，MitraClip　355
mitral spacer　370
mitral stenosis（MS）　40
mitral valve　38

mitral valve balloon valvuloplasty，心エコー　88
mitral valve commissural view　42
mitral valve replacement（MVR）　371
mitralign 経皮的僧帽弁輪形成術　368
Mobius　363
moderator band　45, 75
modified ventricular-vascular coupling　37
MONARC 経皮的僧帽弁輪形成デバイス　365
MP カテーテル，ASD　195
MR angiography（MRA）　67
─，CFA アクセス　149
MRI, HCM　407
MRI, ASD　189
Mullin シース，CoA　392
multiple ASD　94
multisegment 法　80
Multi-Track システム，PTMC　339
muscular-VSD　214

N
N-terminal of the brain natriuretic peptide, PVL　239
navigator-echo 法　68
nephrogenic systemic fibrosis（NSF）　68
Nit-Occlud VSD　215
noncoronary cusp（NCC）　31, 33
nonparallel interrogation　37
Noonan 症候群，HCM 鑑別　406
NovaFlex カテーテル　275
NYHA Class の改善，TAVI　322

O・P
orthodoxia-platypnea, ASD　190

Palmaz Genesis XD ステント，CoA　393
Palmaz XL 10-シリーズステント，CoA　392
papillary muscles　40
paravalvular leak（PVL）　239
paravalvular leaks closure, 心エコーガイド　101
paravalvular regurgitation（PR）　321
PARTNER 試験　316
patent ductus arteriosus（PDA）　233
patent foramen ovale（PFO）　32, **170**
─，血行動態　134
peak to peak 圧較差　122
perclose/prostar XL　154
percutaneous left atrial appendage occluder（PLAATO）　255
percutaneous mitral commissurotomy（PTMC）　338
─，血行動態　124
─，高齢患者における　345
─，心エコーガイド　98
─，妊娠中の　345
─ 後の再狭窄　344
─ の短期成績　343
─ の中期成績　343
─ の長期成績　343
percutaneous pulmonary valve implantation（PPVI）　376
percutaneous transcatheter aortic valve implantation（TAVI）　274
percutaneous transluminal coronary angioplasty（PTCA）　2

percutaneous transluminal mitral commissurotomy(PTMC), 心エコー　88
percutaneous transvenous mitral annuloplasty(PTMA)　366
perimembranous-VSD　214
peripheral artery disease(PAD), CFA アクセス　148
PFM Nit-Occlud PDA 閉鎖ステム, PDA　234
PFM VSD coil　217
planimetry 法　98
platypnea-orthodeoxia　33
── , PFO　170
Pompe 病, HCM 鑑別　406
post MI VSD　210
posterior coronary prongs　38
posteroanterior view, TR　45
post-stenotic dilatation　48
PREMIUM 試験　172
pressure half time　98
ProStar 血管縫合デバイス, CoreValve　297
PROTECT-AF 試験　256
PTFE　393
pulmonary arteriovenous malformation (PAVM)　231
pulmonic regurgitation(PR)　47
pulmonic stenosis(PS)　47
pulmonic valve　47
push-pinch-pull 法, Helex　206
PVC, HOCM　133

Q

Qp：Qs 比　212
── , VSD　222
quality assurance(QA)　6
quality improvement(QI)　7
QuantumCor　369

R

radial array システム　108
radial force, CoreValve　289
radial strength　393
ramp プロトコール, PPVI　378
rapid prototyping　70
rapid ventricular pacing(RVP)　266
Rashkind double umbrella デバイス, PVL　244
Rashkind, VSD　214
RECAST 試験　313
ReCor　369
REDUCE 試験　172
regurgitant fraction　100
regurgitant orifice area　100
regurgitant volume　100
RE-LY 試験　253
Rendu-Othler-Weber 症候群　231
residual shunt　95
RESPECT 試験　172
restriction　40
RetroFlex transarterial delivery system　275
REVIVAL 試験　313
ridge　91

right anterior oblique(RAO)　30
── 像, AS　35
── 像, 僧帽弁　41
right atrium　52
right coronary cusp(RCC)　33
right fibrous trigone　31
right ventricle　59
right ventricular outflow tract(RVOT)　44, 376
── , ICE　110
risk score, TAVI　276
rough zone　39
rough zone chordae　40

S

SAPIEN XT transcatheter heart valve (THV)　274
scallop　39
septal surface　140
severe AS　311
shadowing　89
── , ASA　415
sham operation　171
SHD インターベンションラボ　9
side-firing array システム　108
sinotubular(ST)接合部　31
sinuses of Valsalva　32
smartmask　153
Society for Cardiovascular Angiography and Interventions(SCAI)　2
Society of Thoracic Surgeons' estimated 30-day mortality risk(STS)　276
SOURCE レジストリー　315
spike and dome　133
SPORTIF Ⅲ／Ⅳ試験　253
ST junction, CoreValve　293
ST 上昇, PFO 閉鎖術　179
STARFlex　179, 215
step and shoot 法　69
stop-flow テクニック　197
structural heart disease(SHD)　2
subannular space　40
subclavian approach(TS)　313
sudden cardiac death(SCD)　403
suicide right ventricle　124
suicide ventricle　48
superior limbus　140
superior vena cava(SVC)　52, 91
surgeon's view　42
surgical aortic valve replacement(sAVR)　311
symptomatic severe(AS)　311
systolic anterior motion(SAM)　40, 103
── , HCM　404

T

T1 強調画像, MRI　67
T2 強調画像, MRI　67
tandemheart device, VSD　222
tenting　91
── , MitraClip　352
tethering　40
tethering force　41

thickening　40
TIA, PFO　172
Todaro 索　54
Tornado coil, CAF　227
TR Band　157
trabeculae　60
trabecular muscular septum(TS)　211
trans apical(TA)　313
trans femoral(TF)　313
transcatheter aortic valve implantation (TAVI)　262, 311, 330
── , CT/MRI　76
── , CFA アクセス　149
── , 血行動態　122
── ガイダンス　18
transcatheter patch　255
transesophageal echocardiography(TEE)　87
transseptal cathetherization　140
transthoracic echocardiography(TTE)　87
TRAVERCE 試験　313
tricuspid regurgitation(TR)　45
trigones　31
Tuner 症候群, CoA　390

V

V 波, VSD　222
V 波, 血行動態　120
V Chordal　370
Valve Academic Research Consortium (VARC)　327
valve embolization　32
valve-in-valve
── , CoreValve　303, 305
── , PPVI　385
── , SAPIEN　284
── , 僧帽弁　373
vascular access　148
velocity mapping 画像　68
velocity time integral(VTI)　37
vena contracta width　100
vena contracta, PVL　239
ventricular septal defect(VSD)　210
── , ICE　117
── , CT/MRI　74
virtual plane　31
VortX-18 coil, CAF　227
voxel size, CT/MRI　69

W

Watchman デバイス　256
watermelon seeding　32
Wiggers 博士の図　119
Wilkins スコア　98

X・Y

X 線透視, 肺動脈弁　47
X 線透視システム　16
XperCT　22

Yamaguchi 病, HCM　406